LES
DROGUES SIMPLES
D'ORIGINE VÉGÉTALE

PAR MM.

G. PLANCHON

Directeur de l'École supérieure
de Pharmacie de Paris,
Membre de l'Académie de Médecine,
etc., etc.

E. COLLIN

Préparateur du Cours de Matière médicale
à la même École,
Lauréat de l'Institut et de l'Académie
de Médecine.

TOME DEUXIÈME

Avec 753 figures dans le texte, la plupart originales

PARIS
OCTAVE DOIN, ÉDITEUR
8, PLACE DE L'ODÉON, 8

—

1896
Tous droits réservés.

LES

DROGUES SIMPLES

D'ORIGINE VÉGÉTALE

LES

DROGUES SIMPLES

D'ORIGINE VÉGÉTALE

PAR MM.

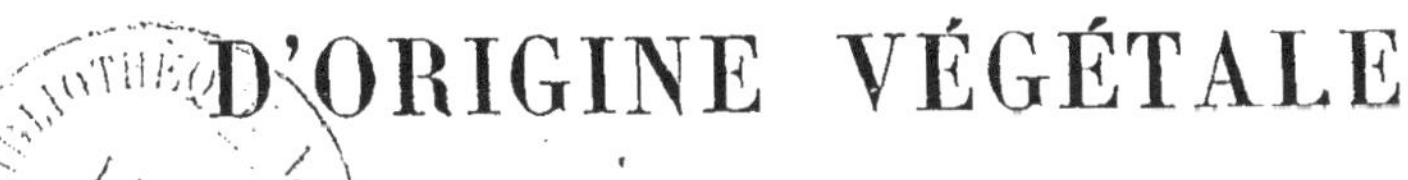

G. PLANCHON	**E. COLLIN**
Directeur de l'École supérieure de Pharmacie de Paris, Membre de l'Académie de Médecine, etc., etc.	Préparateur du Cours de Matière médicale à la même École, Lauréat de l'Institut et de l'Académie de Médecine.

TOME DEUXIÈME

Avec 753 figures dans le texte, la plupart originales

PARIS

OCTAVE DOIN, ÉDITEUR

8, PLACE DE L'ODÉON, 8

1896

DROGUES SIMPLES

D'ORIGINE VÉGÉTALE

COMPOSÉES ou SYNANTHÉRÉES

CARACTÈRES MORPHOLOGIQUES. — Cette famille, qui est la plus vaste et une des mieux caractérisées du règne végétal, comprend des plantes herbacées, ou plus

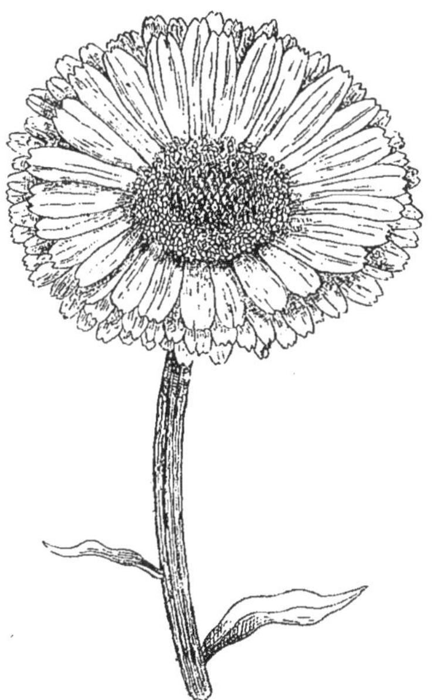

Fig. 627. — Capitule de Souci des jardins.

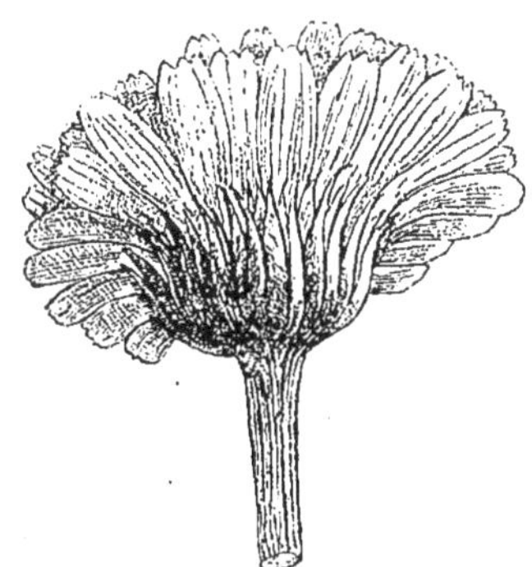

Fig. 628. — Capitule de Souci vu de dos.

rarement ligneuses, à feuilles alternes, rarement opposées ou verticillées, dépourvues de stipules. Elle tire son nom *Composées* de ce que les fleurs hermaphrodites ou polygames, y sont généralement réunies en capitules hémisphériques globuleux, ou *fleurs composées* (fig. 627-628). Chaque capitule se compose : 1° d'un *réceptacle commun* (*r*) (fig. 629), épais et charnu, concave ou convexe, qui n'est autre chose que le sommet élargi du pédoncule ; 2° d'un *involucre commun* (*i*) qui est formé d'écailles ou de bractées généralement nombreuses et imbriquées ; 3° de *petites écailles* ou *poils* représentant également des bractées qui sont insérées sur le réceptacle à la base de chaque fleur. Les fleurs qui constituent les capitules sont de deux sortes : les unes, qui ont une corolle gamopétale régulière, infundibuliforme, à 5 divisions égales et à préfloraison valvaire, portent le nom de *fleurons* (fig. 629) : les autres qui ont une corolle irrégulière, déjetée latéralement en forme de languette, sont appelées *demi-fleurons* (fig. 629). La corolle des fleurons, au lieu d'offrir 5 divisions égales, est quelquefois partagée en cinq lobes inégaux disposés en deux lèvres ; on a donné aux genres offrant cette disposition le nom de *Labiatiflores ;* la corolle des demi-fleurons est ligulée (*Chicorée*), hémiligulée (*Arnica*), bilabiée (*Nassauvia*). Quand les capitules se composent uniquement de fleurons, les plantes sont appelées *Flosculeuses, Cynarocéphales* ou *Carduacées ;* quand les capitules ne contiennent que des demi-fleurons, elles sont dites *Semiflosculeuses, Liguliflores* ou *Chicoracées.* Quand le centre des capitules est occupé par des fleurons et la circonférence par des demi-fleurons, les plantes sont appelées *Radiées ;* on les nomme aussi *Corymbifères*, parce que, dans la majorité des cas, les capitules sont disposés en corymbes. Chaque fleur présente : un calice adhérent avec l'ovaire infère, à limbe entier, membraneux, formé d'écailles ou découpé en lanières étroites, sous forme de poils ; une corolle gamopétale régulière ou irrégulière, cinq étamines à filets distincts, mais dont les anthères soudées constituent un tube traversé par le style, qui est souvent renflé et garni de poils collecteurs destinés à balayer le pollen qui s'échappe des anthères introrses. Le fruit est un akène nu à son sommet ou couronné par une aigrette plumeuse, qui constituait le limbe du calice. La graine ascendante renferme un embryon charnu sans albumen.

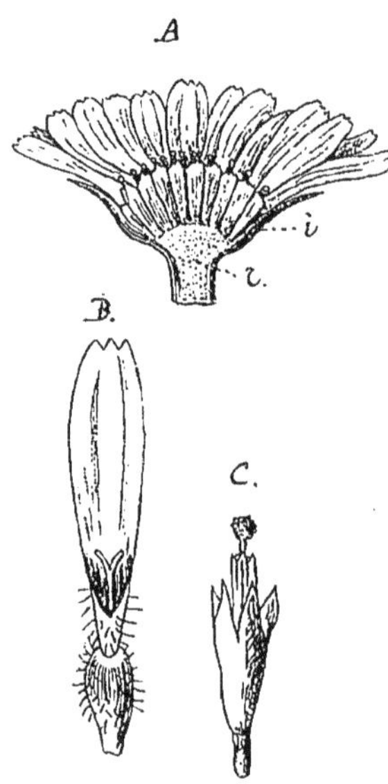

Fig. 629. — Souci des jardins.

A, capitule coupé verticalement. — B, demi-fleuron. — C, fleuron.

CARACTÈRES ANATOMIQUES. — Les *feuilles médicinales* appartenant à cette famille présentent un limbe dont les deux épidermes sont généralement formés de cellules sinueuses. Cependant les cellules épidermiques sont polygonales sur les deux faces de la feuille d'*Aya pana* (fig. 650) et seulement sur la face supérieure du *Tussilage.* La cuticule est mince et lisse dans la plupart des espèces ; elle s'épaissit sensiblement dans quelques-unes (*Arnica*).

Les stomates existent sur leurs deux faces ; ils sont toutefois plus confluents sur la face inférieure et disposés en général sans aucun ordre, jamais en files.

L'épiderme porte, surtout sur la face inférieure, des poils tecteurs qui sont parfois caducs. Ces poils sont toujours *pluricellulaires*, généralement unisériés et articulés, parfois plurisériés (fig. 644) (Chicorée). Leurs formes, très variables, sont intéressantes à connaître, car elles permettent de distinguer plusieurs genres. Dans les

Artemisia, la cellule terminale, placée à l'extrémité d'un pédicelle formé de deux à trois rangées de cellules cylindriques, subit une division dichotomique, s'allonge à droite et à gauche, parallèlement à la surface du limbe, s'étire fortement à ses deux extrémités et fournit un poil en navette (fig. 677-678). Dans le *Tussilage* les poils sont formés de 4 à 5 cellules renflées en leur milieu, tandis que la cellule terminale se développe en une sorte de flagellum très long (fig. 672). Dans la *Tanaisie*, la cellule qui termine les poils, très longs, se développe suivant une lame fortement étirée en pointe (fig. 674). Dans l'*Aya-pana*, les poils sont très courts et formés de 3 cellules dont la cellule terminale est légèrement renflée et arrondie. Les poils de la *Chicorée* sont tout à fait caractéristiques : ils sont longs et coniques, formés

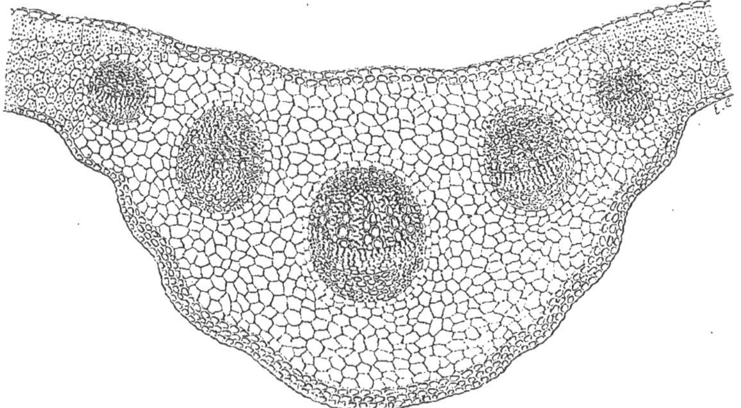

Fig. 630. — Nervure médiane d'une feuille de Composée (*Cichorium intybus*).

d'un grand nombre de cellules, disposées en plusieurs rangées verticales (fig. 644). Ce sont des poils *plurisériés*.

Indépendamment de ces poils tecteurs, on rencontre dans beaucoup de Composées aromatiques et surtout dans le groupe des Astérées, des poils glanduleux bisériés, répartis sur les deux faces de la feuille et logés dans des dépressions épidermiques. Les cellules inférieures formant une sorte de pied sont allongées verticalement et plus ou moins cylindriques; les supérieures, disposées sur 2 à 3 rangées superposées, sont fort surbaissées et sécrètent une grande quantité d'huile essentielle qui s'amasse sous la cuticule, la soulève en une ampoule proéminente portant encore la trace de la séparation des deux rangées de cellules sécrétantes (fig. 678, 688). Quand on examine de face l'épiderme inférieur de ces feuilles aromatiques, les glandes se présentent sous la forme d'une ellipse divisée en deux portions par une cloison perpendiculaire au grand axe; au milieu de cette ellipse apparaît souvent un cercle arrondi représentant la projection du pédicelle qui supporte la glande (fig. 684).

Le mésophylle de ces feuilles est généralement hétérogène, asymétrique, dépourvu de *cellules cristalligènes* et de *glandes internes*.

Les grosses nervures présentent généralement plusieurs cordons libéro-ligneux disposés en arc dans un tissu de grandes cellules munies de parois minces. Ces cordons sont en général ovales, ellipsoïdaux et entourés par un endoderme bien apparent; ils sont formés d'un cordon ligneux qui est recouvert en haut par un

arc péricyclique plus ou moins épaissi et en bas par un liber mou et un arc péricyclique offrant la même consistance que l'arc supérieur (fig. 630 à 634).

Hanstein a constaté l'existence d'un liber interne dans les *Chicoracées*.

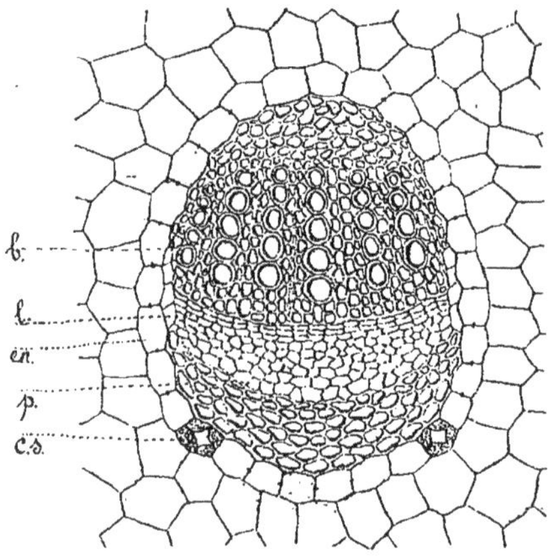

Fig. 631. — Faisceau fibro-vasculaire
d'une feuille de Séneçon.

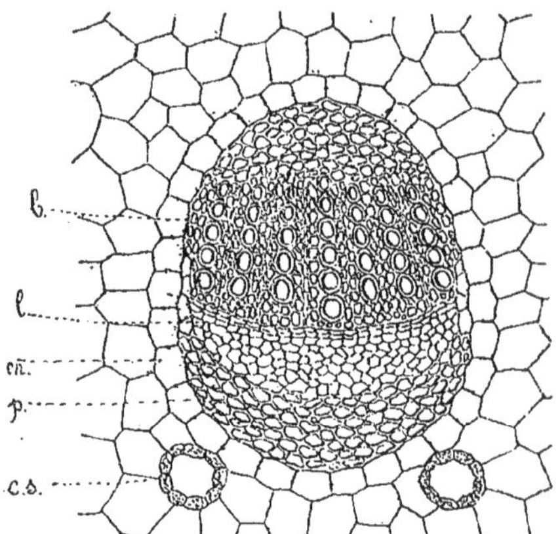

Fig. 632. — Faisceau fibro-vasculaire
d'une feuille d'Arnica.

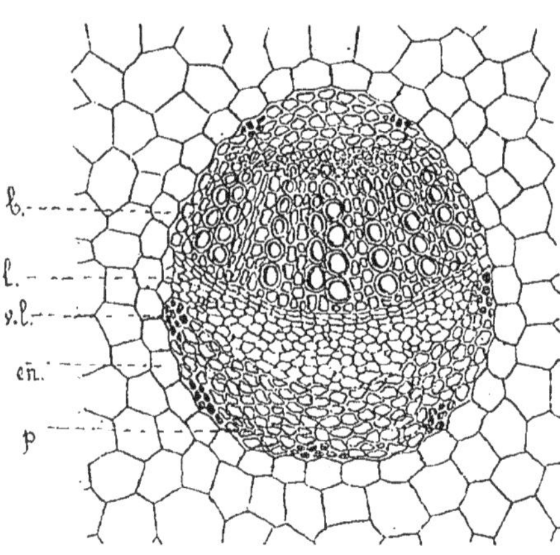

Fig. 633. — Faisceau fibro-vasculaire
d'une feuille de Chicorée.

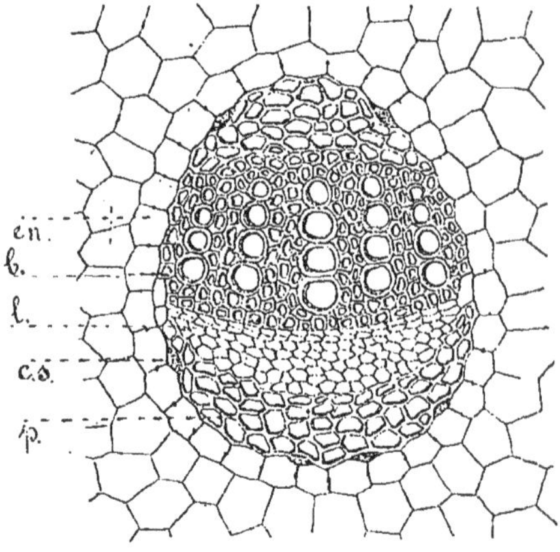

Fig. 634. — Faisceau fibro-vasculaire
feuille de Bardane.

b, bois. — *l*, liber. — *p*, péricycle. — *en*, endoderme. — *cs*, canal sécréteur. — *vl*, vaisseaux laticifères.

APPAREIL SÉCRÉTEUR DES FEUILLES DE COMPOSÉES.

Les *racines* de Composées qui sont inscrites au Codex ont un certain nombre
de caractères anatomiques communs.

L'écorce primaire qui s'exfolie dans les racines de *Chicorée* et de *Pissenlit* persiste
dans les racines de *Pyrèthre*, d'*Aunée* et de *Carline*. Ces racines présentent un
suber dont les cellules tabulaires sont toujours munies de parois minces, sauf dans
la racine de *Pyrèthre*, où l'on remarque quelques cellules épaissies.

Le parenchyme cortical secondaire de ces racines est, en général, développé et formé de cellules tangentielles ; le liber secondaire est toujours mou, dépourvu de fibres lignifiées, et nettement séparé par un cambium bien apparent du bois secondaire qui est presque toujours formé d'un parenchyme ligneux, dans lequel sont disséminés des vaisseaux rayés plus ou moins larges et nombreux. Le bois secondaire ne présente d'éléments fibreux que dans la racine d'*Aunée*, et encore ces éléments sont-ils disposés sous forme d'îlots ; il est partagé en faisceaux cunéiformes par des rayons médullaires qui s'élargissent notablement après avoir traversé le cambium et divisent le liber en faisceaux allongés, linéaires dans la *Chicorée* et très coniques dans les autres racines. La racine de *Pissenlit* se distingue des autres par l'absence de rayons médullaires dans le bois et le liber secondaires. L'axe de ces racines est toujours occupé par des vaisseaux représentant le bois primaire.

Indépendamment des particularités anatomiques qui les rapprochent, les feuilles et les racines de Composées présentent dans la disposition et la localisation de leur appareil sécréteur des caractères de première importance qui permettent d'y signaler plusieurs groupes distincts, différenciés nettement les uns des autres.

Appareil sécréteur. — L'étude de l'*appareil sécréteur* des Composées a fait l'objet de mémoires très intéressants dus à MM. Trécul[1], Van Tieghem[2], Vuillemin[3]. L'*appareil sécréteur* affecte chez les Composées trois formes différentes : il se compose soit de *canaux sécréteurs*, soit de *cellules laticifères anastomosées en réseau*, soit de *longues cellules résinifères isolées*. Les Radiées et les Labiatiflores n'ont que des canaux sécréteurs ; les Liguliflores ou Chicoracées n'ont que des réseaux laticifères : la plupart des Tubuliflores ont à la fois des canaux sécréteurs et des cellules isolées qui renferment un contenu résinifère et laiteux.

Dans la racine à son état primaire, les canaux sécréteurs sont dépourvus de cellules spéciales. Les canaux sécréteurs qui se développent dans la feuille, la tige et les formations libéro-ligneuses secondaires, sont bordés d'un nombre variable de cellules sécrétrices.

Les vaisseaux laticifères des Chicoracées sont pourvus d'une membrane propre, renferment un suc laiteux blanc et sont anastomosés en réseau (fig. 636).

Les cellules résinifères ont aussi une membrane propre, sont cylindroïdes, obtuses aux extrémités ou s'atténuent graduellement pour finir en pointe mousse : elles ne contractent pas d'anastomose comme les laticifères des Chicoracées.

Dans les racines des Tubuliflores et des Radiées à l'état primaire, les canaux sécréteurs sont taillés directement dans l'épaisseur de l'endoderme dédoublé et groupés en arc vis-à-vis des faisceaux libériens du cylindre central : ceux qui se développent dans les formations libéro-ligneuses secondaires sont presque toujours localisés dans le liber secondaire ; le bois secondaire en est dépourvu. Cependant on en rencontre parfois aussi bien dans le bois que dans le liber secondaire (*Carline, Pyrèthre, Aunée*, fig. 654, 666). Le rhizome d'Aunée en présente même dans l'écorce et dans la moelle (fig. 660).

[1] Trécul. — *Des laticifères dans les Chicoracées.* — Comptes rendus de l'Ac. des Sc., LXI, p. 785.

[2] Van Tieghem. — *Premier mémoire sur les canaux sécréteurs des plantes* (Ann. des Sc. natur., 5ᵉ série, t. XVI, p. 96, 1872 et *deuxième mémoire sur les canaux sécréteurs.* — Ann. des Sc. natur., 7ᵉ série, t. 1, p. 5, 1885).

[3] Vuillemin. — *Remarques sur la situation de l'appareil sécréteur des Composées.* Bull. de la Soc. bot., 14 mars 1884.

Les canaux sécréteurs des feuilles de Radiées et de Tubuliflores sont toujours d'origine endodermique : ils sont localisés tantôt dans l'épaisseur de l'endoderme

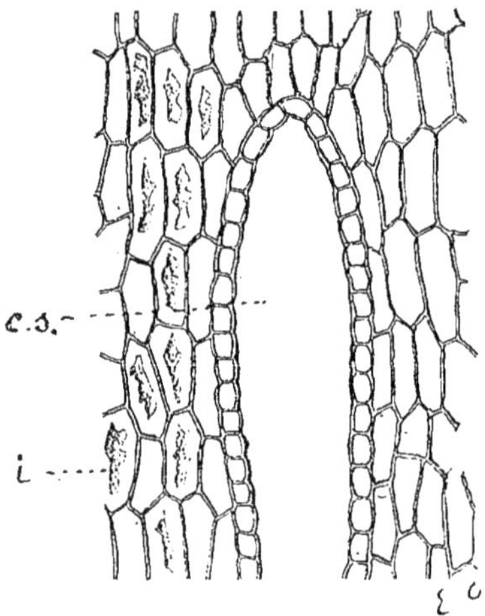

Fig. 635. — Canal sécréteur d'une Composée vu en long.

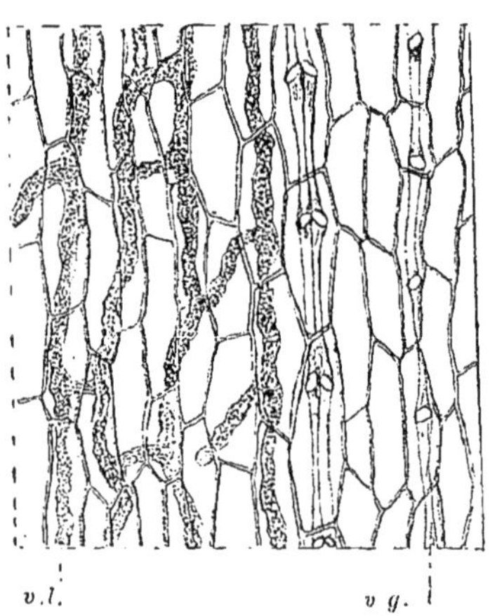

Fig. 636. — Vaisseaux laticifères d'une Chicoracée vus en long.

dédoublé (fig. 632) tantôt un peu en dehors de l'assise à plissements (fig. 632).

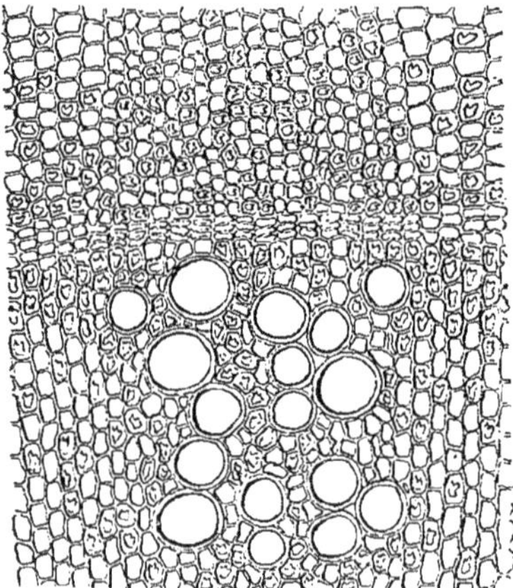

Fig. 637. — Disposition de l'inuline dans une racine de Composée.

(*Arnica montana*), ce qui est le cas le plus fréquent, et tantôt vers le bord interne, en dedans des plissements. Le péricycle et les faisceaux ligneux en sont toujours dépourvus. Quand ils existent chez les Labiatiflores, les canaux sécréteurs y présentent la même conformation et la même disposition. Coupés transversalement, les canaux sécréteurs sont arrondis. Vus dans le sens de leur longueur, ils sont allongés parallèlement à l'axe de la racine ou des nervures ; ils sont toujours entourés d'une rangée de cellules sécrétrices, souvent colorées en brun (fig. 635).

Les vaisseaux laticifères des Chicoracées occupent une position différente, suivant qu'ils appartiennent à la feuille ou à la racine.

Dans la racine, les vaisseaux laticifères sont localisés dans le liber et répartis par groupes au milieu d'un tissu formé par de petites cellules à parois réfringentes, fortement allongées dans le sens de l'axe et constituant des cellules cambiformes et des vaisseaux grillagés. Ces amas délicats, plus ou moins nettement superposés, sont réunis entre eux par un réseau plus lâche d'éléments libériens parenchymateux (fig. 643).

Dans les feuilles de Chicoracées, les vaisseaux laticifères sont localisés dans chaque cordon au-dessus des cellules de l'endoderme, en contact avec l'amas scléreux qui recouvre le liber : ils s'y étendent suivant un arc plus ou moins développé : ils occupent une situation identique dans la tige (fig. 633).

Les cellules résinifères isolées des Tubuliflores occupent la même situation que les réseaux laticifères des Chicoracées, c'est-à-dire que dans la feuille et la tige, elles sont disposées sous l'endoderme, dans l'assise externe et parenchymateuse

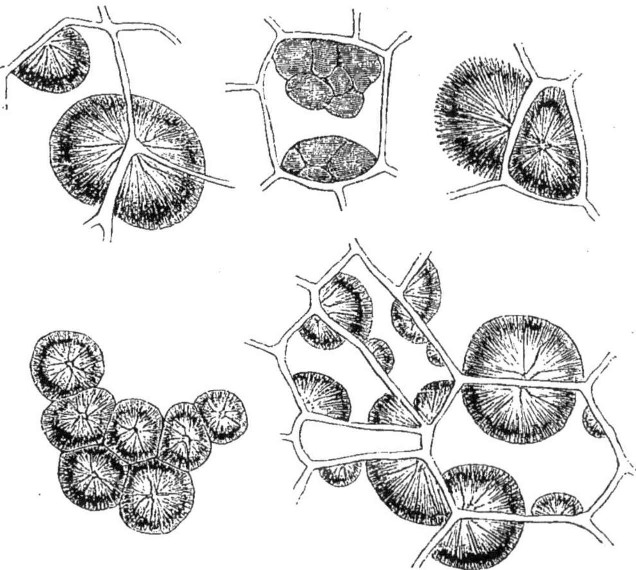

Fig. 638. — Sphéro-cristaux d'inuline.

du péricycle, en dehors du faisceau de sclérenchyme qui est superposé à chaque faisceau libéro-ligneux (fig. 634). Elles manquent souvent dans la racine, par exemple dans la Bardane, où le système oléifère endodermique est assez développé, mais quand elles se prolongent de la tige dans la racine, elles quittent le péricycle pour se placer dans le liber.

Les racines de Composées sont dépourvues de cellules cristalligènes, mais elles renferment une grande proportion d'*inuline*. Cette substance se présente généralement en petites masses amorphes vitreuses, à contour anguleux, qui sont très confluentes autour des vaisseaux et dans toute l'épaisseur du liber (fig. 637) ; mais si on laisse macérer les préparations pendant quelque temps dans un mélange d'alcool et de glycérine, l'inuline forme des amas sphériques ou *sphéro-cristaux*, formés de petits éléments cristallins placés bout à bout en séries radiales qui divergent du centre vers la surface de la sphère (fig. 638). Tantôt les masses cristallines sont renfermées plusieurs ensemble dans une même cellule, tantôt un seul *sphéro-cristal* envahit plusieurs cellules à la fois sans que les parois de séparation aient mis obstacle au groupement régulier des molécules.

Les Composées constituent la famille la plus nombreuse du règne végétal et une des plus largement représentées dans la matière médicale. Elles sont répandues sur toute la terre, où elles habitent principalement les régions tempérées et chaudes : leur nombre diminue vers l'équateur et vers les pôles. Le Nouveau Continent est bien plus riche en espèces que l'ancien. Les Tubuliflores sont très nombreuses entre les tropiques ; les Labiatiflores ont leur principal siège en Amérique où elles croissent au delà de l'équateur et du tropique du Capricorne, en particulier sur la Cordillière des Andes ; les Liguliflores habitent les régions tempérées de l'hémisphère boréal.

Les propriétés des Composées varient d'un groupe et même d'une série à l'autre. Les Tubuliflores radiées contiennent en général un principe amer qui est combiné tantôt avec une résine, tantôt avec une huile volatile dont les proportions réciproques communiquent à certaines espèces des propriétés physiologiques toutes différentes ; les unes sont toniques, d'autres sont excitantes ou stimulantes ; quelques autres se distinguent par des vertus astringentes.

Les Tubuliflores flosculeuses ou Carduacées renferment surtout un principe amer qui donne aux unes des propriétés stimulantes, aux autres des vertus diurétiques et sudorifiques. Le principe odorant fait généralement défaut dans les plantes de ce groupe : un petit nombre d'entre elles, comme l'*artichaut*, et le *cardon* renferment un latex coloré, qui y est très peu abondant au moment où on les utilise comme aliments ; quelques espèces comme le *carthame* et la *sarrète* sont employées comme matières tinctoriales.

Les Liguliflores ou Chicoracées possèdent un latex abondant qui contient des principes amers, résineux, salins, narcotiques dont les proportions relatives modifient les propriétés physiologiques. Plusieurs d'entre elles cueillies dans le jeune âge, avant l'élaboration complète du latex, sont très appréciées comme aliment ; parvenues à leur développement complet, elles acquièrent des propriétés différentes que la thérapeutique met à profit. Parmi les plantes de ce groupe, la *Chicorée* se distingue non seulement par ses propriétés alimentaires et thérapeutiques, mais surtout par l'importance commerciale que sa racine torréfiée a prise comme succédané du café.

CHICORÉE

ORIGINE. — La **Chicorée commune** (*Cichorium Intybus* L.) croît partout en Europe sur le bord des chemins et dans les lieux incultes, où elle se fait remarquer par des tiges raides et divariquées et de beaux capitules d'une charmante couleur bleue (fig. 639). On utilise

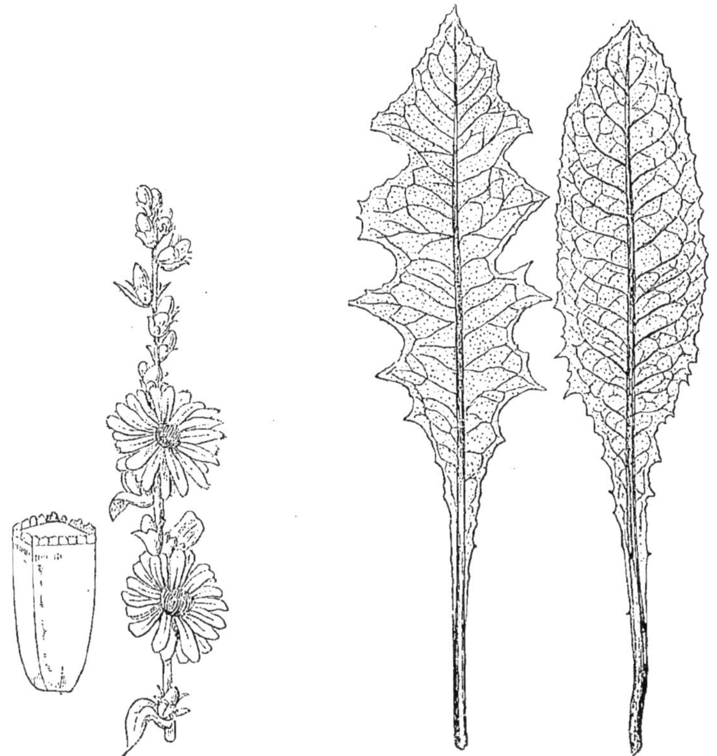

Fig. 639. — *Cichorium Intybus*. Sommité florifère et fruit.

Fig. 640. — Feuilles de Chicorée (face inférieure).

en pharmacie ses racines et ses feuilles radicales, qu'on cueille avant le développement de la tige et à pleine maturité.

A. FEUILLES

DESCRIPTION. — Ces feuilles (fig. 640) mesurent 15 à 20 centimètres de longueur; elles sont pétiolées, oblongues à la base, roncinées, à lobe terminal grand et aigu. La face inférieure est velue, particulièrement sur la nervure médiane. Les feuilles caulinaires sont plus petites, embrassantes, lancéolées, entières ou un peu incisées à la base. Elles ont une saveur très amère, non désagréable.

STRUCTURE MICROSCOPIQUE. — L'épiderme du limbe et de la nervure est couvert de poils tecteurs longs et coniques qui sont formés de cellules disposées en plusieurs rangées verticales (fig. 641). Les cellules épidermiques du limbe sont sinueuses et recouvertes par une cuticule lisse ; celles de la nervure sont polygonales, allongées et striées. Le mésophylle est hétérogène. La nervure médiane présente sous l'épiderme une couche de collenchyme, qui recouvre la masse parenchymateuse, dans laquelle on observe plusieurs faisceaux libéro-ligneux, ovales ou arrondis. Chacun de ces faisceaux (fig. 633) est constitué par un cordon ligneux, formé de 4 à 5 bandes rayonnantes, de gros vaisseaux recouverts inférieurement par un liber mou qui renferme dans sa partie externe des cellules pleines de latex. Ce liber est recouvert à son tour par un péricycle dont les éléments un peu plus larges que ceux du liber sont notablement épaissis. A la partie extérieure de ce péricycle on observe aussi des vaisseaux laticifères (*vl*). Au-dessus du cordon ligneux on remarque un peu de liber et un arc de sclérenchyme. Un endoderme bien apparent entoure chacun des faisceaux libéro-ligneux.

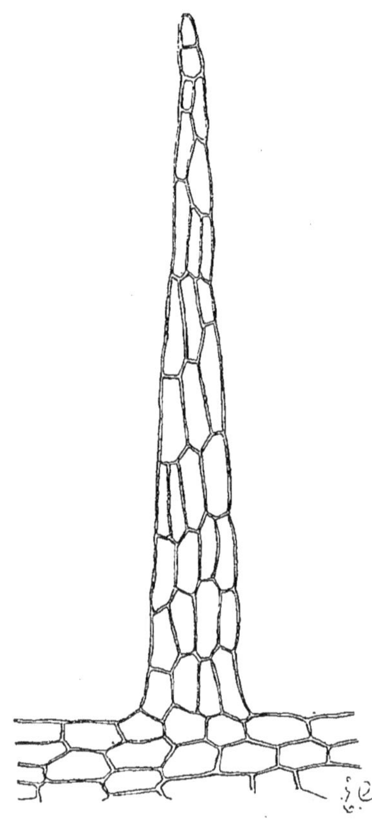

Fig. 641. — Poil plurisérié de la feuille de Chicorée.

B. RACINE

DESCRIPTION. — La racine de Chicorée[1] arrive dans les pharmacies en morceaux coupés longitudinalement et transversalement, mesurant 15 millimètres environ dans toutes leurs dimensions. La partie extérieure de l'écorce, quand elle existe, est d'un gris pâle ; les autres faces des fragments, qui sont des coupes longitudinales et transversales, ont une couleur blanche,

[1] Elle est cultivée en grand dans le nord de la France et en Belgique comme plante fourragère précieuse et surtout pour la préparation du *Café chicorée*.

marquée çà et là de petites ponctuations et de traits brun jaunâtres.

La section transversale entière d'une racine de Chicorée montre (fig. 642) : une région corticale (*ec*) très développée, marquée de stries radiales bien apparentes et un cercle ligneux (*b*), légèrement teinté de jaune, très nettement sillonné par des rayons médullaires, qui vont se perdre dans les couches

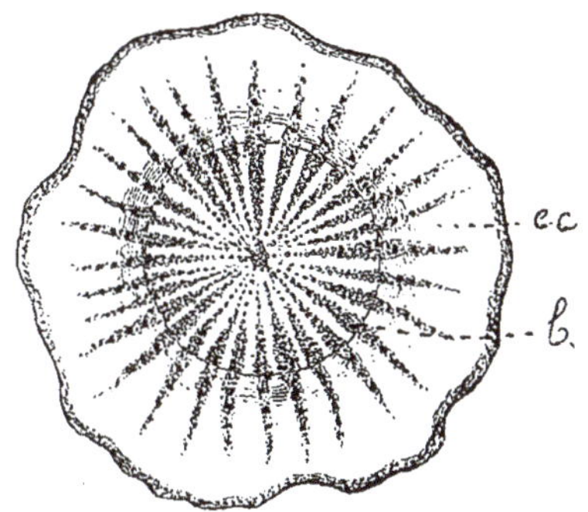

Fig. 642. — Section transversale d'une racine de Chicorée.

extérieures de l'écorce. Cette racine a une saveur amère qui n'a rien de désagréable.

STRUCTURE MICROSCOPIQUE (fig. 643). — Le suber, quand il existe, est formé de cellules tabulaires, régulièrement superposées et colorées en brun. Le parenchyme cortical (*pc*) a des cellules allongées dans la direction tangentielle. Le liber (*l*) est nettement caractérisé par la disposition de ses éléments qui sont beaucoup plus étroits et groupés dans leur ensemble en faisceaux cunéiformes dans lesquels on observe des vaisseaux laticifères (*vl*). Ces vaisseaux sont disposés par petits groupes assez régulièrement distribués en séries parallèles et concentriques ; ils sont dispersés au milieu des vaisseaux grillagés, qui se reconnaissent facilement à l'exiguïté de leurs éléments et ils contiennent un latex qui peut être rendu plus apparent par l'action de

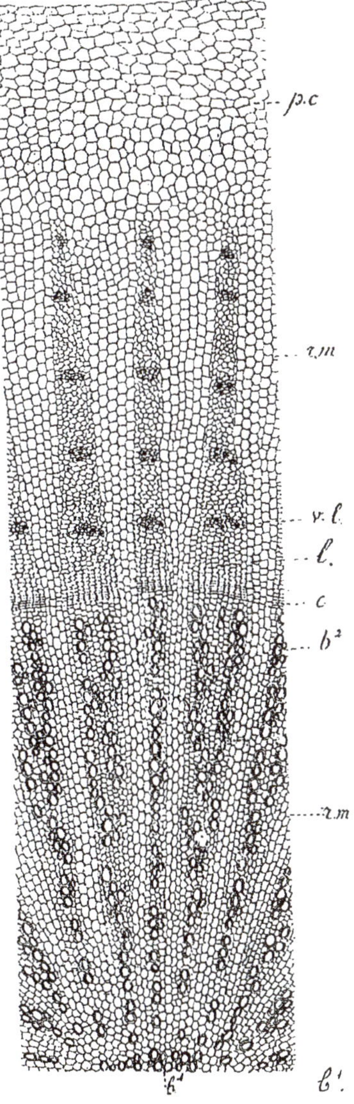

Fig. 643.
Structure anatomique
de la racine de Chicorée.

la potasse. Vus sur une coupe longitudinale (fig. 639), ces vaisseaux laticifères forment un réseau assez irrégulier, à mailles plus ou moins larges, bordé de vaisseaux grillagés qui sont rendus très apparents par la présence de renflements régulièrement espacés. Ces vaisseaux sont toujours entourés aussi par des cellules libériennes allongées, quatre à cinq fois aussi longues que larges, à parois peu épaisses. La portion ligneuse (b^2) contient un très grand nombre de vaisseaux à section plus ou moins large disposés dans un parenchyme ligneux dont les éléments ont des parois épaissies. Le bois primaire (b^1) est représenté dans l'axe de cette racine par quelques vaisseaux très rapprochés et entourés de cellules parenchymateuses en voie de division. La zone ligneuse est divisée en longs faisceaux cunéiformes séparés les uns des autres par des rayons médullaires (rm) formés de deux à trois rangées de cellules ovales ou allongées radialement, qui s'élargissent en traversant le liber pour aller se perdre insensiblement dans le parenchyme cortical.

Composition chimique. — Cette racine ne contient ni amidon, ni cristaux d'oxalate de chaux ; mais elle renferme une assez grande proportion d'inuline, dont la présence peut être rendue très apparente par l'action de la glycérine alcoolisée, qui détermine la formation de sphéro-cristaux bien nets. En outre, elle renferme un principe amer, un mucilage, du sucre, une résine, du tannin et une petite proportion d'huile essentielle.

Usages. — Les feuilles et la racine de Chicorée sont employées comme toniques et dépuratives. Elles entrent dans la préparation du sirop de rhubarbe composé.

Étiolée par la culture dans un lieu sombre, la feuille du *C. Intybus*, L. devient effilée et grêle, et constitue une salade des plus appréciées, connue sous le nom de *barbe des Capucins*.

La question de la recherche de la Chicorée dans le café intéresse tout spécialement le pharmacien, qui fréquemment peut être appelé à constater cette substitution. La plupart des traités de falsification indiquent comme preuve de cette fraude la présence de trachées et de vaisseaux dans le café suspect. Ce caractère est tout à fait insuffisant, en ce sens qu'il est commun à toutes les racines ; il ne peut devenir concluant que lorsque les fragments étrangers sont accompagnés dans le café de débris cellulaires dans lesquels on découvrira des vaisseaux laticifères colorés en brun, disposés en réseau et accompagnés de vaisseaux grillagés (fig. 637). Dans le café additionné de Chicorée, on retrouvera presque constamment aussi des débris de la couche subéreuse, caractérisée par la forme polygonale irrégulière de ses cellules, munies de parois très minces et colorées en brun.

Au genre *Cichorium* se rattache l'**Endive** (*C. Endivia* L.) qui possède les mêmes propriétés que la Chicorée sauvage et qui est surtout employée comme plante potagère : deux variétés de cette espèce, l'*Escarole* et la *Chicorée crépue*, sont mangées en salade.

LAITUES

Les **Laitues** (*Lactuca*) sont caractérisées par leurs capitules pauciflores, homogames, liguliflores ; leur involucre oblong ou cylindrique formé de 2 à 4 rangées d'écailles imbriquées dont les extérieures sont plus courtes, leur réceptacle plan et nu, leurs fruits comprimés, striés longitudinalement et prolongés à leur sommet en un col filiforme qui supporte une aigrette de poils lisses disposés sur un seul rang.

Les espèces les plus intéressantes de ce genre sont :

La **Laitue vireuse** (*L. virosa* L.) (fig. 644) qui croît dans toute l'Europe occidentale, centrale et méridionale, dans les champs pierreux et sur le bord des chemins. Sa tige, haute de 50 centimètres à 2 mètres, se termine par une longue panicule de petites fleurs colorées en jaune. Les feuilles inférieures sont ovales-oblongues, irrégulièrement dentées ; celles de la tige sont peu nombreuses, horizontales, d'un vert glauque, souvent un peu lobées, sessiles, auriculées, embrassantes, à bords irrégulièrement dentelés : leur nervure médiane est blanche et couverte d'épines :

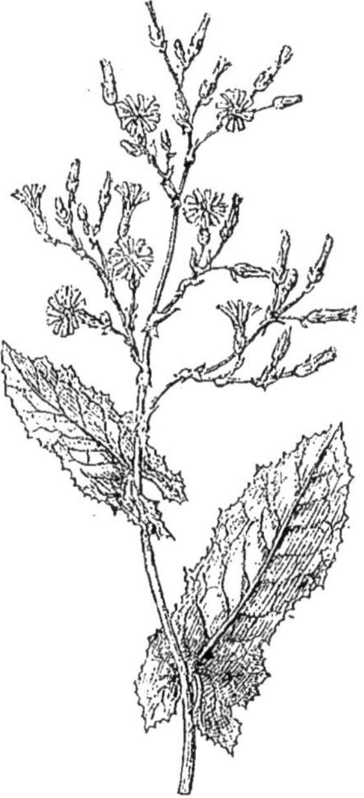

Fig. 644. — *Lactuca virosa.*

Le *Lactuca altissima* Bieb., espèce très élevée, pouvant atteindre 3 mètres de hauteur et originaire du Caucase. Certaines formes de cette plante ont été fixées par la culture aux environs de Clermont-Ferrand :

Le *L. sativa* L. dont la tige beaucoup moins élevée et presque pleine porte des feuilles dépourvues d'aiguillons sur leur nervure médiane, ciliées sur leurs bords, oblongues ou presque orbiculaires, sinueuses ou découpées en dents irrégulières. Cette espèce abondamment cultivée dans les jardins des environs de Paris présente trois variétés : les *L. romana* (*Romaine*), *L. capitata* (*Laitue pommée*) et *L. laciniata* Roth (*Laitue frisée*), qui sont appréciées comme salades.

Le *L. Scariola* L., plante très voisine du *L. virosa*, dont elle ne se distingue que par son feuillage moins abondant et plus glauque, par ses feuilles divisées en lobes plus aigus, plus dressés et presque parallèles à la tige ; elle se plaît dans les lieux incultes et pierreux.

Toutes les parties vertes de ces plantes renferment un suc laiteux blanc, qui s'écoule quand on les coupe et qui prend en se desséchant une couleur brune ; ce suc, qui présente les caractères physiques de l'opium, est désigné sous le nom de *Lactucarium*.

Indépendamment du *Lactucarium*, on prépare, en évaporant le suc des tiges et des feuilles contusées de la laitue, un extrait désigné sous le nom de *Thridace*, qui est employé comme pectoral.

L'eau distillée de laitue est préparée par la distillation de la laitue en présence de l'eau[1].

LACTUCARIUM

LOCALISATION. — C'est de la tige des Laitues qu'on retire le **Lactucarium**. D'abord pleine et charnue, cette tige devient ensuite creuse. Coupée transversalement elle présente un cercle d'environ trente faisceaux libéro-ligneux qui lui donnent sa rigidité. Chacun de ces faisceaux est constitué par un cordon ligneux formé de vaisseaux, de trachées et de fausses trachées, qui est recouvert extérieurement par un liber mou et par un arc péricyclique dont les éléments épaissis présentent un aspect nacré. Intérieurement le cordon ligneux est aussi limité par une couche de liber et un arc péricyclique offrant la même consistance que l'arc extérieur. Une assise de parenchyme est interposée entre l'endoderme et l'arc de soutien extérieur. C'est dans cette assise qu'est localisé le réseau laticifère, réseau qui s'anastomose de chaque côté avec ceux des faisceaux voisins, à travers l'assise de parenchyme qui constitue à elle seule le péricycle vis-à-vis des rayons médullaires. Indépendamment de ces réseaux laticifères localisés dans le

---

[1] M. Dymond (1893) a constaté dans les extraits préparés avec la laitue au moment de sa floraison, la présence d'un alcaloïde mydriatique, identique avec l'hyoscyamine. Bien que la proportion de cet alcaloïde soit très faible, le fait est intéressant en ce sens que jusqu'alors la présence de l'hyoscyamine n'avait été constatée que dans les *Solanées*.

péricycle extérieur, il en existe d'autres qui sont placés sur le bord du péricycle intérieur. De sorte que dans son ensemble le système des vaisseaux laticifères des tiges de Laitues est représenté par deux anneaux concentriques dont l'un est contigu à la moelle et l'autre à l'écorce, et qui apparaissent bien nettement quand on coupe transversalement une tige fraîche de Laitue. Sur une coupe longitudinale ces vaisseaux laticifères paraissent ramifiés et reliés transversalement les uns aux autres; les plus larges de ces tubes mesurent environ 35 millièmes de millimètre. Les laticifères extérieurs sont protégés par cinq à six rangées de cellules placées en dehors de l'endoderme, et représentant le parenchyme cortical; cette zone peu épaisse est recouverte par un épiderme assez mince ; aussi la plus légère incision suffit-elle pour atteindre le réseau laticifère et donner issue au suc laiteux.

RÉCOLTE. — Le Lactucarium est recueilli particulièrement depuis 1845 dans le voisinage de la petite ville de Zell sur la Moselle, entre Trèves et Coblentz, dans la Prusse Rhénane. On l'extrait aussi en France du *L. altissima* Bieb. dont la culture est localisée aux environs de Clermont-Ferrand, où elle a été introduite par M. Aubergier.

A Zell, la plante est cultivée dans les jardins, où elle produit sa tige seulement pendant la seconde année. A l'époque de la floraison, au mois de mai, on coupe cette tige à 30 centimètres environ de son sommet. Tous les jours qui suivent, jusqu'au mois de septembre, on en coupe transversalement une nouvelle tranche. On recueille avec le doigt le suc d'abord blanc, qui s'est écoulé par la partie sectionnée, et on le dépose dans des vases hémisphériques où il durcit suffisamment pour qu'on puisse le renverser en une seule masse. On l'expose ensuite au soleil pour le faire sécher et on achève la dessiccation en le plaçant à l'air sur des châssis pendant quelques semaines.

La récolte à Clermont-Ferrand se fait de la même manière.

Le lactucarium d'Écosse se recueille dans les environs d'Édimbourg, dans de petits vases d'étain où il se concentre : on le retire des vases et on le fait sécher à une chaleur douce. Obtenue par ce procédé de dessiccation, la drogue se brise facilement et se présente en masses terreuses, irrégulières, d'un brun foncé.

Au moment où il s'échappe des incisions, le suc offre la couleur et la consistance de la crème. Bientôt il se coagule et se colore en jaune, puis en brun; il se dessèche assez promptement en perdant 7 p. 100 de son poids. Souvent il se couvre d'efflorescences cristallines, qui ne sont autre chose que de la mannite.

Par sa couleur brune, sa saveur amère et son odeur narcotique le Lactucarium a quelque ressemblance avec l'Opium ; aussi l'a-t-on quelquefois appelé *Opium de la laitue.*

Composition. — Le lactucarium renferme : une matière amère cristallisable, de la mannite, de l'asparagine, des résines, du caoutchouc, de l'albumine, de la myricine, de la pectine, des acides oxalique, malique, citrique et succinique combinés à la potasse, à la chaux et à la magnésie. Outre ces principes divers on en a retiré de la *lactucérine,* qui forme près de la moitié de son poids, de la *lactucone,* de la *lactucine,* de l'*acide lactucique* et de la *lactucopicrine.* La lactucine est le principe actif du lactucarium.

Usages. — Le lactucarium est souvent employé pour calmer la toux et pour diminuer l'irritation nerveuse. Ses propriétés hypnotiques sont très contestables. Les expériences physiologiques entreprises avec ce médicament semblent indiquer que son action est peu sûre et peu constante.

RACINE DE PISSENLIT

Dent de lion. — Salade de taupe. — Couronne de moine.

Origine. — Le **Pissenlit** (*Taraxacum Dens Leonis* Desf. ; *Leontodon Taraxacum* L.) (fig. 645) qui croît à l'état sauvage dans tous nos champs, se fait reconnaître facilement à sa rosette de feuilles radicales, du milieu de laquelle s'élèvent des pédoncules floraux, terminés par un gros capitule de fleurs jaunes. — Il fournit à la matière médicale ses feuilles et sa racine ; celle-ci doit être récoltée au milieu de l'été, époque à laquelle son amertume est le plus développée.

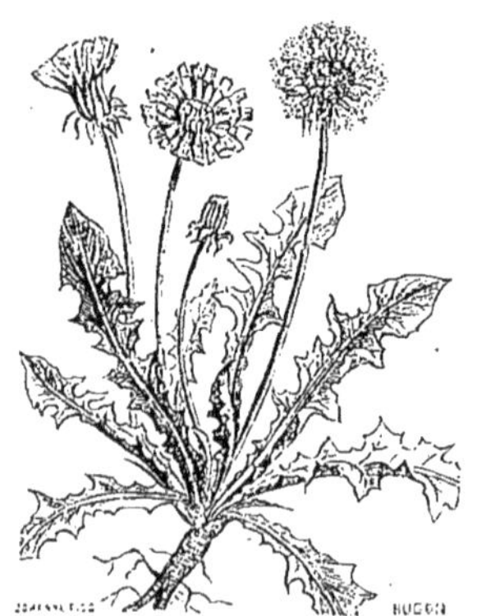

Fig. 645. — *Taraxacum dens Leonis.*

A. FEUILLES

Description. — Les feuilles toutes radicales sont glabres, généralement obovales ou oblongues, parfois presque entières, mais le plus souvent pinnatifides et formées de segments de plus en plus grands à mesure qu'ils se rapprochent du sommet de la feuille. Ces segments sont triangulaires et recourbés en crochet vers le bas : le lobe terminal est généralement assez grand et largement triangulaire. Ces feuilles possèdent une amertume assez prononcée.

STRUCTURE MICROSCOPIQUE. — L'épiderme du limbe est glabre ; le mésophylle est hétérogène, asymétrique. La nervure médiane est biconvexe et présente quelques poils unicellulaires coniques. Sous l'épiderme existe une couche de collenchyme qui recouvre une masse parenchymateuse à grandes cellules polyédriques, dans laquelle on observe trois ou cinq faisceaux libéro-ligneux ovales ou arrondis. Ces faisceaux de grosseur inégale présentent une zone ligneuse recouverte en haut par un arc de cellules à parois épaissies et inférieurement par un liber mou et un péricycle dont les éléments ont des parois épaisses et nacrées. Chacun de ces faisceaux est caractérisé par la présence de vaisseaux laticifères, qui sont disposés en dessous de l'endoderme, dans les couches les plus extérieures du péricycle.

B. RACINE

A l'état frais, cette racine mesure de 15 à 30 centimètres de longueur ; elle est cylindracée, conique à sa partie inférieure, quelquefois ramifiée, recouverte d'une couche subéreuse brune qui se fonce par la dessiccation. L'écorce est deux fois plus épaisse que le rayon de la zone ligneuse, elle est blanche et marquée de stries concentriques nombreuses d'où s'échappe un latex blanc assez abondant.

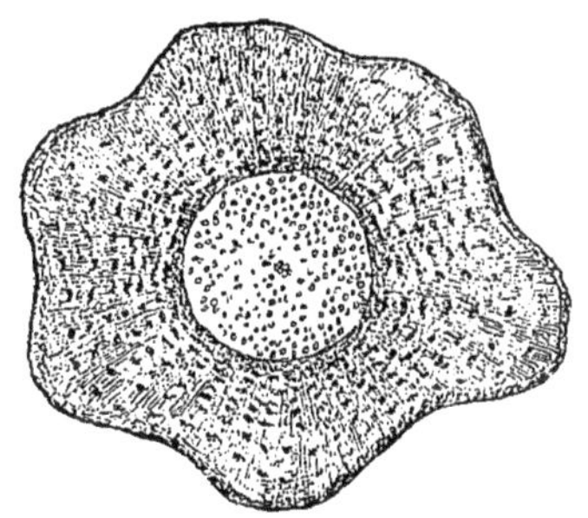

Fig. 646. — Racine de pissenlit. Section transversale.

Dans la racine sèche, le suber est plus foncé et fortement sillonné ; l'écorce a une teinte jaunâtre ; elle présente des stries radiales assez régulières (fig. 646) et des stries concentriques brunes d'autant plus rapprochées qu'on s'éloigne de la périphérie. Le bois peu épais offre une teinte plus pâle que la région corticale.

Cette racine possède une saveur amère particulière, qu'elle doit à la présence de son latex. Ce suc varie beaucoup en quantité et en qualité suivant l'époque de l'année et suivant la nature du terrain où la plante a végété. Très abondant au printemps, il diminue beaucoup en automne, où il semble remplacé par l'inuline qui manque avant la floraison. Les terrains gras développent le suc laiteux du pissenlit.

Structure microscopique (fig. 647). — Examinée au microscope, cette racine présente de dehors en dedans : un suber (*s*) formé de plusieurs rangées de cellules tabulaires aplaties, colorées en brun ; — un parenchyme cortical (*pc*) à cellules polygonales irrégulières, allongées tangentiellement, et présentant dans ses couches les plus internes des vaisseaux grillagés au milieu desquels s'observent des vaisseaux laticifères (*vl*) un peu plus larges et colorés en brun ; — une zone libérienne (*l²*) très développée et constituée par des cellules polygonales qui sont assez régulièrement disposées en longues files radiales et qui deviennent d'autant plus petites qu'elles s'éloignent davantage de la périphérie. Ce liber est caractérisé par la présence d'un très grand nombre de vaisseaux laticifères qui sont disséminés dans l'épaisseur des vaisseaux grillagés et qui dans leur ensemble sont très rapprochés les uns des autres, disposés en couches concentriques alternant régulièrement avec des couches beaucoup plus épaisses de cellules libériennes. — Un cambium bien apparent sépare le liber de la zone ligneuse (*b²*) qui est constituée par des vaisseaux rayés, plus ou moins larges, disséminés en très grand nombre et irrégulièrement dans un tissu formé de fibres à parois très peu épaisses.

La superposition régulière des éléments de la couche libérienne en longues files radiales, la disposition irrégulière des vaisseaux dans le bois qui n'est pas divisé en faisceaux par des rayons médullaires distinguent très nettement la section du pissenlit de celle de la chicorée (fig. 642).

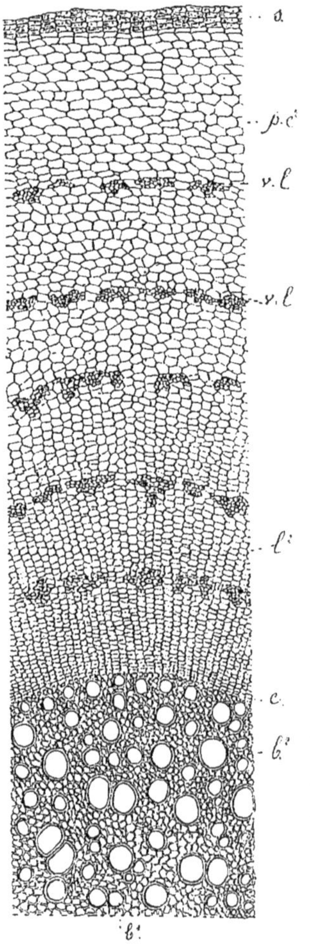

Fig. 647.
Racine de Pissenlit,
Structure anatomique.

Composition chimique. — D'abord blanc, amer et neutre, le latex du pissenlit devient bientôt brun rougeâtre, acide et abandonne en se coagulant une substance désignée sous le nom de *Leontodinium*, dont

Kromayer a retiré deux substances : la *Taraxacine* et la *Taraxacerine*. — Il fermente rapidement après son exposition à l'air et produit une proportion assez considérable de mannite.

Outre ce latex, la racine de pissenlit contient de l'*inuline* dont la proportion peut atteindre 24 p. 100, du sucre cristallisable et de la *lévuline*, qui y a été découverte par Dragendorff.

Des feuilles et de la tige du pissenlit, Marmé a recueilli un sucre particulier nommé *Inosite* qui manque dans la racine.

Usages. — Très employé en Angleterre comme laxatif doux et tonique, le pissenlit est usité en France comme stomachique et diurétique. Il entre dans la préparation du suc d'herbes qui est très fréquemment employé comme dépuratif, apéritif et tonique dans les maladies chroniques des organes digestifs.

Falsifications. — Au *T. Dens leonis* Desf. on substitue parfois le *Leontodon hispidus* L. Les deux plantes ont leurs feuilles roncinées ; mais ces feuilles sont glabres dans la première, et velues dans la seconde : en outre la racine du *Leontodon hispidus* est coriace, difficile à briser et très peu riche en latex.

Les autres espèces utiles du groupe des Chicoracées sont :

Le *Sonchus oleraceus* L. ou *Laiteron*, petite plante vivace qui croît dans nos champs et dont le suc épaissi donne une sorte de gomme brune, qui à la dose de 15 à 25 centigrammes jouit de propriétés cathartiques analogues à celles de l'*Elaterium*. En épuisant la plante avec du sulfure de carbone et en faisant bouillir avec de l'alcool le résidu de l'évaporation, Kassner en a isolé 0,44 p. 100 d'une matière élastique brune, qui présente tous les caractères du caoutchouc et se dissout entièrement dans le chloroforme.

La *Scorsonère d'Espagne* (*Scorzonera hispanica* L.) et le *Salsifis blanc* (*Tragopogon porrifolius* L.), qui fournissent à l'alimentation leurs racines lactescentes.

BATIATOR

Origine. — Sous les noms de **Batiator** ou **Batjitjor** on vend communément en différents points de la Sénégambie et sur le marché de Saint-Louis (Sénégal) une racine très appréciée des indigènes, qui lui reconnaissent des propriétés fébrifuges, émétiques, antihémorroïdales et antidysentériques. La plante qui produit cette drogue a été déter-

minée par M. Heckel[1], qui l'a rapportée au *Vernonia nigritiana* Ol. et
Hirn, qu'on rencontre sur la côte occidentale d'Afrique et dans la
vallée de la Cazamance.

DESCRIPTION. — C'est une racine fasciculée, dont chaque élément,
long de 20 à 35 centimètres et épais de 2 à 3 millimètres à la base, va
en s'atténuant en pointe à l'extrémité et porte quelques radicules
minces et longues. Chaque partie du faisceau radiculaire est cylindrique, droite ou flexueuse, et présente une écorce d'un brun jaunâtre
ou grisâtre, ridée longitudinalement, et marquée de crevasses transversales qui pénètrent jusqu'au bois. La souche est noueuse, sphérique, inégale et recouverte sur toute sa partie supérieure de poils
soyeux, longs, subulés, pluricellulaires formant par leur réunion un
feutrage dense et grisâtre, qui est tout à fait caractéristique. L'odeur
de cette racine est à peu près nulle ; sa saveur est légèrement nauséeuse et comparable à celle de l'ipéca.

COMPOSITION CHIMIQUE. — Cette racine a été analysée par MM. Heckel
et Schlagdenhauffen, qui en ont isolé un glucoside, la *Vernonine*, sous
la forme d'une poudre blanche hygroscopique, soluble dans l'éther et
le chloroforme. Des expériences physiologiques entreprises avec l'extrait de la plante il résulte que son principe actif est analogue à la
digitaline ; son action toxique est toutefois bien inférieure à celle du
principe actif de la digitale.

USAGES. — C'est surtout contre la fièvre intermittente que les noirs
emploient cette racine en macération.

Au groupe des Vernoniées se rattachent : le *V. anthelmintica* W. (*Bac
charoides anthelmintica*, Mœnch), qui est très commun dans l'Inde, où
ses graines, connues sous le nom de graines de *Calageri*, sont utilisée
comme anthelmintiques ; le *V. cinerea* Less., qui est employé par le
Hindous comme fébrifuge, le *V. squarrosa* Lour., plante de la Cochin
chine utilisée comme emménagogue. Les *V. prœalta* W. et *altissim*
Nutt. sont considérés aux États-Unis comme alexipharmaques.

AYA-PANA

ORIGINE. — L'**Aya-Pana** (*Eupatorium Aya-pana* Vent. — *E. tripl
nerve* Vahl) est une plante originaire de l'Amérique tropicale, d'où l

[1] *Comptes rend. Ac. des Sc.*, mai 1888, p. 1446.

culture l'a introduite à l'île Maurice. Ses feuilles sont utilisées comme succédané du Thé.

DESCRIPTION. — Ces feuilles, telles qu'elles nous arrivent dans le commerce, sont fortement contournées par la dessiccation ; elles sont d'une couleur vert pâle, un peu jaunâtres, marquées de nervures brunâtres. Développées elles sont lancéolées, aiguës, étroites (fig. 648), longues de 5 à 9 centimètres sur un centimètre environ de large. Leur surface est glabre, leur consistance un peu coriace ; les bords sont entiers et un peu enroulés en dessous ; le pétiole court se continue dans le limbe par une forte nervure médiane saillante surtout à la face inférieure ; de cette nervure se détachent, à peu près vers le quart inférieur de sa longueur, deux nervures longitudinales qui se dirigent obliquement vers les bords et fournissent dans le quart supérieur de la feuille des rameaux qui s'anastomosent avec des nervures secondaires.

L'odeur de l'*Aya-pana* rappelle un peu celle du mélilot ; sa saveur est astringente, amère et aromatique.

CARACTÈRES ANATOMIQUES. — L'épiderme est garni sur ses deux faces de stomates (fig. 649) qui sont entourés par trois cellules, dont une plus petite que les deux autres est parallèle à l'ostiole ; les cellules épidermiques de la face supérieure sont polygonales et assez régulières ; celles de la face inférieure sont ondulées ; des poils tecteurs courts, pluricellulaires, formés de trois à quatre cellules à peu près aussi larges que longues, s'observent sur la face inférieure seule ; la cellule terminale de ces poils est arrondie. La nervure médiane fortement convexe sur la face inférieure présente un ou trois faisceaux libéro-ligneux dont la structure et la forme sont analogues à ceux qui existent dans les feuilles de Composées. Chacun de ces cordons est entouré par un endoderme bien apparent, dans le voisinage duquel on observe généralement trois et quelquefois quatre canaux sécréteurs, dont deux latéraux et un inférieur. Le quatrième, quand il existe, est

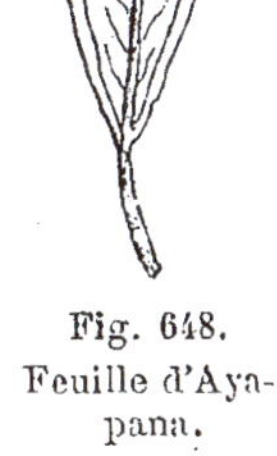

Fig. 648.
Feuille d'Aya-pana.

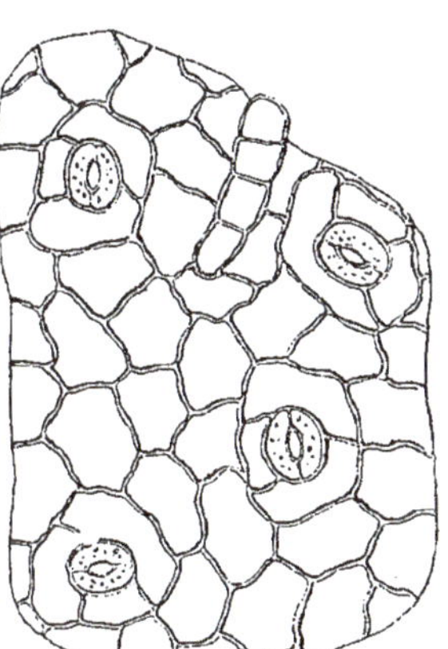

Fig. 649. — Feuille d'Aya-pana.
Épiderme inférieur.

placé à la partie supérieure du faisceau libéro-ligneux. Ces canaux sécréteurs affectent la disposition représentée dans la figure 631.

Composition chimique. — Cette feuille contient, d'après Wuaflart, une matière grise soluble dans l'éther, une huile essentielle assez abondante, un principe amer, du sucre.

Usages. — On a attribué à cette feuille des propriétés alexipharmaques, emménagogues, diaphorétiques et lithontriptiques qui ont été passablement exagérées. Très louée jadis, et presque abandonnée aujourd'hui, cette plante pourrait être utilisée comme sudorifique et digestive.

Au nombre des espèces d'*Eupatorium* qui intéressent la thérapeutique, il faut citer :

L'*Eupatorium perfoliatum* L. (*E. connatum* Mich., *Boneset des États-Unis*), qu'on rencontre dans les endroits marécageux de la Nouvelle-Écosse et de la Floride. C'est aux États-Unis un remède populaire employé contre la fièvre intermittente et comme émétique ;

L'*E. purpureum* L., autre espèce, grande et forte des États-Unis, où elle est connue sous le nom de *gravel root*, qui rappelle l'usage qu'on en fait dans ce pays contre la gravelle.

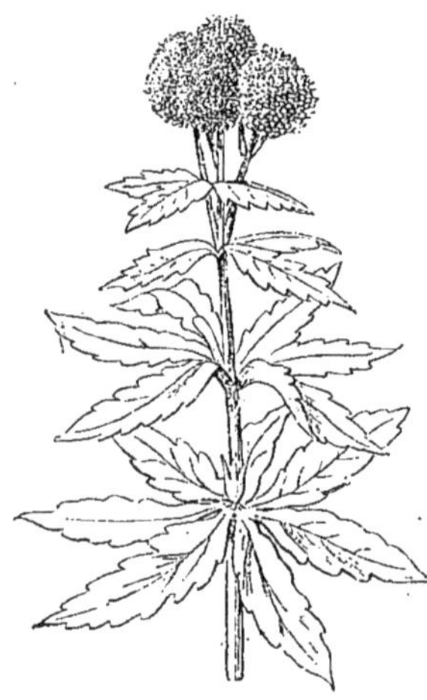

Fig. 650.
Eupatorium cannabinum.
Sommité fleurie.

L'*E. crenatum* Gomez, employé au Brésil, sous le nom d'*herva de Cobra*, contre la morsure des serpents.

L'*E. cannabinum* L. (*Eupatoire chanvrin, Eupatoire d'Avicenne*) (fig. 650), plante très communément répandue chez nous. Cette espèce, vantée jadis comme tonique, fébrifuge, antiscorbutique, n'est plus guère employée que dans les campagnes comme tonique ou laxative.

GUACOS

Les **Guacos** sont des *Eupatorium* de la section *Mikania*, dont le suc est employé par les indigènes de l'Amérique centrale pour guérir la morsure des serpents venimeux. Celui qui paraît fournir l'espèce la plus active est le *Mikania Guaco* Humb. et Bonpl.

ORIGINE. — Cette espèce, désignée sous les noms de *Guaco des Colombiens*, *Plante de l'Étoile, Tapere-ba-my*, est originaire des bords du Magdalena, et se rencontre en Colombie, dans le Vénézuéla, la Guyane, le San Salvador, la République Argentine et le Pérou.

DESCRIPTION. — Le *Mikania Guaco* est une plante grimpante, très longue et rameuse ; ses branches sont rondes et poilues ; les feuilles sont pétiolées, ovales et subacuminées, longues de 16 à 24 centimètres, hérissées en dessous, à dentelures distantes ; l'involucre est formé de quatre folioles seulement, épaisses, aiguës, hérissées en dehors ; les fleurons sont au nombre de quatre, hermaphrodites, portant un style et deux stigmates très longs ; les akènes sont pentagones, glabres, surmontés d'une aigrette simple ; le réceptacle est nu.

Les feuilles sont les seules parties employées en médecine : à l'état frais elles ont une odeur fortement désagréable ; desséchées, elles sont inodores, mais conservent toujours une grande amertume. Réduites en poudre, elles ont une légère odeur de semen-contra.

USAGES. — De temps immémorial les Indiens ont reconnu au *Guaco* des propriétés préservatrices et curatives contre la morsure des serpents. Pour se prémunir contre ces dangereuses blessures, les naturels de l'Amérique se font deux incisions aux pieds, deux aux mains et une de chaque côté de la poitrine ; ils expriment ensuite le suc des feuilles de *Guaco* qu'ils versent sur les incisions pour l'inoculer. Ils boivent avant l'opération deux cuillerées de suc et renouvellent cette potion cinq ou six fois par mois pour prolonger les vertus de la plante.

Le Dr Chabert, médecin en chef de l'armée mexicaine, prétend avoir retiré les meilleurs effets curatifs de cette plante dans le traitement de la fièvre jaune et du choléra.

Les expériences faites en France n'ont pas été assez nombreuses pour fixer définitivement la valeur de ce médicament, qui jouit en Amérique d'une grande réputation attestée par Mutis, Humboldt et Bonpland, Triana.

Les espèces les plus intéressantes du même genre sont le *Mikania amara* Willd., *M. officinalis* Mart., ou *Corazon de Jesu*, employé dans la République Argentine et au Brésil comme succédané du quinquina ; le *M. Pœppigii* Spreng. (*M. denticulata* Wild.), espèce employée à la Martinique et à la Guadeloupe pour combattre le venin du trigonocéphale ; le *M. opifera* Mart., employé dans le même but au Paraguay.

Les **Liatris**, qui appartiennent aussi au groupe des Vernoniées, sont des plantes originaires de l'Amérique septentrionale, très communément répandues depuis le nord de la Caroline jusqu'à la Floride. Les trois espèces les plus intéressantes de ce genre sont : les *L. squarrosa* Willd., *L. odoratissima* Willd. et *L. spicata* Willd. Leurs racines tubéreuses possèdent une odeur térébinthacée et sont employées aux États-Unis comme diurétiques et antiblennorragiques. Les feuilles vertes du *L. odoratissima* sont peu odorantes ; desséchées, elles deviennent très aromatiques et se couvrent d'un givre cristallin analogue au givre de vanille. Actuellement elles arrivent en très grande quantité à Hambourg et au Havre. Aussi riches que la fève Tonka en coumarine, elles sont d'un prix bien moins élevé et d'un traitement plus facile ; elles ne contiennent que très peu de matières grasses et donnent une coumarine facile à purifier. Aujourd'hui toute la coumarine préparée pour les besoins de la parfumerie est retirée des feuilles du *L. odoratissima*.

M. de Laire a constaté dans ces feuilles la présence d'une proportion notable d'*acide vératrique*.

BARDANE

Herbe aux teigneux.

ORIGINE. — Les **Bardanes**, que Linné réunissait sous le nom d'*Arctium Lappa* (fig. 651) et dont les botanistes actuels ont fait plusieurs espèces, les *Lappa major* Gœrtn., *L. minor* D. C. et *L. tomentosa* Lam. croissent dans toute l'Europe, dans le nord de l'Asie et de l'Amérique. Elles sont facilement reconnaissables à leurs involucres formés de bractées récurvées et accrochantes au sommet.

La racine est la seule partie employée en médecine.

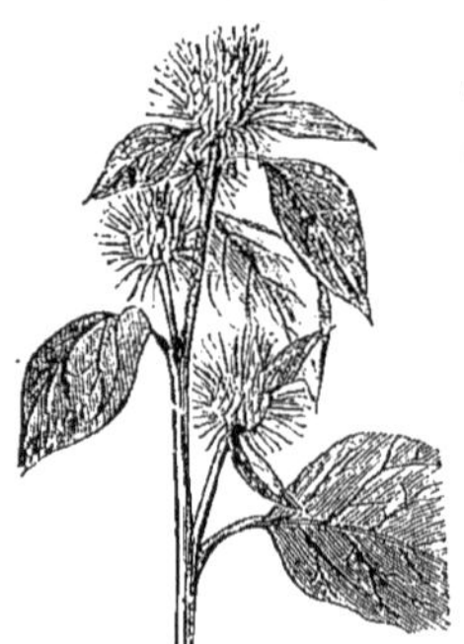

Fig. 651.
Bardane officinale.

DESCRIPTION. — Dans les pharmacies cette racine se présente en rouelles de 2 à 3 centimètres de hauteur, sur 1 à 2 centimètres d'épaisseur (fig. 653), rétrécies en leur milieu, légères et assez dures souvent ces rouelles ont été divisées longitudinalement en tronçons anguleux (fig. 652). La surface extérieure est d'une teinte grise ou brun clair, elle est rugueuse et marquée de stries longitudinales assez profondes. La cassure de cette racine est nette. La section transversale (fig. 654) présente une écorce ayant à peu près le quart du rayon, de couleur blanche, séparée par une ligne souvent peu apparente du corps central qui est d'un blanc légèrement jaunâtre.

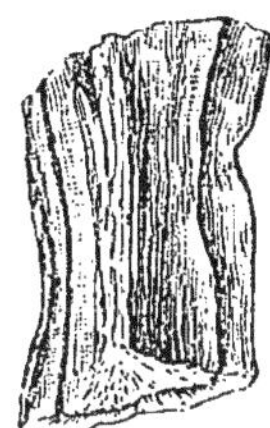

Fig. 652. — Racine de Bardane.
Tronçon divisé.

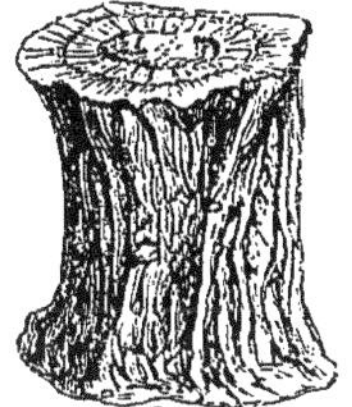

Fig. 653. — Racine de Bardane.
Tronçon entier.

Des stries radiales assez bien marquées sillonnent le cylindre ligneux, et vont se perdre à une faible distance de la périphérie.

Sèche, la racine de bardane a une odeur peu marquée qui s'exalte notablement et devient désagréable quand la drogue est respirée en masse. Sa saveur est fade, un peu douceâtre et mucilagineuse.

Structure anatomique. — La racine du *Lappa major* Gœrtn. présente de dehors en dedans (fig. 655) : un suber formé de plusieurs rangées de cellules tabulaires superposées, colorées en brun ;

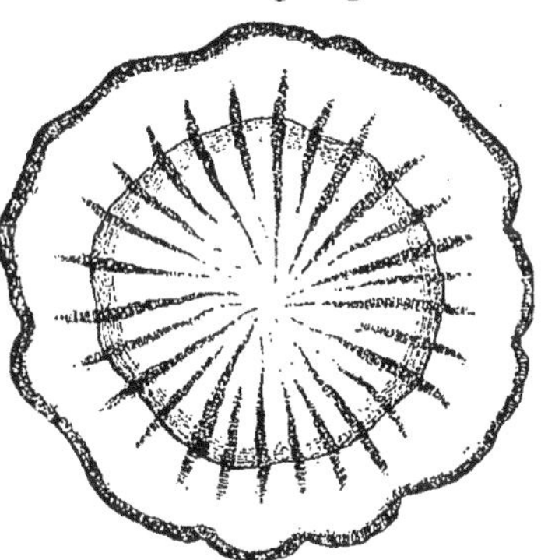

Fig. 654. — Racine de Bardane.
Section transversale.

Le parenchyme cortical primaire représenté par 6 à 7 assises de cellules tangentielles, polygonales, dont quelques-unes sont divisées par des cloisons radiales ;

L'endoderme (*end*) formé par une rangée de cellules plissées latéralement. C'est dans cette couche que sont localisés les canaux sécréteurs assez étroits et entourés par quatre cellules résultant du dédoublement d'une cellule endodermique par deux cloisons tangentielles et une cloison radiale ;

Le parenchyme cortical secondaire, issu du péricambium (*pc*) et constitué par des cellules allongées tangentiellement ;

La couche libérienne représentée par des faisceaux cunéiformes assez longs (l^2) formés de petites cellules peu régulières dans la couche externe, et disposées plus régulièrement en longues files radiales dans la couche interne. Dans l'épaisseur des faisceaux libériens, on observe quelques groupes de cellules plus petites, qui proviennent du dédoublement des cellules primitives et qui sont remplies d'un protoplasma granuleux ;

La zone cambiale bien apparente ;

La zone ligneuse (b^2) qui est constituée par de longs faisceaux cunéiformes qui s'enfoncent profondément vers le centre de la racine. Ces faisceaux qui sont séparés par des rayons médullaires larges sont formés d'un nombre restreint de vaisseaux plus ou moins gros, groupés, plus rarement isolés, disséminés dans un parenchyme ligneux qui est formé de cellules régulièrement superposées et munies de parois minces. Le bois primaire est représenté dans l'axe de la racine par quelques vaisseaux entourés d'un parenchyme en voie de division b^1 ;

Les racines des *L. major*, *minor* et *tomentosa* présentent dans leur structure anatomique la plus grande analogie : cependant dans le *L. major* les faisceaux ligneux sont plus étroits et plus cunéiformes que dans le *L. minor* ; les rayons médullaires y sont aussi moins larges. Les faisceaux ligneux du *L. tomentosa* sont aussi cunéiformes ; comme dans le *L. major*, la portion élargie du faisceau offre plusieurs groupes de vaisseaux ; seulement entre eux et l'assise génératrice il existe une zone assez épaisse de cellules à parois lignifiées. Le faisceau conserve dans sa partie inférieure une structure semblable à celle des faisceaux des autres *Lappa*. Les rayons médullaires y sont très étroits.

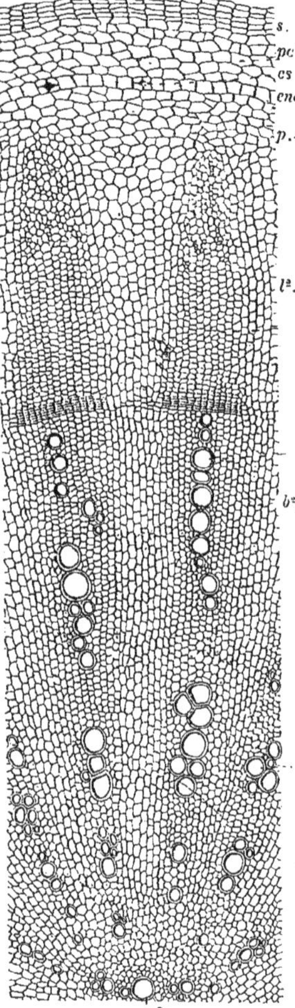

Fig. 655. — Racine de Bardane. Structure anatomique.

COMPOSITION CHIMIQUE. — Weckler (1887) a retiré de la racine de bardane une huile fixe de couleur orange, de la cire, des résines, de l'inuline, du carbonate et du nitrate de potasse.

Trimble (1888) a retiré de la plante un glucoside qu'il a décrit sous le nom de *Lappine*.

Usages. — Cette racine est employée comme sudorifique, dépurative et diurétique.

CARLINE

Origine. — **La Carline** (*Carlina acaulis* L.) croît sur les montagnes de l'Europe centrale, où elle étale sur le sol ses grandes feuilles coriaces, pinnatipartites, autour d'un grand capitule, à réceptacle blanc étalé, dont l'involucre montre à l'intérieur des bractées blanchâtres rayonnantes. On la trouve en France dans le Languedoc, la Provence et en Auvergne. Ses racines sont employées en médecine et ses réceptacles charnus sont utilisés comme aliment.

Description. — La racine se présente en fragments longs de 10 à 20 centimètres, épais de 5 à 15 millimètres, portant souvent à leur partie supérieure trois ou quatre divisions, d'où partent sur la plante autant de touffes de feuilles. Cette racine est tantôt cylindrique, tantôt aplatie ; mais quand elle est tant soit peu âgée, elle présente toujours un de ses côtés formé uniquement de fibres grossières, anastomosées, entre lesquelles on ne trouve que des vestiges du tissu qui les reliait primitivement. Cette sorte de dissociation pénètre le plus souvent jusqu'au cœur même de la racine. Les fibres ainsi disjointes présentent une teinte gris fauve, qui se détache bien sur le reste de la surface de la racine, qui a couleur brune et qui est marquée de stries longitudinales assez profondes.

La coupe transversale met en évidence une zone corticale moyennement épaisse, d'une teinte brune, plus pâle dans la partie libérienne, qui est sillonnée par des stries radiales, dans lesquelles on aperçoit des ponctuations brunes. La partie ligneuse assez développée, nettement séparée de l'écorce par un cambium bien apparent, est jaunâtre, poreuse, sillonnée par des rayons médullaires assez larges. Cette racine a une odeur qui rappelle celle de l'aunée, et une saveur un peu douce et aromatique.

Structure anatomique. — Au microscope on observe de dehors en dedans (fig. 656) ;

Le suber (s) dont les cellules sont aplaties et colorées ;

Le parenchyme cortical primaire (pc^1) qui a persisté et qui est peu épais, réduit à 5 ou 6 rangées de cellules y compris l'endoderme, dans l'épaisseur duquel on observe un canal sécréteur primaire (cs^1) ;

Le parenchyme cortical secondaire (pc^2) issu du péricambium et situé au-dessous de l'endoderme : cette zone est assez développée et présente des canaux sécréteurs secondaires (cs^2) qui sont bordés par des cellules sécrétantes ;

Le liber qui se présente sous forme de faisceaux cunéiformes constitués par des cellules à parois minces, disposées à la base régulièrement en files radiales et n'ayant au sommet aucune direction déterminée. Les rayons médullaires qui séparent ces faisceaux sont assez larges et contiennent de nombreux canaux sécréteurs secondaires (cs^2). La zone ligneuse, séparée du liber secondaire par un cambium bien apparent, est représentée par de longs faisceaux cunéiformes de parenchyme ligneux dans lequel sont accumulés de nombreux vaisseaux groupés irrégulièrement. Les cellules de ce parenchyme ont des parois peu épaisses. Dans les larges rayons médullaires qui séparent les faisceaux cunéiformes du bois secondaire on observe encore des canaux sécréteurs.

Dans l'axe de la racine on distingue quelques vaisseaux représentant le bois primaire.

Comme les autres racines de Composées, la racine de Carline contient une forte proportion d'Inuline dans la région corticale et dans la partie ligneuse.

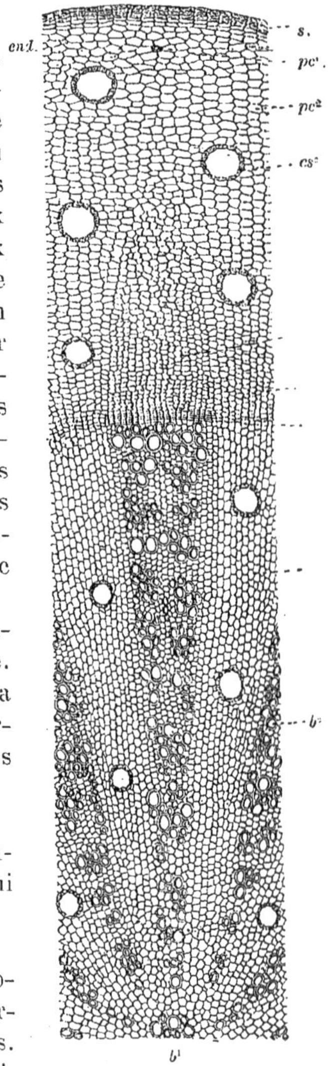

Composition chimique. — Cette racine renferme une résine et une huile essentielle qui n'ont pas été étudiées.

Usages. — Elle est employée comme stomachique et stimulante. Ses réceptacles charnus sont mangés comme ceux des artichauts.

Au genre *Carline* se rattache le *C. gummifera* Less. (*Atractylis gummifera* L.), plante originaire de l'Algérie et de l'île de Crète, qui est le vrai **chamœléon blanc** des anciens. La racine de cette plante est grosse comme la cuisse et exhale quand on la râpe une odeur de

Fig. 656.
Racine de Carline.

violette. Elle contient de l'*atractyline* et de l'*atractylate de potasse*, qui ont été isolés par M. Lefranc, et possède des propriétés narcotico-âcres qui en font un poison redoutable. Ses réceptacles et ses feuilles sont consommés cuits comme les artichauts. Les propriétés narcotico-âcres du chamœléon blanc se retrouvent avec le même degré d'activité dans la racine du **chamœléon noir** (*Cardopathium corymbosum* DC.), plante répandue dans la Macédoine, l'Apulie et la Tunisie et dont le suc est utilisé à l'extérieur contre les affections cutanées.

Guibourt a rapproché des Carlines une racine qui a un véritable intérêt historique. C'est la **Racine de Costus** des anciennes officines qui faisait partie de la Thériaque, mais qui est à présent à peu près introuvable. Cette substance d'une odeur d'iris, accompagnée d'une odeur de bouc, serait produite, d'après l'auteur de l'*Histoire des drogues* par une plante des Indes décrite par Decaisne sous le nom d'*Aplotaxis Lappa* [1].

CHARDON BÉNIT

ORIGINE. — Le **Chardon bénit** (*Cnicus benedictus* Gœrtn., *Centaurea benedicta* L., *Carduus benedictus* Trag.) est très abondamment répandu dans les champs de la région méditerranéenne. Il fournit à la pharmacie ses feuilles anguleuses et laineuses, qu'on détache de la tige avant la floraison.

DESCRIPTION. — Ces feuilles sont d'un vert pâle, qui devient grisâtre par la dessiccation ; toutes sont pubescentes, minces et coriaces, munies de nervures blanches et saillantes, de 10 centimètres de long sur 3 ou 4 centimètres de large. Elles sont oblongues, presque entières dans leur moitié inférieure, sinuées, pinnatifides ou sinuées dentées dans le haut, à dents toutes terminées par une pointe épineuse. Elles possèdent une saveur très amère due à une substance isolée par Nativelle et désignée sous les noms de *Cynisin*, *Cnisin* et *Cnicin*.

Le *Cnicin* est un corps neutre, cristallisé en aiguilles blanches, satinées, transparentes. Inodore, très amer, peu soluble dans l'eau et les acides étendus, il se dissout facilement dans l'eau alcalinisée qui lui enlève son amertume. Il possède des propriétés fébrifuges qui sont supérieures à celles de la salicine.

---

[1] Voir l'Histoire développée du *Costus* dans l'*Histoire naturelle des drogues simples* (3ᵉ édit., p. 460) et 4ᵉ édit., III, p. 28 à 32.

Usages. — Le Chardon bénit a été préconisé comme tonique et fébrifuge.

La matière médicale utilise encore d'autres plantes appelées Chardons et fournies par les *Carduus* ou des genres voisins. Tels sont les *C. crispus* L. et *nutans* L. vantés comme diurétiques ; le *Cirsium arvense* Scop. qui porte des galles qui passent pour anti-hémorroïdales ; l'*Opordum Acanthium* L. ou *Chardon aux ânes* qui a été employé comme astringent et antiblennorragique. Dans ces dernières années on a vanté pour le traitement des verrues, des hémorroïdes et certains cas d'engorgement de l'utérus, la teinture des graines du **Chardon Marie** (*Silybum Marianum* Gœrt., *Carduus Marianus* L.)

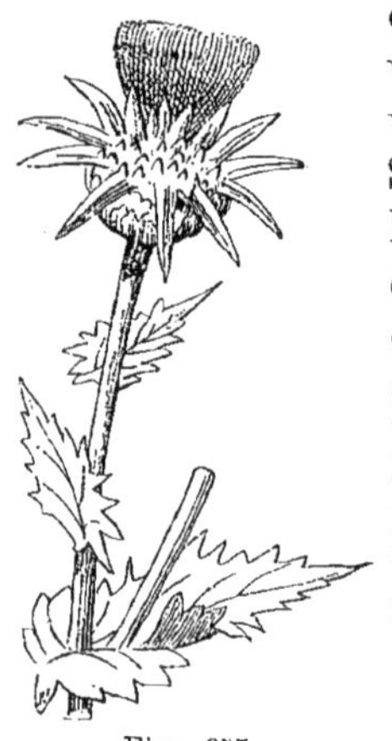

Fig. 657.
Silybum Marianum.

L'artichaut (*Cynara Scolymus* L.), jadis employé en médecine comme astringent, et dont le suc contient un principe fébrifuge appelé *Cynarin*, n'est plus guère cultivé aujourd'hui que pour ses capitules, dont les bractées et le réceptacle constituent un aliment agréable. La côte longue, charnue, et attendrie par l'étiolement des feuilles du Cardon, *Cynara Cardunculus* L., n'est pas moins recherchée pour l'alimentation. Les fleurons de cette dernière espèce sont employés, sous le nom de *fleurs de Chardonnette*, pour faire cailler le lait.

CARTHAME DES TEINTURIERS

Origine. — Le **Carthame tinctorial** ou **Safran bâtard** (*Carthamus tinctorius* L.), est originaire de l'Orient ; il est cultivé en France, en Espagne, en Italie, en Hongrie, dans le sud de la Russie, en Asie ; le plus estimé vient de l'Égypte, de la Chine et de l'Inde. On cueille ordinairement les fleurons isolés.

Description. — Les fleurons de Carthame sont composés d'un tube long, filiforme, mesurant 1 centimètre de longueur, qui se déploie en un limbe à 5 divisions linéaires. De la gorge du tube s'élève le cylindre creux formé par les anthères soudées dans lequel passe le style filiforme, épaissi vers le sommet. Son odeur est agréable et sa saveur faiblement amère.

STRUCTURE MICROSCOPIQUE (fig. 658-659). — Le tube de la corolle est recouvert par un épiderme formé de cellules allongées, polygonales, munies de parois minces ; il est dépourvu de poils tecteurs, mais présente à son sommet un nombre assez considérable de petites papilles très saillantes. En écrasant sous le microscope un fragment de ce tube qu'on a fait bouillir dans l'eau alcalinisée, on distingue très bien les

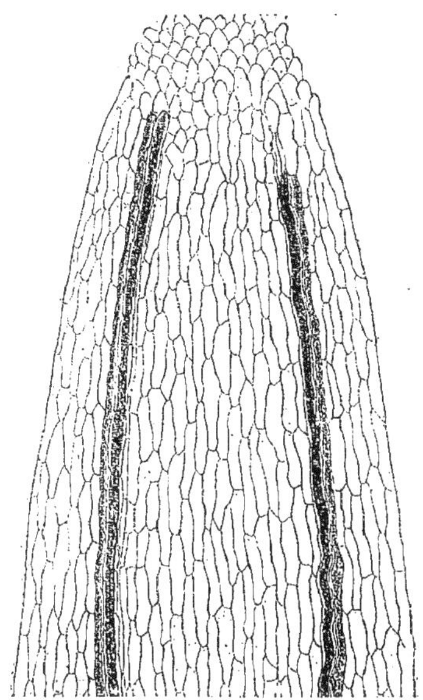

Fig. 658. — Fleuron de Carthame.
Partie supérieure.

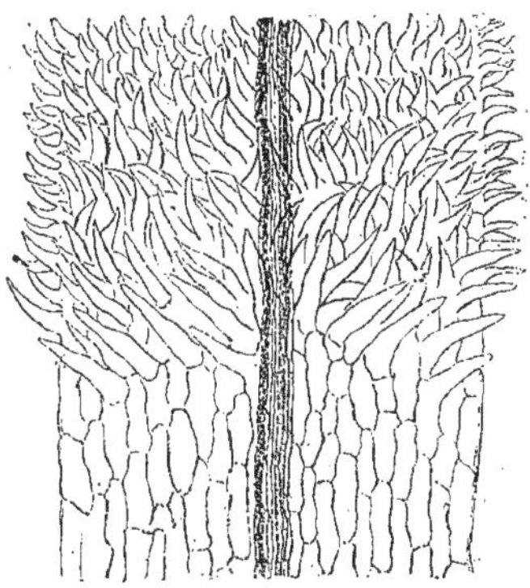

Fig. 659. — Style de Carthame.

canaux sécréteurs qui bordent les faisceaux fibro-vasculaires. Les cellules épidermiques de la corolle renferment un liquide séveux, une matière colorante jaune et une matière colorante rouge à l'état de petits granules.

Le cylindre creux formé par les anthères soudées est constitué par des cellules plus irrégulières dans leur forme et munies de parois présentant des épaississements caractéristiques.

Le style formé dans sa partie inférieure de cellules allongées se termine par un stigmate hérissé de papilles assez longues, coniques, très confluentes. Il présente dans son axe un faisceau fibro-vasculaire, qui est accompagné d'un canal sécréteur très apparent.

COMPOSITION CHIMIQUE. — Les fleurs de Carthame renferment deux principes colorants : l'un qui est jaune et soluble dans l'eau, l'autre rouge, appelé *acide carthamique*, soluble seulement dans l'eau alcalinisée.

USAGES. — Les fleurs de Carthame sont surtout utilisées comme matière colorante. Elles n'intéressent guère le pharmacien que par leur mélange avec le safran, dans lequel on les introduit frauduleusement. Connus aussi sous le nom de *graines de Perroquet*, les fruits de Carthame renferment une huile très amère et purgative qui est utilisée dans l'Inde en liniments contre le rhumastisme et la paralysie. Giacosa (1894) a constaté dans ces graines la présence d'une présure active.

CENTAURÉES

Les **Centaurées** sont des plantes populaires dans nos régions, où elles sont utilisées à cause de leur amertume et de leurs vertus toniques.

Elles présentent comme caractères génériques de gros capitules globuleux ou ovoïdes, dont l'involucre est formé de nombreuses écailles, imbriquées, munies au sommet d'un appendice soit scarieux soit mutique, corné et épineux. Les fleurs toutes tubuleuses sont généralement stériles à la circonférence où elles forment une couronne rayonnante, à cause de leurs dimensions beaucoup plus grandes que les autres fleurons hermaphrodites. Le réceptacle est couvert de paillettes; les akènes sont comprimés latéralement, lisses, tantôt sans aigrette, tantôt munis d'une aigrette à poils denticulés, rangés sur deux rangs, ceux de la rangée interne plus courts et plus connivents.

Les espèces les plus intéressantes de ce genre sont : la *Jacée des prés*, la *grande Centaurée* et le *Bluet*.

La **Jacée** (*Centaurea Jacea* L.) est communément répandue dans les prairies de l'Europe centrale. Ses tiges sont dressées, anguleuses, divisées au sommet en rameaux courts, épais et dressés. Les feuilles sont fermes, rudes et vertes sur les deux faces; les supérieures, qui existent ordinairement dans nos droguiers, sont sessiles, oblongues ou lancéolées, à bords entiers ou dentelés à la base. Les capitules solitaires ou géminés à l'extrémité des rameaux sont entourés de quelques feuilles florales ; l'involucre a ses folioles presque entièrement cachées par les appendices terminaux appliqués, scarieux, bruns, frangés sur les bords. Les fleurons sont rouges, rarement blancs, les akènes sans aigrette. Cette plante est utilisée dans les campagnes comme fébrifuge.

La **Grande Centaurée** (*C. Centaurium* L.), se rencontre dans les bois et les pâturages élevés des montagnes de l'Italie. Sa tige assez haute porte de grandes feuilles alternes, profondément pinnatifides, dont les lobes sont dentés en scie et lancéolés. Les capitules forment dans leur ensemble un corymbe irrégulier. Les écailles de l'involucre sont obtuses, scarieuses, à bords entiers. Les fleurs sont purpurines. Cette plante est fréquemment utilisée comme amère et fébrifuge.

Le **Bluet** (*C. Cyanus* L.), si commun dans nos moissons, fournit encore à la matière médicale de quelques régions ses grands fleurons stériles. Ces fleurs, qui conservent leur belle couleur bleue après la dessiccation, se présentent en forme de cornet assez irrégulier de 1 à 2 centimètres de long, et qui, filiforme à sa base, s'évase à sa partie supérieure divisée en sept lobes irréguliers. Il sert à préparer une eau distillée qui est employée dans le traitement des ophtalmies superficielles.

On emploie aussi le *Centaurea Calcitrapa* L. ou *Chausse-Trape*, le *C. solstitialis* L., le *C. amara* L. ou *Centaurée amère* comme toniques et fébrifuges.

AUNÉE

ORIGINE. — L'**Aunée** (*Inula Helenium* L.) est très répandue dans l'Europe centrale et orientale et se rencontre jusque dans la Sibérie et l'Himalaya. Elle est l'objet d'une culture spéciale en Hollande, en Angleterre et en Suisse. On utilise pour les usages de la médecine les racines des plantes âgées de deux ou trois ans.

DESCRIPTION. — Desséchée et préparée pour la pharmacie, la souche d'Aunée est en fragments irréguliers (fig. 660), le plus souvent fendus dans le sens de la longueur, contournés en différents sens et portant quelquefois des portions de racines latérales. Le diamètre de la souche varie entre 1 et 3 centimètres ; celui des racines est de 1 à 2 centimètres. La surface extérieure est d'un gris brun ; elle est ridée longitudinalement, elle porte à sa partie supérieure de nombreuses traces de bourgeons et sur ses côtés les cicatrices des racines latérales. Friable et cornée quand elle est bien sèche, la racine d'Aunée se ramollit à l'humidité.

Coupée transversalement, cette racine présente (fig. 661) une région corticale relativement peu épaisse, d'un gris plus foncé dans sa partie interne qui est striée radialement; une zone ligneuse d'un blanc sale, nettement séparée de l'écorce par un cambium bien apparent et présentant quelques stries radiales dues à la présence des éléments vasculaires. En observant à la loupe cette section transversale, on y découvre aussi bien dans l'écorce que dans le bois, des ponctuations brunes, qui représentent les canaux sécréteurs si abondants dans cette racine.

L'Aunée possède une odeur balsamique qui rappelle celle de l'iris et du camphre et une saveur à la fois aromatique, âcre et amère.

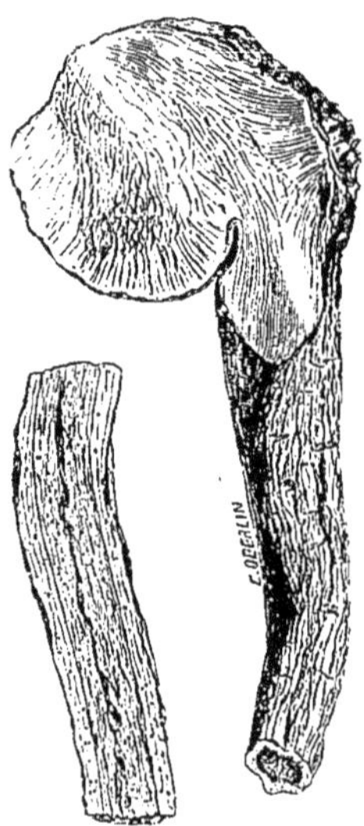

Fig. 660.
Racine d'Aunée.

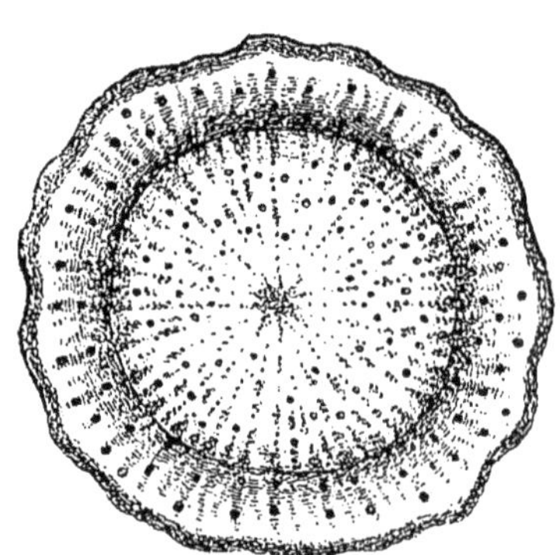

Fig. 661. — Racine d'Aunée.
Section transversale.

STRUCTURE ANATOMIQUE. — Cette racine présente de la circonférence au centre (fig. 662); un suber (s) formé de plusieurs rangées de cellules tabulaires, aplaties, colorées en brun ; un parenchyme cortical secondaire (pc) formé de cellules polyédriques allongées tangentiellement et dans l'épaisseur duquel on observe des canaux sécréteurs secondaires (cs^2); une couche libérienne formée de cellules assez petites, irrégulièrement polygonales dans la partie extérieure, rectangulaires et régulièrement superposées dans la partie interne; ces cellules à parois peu épaisses sont dans leur ensemble réunies en larges faisceaux coniques dans l'épaisseur desquels on observe des canaux sécréteurs ; des rayons médullaires assez larges séparent les faisceaux libériens les uns des autres; un cambium formé de sept à huit rangées de cellules superposées ; la zone ligneuse (b) constituée par de longs faisceaux coniques de parenchyme ligneux dans l'épaisseur desquels on observe des vaisseaux rayés généralement groupés et des canaux sécréteurs. Quelques-uns de ces amas vasculaires sont entourés ou recouverts par des paquets de fibres (*f*) à parois épaisses et lignifiées. Les faisceaux ligneux sont séparés les uns des autres par des rayons médullaires plus ou moins larges, dans l'épaisseur desquels on observe aussi des canaux sécréteurs.

L'axe de la racine est occupé par le bois primaire qui est représenté par des amas de vaisseaux entourés de cellules dont les parois se sont lignifiées.

Dans le rhizome d'Aunée, la partie centrale est constituée par une moelle assez développée.

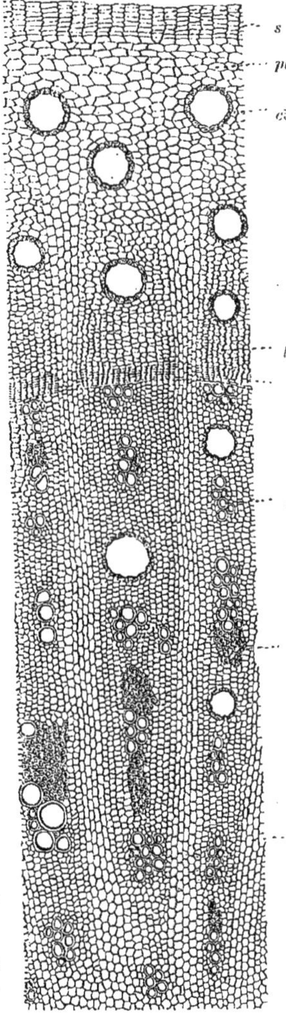

Fig. 662. — Racine d'Aunée.
Structure anatomique.

COMPOSITION CHIMIQUE. — En soumettant la racine d'Aunée à la distillation, il se condense dans le chapiteau de l'alambic une substance cristallisable incolore, qui a été désignée sous le nom d'*Hélénine*. Des recherches de Kallen (1874-1876) il résulte que ce produit est assez complexe et composé d'*Hélénine* proprement dite, d'*inulol* et de l'anhydride de l'*acide inulique*.

L'Hélénine pure est une substance cristallisée en longues aiguilles, à peu près insoluble dans l'eau, soluble dans l'alcool, et possédant une saveur fade.

Le *camphre d'Aunée* ou *inulol* est un liquide jaune, de saveur aromatique, dont l'odeur rappelle celle de la menthe.

Outre ces principes, l'Aunée renferme une très grande proportion d'*inuline,* qui peut aller jusqu'à 44 p. 100.

USAGES. — La racine d'Aunée est employée à l'intérieur comme stimulante, dans les catarrhes bronchiques, la chlorose et l'anémie ; à l'extérieur on l'emploie en injections contre la leucorrhée et en lotions dans le traitement des dartres et ulcères variqueux. En Suisse on l'utilise pour la préparation de la liqueur d'absinthe.

L'Hélénine a été préconisée dans ces dernières années comme un

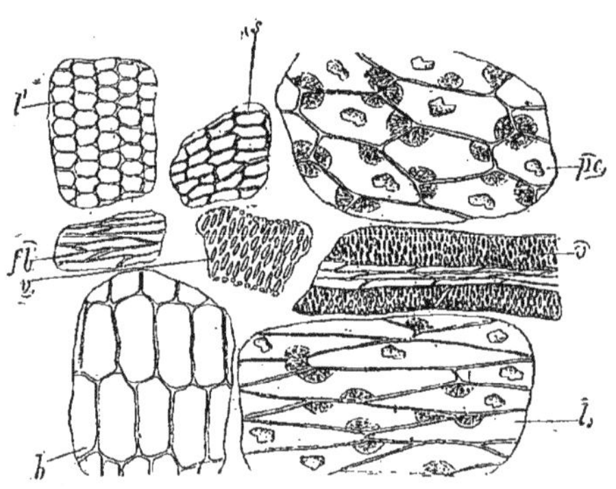

Fig. 663. — Poudre d'Aunée.

s, suber. — pc, parenchyme cortical. — l, liber en long. — l', liber en travers. — v, vaisseaux. fb, fibres ligneuses. — b, parenchyme ligneux.

spécifique du microbe de la tuberculose, comme astringent et anti-putride dans les diarrhées infantiles; elle peut s'administrer à la dose de 50 centigrammes à 1 gramme par jour.

Plusieurs espèces du genre *Inula* sont utilisées en médecine : telles sont : l'*I. squarrosa* Bernh. (*I. Conyza* DC.) ou *Conyze vulgaire, herbe aux puces*, qui s'emploie dans la médecine populaire comme emménagogue ; l'*I. dysenterica* L. réputé comme tonique ; l'*I. conyzoïdes* L., qui a été vanté comme drastique.

PIED DE CHAT

ORIGINE. — On emploie en médecine les fleurs de **Pied de chat** (*Antennaria dioica* Gœrtn., *Gnaphalium dioicum* L.), petite plante qui est répandue sur les sables siliceux de notre région.

DESCRIPTION. — Ces fleurs se présentent dans nos droguiers en capitules réunis en petits corymbes simples ou composés. Ils sont hémi-sphériques, de couleur variable, selon que ce sont des inflorescences mâles ou femelles. Cette coloration tient aux bractées extérieures de l'involucre qui sont roses dans les capitules femelles, blanches dans les capitules mâles. Ces involucres, qui caractérisent la fleur du Pied de chat sont campanulés, formés de bractées inégales dont les inférieures sont cotonneuses et les supérieures luisantes, scarieuses et glabres dans leur moitié supérieure. Les bractées blanches des capitules mâles sont plus obtuses et plus courtes que les fleurs ; les bractées roses des capitules femelles sont acuminées et dépassent souvent les fleurs. Le réceptacle est nu ; les fleurs sont toutes tubuleuses. Les akènes sont cylindriques, couronnées par une aigrette de poils.

Le Pied de chat a une odeur douce et agréable ; les capitules roses qui sont préférés aux autres sont plus odorants.

A la place du Pied de chat on emploie en Allemagne l'*Helichrysum arenarium* DC. (*Gn. arenarium* L.), plante vivace d'Europe, dont les capitules, disposés en grappes corymbiformes, sont globuleux, à involucres jaune d'or, à réceptacle plan, nu, portant des fleurs toutes tubuleuses, femelles à la circonférence, hermaphrodites sur le disque. Ces fleurs ont une odeur aromatique et une saveur à la fois aromatique et amère.

GRINDELIA ROBUSTA

ORIGINE. — Le **Grindelia robusta** Nutt. est originaire de la Californie, où il est connu sous les noms de *Hardy Grindelia* : il croît dans les marais d'eau salée.

DESCRIPTION. — C'est une plante herbacée mesurant de 30 à 90 centimètres de hauteur. Ses feuilles sont oblongues, lancéolées, sessiles, obtuses plus ou moins serretées, longues de 5 centimètres, d'un vert pâle, lisses, ponctuées. Les capitules sont multiflores, solitaires à l'extrémité des rameaux, portant des fleurs ligulées à la circonférence, tubuleuses au centre et implantées dans de petites fossettes du réceptacle ; ils sont imprégnés d'une résine qui les rend glutineux et à laquelle on attribue leurs propriétés médicamenteuses. L'involucre, hémisphérique à la base, est formé de plusieurs séries de bractées imbriquées. Les akènes sont obovés ou subanguleux, glabres, surmontés d'une aigrette de poils épais et rigides. Les feuilles sont alternes, entières ou dentées. Cette plante a une saveur particulière, chaude et persistante.

COMPOSITION CHIMIQUE. — D'après Linwood Libby, le *Grindelia robusta* renferme *une huile volatile lourde, une oléorésine* d'un vert foncé et une *résine solide*. Son étude chimique a été reprise par Henri Clark [1]

______
[1] *American Journal of Pharmacy*, sept. 1888.

en même temps que celle du *G. squarrosa* Dunal, qui possède d'ailleurs les mêmes propriétés physiologiques. Il en a retiré une *cire* blanche solide, fondant à 53°, une *huile fixe*, solide à la température ordinaire, fusible à 37°, une *huile volatile* d'odeur agréable, piquante, rappelant celle de la menthe et d'une saveur brûlante, une *résine molle*, acide, d'un vert noirâtre, de saveur d'abord douceâtre, puis irritante, un *glucoside*, de *la Grindéline*, qui a été étudiée récemment par Fischer.

Usages. — Vantée contre l'asthme et la bronchite accompagnée de dyspnée, cette plante a été expérimentée en France et paraît avoir donné de bons résultats dans la bronchite emphysémateuse et dans le traitement de la coqueluche. — On l'a employée aussi contre le catarrhe de la vessie sous forme de teinture alcoolique, à la dose de 30 à 40 gouttes.

Le *G. squarrosa* Dunal (*Ague weed, Gum plant*) qui croît aussi en Californie dans les plaines de la Sierra Nevada, et dans le sud du Texas, est employé aux mêmes usages.

VERGE D'OR

Herbe des Juifs. Verge dorée.

Origine. — La **Verge d'or** (*Solidago Virga-aurea* L.) est répandue dans les bois montagneux de l'Europe, où l'on utilise ses sommités fleuries.

Description. — Sa tige dressée, rameuse à la partie supérieure, est brièvement velue ou glabre ; les feuilles caulinaires sont, vers le haut, linéaires, lancéolées, longues de 4 à 6 centimètres, larges de 1 à 2 centimètres, aiguës, un peu dentées ou presque entières sur les bords. Les capitules sont nombreux, étalés, épars, formant de longues grappes oblongues et feuillées ; ils ont une couleur jaune d'or et des dimensions de 5 à 10 millimètres de long. L'involucre est formé de 8 à 10 folioles inégales, disposées sur plusieurs rangs, lâches, linéaires-lancéolées, scarieuses sur le bord, d'un vert jaunâtre sur la partie moyenne. Les fleurs de la circonférence sont femelles, en languette, elliptiques ou oblongues ; celles du disque hermaphrodites, tubuleuses ; les akènes sont munis d'aigrettes à poils brièvement ciliés.

La plante entière a une odeur aromatique agréable, une saveur âcre, piquante et amère.

Usages. — Cette plante est assez riche en tannin et c'est à ce titre qu'elle est utilisée dans les campagnes comme astringente, diurétique et vulnéraire, dans les affections des reins et de la vessie.

Plusieurs espèces de ce genre sont utilisées en Amérique comme astringentes : telles sont les *S. simplex* H. B., *S. sempervirens* L., *S. odora* Ait. Le *S. canadensis* L. y est employé comme succédané du Thé. Aux États-Unis, au Brésil on utilise les feuilles de *S. vulneraria* Mart. dans le traitement des plaies.

VERGERETTES

Les **Vergerettes** (*Erigeron*) sont des plantes qui habitent les régions tempérées et froides des deux mondes, rarement les tropiques. Ce sont des herbes annuelles, vivaces ou frutescentes, à feuilles alternes, entières ou diversement découpées, à capitules solitaires ou groupés en cymes composées, corymbiformes ou racémiformes ; les branches de l'involucre sont plurisériées et le réceptacle est plat ou convexe.

Les espèces les plus intéressantes de ce genre sont : l'*Erigeron canadense* L. (*E. paniculatum* Lam., *Lin synanthère*, *Conyze du Canada*), espèce originaire d'Amérique, et abondamment répandue chez nous dans les terrains vagues. Cette plante, qui renferme une forte proportion d'essence, un extrait amer et du tannin est préconisée comme astringente, hémostatique et diurétique. Son extrait est vanté comme un remède précieux contre les rhumatismes, les métrorragies, les angines et les uréthrites chroniques ; — l'*E. heterophyllum* Muehl (*E. annuum* Pers., *E. strigosum* Bigel) et l'*E. Philadelphicum* L., originaires aussi des États-Unis, inscrits comme l'espèce précédente dans la pharmacopée américaine, estimés comme diurétiques et préconisés contre la gravelle, l'ascite, l'hydrothorax.

Au groupe des Astérées se rattachent :

Le *Baccharis genistelloïdes* DC. (*Conyza genistelloïdes* Lam.), plante qui croît au Pérou et au Brésil, où elle est utilisée dans le traitement des fièvres intermittentes :

Le *Pterocaulon pycnostachyum* Ell., plante de la Floride et de la Caroline où son rhizome est employé comme altérant, sous le nom de *blackroot*.

Le *Sphœranthus Indicus* L., plante originaire de l'Inde, qui est abondamment répandue dans l'Asie et à Java, où elle jouit d'une grande réputation comme anthelmintique et comme diurétique.

L'*Hysterionica Baylahuen* H. Bn. (*Haplopappus Baylahuen* Remy), plante vivace qui croît au Chili, et qui se distingue par l'exsudation résineuse, jaune et odorante qui recouvre tous ses organes, et lui donne en quelque sorte l'apparence d'une plante plongée dans une résine. Elle a été étudiée au point de vue anatomique par Blondel, au point de vue physiologique par le D' Baillé (1889). Elle peut être utilisée avec succès dans le traitement des diarrhées des phtisiques et des cachectiques. La grande quantité de résine qu'elle renferme lui communique des propriétés balsamiques, qu'on peut appliquer au traitement des affections bronchiques, et la propriété de recouvrir les plaies d'un enduit antiseptique qui peut être mise à profit pour le pansement des ulcères. — Outre la résine elle renferme une *huile essentielle* dont l'odeur rappelle celle de la plante, une *huile fixe*, une *matière cireuse*, du *glucose*, de la *gomme*;

Le *Pluchea odorata* Cass., qui croît à la Martinique, à la Guadeloupe, au Mexique, au Paraguay, où il est employé comme alexitère et préventif contre la morsure des serpents, qui fuient, dit-on, son odeur.

PYRÈTHRE D'AFRIQUE

Œil de Bouc. — Pariétaire d'Espagne.

ORIGINE. — Le **Pyrèthre d'Afrique** ou **Pyrèthre salivaire** (*Anacyclus Pyrethrum* DC., *Anthemis Pyrethrum* L.) est une plante originaire d'Algérie, qui croît dans la partie orientale et méridionale de la région méditerranéenne. Elle est très commune en Syrie.

DESCRIPTION. — La racine de Pyrèthre des pharmacies est cylindracée (fig. 664); elle mesure 8 à 10 centimètres de longueur et 5 à 10 millimètres de diamètre; elle présente souvent à sa partie supérieure des restes de feuilles brisées. Sa surface extérieure est brune, rugueuse, profondément sillonnée; elle porte de petites radicules capilliformes. La cassure de cette racine est compacte. La section transversale (fig. 665) présente une écorce brune peu épaisse, ayant à peu près le quart du rayon total, de couleur foncée surtout dans les couches superficielles. Un cercle peu marqué et assez mince de cambium sépare cette écorce de la portion ligneuse qui présente des stries radiales très apparentes et assez larges. L'examen à la loupe de cette section permet d'y découvrir un certain nombre de ponctuations brunes aussi bien dans le bois que dans l'écorce.

Cette racine possède une faible odeur aromatique, une saveur âcre marquée, persistante, qui excite un picotement particulier et une abondante salivation. Respirée en masse, elle doit, quand elle est bonne, avoir une odeur irritante et désagréable.

STRUCTURE MICROSCOPIQUE. — Cette racine présente de dehors en dedans (fig. 666) un suber assez épais *s* formé de plusieurs rangées de cellules tabulaires régulièrement superposées, colorées en brun et

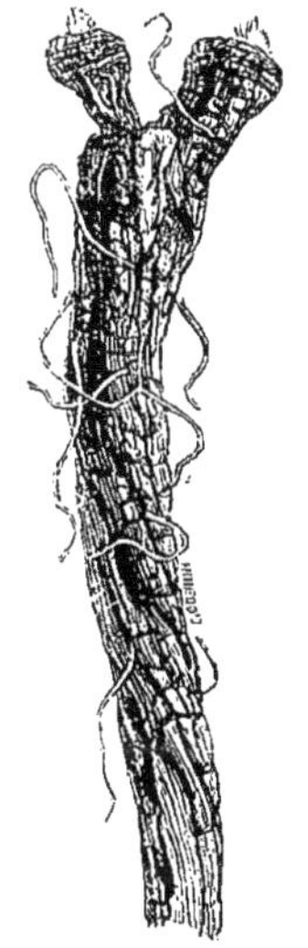

Fig. 664. — Racine de Pyrèthre.

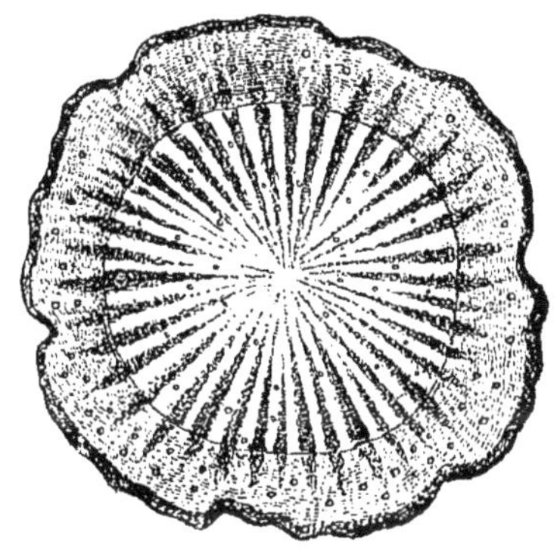

Fig. 665. — Racine de Pyrèthre.
Section transversale.

dont quelques-unes ont des parois notablement épaissies ; le parenchyme cortical primaire (pc^1) formé de 8 à 10 assises de cellules tangentielles et dans la partie extérieure duquel s'observent les canaux sécréteurs primaires (cs^1) ; le parenchyme cortical secondaire constitué par des cellules isodiamétriques plus petites ; le liber secondaire (l^2) représenté par des faisceaux cunéiformes qui sont formés de petites cellules assez régulièrement superposées, munies de parois minces et renfermant de l'inuline ; ces faisceaux sont séparés les uns des autres par de très larges rayons médullaires dans l'épaisseur desquels on observe des canaux sécréteurs secondaires (cs^2) ; le cambium (c) formé de plusieurs assises de petites cellules ; le bois secondaire (b^2), formé de longs faisceaux cunéiformes, constitués par des vaisseaux assez nombreux, souvent groupés et disséminés dans un tissu de cellules assez petites à parois peu épaisses ; les cellules qui entourent immédiatement les vaisseaux renferment de l'inuline, ce qui leur donne quelque ressemblance avec les fibres ; mais en examinant la préparation avec un fort grossissement, on observe que cette inuline a un contour irrégulier, dentelé et différant ainsi du lumen des fibres ligneuses. Les faisceaux ligneux pénètrent assez profondément dans le cœur de la racine ; ils sont séparés par des rayons médullaires assez larges dans lesquels existent des canaux sécréteurs secondaires cs^2 ; dans la partie centrale de la racine on observe quelques vaisseaux isolés, ou entourés par des fibres à parois épaissies. Ces éléments représentent le bois primaire b^1.

COMPOSITION CHIMIQUE. — Le principe actif de la racine de Pyrèthre est une matière oléo-résineuse, d'un brun foncé, molle, d'odeur fort désagréable, désignée sous les noms de *Pyréthrine* ou d'*acide pyréthrique*. Cette substance est un mélange d'une résine âcre brune et de deux huiles âcres, l'une jaune, l'autre brune ; elle est localisée surtout dans la partie centrale de la racine, possède une saveur âcre et brûlante ; placée sur la langue à dose très faible, elle y détermine la sensation d'une brûlure et provoque rapidement une salivation très abondante.

Outre la pyréthrine, cette racine contient une matière colorante jaune, du tannin, de la gomme, de l'inuline.

COMMERCE. — Alger et Oran sont les principaux centres d'exportation de cette drogue. Une quantité très considérable de pyrèthre est encore expédiée chaque année de Tebessa à Tunis, d'où elle est envoyée ensuite à Leghorn et en Égypte.

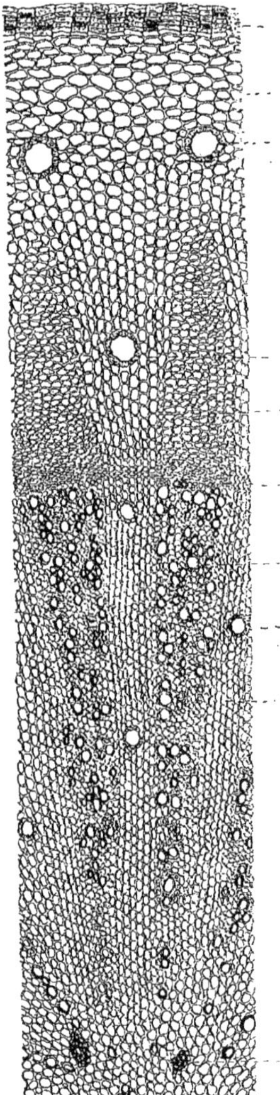

Fig. 666.
Racine de Pyrèthre.
Structure anatomique.

USAGES. — Le Pyrèthre est considéré comme un sialagogue des plus énergiques. C'est à ce titre qu'il est employé dans certaines affections rhumatismales et névralgiques de la face et pour calmer les maux de dents. Son usage interne peut entraîner des accidents graves. On l'emploie encore comme dentifrice et comme stimulant extérieur dans les paralysies ou les rhumatismes, comme sternutatoire et comme stimulant gastrique.

Substitutions. — En Allemagne, en Russie et dans le Danemark on

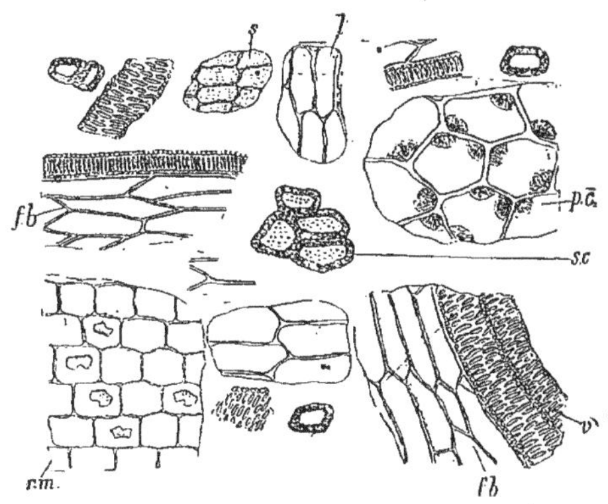

Fig. 667. — Poudre de racine de Pyrèthre.

s, suber. — pc, parenchyme cortical. — sc, cellules scléreuses. — l, liber. — v, vaisseaux rayés et ponctués. — fb, fibres ligneuses. — rm, rayons médullaires.

substitue souvent au Pyrèthre d'Afrique la racine du Pyrèthre d'Allemagne (*Anacyclus officinarum* Hayne), qui est cultivé en Saxe et en Prusse. Ses dimensions sont moins considérables; quant à sa structure, elle rappelle celle de la drogue africaine; toutefois les canaux sécréteurs y sont bien moins nombreux et font défaut dans les rayons médullaires qui sillonnent le bois; ils paraissent localisés à une faible distance du suber contre une ligne assez dense et plus foncée qui divise la zone corticale en deux parties distinctes et d'inégale épaisseur.

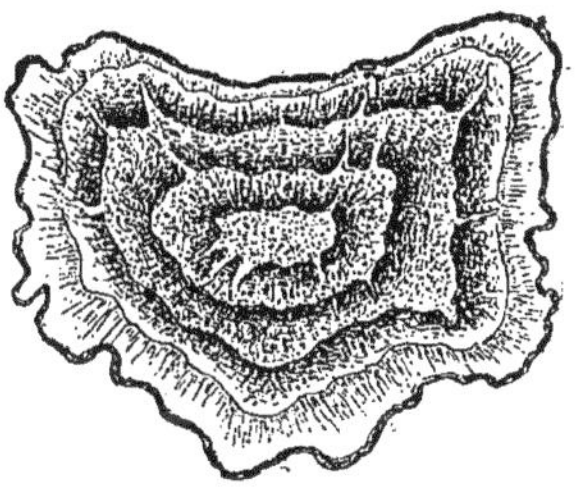

Fig. 668. — Racine de *Corrigiola telephiifolia*.
Section transversale.

D'après H. Holmes[1], on substitue aussi fréquemment à la racine de Pyrèthre celle du *Corrigiola telephiifolia* Pourret, plante de la famille des Paronychiées qui croît en Algérie. Si cette dernière racine présente quelque ressemblance extérieure avec celle du Pyrèthre, elle en diffère notablement sur sa section transversale (fig. 668). La zone ligneuse au lieu d'être divisée en faisceaux

[1] *American Journal of pharm.*, 1892, p. 90.

cunéiformes très apparents comme dans la racine d'*Anacyclus* est caractérisée par la présence de cercles concentriques bien distincts. En examinant au microscope une section de cette racine de *Corrigiola*, on constate de suite l'absence de canaux sécréteurs et d'inuline et une disposition toute différente de la zone ligneuse qui est caractérisée par la présence d'une multitude de fibres à parois épaisses, entourant les vaisseaux et formant autour de la moelle une zone fibreuse assez large et à peu près continue.

Sous le nom de *Sweet pellitory* D., Hooper[1] a décrit une racine assez communément substituée à celle du Pyrèthre d'Afrique. Cette racine, qu'on trouve dans tous les bazars de l'Inde sous le nom de *Mitha akkalkara* et dans les bazars persans sous le nom de *Bozidan*, est fournie par le *Tanacetum umbelliferum* Boiss.

PYRÈTHRE DU CAUCASE

ORIGINE. — Le **Pyrèthre du Caucase** est donné par deux plantes du même genre, le *Pyrethrum roseum* M. B., et le *P. carneum* M. B., qui viennent dans la région du Caucase.

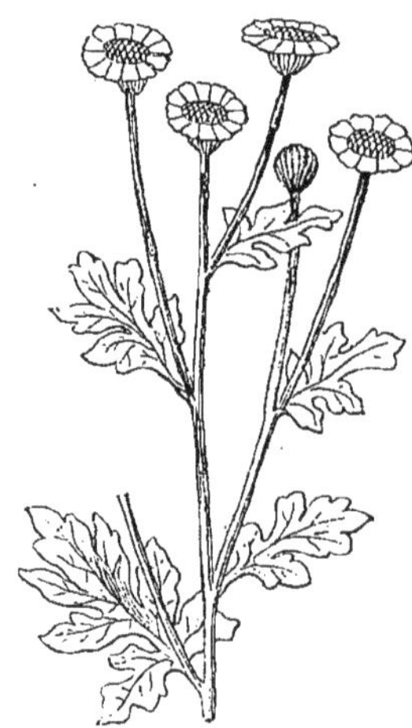

Fig. 669.
Pyrethrum Parthenium.
Sommité fleurie.

DESCRIPTION. — Les capitules du *P. roseum* M. B., qui sont les plus fréquents sont hémisphériques et mesurent 15 à 20 millimètres de diamètre. L'involucre est convexe, formé d'un grand nombre de bractées, imbriquées sur plusieurs rangs, étroitement lancéolées, convexes et jaunes verdâtres sur le milieu, bordées d'une marge scarieuse brun noirâtre, déchiquetée au sommet. Des fleurs ligulées d'un rose pâle, longues de 15 millimètres et réfléchies, au moins sur les capitules secs, forment, au nombre de 20, la circonférence du disque qui contient des fleurs courtes tubuleuses. Les demi-fleurons femelles sont rétrécis à la base, dilatés ensuite et marqués de veines longitudinales qui se dichotomisent de la base au sommet; leur bord supérieur présente 3 petites dents. Les fleurons du disque sont jaunâtres, très nombreux, serrés les uns contre les autres. Cha-

[1] *Amer. Journ. of pharm.*, 1890, p. 504.

cun d'eux a un calice adhérent à l'ovaire qui atteint à peu près la
moitié de la longueur du fleuron. Ce calice est anguleux et porte une
couronne membraneuse, mince, denticulée. La corolle tubuleuse,
à 5 dents, renferme des anthères incluses. Les capitules sont souvent
pourvus d'un pédoncule assez long fortement strié, renflé et creux au
sommet.

Le *Pyrethrum carneum* M. B. se distingue du *P. roseum* M. B. par ses
fleurs en languette beaucoup plus pâles, par la couleur également
moins foncée du bord des bractées, par ses fleurons dont l'ovaire est
plus court que la corolle et dont les anthères sortent en dehors du
tube.

Le *Pyrethrum Parthenium* Sm. (*Chrysanthemum Parthenium* L.)
(fig. 669) est une plante dont les sommités fleuries sont communément
employées dans la médecine populaire pour combattre la chlorose,
l'anémie et la leucorrhée.

POUDRE INSECTICIDE

Les capitules des *P. roseum* M. B. et *P. carneum* M. B., grossièrement
pilés nous arrivent sous le nom de **Poudre insecticide** et font
l'objet d'un commerce extrèmement considérable.

La Poudre insecticide du commerce est exposée à de nombreuses
falsifications, aussi est-il intéressant de connaître à fond la structure
anatomique des éléments qui constituent la fleur de ces *Pyrethrum*
pour se prononcer aussi bien sur l'authenticité de la poudre que sur
les falsifications qu'on lui fait subir.

CARACTÈRES ANATOMIQUES (fig. 670). — Le pédoncule qui soutient le
réceptacle est recouvert par un épiderme formé de cellules polygonales,
irrégulières (*cp*), qui porte des stomates, des poils tecteurs et des
glandes. Les stomates sont entourés par 3 ou 4 cellules dont une est
toujours plus petite que les autres : les poils tecteurs (*pt*) sont des
poils en navette formés d'une longue cellule effilée à ses deux extrémités et supportée par un pédicelle bicellulaire. La cellule terminale
est très caduque ; aussi sur un grand nombre de préparations on ne
retrouve plus que le pédicelle décapité (*pt'*). Les glandes (*gl*) sont
pluricellulaires et formées de deux rangées de 3 cellules superposées.
Vues de face, elles ont une forme elliptique. En dessous de cet épiderme,
on observe plusieurs rangées de cellules polygonales allongées parallèlement à l'axe du pédoncule. Cette partie de la fleur est très riche en

éléments vasculaires constitués par des vaisseaux rayés (*v*) et spiro-
annelés. Dans le voisinage de ces éléments on observe des cellules
assez larges, polygonales, à parois épaisses et ponctuées.

Le disque sur lequel reposent les fleurons et les demi-fleurons est

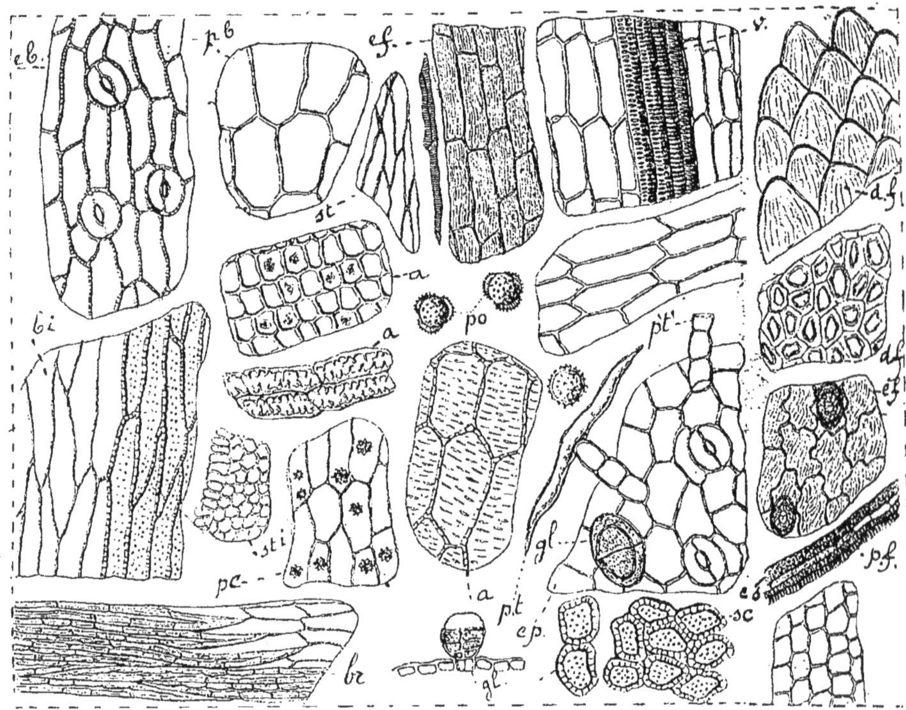

Fig. 670. — Poudre insecticide.

rp, épiderme du pédoncule. — *pt*, poil tecteur. — *p't*, poil décapité. — *gl*, glandes oléifères. — *v*, vaisseaux rayés du pédoncule. — *sc*, cellules scléreuses du disque. — *br*, bractées de l'involucre. — *bi*, bractées intérieures. — *eb*, face inférieure d'une bractée. — *ef*, épiderme des demi-fleurons. — *df*, papilles des demi-fleurons. — *pf*, parenchyme des demi-fleurons. — *cs*, canal sécréteur. — *pc*, parenchyme du calice. — *a*, tissu des anthères. — *st*, cellules du style. — *sti*, stigmate. — *pb*, parenchyme des bractées. — *po*, grains de pollen.

constitué par des cellules sclérenchymateuses polygonales dont les
parois sont fort épaisses et canaliculées (*sc*).

Les bractées extérieures de l'involucre (*br*) sont recouvertes par un
épiderme, formé de cellules allongées parallèlement à l'axe de ces bractées. Sur le bord des bractées ces cellules sont très irrégulières, fusiformes, munies de parois minces, lisses. Celles qui se rapprochent de
la crête dorsale ont la même forme, mais leurs parois sont plus épaisses
et canaliculées. L'épiderme qui recouvre la crête dorsale est formé
par des cellules polygonales, irrégulières, qui ne sont plus fusiformes,

ni aussi grandes. Il est garni de stomates assez nombreux. A leur base les bractées extérieures sont recouvertes par des cellules beaucoup plus grandes, polygonales, à parois lisses.

Les bractées extérieures (*bi*) d'apparence scarieuse sont recouvertes sur presque toute leur surface par de très longues cellules fibreuses à parois fort épaisses et lisses : les cellules marginales sont bien moins longues et leurs parois sont minces : la face inférieure (*eb*) est garnie de stomates.

Les fleurs ligulées roses placées à la circonférence du disque sont recouvertes par un épiderme *(dl)* dont les cellules sont papilleuses dans la partie supérieure, sinueuses ou polygonales dans la partie inférieure. Les papilles vues de profil sont assez proéminentes ; vues de face, elles se projettent sous des formes variables. La partie papilleuse des fleurs ligulées est dépourvue de glandes oléifères : celles-ci se montrent surtout sur la partie de l'épiderme qui est constituée par des cellules sinueuses striées. Ces glandes sont semblables à celles du pédoncule. Dans le parenchyme (*pl*) qui est compris entre les deux épidermes des fleurs ligulées on observe des canaux sécréteurs assez larges qui bordent ses éléments vasculaires.

La corolle des demi-fleurons est recouverte par un épiderme (*el*) formé de cellules polygonales ou rectangulaires ou sinueuses qui présentent des stries très apparentes. Le parenchyme compris entre deux épidermes est formé de cellules allongées.

La corolle des fleurons présente la même structure. Le calice est formé de cellules allongées à parois minces (*pc*) ; beaucoup de ces cellules, de même que celles de la corolle, contiennent des cristaux étoilés.

Les anthères soudées (*a*) sont constituées par des cellules polygona ou presque carrées qui sont assez régulièrement disposées en f radiales. Ces cellules munies de parois assez épaisses renferment matière granuleuse jaune. Elles montrent sur leurs parois des ép sissements tout à fait caractéristiques.

Les grains de pollen (*po*) très nombreux sont arrondis, présent trois pores bien apparents et sont hérissés de papilles coniques.

Le stigmate est formé de petites cellules polygonales et de pe papilles cylindriques (*sli*).

Toutes ces parties de la fleur se retrouvent dans la véritable poudre insecticide, divisées en fragments plus ou moins dissociés, mais parmi lesquels on retrouvera toujours des débris assez volumineux pour distinguer les particularités anatomiques ci-dessus décrites.

TUSSILAGE

Pas d'âne. — Pas de cheval. — Herbe de Saint-Quérin. — Taconnet.

ORIGINE (fig. 671). — Le **Tussilage commun**, *Tussilago Farfara* L., (*Petasites Farfara* H. Bn) est très abondamment répandu dans les lieux humides et argileux de nos régions. En France, on utilise ses feuilles et ses fleurs.

FEUILLES

DESCRIPTION. — Ces feuilles, qui doivent être récoltées lorsque les fleurs sont fanées, sont longuement pétiolées, un peu épaisses, larges comme la main, vertes en dessus, blanches et tomenteuses en dessous. Le limbe est orbiculaire, obscurément marqué de cinq angles, denté

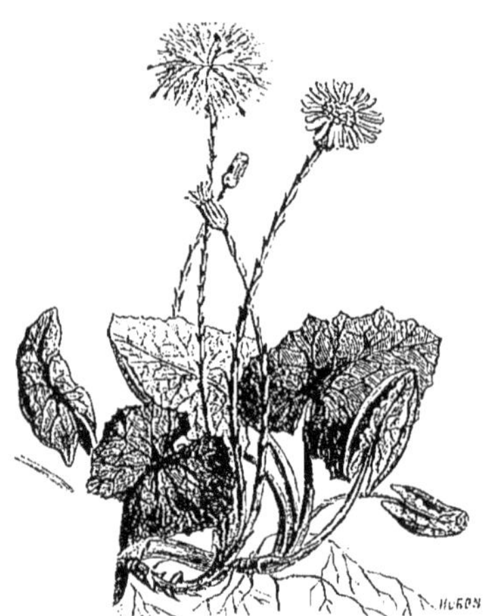

671. — *Tussilago farfara*.

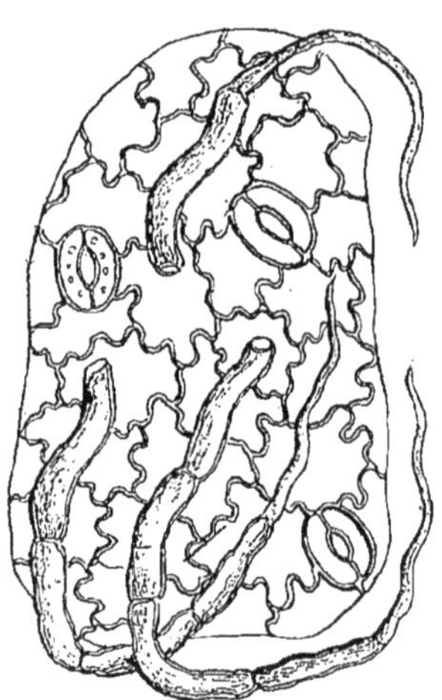

Fig. 672. — Feuille de Tussilage.
Épiderme inférieur.

bord, échancré en cœur à la base. Les feuilles caulinaires sont ormes et ne sont pas recueillies.

a dessiccation les feuilles prennent une coloration vert grisâtre ous et deviennent très fragiles. Leur saveur est mucilagineuse et amère.

CARACTÈRES ANATOMIQUES. — Les cellules de l'épiderme sont polygonales sur la face supérieure et sinueuses sur la face inférieure (fig. 672).

Cette dernière est couverte de poils très confluents, composés chacun d'une série verticale de cellules dont les inférieures sont rectangulaires, un peu renflées en leur milieu, tandis que la cellule supérieure est très longue et filiforme. Le mésophylle est hétérogène. La nervure est biconvexe. Son épiderme est composé de cellules faiblement striées ; il est garni sur la face inférieure d'une grande quantité de poils flagelliformes. En dessous de cet épiderme, on observe un massif collenchymateux assez développé, puis le tissu fondamental formé de cellules polygonales, sans cristaux, dans lequel on observe plusieurs cordons libéro-ligneux disposés dans leur ensemble en un arc à concavité supérieure. Chaque faisceau libéro-ligneux a une section ellipsoïdale à grand diamètre inféro-supérieur et se trouve entouré par un endoderme apparent. Des canaux sécréteurs *entaillés directement dans l'endoderme dédoublé* sont adossés à la partie inférieure des cordons libéro-ligneux, au nombre de 2, 3 ou 4 ; chacun de ces canaux est constitué par quatre cellules de bordure.

FLEURS

DESCRIPTION. — Les fleurs de Tussilage qui bordent nos chemins en avril, avant l'apparition des feuilles, ce qui leur a valu leur nom de *filius ante patrem*, sont disposées en capitules à l'extrémité de hampes écailleuses, cotonneuses ; elles sont formées d'un involucre cylindrique un peu épaissi à la base, à folioles appliquées et disposées sur deux rangs et d'un certain nombre de fleurs jaunes placées sur un réceptacle plan, nu, alvéolé. Les folioles de l'involucre sont obtuses, scarieuses sur les bords, souvent munies de deux dents sur les côtés. Les fleurs de la circonférence, femelles, placées sur plusieurs rangs, sont en languettes très étroites, étalées ; celles du disque, hermaphrodites et stériles, sont tubuleuses, de moitié plus courtes que les languettes. Les akènes cylindriques sont couronnés par une aigrette de poils à peine ciliés.

L'odeur de ces fleurs est agréable ; leur saveur est mucilagineuse et amère.

USAGES. — Cette plante est célèbre de temps immémorial pour les propriétés béchiques, pectorales et adoucissantes de ses fleurs, qui font partie des espèces pectorales de notre Codex.

Les feuilles sont plus usitées en Allemagne que les fleurs.

TUSSILAGE PÉTASITE

Herbe aux teigneux, aux chapeaux. — Grand bonnet.

ORIGINE. — Cette plante est très abondamment répandue en France où elle croît sur le bord des ruisseaux : c'est le *Tussilago Petasites* L. (*Petasites officinalis* Mœnch.).

DESCRIPTION. — Ses feuilles radicales qui paraissent avant les fleurs sont beaucoup plus grandes, moins blanches en dessous que celles de l'espèce précédente. Leur limbe est réniforme, inégalement denté et profondément échancré à la base, qui présente deux lobes arrondis, saillants vers l'échancrure, mais n'arrivant pas en contact, et laissant entre eux les nervures inférieures dénudées. Les fleurs, disposées en thyrse ovoïde, sont purpurines. L'odeur et la saveur sont plus développées que dans le *T. Farfara* L.

CARACTÈRES ANATOMIQUES. — Dans cette espèce l'épiderme supérieur est dépourvu de stomates et formé de cellules sinueuses ; de plus les faisceaux libéro-ligneux sont, dans leur ensemble, disposés en plusieurs arcs, les uns supérieurs, les autres inférieurs.

USAGES. — Les fleurs du Petasite sont employées comme sudorifiques et diurétiques. Les feuilles employées autrefois en topique sur les gonflements goutteux sont utilisées dans les campagnes pour le traitement de la teigne.

TANAISIE

Herbe amère. — Herbe aux vers. — Barbotine indigène.

ORIGINE. — La **Tanaisie** (*Tanacetum vulgare* L.,) (fig. 673) se rencontre dans presque toute l'Europe, dans les lieux incultes et aux bords des routes. Elle fournit à la matière médicale ses feuilles et ses inflorescences isolées.

FEUILLES

DESCRIPTION. — Les feuilles mesurent 15 à 20 centimètres de long sur 10 de large, et sont ovales, oblongues dans leur ensemble, pinnatipartites, d'une couleur verte qui se fonce par la dessiccation, marquées de glandes oléifères profondément implantées dans le parenchyme et qui les rendent ponctuées. Les feuilles inférieures sont pétiolées, les moyennes et les supérieures sessiles, demi-embrassantes et auriculées. Les segments au nombre de 12 environ, de chaque côté, sont attachés sur un rachis denté ; ils ont de **2** à **3** centimètres de long, sont linéaires, lancéolés, pinnatifides, à lobules très aigus et finement dentés en scie. Ces feuilles ont une odeur aromatique très forte et une saveur à la fois aromatique et amère.

Caractères anatomiques. — L'é-

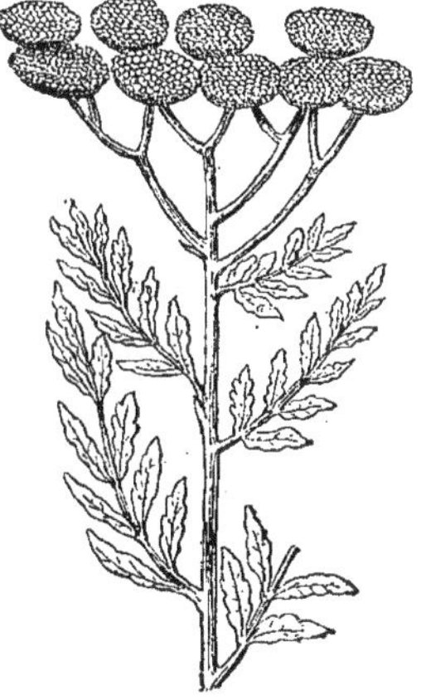

Fig. 673.
Tanacetum vulgare.

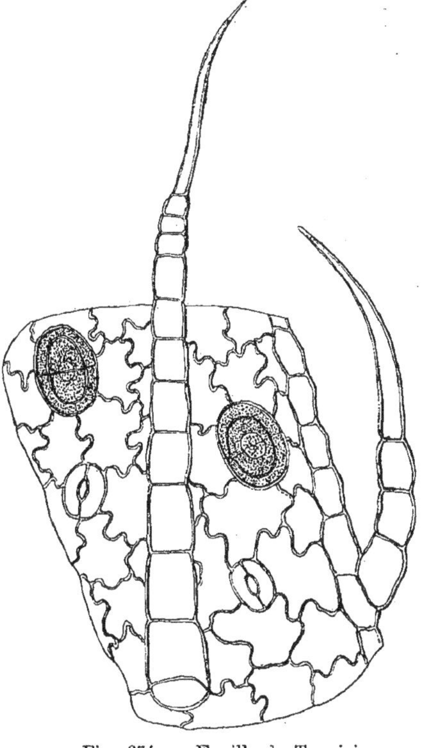

Fig. 674. — Feuille de Tanaisie.
Épiderme inférieur.

piderme (fig. 674) est garni de poils tecteurs et de glandes. Celles-ci sont pluricellulaires, logées dans des dépressions épidermiques, et composées de deux rangées verticales de deux ou trois cellules séparées par des cloisons horizontales : vues de face, ces glandes sont elliptiques : les poils tecteurs sont aussi pluricellulaires et composés d'une file de cellules elliptiques à peine deux fois plus longues que larges, disposées sur un seul rang. — Mésophylle hétérogène, asymétrique, acristalligène. Nervure médiane recouverte par un épiderme à cuticule striée, en dessous duquel est un massif de collenchyme. Dans le tissu fondamental on observe un faisceau libéro-ligneux ovale qui est accompagné de canaux sécréteurs. Ceux-ci, au nombre de deux,

sont placés immédiatement au-dessus de l'endoderme, l'un à droite
et l'autre à gauche de l'extrémité de l'arc libérien.

FLEURS

DESCRIPTION. — Les inflorescences de Tanaisie sont des corymbes
ramifiés, denses, composés de nombreux capitules légèrement hémisphériques, presque plans, d'une belle couleur jaune d'or. L'involucre
est hémisphérique, à folioles imbriquées, inégales, obtuses. Les fleurs
sont toutes tubuleuses, placées sur un réceptacle convexe nu. Celles
de la circonférence sont femelles et ont un limbe tridenté : celles du
centre sont hermaphrodites et marquées de dents au sommet. Les
akènes dépourvus d'aigrette sont munis à leur sommet d'une couronne membraneuse.

Les fleurs de Tanaisie possèdent une odeur aromatique et camphrée
et une saveur à la fois piquante et amère.

COMPOSITION CHIMIQUE. — Outre la *Tanacétine* et l'huile essentielle
qui constituent les principes actifs de cette plante, Leppig (1882) a
retiré des fleurs et des feuilles de Tanaisie, des acides tannique, gallique, citrique, un sucre lévogyre, une résine, de l'acide métarabique
et de la pararabine.

La *Tanacétine* est une matière granuleuse, amorphe, brunâtre ou
jaunâtre, inodore, de saveur amère, puis âcre et caustique, soluble
dans l'eau.

L'huile essentielle est jaune ou verte, d'odeur forte, nauséabonde,
de saveur âcre et amère.

USAGES. — La Tanaisie est employée comme tonique et fébrifuge.
L'odeur qu'elle exhale la fait souvent recommander contre l'hystérie,
la chorée et l'épilepsie. Les fleurs sont utilisées comme vermifuges
sous le nom de *Barbotine*.

L'essence de Tanaisie, qui est tonique à la dose de 4 à 6 grammes,
possède des propriétés emménagogues analogues à celles des essences
de rue et d'absinthe. Préconisée autrefois contre la rage, cette
essence produit en injection intra-veineuse des effets analogues à ceux
de cette maladie, qui sont désignés sous le nom de *rage tanacétique ;*
aussi, dans ces dernières années, M. Peyraud (1888) a-t-il tenté la
vaccination contre la rage par cette huile essentielle.

ARMOISES ET ABSINTHES

Sous ces noms on désigne les diverses espèces du genre *Artemisia* qui fournissent à la matière médicale leurs sommités fleuries.

Les Armoises sont des herbes, des plantes suffrutescentes ou rarement frutescentes, aromatiques, généralement recouvertes d'un duvet blanchâtre, dont les feuilles sont alternes, entières, incisées, bi- ou trifides. Les capitules sont en général petits, ovoïdes, oblongs ou hémisphériques, disposés en grappes plus ou moins composées, en panicules ou en épis. Le réceptacle plan ou convexe est tantôt glabre, tantôt velu, dépourvu d'écailles. Les fleurs peu nombreuses en général sont toutes tubuleuses. Celles de la rangée la plus extérieure sont femelles et tridentées, celles du disque sont hermaphrodites, fertiles ou stériles, à limbe régulier, campanulé, à 5 divisions. Les akènes sont sessiles, dépourvus de côtes, surmontés d'un disque épigyne plus étroit que l'akène et dépourvu de couronne.

Ces plantes habitent les régions chaudes et tempérées du monde entier, et principalement de l'hémisphère boréal.

Les espèces le plus généralement employées peuvent être ainsi distribuées :

I. FEUILLES A SEGMENTS ASSEZ LARGES.

    a. Segments obtus, couverts de poils soyeux gris blanchâtres en dessous, gris verdâtres en dessus. . . . . **Grande absinthe.**

    b. Segments aigus, verts foncés à la face supérieure, blancs tomenteux en dessous. . . . . **Armoise commune.**

II. FEUILLES A SEGMENTS TRÈS MENUS.

    a. Segments verdâtres ou gris verdâtres, sétiformes .
        Capitules canescents. . . . . **Aurone mâle.**
        Capitules glabres . . . . **Aurone des champs.**
    b. Segments blancs sur les deux faces. . . . . . . **Absinthe maritime.**
    c. Segments blancs seulement à la face interne. . . . **Absinthe pontique.**

GRANDE ABSINTHE

Aluine. — Absinthe menue.

ORIGINE. — **L'Absinthe** (*Artemisia Absinthium* L.,) (fig. 675) croît dans presque toute l'Europe, sauf dans la Scandinavie ; dans le nord de l'Afrique et l'Asie occidentale ; elle se plaît dans les lieux incultes, le long des rochers et des murs. Ses sommités fleuries sont utilisées dans la médecine et l'industrie.

DESCRIPTION. — Les tiges sont herbacées, cylindriques, gris blanchâtre, fortement sillonnées dans le sens de leur longueur. Les feuilles, d'un gris blanchâtre à la face inférieure, gris verdâtre à la face supérieure, couvertes de poils fins et soyeux, sont à la partie inférieure de la tige assez longuement pétiolées et tripinnatiséquées (fig. 676), à la partie supérieure presque sessiles, bipinnatiséquées ou simplement pinnatiséquées, à lobes assez larges, linéaires, obtus, non mucronés. Les

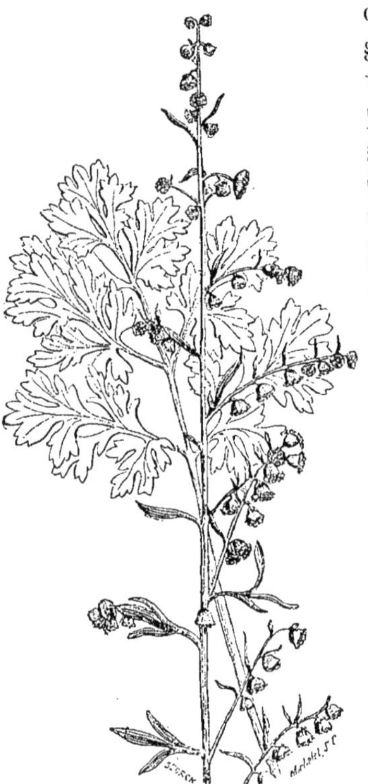

Fig. 675. — *Artemisia absinthium.*
Sommité fleurie.

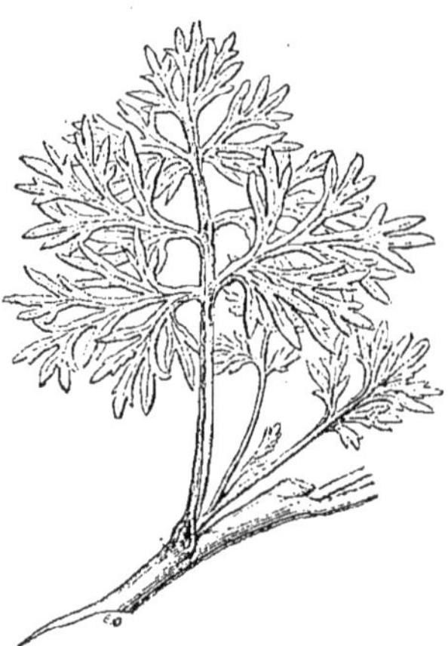

Fig. 676.
Feuille de grande Absinthe.

capitules forment par leur ensemble une grande panicule feuillée ; ils sont hémisphériques et portent sur un réceptacle velu des fleurs assez nombreuses, femelles à la circonférence, hermaphrodites au centre. Les akènes sont très petits, obovés, glabres, d'un brun pâle.

Les sommités d'Absinthe ont une odeur très prononcée toute particulière et une saveur fortement amère et aromatique.

CARACTÈRES ANATOMIQUES. — La feuille présente les particularités suivantes :

Épiderme (fig. 677) formé de cellules sinueuses, garni sur ses deux

faces de stomates, de poils tecteurs et de poils glanduleux. Les poils
tecteurs sont constitués par une longue cellule supérieure horizontale terminée en pointe à ses deux extrémités et supportée par un
pédicelle cylindrique qui est composé d'une rangée de petites cellules
superposées ; ces poils sont dits *poils en navette*. Vus de face (fig. 677),
ils ressemblent à l'aiguille d'une boussole. Les glandes, sessiles ou
supportées par un pédicelle très court, sont logées dans des dépressions
épidermiques. Vues de face, elles ont une forme elliptique. Vues de
profil (fig. 678), elles ont la forme d'un dôme et sont formées chacune
de deux séries verticales de 3 à 4 cellules séparées par des cloisons

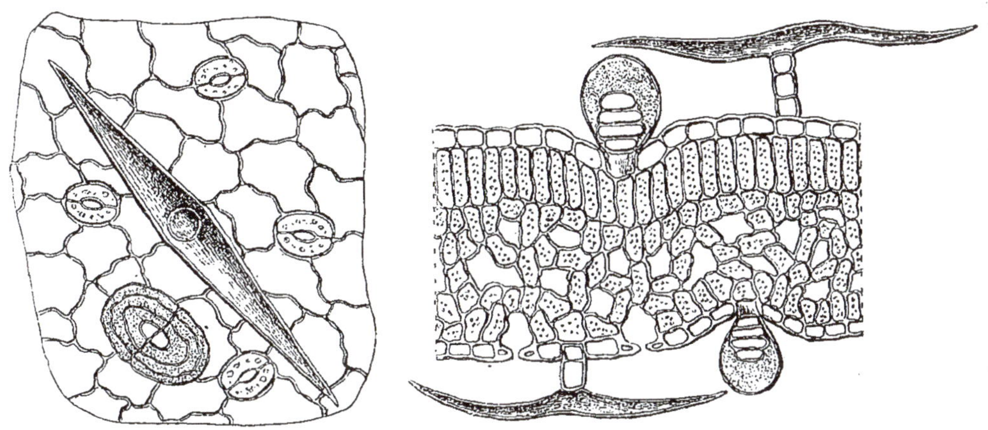

Fig. 677 et 678. — Feuille de grande Absinthe.

Épiderme inférieur.   Section du limbe.

horizontales ; elles contiennent une huile essentielle jaune. Le mésophylle est hétérogène. En dessous de l'épiderme supérieur on
observe deux rangées de cellules en palissade qui recouvrent un parenchyme lacuneux, formé de cellules irrégulières, qui, dans le voisinage de l'épiderme inférieur sont allongées perpendiculairement à la
surface du limbe.

La nervure médiane est biconvexe. En dessous de l'épiderme qui
est assez épais, on observe une faible couche de collenchyme qui
recouvre un tissu chlorophyllien, dans lequel se trouve placé le cordon
libéro-ligneux qui a une forme arrondie. Le bois de ce cordon présente une convexité tournée vers la face inférieure de la feuille ; il
est recouvert inférieurement par une couche épaisse de liber et un
arc péricyclique dont les éléments sont faiblement épaissis. Dans le
parenchyme qui sépare le cordon ligneux du collenchyme supérieur

on observe un petit canal sécréteur qui est très rapproché de l'endoderme et entouré par 4 ou 5 cellules.

Composition chimique. — La grande Absinthe doit ses propriétés
excitantes à une huile essentielle qu'elle renferme en proportion assez
considérable. Cette essence est d'un vert foncé, possède une odeur
très pénétrante et une saveur brûlante ; elle est formée de deux substances, un hydrocarbure, le *Terpène*, et un hydrocarbure oxygéné,
l'*absinthol*. Outre l'essence, cette plante contient de l'acide absin-
thique, une résine amère, de l'absinthine, du sucre et de la gomme.

Usages. — L'absinthe est employée comme vermifuge. Elle possède
des propriétés diurétiques et emménagogues inférieures à celles de
l'armoise. Assez restreint dans la thérapeutique, son emploi est devenu
extrêmement considérable dans l'industrie, qui l'utilise pour la préparation de la liqueur d'absinthe.

ABSINTHE PONTIQUE
Petite absinthe.

L'Absinthe pontique (*Artemisia Pontica* L.) croît en Italie, en
Grèce, en Roumanie, et sur les bords de la mer Noire. Ses fleurs sont
groupées sur les ramifications supérieures de la plante en petits capitules penchés. Les tiges, ligneuses dans le bas, sont couvertes de
petites feuilles divisées, à lobes linéaires, cotonneuses à la partie inférieure seulement.

Elle possède l'odeur et la saveur de la grande Absinthe, mais à un
degré moins prononcé. Comme celle-ci, elle est utilisée pour la préparation de la liqueur d'absinthe et entre dans quelques formules
officinales.

ABSINTHE MARITIME

Cette espèce est fournie par l'*A. maritima* L., qui croît sur les
plages de l'Océan atlantique depuis l'Espagne jusqu'en Angleterre, en
Irlande et en Écosse.

On la distingue dans les droguiers à sa tige et à ses feuilles
blanches tomenteuses, sur les deux faces. Ses feuilles très menues
sont bipinnatiséquées, à lanières linéaires obtuses ; les inférieures

portent un pétiole auriculé ; les moyennes et les supérieures sont sessiles et auriculées à la base. Les capitules, généralement encore en bouton dans les plantes des droguiers, sont portés sur des rameaux latéraux, arqués, réfléchis et placés à l'aisselle de bractées plus longues qu'eux. Ils sont très petits, tomenteux, à folioles concaves, inégales.

Cette plante possède une odeur aromatique assez douce qui se rapproche de celle de la mélisse ; sa saveur rappelle celle de l'absinthe.

ARMOISE COMMUNE

Fleur de la Saint-Jean. — Herbe de feu.

ORIGINE. — L'**Armoise commune** (*Artemisia vulgaris* L.) est très répandue dans les lieux incultes de l'Europe, de la Sibérie et de toute la région méditerranéenne. Elle fournit à la matière médicale ses sommités fleuries et son rhizome. Les premières sont recueillies avant l'épanouissement des capitules.

A. SOMMITÉS FLEURIES

DESCRIPTION. — Fraîche ou desséchée, l'Armoise se distingue de ses congénères par la différence de couleur des deux faces de la feuille ; la face supérieure glabre prenant une teinte vert foncé presque noir, sur laquelle tranche la couleur tout à fait blanche de la face inférieure qui est tomenteuse. Ces feuilles attachées à des tiges sillonnées, rougeâtres, sont sessiles, auriculées à la base, pinnatipartites, à segments décroissant vers le bas, souvent incisés, mucronés (fig. 679). Les nombreux capitules qui couvrent les rameaux supérieurs sont groupés de manière à former de longues panicules pyramidales. Ils sont très petits, ovoïdes, tomenteux, à bractées blanchâtres, munis d'une mince nervure verte sur le dos. Le réceptacle est glabre.

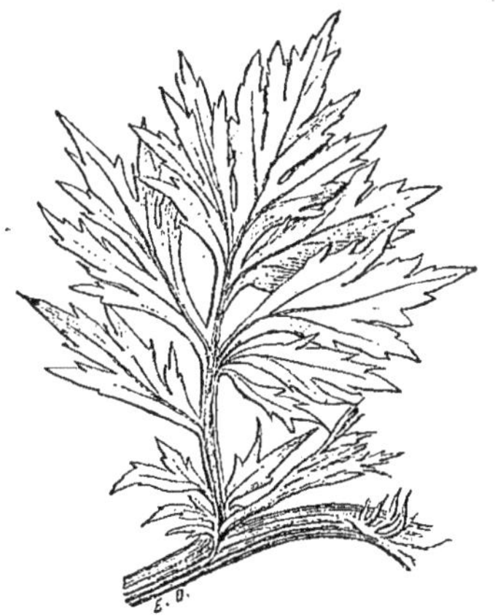

Fig. 679. — Feuille d'Armoise.

L'odeur de l'armoise est assez marquée, quoique beaucoup moindre que celle de l'absinthe ; sa saveur est amère et aromatique.

CARACTÈRES ANATOMIQUES. — La feuille d'Armoise présente les mêmes particularités que la feuille d'Absinthe dont elle ne diffère que par l'absence de poils sur l'épiderme supérieur.

Usages. — Vantée jadis comme antiseptique et antiépileptique, l'Armoise est une plante emménagogue qui peut être employée avantageusement comme excitante de l'utérus, quand l'aménorrhée est liée à un état d'atonie dû à la chlorose; mais elle est complètement inactive à quelque période que ce soit de la grossesse.

B. RHIZOME

Les parties souterraines de l'Armoise que l'on recueille en automne se composent d'un rhizome d'où se détachent des branches latérales et des racines adventives de grosseur variable.

Description. — Le rhizome est plus ou moins long, cylindroïde, de

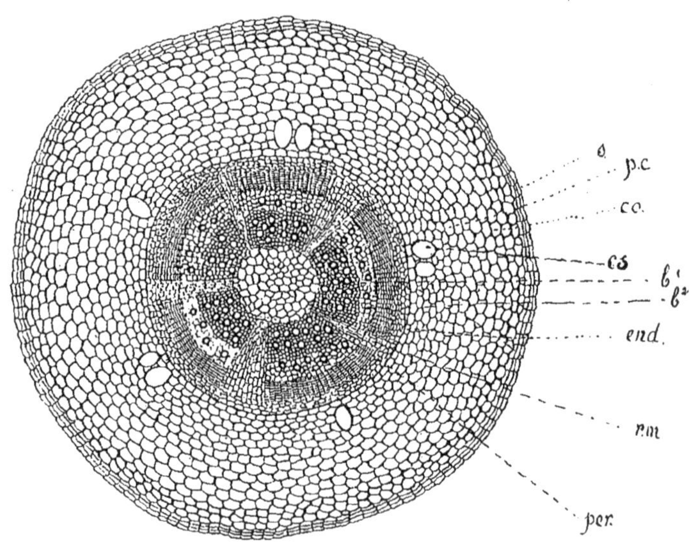

Fig. 680. — Rhizome d'Armoise.
Section transversale.

1 à 2 centimètres de diamètre, d'un brun cendré à la surface. Sur la section transversale, on distingue nettement une écorce dont l'épaisseur égale la moitié au moins du rayon total. Au-dessous du suber, qui est assez épais, la couche corticale est divisée en deux zones bien distinctes par une ligne bien apparente : une zone externe de structure fongueuse et une zone interne plus dense, striée radialement et d'une

teinte plus foncée. Sur cette ligne de séparation on observe çà et là quelques ponctuations brunes représentant les canaux sécréteurs. La zone ligneuse, séparée du liber par un cambium bien apparent, se présente sous forme d'un anneau ayant dans sa région externe une consistance plus molle et une teinte plus foncée que dans sa région interne : elle présente des stries radiales blanches d'inégale épaisseur et elle entoure une moelle blanc jaunâtre assez épaisse.

Le plus souvent le rhizome est séparé des racines adventives et rejeté au moment où l'on prépare les racines pour la pharmacie. Aussi sont-ce ces dernières qui doivent plus spécialement nous occuper.

Elles sont longues, épaisses de 2 à 3 millimètres, parfois ramifiées ou couvertes de fibrilles radicales. Elles sont d'un brun clair à la surface, d'une couleur blanchâtre ou légèrement brunâtre à l'intérieur. L'écorce est très développée : elle mesure les deux tiers de l'épaisseur du rayon total. Une ligne foncée la partage en deux zones comme dans le rhizome ; la partie extérieure qui est de beaucoup la plus épaisse, est constituée par un suber moyennement épais et par le parenchyme cortical : la couche interne correspond au liber et présente à sa périphérie quelques éléments fibreux. La portion ligneuse est dépourvue de moelle et divisée en un certain nombre de faisceaux cunéiformes qui se rejoignent dans la partie centrale de la racine.

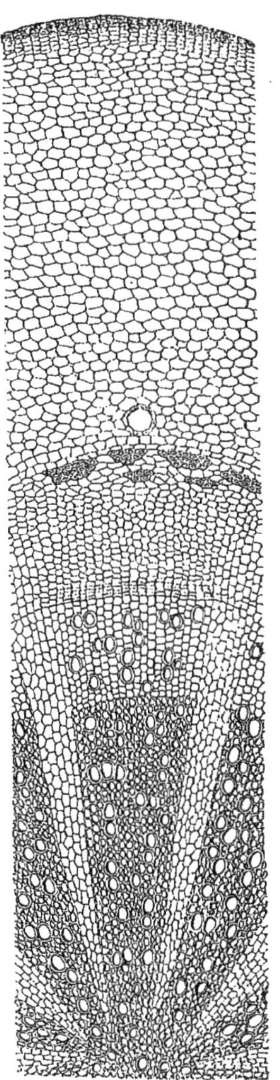

Fig. 681.
Racine d'Armoise.
Structure anatomique.

Structure microscopique. — a. *Rhizome* (fig. 680). — Suber très développé formé d'un grand nombre de cellules tabulaires régulièrement superposées. Parenchyme cortical constitué par des cellules arrondies ou polygonales, allongées tangentiellement et devenant de plus en plus petites à mesure qu'on s'éloigne de la périphérie. Endoderme formé d'une seule rangée de cellules polygonales. Liber assez développé et formé de petites cellules assez régulièrement superposées en files radiales. Dans la partie extérieure de ce liber, on observe quelques éléments fibreux groupés qui sont les fibres péricycliques : un cambium bien apparent sépare le liber du bois qui est représenté par un ou deux anneaux fibreux concentriques, l'anneau extérieur étant formé de parois peu épaisses, tandis que l'anneau interne est constitué par des fibres complètement lignifiées. Quand l'anneau fibreux est unique, ses éléments sont pourvus de parois fort épaisses. La portion ligneuse est sillonnée par des rayons médullaires peu nombreux, mais assez larges ; elle entoure une moelle bien marquée, formée de cellules arrondies ou polygonales. Les canaux sécréteurs sont localisés immédiatement en dessus de l'endoderme : ils sont tantôt isolés, tantôt réunis au nombre de 2 ou 3.

b. *Racine* (fig. 681). — La région corticale offre la même structure et la même disposition que dans le rhizome : la portion ligneuse n'est plus représentée par un ou deux anneaux, mais par un certain nombre de faisceaux fibro-vasculaires coniques qui se rejoignent dans l'axe de la racine et sont séparés les uns des autres par des rayons médullaires assez larges qui s'élargissent depuis le centre de la racine jusqu'à la couche endodermique. Ces faisceaux sont, dans leur partie extérieure, constitués par des cellules fibreuses à parois minces et dans leur partie interne par des fibres à parois bien plus épaisses. L'axe de la racine est occupé par le bois primaire. Les canaux sécréteurs dans la racine sont localisés comme dans le rhizome et disposés au-dessus des faisceaux fibro-vasculaires.

COMPOSITION. — Les parties souterraines de l'Armoise contiennent de la résine, une huile essentielle et une substance amère.

USAGES. — Vantées autrefois comme anti-épileptiques, elles sont aujourd'hui à peu près abandonnées : car elles sont bien moins actives que les sommités fleuries.

AURONE DES CHAMPS
Armoise rouge.

C'est l'*Artemisia campestris* L., plante qui croît communément dans les champs sablonneux. Elle a des tiges diffuses dont les feuilles caulinaires, les seules qu'on ait dans les droguiers, sont sessiles, vertes ou d'un vert grisâtre, bi-pinnatiséquées, à segments entiers ou bi-trifides, à lanières linéaires. Les capitules sont brièvement pédicellés, groupés en petites grappes, qui par leur ensemble forment une panicule pyramidale à rameaux étalés. L'involucre est ovoïde, à folioles très inégales, d'un vert jaunâtre.

Cette plante est employée parfois à la place de la grande absinthe dont elle partage les propriétés à un degré plus faible.

AURONE MALE
Citronnelle.

L'Aurone mâle (*A. Abrotanum* L.) est un sous-arbrisseau originaire du midi de l'Europe, que l'on cultive dans les jardins, à cause de l'élégance de son feuillage finement découpé et de l'odeur de citron que ses feuilles exhalent quand on les presse entre les doigts.

Les parties supérieures de la tige sont chargées de rameaux raides portant des feuilles alternes pinnatiséquées, à segments capillaires d'un vert grisâtre, finement pubescentes. Les fleurs sont réunies en petits capitules penchés, hémisphériques, à écailles de l'involucre blanchâtres et à fleurs jaunes.

Cette plante renferme un alcaloïde cristallisable désigné sous le nom d'*Abrotine* (Craveri).

Elle donne par infusion une tisane très agréable employée comme sudorifique et anthelmintique.

C'est au genre *Artemisia* que se rapportent un certain nombre de *Genipis* des régions alpines, qui ne sont guère utilisés que dans les lieux où ils végètent, pour la préparation d'une liqueur.

Les plus intéressants sont : le *Genipi vrai*, fourni par l'*A. glacialis* L. ; le *Genipi blanc*, par l'*A. mutellina* Willd., et le *Genipi noir*, par l'*A. spicata* Jary.

SEMEN-CONTRA
Semencine.

On désigne sous ce nom les capitules peu développés de certains *Artemisia*, qui sont employés comme vermifuges depuis les temps les plus reculés et qui paraissent se rapporter à l'*A. maritima* L. et à quelques-unes de ses variétés.

Dans le commerce de la droguerie on en distingue trois sortes distinctes connues sous les noms de *Semen-contra d'Alep ou d'Alexandrie*, *de Russie ou de Sarepta et de Barbarie*.

ORIGINE BOTANIQUE. — L'origine botanique de cette drogue est encore aujourd'hui controversée. Elle a été rapportée par Linné à son

Artemisia contra, par Guibourt à l'*Art. Sieberi* Bess. Berg, sous le nom d'*A. Cina*, avait établi au moyen des éléments ramassés dans les droguiers une nouvelle espèce, qui a été trouvée en 1870, par M. Pentzoldt, dans les plaines du Turkestan, où elle croît en quantité considérable, par 44° latitude nord et 68° longitude ouest. M. le professeur Wilkomm, qui en a étudié les caractères et établi la diagnose, après avoir comparé ses calathides avec ceux du *Semen-contra du Levant* et reconnu leur identité complète, proposa de maintenir à cette plante le nom d'*A. Cina*. MM. Bentley et Trimen, qui ont aussi comparé le Semen-contra d'Alep avec les capitules de l'*A. pauciflora* Web. et constaté leur ressemblance parfaite, croient devoir conclure dans leur récent ouvrage (*Medic. Plants*, t. III, 1880) que la plus grande partie du Semen-contra est fournie par l'*A. pauciflora* Stechm. (fig. 682); mais toutes ces formes paraissent appartenir à l'*Artemisia maritima* L., qui est ainsi très répandu à l'état sauvage dans l'hémisphère nord de l'ancien monde. On la trouve en Angleterre,

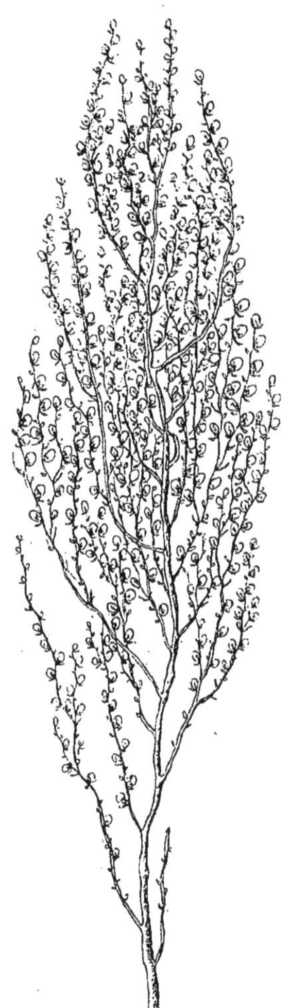

Fig. 682.
Plante mère du Semen-contra.
Artemisia pauciflora.
Inflorescence.

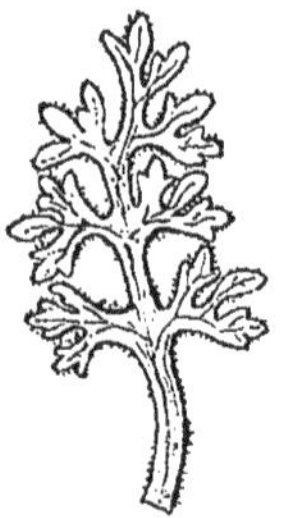

Fig. 683.
Artemisia pauciflora.
Feuille.

sur les côtes de la Baltique, de la France, en Hongrie et en Pologne ; elle couvre d'immenses espaces dans le sud de la Russie, les régions voisines de la mer Caspienne et surtout dans le Turkestan.

Le Semen-contra de Russie ou de Sarepta est récolté dans les steppes des bords du Volga, aux environs de Sarepta et de Saratow. La plante qui le produit se rencontre dans la région du Danube, la Russie australe, la Sibérie, dans le voisinage des monts Oural et Altaï. On l'a rapportée à l'*A. fragrans* Willd., qui n'est elle aussi qu'une variété d'*A. maritima*, donnant elle-même les formes décrites sous les noms d'*Art. pauciflora* Stechm. ; *Art. monogyna* Waldst. et Kit. ; *Art. Lercheana* Stechm.

Le Semen-contra de Barbarie nous vient du Maroc et du nord-ouest de l'Afrique. Attribuée par Batka à l'*A. Sieberi* Bess. et par Berg à l'*A. ramosa* Smith, cette drogue est rapportée par M. Marié[1] à l'*A. Herba alba* Asso. M. Battandier[2] a constaté dans cette espèce l'absence complète de santonine.

SEMEN-CONTRA D'ALEP OU D'ALEXANDRIE

DESCRIPTION. — Cette sorte, qui est la meilleure et la seule officinale, nous arrive dans le commerce sous forme de petits capitules non épanouis et intacts, mélangés avec une proportion variable de débris de feuilles et de pédoncules. Elle est assez pesante et a été débarrassée des déchets et du sable par le tamisage.

Les capitules sont ovoïdes, fermés, allongés, mesurent 3 millimètres de longueur sur 1 millimètre de largeur ; frais, ils ont une teinte jaune verdâtre qui devient brune à la longue. L'involucre est formé d'une douzaine de bractées contiguës, les inférieures plus petites, éloignées, oviformes ; les supérieures et internes allongées, fortement carénées sur le dos, recouvertes de petites glandes résineuses, jaunâtres, brillantes ; les deux bords sont incolores, membraneux, transparents et scarieux, marqués de stries fines et tout à fait glabres. A l'état jeune, la nervure médiane porte un petit nombre de poils laineux incolores, qui disparaissent à la maturité. Le capitule tout entier devient alors lisse et presque glabre, ce qui distingue la bonne sorte des autres, dont les capitules sont rendus adhérents par la présence d'un duvet aranéeux. L'involucre emprisonne trois à cinq fleurs insérées sur le réceptacle nu : chacune d'elles possède une corolle rétrécie à la base, divisée au sommet en cinq dents courtes et triangulaires.

Les débris de pédoncules sont très effilés, rigides, cannelés, présen-

---

[1] Marié. Du *Semen-contra*. Thèse Éc. de Pharmacie de Paris (1884).
[2] *J. de Pharm. et de Ch.*, 15 avril 1891.

tant çà et là des renflements qui indiquent les points d'insertion des capitules sessiles.

Ce Semen-contra exhale une odeur forte, aromatique et agréable ; sa saveur est amère et camphrée.

SEMEN-CONTRA DE RUSSIE OU DE SAREPTA

Cette sorte se distingue de la précédente par une cohérence plus ou moins prononcée de ses capitules, due à la présence et au développement des poils tecteurs : on en distingue deux variétés :

La première se compose de capitules en partie fermés et allongés ou en grande partie déjà ouverts et urcéolés. Ces capitules, de 1 à 2 millimètres de longueur, sont bruns, recouverts d'un léger duvet blanc aranéeux, peu serré, visible à la loupe. Les écailles internes de l'involucre sont linéaires, lancéolées, brillantes, fortement carénées et recouvertes de grosses glandes d'un jaune orangé ; les fleurs épanouies ont une belle teinte rouge. Cette sorte commerciale est bien moins pure que la sorte d'Alep ; elle contient beaucoup de débris de rameaux velus et une certaine quantité de corps étrangers. Vue en masse, elle a une couleur jaune brun. Elle porte plus particulièrement les noms de *Semen-contra Indien* ou *Cina Indien* et elle est rapportée par Berg et Schmidt à l'*Artemisia pauciflora* Stechm., et à l'*A. monogyna* Waldst et Kit. (*Art. fragans* Wild.) qui sont des variétés de l'*Art. maritima* L.

La seconde variété ne se distingue de la précédente que par son revêtement blanc et épais qui donne une apparence cotonneuse à tout le capitule. Elle est rapportée par les mêmes auteurs à l'*A. Lercheana* Stechm. (*A. Gmeliniana* DC.), plante du Volga, du Caucase et du sud de la Sibérie, qui se rapporte à la même espèce que les précédents.

Recueillie autrefois près de Sarepta par une riche colonie allemande établie dans le gouvernement de Saratow, cette variété commerciale est actuellement très rare.

SEMEN-CONTRA DE BARBARIE

Cette drogue est constituée par un mélange de couleur à la fois brune et blanc grisâtre, dont les éléments sont rendus adhérents les uns aux autres par leur revêtement pileux. Elle se compose de capitules arrondis ou ovoïdes, attachés plusieurs ensemble aux fragments

des petits rameaux, d'une teinte gris brun ou gris blanc due à la présence des poils, contenant seulement un à trois boutons floraux non
développés et entourés d'un involucre dont les folioles sont obtuses,
les inférieures rondes, les supérieures ovales ; de débris de pédoncules, de feuilles florales linéaires, très courtes ; de sommités rabougries
présentant trois ou quatre capitules accolés. On y trouve aussi beaucoup d'impuretés.

L'abondance du duvet cotonneux qui recouvre les diverses parties
de cette drogue semble indiquer qu'elle a été obtenue en dépouillant
les sommités florales très peu de temps après l'apparition des capitules.

CARACTÈRES ANATOMIQUES DU SEMEN-CONTRA. — Les caractères anatomiques distinguant les diverses parties qui constituent le Semen-contra
du commerce (fig. 685 à 692) sont les suivants :

Chacune des écailles involucrales est formée d'une côte médiane
opaque, verte, accompagnée latéralement de
deux ailes translucides, portant des glandes
massées de chaque côté de la nervure
(fig. A). En observant par transparence une
de ces écailles montée dans le baume du
Canada, on voit que la nervure médiane est
soutenue dans les écailles externes par des
cellules scléreuses allongées qui recouvrent
des vaisseaux spiralés. Les parties latérales
sont hyalines, formées de cellules très allongées, divergeant en éventail à partir de la
côte médiane. La section transversale de ces
bractées varie un peu suivant leur position,
tout en présentant un ensemble de caractères communs. La nervure médiane qui est
plane sur la face interne (fig. G), anguleuse
sur la face externe, présente entre deux
épidermes : un parenchyme chlorophyllien
à cellules arrondies ou polygonales dans

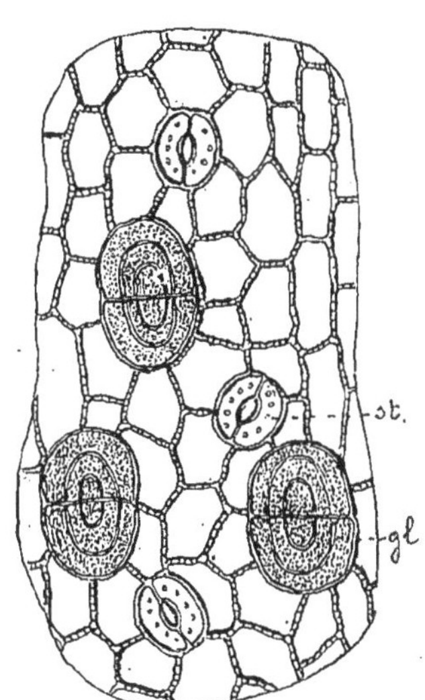

Fig. 684. — Semen-contra.
Épiderme d'une bractée.

lequel se trouve le faisceau fibro-vasculaire ; pour former les ailes
latérales les deux épidermes se rejoignent et vers leur terminaison ils
se confondent en une seule rangée cellulaire. Dans les bractées péri-
phériques, on observe (fig. G) au-dessous de l'épiderme extérieur un
arc formé d'une ou de deux rangées de cellules scléreuses (sc). Le faisceau ligneux est arrondi, entouré d'un endoderme bien apparent et

constitué en dedans par des vaisseaux spiro-annelés, en dehors par
un liber mou qui est soutenu extérieurement par un arc péricyclique
faiblement lignifié. En dessous de l'endoderme et du côté interne de
la bractée, on observe un canal sécréteur arrondi dont la présence
n'est pas constante (*cs*). Dans les bractées plus intérieures, l'arc de

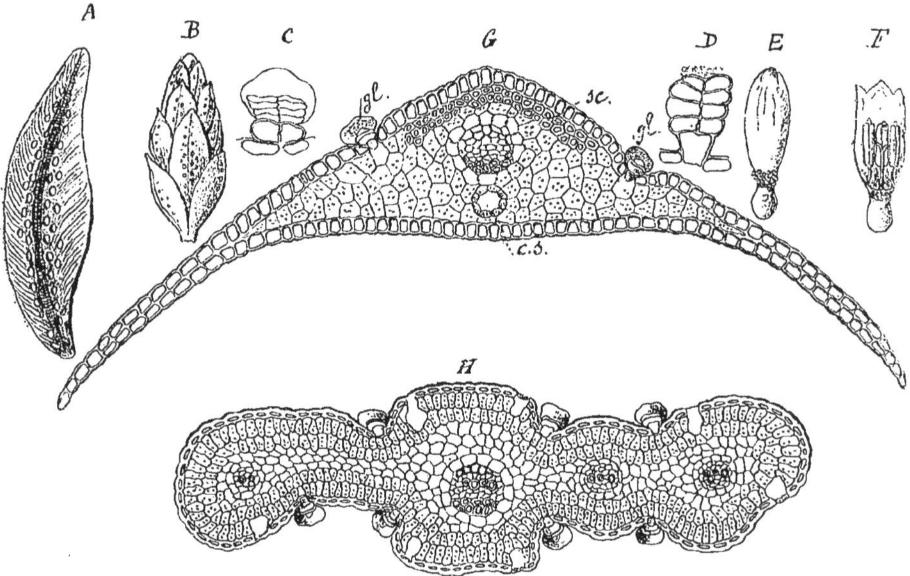

Fig. 685 à 692. — Semen-contra.

A, écaille de l'involucre. — B, involucre. — C, D, glandes oléifères. — E, demi-fleuron. — F, fleuron.
G, section transversale d'une bractée. — H, section transversale d'une feuille.

soutien périphérique est séparé de l'épiderme extérieur par des cellules chlorophylliennes ; dans les bractées moyennes cet arc disparaît, le péricycle est réduit à 2 ou 3 cellules faiblement épaissies, et
le canal sécréteur manque souvent. Dans les bractées les plus internes
on n'observe plus de chlorophylle ni d'éléments sclérifiés ; c'est à
peine si l'on peut distinguer la trace des vaisseaux dans les tissus
incomplètement différenciés.

En examinant avec un fort grossissement (fig. 684) la face extérieure
d'une bractée de Semen-contra, on voit qu'elle est constituée par un
tissu de cellules polygonales ou rectangulaires, qui sont allongées
parallèlement à la nervure principale dans les parties les plus proéminentes, et suivant une direction oblique dans les ailes de la bractée.
Ces cellules sont munies de parois assez épaisses, ponctuées, et con-

tiennent de petits cristaux organiques ou des cristaux étoilés d'oxalate de chaux. A droite et à gauche de la nervure médiane on observe des stomates assez larges entourés par quatre ou cinq cellules et une très grande quantité de glandes oléifères pluricellulaires. Quelques-unes de ces glandes en tombant laissent sur l'épiderme une cicatrice représentée par deux cellules disposées en forme de croissant. Ces glandes sont, une fois le capitule développé, d'autant plus nombreuses qu'il est plus jeune : dans les capitules très âgés leur volume diminue en même temps que leur nombre. C'est pourquoi l'on récolte le Semen-contra à un âge peu avancé.

Bien qu'elles se rencontrent dans toutes les espèces du genre Artemisia, ces glandes sont bien plus nombreuses dans le Semen-contra d'Alep, et c'est ce qui justifie l'emploi presque exclusif de cette drogue.

Les fleurs portent sur le tube de la corolle de nombreuses glandes qui sont surtout localisées dans le tiers inférieur, immédiatement au-dessus de l'ovaire (fig. E). De toutes les parties de la plante c'est cette région qui est de beaucoup la plus riche en essence.

Les axes d'inflorescence terminaux présentent, au-dessous d'un épiderme garni de stomates et recouvert par une cuticule épaisse, un cylindre cortical formé extérieurement d'une rangée de cellules en palissade, au-dessous de laquelle on observe plusieurs rangées de cellules arrondies lâchement unies vers l'extérieur, où elles contiennent de la chlorophylle, puis serrées vers l'intérieur où elles sont incolores. Ce cylindre est séparé de la portion ligneuse par un endoderme très apparent, à cellules épaisses. Le péricycle est représenté par un anneau libreux, continu, formé de plusieurs rangées de cellules sclérifiées. Les faisceaux ligneux sont constitués par du liber mou et des vaisseaux spiro-annelés, disposés en files radiales qui sont séparées par du parenchyme ligneux. Les canaux sécréteurs sont rares et peu visibles.

Dans les feuilles (fig. H), la nervure médiane proéminente sur les deux faces est limitée par deux sillons qui sont occupés par des glandes : le limbe présente çà et là de nombreuses dépressions dans lesquelles on observe ces réservoirs d'essence. Au-dessous d'un épiderme garni de stomates et formé de cellules à parois épaisses, on observe un tissu en palissade comprenant deux rangées de cellules allongées et pleines de chlorophylle. Dans l'axe de la feuille existe un faisceau médian assez volumineux, arrondi, qui est relié aux faisceaux secondaires par un tissu de cellules polyédriques, incolores. Ce faisceau principal est entouré par un endoderme bien apparent ; il est formé de vaisseaux

qui sont recouverts supérieurement par un liber mou et il est protégé
par deux arcs péricycliques d'épaisseur inégale.

Le *Semen-contra de Barbarie* se distingue par le faible développement de ses capitules dont les écailles très serrées en un bouton
compact ne recouvrent que des fleurs rudimentaires. Les bractées ne
diffèrent de celles du Semen-contra d'Alep que par l'absence d'éléments sclérifiés, la présence de nombreux poils tecteurs, et la dimi-

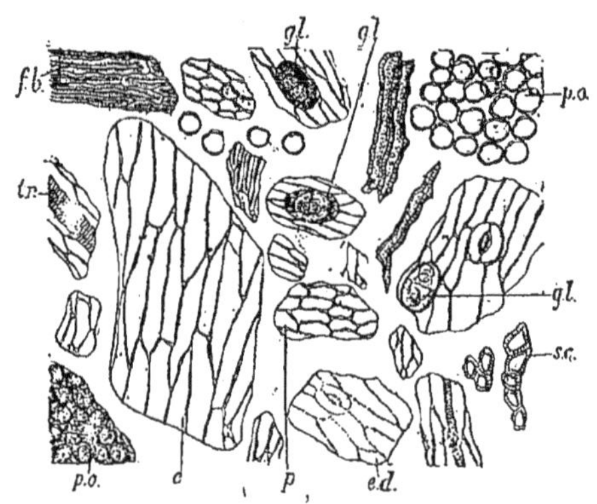

Fig. 693. — Poudre de Semen-contra.

c, épiderme de bractée. — ed, épiderme de la côte dorsale d'une bractée. — gl, glandes oléifères.
sc, cellules scléreuses. — fb, fibres. — po, grains de pollen. — tr, trachées.

nution dans le nombre et la grosseur des glandes. Cette dernière particularité jointe au peu d'accroissement des fleurs, qui dans l'espèce
officinale sont très riches en glandes oléifères, explique l'infériorité
thérapeutique du semen-contra de Barbarie.

Composition chimique. — Le principe actif du Semen-contra est la
Santonine découverte en 1830 par Kahler, de Dusseldorf. Cette substance qui se présente sous forme de cristaux prismatiques, blancs, d'un
aspect nacré, inodores, se colore en jaune sous l'influence des rayons
solaires. La proportion de ce principe augmente dans les plantes
mères du Semen-contra depuis le mois de mai jusqu'à la fin d'août.
Les alcalis fixes et caustiques dissolvent la santonine et forment avec
elle des sels cristallisables. Des effets produits sur l'organisme par la
santonine, un des plus remarquables est celui que cet agent exerce
sur la vision. Au bout d'une demi-heure ou plus, suivant la dose, les
sujets soumis à l'action de ce médicament voient les objets colorés
en jaune et comme estompés. Elle est administrée comme vermifuge
en dragées ou pastilles de 2,5 à 5 centigrammes. Quand elle est dés-

tinée à expulser des vers localisés dans le gros intestin, il est préférable de l'administrer en dissolution dans l'huile. A dose élevée (1 gramme) elle est toxique.

Le Semen-contra doit ses propriétés excitantes à la présence d'une huile volatile, qui y existe dans la proportion de 1 p. 100.

A côté de ces principes on trouve dans le Semen-contra : matière gommeuse 44, matière extractive amère 231, matière résineuse 130, matières grasses et chlorophylle 29, fibres 390, acide malique 0,80, matières organiques 52,50.

Usages. — Le Semen-contra est une drogue d'une amertume désagréable, d'une odeur répugnante pour beaucoup de malades. Il est employé comme vermifuge. C'est un médicament excitant qui, à haute dose, agit comme nauséeux et carthartique.

Commerce. — Il y a quelque temps, le Semen-contra d'Alep arrivait en Europe par Alep, Smyrne, Alexandrie ou la Méditerranée. Actuellement il est apporté des plaines des Kirghiz à la grande foire de Nijni-Novgorod, d'où il est envoyé à Moscou, à Saint-Pétersbourg et dans l'ouest de l'Europe.

La plus grande partie de la drogue importée étant destinée à la préparation de la santonine, le commerce de cette drogue a considérablement diminué depuis qu'on a installé, à côté des principaux centres de récolte, des fabriques destinées à la préparation du principe actif du Semen-contra.

La santonine était autrefois préparée en Europe et se vendait 150 francs le kilogramme; aujourd'hui elle ne vaut plus que 15 francs. La cause essentielle de cette baisse de prix énorme se rattache à la prise de possession du Turkestan par les Russes. Grâce à l'initiative de MM. Ivanoff et Savinikoff, il s'est élevé dans la petite ville de Tchesmkent, située sur la route de Tasckend, une usine très importante, qui peut traiter annuellement 1 million de kilogrammes d'*Artemisia*, pour en extraire la santonine. La fabrication mensuelle qui était en 1890 de 2,457 kilogrammes de santonine pure peut être portée à 32,000 kilogrammes par an. Le mode adopté pour cette préparation est celui qui a été proposé par Calloud, avec cette modification que l'acide chlorhydrique y est remplacé par l'acide sulfurique.

M. Jungfleisch [1] a publié récemment un mémoire plein d'intérêt sur la préparation industrielle de la santonine.

[1] *Journal de Ph. et de Chimie*, 1891, [5], XXIV, p. 251.

ARNICA

Doronic d'Allemagne. — Plantain des Alpes. — Plantain des Vosges.
Tabac de montagne. — Panacée des chutes.

Origine. — L'**Arnica** (*Arnica montana* L.) (fig. 694) croît dans les hautes montagnes du midi de l'Europe et dans les prairies des régions septentrionales et centrales de l'hémisphère nord. Cette plante fournit

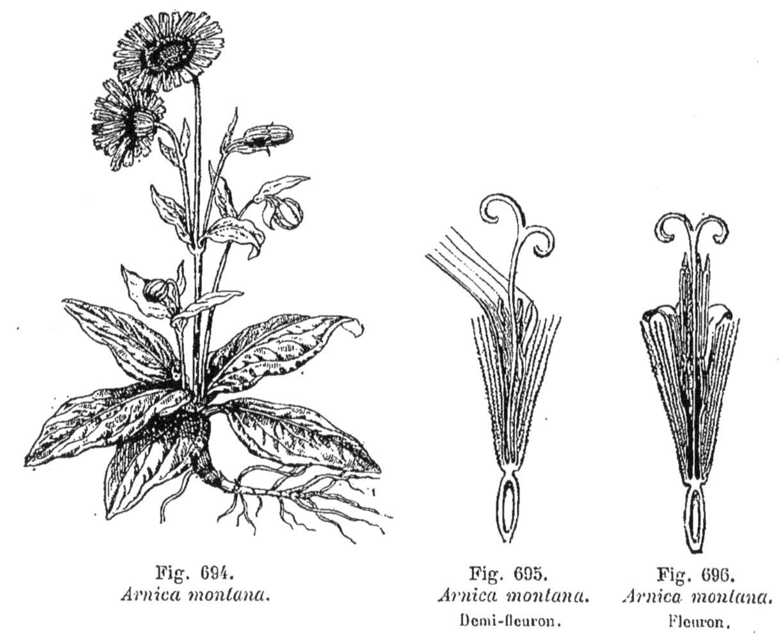

Fig. 694.
Arnica montana.

Fig. 695.
Arnica montana.
Demi-fleuron.

Fig. 696.
Arnica montana.
Fleuron.

à la matière médicale ses fleurs, ses feuilles, qui sont recueillies au mois de juillet et ses racines récoltées au mois de septembre.

1. FLEURS

Description. — Les fleurs d'Arnica se présentent en capitules d'un jaune orange solitaires au sommet de la tige ou des branches. L'involucre campanulé est formé de 18 à 20 écailles, d'égale longueur, imbriquées et disposées sur deux rangs ; ces écailles sont très velues et les plus courtes, de couleur brune, portent à leur extrémité une glande visqueuse. Le réceptacle nu, large d'un centimètre, porte sur sa circonférence une vingtaine de fleurs ligulées, et sur son disque un nombre plus considérable de fleurs tubuleuses. Les fleurs ligulées n'ont pas d'étamines développées; leur limbe est oblong, mesure 2 centimètres de longueur et présente 9 à 10 nervures parallèles. Les fleurs tubuleuses sont beaucoup plus courtes; leur calice est couronné par une aigrette de couleur blanchâtre formée par une seule rangée de poils longs, couverts de petites barbes rudes.

Les fleurs d'Arnica sèches ont une odeur douce et agréable et une saveur fortement aromatique et amère. Elles sont sujettes à noircir en séchant, exhalent de l'ammoniaque et prennent alors l'odeur du tabac, et c'est même à cette particularité que l'Arnica doit son nom de *Tabac des Vosges* ou *Tabac de Montagne*, car les feuilles acquièrent aussi cette odeur.

Le réceptacle et l'involucre des fleurs d'Arnica sont souvent envahis par un insecte, le *Trypeta arnicivora* Lov.; aussi certaines pharmacopées recommandent-elles de retrancher ces deux parties du capitule. Cette précaution, qui a l'inconvénient de supprimer des parties qui possèdent à un haut degré l'amertume de la plante et contribuent ainsi à son activité, peut être évitée par un criblage fréquent et la surveillance des fleurs d'Arnica.

Composition. — D'après Börner (*Apotheker Zeitung*, VII, 444), l'Arnica contient dans ses fleurs un principe particulier, l'*Arnicine*, qui est cristallisée, d'un beau jaune d'or, de saveur âcre et amère, peu soluble dans l'eau. Outre cette substance qui est considérée comme son principe actif, l'Arnica renferme une huile volatile jaune, plusieurs résines, du tannin, une matière colorante, une matière grasse et un carbure d'hydrogène.

Usages. — C'est un stimulant fort énergique du système nerveux et c'est à ce titre qu'on l'emploie à l'intérieur comme vulnéraire, pour atténuer l'ébranlement nerveux causé par les coups et blessures.

Réduites en poudre, ses fleurs possèdent une vertu sternutatoire assez énergique, qui est due à l'action des poils de l'aigrette sur la membrane pituitaire.

Les fleurs d'Arnica s'emploient quelquefois en infusion, mais plus souvent sous forme de teinture alcoolique. C'est un médicament qui demande à être manié avec prudence, car, même à dose peu élevée, il produit des nausées, des vomissements et des hémorragies.

Substitutions. — On substitue parfois aux fleurs d'Arnica celles du *Doronicum*, du *Calendula officinalis* L. et de l'*Anthemis tinctoria* L. Ces deux dernières se distinguent par l'absence d'aigrettes.

Dans les *Doronicum*, il n'y a pas d'aigrette sur les fleurs de la circonférence et celle des akènes du disque a plusieurs rangées de poils.
La présence d'une aigrette sur toutes les fleurs et la disposition des
poils de cette aigrette sur une seule rangée caractérisent les fleurs
d'Arnica. L'*Inula britannica* L., dont les languettes ne présentent que
4 nervures au lieu de 9 à 10, peut être aussi facilement distinguée.
Les capitules de Chicoracées (*Scorzonera, Tragopogon, Hypochœris*)
sont nettement caractérisés par leurs fleurs, qui sont toutes en languettes.

B. FEUILLES

DESCRIPTION. — Les feuilles radicales de l'Arnica doivent être
récoltées au printemps, à l'état de rosettes, avant que la tige centrale
aérienne se soit développée. A cet état, elles sont sessiles, obovées,
obtuses, atténuées à la base, entières sur les bords, longues de 5 à

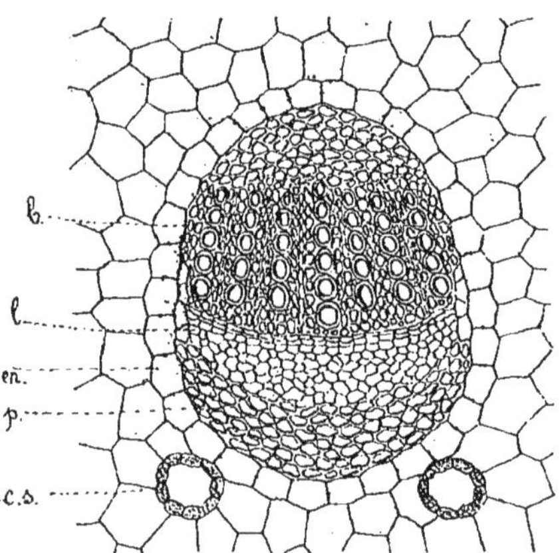

Fig. 697. — Faisceau fibro-vasculaire d'une feuille d'Arnica.

8 centimètres, larges de 1 à 2. Elles sont fermes, ciliées, couvertes
sur la face supérieure vert foncé de poils épars, courts et rudes; la
face inférieure est plus claire et presque glabre. La nervure médiane
très proéminente donne naissance de chaque côté de sa base à 2 ou
3 nervures latérales. L'odeur de ces feuilles est aromatique; leur
saveur est amère. Elles contiennent de l'arnicine.

CARACTÈRES ANATOMIQUES. — Le limbe est garni sur ses deux faces de
stomates, de poils et de glandes. Les poils sont coniques, formés d'une
seule série de cellules allongées, munies de parois peu épaisses. Les

glandes sont sessiles ou portées par un pédicelle asez long. Les glandes sessiles, généralement logées dans des dépressions épidermiques, sont uni- ou pluricellulaires, et, dans ce dernier cas, composées de deux couches superposées de cellules. Les glandes pédicellées sont arrondies ou trapéziformes, à grand côté supérieur ; elles sont aussi formées de plusieurs cellules séparées par des cloisons verticales et horizontales. Le mésophylle est hétérogène, asymétrique. La nervure médiane présente trois cordons libéro-ligneux, ovales ou elliptiques (fig. 697), contre lesquels se trouvent placés des canaux sécréteurs. Ces derniers sont localisés au nombre de deux pour chaque faisceau, l'un à droite, l'autre à gauche de l'extrémité de l'arc libérien. Celui-ci est recouvert extérieurement par un arc péricyclique, dont les éléments ont des parois ponctuées et lignifiées.

C. RHIZOME

DESCRIPTION. — Le rhizome d'Arnica se présente en morceaux minces, contournés, mesurant 5 à 6 centimètres de long et 2 ou 3 millimètres de diamètre. La surface extérieure est d'une teinte brun foncé : elle est marquée d'un grand nombre d'anneaux frangés correspondant à la base des écailles foliacées. Il porte sur la face inférieure un certain nombre de racines adventives, simples, mesurant 7 à 10 centimètres de long et un demi-millimètre de diamètre.

Examiné à la loupe, ce rhizome présente 3 zones bien distinctes : une moelle centrale, une portion ligneuse jaunâtre, divisée en plusieurs faisceaux, et une région corticale blanche limitée intérieurement par une série de petites ponctuations jaunâtres, et intérieurement par un contour brun.

Il a une saveur âcre et aromatique rappelant un peu celle du tabac ; son odeur, qui est assez forte dans la plante fraîche, s'atténue par la dessiccation.

CARACTÈRES ANATOMIQUES. — Examiné au microscope (fig. 698), ce rhizome présente : un suber formé de 2 à 3 rangées de cellules colorées en brun ; un parenchyme cortical formé de cellules arrondies, ou polygonales, dans lesquelles on n'observe ni amidon, ni inuline ni cristaux : un endoderme formé d'une rangée de cellules : la portion ligneuse, représentée par des faisceaux libéro-ligneux, plans sur leur partie extérieure, arrondis intérieurement. Ces faisceaux sont constitués à leur centre par des fibres ligneuses à parois épaisses et lignifiées ; sur leur partie extérieure et latérale par des vaisseaux et des fibres à parois peu épaisses. Dans la partie la plus interne de ces fais-

Reliure serrée

ceaux on observe quelques vaisseaux représentant le bois primaire. Ces faisceaux sont recouverts intérieurement par le liber secondaire (l^2) et par le péricycle (*per*) qui sont mous : ils sont très nettement séparés les uns des autres par des rayons médullaires se détachant de la moelle centrale qui est très développée et formée de cellules arrondies ou polygonales. L'appareil sécréteur de ce rhizome est représenté par des canaux assez larges, arrondis, pluricellulaires, qui sont localisés dans la couche la plus interne du parenchyme cortical, immédiatement au-dessus de l'endoderme.

La racine rappelle en petit la structure du rhizome. Une écorce épaisse, formée d'une couche de cellules à parois un peu épaissies ; un parenchyme cortical renfermant près de l'endoderme un cercle de canaux oléifères ; un endoderme d'une couche de cellules ; une zone très étroite de faisceaux ligneux séparés par d'assez minces lignes de tissu cellulaire ; enfin, au centre, une moelle à peine marquée au milieu des cellules ligneuses qui entourent les vaisseaux.

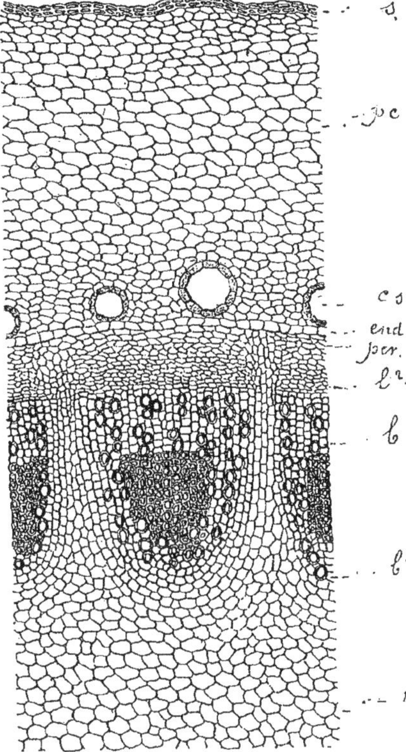

Fig. 698. — Rhizome d'Arnica
Structure anatomique.

CAMOMILLE ROMAINE

Camomille vraie ou noble.

ORIGINE. — La **Camomille romaine** est fournie par l'*Anthemis nobilis* L. (*A. odorata* Lam.) (fig. 699), plante répandue dans l'Europe occidentale et méridionale, en Italie, en Espagne, en France et jusque dans le sud de l'Angleterre.

DESCRIPTION. — La Camomille destinée à l'usage de la pharmacie est dans toute l'Europe centrale l'objet d'une culture spéciale, sous l'influence de laquelle ses capitules prennent un grand développement, et la plupart des fleurs tubuleuses du centre deviennent des fleurs ligulées de couleur blanchâtre.

Les capitules secs sont hémisphériques, mesurent 1 centimètre de largeur ; leur involucre est concave et formé de folioles imbriquées, appliquées, velues, inégales, dont les intérieures sont largement scarieuses sur les bords et au sommet. Les fleurs de la circonférence et les trois quarts de celles du disques sont ligulées, d'un blanc roussâtre, réfléchies, lancéolées et obtuses au sommet. Au centre se trouvent quelques fleurons à peine apparents. Toutes ces fleurs sont insérées sur un réceptacle conique garni de paillettes lancéolées, obtuses, scarieuses sur les bords et souvent déchiquetées au sommet.

Ces capitules doivent pour conserver leur blancheur être desséchés très promptement.

Ils possèdent une odeur toute particulière et une saveur amère, aromatique.

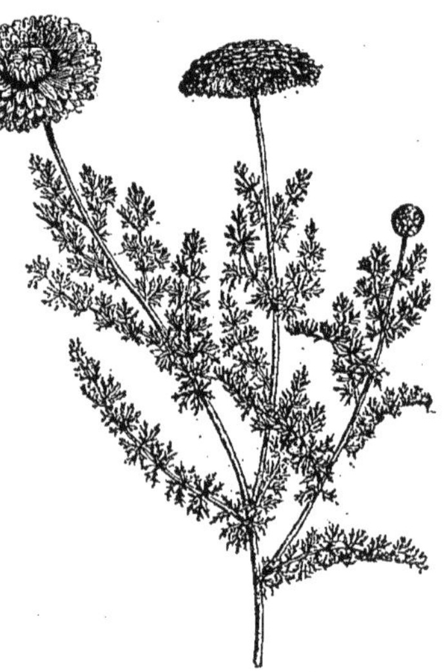

Fig. 699. — *Anthemis nobilis.*

STRUCTURE MICROSCOPIQUE (fig. 700). — Les bractées sont recouvertes par un épiderme qui est nettement différencié selon les endroits où on l'observe. Il est formé sur la partie convexe de cellules fusiformes (*br*), épaissies, ponctuées, et sur les bords de cellules affectant la même forme, mais à parois minces. A la partie inférieure des bractées, l'épiderme se compose de cellules sinueuses ; il est garni de stomates, de poils tecteurs et de poils glanduleux.

Les fleurs ligulées sont recouvertes par un épiderme (fig. 700) dont les cellules varient de forme et d'aspect selon les points. A la base des demi-fleurons cet épiderme est formé de cellules allongées, faiblement striées ; il présente un très grand nombre de glandes pluricellulaires (*gl*). Au sommet et sur la face supérieure, il est dépourvu de glandes, mais garni d'un très grand nombre de papilles qui lui communiquent un aspect très différent selon le sens dans lequel on les regarde (*ep* et *ep'*). L'épiderme inférieur (*ei*) est formé de cellules sinueuses au milieu desquelles on observe des stomates, des poils glanduleux et des poils tecteurs. Dans la poudre de Camomille, qui est inscrite dans la pharmacopée française, on retrouve des débris plus ou moins dissociés de ces différentes couches et au milieu d'eux on aperçoit des grains de pollen hérissés de petites crêtes et présentant trois pores bien apparents.

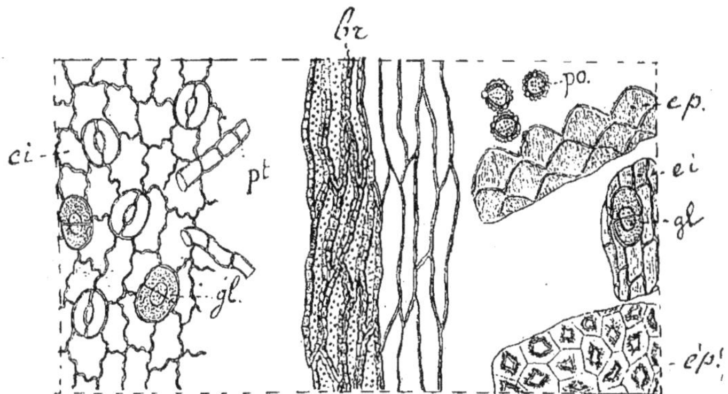

Fig. 700. — Poudre de Camomille.

br, épiderme des bractées. — *ci*, épiderme inférieur des fleurs. — *gl*, glandes. — *cp*, *e'p'*, épiderme supérieur des fleurs avec des papilles. — *po*, pollen.

COMPOSITION. — Les fleurs de Camomille fournissent à la distillation environ 0,60 à 0,80 p. 100 d'une huile essentielle possédant une teinte bleue ou verdâtre, qui s'efface par l'exposition aux rayons solaires. Cette huile, d'après Demarçay (1873), doit être considérée comme un mélange d'*angélate* et de *valérate butylique* et *amylique*.

Naudin a retiré de ces fleurs deux corps cristallisables, dont l'un a été désigné sous le nom d'*Anthémine*.

Fluckiger, qui a cherché à isoler le principe amer à l'état de pureté, n'a pu obtenir qu'un extrait brun, qui est probablement un glucoside.

USAGES. — La Camomille est un médicament populaire; elle a des propriétés stimulantes et antispasmodiques qu'elle doit à la présence de son huile essentielle. Son principe amer lui communique des propriétés fébrifuges peu énergiques.

SUBSTITUTIONS. — On substitue parfois à la Camomille romaine les fleurs du *Chysanthemum Parthenium* Pers. et du *Matricaria parthenoides* Desf. Ces deux espèces se distinguent par leurs capitules beaucoup plus petits et globuleux, par leur odeur forte, pénétrante et désagréable, par les ligules de la circonférence non réfléchies, enfin par la transformation de tous les fleurons du centre qui deviennent blanchâtres, très grands et très longs. En outre, le *M. parthenoides* a un réceptacle nu, sans paillettes.

CAMOMILLE COMMUNE

Camomille des Allemands.

DESCRIPTION. — Cette espèce (*Matricaria Chamomilla* L.), qui est très commune dans les moissons de presque toute l'Europe, se présente dans les droguiers sous forme de capitules longuement coniques dont les fleurs extérieures sont blanches et ligulées, et les fleurs intérieures tubuleuses et jaunâtres. L'involucre est concave, à folioles imbriquées, oblongues, obtuses, jaunâtres, largement scarieuses et entières au sommet. Le réceptacle est nu, longuement conique, aigu, creux intérieurement. Les ligules, au nombre de 12 à 18, sont blanches, elliptiques, oblongues, réfléchies, plus larges que l'involucre.

La forme du réceptacle et l'absence complète de paillettes ou de poils caractérisent bien cette drogue et empêchent de la confondre avec d'autres.

SUBSTITUTIONS. — On lui substitue parfois les fleurs de l'*Anthemis arvensis* L. et celles du *Matricaria inodora* L.

Les réceptacles de l'*A. arvensis* L. sont plus coniques et garnis de paillettes ; les fleurs ont une odeur moins prononcée et plutôt désagréable, et une saveur très amère.

Le *Matricaria inodora* L. est caractérisé par ses feuilles canaliculées sur le dos, ses capitules plus gros avec des ligules étalées, des akènes brun noirâtre, à trois côtes blanchâtres, très saillantes sur la face interne, rugueuses sur l'externe, marquées au sommet de deux glandes d'abord jaunes, puis noires.

COMPOSITION. — La Camomille d'Allemagne contient aussi une huile essentielle qui est d'un bleu foncé, une matière résineuse et un principe amer.

USAGES. — Ces fleurs sont très employées en Allemagne comme toniques et antispasmodiques.

Au genre *Matricaria* se rattache le *M. Cotula* H. Bn. (*A. Cotula* L.), et les *M. capensis* L. et *multifida* Fenzl. qui sont utilisés dans l'Afrique australe comme amères, ou contre les rhumatismes et dermatoses chroniques ; le *M. Parthenium* L. (*Pyrethrum Parthenium* Smith.), plante communément répandue en France, possédant toutes les propriétés toniques, excitantes de la Camomille et qui est très utile comme emménagogue dans les affections hystériques.

BALSAMITE

Menthe coq. — Baume coq. — Tanaisie des jardins.

Origine. — La **Balsamite** (*Balsamita suaveolens* Pers.) est une plante du Midi de la France et de l'Europe, qu'on rencontre fréquemment dans les lieux incultes et qui est cultivée dans beaucoup de jardins. On l'emploie au moment de sa floraison.

Description. — La tige, haute de 60 centimètres à 1 mètre, est dressée, sillonnée, simple. Elle porte de grandes feuilles fermes, creusées d'une masse de petites glandes et marquées de poils courts appliqués. Ces feuilles sont lancéolées, obtuses, finement dentées, crénelées ; les inférieures longuement pétiolées, les supérieures munies à la base de pétioles de 2 à 4 petits segments incisés-dentés, qui forment comme un auricule. Les capitules sont petits, brièvement pédonculés, en corymbe terminal. L'involucre est hémisphérique, à folioles inégales ; les fleurs sont jaunes, tubuleuses, sur un réceptacle nu ; celles de la circonférence, femelles, sont tridentées ; celles du disque à 5 dents sont hermaphrodites. Les akènes sont sessiles, munis d'une couronne membraneuse régulière.

Cette plante a une odeur aromatique, qui rappelle celle de la menthe, et une saveur aromatique et amère.

Usages. — La Balsamite renferme une huile essentielle et un principe amer qui lui communiquent des propriétés stimulantes, toniques et antispasmodiques. Les capitules desséchés et pulvérisés sont employés comme vermifuges.

Au nombre des espèces intéressantes du genre *Chrysanthemum*, il faut citer les *C. Indicum* L. *et Sinense* Sabine, nos Chrysanthèmes d'hiver, qui sont employées en Asie dans le traitement des ophtalmies et des dyspepsies : les *C. rigidum* Vis., *C. corymbosum* L. et *C. cinerariæfolium* Vis., qui sont utilisés actuellement pour la préparation des poudres insecticides.

MILLEFEUILLE

Herbe aux charpentiers, aux coupures, saigne-nez.

ORIGINE. — Le **Millefeuille** (*Achillea Millefolium* L.) est très communément répandu dans toute l'Europe, où il croît sur le bord des chemins et des fossés. Il fournit à la matière médicale ses tiges feuillées, cueillies avant la floraison, et ses inflorescences.

A. FEUILLES

DESCRIPTION. — Ces feuilles sont d'un vert gai ; plus ou moins velues sur la face dorsale, assez raides, longues de 10 à 15 centimètres, lancéolées, oblongues dans leur forme générale, bipinnatiséquées, à segments très nombreux (20 à 24 de chaque côté), presque égaux entre eux, depuis la base jusqu'au sommet de la feuille, dressés et non disposés dans le même plan, à lanières linéaires, mucronées, terminées par une soie toute blanche. La face inférieure des feuilles est marquée de glandes oléifères qui les rendent presque ponctuées.

La plante paraît varier beaucoup selon la station dans laquelle elle croît. Dans les terrains gras et dans les forêts, elle est plus développée et plus riche en matière extractive. Son huile essentielle est bleue. Celle qui pousse dans les sols maigres et pierreux, exposés au soleil, est plus petite et plus riche en huile essentielle, qui est verte ou jaune. Sur les montagnes elle est encore plus petite et les lanières des feuilles sont beaucoup plus fines et comme sétacées.

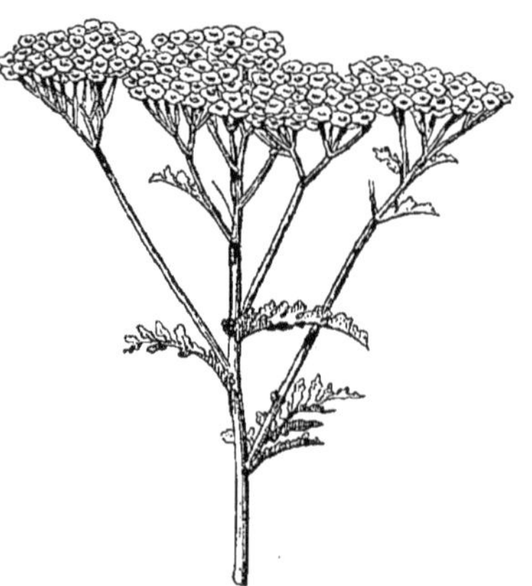

Fig. 701. — *Achillea Millefolium.*

CARACTÈRES ANATOMIQUES. — L'épiderme recouvert d'une cuticule crêtée est garni de poils tecteurs et de poils glanduleux. Les premiers sont pluricellulaires, coniques, terminés par une cellule conique, effilée, à parois épaisses ; les seconds sont formés d'une glande sessile, bicellulaire, enfoncée dans des dépressions de l'épiderme et supportée par un pédicelle très court. Mésophylle hétérogène symétrique. Nervure médiane biconvexe. Le système libéro-ligneux est représenté par un cordon ligneux ressemblant pour la forme à ceux que nous avons figurés précédemment. De chaque côté de ce cordon ligneux, et vers les extrémités de l'arc libérien, on observe un canal sécréteur qui s'applique immédiatement contre l'endoderme.

B. FLEURS

Les inflorescences du Millefeuille sont formées de capitules réunis en un corymbe dense. Chaque petite tête de 3 à 4 millimètres de longueur est formée d'un involucre ovoïde à folioles imbriquées, ovales-oblongues, pourvues d'une bordure scarieuse étroite ; d'un réceptacle recouvert d'écailles transparentes un peu velues, lancéolées-aiguës, membraneuses et denticulées au sommet ; de fleurs ligulées blanches ou pourprées, en général au nombre de 5 sur un seul rang, larges, obtuses, à 3 dents au sommet ; enfin de fleurs tubuleuses jaunes dont le tube comprimé ailé se termine par un limbe à 5 dents.

Les fleurs et les feuilles du Millefeuille ont une odeur faiblement aromatique et une saveur saline, amère et acerbe.

COMPOSITION CHIMIQUE. — Cette plante renferme une huile essentielle, et un glucoside, l'*Achilléine*, substance amorphe, brune et très amère.

USAGES. — Les propriétés hémostatiques de cette plante ont été considérablement exagérées. Elle peut être utilisée pour le traitement des fièvres intermittentes légères : les sommités fleuries sont employées actuellement comme stimulantes et antispasmodiques.

Au groupe des Achillées se rattachent : l'*A. Moschata* Jacq. (*Ptarmica moschata* DC.) ou *Iva musqué*, plante des Alpes d'une odeur musquée, qui est le vrai *Genipi des Savoyards* et qui jouit dans les montagnes d'une grande réputation comme vulnéraire ; les *A. nana* L. et *A. atrata* L., plantes des Alpes très appréciées à cause de leur odeur de musc par les habitants des Grisons, qui s'en servent pour préparer une liqueur désignée sous le nom d'*esprit d'Iva* et pour combattre la diarrhée ; l'*A. Ptarmica* L. (*Ptarmica vulgaris* DC.) ou herbe à éternuer, ainsi nommée à cause des vertus sternutatoires que possède sa feuille pulvérisée.

SANTOLINE

Aurone femelle. — Garde-robe. — Faux cyprès.

ORIGINE. — La **Santoline** (*Santolina Chamæcyparissus* L.) croît dans la région méditerranéenne et sur les côtes occidentales de la France. Elle doit sa désignation spéciale à sa forme de *petit cyprès*, dont elle porte aussi le nom à cause de la disposition de ses feuilles ; leur ensemble élégant la fait cultiver en bordure dans les jardins.

DESCRIPTION. — On trouve dans les droguiers les rameaux feuillés et fleuris qui se détachent des tiges ligneuses dépourvues de feuilles. Les rameaux sont dressés, raides, striés, garnis de feuilles linéaires, pétiolées, un peu charnues, dont le limbe est découpé en un nombre considérable de dents courtes, oblongues, obtuses, rangées sur 4 rangs autour d'un rachis épais. Les rameaux et les feuilles sont le plus souvent couverts d'un duvet blanchâtre, plus ou moins abondant ; rarement ils ont une couleur gris verdâtre. Les capitules de fleurs jaune d'or, solitaires à l'extrémité d'un long pédoncule dépourvu de feuilles, sont subglobuleux, de 1 à 1 cent. 1/2 de diamètre. Les involucres sont hémisphériques, formés de bractées inégales ; les extérieures lancéolées, acuminées ; les intérieures oblongues, scarieuses au sommet. Les fleurs sont femelles à la circonférence et presque ligulées, hermaphrodites sur le disque, à 5 dents et à tube comprimé, ailé, prolongé à la base de manière à coiffer le sommet de l'ovaire. Le réceptacle hémisphérique est garni d'écailles ; les akènes sont dépourvus d'aigrette et même de couronne. L'odeur de la Santoline est forte et aromatique, sa saveur est amère.

COMPOSITION CHIMIQUE. — Maben (1885) a retiré de cette plante : de l'huile volatile, de l'huile fixe, de la résine, du tannin, une matière amère, du sucre. Le principe amer auquel cette plante doit ses propriétés serait, d'après lui, un alcaloïde soluble dans l'alcool étendu et dans l'eau.

USAGES. — Cette plante est antispasmodique, emménagogue et surtout vermifuge. Son efficacité contre les oxyures est bien justifiée par l'expérience, mais son action sur le tenia est très contestable.

SENEÇONS

Les **Seneçons** appartiennent au genre *Senecio*, qui se distingue par un involucre cylindrique, à bractées sur un seul rang, sphacélées au sommet, revêtu à la base d'écailles lâches et irrégulièrement placées. Les espèces de ce genre sont assez nombreuses, mais très peu d'entre elles sont utilisées en médecine et encore leurs propriétés sont-elles peu prononcées.

Les espèces les plus connues sont : le *Seneçon commun* (*Senecio vulgaris* L.), qui est répandu dans toutes nos cultures. La plante est tantôt glabre, tantôt recouverte d'un duvet plus ou moins épais. Les feuilles sont alternes, planes, un peu épaisses ; elles sont sinuées et pinnatilobées ; les segments sont courts, anguleux, dentés, égaux entre eux. Ces feuilles, dépourvues de poils glanduleux, sont caracté-

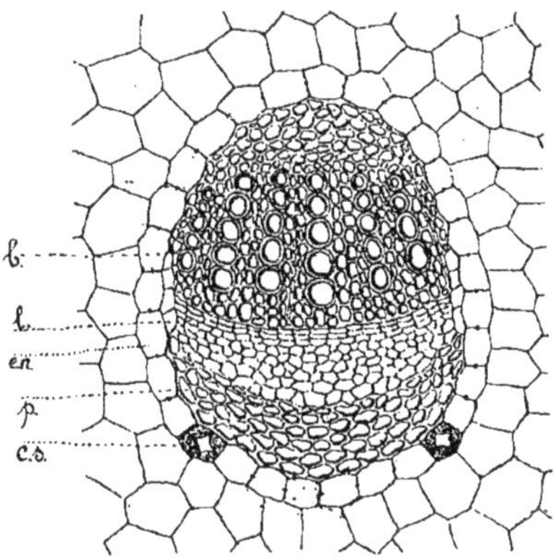

Fig. 702. — Faisceau fibro-vasculaire d'une feuille de Seneçon.

risées par la présence d'un canal sécréteur placé à la base de chaque cordon libéro-ligneux et entaillé directement dans l'épaisseur de l'endoderme dédoublé ; elles sont employées comme émollientes ;

Le *Senecio Jacobea* L., *Jacobée* ou *herbe Saint-Jacques*, un des ornements de nos prairies, qui est utilisé dans les campagnes comme apéritif, résolutif et vulnéraire ;

Le *S. Ambavilla* Lam. (*Hubertia Ambavilla* Bory), espèce arborescente de l'île de France et des îles Mascareignes, où elle est employée contre la syphilis sous le nom d'*Ambavilla;* il ne faut pas la confondre avec les *Millepertuis* désignés sous le même nom.

Le *S. canicida* Flor. Mexic. inéd. ou *Yerba de la Puebla*, plante très active du Mexique, où elle est employée comme sudorifique, antipsorique et pour combattre l'épilepsie. M. Rio de la Loza a retiré de cette plante un acide organique toxique, l'*acide sénécique*. Les expériences entreprises avec cette plante à l'hôpital Cochin ont démontré qu'elle possède des propriétés éminemment toxiques et que le principe actif est plus abondant dans la racine que dans la feuille;

Le *S. maritimus* Reich. (*Cineraria maritima* L.), espèce très commune sur les bords de là mer et principalement dans le midi de la France, qui a été transportée dans les jardins à cause de la beauté de son feuillage d'un blanc argenté et soyeux, dû au duvet fin et serré dont presque toutes ses parties sont couvertes. On a vanté son suc dans le traitement de la cataracte.

CRESSON DU PARA

Le **Cresson du Para** est fourni par le *Spilanthes oleracea* L., plante originaire du Pérou, du Chili et du Brésil, presque naturalisée en Italie et en Provence et qu'on cultive communément dans nos jardins.

Description. — Les tiges, hautes de 30 centimètres, rondes, tendres, rameuses, légèrement velues à la partie supérieure, portent des feuilles opposées assez longuement pétiolées, largement ovales ou sous-cordiformes. Ces feuilles, qui ont une longueur de 5 à 6 centimètres et une largeur de 4 à 5, sont irrégulièrement crénelées, dentées, velues sur les nervures de la face inférieure. Les capitules, munis de longs pédoncules, sont ovoïdes, très allongés, mesurant de 10 à 15 millimètres de longueur ; ils sont formés uniquement de petits fleurons, bruns dans le bouton, jaunes dans les fleurs épanouies ; les anthères ont une couleur noire. L'involucre est bisérié, plus court que le disque. Toutes les parties de cette plante et surtout les capitules ont une saveur âcre, caustique, qui excite fortement la salivation.

Composition chimique. — Le Cresson du Para renferme une huile volatile, odorante, âcre, une matière gommeuse, de l'extractif, une matière colorante jaune, du malate et du sulfate de potasse.

Usages. — Cette plante est considérée comme un excellent anti-scorbutique ; elle remplace avantageusement le Cochléaria dans les régions où celui-ci fait défaut.

Beaucoup de plantes de la série des Hélianthées sont utilisées en médecine. Les plus intéressantes sont :

Le *Parthenium Hysterophorus* L., plante originaire de Cuba qu'on retrouve à la Louisiane et au Mexique et qui est employée depuis un temps immémorial dans les Antilles comme fébrifuge et dans le traitement de l'herpès ; elle contient une substance cristalline, la *Parthé-*

nine, administrée avec succès dans le traitement des névralgies craniennes ;

Le *P. integrifolium* L., dont les sommités fleuries fournissent à la
matière médicale des États-Unis un remède vulgairement employé
dans le traitement de la fièvre intermittente ;

L'*Acanthospermum xanthioides* DC., utilisé au Brésil sous le nom
de *Picaio da praia* comme diurétique et fébrifuge ;

L'*Eclipta erecta* L., dont la racine possède des propriétés purgatives
et émétiques qui sont utilisées par les médecins hindous et anglais
dans les maladies du foie et de la rate ;

Le *Bidens leucantha* L., qui est employé au Mexique, au Brésil et
dans la République Argentine contre la morsure des serpents venimeux ;

Les *Bidens tripartita* L. ou *Chanvre aquatique* et *B. cernua* L., dont
les racines possèdent des propriétés sialagogues pareilles à celles de
la racine du Pyrèthre, propriétés qui se retrouvent aussi dans les
racines du *Rudbeckia laciniata* Mich. ;

Le *Madia sativa* Mol. ou *Madi* du Chili, dont les semences contiennent
une huile qui serait d'après certains auteurs préférable à l'huile d'olives ;

L'*Helianthus tuberosus* L. ou *Topinambour*, qui est cultivé dans
l'Europe centrale pour ses tubercules sucrés ;

Le *Siegesbeckia orientalis* L. (*Guérit vite*, *Herbe divine*), qui croît
communément en Perse, au Japon, en Australie, à Bourbon et à
Maurice. Dans ces dernières régions, ainsi qu'aux îles Mascareignes,
cette plante jouit d'une grande réputation contre les maladies syphilitiques, la goutte, la scrofule. A Tahiti on l'emploie dans l'anémie et
l'aménorrhée. Auffray (1885) en a retiré un corps cristallisé, la *darutyne*, dont l'étude demanderait à être complétée.

SOUCI DES JARDINS

ORIGINE. — Le **Souci officinal** (*Calendula officinalis* L.) est une plante
qui se rencontre dans tous nos jardins, où elle se distingue par l'éclat
de ses capitules, d'un beau jaune d'or.

DESCRIPTION. — La tige rameuse, anguleuse, velue, porte des feuilles
pubescentes, à bords ciliés ; les inférieures, spatulées et entières, sont
terminées par un pétiole très large ; les supérieures sont sessiles, amplexicaules, entières ou dentées, terminées par une petite pointe obtuse.

Les capitules hémisphériques (fig. 627) ont 4 à 5 centimètres de largeur. L'involucre compte une vingtaine de bractées linéaires lancéolées. Les fleurs de la circonférence, femelles, sont disposées en languettes d'un jaune orange. Les fleurs du centre sont tubuleuses et stériles. Leur odeur est forte et désagréable, leur saveur amère.

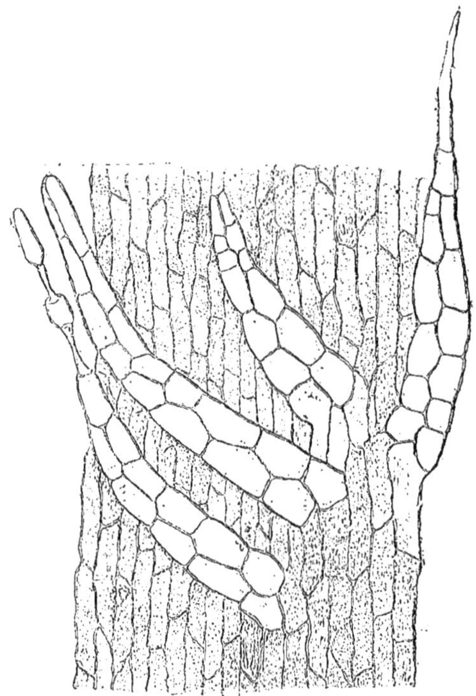

Fig. 703. — Épiderme d'un demi-fleuron de Souci.

Usages. — Le Souci officinal, vanté autrefois comme fondant, anti-scrofuleux, anti-ictérique, n'est plus employé aujourd'hui en médecine. Il ne nous intéresse guère que pour l'usage fréquent que l'on fait de ses fleurs pour adultérer le Safran. Cette falsification, que nous avons eu l'occasion de signaler déjà (t. I, p. 210), peut être constatée facilement par la présence des longs et larges poils plurisériés qu'on observe à la partie inférieure des fleurons et des demi-fleurons du Souci (fig. 703).

L'*Uhlœa Schimperi* Gay est une plante du même groupe qui croît en Abyssinie, où elle est communément employée comme stomachique et comme succédané de la Salsepareille.

La série des Ambrosiées fournit à la matière médicale quelques plantes qui ont joui d'une certaine réputation, et parmi lesquelles nous mentionnerons spécialement :

Le *Xanthium spinosum* L., plante originaire des régions chaudes et tempérées des deux mondes. Cette plante, chargée d'épines trifides, est employée comme diurétique et diaphorétique : de temps à autre, nous la voyons réapparaître comme un spécifique de la rage ; mais les recherches entreprises à Alfort par MM. Trasbot et Nocart pour contrôler ces propriétés ont été complètement négatives ;

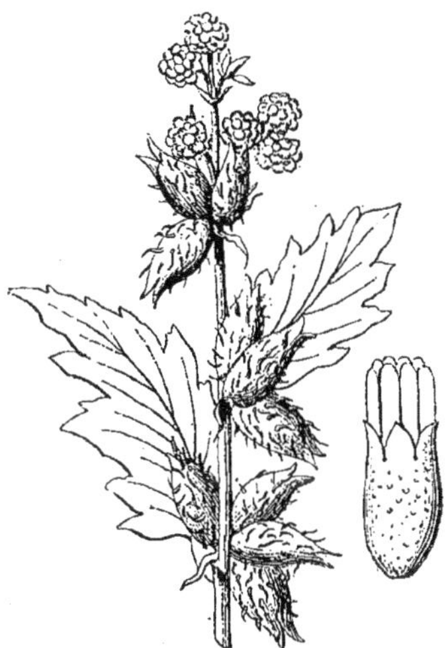

Fig. 704. — *Xanthium strumarium.*

Le *X. strumarium* L. (Lampourde, herbe aux écrouelles) (fig. 704), plante de nos contrées, dont les feuilles étaient employées autrefois contre le goitre, la scrofule, les dartres ;

L'*Ambrosia artemisiœfolia* L., qui a été préconisée contre les vers ;

L'*Iva frutescens* L., espèce originaire de l'Amérique du Nord, où elle est employée comme fébrifuge.

La seule espèce intéressante que nous ayons à mentionner dans le groupe des Mutisiées est le *Trixis fruticosa* Schulz (*T. Pipitzahuac* Schaffner), qui croît dans les montagnes orientales de la vallée de Mexico. Les parties utilisées sont le rhizome et la racine, qui renferment près du méditullium une poudre cristalline d'un jaune rougeâtre, de nature résineuse et dont la saveur est extrêmement amère. La teinture alcoolique de ces racines reprise par l'eau laisse précipiter une substance qui a reçu le nom d'*acide pipitzahoïque*, et qui après dessiccation se présente sous l'aspect d'une poudre cristalline, dont la couleur varie du jaune serin au rouge sombre, soluble dans l'éther, l'alcool, le chloroforme, insoluble dans l'eau. — Le rhizome et la racine, inscrits dans la pharmacopée des États-Unis, sont employés en poudre comme purgatif drastique à la dose de 20 à 30 centigrammes. Au Mexique, ils jouissent d'une grande réputation pour le traitement du choléra.

DIPSACÉES

Plantes herbacées, à feuilles opposées, dépourvues de stipules. Fleurs réunies en capitules hémisphériques ou globuleux, garnis à leur base d'un involucre de plusieurs folioles ; chaque fleur est pourvue d'un involucre caliciforme, à limbe scarieux. Calice supère adhérent avec l'ovaire, terminé par un limbe entier ou divisé en lanières sétacées. — Corolle monopétale tubuleuse, irrégulière, à 4 ou 5 divisions inégales. — Étamines en même nombre que les lobes de la corolle et alternant avec eux. Ovaire uniloculaire, uniovulé. Ovule pendant, anatrope. Fruit sec couronné par le limbe calicinal. Graine pendante, à embryon droit, entouré d'un mince albumen.

CARACTÈRES ANATOMIQUES. — Feuilles garnies sur leurs deux faces de stomates entourés par plusieurs cellules n'ayant pas de direction déterminée. Poils tecteurs unicellulaires coniques, supportés souvent par une saillie multicellulaire de l'épiderme. Poils glanduleux formés d'une glande courtement pédicellée et divisée en 4 loges par des cloisons horizontales et verticales. — Cristaux d'oxalate de chaux en forme d'oursins. Système libéro-ligneux représenté par plusieurs faisceaux isolés, bordés d'un péricycle à peine épaissi. Appareil sécréteur représenté par des cellules à contenu granuleux jaunâtre, riche en tannin, qui sont accolées au liber et qu'on peut rapprocher des cellules laticifères des Cynarées [1].

Les Dipsacées croissent dans les régions tempérées et chaudes de l'ancien continent ; elles contiennent dans leurs rhizomes et dans leurs feuilles un principe amer légèrement astringent.

Parmi les plantes utiles de cette famille, nous mentionnerons :

La Scabieuse officinale (*Scabiosa succisa* L.), qui croît abondamment dans les pâturages un peu humides de la France. Sa racine, blanche, cylindrique, avec une troncature qui la fait paraître comme mordue, d'où le nom de *Mors du diable*, est garnie de fibres radicales,

[1] Van Tieghem. 2ᵉ *Mémoire sur l'appareil sécréteur* (Ann. des sc. natur., 7ᵉ série, 1, 1885).

épaisses. Les feuilles sont pétiolées, ovales, lancéolées, opposées, sessiles, entières, velues, vertes en dessus, d'une teinte plus pâle en dessous. Les fleurs, d'un pourpre bleuâtre, rarement blanches, toutes égales, ont une corolle quadrilobée.

Toutes les parties de la plante sont inodores et possèdent une légère

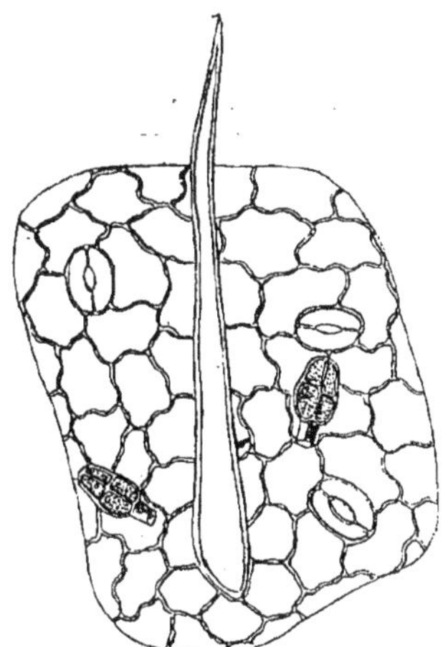

Fig. 705. — Feuille de Scabieuse.
Épiderme inférieur.

amertume et une faible astringence. Elle a été préconisée contre les affections du poumon et les maladies de la peau ;

La *Scabieuse des champs* (*Scabiosa arvensis* L.) et la *Scabieuse des bois* (*S. sylvatica* L.), qui partagent les propriétés de l'espèce précédente.

La *Cardère cultivée*, ou *Chardon à foulon* (*Dipsacus Fullonum* L.), remarquable par ses capitules à bractées raides et crochues. On lui a attribué des propriétés sudorifiques et diurétiques.

M. Eug. Grignon [1] a décrit les particularités anatomiques de ces deux espèces et a fait ressortir les analogies qui rapprochent les familles des Dipsacées, des Caprifoliacées, des Valérianées et des Composées.

[1] Eug. Grignon. — *Étude comparée des caractères anatomiques des Lonicérées et des Astéroïdées.* — Thèse Éc. de pharm., Paris, 1884.

VALÉRIANÉES

Plantes herbacées annuelles à racine grêle et inodore (*Valerianella*) ou vivaces à racines et rhizome ordinairement odorants (*Valeriana*) ; feuilles radicales fasciculées, les caulinaires opposées, à pétiole dilaté. Fleurs complètes ou déclines par avortement, en cymes terminales. Calice adhérent, tantôt divisé en 3-4 dents, ou réduit à une seule dent, tantôt composé de soies qui, à la floraison, se déroulent en aigrette plumeuse. Corolle monopétale, tubuleuse, infundibuliforme : quelquefois éperonnée à la base, à 5 lobes, à préfloraison imbriquée. Étamines variant de 1 (*Centranthus*) à 3 (*Valeriana*) ou à 5 (*Patrinia*). Ovaire à trois loges dont deux ordinairement vides ; l'autre contenant un seul ovule pendant et anatrope. Fruit sec, indéhiscent, coriace ou membraneux, uniloculaire, uniséminé. Graine inverse exalbuminée.

CARACTÈRES ANATOMIQUES. — Les feuilles ont des poils tecteurs unicellulaires coniques, et des poils glanduleux formés d'une cellule basilaire portant une glande cylindro-ovoïde à 2, 3 ou 4 cellules disposées sur deux séries parallèles. Les stomates sont entourés par 3 ou 4 cellules n'offrant rien de régulier dans leur direction. Mésophylle hétérogène asymétrique. Cristaux nuls. Système libéro-ligneux représenté par plusieurs faisceaux bien distincts.

Le liber des Valérianées est généralement privé de fibres et leur couche rhizogène est entièrement molle.

Leur appareil sécréteur est représenté par des glandes unicellulaires internes et isolées, qui sont principalement localisées dans l'endoderme et dans l'assise épidermoïdale.

La plupart des Valérianées habitent l'ancien continent, et principalement l'Europe centrale, la région méditerranéenne. Plusieurs espèces, croissant dans la région caucasique, se sont propagées vers l'Orient, dans la Sibérie, le Népaul et le Japon. On en rencontre aussi dans la partie tropicale du nouveau continent, où elles habitent les montagnes qui longent la côte orientale ; quelques-unes croissent abondamment au Chili et au Pérou ; on n'en trouve presque pas dans l'Amérique septentrionale.

Les Valérianées sont employées en thérapeutique depuis la plus haute antiquité : elles possèdent des propriétés antispasmodiques, plus prononcées dans les espèces vivaces que dans les espèces annuelles, chez lesquelles les principes actifs n'ont pas eu le temps de s'élaborer. La nature du sol exerce aussi une grande influence sur le développement de ces principes. Dans quelques espèces annuelles, l'amertume des feuilles vivaces est remplacée par un mucilage qui leur communique des vertus alimentaires et les fait rechercher comme salades d'hiver.

RHIZOME DE VALÉRIANE OFFICINALE

Origine. — La **Valériane officinale** (*Valeriana officinalis* L.) (fig. 706-707) fournit à la matière médicale des souches garnies de leurs racines. Cette plante herbacée, vivace, est répandue dans toute

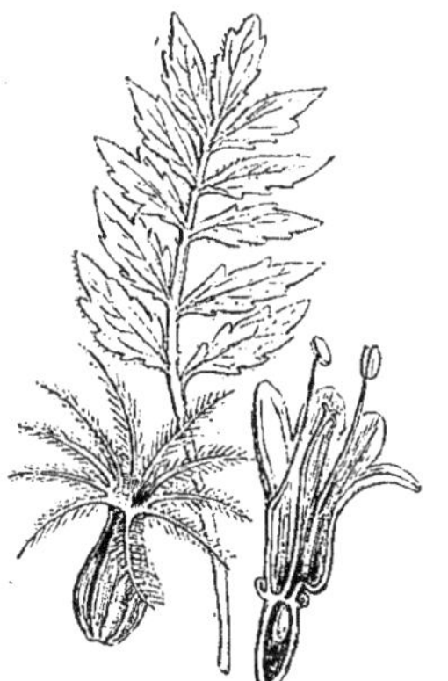

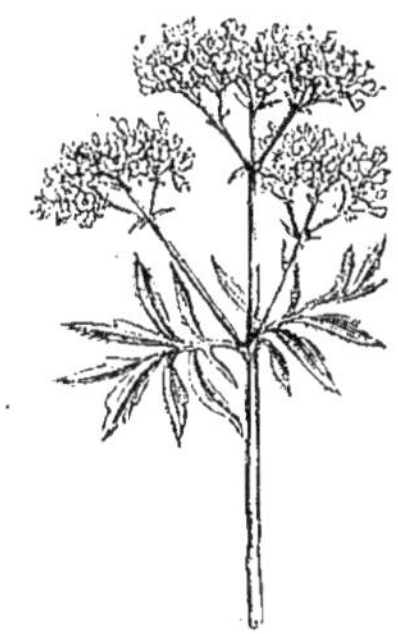

Fig. 706. — *Valeriana officinalis.*
Feuille radicale, fruit entier, coupe verticale de la fleur.

Fig. 707. — *Valeriana officinalis.*
Sommité fleurie.

l'Europe centrale et septentrionale, dans le nord de l'Asie jusqu'aux côtes de la Mandchourie ; elle croît dans les bois humides, les marais, sur le bord des fossés et dans les terres élevées ; elle est l'objet d'une culture importante en Hollande, en Angleterre et aux environs de New-York.

Description. — Tel qu'on le rencontre dans les pharmacies, le rhizome de Valériane est entièrement recouvert par un petit nombre de branches horizontales courtes, et par de nombreuses racines grêles et assez longues qui forment autour de lui une touffe emmêlée. Le rhizome (fig. 708), assez court, ramassé, irrégulièrement ovoïde, mesure 12 à 15 millimètres d'épaisseur et 20 millimètres de longueur; il présente à sa partie supérieure de courtes collerettes produites par des restes de feuilles; de l'aisselle de ces feuilles partent des rameaux souterrains terminés par un bourgeon aigu; les racines adventives

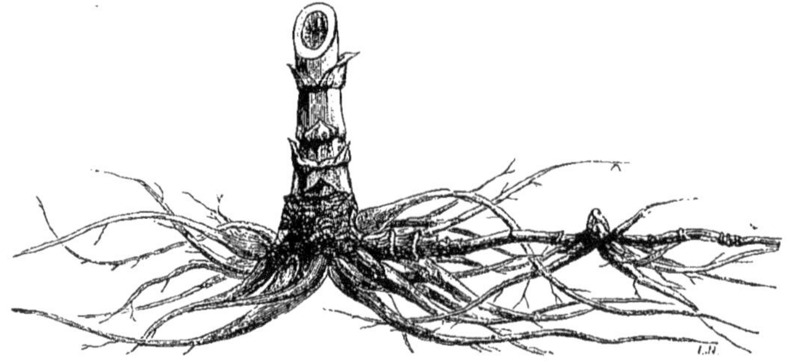

Fig. 708. — Rhizome de Valériane.

qui se détachent de ses côtés sont cylindro-coniques, finement ramifiées et à peu près aussi grosses que les rameaux latéraux; elles mesurent 8 à 10 centimètres de longueur et 1 millimètre d'épaisseur; elles

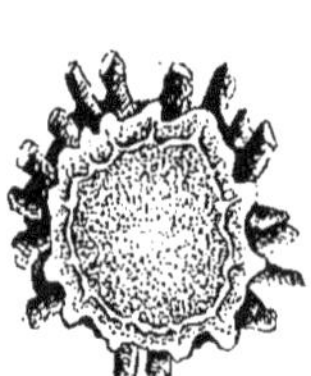

Fig. 709. — Rhizome de Valériane.
Section transversale.

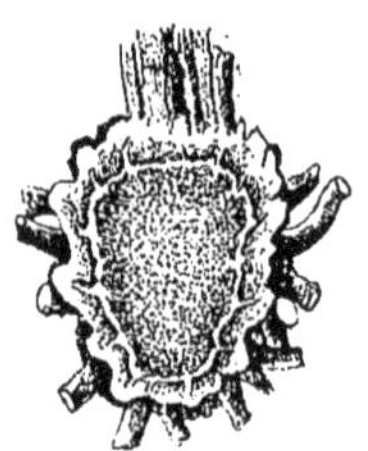

Fig. 710. — Rhizome de Valériane.
Section longitudinale.

sont très cassantes, profondément ridées et colorées, comme le rhizome, en brun foncé. Coupées transversalement, elles présentent sous un épiderme foncé une écorce blanche assez épaisse, qui entoure une zone ligneuse réduite à de très faibles dimensions. La section horizontale du rhizome sec et récent (fig. 709) montre une surface d'un gris sale, d'apparence cornée, limitée par un contour très irrégulier sur laquelle on distingue avec peine, entre une écorce peu épaisse et une moelle très développée, une mince couche de bois. En vieillissant, ce rhizome devient creux.

Au moment où on l'arrache de terre, cette drogue n'exhale aucun parfum, mais par la dessiccation, elle acquiert une odeur caractéristique qui rappelle celles du camphre et de la térébenthine ; celle qui est récoltée dans les endroits secs est plus aromatique que celle qui croit dans les endroits humides. Sa saveur est douceâtre, un peu amère et en même temps aromatique.

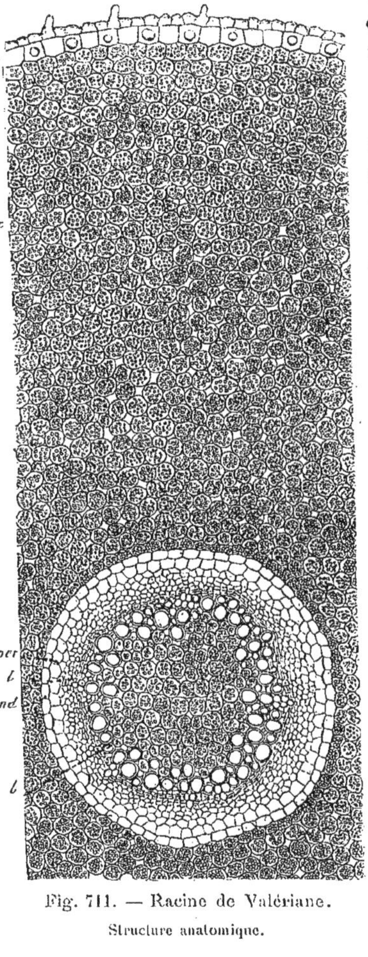

STRUCTURE MICROSCOPIQUE. — *Rhizome.* — Le rhizome de Valériane officinale présente de dehors en dedans une membrane épidermique légèrement subérifiée ; un large parenchyme à cellules ovales ou arrondies, laissant entre elles d'assez larges méats, gorgées d'amidon et contenant des gouttelettes d'huile essentielle ; un endoderme formé d'une couche unique de cellules allongées tangentiellement, qui contiennent de grosses gouttelettes d'essence ; le bois représenté par des faisceaux libéro-ligneux séparés les uns des autres par des rayons médullaires assez développés ; ces faisceaux sont relativement petits, de forme ovalaire et sont disposés suivant un cercle brisé autour d'une large moelle centrale, dans laquelle s'enfonce en forme de coin le bois primaire qui occupe la base des faisceaux. Au-dessus du bois primaire existe le bois secondaire formé de vaisseaux ponctués, de parenchyme ligneux et de quelques fibres ligneuses ; puis vient un liber peu développé formé de cellules cambiformes, de vaisseaux grillagés et d'une faible quantité de parenchyme libérien ; ce liber est recouvert par la couche rhizogène, réduite à une ou deux rangées de cellules qui ne sont jamais sclérifiées. La moelle offre la même structure que le parenchyme cortical.

Racine (fig. 711). — L'épiderme (*o*) faiblement subérifié est composé de petites cellules bombées extérieurement : au-dessous de cet épi-

Fig. 711. — Racine de Valériane.
Structure anatomique.

derme existe une rangée de cellules (*ce*) plus développées, constituant la membrane épidermoïdale et contenant des gouttelettes d'oléo-résine. Le parenchyme cortical (*pc*) est très développé relativement au bois, dont il est séparé par l'endoderme (*end*) qui renferme aussi de l'oléo-résine. Le bois (*b*) forme autour d'une moelle peu épaisse un anneau à peu près continu constitué par du bois primaire, du bois secondaire, quelques fibres ligneuses, et protégé par une couche non interrompue et assez épaisse de liber que recouvre la couche rhizogène (*per*) réduite à une seule rangée de cellules. La moelle et le parenchyme cortical sont remplis de corpuscules amylacés, et ne contiennent pas de cristaux.

COMPOSITION CHIMIQUE. — La racine de Valériane doit ses propriétés

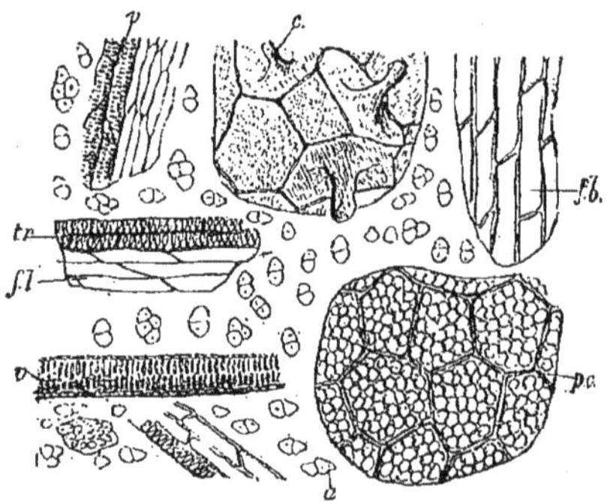

Fig. 712. — Poudre de racine de Valériane.

e, épiderme avec papilles. — *pc*, parenchyme cortical. — *fb*, fibres ligneuses. — *v*, vaisseaux. — *tr*, trachées. — *fl*, fibres libériennes. — *a*, amidon.

physiologiques à la présence de l'acide valérianique et d'une huile essentielle.

L'huile essentielle qui existe dans la racine dans la proportion de 0,50 à 2 p. 100 est verdâtre, mais devient jaune, visqueuse et acide au contact de l'air. D'après Bruylants[1], elle est constituée par un terpène, le *Valérène* $C^{10}H^{16}$, de l'acide valérianique et des carbures oxygénés, qui cristallisent en partie à 0° et se résinifient facilement. Parmi ces carbures on trouve : 1° du valérol $C^{6}H^{10}O$; 2° un composé $C^{10}H^{18}O$ qui, oxydé par l'acide chromique, donne des acides formique, acétique, valérianique, et qui donne avec l'acide chlorhydrique un camphre analogue au bornéol ; 3° un camphre cristallin qui paraît être combiné avec les trois acides précédents sous forme d'éthers ;

[1] Berich. chem. Gesells. 1878, p. 449.

4° une substance verdâtre distillant à 300°, dont la couleur devient intense au contact des acides minéraux concentrés.

L'*acide valérianique* $C^5H^{10}O^2$ est un liquide incolore, possédant une forte odeur de valériane, et une saveur brûlante. Il se dissout dans 30 p. 100 d'eau et en toutes proportions dans l'alcool, l'éther, l'acide acétique. Il se combine avec les bases et donne des sels cristallisés qui sont souvent employés dans la thérapeutique. Waliszewski[1] a isolé de la racine de valériane deux alcaloïdes, la *chatinine* et la *valérine*.

Usages. — La racine de Valériane est employée depuis fort longtemps comme antispasmodique et anti-hystérique : elle a été utilisée aussi contre le diabète.

RHIZOME DE GRANDE VALÉRIANE

Origine. — C'est le rhizome du *Valeriana Phu* L., qui croît dans l'Europe méridionale.

Description. — Ce rhizome se distingue facilement du précédent : c'est un corps allongé mesurant 10 à 15 centimètres de longueur sur 12 à 15 millimètres de diamètre, atténué vers l'extrémité postérieure, marqué de sillons longitudinaux assez profonds ; il présente sur sa face supérieure une série d'anneaux écaillés assez rapprochés surtout à la partie antérieure et moyenne ; de sa face inférieure se détachent de nombreuses racines qui peuvent atteindre 3 à 4 millimètres de diamètre et 10 à 12 centimètres de longueur. Ces racines présentent comme le rhizome une teinte grisâtre. L'odeur de cette drogue est moins prononcée que celle de la précédente.

Structure anatomique. — Le rhizome et la racine du *Valeriana Phu* présentent très sensiblement la disposition anatomique que nous avons observée dans les mêmes organes du *V. officinalis*. La seule différence que nous ayons à signaler consiste dans le développement considérable qu'a pris la membrane épidermoïdale dans la première de ces espèces. Cette membrane est entrée en voie de segmentation et a constitué un suber abondant à 7 ou 8 rangs de cellules qui protège le rhizome et la racine après la chute de l'épiderme ; les cellules subéreuses ainsi produites renferment également de l'oléo-résine, comme

[1] Répert. de Pharm. 1891, p. 166.

dans le *V. officinalis*. La présence de ponctuations peu accentuées sur les cellules du parenchyme cortical du *V. Phu* constitue aussi un caractère qu'on pourra invoquer pour la diagnose de cette espèce.

NARDS

Sous le nom de *Nards* on a désigné un certain nombre de substances, qui sont les rhizomes et les racines de diverses Valérianées. Ces produits ont une odeur spéciale qui rappelle un peu celle de la valériane, mais qui est bien plus agréable.

Les principaux Nards sont le *Nard Indien* et le *Nard celtique*.

NARD CELTIQUE

ORIGINE. — Le **Nard celtique** est un mélange de rhizomes de Valériane celtique (*Valeriana celtica* L.), et de quelques espèces voisines, du *V. saxatilis* L. entre autres, avec une certaine quantité de mousse.

DESCRIPTION. — Cette drogue se présente en petits paquets cylindroïdes ou fortement comprimés, odorants, dans lesquels on distingue facilement les petites souches de la Valériane celtique, longues de 3 à 5 centimètres, recouvertes d'écailles foliacées, allongées, d'un gris blanchâtre, marquées de nervures et du milieu desquelles s'échappent vers la partie inférieure des fibres radicales brunâtres. La saveur de cette substance est très amère ; son odeur assez forte rappelle celle de la Valériane.

STRUCTURE MICROSCOPIQUE. — Au-dessous de l'écorce, qui contient de nombreux globules d'oléo-résine, localisés dans les couches extérieures du parenchyme cortical et dans l'endoderme, se trouvent en général quatre faisceaux ligneux, dont un se divise parfois en un grand nombre d'autres plus petits, ce qui donne l'aspect d'un cercle de faisceaux très inégaux entre eux disposés autour d'une moelle riche en amidon.

USAGES. — Cette drogue jadis fort employée n'est plus utilisée aujourd'hui que pour la préparation de la thériaque.

NARD INDIEN
Spicanard.

ORIGINE. — Le **Nard Indien** ou **Nard vrai** ou *Spicanard* est la souche du *Nardostachys Jatamansi* DC. (*Valeriana Jatamansi* Jon., *Nardus Indica* J. Bauh.), qui croît dans les montagnes du Népaul.

DESCRIPTION. — Dans le commerce cette drogue se présente sous la forme d'un paquet de fibres brunâtres, oblongues ou fusiformes, mesurant 7 à 8 centimètres sur 1 centimètre de largeur. — En écartant le lacis de fibres, on s'aperçoit qu'elles forment à elles seules presque toute la substance ; le rhizome sur lequel elles s'insèrent est très court, peu épais, de 3 ou 4 millimètres environ, généralement envahi par les vers. Les fibres qui se détachent de cette souche ne sont pas autre chose que le squelette des feuilles radicales, composé de nervures anastomosées en réseau à mailles étroites. Le rhizome n'existe qu'à la partie inférieure du paquet fibreux, et présente sur sa coupe transversale une écorce assez mince recouvrant quelques faisceaux fibro-vasculaires, séparés par de larges rayons médullaires qui se détachent d'une moelle centrale.

Le Nard Indien a une odeur assez forte et persistante qui rappelle celle de la Valériane et du Patchouly. Sa saveur est amère et aromatique.

USAGES. — Ce rhizome, qui doit ses propriétés à une huile volatile brune, est employé dans l'Inde dans le traitement de l'épilepsie, de l'hystérie et des convulsions.

Il ne faut pas confondre le *Nard vrai* avec les *faux Nards* de l'Inde qui ont du reste un aspect tout différent et qui sont désignés sous les noms de **Nard radicant** et de **Nard foliacé**. Ces produits sont formés de rhizomes allongés, le plus souvent ramifiés et recouverts soit de fibres grossières brunâtres et d'un certain nombre de racines adventives, soit de véritables feuilles allongées du milieu desquelles sortent les fibres radicales. Ces deux Nards ne paraissent être que deux états de la même plante : le *Nard radicant* étant le *Nard foliacé* plus âgé et dans lequel le parenchyme des feuilles a disparu entre les nervures. Leur origine botanique est encore inconnue ; on l'a rapportée avec doute à un *Nardostachys*, mais M. J. Chatin[1], qui en a étudié

---

[1] J. Chatin. *Études botaniques, chimiques et médicales sur les Valérianées.* Thèse Faculté de méd. de Paris, 1872.

la structure anatomique, croit devoir l'attribuer à une plante monocotylédone.

Parmi les espèces utiles du genre *Valeriana* il faut citer :

Le *V. dioïca* L. ou petite Valériane, *V. des marais*, qui croît dans les
endroits humides et qui possède les mêmes propriétés que la Valériane
officinale ;

Les *V. Pyrenaïca* L., *Italica* Lam., *Capensis* Thunb., *Japonica* Bl.,
Wallichii DC., qui dans leur pays d'origine sont toutes employées
comme antispasmodiques ;

Le *V. Hardwickii* Wall. qui est originaire d'Asie, où l'on utilise son
rhizome contre les affections nerveuses. Linderer [1] qui l'a étudié au
point de vue chimique a trouvé que sa composition élémentaire ne
diffère pas sensiblement de celle de la Valériane officinale. D'après
Adams, c'est au rhizome de cette plante qu'il faudrait rapporter le
Nard syrien des anciens ;

Le *V. Toluccana* DC., qui croît dans les États de Mexico et de Mechoa-
can et qui est inscrite dans la pharmacopée mexicaine comme très
utile contre les affections du foie ;

Le genre *Valerianella* comprend un certain nombre d'espèces telles
que les *V. olitoria* Mœnch., *Auricula* DC., *carinata* Rap., et *dentata*
Lois. qui, sous le nom de *mâche* ou *doucette*, sont mangées en salade
en hiver et au printemps.

En Sicile on utilise pour le même usage le *Centranthus ruber* L. ou
Valériane rouge qui croît spontanément sur les roches les plus arides
du midi de l'Europe.

La *Valériane du Japon* ou *racine de Kesso*, qui est fournie par le
Patrinia scabiosœfolia Link.

Cette racine a été analysée par Shimoyamo et Hyrano [2] qui en ont
retiré 2,7 p. 100 d'huile essentielle.

Distillée en présence de l'eau, elle donne de l'acide valérique. La
plupart des espèces que nous venons de mentionner ont été étudiées
au point de vue anatomique par M. J. Chatin [3], qui a fait ressortir
l'analogie qui les rapproche et les différences qui distinguent les divers
genres de la famille des Valérianées.

[1] Dorpat, Pharm. Zeitsch. für Russl., 1886.
[2] *Apotheker Zeitung*, VII, 440.
[3] *Loco citato.*

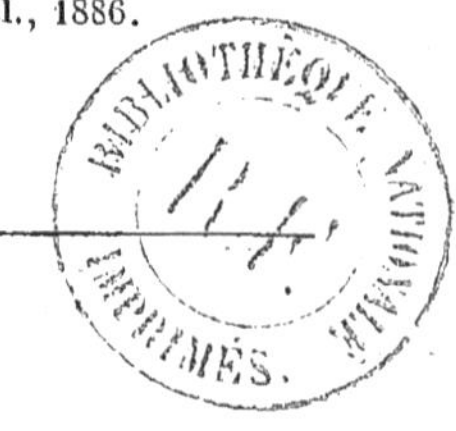

RUBIACÉES

Plantes herbacées, arbustes et arbres d'une très grande hauteur, dont les tiges ou au moins les rameaux sont ordinairement tétragones. Feuilles opposées, simples ou entières, accompagnées de stipules caulinaires de forme variable, qui se soudent plus ou moins complètement l'une à l'autre et qui, égalant parfois les feuilles, donnent à celle-ci une apparence verticillée. Fleurs axillaires ou terminales régulières et complètes. Calice adhérent par sa base avec l'ovaire infère, à limbe court, tronqué, divisé en 4 ou 6 lobes ; corolle gamopétale, régulière, imbriquée ou tordue à 4 ou 6 divisions ; androcée isostémoné et inséré sur la corolle ; ovaire infère, à 2, 4 ou 5 loges contenant chacune un ou plusieurs ovules attachés à leur angle interne ; le sommet de cet ovaire est couronné d'un disque épigyne et surmonté d'un style simple avec un stigmate qui compte autant de divisions qu'il y a de loges au pistil. Fruit capsulaire ou charnu, déhiscent ou indéhiscent ; graines pourvues ou plus rarement dépourvues d'albumen.

Caractères anatomiques. *Feuilles.* — Poils tecteurs simples, unisériés, bi ou pluricellulés, rarement unicellulés, parfois crochus, épaissis et unicellulaires (*Asperula, Galium*) : pas de poils glanduleux. Stomates accompagnés constamment de deux cellules latérales, réniformes et souvent inégales, parallèles à l'ostiole, et souvent l'entourant complètement ; cristaux d'oxalate de chaux variables dans leur forme : simples, presque simples ou agglomérés (*Gardenia, Galium, Ixora*), disposés en raphides ou aiguillés (*Psychotria*), pulvérulents (*Cinchona, Coffea*). — Pas de laticifères ni de glandes internes. — Mésophylle bifacial, en général médiocrement héliophyle.

Écorces. — Le suber est formé de cellules minces (*Cinchona, Exostemma*), ou épaissies (*Remijia*). Le parenchyme cortical renferme des lacunes et des cellules scléreuses dans beaucoup d'espèces de *Cinchona* et dans les *Remijia* ; il en est privé dans les *Exostemma*. Le liber toujours fibreux renferme des fibres polygonales en général complètement lignifiées, très grosses, tantôt isolées, tantôt réunies en groupes peu volumineux dans les *Cinchona* ; plus petites, moins épaisses, parfois réunies en groupes très volumineux (*Remijia, Ladenbergia*) : petites encore, mais groupées et en séries régulièrement parallèles (*Exostemma*). Cristaux pulvérulents (*Cinchona, Remijia*), aiguillés (*Exostemma*), rhomboédriques (*Hymenodictyon*).

Les Rubiacées sont très abondamment répandues sous les tropiques et leur nombre diminue rapidement au delà de cette zone. Cette famille fournit à la matière médicale un certain nombre d'espèces très utiles et qui figurent parmi les médicaments dits *héroïques* ou de première importance. Il nous suffira de citer le *Quinquina* qui est toujours le fébrifuge par excellence, éminemment supérieur à tous les succédanés qu'on a tenté de lui substituer ; l'*Ipécacuanha* qui occupe le premier rang parmi les vomitifs à cause de la constance et de l'énergie de ses propriétés ; le *Café* qui se recommande autant par ses vertus alimentaires que par ses propriétés curatives et qui reste l'un des articles les plus importants du commerce maritime de l'Europe. A côté d'un grand nombre de substances utilisées dans l'art de guérir, cette famille donne à l'industrie un certain nombre de plantes tinctoriales, dont l'importance commerciale a toutefois bien diminué depuis qu'on est arrivé à reproduire synthétiquement leur principe colorant.

QUINQUINAS

ORIGINE. — Sous le nom d'**Écorces de Quinquinas** on comprend un grand nombre d'écorces amères qui sont produites par de nombreuses espèces du genre *Cinchona* et une ou deux du genre *Remijia*.

Les *Cinchona* sont des arbres ou des arbustes toujours verts. Leurs feuilles sont opposées, entières, tantôt glabres et luisantes, penninerviées, parfois pubescentes ; elles sont pourvues de stipules interpétiolaires, caduques, garnies intérieurement de glandes basilaires ; leur pétiole est volumineux, souvent coloré en rouge. Les fleurs forment des cymes disposées soit en corymbes, soit plus souvent en panicules ; elles ont une couleur blanche ou rosée, et une odeur agréable ; elles sont composées d'un calice supère à 5 dents, d'une corolle hypocratériforme, à lobes lancéolés, laineux sur les bords ; de cinq étamines incluses ou parfois exsertes ; d'un ovaire infère, biloculaire, multiovulé. Le fruit est une capsule ovoïde, oblongue ou linéaire lancéolée, couronnée par le limbe du calice et qui s'ouvre de bas en haut en deux valves. Les graines sont nombreuses, petites, aplaties, bordées d'une aile membraneuse large et très irrégulièrement dentée.

Les *Cinchona* sont tous originaires de l'Amérique du Sud, et leur distribution géographique est parfaitement délimitée. On ne les trouve à l'état spontané que dans les parties des Andes qui s'étendent depuis la Nouvelle-Grenade, par le 10° latitude nord, jusque dans la Bolivie ou le haut Pérou vers le 19° latitude australe. Ils forment sur ces hauteurs une vaste courbe dont la concavité tournée vers le Brésil sert de point de départ aux divers affluents du grand fleuve des Amazones. Cette courbe n'est point continue ; elle est quatre fois interrompue à des distances inégales de manière à former quatre bandes dont les deux premières, à partir du nord, ne dépassent guère les limites de la Nouvelle-Grenade et s'étendent l'une au nord de Santa-Fé de Bogota vers le Vénézuéla, l'autre du côté de Popayan et de Pitayo, vers la République de l'Équateur. La troisième bande occupe presque

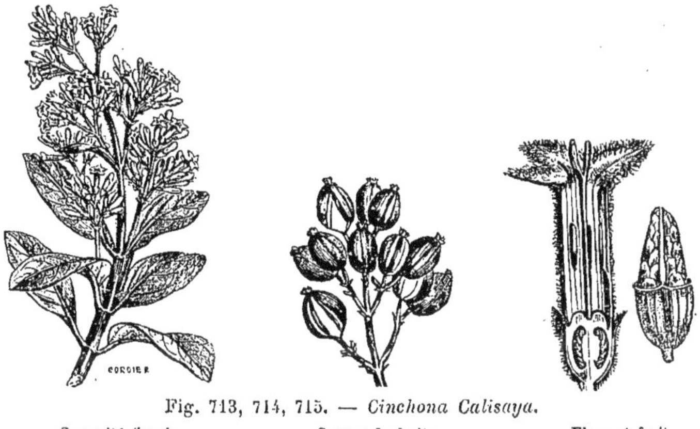

Fig. 713, 714, 715. — *Cinchona Calisaya.*

Sommité fleurie.   Grappe de fruits.   Fleur et fruit.

toute la longueur de cette République et comprend la localité de Loxa ; enfin la quatrième s'étend du Pérou jusque dans la Bolivie et fournit les Quinquinas de Huanuco, de Cuzco et les Calisayas.

La zone des Quinquinas est aussi nettement limitée dans le sens vertical ; ces arbres ne croissent pas en effet à toutes les altitudes ; ils ne peuvent supporter les chaleurs tropicales de la plaine, ni le froid des régions supérieures. C'est à une élévation moyenne de 1,600 à 2,400 mètres qu'ils se plaisent d'ordinaire. On a vu cependant certaines espèces atteindre 3,270 mètres et d'autres descendre jusqu'à 1,200 mètres.

Le climat de la région cinchonifère est extrêmement variable. Un soleil ardent, des pluies, des tempêtes et d'épais brouillards s'y succèdent très rapidement, sans que les variations de température y soient très considérables.

Le nombre des espèces de *Cinchona* est considérable, mais comme cela arrive pour les genres très naturels, ces espèces passent de l'une à l'autre par des nuances souvent insensibles. Sauf dans un petit nombre de cas, il est impossible de distinguer une espèce de ses voisines par un seul caractère; puis les influences du sol, du climat, les causes qui agissent sur la forme et la texture des organes s'exercent d'une manière très marquée dans ces végétaux de manière à rapprocher les individus des espèces différentes; enfin des hybrides se forment entre les espèces et rendent leur distinction encore plus difficile. Aussi les auteurs ont-ils beaucoup varié dans la délimitation des diverses espèces et dans le nombre qu'ils en ont admis.

M. Weddell dans ses *Notes sur les Quinquinas,* publiées en 1870 dans les *Annales des Sciences naturelles,* a proposé un système de groupement des diverses formes de *Cinchona,* destiné à rassembler autour d'un petit nombre de types considérés comme centre d'attraction des éléments qui autrement seraient fort épars.

Nous ne mentionnerons pas toutes les espèces, nous nous occuperons seulement d'une douzaine environ qui produisent les écorces commerciales. Plusieurs de ces écorces sont exclusivement employées pour la fabrication du sulfate de quinine; celles qu'on admet pour l'usage pharmaceutique sont fournies par les plantes suivantes :

1° *Cinchona officinalis* L. (*C. Condaminea* Weddell), qui habite les Andes du Pérou et de l'Équateur. C'est la première espèce qui ait été connue en Europe ; on lui rapporte un grand nombre de variétés qui ont été décrites sous les dénominations suivantes :

C. Uritusinga How. (*C. Uritusinga* Pav.) ;
C. officinalis Bonplandiana How.
C. officinalis Condaminea How. (*C. Chahuarguera* R. et P.) ;
C. crispa Tafalla.

Ces plantes qui habitent les environs de Loxa sont toutes intéressantes dans l'histoire des Quinquinas ; ce sont elles qui fournissent une partie des *Quinquinas gris* désignés sous le nom de *Quinquinas de Loxa ;*

2° *C. succirubra* Pav., espèce autrefois commune à Huaranda, d'où elle a presque complètement disparu et qui se retrouve près de Guayaquil dans l'Équateur, sur les pentes orientales du Chimborazo. C'est elle qui fournit le *Quinquina rouge* des pharmacies ;

3° Le *C. Calisaya* Wedd., espèce des plus importantes qui fournit les écorces connues dans le commerce sous le nom de *Quinquinas Calisaya* et qui habite les provinces septentrionales de la Bolivie et la province voisine de Carabaya dans le Pérou, à une altitude de 1,500 à 1,800 mètres au-dessus du niveau de la mer. Elle comprend plusieurs formes ou variétés dont les plus intéressantes sont : le *C. Calisaya*

Josephiana Wedd. qui, pénétrant au sud de la Bolivie jusque dans la portion septentrionale extrême du Chili, constitue le représentant le plus méridional du genre *Cinchona ;* le *C. Boliviana* Wedd. et le *C. Ledgeriana* Moens, hybride fort remarquable observé pour la première fois par Ledger à Caupolican en Bolivie, et provenant du croisement du *C. Calisaya* avec le *C. micrantha ;*

4° Le *C. micrantha* R. et P., qui croît dans les districts de Huanuco et de Carabaya près de la Bolivie ;

5° Le *C. nitida* R. et P., qui habite les hautes montagnes vers le 10° de latitude australe, principalement à Huanuco et à Cuchero.

6° Le *C. Peruviana* How., qui pousse dans les montagnes froides des Andes, à Cuchero. Ces trois dernières espèces fournissent les quinquinas officinaux connus sous le nom de *Quinquinas de Huanuco ;*

7° Le *C. purpurea* R. et P. qui habite les forêts du Pérou et fournit une partie des écorces connues sous le nom de *Quinquinas de Huamalies ;*

8° Le *C. pubescens* Vahl. non Weddell, qui est répandu dans les forêts de Jaen, Loxa, Guayaquil, dans la province de Quito et de Yalançay. Avec les *C. umbellulifera* Pav. et *C. heterophylla* Pav., cette espèce concourt à la production des écorces désignées dans le commerce sous le nom de *Quinquinas de Guayaquil ;*

9° Le *C. lancifolia* Mut., qui croît sur les pentes orientales des Andes de la Colombie entre 2° et 8° de latitude nord, à une altitude de 2,000 à 3,000 mètres, depuis la source du Rio Magdalena à Popayan, jusqu'au centre des provinces de Pamplona et Ocaña. C'est à cette espèce et à ses variétés qu'il faut attribuer les écorces désignées dans le commerce sous les noms de *Quinquina jaune orangé de Mutis, Quinquina de Colombie, Quinquina de Carthagène, Quinquina à quinidine, Calisaya de Santa-Fé de Bogota ;*

10° Le *C. Tucujensis* Karst. (*C. cordifolia* var. β. de Mutis), qui croît dans les mêmes parages et fournit le *Quinquina Maracaïbo.*

11° Le *C. Pitayensis* Wedd (*C. corymbosa* Karst.), espèce à nombreuses variétés qui habite le versant occidental des Andes de la Colombie, la province de Cauca, depuis Sumbico jusqu'à Popayan, et spécialement près du village de Pitayo. C'est elle qui fournit les écorces dites *Pitayo* ou *Pitaya, Almaguer.*

La plupart de ces espèces ont été transportées dans les Indes où elles sont l'objet d'une culture spéciale. Avec quelques autres telles que les *C. Pahudiana* How., *C. Hasskarliana* Miq., *C. caloptera* Miq. et des hybrides résultant du croisement de plusieurs d'entre elles, elles concourent à la production des *Quinquinas cultivés,* connus sous le nom de *Quinquinas des Indes,* dont nous retracerons plus loin l'histoire et les caractères généraux.

CARACTÈRES ANATOMIQUES (JEUNES ÉCORCES). — Examinée au microscope, une jeune écorce de Quinquina présente de dehors en dedans trois couches qui se distinguent par leur forme et leur développement :

1° Une *enveloppe extérieure,* comprenant : une rangée de cellules épidermiques brunes souvent à moitié détruites ou confondues avec des thallus de lichens, et le suber formé de plusieurs rangées de cellules tabulaires, aplaties, renfermant souvent une matière sèche, de couleur brun rouge ou brun noir, d'apparence résineuse. Ces cellules constituent le *cercle résineux* de Weddell, qui est bien connu des marchands de Quinquinas et caractérise nettement les jeunes écorces de certaines espèces ;

2° Une *écorce moyenne.* Cette zone, encore désignée sous les noms d'*enveloppe cellulaire* ou d'*enveloppe herbacée,* est formée de cellules polygonales incolores, allongées dans la direction tangentielle : dans l'épaisseur de cette couche on peut observer des cellules scléreuses, des cellules à cristaux et des lacunes sur lesquelles nous reviendrons plus loin ;

3° Une *écorce interne* ou *liber* formée d'un tissu plus dense de petites cellules polygonales irrégulières, dans lequel sont dispersées les fibres-libériennes. Ce tissu libérien est divisé en faisceaux cunéiformes plus ou moins larges par des rayons médullaires qui, d'abord étroits sur une grande partie de leur parcours, s'élargissent brusquement en se rapprochant de la périphérie. Les faisceaux libériens sont aussi souvent sillonnés radialement par une rangée de cellules assez larges, tangentielles, qui constituent les rayons médullaires secondaires.

VIEILLES ÉCORCES. — L'âge amène des modifications sensibles dans la structure de ces diverses couches ; les organes élémentaires qui les constituent subissent dans leur forme et leur contenu des changements tout à fait essentiels.

Le *périderme* n'est pas toujours réduit à la couche uniforme de suber qui entoure les parties vivantes de l'écorce ; souvent il se produit dans le parenchyme cortical des couches très denses de cellules subéreuses, qui s'y enfoncent obliquement, isolant des plaques extérieures de la portion interne et vivante de l'écorce, et amenant leur mortification. Ces plaques péridermiques (fig. 716) où les sucs ne circulent plus se détachent très facilement et ne sont que rarement con-

servées dans les écorces provenant des grosses branches et du tronc.
Leur épaisseur est très variable et peut fournir de bons caractères pour
la distinction des écorces commerciales. Tantôt ces plaques se réduisent
à quelques couches subéreuses et il ne se fait qu'une mince exfoliation
de la surface, le tissu superficiel restant ainsi cellulaire et subéreux ;
c'est ce qui s'observe dans le quinquina
jaune orangé de la Nouvelle-Grenade.
D'autres fois, les bandes isolantes pénètrent plus profondément jusque dans les
couches du liber et alors la structure de
la face externe de l'écorce est tout aussi
fibreuse que la face interne. C'est ainsi
que se présente le *Quinquina Calisaya
plat* du commerce.

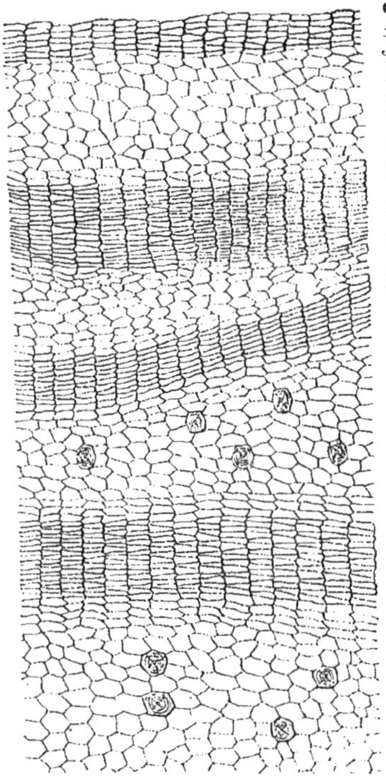

Quelques écorces sont caractérisées par
la présence d'une autre formation subéreuse qui s'est développée en quelques
points limités de leur surface et qui est
constituée par des cellules polyédriques,
brunes, à parois minces, et quelquefois
un peu allongées dans le sens radial.
Ces cellules émergent à la surface de
l'écorce sous forme de verrues ou d'exco-
riations plus ou moins fortes ; on les
observe communément dans les *Quinquinas de Huamalies.*

À mesure que l'écorce grossit, les
cellules du *mésoderme*, d'abord polygonales, s'allongent dans la direction tangentielle en même temps qu'elles se
multiplient par suite de la formation de
cloisons radiales. Quelques-unes d'entre

Fig. 716.
Écorce vieille de Cinchona.
Périderme.

elles s'épaississent notablement et constituent les *cellules pierreuses*
(*Steinzellen*) caractérisées par l'épaississement régulier de leurs parois,
qui entourent une cavité assez large souvent remplie de matière résineuse brune. La présence de ces cellules n'est pas constante dans les
écorces de Quinquina. Absentes dans les *C. officinalis*, *C. succirubra*,
C. Calisaya, les cellules scléreuses sont peu nombreuses dans les *C.
umbellulifera*, *C. Peruviana*, extrêmement abondantes dans les *C. macrocalyx* et *C. lancifolia;* dans cette dernière espèce elles envahissent
même souvent la zone libérienne.

Quelques cellules, offrant d'ailleurs les mêmes formes et les mêmes dimensions que les autres, s'en distinguent par la présence dans leur cavité de cristaux pulvérulents qui leur donnent un aspect grisâtre ou noirâtre, comme nous l'avons observé dans quelques Solanées ; ce sont les *cellules à cristaux* (*Cristalzellen*).

On observe communément dans la partie interne du parenchyme cortical des écorces de Quinquina de larges cellules se distinguant de celles qui les entourent par leurs dimensions et leur forme ovale ou arrondie. Ces cellules dont le rôle physiologique n'est pas parfaitement établi ont reçu différents noms : on les a appelées *lacunes* ou *vaisseaux laticifères* (*Milchsaftzellen* Phœbus.), *Saftfasern* Schleiden, *Saftrohren* Berg et Schmidt. M. Tschirch les prend pour des canaux oléo-résineux et leur donne le nom de *Gummi Harzschlaüche*. Ces éléments auxquels nous conserverons le nom de *lacunes*, vus sur une coupe longitudinale, se présentent sous forme de longs tubes droits, cylindriques ou prismatiques, parallèles à l'axe, à paroi assez dure, incolore ou jaunâtre. Ils font communément défaut dans les *C. Chahuarguera* et *C. lancifolia* ; ils sont très petits dans les *C. Uritusinga*, aussi étroits dans le *C. micrantha* où ils disparaissent de bonne heure ; ils sont très nombreux et bien apparents dans les *C. Peruviana* et *C. Calisaya* : on ne les rencontre jamais dans la zone libérienne.

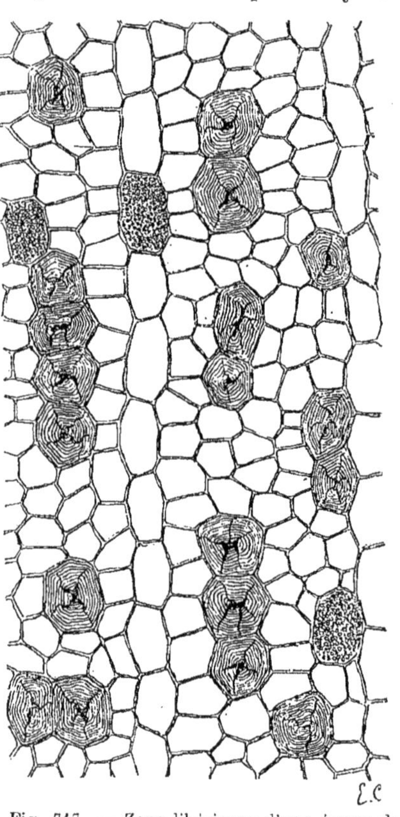

Fig. 717. — Zone libérienne d'une écorce de *Quinquina Ledgeriana*.

Le liber des vieilles écorces de Quinquina se présente en général en faisceaux cunéiformes nettement séparés par des rayons médullaires primaires qui vont, en s'élargissant brusquement, se confondre avec le parenchyme cortical. Dans le *Calisaya plat* et le *Quinquina Maracaïbo*, ces rayons conservent la même largeur dans tout leur parcours ; dans la première de ces espèces qui est constituée exclusivement par la zone libérienne, ils traversent l'écorce dans toute son épaisseur ; dans la seconde, qui comprend les trois zones précédemment décrites, ils se prolongent jusque dans le voisinage du suber.

La zone libérienne (fig. 717) est formée par un parenchyme de petites cellules polygonales, à parois minces, parfois aussi irrégulières dans leur forme que dans leur direction, souvent assez régulières et disposées en files radiales ; elle est surtout caractérisée par la présence de fibres (*Bastzellen*) qui se distinguent très nettement par leurs dimensions, leur forme et l'épaisseur de leurs parois. Ces fibres ont une section polygonale ; elles sont généralement assez grosses et à peu près complètement ligni-fiées : elles présentent une série d'épaississements concentriques qu'on aperçoit dis-tinctement autour d'un lumen punctiforme et quelques stries radiales. Traitées par la potasse, elles prennent une coloration jaune. Examinées dans le sens de leur lon-gueur, après isolement par le réactif de Schülze, elles se montrent généralement fusiformes, à parois canaliculées, plus ou moins droites ou ondulées, sinueuses ou faiblement dentées (fig. 719) ; leurs deux extrémités sont terminées en biseau ou bien légèrement obliques, carrées ou den-tées ; elles sont souvent opposées bout à bout ou enchâssées les unes entre les autres ; elles ne sont jamais ramifiées ; leur longueur, variable dans les diverses espèces de *Cin-chona*, dépasse rarement 10 à 12 fois leur largeur, aussi la cassure de ces écorces est-elle généralement courte et peu fibreuse. A côté de ces fibres fort épaisses on peut remarquer dans quelques écorces de Quinquina (*C. purpurea, C. Tucujensis*) la présence d'éléments de même ordre dont la section également polygonale est beaucoup plus étroite : ces éléments que Vogl appelle *Stabzellen* sont des fibres corti-cales en voie de formation : elles se distinguent sous le microscope par leur transparence absolue, leurs parois bien moins épaisses et leur lumen bien apparent.

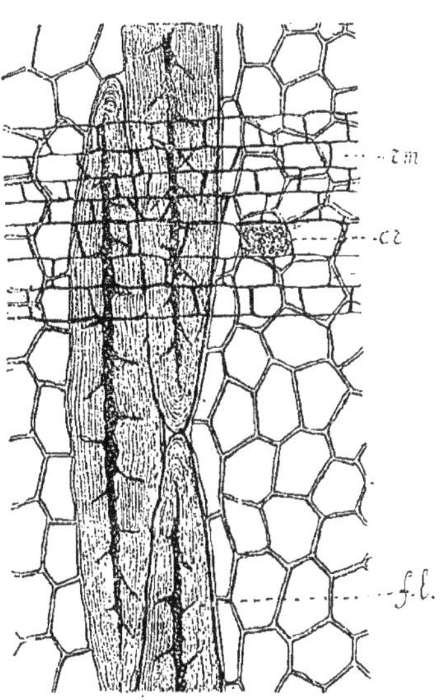

Fig. 718.
Écorce de *Quinquina Ledgeriana*.
Section longitudinale du liber.

Le groupement et la répartition des fibres affectent des modifications assez profondes dans les écorces de Quinquina. Sous ce rapport

MM. Weddell et Wigand ont établi trois types bien distincts, qui sont :
les types du *C. Calisaya* Wedd., du *C. scrobiculata* Humb. et Bonp. et
du *C. pubescens* Wedd. (*nunc C. purpurascens* Wedd.) :

1° Une grosse écorce de *C. Calisaya*, telle que nous l'offre le commerce est, nous l'avons déjà dit, privée de son périderme et présente
une texture fibreuse sur les deux faces. La coupe transversale (fig. 720)
montre au microscope une trame parfaitement homogène composée

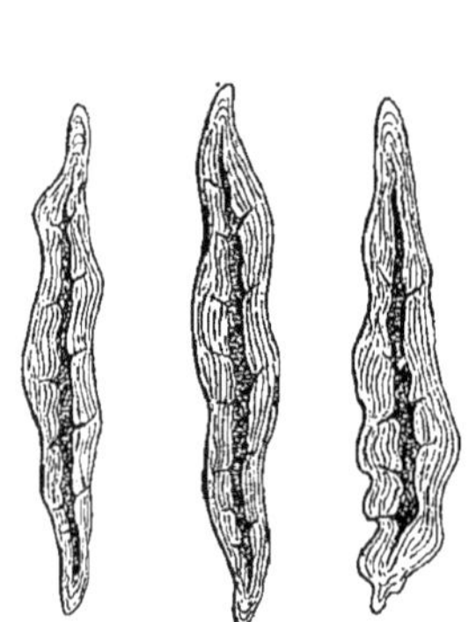

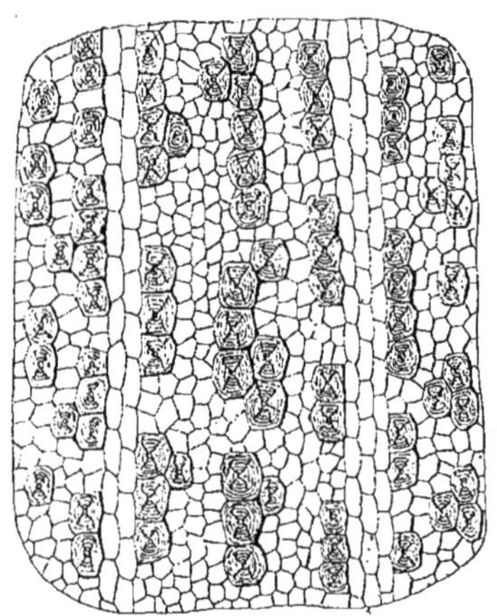

Fig. 719. — Fibres de Quinquina.   Fig. 720. — *Quinquina Calisaya.*

de fibres de grosseur sensiblement égale ; réparties assez uniformément au milieu d'un tissu cellulaire gorgé de matières résineuses ;
sur la coupe longitudinale (fig. 723), ces fibres paraissent courtes et
fusiformes et à peine adhérentes par leurs extrémités avec les fibres
qui les avoisinent ;

2° Telle n'est point la structure du *C. scrobiculata* (fig. 724). Dans
une écorce de cette espèce également dépouillée de son périderme, les
deux faces sont de nature toute différente : l'intérieure restant toujours
fibreuse, l'extérieure est de nature celluleuse. La coupe transversale
montre des fibres corticales nombreuses et rapprochées à la partie
interne de l'écorce, mais diminuant de nombre dans la partie moyenne
et disparaissant complètement à la périphérie. Ces fibres sont d'ailleurs
plus longues que dans le *C. Calisaya* et leurs extrémités sont complètement soudées avec celles qui les avoisinent ;

3° Les écorces du *C. pubescens* Wedd (fig. 722) présentent une
structure tout aussi spéciale. Comme dans le cas précédent, la surface
interne est fibreuse, l'externe celluleuse ; les fibres corticales forment

des séries irrégulières et concentriques dans la moitié interne de l'écorce ; elles sont enveloppées d'un tissu cellulaire abondant ; leurs dimensions sont très considérables, trois ou quatre fois plus que celles du type précédent, et en outre plusieurs d'entre elles sont soudées ensemble et réunies en faisceaux.

Les divers éléments que nous venons de passer en revue peuvent servir de base à autant de systèmes de classification pour les écorces officinales ; mais ils n'ont pas tous la même valeur. Les recherches

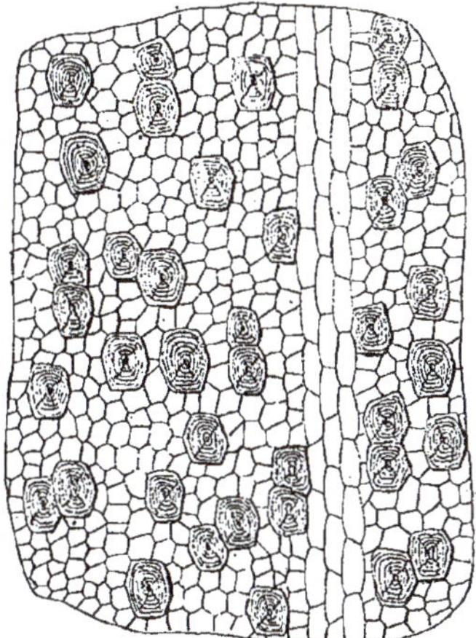

Fig. 721. — *Cinchona scrobiculata.*
Section transversale du liber.

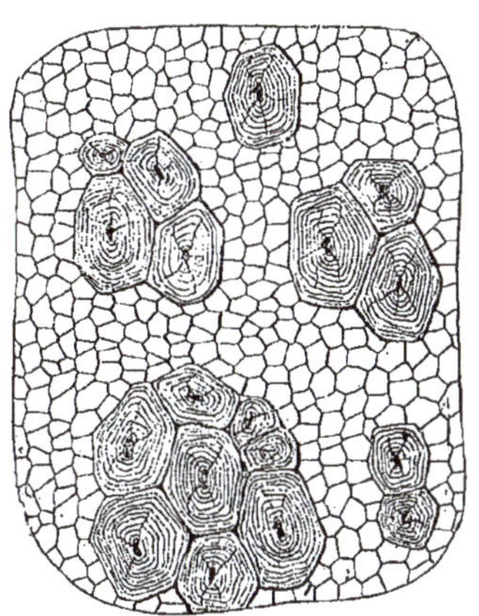

Fig. 722. — Écorce de *Cinchona pubescens.*
Couche libérienne.

de Phœbus ne laissent pas de doute à cet égard ; elles établissent que les fibres corticales sont l'élément qui doit être mis en première ligne ; viennent ensuite, par ordre d'importance, les vaisseaux laticifères, les cellules scléreuses et les cellules à cristaux, et enfin les fibres corticales en voie de formation.

Aussi la connaissance plus intime de l'anatomie des Quinquinas nous a-t-elle valu plusieurs classifications, différentes par leur base, différentes aussi par leur valeur.

Berg et Schmidt[1] ont établi la leur sur les caractères tirés de la considération des vaisseaux laticifères et des cellules scléreuses. Ces caractères sont trop insuffisants pour constituer la base générale d'un système ; aussi voyons-nous des distances considérables entre des espèces qui sont vraiment rapprochées dans la nature.

[1] Berg und Schmidt. — *Darstellung und Beschreibung Sammtlicher in der Pharmacopœa Borussica aufgehührten officinellen Gervachse.* Leipzig, 1865.

Weddell, en faisant des fibres corticales la caractéristique des principales espèces, adopte un système plus rationnel.

M. Vogl[1] a organisé un tableau propre à la détermination des quinquinas en tenant compte de tous les éléments de l'écorce, mais suivant

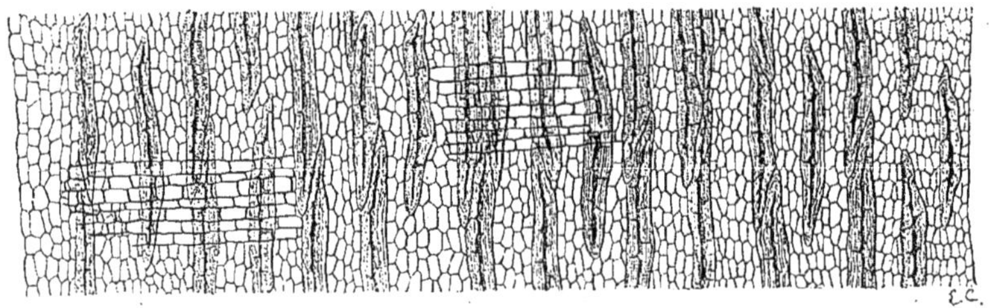

Fig. 723. — Écorce de *Cinchona Calisaya* plat.
Section longitudinale.

leur prédominance relative. Si son système est plus compliqué, si une même écorce se trouve désignée et répétée avec des caractères diffé-

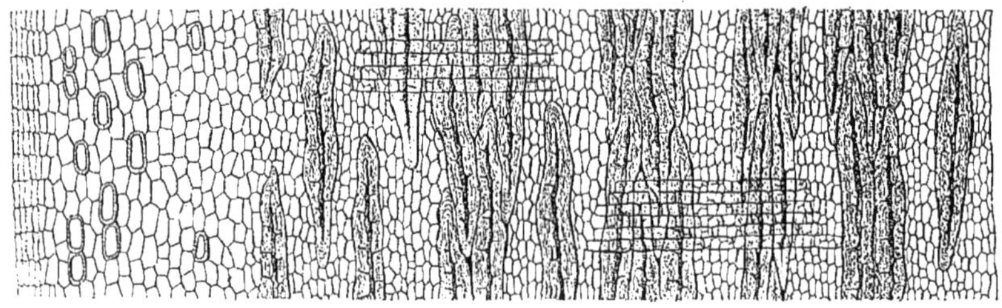

Fig. 724. — Écorce de *Cinchona lancifolia*.
Section longitudinale.

rents, il nous semble que la détermination n'en est que plus facile et plus certaine.

COMPOSITION CHIMIQUE. — Les Écorces de Quinquina doivent leurs propriétés physiologiques à un certain nombre de principes immédiats parmi lesquels figurent :

1° Des alcaloïdes : *quinine, quinidine, cinchonine, cinchonidine, quinamine, quinamidine, homoquinine, cinchonamine, paytine, homocinchonine, homocinchonidine, cusconine, cusconidine, aricine, paricine, paytamine, dihomocinchonine, dicinchonine, diquinine, javanine, cincholine ;*

[1] Doct. Aug. Vogl. — *Die Chinarinden des Wiener Grosshandels*, Wienn, 1867.

2° Des acides : *acides quinique, cinchotannique* et *quinovique ;*

3° Des matières colorantes : *rouge de Quinquina soluble* et *insoluble, matière colorante jaune grasse, matière de couleur verte ;*

4° Des substances neutres : *amidon, gommes* et *cellulose ;*

5° Une petite quantité d'*huile volatile*, qui donne à certaines de ces écorces leur odeur particulière ;

6° Une matière cireuse : le *cinchol*, considéré par les uns comme un corps gras, par les autres comme une cire.

Plusieurs de ces principes n'ont pour nous qu'un intérêt purement scientifique ; aussi n'insisterons-nous que sur ceux qui ont trouvé dans la thérapeutique un emploi immédiat.

Quinine. — Cet alcaloïde, isolé pour la première fois en 1820 par Pelletier et Caventou, a pris, depuis cette époque, une importance énorme. — Précipité par l'ammoniaque de l'un de ses sels, il se présente sous l'aspect d'une matière blanche floconneuse, amorphe et friable après sa dessiccation. Obtenu par l'évaporation d'une de ses solutions alcooliques, éthérées et chloroformiques, il prend l'aspect d'une masse résineuse incolore. La quinine peut contracter avec l'eau des combinaisons cristallines : l'hydrate à trois équivalents d'eau est cristallisé, incolore, fusible à 170° et décomposable vers cette température. Il se dissout dans 2,024 parties d'eau à 15°, 700 parties d'eau à 100° ; 1,133 parties d'alcool absolu, 22,632 d'éther et 1,926 parties de chloroforme ; l'alcool amylique, les huiles volatiles, quelques huiles grasses, la benzine, en dissolvent de notables proportions. Quoique très peu soluble dans l'eau, la quinine a une saveur très amère. La solution aqueuse de quinine a une fluorescence presque nulle, mais qui devient très marquée si on y ajoute une goutte d'acide sulfurique.

Traitée par une quantité suffisante d'eau chlorée, et par un léger excès d'ammoniaque, la solution alcoolique de quinine ou la solution aqueuse de son sulfate prend une belle couleur *vert émeraude*.

Traitée par une légère quantité de teinture d'iode, la solution alcoolique de sulfate de quinine, légèrement chauffée, abandonne par le refroidissement des cristaux minces et légers d'*hérapathite* ou de *sulfate d'iodo-quinine*, qui se distinguent à leurs reflets mordorés.

Si dans une solution de sulfate de quinine étendue de quelques gouttes d'eau chlorée, on fait tomber un peu de ferrocyanure de potassium pulvérisé, on obtient une teinte rose qui passe au rouge foncé.

La quinine est un alcaloïde diacide qui pour former des sels neutres exige deux molécules d'un acide monobasique et une molécule d'un acide bibasique. La plupart de ces sels sont solubles dans l'eau et l'alcool et donnent des solutions très amères qui précipitent par le tannin, l'infusion de noix de galle, l'iodure ioduré de potassium. Les principaux sels de quinine employés en thérapeutique sont : le *sulfate basique* et le *sulfate neutre*, les *chlorhydrate, bromhydrate, lactate, salicylate, valérianate* et *tannate de quinine*. La plupart de ces sels s'administrent à l'intérieur en pilules, en cachets ou en solution : le chlorhydrate est généralement réservé pour les injections hypodermiques.

Quinidine. — Cet alcaloïde isomère de la quinine abonde dans quelques Quinquinas de la Nouvelle-Grenade et n'existe qu'en faible proportion dans les meilleures écorces officinales, qu'elles proviennent de Quinquinas sauvages ou de Quinquinas cultivés. Il se présente en cristaux incolores, brillants et volumineux qui, exposés à l'air sec, perdent leur transparence et s'effleurissent en abandonnant 12 parties d'eau ; il se dissout dans 2,000 parties d'eau à 15°, dans 750 parties d'eau à 10°, dans 45 parties d'alcool froid. La quinidine donne, comme la quinine, une solution vert émeraude avec l'eau chlorée et l'ammoniaque ; mais son sulfate ne donne pas avec la teinture d'iode des cristaux mordorés d'hérapathite. Exposés pendant quelque temps à une température voisine de 130°, les sels de quinidine se transforment en sels de *quinicine* (Pasteur). La quinidine posséderait, d'après Pereira, Howard, Rampon et Briquet, les propriétés fébrifuges de la quinine ; mais cette opinion mériterait toutefois d'être confirmée par de nouvelles expériences, répétées avec de la quinidine chimiquement pure.

Cinchonine. — Isolée à l'état impur par Duncan (1803), obtenue à l'état cristallisé par Gomez, la cinchonine a été préparée à l'état pur en 1820 par Pelletier et Caventou, qui, en déterminant sa véritable nature alcaloïdique, furent amenés à la découverte de la quinine. Elle cristallise en prismes incolores, brillants, anhydres ; elle se dissout dans 2,500 parties d'eau bouillante, 3,800 parties d'eau à 10° et 140 parties d'alcool à 0,852 ; elle est peu soluble dans les corps gras, la benzine, le toluène ; elle est dextrogyre. Chauffée à 220° dans un tube de verre, elle se décompose incomplètement et se sublime en partie sous forme d'aiguilles fines. Elle ne produit pas de coloration verte avec l'eau chlorée et l'ammoniaque, ne donne pas de cristaux d'hérapathite avec la teinture d'iode. Sa solution aqueuse n'est pas fluorescente.

Cinchonidine. — Découverte par Winckler dans les écorces de Quinquina Maracaïbo et Huamalies, cette base a pour formule $C^{40}H^{24}Az^2O^2$; elle est donc isomère de la cinchonine. Peu abondante dans les Quinquinas sauvages, elle existe en très forte proportion dans les Quinquinas cultivés, surtout dans les *C. succirubra* et ses hybrides. Elle se présente en cristaux anhydres, incolores, volumineux et brillants. Soumis à une température voisine de 120° pendant un certain temps, les sels de cinchonidine se transforment en sels de *Cinchonicine* (Pasteur).

Quinamine. — Cette base, qui a été découverte en 1872 par Hesse dans l'écorce de *C. succirubra*, cultivée dans l'Inde, se retrouve en réalité dans toutes les écorces de Quinquina. Elle cristallise en prismes anhydres, incolores, inodores, solubles dans l'éther, la benzine, dans 100 parties d'alcool à 90° et 15 à 19 parties d'eau. Au contact de l'acide sulfurique, elle prend une coloration bleue, puis rose, quand on ajoute de l'eau ; avec l'acide nitrique elle se colore en jaune. Ses solutions ne sont pas fluorescentes.

Paricine. — Alcaloïde découvert par Hesse dans la même écorce, et se présentant sous l'aspect d'une poudre jaune pâle soluble dans l'éther.

Hydroquinine. — C'est également Hesse qui a retiré du Quinquina, en 1882, l'*hydroquinine*, et en 1884, la *Chiaramine*, la *Chairamidine*, la *Conchairamine* et la *Conchairamidine*, qui n'ont pas reçu d'applications thérapeutiques. Il en est de même de l'*Aricine*, qui a été découverte par Pelletier et Corriol dans le Quinquina blanc d'Arica, et qui a été isolée d'un Quinquina de Jaen par Mancini sous le nom de *Cinchovatine*. — Winckler a mis hors de doute l'identité de ces deux bases. Quoique admise par un grand nombre de chimistes, la préexistence de tous ces alcaloïdes dans les écorces de Quinquina n'est pas encore bien nettement démontrée. Plusieurs d'entre elles y existent à l'état de combinaison avec l'*acide quinotannique*.

SIÈGE DES ALCALOÏDES. — La détermination exacte du siège des alcaloïdes dans les écorces de Quinquina est une question intéressante qui a été diversement résolue par les pharmacologistes qui s'en sont occupés. « Il est, dit M. Weddell[1], un fait bien acquis : c'est que le Quinquina Calisaya est l'écorce la plus riche en quinine, et l'expérience nous apprend que les écorces qui, après le Calisaya, en renferment le plus, sont précisément celles dont le derme est réduit au liber seul par l'exfoliation successive des tuniques plus extérieures ou du moins par leur adjonction au périderme. D'autre part, on sait que les Quinquinas gris, qui ne sont, la plupart, que les écorces jeunes des autres espèces, contiennent une bien plus grande proportion de cinchonine que de quinine, ce qui se reproduit encore avec les écorces âgées qui ont conservé la tunique cellulaire qu'elles avaient dans leur jeune âge.

---

[1] Weddell. — *Histoire naturelle des Quinquinas*, p. 24-25.

D'où l'auteur conclut que « la quinine a de préférence son siège dans le liber, ou, pour parler plus exactement, dans le tissu cellulaire interposé aux fibres du liber, et la cinchonine occupe plus particulièrement celui qui constitue le parenchyme cortical ». Dans son mémoire sur les écorces officinales de la Nouvelle-Grenade, M. Karsten[1] tirait les mêmes conclusions. M. Wigand[2] considérait les fibres comme étant le siège exclusif des alcaloïdes des quinquinas.

L'opinion de MM. Weddell et Karsten, quoique n'étant pas fondée sur des expériences directes, s'appuyait sur des déductions très plausibles. Celle de M. Wigand était tout à fait invraisemblable et ne s'appuyait sur rien. Ce fut M. Howard[3] qui entreprit le premier des expériences, et il en tira des conclusions toutes différentes. Ayant pris une écorce de *C. lancifolia* Mutis, il la divisa en deux parties : l'une formée des couches extérieures et presque exclusivement cellulaires de l'écorce ; l'autre, des couches internes et fibreuses. Le résultat de l'analyse donna :

Pour la première partie.
- Quinine . . . . 1,18 p. 100
- Cinchonine. . . . . . . 1,02 —

Pour la seconde partie.
- Quinine . . . . 0 —
- Cinchonine. . . . . . . 0,93 —

Pour confirmer cette expérience qui contredisait l'opinion de MM. Weddell et Karsten, M. Howard en disposa une nouvelle de la façon suivante : il traita successivement :

1° Des écorces toutes jeunes et ne renfermant guère que l'enveloppe cellulaire ;

2° Des écorces enroulées d'un quart de pouce de diamètre renfermant déjà un certain nombre de fibres libériennes ;

3° Enfin des écorces d'un demi-pouce de diamètre ayant un liber très développé :

Il obtint les résultats suivants :

Dans le premier cas.
- Quinine. . . . . 1,07 p. 100
- Cinchonine et cinchonidine. 0,88 —
- Total. 1,95

Dans le second cas.
- Quinine. . . . . 1 p. 100
- Cinchonine et cinchonidine. 0,90 —
- Total. 1,90

Dans le troisième cas.
- Quinine. . . . . 0,71 p. 100
- Cinchonine et cinchonidine. 1,05 —
- Total. 1,74

[1] Karsten. *Die medicinische Chinarinden Neugranadas.* Berlin, 1858.
[2] Wigand. *Ueber den Sitz der China Alkaloïde.* Bot. Zeit.; mai 1862.
[3] Howard. *Microscopical observations,* 4, 5.

C'est-à-dire que les Quinquinas les plus riches en somme totale d'alcaloïdes et particulièrement en quinine se trouvent être les moins riches en liber.

Dans le liber lui-même, les alcaloïdes sont principalement localisés dans les cellules du parenchyme et les fibres n'en renferment que des traces.

Répétées sur le Quinquina rouge (*C. succirubra*), ces expériences fournirent des résultats analogues.

L'observation microscopique avait fait pressentir ce résultat de l'analyse chimique, car c'est dans les cellules du parenchyme cortical que M. Howard découvrit le premier des cristaux formés de sels de quinine et de cinchonine, qu'il décrivit comme des quinates de ces alcaloïdes. M. Tschirch considère ces cristaux comme des tannates.

Ces expériences furent reprises et confirmées par M. Carles, qui dans sa thèse inaugurale [1] a consigné le résultat de ses observations. Il employa pour ses expériences des écorces de sortes très diverses, et entre autres le *Calisaya*. Or, avec ce quinquina sur lequel M. Weddell s'était particulièrement appuyé pour émettre son opinion, M. Carles obtint les résultats suivants :

Écorces entières.	{ Quinine	20,40	p. 1000
	{ Cinchonine	6,48	—
Couches péridermiques.	{ Quinine	23,40	—
	{ Cinchonine	4,20	—
Couches libériennes.	{ Quinine	13,20	—
	{ Cinchonine	4,89	—

Ces expériences ne permettent plus de douter que le siège des alcaloïdes ne soit dans le parenchyme cellulaire et particulièrement dans les couches extérieures les moins riches ou même tout à fait pauvres en fibres libériennes.

L'application des procédés chimiques à la recherche des principes actifs des quinquinas n'a pas encore été faite d'une façon approfondie. Pour être tentée sérieusement, cette méthode exigerait l'emploi d'écorces fraîches qu'on ne peut guère trouver que dans les pays de culture. Quelques expériences entreprises cependant dans cette voie par M. Lamic [2] sur des échantillons secs paraissent avoir confirmé les résultats chimiques obtenus par MM. Howard, Carles et Fluckiger.

Les alcaloïdes du Quinquina ne sont pas exclusivement localisés

[1] Carles. *Etude sur les Quinquinas*. Thèse Éc. de Ph. de Paris, 1871.
[2] Lamic. *Quinquinas cultivés et Quinquinas sauvages*. Toulouse, 1889.

dans les écorces de la tige ; ils existent en proportions même plus considérables dans l'écorce des racines ; aussi emploie-t-on fréquemment aujourd'hui les écorces de la racine de quelques *Cinchona* dans les fabriques de sulfate de quinine.

L'assertion de Wigand qui indique l'absence complète d'alcaloïdes dans le bois du Cinchona est contredite par Carles, qui a pu constater leur présence, en petite quantité toutefois, dans l'aubier de quelques espèces.

Quant aux feuilles, les chimistes ne sont nullement d'accord sur l'existence d'alcaloïdes dans ces organes.

QUINQUINAS AMÉRICAINS OU QUINQUINAS SAUVAGES

Le Quinquina a été introduit dans la thérapeutique européenne en 1639, un an après la fameuse guérison de la comtesse de Chinchon, femme du vice-roi du Pérou. On employait alors l'écorce pulvérisée sous le nom de *poudre de la Comtesse*. Plus tard, les Jésuites en augmentèrent la vogue en la répandant sur une plus large échelle, sous le nom de *Poudre des Jésuites*. La première mention officielle du quinquina se trouve dans la pharmacopée de Londres de 1677, où il est désigné sous le nom de *Cortex Peruvianus*, mais on ne savait rien alors ni de l'écorce qui produisait la poudre, ni de l'arbre qui donnait l'écorce. Ce ne fut qu'en 1679, lorsque Louis XIV en eut acheté le secret d'un Anglais nommé Talbot, qu'on connut en France l'écorce officinale. Quant à l'arbre d'où elle provenait, il ne fut observé qu'en 1737 par La Condamine qui, envoyé au Pérou avec Bouguer et Godin pour mesurer un arc du méridien, profita de son séjour dans ces contrées pour visiter Loxa, la localité primitive des Quinquinas, et put décrire la plante d'après nature et donner le dessin de ses principaux organes.

En 1739, Joseph de Jussieu, adjoint à l'expédition des astronomes comme naturaliste, explorait aussi quelques forêts de l'Équateur et du Pérou, et recueillait une autre espèce de Quinquina. La description des arbres à Quinquina, faite par ces deux savants, jointe aux échantillons qu'ils avaient rapportés ou envoyés, permit à Linné d'établir le genre *Cinchona* et de décrire pour la première fois l'espèce *Cinchona officinalis* (1753).

La période la plus fructueuse pour l'exploration de ces contrées au point de vue de leur richesse en Quinquinas fut la seconde moitié du xviiie siècle. En 1776, le gouvernement français confia à Dombey le soin d'explorer ces régions, mais retardé par le gouvernement espagnol, qui désirait ne point se laisser devancer dans cette voie de recherches, il ne partit que l'année suivante, au moment où Ruiz et Pavon furent chargés par l'Espagne d'explorer le sud du Pérou et le district de Huanuco. Dombey put néanmoins réunir une magnifique collection de plantes, dont une partie seulement parvint au Muséum d'histoire naturelle de Paris, à travers bien des difficultés suscitées par les autorités espagnoles.

L'expédition de Ruiz et Pavon eut pour la science quinologique les résultats les plus féconds. A leur retour en Europe en 1789, ces explorateurs laissèrent à leurs disciples Tafalla et Manzanilla le soin de continuer leur œuvre.

A la même époque Mutis, chargé par l'Espagne de diriger les explorations scientifiques à travers la Nouvelle-Grenade, recueillait les espèces les plus intéressantes de cette région. Au milieu d'un certain nombre d'erreurs, qui ont longtemps entravé la science quinologique, il donnait cependant d'utiles renseignements et dotait le monde médical de produits d'une haute valeur. Son Quinquina jaune orangé est une des sortes les plus estimées pour sa richesse en principes actifs.

En 1800, de Humboldt et Bonpland entreprirent un voyage d'exploration dans l'Amérique tropicale. Après avoir parcouru le bassin de l'Orénoque, ils se rendirent à Carthagène et à Santa-Fé. Aidés des conseils de Mutis, ils traversèrent la Nouvelle-Grenade, le royaume de Quito, et la partie septentrionale du Pérou. Cette exploration donna les plus féconds résultats, car indépendamment des nouvelles espèces dont ils enrichirent la quinologie, Humboldt et Bonpland fournirent les indications les plus précieuses sur la distribution géographique de ces plantes. Ces résultats ont été consignés dans le *Mémoire* de Humboldt sur les forêts à Quinquina de l'Amérique du Sud.

A partir de cette époque, les explorations scientifiques se succédèrent dans les pays à quinquina. Parmi les savants qui contribuèrent le plus à accroître nos connaissances sur l'histoire intéressante de ces écorces, nous citerons Goudot, Hartwig, Purdie, Warscewitz, Linden, Schlim, Pöppig, Lechler, qui presque tous ont publié des mémoires intéressants sur cette question.

En 1848, Weddell, dont le nom restera toujours attaché aux études quinologiques, entreprit de parcourir la Bolivie, qui malgré l'abondance et la qualité des espèces si estimées qu'elle fournit, n'avait guère jusque-là attiré l'attention des explorateurs. Son voyage à travers ces régions, qui dura sept ou huit ans, fut des plus fructueux. C'est là en effet que Weddell, outre les huit nouvelles espèces de Quinquina qu'il découvrit, put recueillir les éléments de son *Histoire naturelle des Quinquinas*. Dans ce travail remarquable où sont reproduits aussi exactement que possible les caractères extérieurs des écorces officinales connues jusqu'alors, l'auteur applique pour la première fois en France, à la détermination de ces écorces, l'étude comparée de leurs caractères anatomiques.

Pendant que Weddell explorait la Bolivie, le D' Karsten parcourait la Nouvelle-Grenade et étudiait avec un soin minutieux la valeur thérapeutique, les caractères extérieurs et la structure intérieure des différentes espèces de Quinquina qu'on trouve dans cette région. Les observations qu'il recueillit sur ce sujet sont consignées dans deux ouvrages pleins d'intérêt : *Flora Columbiæ* et *Medicinische Chinarinden Neu-Granadas*.

A peu près près à la même époque que Weddell, Delondre explorait les pays à Quinquinas et étudiait les moyens de fournir à l'industrie un approvisionnement plus facile d'écorces riches en alcaloïdes fébrifuges. Rentré en France, il s'assura le concours de Bouchardat pour publier en 1854 le grand ouvrage intitulé *Quinologie*, dans lequel les caractères extérieurs des Quinquinas commerciaux sont reproduits avec une exactitude et un art tellement remarquables, qu'aucun autre livre sur le sujet ne peut lui être comparé.

Aidé des précieux matériaux accumulés dans ces différents ouvrages et des différentes collections qu'il sut se procurer, Guibourt put compléter son intéressante monographie des Quinquinas, fruit de recherches approfondies et qui fut pendant plusieurs années le seul guide pratique pour la détermination de ces écorces.

En 1862, M. John Elliot-Howard publia ses *Illustrations of the Nueva Quinologia of Pavon*. La publication de ce magnifique ouvrage mérite d'être spécialement signalée : non seulement il fait connaître les plantes recueillies par Pavon, mais il donne l'exemple de l'application du microscope à l'étude de ces écorces si difficiles à déterminer par les simples caractères extérieurs.

Cette nouvelle méthode ne devait pas tarder à produire des résultats. En 1864, le D' Phœbus, de Giessen, publiait son livre *Die Delondre-Bouchardat'schen China Rinden* dans lequel sont reproduits les caractères anatomiques des Quinquinas si exactement figurés dans la *Quinologie*. Tous ces travaux furent résumés et utilisés dans le Mémoire que l'un de nous a publié sur ce sujet en 1864. Les recherches n'ont pas cessé depuis lors de se multiplier : Otto Berg, à Berlin, Vogl à Vienne, ont étudié les collections qu'ils avaient à leur portée ; les Anglais dans les Indes, les Hollandais à Java ont eu de magnifiques occasions d'étudier les espèces diverses de ce genre, et ils en ont largement profité.

Pendant que les botanistes les plus autorisés s'occupaient de la détermination et de la classification des différentes sortes de *Cinchona*, les chimistes publiaient sur la composition élémentaire de ces écorces des mémoires très intéressants que nous aurons l'occasion de signaler dans le cours de cette étude.

RÉCOLTE ET COMMERCE DES QUINQUINAS. — MM. Arrot, Weddell, Karsten et Marcoy ont décrit, d'après leurs observations particulières, les différentes opérations que comporte la récolte des quinquinas. Les hommes engagés pour cette besogne sont appelés *practicos* ou *cascarilleros* et sont placés sous la surveillance d'un majordome, qui est chargé de diriger les opérations de plusieurs bandes de travailleurs.

Les *Cinchona* se trouvent dispersés au milieu de forêts vierges et leurs troncs chargés de lianes, entourés d'une végétation luxuriante, échappent facilement à l'œil. Aussi n'est-ce qu'avec beaucoup de peine que les cascarilleros parviennent à les découvrir. Grimpant au sommet des arbres les plus élevés, ils cherchent à distinguer les sommités fleuries du Cinchona qui s'étalent en parasol au-dessus de la forêt : si la vue ne suffit pas, l'odorat y supplée ; ils flairent les effluves odorants que le vent leur apporte, les analysent et cherchent à distinguer l'arome léger, spécial et suave que dégage l'arbre en fleurs.

Descendus de leur poste d'observation et s'orientant d'une façon précise, ils savent de quel côté ils doivent se diriger pour trouver les arbres qu'ils ont devinés. Recommençant leurs observations à terre, ils reconnaissent dans les feuilles qui jonchent le sol celles de l'arbre à quinquina et jugent sûrement de quel côté elles ont été apportées.

Ils commencent à construire dans cet endroit des huttes et des hangars pour abriter en même temps que leurs personnes les écorces de quinquina qu'ils pourront recueillir, puis ils ouvrent à travers la forêt un ou plusieurs sentiers destinés à faciliter le transport de leurs produits.

Toutes ces dispositions étant prises, le cascarillero, avec une hache sur l'épaule et un long couteau passé à la ceinture, s'enfonce dans la forêt. Arrivé au pied de l'arbre, il en déchausse la base à une profondeur de 40 à 60 centimètres, puis à coups de hache, il le jette bas. L'arbre tombé, il le débarrasse des arbres qui le soutiennent ou des lianes qui l'entourent. Au moyen d'une petite massue, d'un maillet de bois ou même du dos de la hache, il fait tomber en la percutant la partie périphérique de l'écorce jusqu'à ce que le derme reste à découvert. S'aidant alors du couteau ou d'un racloir, il pratique des incisions longitudinales et transversales sur cette partie vive de l'écorce et la détache ainsi par fragments réguliers. La même opération est répétée sur les branches et sur les rameaux ; mais, comme ces portions plus jeunes n'offrent que peu ou point de surface morte, leur enveloppe extérieure est retirée telle quelle, sans qu'il soit besoin d'en rien retrancher. La quantité d'écorce que peut donner un arbre de 70 à 80 centimètres de diamètre sur une hauteur de tronc de 8 à 10 mètres est d'environ 100 à 110 kilogrammes.

Les écorces recueillies sont rapportées au campement, où on expose, après les avoir empilées par couches successives placées en sens contraire, celles qui proviennent du tronc et ont la forme de plaquettes. Ces couches ont 3 à 4 mètres de longueur sur 1^m,50 à 2 mètres de hauteur. Pour empêcher les écorces de se tordre ou de s'enrouler, on les charge de lourds morceaux de bois ou de pierres. Tous les jours ou tous les deux jours, on enlève cette surcharge pour permettre à l'air et au soleil de pénétrer dans les interstices des couches, puis on la rétablit de nouveau. On renouvelle cette opération jusqu'à dessiccation complète des écorces. On obtient ainsi les *écorces plates* de quinquina. L'écorce retirée des branches n'est soumise à aucun traitement. On se contente de l'étaler sur terre où elle s'enroule sous l'action du soleil et prend la forme de petits cylindres qui constituent les *quinquinas roulés*.

Ces produits étant bien desséchés, on en forme de petits tas d'un poids égal, qu'on enveloppe d'une étoffe de laine grossière, puis on les expédie à dos d'homme, d'âne ou de mulet dans les comptoirs voisins. Là, ces lots sont remaniés et leur poids primitif augmente de plus du double : d'ordinaire il est de 125 à 150 livres. A la première enveloppe on en ajoute une seconde formée d'un cuir de bœuf frais ou ramolli dans l'eau, qu'on coud, avec une lanière de même nature. C'est sous cette forme caractéristique de *suron* que le quinquina nous est pendant longtemps arrivé d'Amérique : depuis une trentaine d'années ce mode d'emballage a été en partie remplacé par des caisses de bois.

Les centres principaux de la récolte des quinquinas américains sont :

1° *Loxa*, dans la République de l'Équateur ; c'est le plus ancien, celui d'où sont venues les écorces primitives, celui dans lequel La Condamine a trouvé le premier *Cinchona* connu en Europe. C'est de là qu'arrivait le fameux *Quinquina Loxa*, connu encore sous le nom d'*écorce de la Couronne*, qui depuis longtemps déjà a été remplacé par d'autres sortes encore très bonnes, produites par des variétés ou des espèces voisines du *C. officinalis* L. Ces quinquinas sont ordinairement embarqués au port de Payta ;

2° Les *environs du Chimborazo* où croît le *C. succirubra* Pav., qui fournit le *Quinquina rouge*, dont la véritable origine géographique n'a été connue que depuis le voyage entrepris par Spruce dans ces régions ;

3° *Huanuco* dans le Bas Pérou. C'est dans cette région qu'on exploite les arbres fournissant le quinquina gris officinal, qui est expédié par la voie de Callao ;

4° *Cuzco*, autre point du Pérou, où l'on recueille des écorces simulant le Quinquina Calisaya, mais bien moins estimées que ce dernier ;

5° *Huamalies*, dont les écorces sont, depuis le commencement du xix° siècle, mêlées aux Quinquinas gris roulés ;

6° La *Bolivie*, qui fournit, outre les précieux Calisayas, des écorces assez estimées qui sont expédiées par les ports de Mollendo, Islay, Iquique, Arica, Cobja, Antozagasta ;

7° La *Nouvelle-Grenade* où l'on recueille les écorces de Quinquina Pitayo, qui sont exportées de Buenaventura dans la baie du Choco, le *Cinchona lancifolia* et ses variétés, qui nous arrivent par Santa-Martha ou Savanilla, et le *Quinquina Maracaïbo*, qui est exporté par le golfe du même nom et par le port de Puerto Cabello.

Appliqué pendant deux siècles, le procédé d'exploitation que nous avons décrit plus haut devait naturellement produire des effets désastreux. La Condamine s'en était alarmé en 1737. Ulloa avait demandé qu'on réglementât la culture et qu'on mît un terme à ce gaspillage par des mesures législatives. Weddell avait fait ressortir auprès des indigènes les dangers de ce mode d'exploitation et prévoyait la disparition rapide et prochaine des meilleures sortes commerciales.

Ces prédictions n'ont guère tardé à se réaliser, car les bons quinquinas américains sont devenus très rares et sont remplacés dans un grand nombre de pharmacies par les Quinquinas cultivés de provenance indienne. Dans plusieurs régions américaines, on a apprécié la justesse des appréciations formulées par Weddell, et profité de l'enseignement qui se dégage des systèmes si ingénieusement pratiqués aux Indes. La Bolivie surtout a compris toute l'étendue du mal et c'est là qu'on a fait les premières tentatives pour l'enrayer : on y propage actuellement la culture des Quinquinas. Déjà à l'Exposition universelle de 1889, nous avons pu voir dans le pavillon de la Bolivie de belles écorces de ces quinquinas de culture. On trouve actuellement sur le marché de Paris des écorces de quinquinas Huanuco cultivés, qui ont tout à fait l'apparence extérieure des bons Huanuco sauvages, dont ils ne diffèrent que par leur saveur bien plus amère. Tout fait prévoir que dans quelques années, les quinquinas de l'Amérique nous reviendront plus abondants et plus riches en principes actifs que ceux qui approvisionnaient jusqu'en 1870 la plupart des marchés européens.

Nous allons maintenant passer en revue les caractères extérieurs et anatomiques qui permettent de distinguer les principales espèces commerciales que l'on rencontre sur le marché de Paris et qui sont destinées aux usages de la pharmacie; nous mentionnerons sans y insister les écorces qui peuvent se grouper autour de chacun de ces principaux types.

QUINQUINAS DE LOXA

On désigne sous ce nom des écorces provenant de l'Équateur et du Pérou et qui sont fournies par les diverses variétés et quelques espèces voisines du *Cinchona officinalis* L. On admet généralement que les différentes formes qui fournissent cette espèce commerciale sont : le *C. officinalis Uritusinga* How., le *C. officinalis Condaminea* How. (*C. Chahuarquera* R. et P.), le *C. crispa* Tafalla et le *C. Palton* Pav.

Les écorces types du **Quinquina de Loxa** se reconnaissent aux caractères suivants :

Elles sont en tuyaux généralement enroulés, quelquefois diversement tordus et contournés, dont la grosseur varie depuis celle d'une plume d'oie jusqu'à celle du pouce ; leur longueur ne dépasse guère 30 centimètres et leur épaisseur varie depuis un 1/5 de millimètre jusqu'à 2 millimètres. La surface extérieure est d'un gris foncé ou d'un brun noirâtre, elle est marquée de taches d'un blanc grisâtre ou d'un gris bleuâtre ; elle est caractérisée par la présence très fréquente de lichens blancs à thallus foliacé et de filaments ramifiés d'*Usnea barbata*. Cette surface présente dans quelques écorces des rides longitudinales dues à la dessiccation et porte à peu près constamment des fissures transversales plus ou moins circulaires et assez régulièrement espacées. Ces fissures donnent à la surface extérieure des écorces un aspect plus ou moins rugueux qui se sent bien au toucher. Le suber qui les recouvre se détache souvent avec facilité et découvre l'écorce primaire qui présente une teinte rouge cannelle et conserve l'empreinte des fissures transversales. La surface interne est très finement

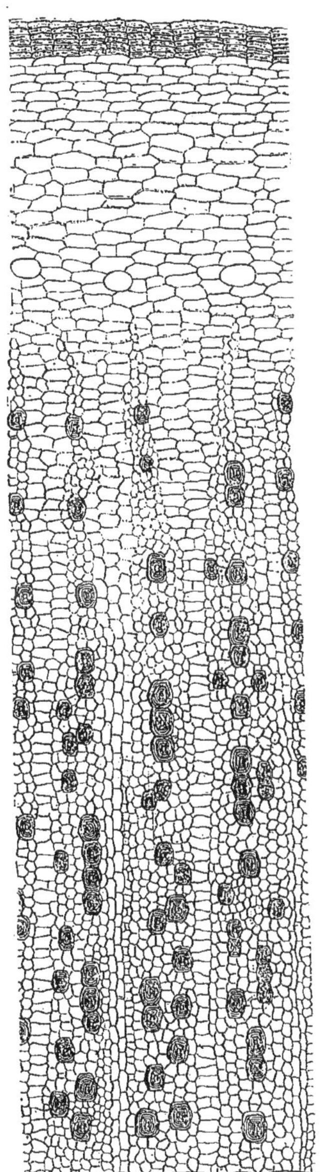

Fig. 725. — *Cinchona Uritusinga.*

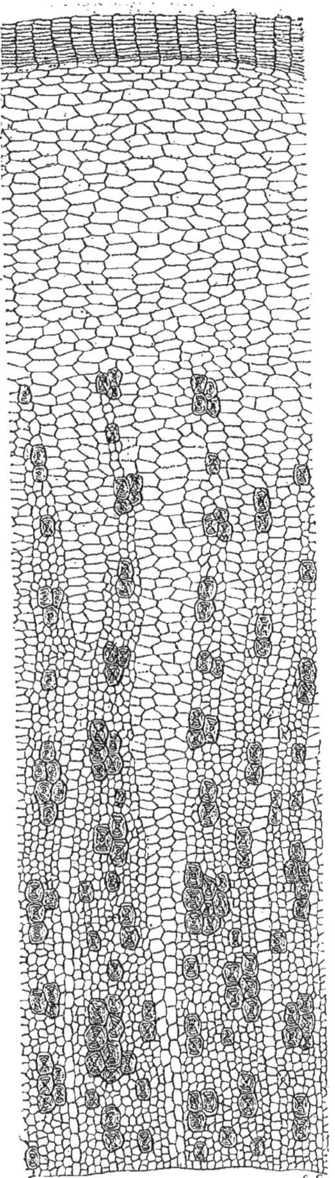

Fig. 726. — *Cinchona Chahuarguera.*

QUINQUINAS DE LOXA.

striée ; elle a une teinte brun rougeâtre ; la cassure est assez nette dans la partie extérieure, légèrement fibreuse dans la partie intérieure. Ces écorces coupées transversalement montrent un peu en dessous du suber un cercle résineux brun assez apparent ; elles ont une saveur astringente, légèrement amère, et une odeur particulière très agréable, quelquefois altérée par une odeur de moisi.

Le *C. Uritusinga* est caractérisé anatomiquement par *l'absence de cellules scléreuses et la présence de lacunes étroites* dans le parenchyme cortical. Le liber est divisé en faisceaux cunéiformes bien apparents (fig. 725) ; les fibres en général isolées et peu abondantes sont dans leur ensemble disposées en séries tangentielles et parallèles. Cette espèce à laquelle on attribue l'écorce primitive de Loxa, celle qui fut rapportée par La Condamine, est devenue assez rare par suite de la destruction d'une grande partie des arbres qui la produisaient.

Le *C. Chahuarguera* remarquable par son épiderme blanchâtre ou grisâtre, strié longitudinalement, ses verrues brunes assez nombreuses et irrégulières, se distingue *par l'absence de cellules scléreuses et de lacunes* dans son parenchyme cortical (fig. 726). Assez rares et isolées dans les jeunes écorces, les fibres libériennes sont nombreuses et souvent réunies en groupes assez rapprochés dans les grosses écorces. Cette écorce serait, d'après la tradition, celle qui guérit la comtesse de Chinchon.

Le *C. crispa* dont la surface extérieure noirâtre ou parfois argentée est souvent recouverte de lichens blancs et jaunes, renferme *beaucoup de cellules scléreuses* dans son parenchyme cortical ; il se distingue encore par l'*épaisseur de ses fibres, l'absence de cellules fibreuses dans le liber.*

Quoique cette écorce ne soit pas très riche en alcaloïde, son arome tout spécial et son apparence extérieure lui ont donné une valeur vénale parfois supérieure à celle des quinquinas Calisaya.

Le *C. Palton*, dont la surface extérieure d'un brun orange, ou gris brun, est ridée longitudinalement, marquée de fentes transversales, et de quelques plaques micacées. Il est caractérisé par la présence dans le parenchyme cortical de *quelques lacunes assez petites*, et d'une *très grande quantité de cellules scléreuses*. Les fibres sont assez *grosses, peu abondantes*.

Les Écorces de Quinquina Loxa renferment des proportions d'alcaloïdes qui varient beaucoup selon les espèces : elles sont très estimées et fournissent un extrait aromatique qui n'a rien de comparable avec les extraits fournis par les écorces de quinquinas cultivés.

QUINQUINAS DE HUANUCO

Ces écorces, recueillies dans la province de Huanuco, puis embarquées à Callao, port de Lima, pour être expédiées en Europe, constituent une espèce commerciale des mieux caractérisées ; elles sont généralement fournies par trois espèces distinctes de *Cinchona* qui sont les *C. nitida* R. et P., *C. micrantha* R. et P. et *C. Peruviana*, How.

La première de ces trois espèces a fourni pendant longtemps ses écorces au commerce, aujourd'hui elle est assez rare ; la seconde est un peu plus commune, mais pas aussi abondante toutefois que le *C. Peruviana* How., qui constitue la majeure partie et l'espèce type des Quinquinas dits de Huanuco.

Le *C. Peruviana*, qui se distingue par la constance de ses caractères, se présente en tuyaux régulièrement cylindriques plus ou moins gros. Les belles écorces peuvent mesurer 18 à 20 millimètres de largeur et 1,2 à 1,5 millimètre d'épaisseur, leur longueur moyenne atteint 25 ou 28 centimètres. Les petites écorces sont recouvertes d'un périderme finement fendillé, d'un gris un peu bleuâtre et bien adhérent au liber, les fissures transversales y sont assez rares et peu profondes. Les grosses écorces présentent une teinte grise plus ou moins foncée ; elles sont toujours caractérisées par la présence de *plaques blanches à reflets bleuâtres* qui sont réparties sur des portions plus ou moins larges de leur surface extérieure ; elles portent des dépressions longitudinales qui sont plus ou moins nettement accusées. Les fissures transversales qu'on y observe sont peu profondes, très espacées l'une de l'autre ; ces stries diffèrent encore de celles qui caractérisent les espèces se rattachant au *C. officinalis*, en ce qu'elles sont bien plus longues, embrassent souvent toute la largeur des écorces. Les écorces du *C. Peruviana* sont encore caractérisées par l'aspect de leurs bords longitudinaux qui sont taillés en biseau. La surface interne est peu lisse et d'un jaune plus ou moins ocracé ; le liber est épais, d'apparence plus fibreuse que dans les Quinquinas Loxa, aussi leur cassure est-elle toute différente.

Ce quinquina est plus amer, moins aromatique et moins astringent que le Quinquina de Loxa.

Les écorces de *C. Peruviana* ne présentent pas moins de constance dans leurs caractères anatomiques (fig. 727). Le suber y est très épais, constitué souvent par 25 à 30 couches de cellules tabulaires, aplaties,

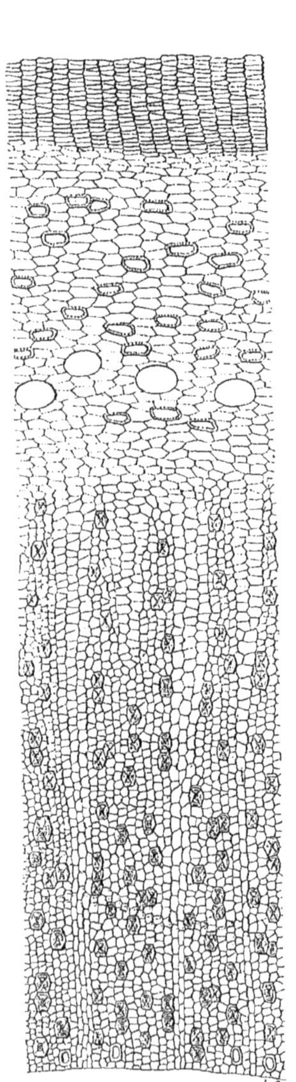

Fig. 727. — *Cinchona Peruviana.*

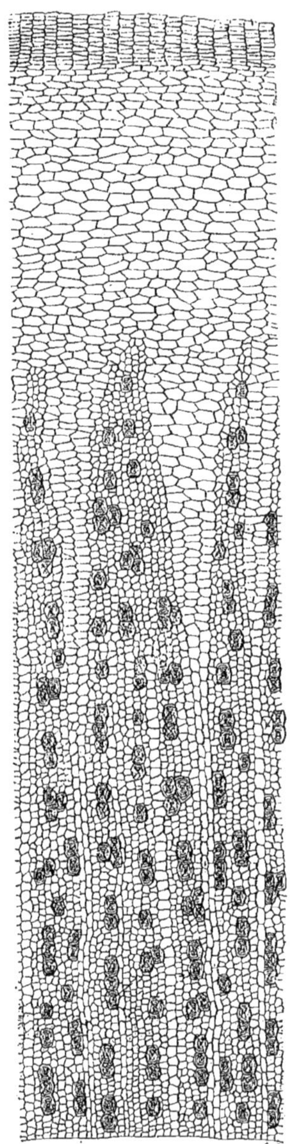

Fig. 728. — *Cinchona nitida.*

QUINQUINAS DE HUANUCO

disposées en files radiales. Le parenchyme cortical présente toujours des lacunes, et des cellules sclérenchymateuses isolées. Les fibres libériennes sont assez abondantes, isolées, disposées dans leur ensemble en files radiales.

Les écorces de *C. nitida* R. et P. sont remarquables par leur grande densité, l'aspect rugueux et inégal de leur périderme, marqué de sillons transversaux et d'excroissances subéreuses qu'on ne retrouve pas dans les *C. Peruviana* et *C. micrantha;* elles sont souvent recouvertes de lichens blancs qui leur donnent une couleur lustrée particulière. Au point de vue anatomique (fig. 728), elles se distinguent du *C. Peruviana* par le peu d'épaisseur de leur suber, l'absence de cellules scléreuses et de lacunes laticifères dans le parenchyme cortical, le développement considérable de leur liber, dont les fibres de grosseur inégale sont souvent isolées et aussi fréquemment réunies deux à deux.

Les mêmes particularités anatomiques se retrouvent dans les écorces de *C. micrantha* avec cette seule différence que le liber y est beaucoup plus dense et divisé en faisceaux nettement cunéiformes. Ce sont des écorces en général bien roulées, en tubes de 5 à 25 centimètres de long, de la grosseur du petit doigt, offrant très souvent des rides longitudinales dues à la dessiccation. La surface externe est souvent rugueuse, presque dépourvue de stries transversales, d'une teinte générale gris foncé avec des taches blanches ou noirâtres portant quelquefois les mêmes lichens que le Quinquina de Loxa. La saveur est amère, astringente, un peu acide, et l'odeur assez agréable. Ce sont des écorces assez appréciées. MM. Delondre et Bouchardat en ont retiré 2 grammes de sulfate de quinine et 8 à 10 grammes de cinchonine par kilogramme.

QUINQUINAS DE GUAYAQUIL

Les différents auteurs français et étrangers qui se sont occupés de quinologie ne font aucunement mention de ces quinquinas qui constituent aujourd'hui une sorte commerciale assez appréciée. Nous pensons que ces écorces qui existent depuis longtemps dans le commerce et qui arrivent par la même voie que les Quinquinas de Loxa n'étaient pas vendues sous leur véritable nom et comme sorte commerciale distincte. Au moment où les espèces constituant le vrai Loxa sont devenues rares, on leur a substitué communément les écorces actuellement vendues sous le nom de **Quinquina Guayaquil**. C'est M. Vogl qui le premier a entrepris de déterminer la nature botanique des écorces vendues sous ce nom en Autriche.

Après lui Crécy[1] s'est occupé de classer aussi méthodiquement que possible les différentes écorces qui constituent une espèce courante assez appréciée sur le marché français.

D'après M. Vogl, les espèces qui fournissent les quinquinas vendus sur le marché de Vienne sous le nom de *Quinquinas de Guayaquil* et *Pseudo-Loxa* sont les *C. Uritusinga, C. Chahuarguera, C. umbellulifera, C. heterophylla, C. obtusifolia, C. lanceolata* et *C. macrocalyx.* Après avoir comparé les espèces vendues sur le marché de Paris avec les types authentiques du Musée de l'école de pharmacie de Paris, Crécy les a rapportées aux *C. Humboldtiana, C. micrantha, C. pubescens, C. cordifolia, C. purpurea, C. Uritusinga, C. officinalis* et *C. macrocalyx.*

Ces Quinquinas viennent en général de l'Équateur, les uns des environs de Loxa, de Jaen, d'autres de Cuença, de Quito, de Guaramola, quelques-uns aussi de Quito. Leur dénomination provient du port d'où ils sont exportés avec bon nombre de quinquinas des meilleures sortes.

Si, comme on le voit d'après cet exposé, les Quinquinas de Guayaquil constituent une sorte commerciale très complexe et beaucoup moins bien définie que les deux précédentes, il convient d'ajouter qu'ils se distinguent par la prédominance d'un type principal aussi nettement caractérisé par ses caractères extérieurs que par ses particularités anatomiques. Ce type est le *C. macrocalyx* Pav.

Cette espèce, à laquelle nous avons rapporté le *Quinquina jaune fibreux* de Guibourt, se présente en écorces de diamètre variable qui atteignent généralement la grosseur du doigt, régulièrement enroulées. Les fragments ont en moyenne une longueur de 18 à 20 centimètres. Leur surface extérieure est peu rugueuse, blanchâtre, grisâtre ou d'un gris noirâtre. Quand le périderme est blanchâtre, la teinte est généralement moins argentée que celle du Quinquina de Loxa. La surface extérieure est souvent recouverte de lichens foliacés ou filiformes et marquée de petites raies transversales peu profondes. La surface interne est de couleur jaune ou orangée. La cassure est plus fibreuse que celle des Quinquinas de Loxa.

Cette espèce est nettement caractérisée par sa structure anatomique (fig. 729). En dessous de son suber assez épais, apparaît le parenchyme cortical dans lequel on découvre une multitude de cellules scléreuses, parfois isolées, mais plus souvent réunies en groupes volumineux. Cette partie de l'écorce est complètement dépourvue de lacunes.

Le liber assez développé renferme de *grosses fibres rarement isolées, généralement réunies en faisceaux parfois assez volumineux.*

---

[1] Crécy. — Détermination des quinquinas Guayaquil (Thèse Ec. de Ph. de Paris 1879).

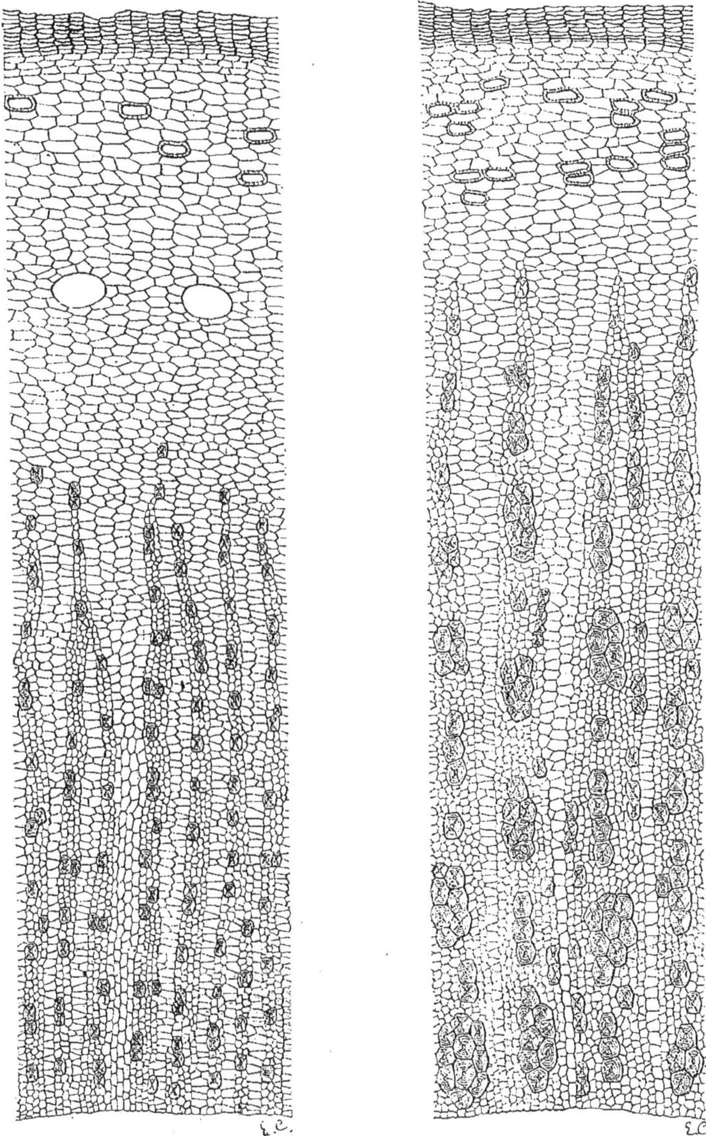

Fig. 729. — *Cinchona umbellulifera.*   Fig. 730. — *Cinchona macrocalyx.*

QUINQUINAS DE GUAYAQUIL

Eu égard à la diversité de leur origine, les Quinquinas de Guayaquil ne peuvent pas présenter d'homogénéité dans leurs caractères : les uns sont uniformément gris, les autres ont des plaques micacées, des taches variables; sur d'autres on observe des lichens à thallus foliacé. Généralement les écorces qui se présentent en tuyaux allongés sont rangées par les droguistes dans les sortes inférieures ou moyennes, elles appartiennent à la catégorie des espèces décrites par Guibourt sous les noms de *Quinquinas de Jaen* et *Quinquinas huamalies*. A côté de ces longs tuyaux on trouve beaucoup d'écorces de Guayaquil en fragments beaucoup plus petits, très variables dans leur aspect, leur forme et leur provenance. Quelquefois dans le commerce de la droguerie on assortit les qualités présentant entre elles la plus grande ressemblance extérieure ; quelquefois on trouve dans une même caisse, dans un même envoi, les espèces les plus différentes, les meilleures qualités à côté des sortes les plus inférieures. En général ces écorces par suite du procédé de dessiccation auquel elles ont été soumises, ont contracté une odeur de fumée, toute différente de l'arome qui caractérise les sortes de Loxa et de Huanuco.

Nous n'entreprendrons point de décrire les caractères extérieurs que présentent toutes les variétés de Cinchona qui constituent cette sorte commerciale si complexe ; nous résumerons seulement les particularités anatomiques qui distinguent les espèces qui s'y trouvent le plus communément :

A côté des *C. Uritusinga, Chahuarguera, micrantha,* qui nous sont déjà connues, nous mentionnerons spécialement :

Le *C. pubescens* Vahl, caractérisé par l'absence de cellules scléreuses, la présence de lacunes dans le parenchyme cortical, l'agglomération des fibres libériennes.

Le *C. umbellulifera* Pav., dont le parenchyme cortical dépourvu de cellules scléreuses, renferme de nombreuses et larges lacunes et dont les fibres libériennes assez petites sont isolées (fig. 729).

Le *C. purpurea* R. et P. qui se rapproche beaucoup du *C. Peruviana* par la présence de lacunes et de cellules scléreuses dans le parenchyme cortical.

Le *C. heterophylla* Pav. dépourvu de cellules scléreuses, muni de lacunes très petites et de fibres assez rares, souvent groupées par 2 ou 3.

QUINQUINA DE LIMA

Sous ce nom on désignait autrefois les *quinquinas Huanacos*, qui étaient embarqués à Lima. De nos jours, quelques maisons de droguerie livrent des écorces roulées, à face externe gris blanchâtre, lichénée, lisse, à face interne rugueuse et de couleur jaune fauve, peu amères et moins aromatiques que les précédentes; mais plus fréquemment l'espèce vendue sous ce nom se présente en petits fragments, de 5 à 6 centimètres de long, de 1 à 2 centimètres de large, dont la surface extérieure jaunâtre, marquée de taches micacées, très nettement définies révèle nettement l'origine : ce sont tout simplement des fragments menus de *C. lancifolia* Mut., dont nous décrirons plus loin les caractères extérieurs et anatomiques : elles sont d'ailleurs vendues dans ce cas à vil prix.

QUINQUINA CALISAYA

Le **Quinquina Calisaya** est fourni par le *C. Calisaya* Wedd., qui croît dans la province péruvienne de Carabaya, mais plus spécialement dans les parties septentrionales de la Bolivie. Cette espèce fournit les quinquinas les plus justement estimés à cause de leur richesse en quinine.

On en distingue deux formes, le *Quinquina Calisaya roulé* et le *Quinquina Calisaya plat.*

Calisaya roulé. — Il se présente en tuyaux longs d'environ 30 à 35 centimètres, larges de 2 à 3 centimètres, épais de 1 millimètre, souvent enroulés sur leurs deux bords longitudinaux et formant ainsi deux tubes juxtaposés. Ces écorces sont presque toujours recouvertes d'un suber épais, rugueux, marqué de fissures longitudinales et transversales profondes, dont les bords sont quelquefois relevés. Cette couche subéreuse qui est d'une couleur blanche argentée ou grisâtre se détache facilement et met à nu l'écorce primaire, qui présente une couleur brun cannelle, et conserve l'empreinte des fissures du suber. Très fréquemment on observe sur la surface extérieure de ce quinquina des plaques rouges formées par un cryptogame, l'*Hypochnus rubrocinctus* L. La présence de cette végétation, l'aspect rouge brun de la surface interne, la cassure fibreuse, et l'amertume très prononcée de cette écorce sont des caractères qui, avec les précédents, différencient nettement le *Calisaya roulé* du *C. Peruviana*, avec lequel il offre quelque ressemblance.

La diagnose peut être complétée par la comparaison des caractères anatomiques. Le *Calisaya roulé* est remarquable par l'*absence* de *cellules scléreuses*, l'*abondance* et la *longueur de ses fibres libériennes* (fig. 731).

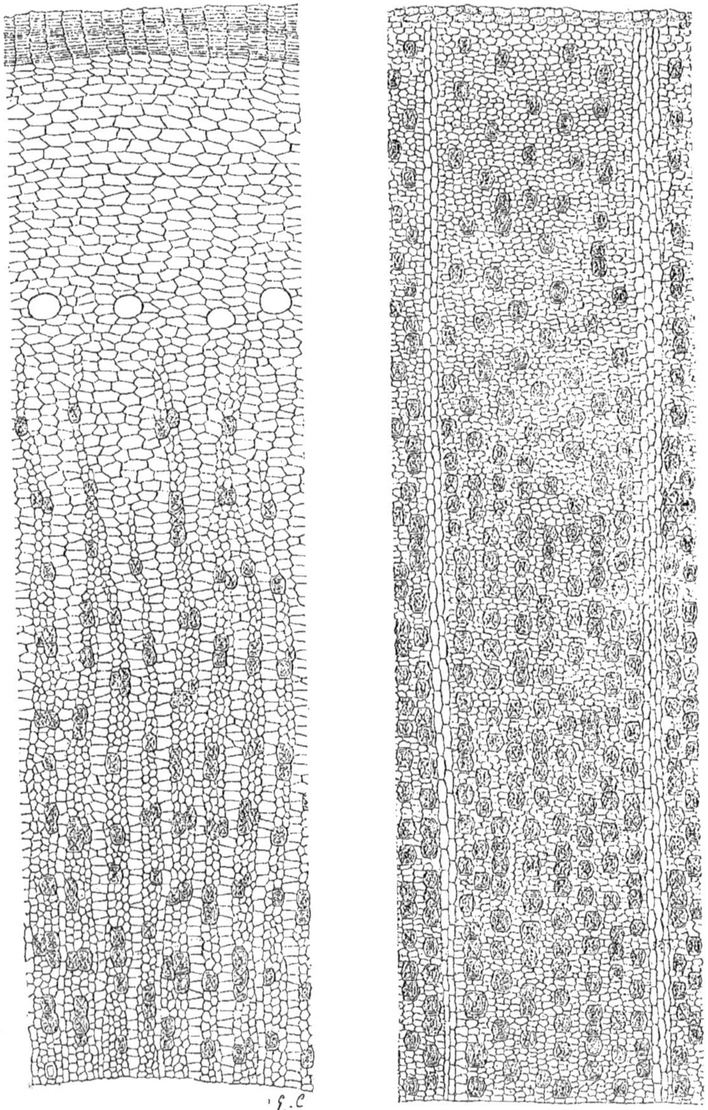

Fig. 731. — Écorce roulée.   Fig. 732. — Écorce plate.

QUINQUINAS CALISAYA. — (*Cinchona Calisaya.*)

Calisaya plat. — Il se présente en morceaux de longueur et de largeur variables, d'une épaisseur de 6 à 8 millimètres. Ces écorces, généralement assez denses, portent sur leur surface extérieure de nombreux sillons longitudinaux, qui ont quelque ressemblance avec l'empreinte laissée par les doigts sur une substance molle et qui, pour ce motif, ont été appelés *sillons digitaux*. Ces enfoncements sont séparés les uns des autres par des crêtes saillantes, qui donnent à la surface extérieure du Quinquina Calisaya plat l'aspect d'une écorce mondée avec un couteau. La surface extérieure offre une apparence fibreuse surtout dans les sillons. Sur quelques morceaux, on aperçoit des fissures longitudinales assez nombreuses qui leur donnent un aspect moins régulier que les autres, en même temps les sillons digitaux deviennent aussi moins apparents ; quelques écorces, d'ailleurs assez rares, présentent encore quelques débris du périderme. La teinte de ces écorces, qui est généralement brunâtre sur la surface extérieure, est d'un jaune fauve sur la face interne. Celle-ci présente une texture fibreuse serrée, à grain parfois ondulé. — La cassure est très fibreuse ; les fibres qui font saillie sur les deux extrémités brisées sont très courtes, se détachent facilement, pénètrent sous la peau et y déterminent une démangeaison assez vive, qui leur a fait donner le nom de *fibres prurientes* ; observées à la loupe elles paraissent jaunâtres et translucides.

Le Calisaya plat du commerce étant généralement privé de ses couches les plus extérieures et presque entièrement constitué par le liber, présente une structure différente de celle qui caractérise le Calisaya roulé ; sur une coupe transversale (fig. 732) on observe de dehors en dedans : quelques rangées de cellules polyédriques allongées tangentiellement, représentant les couches les plus intérieures du parenchyme cortical : un liber très développé à petites cellules polyédriques. Ce liber renferme une très grande quantité de fibres libériennes assez grosses, généralement isolées, mais presque contiguës, qui dans leur ensemble sont disposées en files radiales : les rayons médullaires sont peu nombreux, mais bien apparents, quoique assez étroits ; conservant la même largeur dans tout leur parcours qui s'étend d'une face à l'autre de l'écorce, ils ne divisent pas le liber en faisceaux cunéiformes comme cela s'observe dans les espèces précédentes.

C'est le quinquina de premier choix admis par le Codex français et celui que l'on préfère aujourd'hui pour les préparations pharmaceutiques. Les bonnes sortes renferment de 30 à 32 grammes de sulfate de quinine et 6 à 8 grammes de sulfate de cinchonine par kilogramme ; quelques-unes ont jusqu'à deux fois plus de principes actifs.

La comparaison des sections longitudinales faites dans le Quinquina Calisaya et dans une écorce de Quinquina de la Nouvelle-Grenade (fig. 723 et 724) permettra de suite de constater la substitution de l'écorce la plus inférieure à la plus estimée.

Au *véritable Calisaya plat* (*Calisaya dur*) on substitue fréquemment des *Calisayas légers* ou *demi-durs* qui proviennent des *C. scrobiculata* Wedd., *C. ovata* Wedd., *C. amygdalifolia* Wedd., *C. micrantha* Wedd. Ce sont des écorces plates, minces, à face externe lisse d'un jaune fauve, à face interne de même couleur, mais d'apparence très fibreuse. La comparaison des caractères anatomiques fournira le moyen le plus sûr de constater cette substitution.

Le *C. scrobiculata* Wedd. ou *Quinquina rouge de Cuzco* qu'on trouve le plus communément dans le Calisaya plat est caractérisé par sa teinte plus ou moins rougeâtre, ses longues fibres flexibles, et sa cassure nette dans les couches extérieures. Les fibres sont plus fortes, plus nombreuses et plus intimement soudées entre elles : elles n'offrent plus la disposition régulière qu'on observe dans le Calisaya, mais deviennent de plus en plus rares en se rapprochant du parenchyme cortical qui renferme beaucoup de cellules scléreuses.

La même irrégularité s'observe dans les écorces plates de *C. ovata*, dont le liber est toujours recouvert par une couche assez épaisse d'un parenchyme cortical riche en éléments scléreux et en lacunes volumineuses.

QUINQUINA ROUGE VRAI

C'est l'écorce du *C. succirubra* Pavon, qui se rencontre spécialement dans la province de Quito aux environs du Chimborazo.

Le **Quinquina rouge** se présente sous différentes formes dans les pharmacies : tantôt on le rencontre en morceaux très irréguliers, complètement plats ou légèrement enroulés, tantôt il est en énormes morceaux d'une couleur rougeâtre à l'intérieur et recouverts d'un épiderme gris rougeâtre, très épais, sillonné longitudinalement. Sur les gros morceaux, qui sont généralement recouverts de leur périderme, on aperçoit aussi quelques fentes transversales beaucoup moins profondes que les sillons longitudinaux. Un caractère assez général de cette espèce consiste dans la présence de verrues dures et ligneuses à la surface du périderme. Quand on coupe transversalement une grosse écorce de quinquina rouge, on aperçoit au-dessous du périderme un cercle résineux très épais et reconnaissable à sa couleur brun rouge. La cassure est fibreuse dans les couches internes. Quand on la brise, cette écorce laisse échapper une poussière brillante formée par les

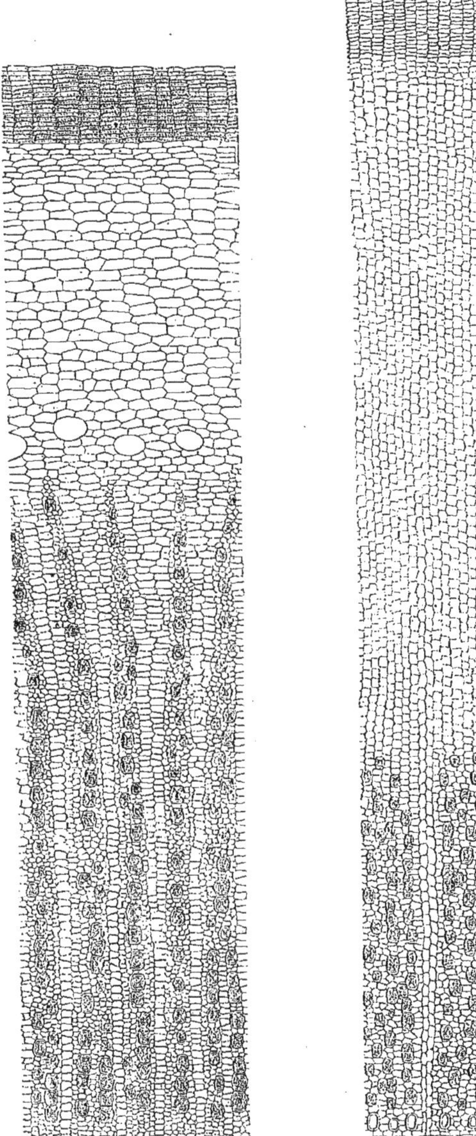

Fig. 733. — Écorce naturelle   Fig. 734. — Écorce renouvelée sous la mousse.

QUINQUINA ROUGE. — (*Cinchona succirubra.*)

fibres fines et prurientes. — Elle possède une saveur à la fois amère et styptique.

Examinée au microscope (fig. 733), elle montre, de dedans en dehors : un suber très épais ; un parenchyme cortical dépourvu d'éléments scléreux, renfermant des glandes ovales ; un liber divisé en faisceaux cunéiformes par des rayons médullaires assez larges ; les fibres sont souvent isolées, souvent aussi groupées au nombre de 3 à 4.

Autrefois fort apprécié, le Quinquina rouge vrai est assez rarement employé aujourd'hui. Il contient beaucoup de rouge cinchonique et une proportion d'alcaloïdes qui se chiffre par 20 à 25 grammes de sulfate de quinine et 10 à 12 grammes de sulfate de cinchonine par kilogramme d'écorce.

QUINQUINAS DE LA NOUVELLE-GRENADE

Sous le nom de **Quinquinas de la Nouvelle-Grenade** nous réunissons trois types de Quinquina qui présentent les caractères communs suivants :

Écorces roulées ou cintrées ou plus généralement plates, dont la face externe est subéreuse et recouverte çà et là de débris blanchâtres, de plaques péridermiques micacées. La couleur de ces écorces varie du jaune orangé au jaune brun plus ou moins foncé. Ces trois types sont désignés sous les noms de **Quinquina lancifolia, Quinquina Pitayo** et **Quinquina Maracaïbo.**

QUINQUINA LANCIFOLIA

Quinquina jaune orangé de Mutis. Quinquina Colombie. Quinquina Carthagène. Quinquina à quinidine. Calisaya de Santa-Fé.

On désigne sous le nom de **Quinquina lancifolia** des écorces qui sont fournies par le *C. lancifolia* Mutis et ses variétés. Ces écorces proviennent d'arbres abondamment répandus sur le versant occidental de la Cordilière orientale, au S.-O. de Bogota, et qui croissent à une altitude de 2,500 à 3,000 mètres au-dessus du niveau de la mer.

Les différentes variétés de *Quinquina lancifolia* qu'on rencontre dans le commerce diffèrent quelque peu entre elles, mais cependant elles sont reliées l'une à l'autre par un certain nombre de caractères communs qui en font un groupe bien caractérisé.

Leurs dimensions sont très variables : certains échantillons se présentent en tuyaux allongés de la grosseur du petit doigt, d'autres sont incurvés en forme de gouttières et peuvent atteindre 40 centimètres de longueur, 7 centimètres de largeur et 1 centimètre d'épaisseur : parfois les fragments sont très irréguliers, menus, de forme indéterminée. Leur couleur passe du jaune foncé jusqu'à l'orangé. Leur surface extérieure est plus ou moins rugueuse et elle est presque constamment *recouverte de plaques blanches micacées, de dimensions variables et toujours très nettement circonscrites :* elle est subéreuse et se laisse pénétrer facilement par l'ongle. La face interne de ces écorces est assez variable : elle est tantôt lisse ou très finement striée, tantôt elle présente des stries très proéminentes dues à la présence des faisceaux fibreux répartis dans les couches internes du liber. Leur cassure, quoique nettement fibreuse, présente quelques différences suivant les écorces : les unes, désignées sous le nom de *Quinquinas Colombie* et correspondant aux meilleures sortes du groupe, ont des fibres très fines et une cassure analogue à celle du Calisaya ; d'autres, désignées sous le nom de *Quinquinas Carthagène,* et d'ailleurs très peu estimées, ont des fibres longues et une cassure esquilleuse.

Dans tous les cas, la *zone fibreuse est peu compacte et fragile.*

Les *Quinquinas lancifolia* sont nettement caractérisés (fig. 735) par l'absence de lacunes et la présence de cellules scléreuses dans le parenchyme cortical. Ces cellules scléreuses y sont très abondamment répandues, et la plupart du temps réunies en groupes assez volumineux ; parfois même ces cellules envahissent la zone libérienne et se retrouvent jusque dans ses couches les plus internes.

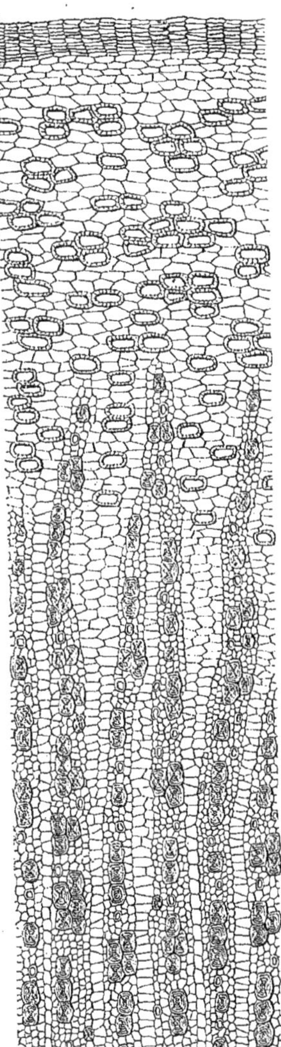

Fig. 735. — *Cinchona lancifolia.*
Quinquina lancifolia.

Sous le nom de **Quinquinas lancifolia** nous réunirons : le **Calisaya de Santa Fé**, le **Quinquina jaune orangé roulé**, le **Quinquina jaune orangé de Mutis**, le **Quinquina jaune orangé de Colombie** et le **Quinquina Carthagène ligneux**.

Le **Calisaya de Santa Fé** est en écorces menues, enroulées, de 2 millimètres d'épaisseur environ, d'une teinte jaune rougeâtre : les plaques micacées sont assez bien limitées : la texture est fibreuse, mais les fibres paraissent assez courtes ; la saveur est très amère.

Ces écorces sont caractérisées par l'absence de lacunes et la présence de nombreuses cellules scléreuses dans le parenchyme cortical seulement : les fibres libériennes très nombreuses sont réunies en amas volumineux qui dans leur ensemble sont allongés dans la direction radiale. Cette espèce commerciale renferme de 30 à 32 grammes de sulfate de quinine et de 3 à 4 grammes de sulfate de cinchonine par kilogramme.

Le **Quinquina jaune orangé roulé** ne se rencontre plus guère dans le commerce de la droguerie ; il était autrefois recherché par les fabricants de sulfate de quinine à cause de sa richesse en alcaloïdes : Ces écorces ont la couleur de la cannelle de Ceylan ; une cassure résineuse au dehors, fibreuse en dedans. On en a retiré 38 grammes de sulfate de quinine et 3 ou 4 grammes de sulfate de cinchonine par kilogramme.

Le **Quinquina jaune orangé de Mutis** est en écorces très régulières, plates ou légèrement cintrées, caractérisées par leur couleur orangée, plus ou moins rouge. La surface extérieure, plus foncée que l'intérieure, porte de nombreuses traces de périderme micacé plus ou moins régulières, rarement arrondies. L'épaisseur de ces écorces est d'environ 3 ou 4 millimètres : leur largeur peut atteindre 5 à 6 centimètres et leur longueur 20 centimètres. Nette dans les couches extérieures, la cassure est très fibreuse dans les couches intérieures. On en a retiré 25 à 30 grammes de sulfate de quinine par kilogramme.

Le **Quinquina jaune orangé de Colombie** diffère de l'espèce précédente par la couleur jaune ocreuse de sa face interne. Sa texture est moins unie. Ses écorces présentent sur leurs deux faces des rides longitudinales bien apparentes : elles renferment de 12 à 14 grammes de sulfate de quinine par kilogramme.

Le **Quinquina de Carthagène ligneux** est en morceaux aplatis ou légèrement cintrés, longs de 12 à 15 centimètres, plus ou moins pointus à leurs deux extrémités. La surface extérieure est d'un jaune rougeâtre, marquée parfois de taches brunes ou brun noirâtre plus ou moins larges ; elle porte constamment de petites dépressions circulaires colorées en blanc par les restes du périderme micacé, la surface interne est d'un jaune fauve, finement striée dans le sens longitudinal : dans quelques morceaux les stries longitudinales sont moins fines et les fibres libériennes se détachent à certaines places de la couche libérienne et font saillie au dehors. La cassure de ces écorces est très fibreuse.

Cette variété est toujours nettement caractérisée par la présence de cellules scléreuses dans le parenchyme cortical : ces cellules rarement isolées se groupent de façons assez différentes : tantôt elles sont réunies deux à deux, tantôt agglomérées en assez grand nombre ; le plus souvent localisées dans le parenchyme cortical, elles envahissent parfois la zone libérienne jusque dans ses couches les plus profondes. Les fibres libériennes sont toujours réunies en groupes plus ou moins volumineux et variables dans leur disposition générale.

Le **Quinquina à quinidine** qui se distingue des écorces précédentes par sa teinte rouge ou plus ou moins rosée et que nous rangeons dans le groupe des *Quinquinas lancifolia*, a été rapporté par M. Howard (1870) à son *Cinchona rosulenta*.

QUINQUINA MARACAIBO

Rapportée par la plupart des pharmacologistes au *C. cordifolia* Mutis, l'origine botanique du Quinquina Maracaïbo doit, selon M. Karsten, être attribuée au *C. Tucujensis* Karst., que certains botanistes ne regardent que comme une variété du *C. cordifolia*, mais qui, en tout cas, est une forme qui mérite d'être nettement séparée.

Cette espèce, qui arrive par la voie de Maracaïbo, constitue une sorte commerciale parfaitement définie, constante dans ses caractères et tout à fait différente des espèces précédentes.

Le **Quinquina Maracaïbo** se présente en fragments très irréguliers, aplatis, plus ou moins tortueux, d'une couleur jaunâtre et comme terreuse particulière. La surface intérieure porte toujours des rides longitudinales bien apparentes et des taches blanches plus ou moins larges. Dans quelques fragments la surface extérieure est très irrégulière et offre une structure nettement fibreuse. La face interne est généralement plus pâle en couleur, striée obliquement, grossièrement fibreuse ; des fibres assez épaisses se détachent sur toute la surface interne des écorces, entraînant avec elles des portions plus ou moins considérables de la couche libérienne. Brisées transversalement, ces écorces paraissent composées de plaques agglutinées.

Examinée au microscope (fig. 736) cette écorce présente un suber peu épais, un parenchyme cortical très réduit dans ses dimensions, caractérisé par la présence de quelques cellules scléreuses et par l'absence de lacunes; un liber extrêmement développé renfermant des fibres en général isolées. Ce liber est sillonné par des rayons médullaires étroits, assez éloignés, qui s'élargissent à peine et s'étendent jusque dans le voisinage du suber sans diviser la couche libérienne en faisceaux cunéiformes. Cette structure constante est toute différente de celle du *C. cordifolia* Mutis, telle du moins qu'elle a été reproduite dans l'*Anatomischer Atlas* d'Otto Berg.

Le Quinquina Maracaïbo est souvent substitué au Quinquina Calisaya menu. On choisit de préférence pour opérer cette substitution les morceaux qui sont dépourvus de plaques micacées : mais un examen un peu attentif complété par la comparaison des caractères anatomiques révèle de suite la fraude. Cette espèce, tout à fait inférieure au *Quinquina Calisaya* par sa proportion de quinine, qui ne dépasse pas 2 à 3 grammes par kilogramme, s'en distingue encore nettement par son goût particulier et âcre de fumée, qui se retrouve dans toutes les préparations dont elle est la base. Ce goût âcre se perçoit facilement quand on mâche une écorce de Quinquina Maracaïbo.

QUINQUINA PITAYO

Les écorces de **Quinquina Pitayo** sont fournies par diverses espèces de *Cinchona* qui croissent dans la province de Cauca depuis Sumbico jusqu'à Popayan et principalement dans les environs du village indien de Pitayo d'où elles tirent leur nom.

Il existe dans le commerce deux sortes de Quinquina Pitayo, le

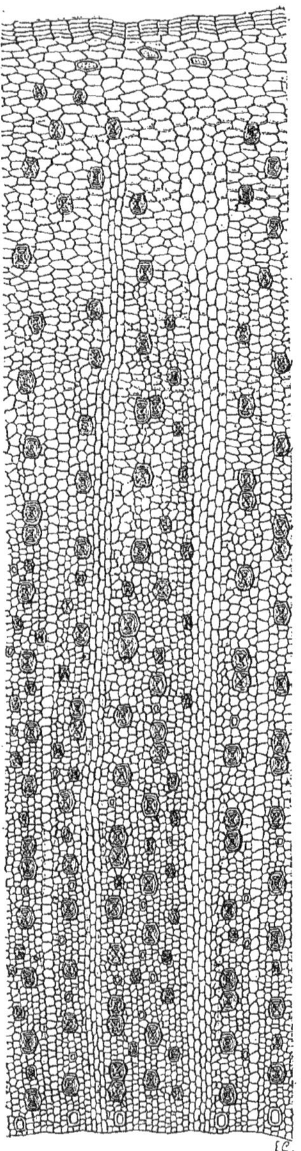

Fig. 736. — *Cinchona Tucujensis.* Quinquina de Maracaïbo.

Quinquina Pitayo ordinaire fourni par le *C. Pitayensis* Wedd. et le *Quinquina Pitayo var. Calisaya* fourni par un *Cinchona* se rapprochant beaucoup du *C. Calisaya*, dont il n'est peut-être qu'un hybride.

Ces écorces en général très lourdes, dures, compactes, varient non seulement par la couleur, mais encore par les dimensions. Très fréquemment elles sont recouvertes par un périderme assez épais marqué de taches micacées, profondément sillonné dans le sens longitudinal, et garni de fissures transversales dont on retrouve l'impression sur le parenchyme cortical. Elles se distinguent des *Quinquinas lancifolia* par leur densité considérable, leur teinte rouge brun : leur cassure ne donne pas la poussière pruriente que produisent les dernières écorces, de même que celles du Calisaya. Elles exhalent une odeur aromatique particulière, qui rappelle la vieille rose.

Au point de vue anatomique ces écorces se distinguent par l'absence de cellules scléreuses et de lacunes dans leur parenchyme cortical, et la présence dans leur liber d'une multitude de fibres minces, disposées en files radiales, largement interrompues par les rayons médullaires ; ces fibres sont en général courtes et peu aiguës à leurs extrémités.

Les écorces de Pitayo contiennent beaucoup de tannin, et une proportion de quinine qui peut varier de 25 à 40 grammes de sulfate par kilogramme.

Elles ne sont généralement pas employées en pharmacie et elles étaient spécialement utilisées autrefois pour la préparation du sulfate de quinine.

QUINQUINAS DES INDES

On désigne sous ce nom un grand nombre d'écorces de quinquinas provenant de cultures aménagées dans les Indes Anglaises et Hollandaises.

L'histoire de l'introduction et de l'acclimatation du quinquina dans ces régions a été faite aussi complètement que possible dans un mémoire publié à la suite de l'exposition de 1867, par L. Soubeiran et Delondre. Nous rappellerons seulement que c'est sur les instances réitérées de Weddell et de la Commission de l'Institut de France, que le gouvernement hollandais prit l'initiative d'introduire à Java la culture des quinquinas, appelés à disparaître rapidement en raison du procédé barbare adopté en Amérique pour recueillir leurs écorces. C'est en 1852, sous le règne de Guillaume III, que le premier essai de culture fut entrepris avec un plant de Cinchona Calisaya provenant de notre Muséum d'histoire naturelle.

En 1854, Hasskarl introduisit à Buitenzorg et à Tjipanas la culture des graines qu'il avait recueillies lui-même au Pérou en 1853 et de 400 jeunes plants de *C. Calisaya*, qu'il avait reçus de Bolivie ; à ces nombreux spécimens vinrent bientôt se joindre ceux qui furent obtenus avec les graines envoyées par M. Karsten de la Nouvelle-Grenade et quelques plants provenant des plantations des Indes Anglaises. Cette culture entreprise au milieu d'une série d'obstacles de toute nature, compromise par la nature du sol, l'exposition à une température extrêmement élevée, interrompue un moment par la maladie et le départ de M. Hasskarl, entra dans une nouvelle phase dès l'arrivée à Java de M. Junghuhn. — En présence de l'état peu florissant des plantations qui lui étaient confiées, celui-ci obtint du gouvernement hollandais l'autorisation de les déplacer et de les transporter sur les versants du mont *Maleber*, dans des forêts restées jusqu'alors inaccessibles. Après bien des essais préliminaires, il s'arrêta à un mode de culture qui lui permit de propager et de multiplier rapidement les plantations confiées à ses soins. Les plants de Cinchona, qui étaient réduits au chiffre de 251, à son entrée en fonctions, atteignait en 1863 à Java le nombre de 1,451,810 dont 539,030 en pleine terre, 612,771 sur couches à l'état de semis, plus 6,830 boutures en serre : aussi à la mort de M. Junghuhn pouvait-on considérer les Cinchonas comme acclimatés à Java. M. Van Gorkhom, qui lui succéda comme directeur des cultures de quinquina, adopta pour la plantation et la multiplication de ces arbres un système qui se rapprochait beaucoup de celui qui avait été adopté par les Anglais dans leurs possessions des Indes ; aussi leur proportion continua-t-elle à s'accroître rapidement à tel point qu'en 1874 on comptait à Java une somme de 11,650,360 pieds de Cinchona ainsi répartis : 58,000 *C. Calisaya Hasskarliana*, 13,500 *C. succirubra et caloptera* 163,000 *C. officinalis* et 4,160 *C. lancifolia*. Les premières écorces de quinquina récoltées à Java furent importées en 1869. Dans le courant de l'année 1877 on put vendre sur le marché d'Amsterdam un poids de 91,543 kilogrammes d'écorces de quinquina provenant des plantations de Java.

Pendant que les Hollandais multipliaient leurs efforts pour assurer et développer l'acclimatation du quinquina dans leurs possessions, les Anglais, encouragés par les résultats obtenus à Java, ne restaient pas inactifs. En 1859, le gouvernement de la Reine confia à M. Markham le soin d'organiser quatre expéditions dans le but de recueillir en Amérique les graines et les plants des meilleures espèces de quinquina, afin de les transporter dans les Indes Anglaises. Dès 1860, plants et graines arrivèrent à Londres pour être expédiés dans les Neilgherries. La direction des cultures indiennes fut confiée à un botaniste éminent, M. Mac Ivor, et pour parer à toute éventualité, une certaine quantité de plants et de graines fut laissée en Angleterre, où leur culture fut entourée des plus grands soins dans le jardin Royal de Kew, sous la direction de M. Hooker.

Grâce aux conseils judicieux de M. Markham, qui avait noté avec la plus grande attention les influences relatives au développement des Cinchonas, grâce aux soins intelligents de M. Mac Ivor et à la sagacité avec laquelle il appliqua ces observations, on put choisir rapidement les sites les plus favorables à la culture de ces arbres. Le jardin d'Ootakamund, dans les Neilgherries, parut offrir les conditions les plus favorables pour la propagation des plants et le développement des graines : aussi aidé des conseils de M. Hooker et de M. Howard, M. Mac Ivor commença-t-il cette culture dans les meilleures conditions. Dans la mission qui lui fut confiée, il déploya une habileté des plus grandes. Ne s'appliquant pas seulement à augmenter le nombre des plants, il chercha encore si, par une culture intelligente, il ne pourrait pas accroître non seulement le rendement, mais encore la valeur commerciale des quinquinas. Ses essais furent couronnés d'un plein succès.

Commencée sous d'aussi favorables auspices, la culture du quinquina dans les Neilgherries prospéra très rapidement. En 1867, on commençait à exploiter les plantations indiennes et on pouvait trouver sur le marché de Londres les écorces des quinquinas cultivés à Ootakamund.

En même temps on organisait des plantations de quinquina sur d'autres points des Indes britanniques, dans le Wynand, dans le Corg, sur les monts Pulnez et dans le Travançore ; une des pépinières les plus prospères est celle qui fut installée dans le Sikhim britannique, près de Darjelling, au pied de la chaîne de l'Himalaya.

Entreprise aussi dans l'île de Ceylan, la culture du quinquina y prit un développement tellement rapide sous la direction de M. Thwaites, directeur du jardin de Peridania, qu'en 1865 il existait dans cette île 500,000 plants de Cinchona.

Dans son mémoire sur la *production du sulfate de quinine*[1], M. Jungfleisch nous fournit des documents très intéressants sur l'importance actuelle de ces cultures.

Ceylan a été jusqu'aujourd'hui le pays qui produit le plus d'écorce

[1] *Journal de Pharm. et de Chimie*, 5ᵉ série, t. XXIV, 1891, p. 109.

cultivée. D'après *The Ceylan Handboock and Directory*, l'exportation annuelle du quinquina cultivé dans cette île a atteint de 1875 à 1889 une moyenne de 13 millions de livres anglaises.

Dans l'Inde anglaise continentale, sur des plantations commencées en 1862, le gouvernement cultive actuellement plus de 6 millions de pieds de quinquina, et les particuliers en possèdent autant. La quantité exportée de cette région qui n'était en 1884 que de 428,497 livres anglaises s'est élevée en 1889 à 3,074,098 livres, de sorte que l'exportation totale de l'Inde anglaise dépasse actuellement 16 millions de livres anglaises ou 6 millions de kilogrammes.

Ce chiffre est loin de représenter la production totale du pays, car les fabriques de sulfate de quinine qu'on a installées au Bengale emploient une partie des écorces récoltées : en 1889, elles ont fourni 2,191 livres anglaises de sulfate de quinine et 6,384 livres d'un fébrifuge constitué par un mélange d'alcaloïdes du quinquina.

A Java, où les cultures gouvernementales sont bien moins importantes que les plantations privées, les exportations qui étaient déjà en 1883 de 1,104,534 livres hollandaises se sont élevées en 1889 à 4,415,031 livres hollandaises et dépassent actuellement 1,655,000 kilogrammes.

Les colonies asiatiques enverraient donc actuellement en Europe près de 8 millions de kilogrammes d'écorces de quinquinas cultivés.

Modes de récolte. — La récolte des écorces de quinquina dans les Indes se fait au moyen de trois procédés qui sont variables et dépendent de la nature des arbres et des conditions où ils sont placés. Ces trois procédés sous le *moussage*, l'*abatage* et l'*arrachage*.

Moussage. — Tout le mérite de ce procédé revient à M. Mac Ivor, dont le nom restera toujours attaché à l'histoire de l'introduction et de l'acclimatation du quinquina dans les Indes Britanniques.

Ayant fait une étude approfondie des écorces commerciales venant de la Bolivie, M. Mac Ivor avait remarqué que les espèces les plus estimées étaient généralement recouvertes de végétations cryptogamiques. Cette observation lui suggéra l'idée de recouvrir de mousse les écorces des quinquinas cultivés à Ootakamund et de se rapprocher ainsi autant que possible des conditions dans lesquelles les quinquinas végètent au Pérou et dans la Bolivie.

Voici comment il fit appliquer son procédé de moussage artificiel :

L'opérateur prend un arbre âgé de huit ans environ ; il fait dans l'écorce une incision horizontale aussi haut qu'il peut atteindre, puis de chacune des extrémités de cette incision deux autres verticales jusqu'à la base du tronc. Écartant ensuite avec un couteau l'écorce du bois au niveau de l'incision supérieure, il la sépare peu à peu avec les doigts jusqu'au bas de l'arbre et il la coupe en ce point. Il obtient ainsi une bande ou un ruban plus ou moins long. En supposant que l'arbre ait 28 pouces de circonférence, on détache 9 de ces bandes ayant 1 pouce et demi de largeur, il reste alors sur le tronc 9 autres bandes adhérant au bois et ayant la même largeur que les intervalles dénudés : on entoure de mousse le tronc tout entier en le maintenant à l'aide de quelques fibres ; on préserve ainsi de l'air et de la lumière les surfaces mises à nu ; il en résulte tout d'abord une cicatrisation rapide, puis une augmentation de la quinine, dans les parties renouvelées. Après six à douze mois les bandes d'écorce qui étaient restées intactes et adhérentes au tronc sont enlevées et l'espace dénudé est moussé avec soin : vingt-deux mois après, il s'est formé à la place des premières bandes enlevées une nouvelle écorce plus épaisse que l'écorce naturelle du même âge : on enlève cette écorce renouvelée et on mousse la nouvelle plaie ainsi produite ; six à douze mois plus tard c'est le moment d'enlever les bandes voisines, celles qui se sont produites à la place de l'écorce qui avait été laissée tout d'abord adhérente et ainsi alternativement. On a obtenu de cette façon de l'écorce cinq fois renouvelée sur la même plante :

On peut donc tirer d'un tronc de quinquina trois sortes d'écorces :

1° L'écorce *naturelle* qui n'a subi aucun traitement spécial.

2° L'écorce primitive recouverte de mousse pendant un certain temps (*écorce moussée*) ;

3° L'écorce *renouvelée sous la mousse.*

Cette méthode a produit des résultats aussi satisfaisants qu'inattendus. Il résulte en effet des analyses de Howard, de M. de Vrij et de M. Broughton que cette méthode présente le double avantage de rendre plus rapide le renouvellement des écorces et d'augmenter leur richesse en alcaloïdes. Les écorces sont en même temps rendues plus épaisses et plus pesantes.

Les chiffres suivants expriment les résultats d'analyses faites par M. de Vrij sur des écorces provenant d'un même pied de *C. succirubra.*

Ecorce naturelle	9,28 p. 100 d'alcaloïdes dont 1,16 de quinine.		
Ecorce moussée	10,27	—	— 1,36 —
Ecorce renouvelée	11,10	—	— 4,60 —

D'après le même auteur, l'augmentation de la quinine atteint son maximum après le premier traitement et ne progresse pas d'une manière continue.

Le moussage donne de bons résultats avec les *C. succirubra* et *C. officinalis*, pourvu toutefois que les insectes ne soient pas abondants dans les plantations où il est appliqué. M. de Vrij cite le Sikhim britannique, où les arbres exploités par le moussage ont été envahis par les fourmis et n'ont pas donné de récolte.

ABATAGE. — Ce second mode de récolte consiste à couper l'arbre à une petite distance de terre, en laissant dans une plantation ainsi exploitée quelques arbres intacts, destinés à protéger les rejetons qui doivent repousser au pied de chaque arbre coupé et renouveler ainsi la plantation au bout d'un certain nombre d'années. On récolte par ce procédé deux sortes d'écorces : écorce de tronc et écorce de branches. L'abatage ou coupage (*Coppicing*) compromet souvent l'existence de l'arbre auquel on l'applique : de plus ce n'est qu'au bout d'un temps assez long, huit ou neuf ans, que les rejetons donnent une écorce exploitable. Ce procédé peut être employé cependant, d'après M. Howard, pour des espèces à croissance rapide, telles que le *Cinchona* de Santa Fé.

ARRACHAGE. — Un troisième mode de récolte consiste à déraciner totalement les plantations de quinquina : on recueille alors trois sortes d'écorces : écorces de racines, de tronc, de branches. Le rendement en écorces sèches est naturellement plus considérable que par le second procédé. Les chiffres suivants, extraits du rapport du surintendant des plantations du Bengale pour l'année 1875-1876 donneront une idée du produit obtenu par chacun de ces procédés.

Ils se rapportent à une plantation composée de *C. succirubra*, âgés de trois ans et demi et plantés sur une superficie de six acres, à la distance de quatre pieds les uns des autres. On avait divisé la plantation en deux : trois acres ont été abattus, trois autres déracinés. On a obtenu :

	Écorces de racines	Tronc	Branches	Total	Par acre
Par le coupage. . .	»	1.550,07	1.568,65	3.118,72	1.029,60
Par l'arrachage. . .	1.155,52	1.365,80	1.565,10	4.086,45	1.362,14

Ici l'écorce des racines n'entre que pour un peu plus du quart dans la récolte totale : si on opère sur des arbres plus âgés, la proportion d'écorce de racine devient plus considérable : ainsi l'arrachage d'une plantation de *C. succirubra* de 9 ans et d'une superficie de 35 acres a donné :

Écorces sèches de racines.		41.374,28
— de tronc		19.677,48
— de branches.		21.576
	Total	82.627,76

Dans cette quantité totale on remarque que les écorces de racines entrent pour la moitié : résultat intéressant, car ces écorces de racines sont généralement plus riches en alcaloïdes que celles provenant du tronc et des branches.

L'analyse des écorces ci-dessus a donné environ 8 p. 100 d'alcaloïdes pour les écorces de racines et 6 p. 100 pour les écorces du tronc.

L'arrachage total d'une plantation a donc l'avantage sur l'abatage de fournir des écorces qui sont non seulement d'une richesse moyenne plus considérable, mais aussi plus abondantes. Quant au temps qui doit s'écouler avant une nouvelle récolte, il est à peu près le même dans les deux procédés : enfin l'ensemencement et les soins à donner aux jeunes plants ne reviennent pas plus cher que ceux nécessités par la culture des rejetons poussés aux pieds des arbres coupés. Là où le moussage ne convient pas, l'arrachage paraît être le mode d'exploitation le plus avantageux.

Si les écorces qui sont recouvertes par la mousse ne présentent pas dans la structure anatomique d'autre modification qu'un développement considérable du parenchyme cortical, il n'en est pas de même de celles qui se sont renouvelées complètement sous cette couverture artificielle. Les modifications qui se produisent alors sont les mêmes dans le *C. succirubra* et le *C. officinalis*, les seules espèces authentiques que nous ayons pu examiner : elles sont tellement profondes que l'on ne peut plus reconnaître aucun des caractères distinctifs de l'écorce primitive et naturelle.

Dans la figure 734 qui reproduit la structure anatomique d'une écorce de *C. succirubra* renouvelée sous la mousse, nous voyons que la couche libérienne est caractérisée par une multiplication considérable des fibres qui sont très rapprochées les unes des autres et disposées en files radiales ; que cette couche se différencie nettement et brusquement du parenchyme cortical qui a pris un grand développement et dont les éléments au lieu d'être allongés dans la direction tangentielle sont presque arrondis et disposés très régulièrement en longues files radiales. Les lacunes qu'on observait constamment dans le parenchyme cortical des *C. officinalis* et *C. succirubra* ont disparu dans les écorces renouvelées sous la mousse.

Quelques échantillons authentiques de *C. Calisaya* cultivés à Java, nous ont présenté aussi d'une manière assez constante les particularités anatomiques qui distinguent le Calisaya roulé qui est originaire de la Bolivie, mais il convient toutefois d'ajouter qu'on ne pourrait sans témérité baser sur ces caractères anatomiques la détermination de l'origine des écorces de *C. Calisaya* et de *C. succirubra* recueillies dans les Indes ; car dans l'une comme dans l'autre, les fibres sont disposées en files radiales, non agglomérées, le parenchyme cortical renferme des lacunes, et ne contient pas de cellules scléreuses : ces caractères, sur lesquels on base la détermination des écorces, sont donc communs à ces deux espèces d'origine tout à fait différente.

Appliqué à l'examen des *C. Ledgeriana* Moens, *C. caloptera* Miq., *C. Pahudiana* How., *C. Hasskarliana* Miq. et des autres hybrides qui constituent les plantations des Indes anglaises et hollandaises, l'examen microscopique ne peut fournir d'indication précise, en ce sens qu'il ne révèle aucune différence bien appréciable dans la structure de ces écorces.

Les premiers quinquinas cultivés qui parurent sur le marché européen vers 1870, étaient exclusivement constitués par les écorces du *C. succirubra* provenant des plantations des Neilgherries ; ils se distinguaient très nettement à leur apparence extérieure. Récoltées à la suite d'incisions faites sur des jeunes arbres âgés de sept à huit ans, ces écorces se présentaient en longs tuyaux enroulés de 35 à 40 centimètres de longueur, de 15 à 16 millimètres de largeur, aussi réguliers dans leur forme que dans leur teinte. Leur surface extérieure présentait une coloration homogène d'un brun noir : elle était mouchetée de petites taches grises, marquée de sillons longitudinaux très longs et superficiels, et de quelques fissures transversales peu profondes : elle ne portait jamais trace de lichens foliacés. La face interne était lisse et d'une couleur rouge brun.

Cette espèce se distingue aisément à son apparence extérieure de celles qui nous arrivèrent successivement et un peu plus tard des plantations anglaises et hollandaises, et qui étaient fournies par les *C. Ledgeriana* Moens, *C. officinalis* L., *C. caloptera* Miq., *C. Hasskarliana* How., *C. Schuhkraft*, *C. Calisaya* Wedd., *C. Pahudiana* How. Ces dernières étaient caractérisées nettement par leur surface grise recouverte de larges plaques blanches et de lichens très larges, qui leur donnaient quelque ressemblance avec les bons quinquinas gris sauvages. L'observation la plus minutieuse ne pouvait découvrir entre ces écorces de différence absolue et constante. Seules les écorces de *C. officinalis* se distinguaient par les fissures transversales et régulières qu'on observait sur la surface extérieure des écorces, qui avaient été recueillies aussi bien avant qu'après le moussage.

Pendant une quinzaine d'années les écorces de quinquinas cultivés nous parvinrent en tuyaux bien formés ou en fragments légèrement cintrés, présentant une apparence extérieure sinon constante, du moins assez belle. Cette particularité tenait surtout à ce qu'elles avaient été obtenues par des incisions pratiquées avec soin sur des arbres âgés de vingt-cinq à trente ans. Mais à mesure que l'on appliqua aux quinquinas cultivés les divers modes d'exploitation que nous avons signalés plus haut ; à mesure que les hybrides se multiplièrent et que les arbres vieillirent, on vit apparaître sur le marché des écorces de plus en plus nombreuses et variables dans leur forme, leurs dimensions et leur coloration. Les mêmes espèces provenant du même pays ou de régions différentes, présentent d'une récolte à l'autre, d'année en année, de grandes variations dans leur apparence extérieure. C'est ainsi que nous trouvons actuellement sur le marché les quinquinas cultivés représentés par des écorces disposées en longs tuyaux offrant très bel aspect, des écorces se présentant en menus débris, d'autres en plaques plus ou moins larges et régulières recouvertes de toutes leurs couches et provenant d'écorces renouvelées sous la mousse, d'autres en écailles très irrégulières ou en râclures provenant vraisemblablement de racines : à côté d'espèces inférieures se présentant sous l'aspect séduisant des plus belles écorces américaines, on trouve les sortes les plus belles et les plus estimées jadis, telles que le *C. Legderiana*, en petites paillettes ou râpures, qui sont réunies en un gros bloc, dont l'apparence n'a rien de commun avec celle des quinquinas américains.

Comme on le voit par cet exposé, la comparaison des caractères extérieurs qui rendent possible la distinction des espèces commerciales de quinquinas sauvages est encore inapplicable à la détermination des quinquinas cultivés.

Caractères anatomiques. — Les espèces types de *Cinchona* dont la culture a été transportée dans les colonies anglaises et hollandaises ne paraissent pas éprouver, sous l'influence de cette culture, de modifications bien profondes dans leur structure anatomique. Si l'on examine par exemple une des écorces du *C. succirubra* provenant des Neilgherries et dont on peut retrouver des échantillons authentiques dans toutes les collections, on y constate les caractères anatomiques qui distinguent les écorces du *C. succirubra* originaire de l'Équateur : c'est-à-dire les fibres libériennes, rarement agglomérées en amas volumineux, disposées en files radiales, la présence de lacunes et l'absence de cellules scléreuses dans le parenchyme cortical. Ces caractères anatomiques se reproduisent même avec une constance remarquable aussi bien dans l'écorce des racines que dans l'écorce des tiges.

La même particularité s'observe dans les écorces de *C. officinalis*, qui sont cultivées abondamment dans les Indes anglaises et hollandaises. Ces écorces, comme celles que fournissait le vrai Quinquina de Loxa se distinguent par la rareté des fibres réparties dans le liber, l'absence de cellules scléreuses et la présence de lacunes dans le parenchyne cortical.

La substitution des écorces de Quinquinas cultivés aux écorces de Quinquinas sauvages a amené dans le commerce des Quinquinas et du sulfate de quinine une révolution profonde dont les effets ne sont pas moins saisissants si on envisage les côtés scientifique, pharmacologique et théorique de la question. Dans un article publié dans le *Journal de Pharmacie et de Chimie* (1891. (5) XXIV, 199), M. le professeur Jungfleisch a fait ressortir la transformation qui s'est opérée dans l'industrie du sulfate de quinine, qui, limitée jadis à quelques usines qui contribuaient à l'approvisionnement du monde entier, s'est aujourd'hui implantée dans l'Inde à côté des plantations de Quinquina. Du prix de 750 francs qu'il a conservé pendant longtemps après s'être élevé à 1000 francs, le sulfate de quinine, grâce aux résultats merveilleux produits par la culture du Quinquina, peut être vendu aujourd'hui 40 francs le kilogramme.

Bien qu'on ait choisi pour les cultiver les meilleures espèces américaines telles que les *C. officinalis*, *C. Calisaya* et *C. succirubra*, les statistiques publiées par les surintendants des exploitations indiennes, les rapports des pharmacologistes éminents, chargés de l'analyse des écorces, nous apprennent non seulement que les écorces d'origine indienne sont fournies par beaucoup d'autres espèces que celles que nous venons d'énumérer, mais encore qu'elles ont une composition élémentaire extrêmement variable.

Quand nous les recevions de Loxa ou de ses environs, nous savions que les écorces de *C. officinalis* et ses variétés ne contenaient qu'une faible proportion de quinine et une quantité relativement considérable de cinchonine. Le beau Casilaya qui nous arrivait de la Bolivie en tuyaux ou en plaques épaisses, se distinguait au contraire par sa proportion de quinine qui ne donnait guère moins de 25 à 30 grammes de sulfate par kilogramme. Le *C. succirubra* nous fournissait le beau quinquina rouge qu'on payait jusqu'à 35 francs le kilogramme, tant à cause de sa rareté que de sa richesse en quinine et en cinchonine qui, y entrant en proportion à peu près égales (15 à 18 grammes par kilogramme), en faisaient une écorce justement appréciée à cause de ses propriétés à la fois toniques et fébrifuges.

La culture du *C. officinalis* et de ses variétés produit des écorces toutes différentes de l'ancien Quinquina Loxa par la richesse en quinine et la proportion totale d'alcaloïdes. Ces écorces renferment souvent de 30 à 40 grammes p. 1000 de quinine, 5 à 10 p. 1000 de cinchonidine et très peu de cinchonine. M. Broughton, attaché comme chimiste aux exploitations de l'Inde anglaise, a même constaté dans les écorces de *C. officinalis* var. *angustifolia* un total d'alcaloïdes s'élevant à 80 et 90 grammes p. 1000 grammes.

Si la proportion de quinine est restée sensiblement égale dans les écorces de Calisaya cultivé, la somme totale des alcaloïdes y est bien plus considérable que dans les Calisayas américains et peut s'élever à 70 grammes pour 1000, dont 10 à 20 de quinine, 20 à 40 de cinchonidine et 20 à 30 de cinchonine.

Dans une série de notes qui ont paru dans le *Pharmaceutical Journal* (1875 et 1877), M. D. Howard a établi que la proportion de quinine est bien plus considérable dans les écorces renouvelées sous la mousse que dans l'écorce naturelle : et que la quantité d'alcaloïdes dans les écorces de racines dépasse dans les proportions de 8 à 5, celle qui existe dans les écorces du tronc. Les analyses qu'il a pratiquées sur un grand nombre d'écorces provenant des plantations de Darjeeling lui ont fourni les résultats suivants :

	Branches	Tronc	Racine	Fibres radicales
Somme totale d'alcaloïdes p. 100.	3,3	5,5	7,6	2,0
Quinine (p. 100 d'alcal.)	23,5	20,2	11,5	13
Quinidine	0,6	0,6	2,9	11,4
Cinchonidine.	25,3	23,6	19,9	11,7
Cinchonine	19,4	32,8	47,3	46,7
Alcaloïdes amorphes	31,2	22,8	18,4	17,2

Des nombreuses expériences qu'il a entreprises, M. D. Howard conclut que les proportions relatives des divers alcaloïdes varient pour les mêmes espèces dans des limites très étendues suivant les localités d'où elles proviennent, l'altitude, le climat, et l'humidité de l'air. La somme totale des alcaloïdes est sujette à beaucoup moins de variations, comme si au cours de la végétation les produits se transformaient les uns dans les autres. La quinine et la cinchonidine diminuent des branches vers la racine : la quinidine et la cinchonine au contraire augmentent dans cette direction.

L'influence de l'altitude sur la répartition des alcaloïdes dans les quinquinas déjà observée et signalée par M. Karsten dans la Nouvelle-Grenade a été confirmée récemment par J. E. Howard[1] et Trimen. La quinine et la cinchonidine augmentent avec l'altitude : la cinchonine semble varier dans une proportion inverse et diminuer avec l'altitude.

[1] J. E. Howard. *Pharmac. Journal and Trans.* 1883, XIII, p. 1013.

L'élévation de la température, d'après Broughton, paraît favoriser l'augmentation en cinchonine et diminue la proportion de quinine.

L'humidité, d'après Trimen, augmente la proportion de quinine et de cinchonidine : aussi les quinquinas qui croissent dans les hautes régions montagneuses où l'air est toujours humide, et les brouillards toujours fréquents, donnent-ils des écorces généralement fort riches en quinine et en cinchonidine. Ces observations justifient pleinement les prévisions qui avaient guidé M. Mac Ivor quand il imagina d'entourer de mousse les arbres en partie décortiqués.

Le croisement des diverses espèces amène aussi une modification dans la proportion des alcaloïdes : c'est ainsi que M. D. Hooper[1] a pu constater que des hybrides (*C. pubescens* et *C. magnifolia* provenant du croisement des *C. officinalis* et *C. succirubra*) occupent relativement à la composition de leurs alcaloïdes une place intermédiaire entre les deux espèces qui leur ont donné naissance : ces résultats ont été confirmés par Kuntze, qui a analysé comparativement les écorces d'espèces types cultivées à Java et celles d'hybrides obtenus par le croisement de ces espèces. La comparaison des chiffres suivants empruntés à M. Tschirch[2] permettra d'apprécier cette modification.

Tandis que les écorces de *C. calisaya* cultivées renferment 0,84 p. 100 d'alcaloïdes.

C. carabayensis	—	0,15	— —
C. micrantha	—	0,01	— —
C. succirubra	—	0,98	— —

Les hybrides du *C. calisaya* × *C. carabayensis* donnent 0, 7 p. 100

—	*C. calisaya* × *C. micrantha*	—	2,58 —
—	*C. calisaya* × *C. succirubra*	—	1, 2 —
—	*C. carabayensis* × *C. succirubra*	—	0,72 —

Certaines écorces de *C. Ledgeriana* hybride du *C. calisaya* et du *C. micrantha* ont même donné 13,2 p. 100 et même plus d'alcaloïdes.

Il est donc fort naturel que soumis a des influences aussi diverses que celles qu'ils rencontrent dans les Indes, les *Cinchona* cultivés fournissent des écorces plus variables dans leurs caractères extérieurs et leur composition que celles des Quinquinas d'Amérique. Ces derniers, croissant dans des conditions climatologiques plus uniformes, donnaient des écorces plus constantes dans leur aspect et dans leur composition et fournissaient quelques types que distinguaient aisément leurs caractères extérieurs.

Ce n'est pas sans difficulté et sans résistance que les Quinquinas de l'Inde ont pris place dans la thérapeutique et dans les officines. Aussi

---

[1] *Pharmaceutical journal.* — (3) XIX, p. 285 (1888).

[2] Tschirch. *Chinarinden und Cinchona.* (W.2n und Liepzig (1887), p. 21.)

longtemps qu'ils ont pu se procurer de bonnes écorces américaines, les pharmaciens consciencieux ont refusé d'utiliser même à prix moins élevés les écorces indiennes qui sont aussi inconstantes dans leurs caractères extérieurs que dans leur titre alcaloïdique. Devant la rareté croissante des bons Quinquinas sylvestres, qui sont souvent remplacés par des espèces inférieures, en présence de nombreux rapports publiés sur la composition élémentaire des quinquinas cultivés et leur richesse en principes actifs, beaucoup de pharmaciens ont dû adopter l'usage de ces écorces. Nous devons ajouter que leur emploi est préférable à celui d'espèces américaines inférieures, qui arrivent parfois dans le commerce avec l'apparence trompeuse des belles et bonnes écorces d'autrefois.

Depuis la découverte de la quinine et son emploi de plus en plus exclusif comme fébrifuge et antipériodique, la thérapeutique moderne n'emploie plus le quinquina et ses préparations qu'à titre de médicaments toniques et reconstituants ; si nous envisageons ce côté particulier de la question, nous devons reconnaître que la *somme totale des alcaloïdes* qu'on trouve habituellement dans les quinquinas cultivés et qui en constitue les principes actifs, doit communiquer à ces écorces des propriétés toniques plus accusées que celles qu'on attribue à beaucoup de Quinquinas américains.

Nous ajouterons que si les préparations obtenues avec les quinquinas cultivés sont plus actives que celles données par les quinquinas sylvestres, elles sont bien plus amères, moins agréables à l'œil, sujettes à se troubler à cause de leur richesse en principes résineux, et toujours dépourvues de cet arome spécial qui est particulier surtout aux Quinquinas de Loxa.

Nous plaçant au point de vue professionnel, nous dirons que si ces écorces doivent définitivement prendre place dans l'officine, il est rigoureusement nécessaire d'établir la proportion minima d'alcaloïdes qu'elles doivent contenir pour être propres aux usages médicaux. Cette proportion pourrait être fixée à 25 p. 1000. Le pharmacien trouverait facilement dans les écorces de cultures qui abondent sur les marchés des écorces se rattachant aux bons types *C. Calisaya, C. officinalis, C. succirubra* qui contiennent une proportion d'alcaloïdes constamment supérieure à ce chiffre de 25 p. 1000. Mais, nous ne saurions trop le répéter, le *pharmacien soucieux de ses devoirs ne doit actuellement acheter ou employer un quinquina sans l'avoir soumis à un titrage alcaloïdique, qui peut seul, en l'absence de tout caractère extérieur et anatomique précis, le renseigner sur la valeur thérapeutique de ce quinquina.*

FAUX QUINQUINAS

Sous le nom de **faux quinquinas**, on distingue un certain nombre d'écorces qui ont été données comme quinquinas, mais qui ne sont point produites par des espèces appartenant au genre *Cinchona*. Cette dénomination de *faux quinquinas* paraît justifiée aussi bien par les caractères anatomiques que par les propriétés physiologiques et la composition élémentaire de ces écorces : elles présentent, en effet, une structure qui les distingue bien nettement des écorces de *Cinchona* et dans aucune d'elles on n'a pu constater la présence des alcaloïdes du quinquina.

Parmi les nombreuses écorces auxquelles on a donné le nom de *quinquinas*, les unes sont produites par des plantes de genres très voisins des *Cinchona* et entre autres par les *Cascarilla*, d'autres par des Rubiacées un peu plus éloignées des *Cinchona*, mais rentrant encore dans le groupe des Cinchonées (*Exostemma*), enfin un certain nombre par des plantes appartenant à des familles différentes. Si quelques-unes de ces écorces n'ont pour nous qu'un intérêt plutôt historique que scientifique, il en est d'autres qui nous intéressent plus spécialement à cause de leurs vertus curatives, qui sont utilisées dans nos colonies des Antilles, ou parce qu'on les emploie comme succédanées de drogues amères. Il en est d'autres enfin qui n'ont avec le quinquina que des analogies plus ou moins éloignées de saveur et de propriétés : aussi ne ferons-nous que les mentionner sans insister sur leurs caractères.

ÉCORCES DE CASCARILLA

Le genre *Cascarilla* est bien voisin des *Cinchona*, dont il ne forme même qu'une simple section dans Endlicher. Le caractère essentiel qui sépare les deux genres est le mode de déhiscence de la capsule qui s'ouvre de bas en haut dans les *Cinchona* et de haut en bas dans les *Cascarilla*. D'autres noms ont été proposés pour ce groupe. Klotzch faisait rentrer toutes ces plantes dans ses *Ladenbergia* et Weddell a proposé de les grouper sous le nom de *Buena*.

Parmi les écorces que ce genre a fournies au commerce nous citerons :

1° L'écorce de *Cascarilla magnifolia* Wedd. (*Cinchona magnifolia*, R. et Pav., *C. oblongifolia* Mutis, *C. heterocarpa* Karst., *Ladenbergia magnifolia* Klotzch, *Buena magnifolia* Weddll). C'est le **quinquina nova** ou *quinquina rouge* de Mutis. Son nom vulgaire est *Cascarilla flor de Azahar* ou *Palo de Requeson*. La plante est originaire du Pérou, de la Colombie et de l'Équateur.

Longtemps donnée comme *Quinquina rouge-vrai*, cette écorce se présente dans les drogueries en fragments tantôt roulés, tantôt simplement cintrés, plus souvent en assez gros tuyaux cylindriques, parfois recouverts d'un épiderme blanchâtre uni, qui disparaît fréquemment en ne laissant que quelques plaques dispersées. Privée de cet épiderme, l'écorce a une couleur d'un rouge vineux ou bleuâtre : elle est lisse ou marquée de fissures transversales irrégulières. Sa cassure est feuilletée à l'extérieur, fibreuse à l'intérieur, où les fibres blanches assez grosses se distinguent au milieu d'un tissu rougeâtre. La saveur est astringente : la poudre offre une teinte rouge assez prononcée. Cette écorce ne contient pas d'alcaloïde, mais un acide particulier, analogue aux acides gras, qu'on a nommé acide *kinovique*.

Examinée au microscope, elle présente une structure anatomique toute différente de celle des Quinquinas et qui se rapproche considérablement de celle d'une écorce que nous décrirons plus loin sous le nom de *Remijia pedunculata* Triana. Elle offre de dehors en dedans, un suber épais à petites cellules aplaties : un parenchyme cortical à cellules tangentielles et à nombreuses cellules scléreuses de dimensions variables, munies de parois épaisses et ponctuées, parfois isolées, plus souvent groupées : de larges lacunes s'observent à la partie interne de ce parenchyme. Le liber assez développé présente deux zones bien distinctes : une externe, formée d'un tissu de cellules irrégulièrement disposées, et présentant une multitude de fibres plus petites que celles des quinquinas, munies d'un lumen assez large, et disposées dans leur ensemble en groupes très irréguliers allongés dans la direction radiale ; une interne, formée d'un tissu de petites cellules régulièrement disposées en files radiales, dans lequel on n'observe que quelques fibres isolées et des rayons médullaires assez larges.

L'écorce désignée dans le commerce sous le nom de *Quina Colorado* et décrite par Guibourt sous le nom de *Quinquina nova Colorado* est très voisine de l'espèce précédente :

2° L'écorce de *Cascarilla azaharito* décrite par Guibourt sous le nom de *Quinquina azaharito* : elle rappelle beaucoup par son aspect et ses propriétés organoleptiques l'écorce de *Costus amer* :

3° L'écorce de *Cascarilla acutifolia* Wedd. (*Cinchona acutifolia* Ruiz et Pavon, *Ladenbergia acutifolia* Klotzch) :

4° L'écorce de *Cascarilla macrocarpa* Wedd. (*Ladenbergia macro-*

carpa Klotzch, *Cinchona macrocarpa* Vahl., *C. ovalifolia* Mutis); elle a été décrite par Guibourt sous le nom de **Quinquina blanc** de Mutis : elle ne contient aucun des alcaloïdes du Quinquina :

5° L'écorce de *Cascarilla Riedeliana* Wedd. (*Ladenbergia Riedeliana* Klotzch) qui a été désignée dans le commerce sous les noms de *Quinquina rouge du Brésil*, de *Rio de Janeiro*, de *Californie :* elle renferme de l'acide quinovique, mais ne contient aucun des alcaloïdes du quinquina :

6° Enfin l'écorce de *Cascarilla hexandra* Wedd. (*Ladenbergia hexandra* Klotzch, *Buena hexandra* Pohl) qu'on a appelée aussi *Quinquina du Brésil*, *de Rio*, *de Para*, *de Bahia*. Hesse en a retiré de la *Paricine*.

ÉCORCES D'EXOSTEMMA

Les *Exostemma* qui se distinguent des *Cascarilla* par leurs étamines longuement exsertes, fournissent des écorces qui, sans contenir les alcaloïdes du *Cinchona*, ont une amertume considérable, qui les a fait désigner sous le nom de *Quinquina :* cette amertume est très désagréable, nauséeuse et provoque même le vomissement. Les deux espèces connues comme médicamenteuses sont :

L'*Exostemma floribundum* Rœm. et Schult. (*Cinchona floribunda* Swartz). Cette espèce fournit l'écorce appelée **Quinquina Piton, Quinquinas de Sainte-Lucie,** de **Saint-Domingue.** Elle croît dans les Antilles à Saint-Domingue, à la Martinique et à Sainte-Lucie. L'écorce est en morceaux minces, d'un gris plus ou moins foncé à l'extérieur, marquée de fissures longitudinales. Sa surface interne est d'un gris terne ou noirâtre. Sa texture est

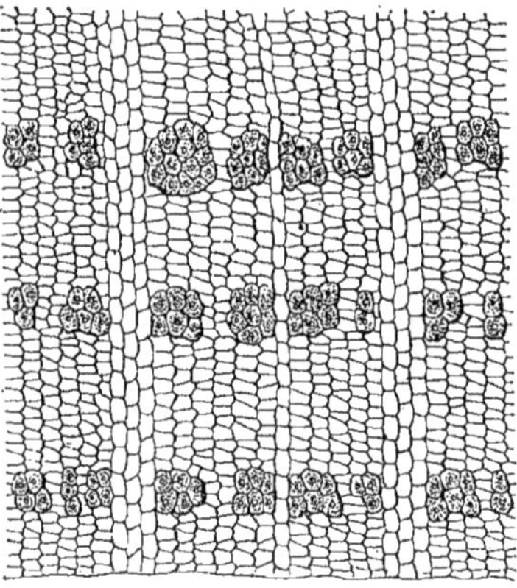

Fig. 737.
Écorce d'*Exostemma floribundum*.

fibreuse : sa saveur est un peu astringente et nauséeuse : on en a retiré une base appelée *Montanine :*

L'*E. Caribœum* Rœm. et Schult., qui croît aux Antilles, à la Jamaïque, à Cuba, à Saint-Domingue et fournit l'écorce appelée **Quinquina Caraïbe** ou des **Antilles.** Cette écorce est plate, unie, recouverte parfois d'un épiderme mince blanc, crevassé. Le liber est peu épais et comme formé de lames minces se séparant les unes des autres. Elle a une teinte jaune foncé, verdâtre, passant au rouge ou au brun noirâtre à la partie externe. La saveur d'abord mucilagineuse et sucrée devient ensuite très amère et désagréable. Cette écorce colore la salive en jaune verdâtre.

Les écorces d'Exostemma se distinguent très nettement des Quinquinas par leurs fibres beaucoup plus petites, constamment réunies en groupes plus ou moins volumineux et disposées dans leur ensemble en séries assez régulièrement parallèles (fig. 737) : elles ne présentent pas de lacunes dans leur parenchyme cortical : les cristaux au lieu d'être pulvérulents sont disposés sous forme de raphides.

QUINQUINA BICOLORE

Sous les noms de **Quinquina bicolore**, de **Tecamez**, de **Pitoya** on désigne l'écorce du *Stenostomum acutatum* D. C. (*Malanea racemosa* Lherm.). Cette écorce, rapportée par M. Tschirch à un *Ladenbergia*, se présente en tubes droits longs, épais de 1 à 1 millimètre et demi, durs, compacts, d'un gris jaunâtre à la surface externe, d'un brun foncé ou noirâtre à la face interne. La cassure est assez nette, non fibreuse. La saveur est amère, désagréable et nauséeuse. Elle ne contient ni cinchonine, ni quinine. Folchi et Peretti en ont retiré un alcaloïde qu'ils ont signalé sous le nom de *Payline*.

MM. Oberlin et Schlagdenhauffen ont signalé sa présence dans des échantillons d'*Angusture vraie*.

· Examinée au microscope (fig. 738) elle présente une structure toute différente de celle qui caractérise les écorces de *Cinchona* et de *Galipea*.

Le suber, assez épais, est formé de cellules qui sont disposées en files radiales ; ces cellules ont leurs parois minces dans les couches internes, fort épaissies dans les couches extérieures. Le liber est très développé et occupe presque toute l'épaisseur de l'écorce : dans sa partie interne, il est formé de petites cellules régulièrement superposées et privé de fibres libériennes : mais dans tout le reste de son épaisseur, il est constitué par un parenchyme moins régulier dans lequel on observe une quantité extrêmement considérable de fibres réunies en faisceaux aussi irréguliers dans leur forme que dans leur grosseur et leur direction. Ces fibres ont des parois bien moins épaisses que celles du quinquina et présentent un lumen très apparent. Cette écorce est sillonnée dans toute son épaisseur par des rayons médullaires qui sont formés de deux rangées de cellules, riches en cristaux pulvérulents.

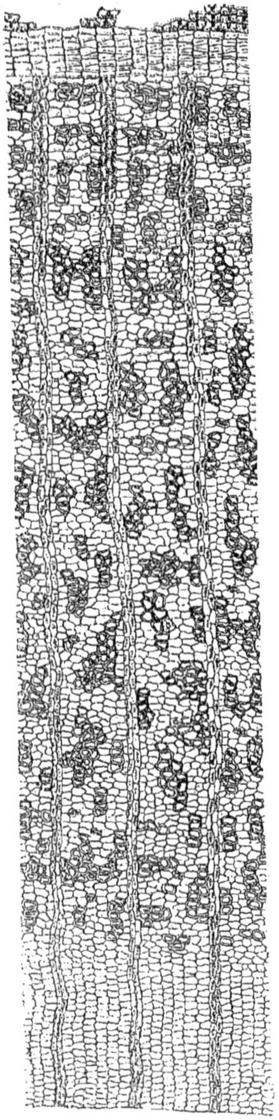

Le *Lasionema roseum* Don. (*Cinchona rosea* R. et P.) donne une écorce qui a été désignée par Pavon sous le nom de *Cinchona Taron Taron :* Cette écorce connue aussi sous le nom d'**Écorce d'Asmonich** n'a pas d'importance au point de vue médical : elle est très astringente et peu amère.

Il en est de même de l'**Écorce de Paraguatan** qui est fournie par le *Condaminea tinctoria* D. C. (*Cinchona laccifera* Ruiz) qui croît sur l'Orénoque, au Chili et dans la République Argentine.

Sous le nom de *Quinas Morada*, on désigne en Bolivie et dans le nord de la République Argentine des écorces auxquelles on attribue les propriétés toniques et fébrifuges des quinquinas. — Une de ces écorces est arrivée dans ces derniers temps en Europe comme *faux quinquina* et a été étudiée par MM. Arali et Canzoneri, qui l'ont rapportée au *Pogonopus febrifugus* Benth. et Hooker.

Nous terminerons cette série de *faux quinquinas* par l'énumération d'un certain nombre d'écorces étrangères aussi bien à la région cinchonifère qu'à la famille des Rubiacées et qui n'ont dû leur nom qu'à une amertume plus ou moins prononcée. Telles sont les écorces de :

Cestrum Pseudo-China Mart. ou *Quinquina de Trujello*, de *Chiquamaala*, *quina do Matto*, de *Saint-Paul.*

Strychnos pseudo-quina St-Hil. (*Quina do Campos*).

Centinia illustris Vell. (*Quina remijo. Quina de Camamie*).

Hortia brasiliana Vand. (*Quina do campo, de Minas*).

Ticorea febrifuga St-Hil. (*Quina de tres folhos vermelhos*).

Byrsonima crassifolia. L. (*Quinquina des Savanes*) et enfin *Croton*

Fig. 738.
Écorce de Quinquina bicolore.

niveus Jacq. qui constitue une grande partie des écorces exposées en
1889 sous le nom de *quinquinas* par la République du Salvador.

REMIJIA

Resté pendant longtemps obscur au milieu des Cinchonées, le
groupe des *Remijia* a pris dans ces dernières années un grand
intérêt, largement justifié par l'importance des résultats pratiques et
scientifiques signalés par les savants qui en ont entrepris l'étude. Les
recherches de M. Triana (1882) ont parfaitement établi que c'est à
des plantes de ce genre qu'il faut rapporter l'origine, jusqu'alors indéterminée, de plusieurs écorces venant de la Nouvelle-Grenade, se distinguant nettement des quinquinas par l'ensemble de leurs caractères
extérieurs et anatomiques, et assez estimées sur le marché sous le
nom de **Quinquinas Cuprea.** En 1870, M. Hesse signalait dans ces
écorces la présence de la quinine, et renversait l'idée généralement
admise et passée à l'état de dogme incontesté que la quinine est exclusivement contenue dans les espèces du genre *Cinchona*. En 1891,
M. Arnaud, qui a fait une étude approfondie de ces écorces, ajoutait un
fait de plus à leur histoire déjà si intéressante en signalant la transformation d'un de leurs alcaloïdes, la *cupréine*, en *quinine*.

Les *Remijia* appartiennent essentiellement à l'Amérique du Sud et
à la partie de ce grand continent qui est située de chaque côté de
l'Équateur entre le 20° de latitude sud et le 10° de latitude nord, depuis
la province de Minas Geraes jusqu'à la Nouvelle-Grenade. Nous avons
vu que la zone cinchonifère s'étend du nord au sud à peu près dans
les mêmes limites, mais tandis que les *Cinchona* se concentrent dans
une bande étroite qui s'allonge à l'ouest du grand continent, les *Remijia* se dispersent dans toute l'immense plaine qui forme à l'orient de
la Cordilière la majeure partie de l'Amérique méridionale et là même
où le contact des deux zones s'établit, les espèces des deux genres ne
se trouvent pas côte à côte. Les *Cinchona* sont des plantes essentiellement montagnardes qui ne peuvent vivre qu'à une altitude considérable, tandis que les *Remijia* peuvent descendre dans des lieux qui
n'ont pas plus de 200 mètres d'altitude au-dessus du niveau de la mer.

Deux espèces néo-granadines intéressent spécialement la matière
médicale : elles se distinguent nettement l'une de l'autre par leur
habitat, leurs caractères anatomiques et leur composition élémentaire.
Ce sont le *Remijia pedunculata* Triana et le *Remijia Purdieana* Triana.

REMIJIA PEDUNCULATA

ORIGINE. — Trouvé primitivement par MM. Triana et Karsten entre Susumuco et Villavicencia, le *R. pedunculata* a été rencontré dans des localités dépendant des vallées du Meta, du Guaviare et même du Rio Negro, et situées au sud de Bogota. C'est dans ces localités qu'on exploite les écorces connues sous les noms de **Quinquinas Cuprea du Sud,** ou des **Llanos.** Celles qui sont récoltées dans les montagnes de la Paz, entre le fleuve Magdalena et la rivière Suarez, puis transportées dans la localité de Bucaramanga sont désignées sous les noms de **Quinquinas Cuprea du Nord** ou de **Bucaramanga.**

DESCRIPTION. — A. *Quinquinas Cuprea du Nord.* Ces quinquinas présentent dans leurs caractères extérieurs quelques différences qui doivent être attribuées à l'âge des écorces et à l'altitude des arbres sur lesquels elles ont été recueillies. M. Charropin [1], qui a pu s'en procurer des échantillons authentiques, qu'il doit à l'obligeance de M. Arnaud, en a donné les caractères suivants.

a. Quinquina Cuprea du commerce ou de *Bucaramanga.* En morceaux de moyenne grandeur, aplatis ou légèrement cintrés, peu épais. L'écorce est extérieurement d'un jaune brun, sillonnée longitudinalement ou verruqueuse ; le suber grisâtre laisse à découvert dans les points où il se détache une surface cuivrée : la cassure est assez nette : la surface interne lisse fortement sillonnée : la couleur d'un brun foncé. Cette écorce est très dure et très compacte, d'une saveur franchement amère : elle vient de Bucaramanga.

b. Une autre forme provenant des mêmes endroits, mais moins commune, prise sur des arbres croissant de 400 à 500 mètres d'altitude, montre une surface lisse peu crevassée : le suber manque généralement et la surface externe a la teinte du cuivre non décapé ; la face interne est d'un rouge assez clair.

B. *Quinquinas des Llanos.* M. Arnaud en distingue deux types : les Cuprea de la partie Nord, ressemblant beaucoup d'apparence à ceux de Bucaramanga, très durs, très résistants, très denses (1,179), d'un rouge brun foncé et les *Cuprea* de la partie Sud, de couleur plus claire, de densité moyenne 1,60.

C. *Quinquina Cuprea de Santander.* Écorce provenant des hautes régions (1200 à 1600 mètres d'altitude) ; morceaux assez aplatis ou tubes

---

[1] Charropin. *Étude des Quinquinas Cuprea.* Thèse E. de Ph. de Paris, 1883.

d'un demi-mètre de long sur 5 à 7 millimètres d'épaisseur, surface subéreuse fendillée dans les deux sens transversal et longitudinal et comme découpée en petits rectangles, souvent marquée d'entailles obliques faites au couteau.

STRUCTURE MICROSCOPIQUE. — Tous les Quinquinas Cuprea, quelle que soit leur origine géographique, présentent sensiblement la même structure qui peut se résumer ainsi (fig. 739) :

Une couche de suber (absente par places) dont les cellules, tabulaires, régulièrement superposées, sont munies de parois épaisses et colorées en brun : — un parenchyme cortical peu épais, à cellules polygonales, allongées tangentiellement, caractérisé par la présence d'une multitude de cellules scléreuses à parois épaisses, et de quelques lacunes arrondies ou ovales : un liber extrêmement développé, formé dans sa partie interne, de cellules régulièrement disposées en files radiales et dans le reste de son épaisseur de faisceaux fibro-libériens fort allongés, plus ou moins sinueux et très rapprochés les uns des autres. Les fibres qui constituent ces faisceaux sont plus petites que celles des quinquinas et présentent toujours une cavité apparente qui n'existe pas dans ces dernières. — Le liber est sillonné par des rayons médullaires qui sont assez étroits dans la plus grande partie de leur parcours et s'élargissent brusquement en se rapprochant de la périphérie.

COMPOSITION CHIMIQUE. — Nous avons dit plus haut que M. Hesse, en 1870, avait signalé dans ces écorces la présence de la quinine. Cet alcaloïde se rencontre dans toutes les variétés de ces écorces, qu'elles viennent de Bucaramanga ou de la région des Llanos.

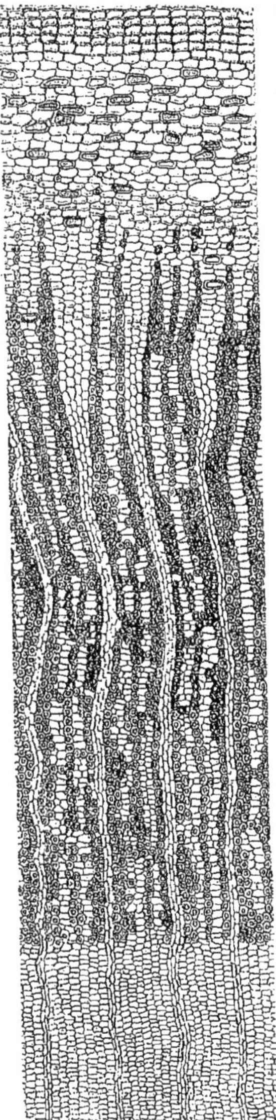

Fig. 739. — Écorce de *Remijia pedunculata*.

M. Arnaud, qui en a analysé un grand nombre, a publié entre autres les résultats suivants :

	Bucaramanga	Llanos nord	Llanos sud	
Quinine	0,99 à 1,80	0,39 à 0,78	0,48 à 1,35	p. 100
Quinidine	0,36 à 0,57	0,35 à 0,75	0,48 à 0,49	—
Cinchonine. . . .	0,45 à 0,60	0,66 à 0,72	0,80 à 0,99	—

Comme on le voit par ces chiffres, toutes ces écorces contiennent de la quinine, de la quinidine et de la cinchonine, mais, comme M. Howard l'avait constaté, aucune d'elles ne renferme de la *cinchonidine*, qu'on trouve en notable proportion dans beaucoup de quinquinas vrais.

A côté de ces alcaloïdes, nous signalerons dans les *Cuprea* la présence d'un tannin particulier, colorant en vert les sels ferriques ; une certaine proportion (0,5 p. 100) d'acide caféique et une matière rouge sombre qui donne à ces écorces leur teinte foncée spéciale. Cette substance est facilement enlevée par une solution de potasse étendue.

MM. Paul et Cownley ont retiré récemment des écorces de *R. pedunculata* un nouvel alcaloïde qu'ils ont désigné sous le nom de *Cupréine*. Cet alcaloïde est soluble dans les alcalis, il se colore par le perchlorure de fer et paraît avoir un caractère phénolique. En comparant sa formule $C^{19}H^{22}Az^2O^2$, à celle de la quinine $C^{20}H^{24}Az^2O^2$, ces deux corps paraissent avoir la même relation que le phénol $C^6H^6O^2$ et son éther méthylique C^7H^8O. — La Cupréine étant un corps de fonction mixte, moitié base, moitié phénol, la quinine en serait l'éther méthylique. Cette prévision a été complètement confirmée par les expériences récentes de MM. Grimaux et Arnaud [1].

REMIJIA PURDIEANA

ORIGINE. — C'est aussi dans la vallée de Magdalena, mais de l'autre côté du fleuve, près de Cauvas dans la province d'Antioquia, que Purdie, directeur du jardin botanique de la Trinidad, découvrit cette espèce qui fournit le *Quinquina à Cinchonamine* de M. Arnaud.

DESCRIPTION. — **Quinquina à Cinchonamine**. Cette espèce se présente généralement en morceaux cintrés ou enroulés, recouverts d'un suber assez épais, irrégulier et comme verruqueux à la surface, d'une teinte gris brun. Ce suber est parfois entaillé, ou bien le périderme paraît avoir été raclé, et le parenchyme cortical apparaît en cet endroit

---

[1] *Acad. des Sc. C.*, XII. — V. 774. — 1891.

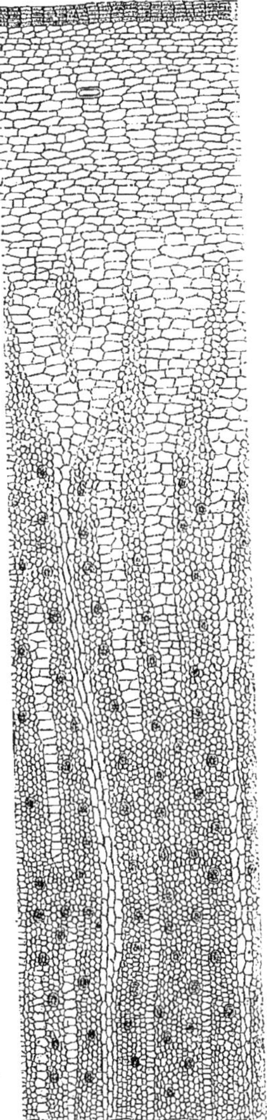

Fig. 740.

Écorce de Remijia Purdieana.

d'une façon manifeste. La face interne est striée longitudinalement : sa cassure est nette dans les couches extérieures, légèrement fibreuse dans les couches internes.

Une autre forme plus rare se présente en morceaux de 8 à 10 cent. de largeur, fortement cintrés, recouverts d'une couche de lichens gris s'enlevant par plaques : là où manque le périderme, la surface extérieure offre une couleur brune : la face interne est lisse, d'un brun très foncé.

Structure microscopique (fig. 740). — Suber formé de cellules tabulaires remplies de matière brune. Parenchyme cortical à cellules polygonales allongées tangentiellement, dans lequel on n'observe que quelques cellules scléreuses et pas de lacunes. Liber très développé et formé d'un tissu dense dans lequel sont dispersées quelques fibres isolées plus petites que celles des quinquinas et pourvues d'une cavité apparente. Ce liber est sillonné par d'étroits rayons médullaires qui s'élargissent brusquement en se rapprochant de la périphérie et le divisent en faisceaux nettement cunéiformes. En dedans de cette première zone, une autre où les fibres libériennes deviennent rares ou même disparaissent complètement, et où l'on ne trouve plus que du parenchyme à cellules régulièrement rangées dans le sens radial [1]. — Cette structure du *R. Purdieana* est comme on le voit toute différente de celle qui caractérise le *R. pedunculata* et permet de distinguer facilement les deux espèces néo-granadines.

Composition chimique. — Les écorces de *R. Purdieana* ne renferment pas traces de quinine, mais contiennent un alcaloïde particulier isolé par M. Arnaud sous le nom de

---

[1] Voir G. Planchon. *Journal de Pharm. et de Chimie*, [5]. V. p. 352.

Cinchonamine. Cet alcaloïde cristallise en prismes incolores brillants :
il est insoluble dans l'eau froide — il est légèrement amer et forme
avec les acides des sels peu solubles.

GAMBIR

Origine. — Le **Gambir** est un extrait retiré des feuilles de l'*Uncaria Gambir* Roxb. (*Nauclea Gambir* Hunter), arbuste sarmenteux originaire des nombreuses îles qui bordent l'extrémité orientale du
détroit de Malacca ; le *N. acida* Roxb. qui croît dans les îles Malaises,
en fournit aussi une certaine quantité.

Préparation. — La préparation du Gambir se fait surtout dans les
îles de l'archipel Rhio-Lingga situées au sud-ouest de Singapore.
Quand les plantes ont atteint 8 à 9 pieds de hauteur, on en coupe les
feuilles qui poussent très rapidement et dont on peut faire 3 à
4 récoltes par an. — Celles-ci sont jetées dans de grandes chaudières en
fonte, larges de 90 centimètres environ, qu'on remplit d'eau dans
laquelle on les fait bouillir pendant une heure. On les verse ensuite
dans un baquet incliné, on les presse et on reçoit le liquide exprimé
dans les chaudières où on le fait évaporer jusqu'à consistance de sirop
épais, qu'on verse dans des seaux. Quand le suc est suffisamment
refroidi, on place dans chacun des seaux un bâton qu'on remue obliquement de bas en haut dans l'un et de haut en bas dans l'autre. Le
liquide ne tarde pas à s'épaissir et à se prendre en une masse solide
que l'on coupe en petits morceaux carrés qu'on fait sécher à l'ombre.

Description. — Le Gambir se présente en général sous forme de
petits cubes de 2 à 3 centimètres de côté, plus ou moins agglutinés
ensemble. Leur surface est d'un brun rougeâtre foncé, assez consis-
tante ; mais intérieurement la pâte est d'un jaune cannelle pâle, sèche,
poreuse, friable. Les morceaux se laissent facilement écraser sous le
doigt et donnent une poudre qui, examinée au microscope, paraît
composée d'une masse de petits cristaux aciculés. Leur odeur est à
peu près nulle : leur saveur est amère, astringente et laisse dans la
bouche un goût frais et sucré.

Le Gambir ne se présente pas toujours sous la forme de cubes. Parfois il est en prismes allongés, que Guibourt a comparés aux prismes
de l'amidon en aiguilles, et qu'il a appelé à cause de cela *Gambir en
aiguilles*.

Il se dissout complètement dans l'eau chaude. La solution brunâtre abandonne par le refroidissement un dépôt assez abondant : elle se colore en vert noirâtre par le sulfate de fer.

Composition. — Comme le Cachou, le Gambir est constitué presque entièrement par de la *Catéchine* ou *acide catéchique*. — Hlasiwetz a constaté que la matière colorante jaune est de la *Quercétine*.

Usages. — Il est employé ordinairement comme astringent, mais il est surtout utilisé dans la tannerie et la teinture.

Des divers groupes qui constituent la famille des Rubiacées, celui des Cinchonées est de beaucoup le plus riche en espèces médicinales. Parmi celles qui, en dehors des précédentes, ont droit à une mention spéciale dans cet ouvrage nous citerons :

Le *Danaïs fragrans* Commers., liane originaire de Bourbon, de Maurice, de Madagascar, où elle porte les noms de *Liane de bois jaune*, *Liane de bœuf*. Bourdon, pharmacien de marine, a appelé l'attention sur les effets curatifs de sa racine, qui est employée dans nos colonies africaines comme un vulnéraire puissant et comme fébrifuge. MM. Heckel et Schlagdenhauffen[1] en ont isolé le principe actif sous forme d'un glucoside, la *danaïne*, qui outre ses vertus physiologiques, possède la propriété de colorer en rouge la laine et la soie.

Le *Sarcocephalus esculentus* Afzel., qui croît sur la côte occidentale d'Afrique depuis le Sénégal jusqu'au Gabon et qui est employé depuis un temps immémorial par les nègres sous le nom de *Doundaké*. Les parties utilisées sont le fruit et l'écorce. MM. Heckel et Schlagdenhauffen[2] ont décrit la structure anatomique et fixé la composition chimique de cette écorce. Ils n'ont pu y constater la présence des alcaloïdes signalés par Bochefontaine, Ferris et Marcus sous le nom de *Doundakine*. Les expériences physiologiques entreprises par les médecins de marine établissent que si cette écorce, vulgairement nommée *Quinquina africain*, n'a pas de propriétés fébrifuges bien marquées, elle peut être fort utile dans l'anorexie, la dyspepsie atonique et l'anémie consécutive aux fièvres paludéennes. Le fruit, qui a l'apparence de la la fraise et qui se vend communément sur les marchés du littoral, est comestible, mais peut agir comme émétique, quand il est absorbé en trop grande quantité.

Le *Cephalanthus occidentalis* L., qui croît dans l'Amérique du Nord depuis le Canada jusqu'à la Floride, où l'on utilise comme amère tonique et fébrifuge son écorce, qui a été étudiée par Hattan (*Amer.*

[1] *Journal de Ph. et de Chimie*, 1885, p. 477.
[2] *Journal de Ph. et de Chimie*, 1885, p. 477.

Journ. of pharm., XLVI, 314). E. Claasen (1889) en a retiré un alcaloïde qu'il désigne sous le nom de *céphalanthine.*

L'*Hymenodictyon excelsum* Wall. (*Cinchona excelsa* Roxb.) qui
habite les forêts de la présidence de Madras. L'écorce de cet arbre jouit
dans l'Inde d'une grande réputation comme fébrifuge et comme tonique
et possède une amertume plus persistante que celle du quinquina.
Elle en diffère complètement aussi bien au point de vue anatomique
qu'au point de vue chimique. Elle a été analysée par Broughton (1870),
qui a cru devoir attribuer son amertume à la présence de l'esculine.

L'étude chimique a été reprise par Naylor[1], qui en a retiré un alcaloïde amorphe, l'*hyménodictyonine*, qui se rapproche de la quinoïdine,
de la paricine, de la berbérine.

Au point de vue anatomique cette écorce est caractérisée par sa
structure feuilletée, ses fibres très ténues et réunies en faisceaux assez
épais, dispersés irrégulièrement, ses cristaux rhomboédriques, et par
la présence de grosses cellules scléreuses, à parois ponctuées, réunies
en groupes parfois très volumineux.

IPÉCACUANHAS

Sous le nom d'**Ipécacuanhas** on désigne un certain nombre de
racines émétiques fournies par la famille des Rubiacées. De ces racines,
l'une est véritablement officinale, c'est celle qui a été désignée sous
le nom d'*ipéca annelé mineur* et qui est produite par le *Cephælis Ipecacuanha* A. Rich. : nous lui adjoindrons comme s'en rapprochant autant
par son apparence extérieure et sa structure anatomique que par ses
propriétés physiologiques, l'*ipéca annelé majeur*, encore connu sous le
nom d'*Ipécacuanha de Carthagène.* Quant aux autres sortes connues
sous les noms d'*Ipécacuanhas striés* et d'*Ipécacuanha ondulé*, elles sont
fournies par des plantes d'autres genres.

Par extension, on a appliqué la dénomination d'Ipécacuanha à des
racines vomitives produites par des espèces étrangères au groupe des
Rubiacées, telles que les racines d'*Ionidium*, qui appartiennent à la
famille des Violariées, celles de l'*Asclepias Curassavica* L. fournies par la
famille des Asclépiadées, celles de l'*Euphorbia Ipecacuanha* L. du groupe
des Euphorbiacées. Ces diverses racines que nous désignerons sous le
nom de *faux Ipécacuanhas* se distinguent nettement des *Ipécacuanhas
vrais* par leurs caractères extérieurs, leur structure anatomique et par
l'absence d'*éméline* dans leurs principes constituants.

[1] *Pharmac. Journal and Trans.*, [3]. XIV, p. 311, 1883.

Les Ipécacuanhas vrais sont reliés entre eux par un certain nombre de caractères communs ; ils se présentent en fragments plus ou moins longs, d'une grosseur moyenne variant entre 3 et 7 millimètres. Ils présentent un méditullium ligneux blanc, à structure radiée, entouré par une écorce d'apparence cornée ou amylacée qui s'en détache plus ou moins facilement : ils possèdent tous une saveur nauséeuse, due à la présence de l'émétine qui constitue leur principe actif. Si l'on ne tient compte que de leur apparence extérieure, on peut les caractériser de la façon suivante :

Racines pourvues sur leur surface d'anneaux saillants entourant complètement l'écorce . **Ipécacuanhas annelés.**

Racines présentant des ondulations telles qu'à une partie convexe correspond de l'autre côté une dépression assez profonde. . . . . **Ipécacuanha ondulé.**

Racines pourvues sur leur surface de stries longitudinales. . . . . **Ipécacuanhas striés.**

IPÉCACUANHAS ANNELÉS

On distingue dans le commerce de la droguerie deux sortes d'Ipécacuanhas annelés qui sont distincts par leur apparence extérieure et probablement par leur origine.

ORIGINE. — 1° **Ipécacuanha annelé mineur** (*Ipécacuanha du Brésil, Ipécacuanha gris noirâtre et gris rougeâtre*). Cette espèce, qui constitue le véritable Ipéca officinal, est produite par le *Cephœlis Ipecacuanha* Rich. (*C. emetica* Pers. — *Callicocca Ipecacuanha* Brot. — *Uragoga Ipecacuanha* H. Bn.) (fig. 744), qui croît en abondance au Brésil et notamment dans les provinces du Para, de Pernambuco, de Bahia, de Minas Geraes, de Rio de Janeiro. La région située entre Cujoba, Villa-Maria et Diamanthina dans la province de Matto-Grosso en fournit au commerce une grande quantité. Introduite depuis un certain temps déjà dans l'Inde anglaise sur les pentes du Sikhim, la culture de cette plante y a assez bien réussi pour contribuer en partie à l'approvisionnement du marché anglais.

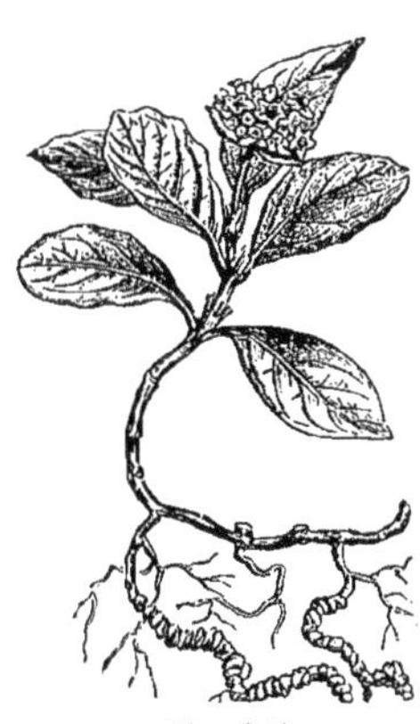

Fig. 744.

Cephœlis Ipecacuanha.

DESCRIPTION. — L'*Ipécacuanha annelé mineur* est composé de racines longues de 8 à 12 centimètres, tortueuses ou recourbées en différents sens, de la grosseur d'une plume ordinaire et s'amincissant sensiblement vers leur extrémité supérieure. La surface extérieure, d'une teinte gris noirâtre ou gris rougeâtre, présente un nombre considérable de renflements circulaires séparés par des étranglements (fig. 742) plus ou moins profonds. La section transversale (fig. 743) montre une écorce très épaisse, grise à l'intérieur, dure, cornée et demi-transparente, plus ou moins adhérente à un méditullium blanc jaunâtre peu épais, strié radialement, dépourvu de moelle et de pores vasculaires. Cette drogue a une odeur forte et nauséeuse, une saveur âcre et amère.

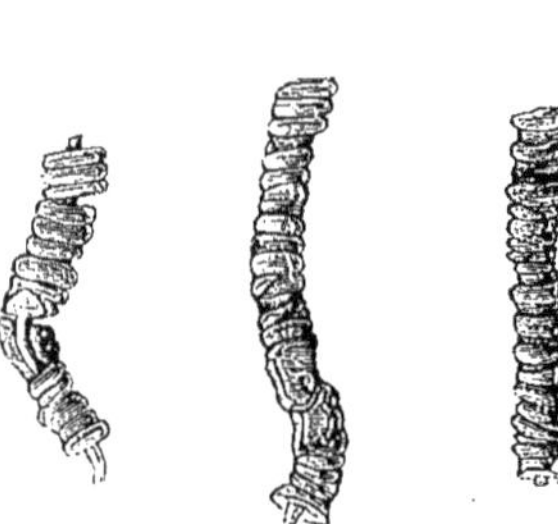

Fig. 742.

Ipécacuanha annelé ordinaire.

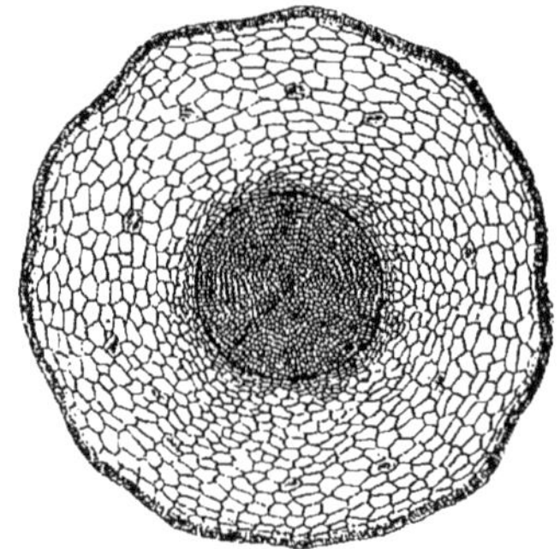

Fig. 743.

Section transversale de l'Ipécacuanha annelé.

STRUCTURE MICROSCOPIQUE (fig. 744). — Examiné au microscope, l'Ipécacuanha annelé mineur présente :

Un suber (s) de 3 ou 4 rangées de cellules tabulaires aplaties, à parois minces et colorées en brun ; un parenchyme cortical (pc) très développé et formé de cellules polygonales allongées tangentiellement ; la plupart de ces cellules renferment des grains d'amidon et quelques-unes, un peu plus grosses, des cristaux aiguillés d'oxalate de chaux : — un liber (l) réduit à de très faibles dimensions et disposé en courts faisceaux formés de petites cellules polygonales entremêlées de cellules grillagées ; — une zone ligneuse (b) uniquement composée de trachéides, qui, dans leur ensemble, sont disposées en files radiales. Quelques-unes de ces trachéides renferment des petits corpuscules amylacés.

2° **Ipécacuanha annelé majeur** (*Ipécacuanha gris blanc de Mérat. Ipécacuanha de Carthagène*). Cet Ipécacuanha doit, d'après M. Triana, être rapporté à un *Cephælis*, qui croît dans la Nouvelle-Grenade, mais dont l'espèce n'est pas encore déterminée. M. Baillon a nommé *Uragoga Granatensis* la plante qui le fournit, sans pouvoir, faute de matériaux suffisants, déterminer si elle constitue une espèce distincte ou une simple variété de celle qui produit l'Ipécacuanha annelé du Brésil.

Cette variété est généralement plus grosse que la précédente, et ne mesure guère moins de 5 à 6 millimètres de diamètre : elle est aussi moins tortueuse, cylindrique, marquée d'anneaux plus réguliers et bien moins saillants : elle a une couleur plus pâle et d'un gris rougeâtre. Quand on la brise transversalement, on découvre une écorce très épaisse, dure, cornée, translucide qui recouvre un méditullium jaune, très petit. — Sa saveur est âcre et amère : son odeur est forte et nauséeuse, moins pénétrante que celle de l'Ipéca du Brésil. Cette sorte est fréquemment accompagnée de débris de tige, qui se distinguent par la rareté ou l'absence à peu près complète de sillons transversaux.

Examiné au microscope l'Ipécacuanha de Carthagène présente exactement la même structure anatomique que l'Ipécacuanha du Brésil.

COMPOSITION CHIMIQUE. — La racine d'Ipécacuanha renferme de l'émétine, de l'acide ipécacuanhique, des matières grasses, de l'amidon, de la gomme, de la résine, du sucre cristallisable et fermentescible.

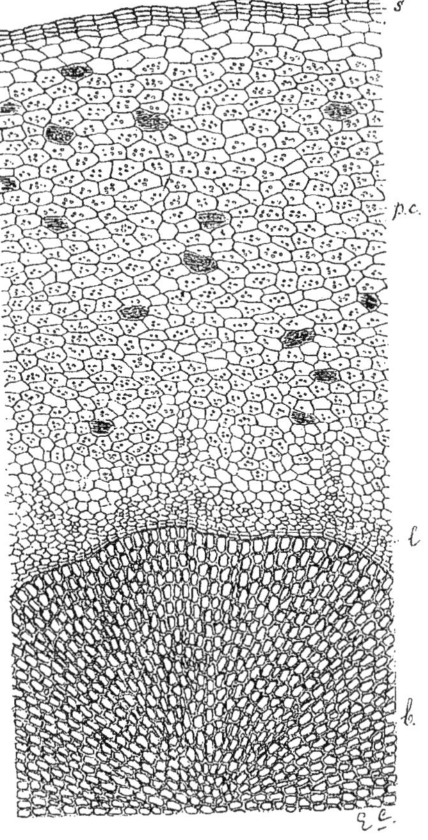

Fig. 744. — Ipécacuanha annelé.
Structure anatomique.

De tous ces principes, le plus intéressant et celui auquel on attribue les propriétés physiologiques de la drogue, c'est *l'émétine*, alcaloïde découvert en 1817 par Pelletier et Magendie. Il a pour formule $C^{28}H^{40}Az^2O^5$ (Lefort et Wurtz). C'est une substance cristallisable, incolore, mais se colorant en jaune au contact de la lumière : elle est sans odeur, a une saveur amère et astringente ; elle est peu soluble dans l'eau froide, soluble dans l'éther, le chloroforme, le sulfure de carbone, très peu soluble dans l'essence de pétrole et la benzine : elle fond à 70° et donne avec les acides des sels solubles.

Cette substance a été étudiée par un très grand nombre de chimistes, qui ont donné pour son extraction les procédés les plus divers : nous citerons notamment le travail de M. Lefort [1].

L'émétine est caractérisée d'après Power (1877) par la coloration jaune intense et permanente qu'elle prend en présence d'une solution d'hypochlorite de chaux et de quelques gouttes d'acide acétique.

Kunz (*Archiv der Pharm.*, 1887, page 461) qui a obtenu l'émétine cristallisée et pure, la considère comme une base diacide et une diamine tertiaire ayant pour formule $C^{30}H^{40}Az^2O^5$.

Au cours de recherches ayant pour but de perfectionner le dosage de l'émétine dans les ipécas, M. Arnoldt (1889) a isolé une base volatile qui, d'après lui, n'est pas un produit de décomposition. Cette base cristallise en aiguilles et en croix, fluorescentes sur les bords. Son chlorhydrate se présente en beaux cristaux octaédriques : son nitrate comme celui d'émétine est incristallisable : elle paraît exister dans la

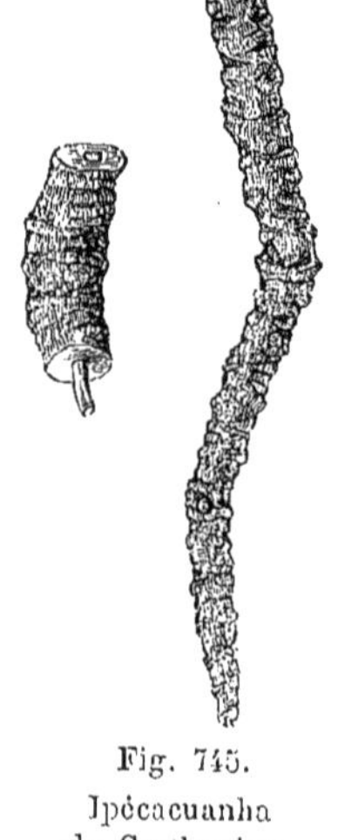

Fig. 745.
Ipécacuanha
de Carthagène.

racine d'ipéca à la dose de 0,3 à 0,5 p. 100.

Pour doser l'émétine, M. Flückiger traite 10 grammes d'ipécacuanha par du chloroforme ammoniacal (chloroforme 50 cc., ammoniaque 1 cc.), fait évaporer la solution chloroformique et dessèche le résidu à 100°.

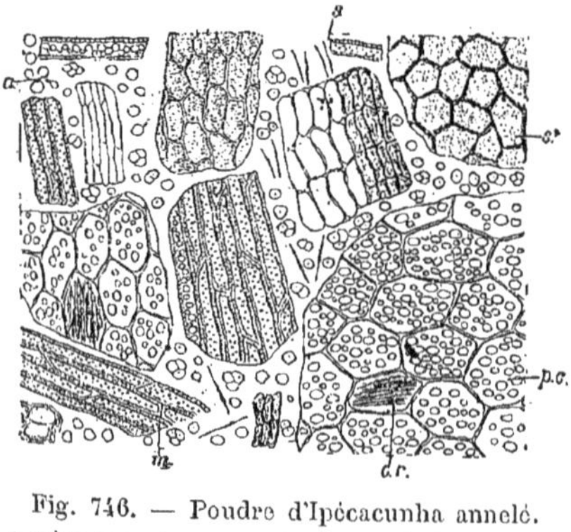

Kremel (1891) fait remarquer que le titre ainsi obtenu est trop élevé de moitié à cause des impuretés dissoutes par le chloroforme et propose le procédé suivant : on délaie la poudre d'ipéca dans un lait de chaux : le mélange est desséché au bain-marie

Fig. 746. — Poudre d'Ipécacuanha annelé.

s, suber vu en travers. — *s'* suber vu de face. — *pc*, parenchyme cortical. — *m*, trachéides du méditullium. — *cr*, cristaux. — *a*, amidon.

[1] *Journal de Ph. et de Chimie*. [4], IX-167.

puis épuisé par le chloroforme. La solution chloroformique évaporée laisse un résidu constitué par de l'émétine à peu près pure.

MM. Keller et Krottmayer ont proposé des procédés de dosage de l'émétine, qui sont décrits dans le *Journal de pharmacie et de chimie* (1ᵉʳ mai 1893). La méthode de Krottmayer appliquée au dosage des diverses sortes commerciales d'ipécacuanha donne, comme on le verra par le tableau suivant, des résultats tout à fait différents de ceux qui ont été obtenus par Wimmel au moyen de la méthode de Kremel.

	Krottmayer.	Wimmel.
Ipéca de Rio officinal, nº 1	2,37	1,45 d'émétine p. 100.
— — nº 2	2,24	1,05
Ipéca de Carthagène, grosses racines. . .	1,81	1,85
— — riche en tiges. . . .	»	0,90
Ipéca de Singapore.	2,22	0,54

En comparant les travaux publiés sur la composition élémentaire de l'ipécacuanha, on peut aisément se convaincre que les auteurs ne s'accordent pas sur les caractères chimiques du principe actif de cette drogue. M. Lefort, qui en a fait une étude approfondie, prétend que l'émétine est très facilement soluble dans les solutions de potasse et de soude caustique et qu'elle s'y altère rapidement par suite de l'absorption de l'oxygène de l'air : l'émétine préparée par Merck, précipitée de ses sels par un excès de potasse, ne s'y dissout pas. La même incertitude existe sur les caractères physiques de cet alcaloïde : les uns le décrivent comme amorphe, les autres disent qu'il est susceptible de cristalliser : d'autres enfin le décrivent sous forme de cristaux ou d'aiguilles. — Cette divergence de résultat a conduit MM. Paul et Cownley à reprendre l'étude chimique de l'ipécacuanha et leurs recherches actuelles (décembre 1894) établissent que la substance désignée jusqu'alors sous le nom *d'émétine*, soit dans les mémoires scientifiques, soit dans le commerce, est un mélange en proportions variables de deux alcaloïdes qu'ils sont parvenus à obtenir à l'état de pureté et qu'ils désignent sous les noms *d'émétine* et de *céphœline*. Ils les caractérisèrent de la manière suivante :

L'*émétine* est une base d'apparence amorphe presque incolore qui fond à 60°, est fortement alcaline et neutralise complètement les acides. Elle prend à la lumière une couleur jaunâtre : elle est facilement soluble dans l'alcool, l'éther, le chloroforme, la benzine, mais peu soluble dans l'eau et l'éther de pétrole ; par l'évaporation de ses solutions, elle reste sous la forme d'un vernis transparent. Les sulfate, acétate et oxalate sont très solubles dans l'eau et l'alcool, et d'apparence incristallisable : le chlorhydrate peut être obtenu sous forme cristalline par évaporation lente d'une solution aqueuse ou en ajoutant de l'éther à une solution alcoolique. Le nitrate est très difficilement soluble dans l'eau et se sépare sous forme d'une masse résineuse quand on ajoute du nitrate de potasse à une solution à 5 p. 100 de chlorhydrate.

La *céphœline* est incolore, mais, comme l'émétine, elle se colore en jaune par l'exposition à la lumière ; elle est moins soluble que cette dernière dans l'éther, et bien difficilement soluble dans l'éther de pétrole froid ; par évaporation d'une solution dans l'alcool, l'éther ou l'éther de pétrole, elle se présente sous l'aspect d'un vernis transparent ; mais en vase clos, une solution éthérée concentrée laisse déposer, au bout de quelque temps, des cristaux finement soyeux qui semblent se former plus facilement en présence de l'eau. Ces sels sont incristallisables et ressemblent à ceux de l'émétine.

L'étude physiologique de ces deux bases n'a pas encore été faite, mais toutes deux possèdent une action émétique des plus prononcées.

La racine de l'ipécacuanha étant de toutes les parties de cette plante la seule officinale, M. D. Hooper [1] a voulu se rendre compte si l'exclusion des autres organes était justifiée par l'absence de principe actif. En appliquant aux tiges, aux feuilles et aux racines pulvérisées, les procédés habituellement employés pour le dosage de l'émétine, il a reconnu que ce principe existe dans chacun de ces organes et s'y trouve réparti dans les proportions suivantes : racines 1,79, tiges 1,13 et feuilles 1,45 p. 100 : quant aux graines, M. Flückiger a pu s'assurer qu'elles ne contiennent pas d'émétine.

Usages. — De tous les vomitifs usités, c'est l'ipécacuanha qui possède les propriétés les plus constantes. Cette racine est aussi employée contre la dysenterie. Pendant son séjour dans les Indes orientales, le docteur Kanthack a pu en constater les excellentes qualités antidysentériques, mais il a vu que ces qualités sont amoindries par la dépression qu'elle produit : aussi les médecins anglais de l'Inde emploient-ils maintenant de l'ipéca déémétisé, qui existe dans le commerce sous forme d'extrait fluide.

IPÉCACUANHA ONDULÉ

Cette racine est fournie par le *Richardsonia Brasiliensis* Gomez (*R. scabra* Saint-Hilaire), espèce brésilienne qui croît aux environs de Rio de Janeiro.

Journal de Ph. d'Anvers, juin 1892.

DESCRIPTION. — L'Ipécacuanha ondulé offre à peu près la même épaisseur que l'ipécacuanha annelé,

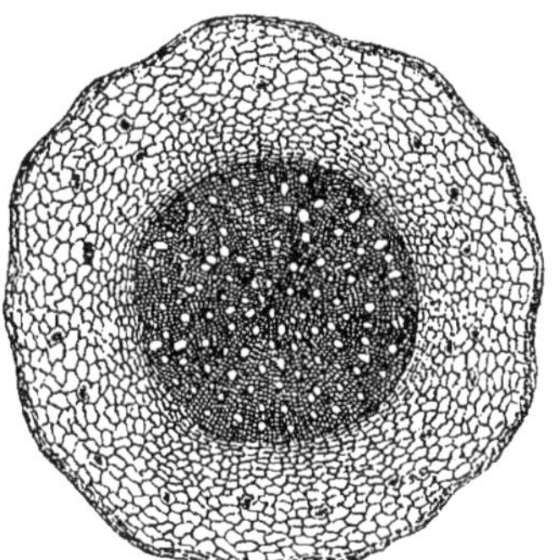

Fig. 748. — Section transversale de l'Ipécacuanha ondulé.

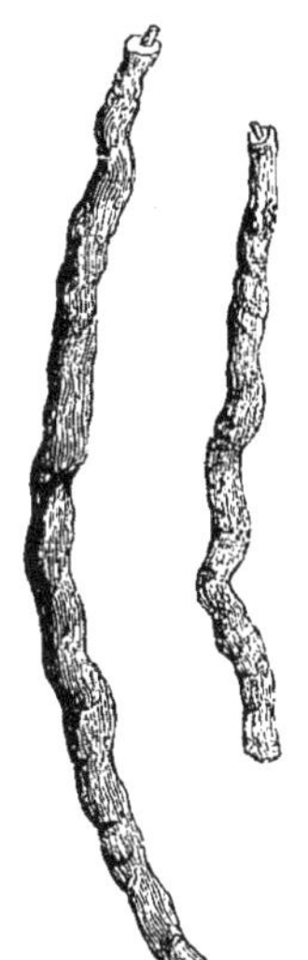

Fig. 747.

Ipécacuanha ondulé.

mais il s'en distingue par la présence de fissures transversales peu profondes situées alternativement sur ses deux faces et auxquelles correspond sur la partie opposée une proéminence plus ou moins forte (fig. 747) : cette disposition donne à cette racine un aspect sinueux, noueux ou ondulé. La surface extérieure est d'un gris blanchâtre. La cassure offre un aspect blanc mat et farineux ; en examinant cette cassure au soleil, on aperçoit, surtout sur la périphérie, des points éclatants et perlés et une poussière blanche micacée qui n'est autre chose que de l'amidon. Sur la section transversale (fig. 748), on distingue en dessous du suber une zone corticale d'un blanc mat, entourant une zone ligneuse jaunâtre et criblée de pores visibles à l'œil nu. Cette racine exhale une odeur de moisi qui diffère sensiblement de celle de l'ipécacuanha annelé ; elle a une saveur un peu douce et fade.

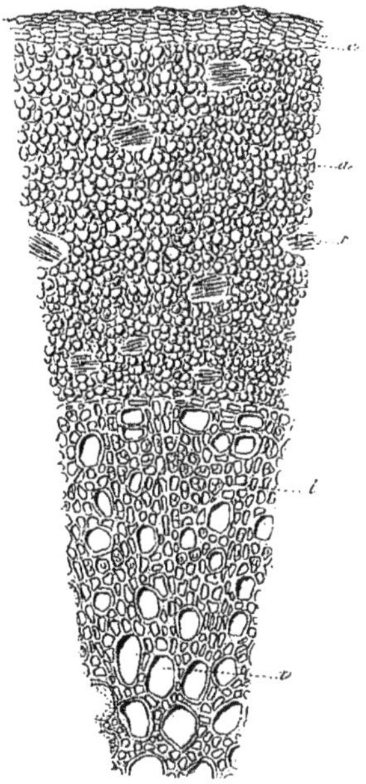

Fig. 749.

Ipécacuanha ondulé.

Structure anatomique.

**STRUCTURE MICROSCOPIQUE. — Examinée au microscope, elle présente de dehors en dedans (fig. 749) : un suber (*e*) formé de quelques rangées de cellules tabulaires à parois minces et colorées ; un parenchyme cortical à cellules allongées tangentiellement et remplies de corpuscules amylacés plus gros (*a*) que ceux qu'on observe dans l'espèce précédente ; un liber dont il est difficile de distinguer la structure à cause de sa richesse en amidon, qui remplit complètement les cellules ; çà et là on observe dans le liber et le parenchyme cortical quelques cellules plus larges et isolées qui contiennent des cristaux aiguillés (*r*) ; le bois (*l*) formé d'un tissu de fibres à parois très épaisses, dans lequel on observe de nombreux et larges vaisseaux (*v*) généralement isolés.

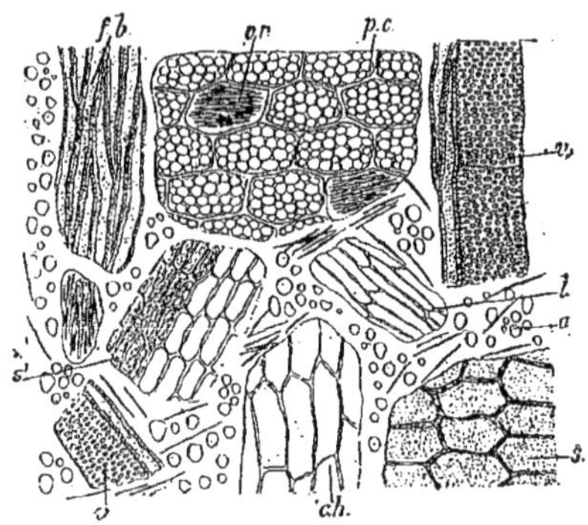

Fig. 750. — Poudre d'Ipéca ondulé.

s, suber vu de face. — *s*, suber vu en travers. — *pc*, parenchyme cortical. — *ch*, enveloppe herbacée. — *l*, liber. — *v*, vaisseaux. — *fb*, fibres ligneuses. — *cr*, cristaux. — *a*, amidon.

COMPOSITION CHIMIQUE. — Cette racine renferme une quantité considérable d'amidon ; elle contient aussi de l'éméline et 2 p. 100 de matière grasse.

USAGES. — Elle est employée comme vomitive.

IPÉCACUANHAS STRIÉS

Sous le nom d'**Ipécacuanha strié** on a confondu pendant longtemps deux racines présentant entre elles quelque ressemblance extérieure, mais différant notablement dans leur structure anatomique, ce qui révèle une origine toute différente. Nous les décrirons sous les noms d'*Ipécacuanha strié majeur* et d'*Ipécacuanha strié mineur*[1].

IPÉCACUANHA STRIÉ MAJEUR

Cette espèce, décrite par Lemery sous le nom d'*Ipécacuanha glycyrrhizé* et appelé souvent *Ipécacuanha violet* ou *Ipécacuanha de Carthagène*, est fourni par le *Psychotria emetica* Mutis, qui croît dans la Nouvelle-Grenade.

DESCRIPTION. — L'**Ipécacuanha strié majeur** (fig. 751) présente des caractères extérieurs un peu variables : il est généralement plus gros que

[1] Voir G. Planchon. *Journal de Ph. et de Chimie*, [4] XIV, 404 et XVII-19.

le véritable Ipécacuanha et en fragments assez longs de 5 à 8 millimètres

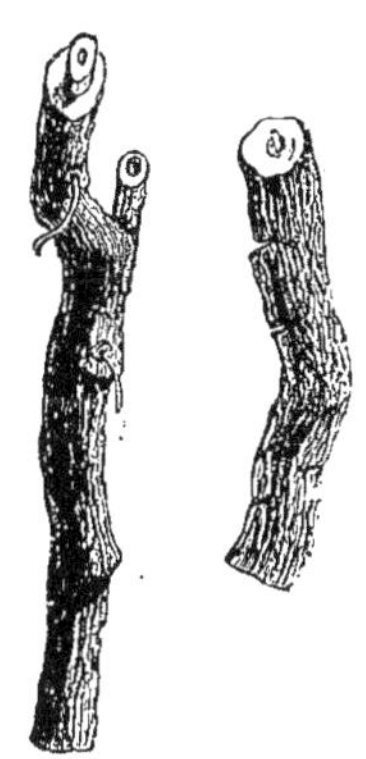

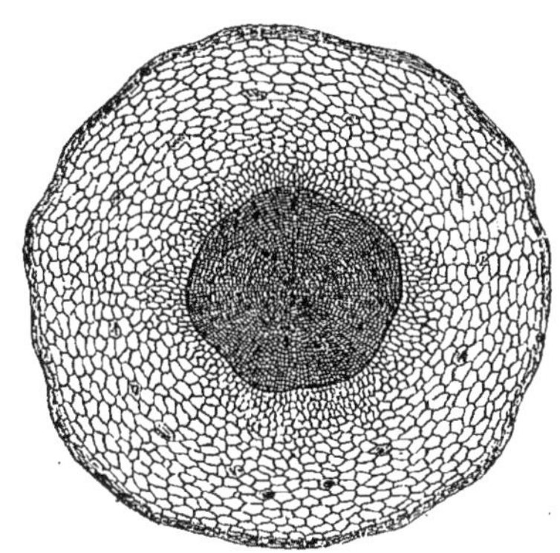

Fig. 751.
Ipécacuanha strié majeur.

Fig. 752.
Section transversale de l'Ipécacuanha strié majeur.

de diamètre, souvent colorés en brun. Il présente bien quelques fissures ou étranglements transversaux, qui sont fort espacés, mais il se distingue surtout par les stries longitudinales qui le sillonnent. Sa surface extérieure offre en outre une teinte gris rougeâtre. La section transversale (fig. 752) présente une écorce assez épaisse d'une couleur violacée parfois noirâtre : et un méditullium ligneux blanc d'épaisseur variable, très adhérent à la région corticale, et dans lequel on ne peut découvrir de pore apparent à l'œil nu ou à la loupe. Cet ipécacuanha se distingue encore des autres en ce qu'il reste mou et humide, ferme sous le couteau, même après plusieurs années. Il a une odeur mixte qui rappelle celle de l'ipécacuanha et de la bardane, une saveur douceâtre.

STRUCTURE MICROSCOPIQUE (fig. 753). — Au microscope, cette racine se distingue nettement des autres Ipécacuanhas par l'absence complète d'amidon, et présente de dehors en dedans : un suber (e) de plusieurs rangées de cellules aplaties et colorées en brun : un parenchyme cortical (c) à cellules polygonales,

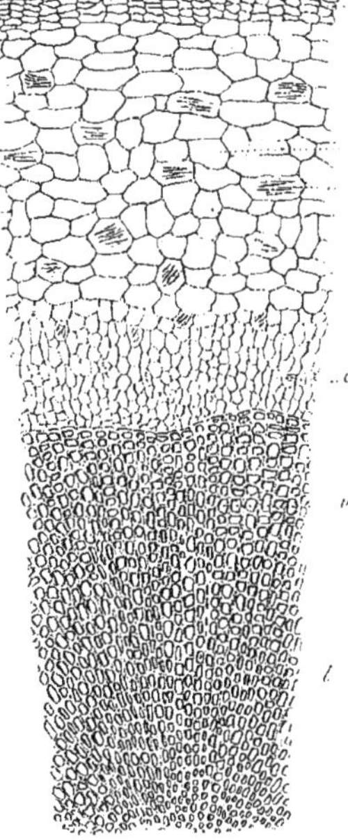

Fig. 753.
Ipécacuanha strié majeur.
Structure anatomique.

irrégulières ; un liber (*c'*) bien apparent formé de cellules plus
petites étirées dans le sens radial : plusieurs des cellules du liber et
du parenchyme cortical contiennent des cristaux aiguillés d'oxalate
de chaux ; le bois (*l*) formé de trachéides (*v*) munies de parois épaisses
et disposées en files radiales. La structure anatomique de cette drogue
se rapproche, comme on le voit, de celle du *Cephælis Ipecacuanha* par
sa partie ligneuse ; elle n'en diffère guère que par l'absence d'amidon et la direction radiée des cellules du liber. Il serait intéressant
de savoir si cette disposition spéciale du méditullium ligneux ne constitue pas un caractère propre aux racines d'*Uragoga*.

D'après une analyse de M. Atfield, cette racine ne renferme qu'une
proportion assez faible d'émétine.

IPÉCACUANHA STRIÉ MINEUR

L'Ipécacuanha strié mineur, appelé encore *Ipécacuanha strié
noir ou dur*, est produit par une espèce distincte de celle qui fournit la
sorte précédente ; son origine botanique n'est pas encore déterminée.
L'Ipécacuanha strié mineur se présente en fragments généralement

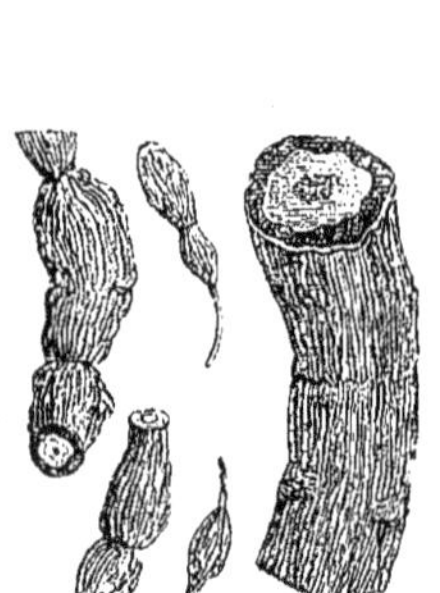

Fig. 754.
Ipécacuanha strié mineur.

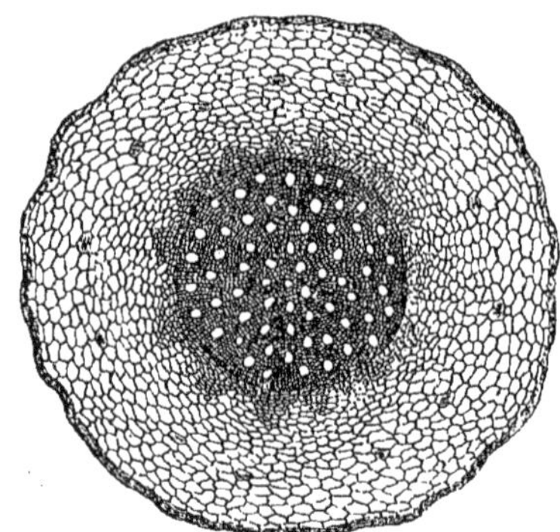

Fig. 755. — Ipécacuanha strié mineur.
Coupe transversale.

assez courts et moins épais que ceux du strié majeur. Il offre une
teinte gris noirâtre, quelquefois un peu brune. La surface extérieure
présente des stries longitudinales très apparentes et des étranglements circulaires assez nombreux et rapprochés. Quelquefois ces fragments paraissent formés de renflements pyriformes placés bout à bout,
d'autres fois ils sont irrégulièrement cylindriques sur presque toute
leur longueur et profondément ridés. Sur une section transversale

(fig. 755) on découvre en dessous du suber une zone corticale qui est tantôt d'un blanc sale, plus souvent brunâtre ou d'un bleu plus ou moins noirâtre, et un méditullium jaune brun, marqué de pores visibles à la loupe.

STRUCTURE MICROSCOPIQUE (fig. 756). — Suber (*s*) assez épais formé de sept à huit rangées de cellules aplaties ; parenchyme cortical (*pc*) à cellules polyédriques, irrégulières, allongées tangentiellement, renfermant de l'amidon et des cristaux aiguillés. — Liber (*l*) se différenciant très nettement du parenchyme cortical, divisé en faisceaux cunéiformes formés d'un tissu dense dont les cellules ont des parois notablement épaissies. — Zone ligneuse (*b*) formée d'un grand nombre de vaisseaux assez larges qui sont disséminés irrégulièrement dans un tissu fibreux formé de fibres à parois fort épaisses. Des rayons médullaires étroits, à une seule rangée de cellules, divisent le bois en plusieurs faisceaux coniques qui se rejoignent au centre des morceaux.

La présence d'amidon dans la zone corticale, la forme et la disposition du liber, l'existence de larges vaisseaux dans le méditullium distinguent nettement l'ipécacuanha strié mineur de la sorte précédente.

La culture de l'Ipécacuanha, qui a été introduite dans les Indes

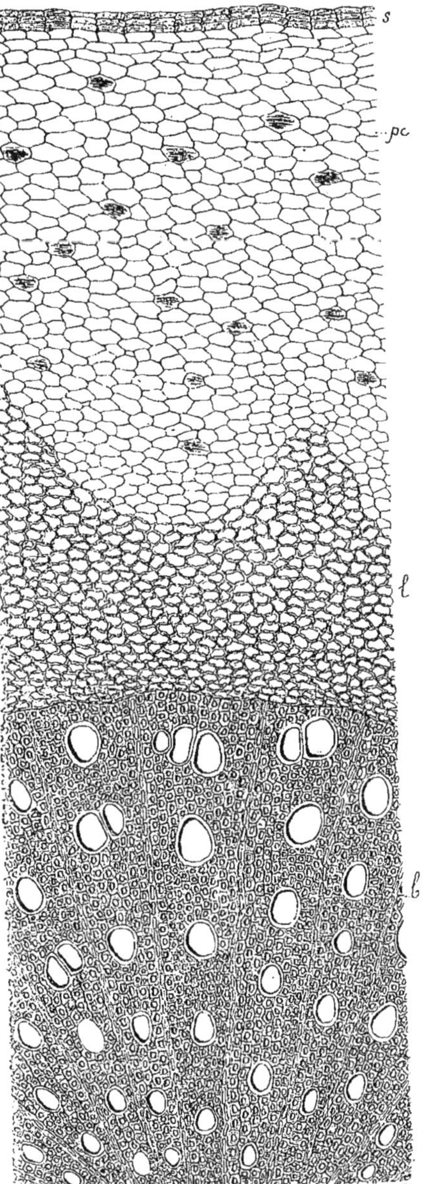

Fig. 756. — Ipécacuanha strié mineur.
Structure anatomique.

anglaises en 1866, ne paraît pas avoir donné les résultats satisfaisants
que l'on en attendait. Les froids de l'hiver, même dans les vallées les
plus chaudes de la Birmanie, de Singapour et de Ceylan, y sont encore
trop vifs pour cette plante habituée à vivre sous les tropiques. Les
résultats obtenus à Nilambourg sont cependant un peu plus encoura-

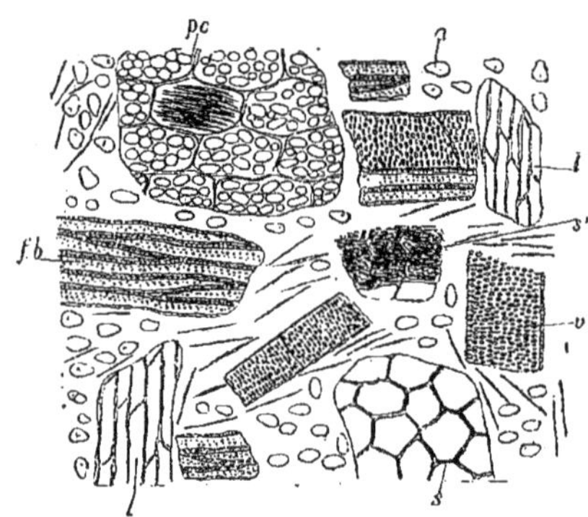

Fig. 757. — Poudre d'Ipéca strié mineur.

s, suber. — pc, parenchyme cortical. — l, liber. — v, vaisseaux. — fb, fibres ligneuses.

geants. Le tableau suivant qui résume les analyses faites par Wimmel[1] et indique les proportions relatives d'émétine contenues dans
les variétés commerciales d'Ipécacuanha font nettement ressortir l'infériorité de la drogue indienne :

```
Ipéca de Rio 1re qualité. . . . . . . . . . .   1,45 p. 100 d'Émétine.
    —        — 2e qualité. . . . . . . . . .   0,65
    —        — 3e qualité. . . . . . . . . .   0,53
Ipéca de Carthagène choisi . . . . . . . .   1,65
    —          —      bonne qualité. . . . .   1,40
    —          —      2e qualité. . . . . . .   0,90
Ipéca de Singapour. . . . . . . . . . . . .   0,54
    —          —      portion ligneuse. . . .   0,23
```

FAUX IPÉCACUANHAS

Comme nous l'avons dit plus haut, on a appliqué le nom d'Ipécacuanha à de nombreuses racines qui jouissent de propriétés vomitives, mais qui diffèrent des Ipécacuanhas vrais aussi bien par leur
composition chimique et l'absence d'émétine que par l'ensemble de
leurs particularités anatomiques. Nous n'entreprendrons pas de donner

[1] *Apotheker Zeitung*, VII, p. 464. 1892.

les caractères de tous ces succédanés de l'Ipécacuanha, nous dirons seulement quelques mots des *Ionidium* qui, dans leur pays d'origine, au Brésil, sont communément désignés sous le nom d'Ipécacuanha, et en particulier de celui qui, dans le commerce, a conservé le nom de Faux Ipécacuanha du Brésil.

FAUX IPÉCACUANHA DU BRÉSIL

Cette drogue est fournie par l'*Ionidium Ipecacuanha* Vent., *Viola Ipecacuanha* L., *Pombalia Ipecacuanha* Vand, de la famille des Violariées.

Le **faux Ipécacuanha du Brésil** (fig. 758) est souvent bifurqué en haut et en bas, et se termine à la partie qui atteint la surface du sol par un grand nombre de petites tiges ligneuses. L'écorce est mince, ridée longitudinalement et d'un gris jaunâtre clair : elle présente quelques fissures transversales : mais on n'y remarque pas les anneaux réguliers qui caractérisent l'ipéca annelé ni les ondulations du *Richardsonia*. Cette écorce porte de petites cicatrices arrondies, laissées par la section de quelques radicules. La drogue se distingue nettement encore par les proportions relatives de son écorce et de sa zone ligneuse. Cette dernière est très développée proportionnellement à la première. La section transversale (fig. 759), permet d'apprécier ses proportions relatives ; mise en regard de la figure 743, qui représente une section d'Ipécacuanha vrai, elle en fait ressortir nettement les différences. De plus cette racine est insipide et inodore.

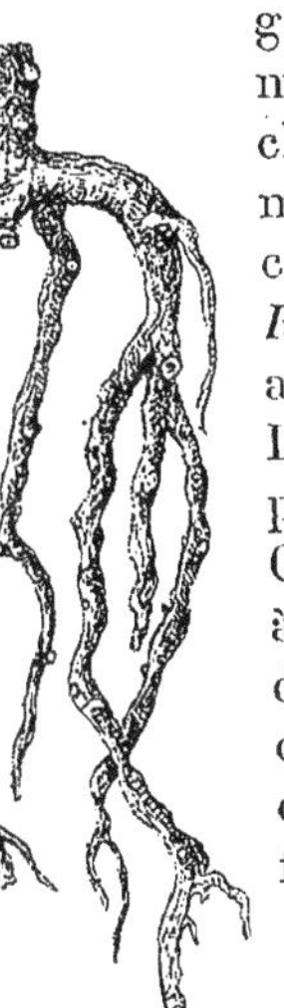

Fig. 758.
Racine d'*Ionidium Ipecacuanha*.

STRUCTURE MICROSCOPIQUE (fig. 760). — Examinée au microscope elle présente de dehors en dedans : un suber assez épais (s), un parenchyme cortical assez développé (pc) et formé de cellules tangentielles. Ce parenchyme est quelquefois caractérisé par la présence de cellules scléreuses, surtout quand les observations sont faites sur des fragments qui se rapprochent de la partie inférieure de la tige, mais cette particularité n'a rien de constant ; — un liber (l) formé de cellules plus petites, caractérisé par la présence de cristaux simples tout différents des raphides qu'on observe constamment dans les Ipécacuanhas vrais ; — le bois (b) formé d'un tissu de fibres très épaisses dans lequel sont répartis de nombreux vaisseaux généralement isolés. Ce bois est sillonné par des rayons médullaires étroits. Outre ces particularités, cette racine se distingue encore des Ipécacuanhas vrais par

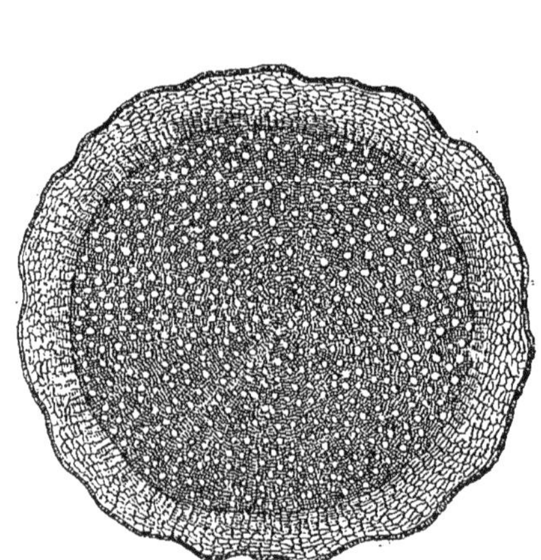

Fig. 759. — *Ionidium Ipecacuanha.*

Coupe transversale de la racine.

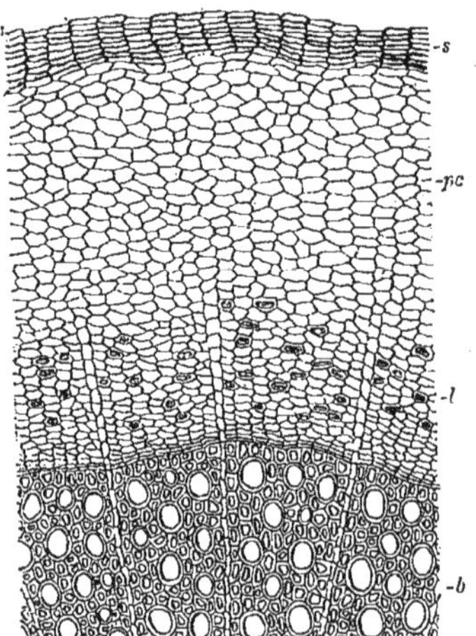

Fig. 760.

Racine d'*Ionidium Ipecacuanha.*

Structure anatomique.

l'absence complète d'amidon, qui est remplacé dans le liber et le parenchyme cortical par une proportion notable d'*Inuline*, qu'on observe à peu près constamment dans les *Ionidium*.

FAUX IPÉCA DE l'INDE

Dans ces dernières années on a constaté l'apparition sur le marché d'un faux Ipéca venant de l'Inde.

Cette drogue se rapproche un peu de l'Ipéca annelé par des anneaux assez réguliers qu'on observe sur toute la surface extérieure, mais elle est toujours en fragments beaucoup plus petits et droits, et porte sur l'un de ses côtés de nombreuses cicatrices provenant de la section des radicelles. La section transversale offre une surface d'une teinte blanche à peu près uniforme, sur laquelle on ne distingue que difficilement la portion ligneuse de la zone corticale. Examinée au microscope, cette drogue présente une structure qui est toute différente de celle des Ipécas vrais et qui rappelle dans son ensemble celle d'une racine de monocotylédone. En Angleterre on a rapporté cette drogue à l'*Helonias dioica* Pursh., des Liliacées, mais M. Moeller pense qu'il faut plutôt en chercher l'origine parmi les plantes de la famille des Aroïdées.

RACINE DE CAINÇA

Origine. — La **Racine de Cainça** est fournie par le *Chiococca anguifuga* Mart., qui croît au Brésil.

Description. — Elle se présente en morceaux très irréguliers dans leurs dimensions ; la grosseur varie depuis celle d'une plume jusqu'à celle du pouce ; la longueur peut atteindre 30 à 40 centimètres. Ces morceaux, généralement tortueux (fig. 761), sont recouverts d'une écorce brune noirâtre, sur laquelle on observe de nombreuses stries transversales assez larges, et parfois assez régulièrement espacées, ainsi que des côtes longitudinales ou ondulées, plus ou moins saillantes, qui s'étendent parfois sur toute la longueur des fragments ou s'anastomosent entre elles : sur une section transversale (fig. 762) on aperçoit très bien la disposition et la nature de ces côtes. Chacune d'elles est formée d'un axe ligneux, entouré d'écorce, qui s'est comme juxtaposé à la racine principale. Ces faisceaux sont parfois très nombreux et volumineux. L'écorce de la racine est brun rougeâtre, relativement peu épaisse ; la portion ligneuse est très développée, striée radialement, d'apparence poreuse, et d'une teinte blanchâtre. La partie corticale a une saveur amère et âcre ; le bois n'a pas de goût marqué.

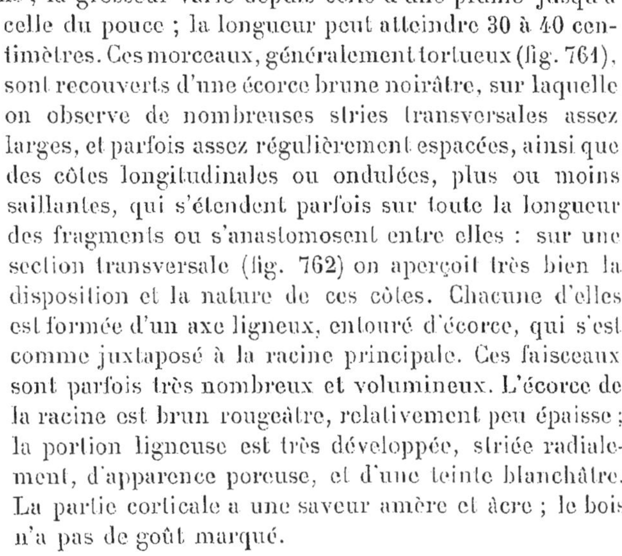

Fig. 761.
Racine de Cainça.

Structure anatomique. — Examinée au microscope la racine de Cainça présente de dehors en dedans :

Un suber formé de cellules tabulaires aplaties dont les parois sont incrustées de matière colorante brune : un parenchyme cortical formé de cellules polyédriques allongées dans la direction tangentielle : dans sa partie interne ce parenchyme contient des cellules scléreuses à parois épaisses et canaliculées, qui sont réunies en groupes peu volumineux ; — un liber formé de cellules assez régulièrement disposées en files radiales ; — la zone ligneuse composée d'un tissu de fibres dans lequel on observe une multitude de vaisseaux généralement isolés. Cette partie de la racine est sillonnée régulièrement par d'étroits rayons médullaires.

Composition chimique. — Brandes a retiré de cette racine un principe alcaloïdique qui se rapproche de l'émétine. Pelletier et Caventou en ont retiré une matière grasse, verte et odorante, une matière colorante jaune, une substance colorée visqueuse, de l'acide caincique. L'acide caincique est une matière très amère, âcre, inodore, peu soluble dans l'eau et l'éther, soluble dans l'alcool. D'après Rochleder et Hlasiwetz, ce principe amer est un glucoside, qu'ils ont nommé *caincine* ; il se dédouble en présence des acides dilués et à l'ébullition en glucose et *caincétine*.

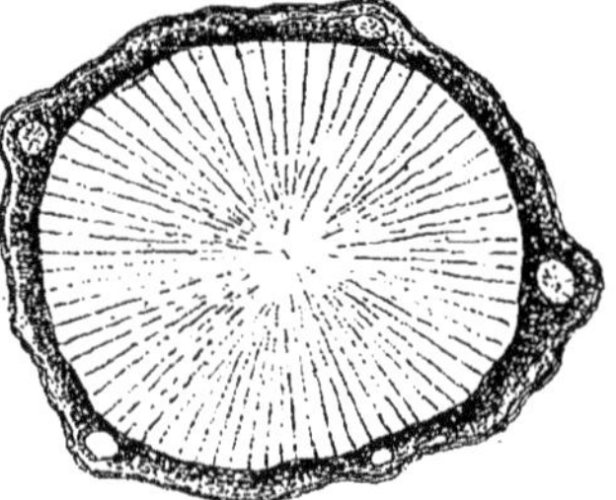

Fig. 762. — Racine de Cainça.
Section transversale.

Usages. — La racine de Cainça est employée au Brésil contre la morsure d'un serpent très venimeux, le cainana. — Les Indiens l'utilisent comme alexitère et alexipharmaque. En France on l'a employée contre les hydropysies.

La racine du *Chiococca racemosa* Jacq., qui est employée de préférence en Allemagne, est originaire des Antilles : elle ne se distingue que par l'abondance de la matière colorante jaune, qui donne à l'écorce une teinte d'un gris jaunâtre et au bois une couleur franchement jaune.

Au groupe des Chiococcées se rattachent :

Les *Guettarda* dont plusieurs espèces sont astringentes, notamment le *G. speciosa* L., employé dans l'Inde pour le traitement des ulcères et des blessures. — Les *G. ambigua* DC. et *G. argentea* Lam. sont utilisés comme toniques à la Guyane.

L'*Erithalis fruticosa* L. est une plante du même groupe qui est connue aux Antilles comme tonique et stimulante. Son bois renferme une résine astringente et aromatique, employée contre les affections des reins et de la vessie.

RACINE DE GARANCE

Origine. — La **racine de Garance** est fournie par le *Rubia tinctorum* L., plante originaire d'Orient et du Caucase, qui a été cultivée abondamment dans diverses régions de l'Europe et notamment du côté d'Avignon, en Alsace et en Hollande.

Description. — Elle est sous forme d'un tronçon court, épais d'un centimètre, d'où se détachent de nombreuses ramifications cylindriques

de 3 à 4 millimètres de diamètre. La surface extérieure est formée par
un suber brun qui se détache facilement et découvre une écorce brun
rougeâtre, marquée de sillons longitudinaux. Sur la coupe transversale
on distingue en dessous de cette écorce, qui est peu épaisse, une zone
ligneuse circulaire, d'une couleur rouge pâle, marquée de stries concentriques assez apparentes. Cette racine a une saveur douceâtre, avec
un arrière-goût âcre.

STRUCTURE MICROSCOPIQUE. — Examinée au microscope elle présente :
un suber formé de plusieurs rangées de cellules aplaties, qui s'ex-
folient par places ; — un parenchyme cortical à cellules polyédriques, allongées tangentiellement et qui deviennent de plus en plus
petites à mesure qu'elles s'éloignent de la périphérie ; — un liber à
cellules assez régulièrement disposées en files radiales. Les cellules
du liber et du parenchyme cortical ne contiennent pas de fécule, mais
elles renferment de petits granules de matière colorante. — Le bois a
un tissu ligneux, dans lequel on observe distinctement les différentes
zones d'accroissement, et une grande quantité de vaisseaux d'un diamètre variable, tantôt isolés tantôt accouplés.

COMPOSITION CHIMIQUE. — La racine de Garance renferme des matières
colorantes jaunes et rouges, du glucose, du sucre cristallisable, des
matières mucilagineuses, de la pectine, des matières amères et albuminoïdes, des résines, un principe particulier devenant vert au
contact des acides, plusieurs sels minéraux.

D'après Decaisne la racine vivante ne renferme qu'un liquide jaune,
qui rougit en absorbant l'oxygène de l'air. D'après Schutzenberger et
Schiffer les matières colorantes que cette racine renferme, à l'état
frais, se dédoublent, sous l'influence d'une matière azotée, en glucose
et en principes colorants qui sont l'*alizarine*, la *purpurine*, la *pseudo-
purpurine*, la *xanthopurpurine*. De ces divers principes le plus important est l'*alizarine*, qui a été découverte en 1826 par Robiquet et Colin.
C'est une matière colorante des plus appréciées à cause de la solidité de sa teinte, que ne peuvent égaler les couleurs d'origine miné-
rale.

USAGES. — La racine de Garance passe pour tonique, diurétique,
apéritive et emménagogue. Peu employée en médecine, elle était surtout utilisée dans l'industrie de la teinture : mais elle a complètement
perdu son importance industrielle depuis la fabrication de l'alizarine
artificielle.

Parmi les autres *Rubia* tinctoriaux nous citerons : le *R. peregrina*

L., qui peut fournir une couleur rouge; le *R. cordata* L., qui croît dans l'Inde et donne le *Munjeeth* ou Garance du Bengale : le *R. angustissima* Wall., espèce chinoise, qui croît à Tong-dong et dont les racines sont très colorées.

CAILLE-LAIT

ORIGINE. — Le **Caille-lait jaune** (*Galium verum* L., *G. luteum* Lam.) est abondamment répandu en Europe où il croît sur les collines, dans les prairies et les haies.

DESCRIPTION. — Les tiges, hautes de 2 à 5 décimètres, sont quadrangulaires, garnies de feuilles verticillées au nombre de 8 à 12. Ces

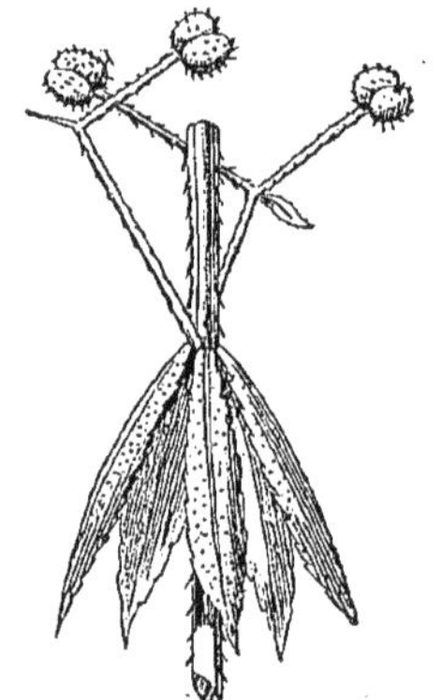

Fig. 763. — *Galium aparine.*
Tige fructifère.

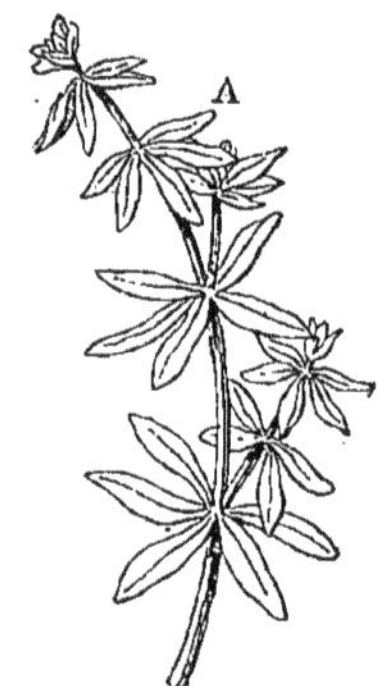

Fig. 764. — *Galium Mollugo.*

feuilles sont raides, étroitement linéaires, luisantes, et vertes sur la face supérieure, pubescentes et blanchâtres sur la face inférieure, à bords réfléchis et formant une sorte de canal étroit sillonné en son milieu par la nervure médiane. Les fleurs, très petites et nombreuses, sont disposées en panicules terminales, rameuses, oblongues ou pyramidales, d'une couleur jaune ; elles sont composées d'un petit calice à limbe presque nul, d'une corolle rotacée plane à 4 lobes obtus, courtement apiculés : de 4 étamines, d'un ovaire infère soudé avec le tube calicinal. Le fruit est sec, formé de 2 cupules, presque globuleux, lisse, glabre ou velu. Ces fleurs ont une odeur douce.

COMPOSITION CHIMIQUE. —Le caille-lait renferme de l'acide gallique, de l'acide citrique. Schwarz en a retiré de l'*acide rubichlorique.*

Usages. — Cette plante a été vantée contre l'épilepsie, l'hystérie et l'éclampsie. On utilise aussi contre l'épilepsie et la goutte le **Caille-lait blanc** (*Galium Mollugo* L.) dont les tiges tétragones portent des feuilles verticillées par 6 ou 8, linéaires oblongues, mucronées au sommet, rudes sur les bords. Les fleurs d'un blanc plus ou moins pur sont aussi réunies en panicules, à rameaux étalés.

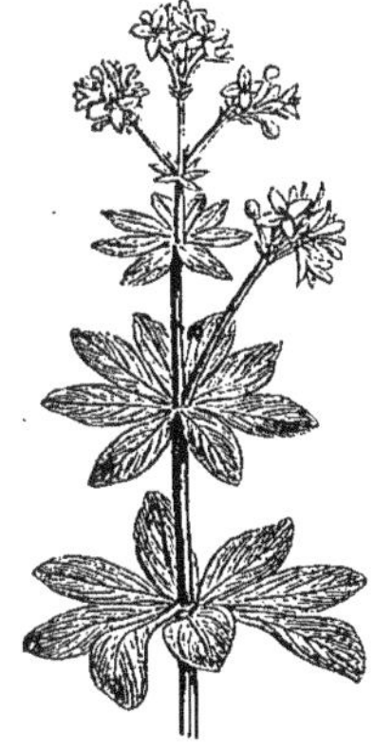

Fig. 765.
Asperula odorata.

Vanté d'abord outre mesure puis complètement abandonné, le **Grateron** (*Galium Aparine* L.) paraît être rentré en faveur depuis quelque temps. Son suc aqueux a été employé en Angleterre pour calmer les douleurs produites par le cancer et arrêter son action ulcérante. La plante entière est utilisée comme diurétique et pour combattre l'obésité.

L'Aspérule odorante ou **Reine des bois** (*Asperula odorata* L.) est une petite plante herbacée, vivace, qui croît abondamment dans tous les bois taillis. Ses petites tiges de 15 à 25 centimètres de hauteur portent des feuilles verticillées par 6 ou 10, ovales, lancéolées, minces, à bords rudes. Les fleurs petites, blanches, dépourvues de limbe calicinal sont disposées en cymes corymbiformes terminales. Cette plante, inodore quand elle est fraîche, acquiert par la dessiccation une odeur de mélilot ou de fève tonka qu'elle doit à la présence de la coumarine. — Elle est employée comme tonique, stimulante, diurétique, vulnéraire. Sur les bords du Rhin et en Suisse on l'utilise à l'état frais pour préparer une boisson aromatique très usitée.

CAFÉ

Origine. — Le **Café** est la graine du Caféier (*Coffea arabica* L.) arbrisseau originaire du sud de l'Abyssinie et qui, transplanté d'abord dans l'Arabie Heureuse, a été propagé dans un grand nombre de pays chauds : à Bourbon, dans les îles de l'archipel Indien, en Amérique et dans des îles isolées de l'Océan Pacifique. Actuellement la culture du café s'étend sur la plupart des régions tropicales de toutes les parties du monde : dans l'Asie méridionale, depuis 10° de latitude sud jusqu'à 25° de latitude nord et dans l'Amérique depuis 30° de latitude sud jusqu'à 30° de latitude nord.

Description. — Le café arrive en Europe sous trois états bien différents. Tantôt il est contenu dans un péricarpe de la grosseur et de la forme d'une petite cerise formé de deux carpelles, contenant chacun une seule graine. Sous l'influence de la dessiccation, le brou charnu du fruit, devenu mince et sec, s'est appliqué sur le noyau comme une sorte de membrane, c'est le *Café en cerises*. — D'autres fois, il a été débarrassé de la partie extérieure brune qui constitue le mésocarpe et l'épicarpe et il n'est plus recouvert que par un endocarpe de couleur jaune de consistance parcheminée, qui a sensiblement la forme des graines : c'est le *Café en parche*. — Plus généralement, il arrive dans le commerce, complètement privé des enveloppes du fruit ; c'est le *Café décortiqué*.

La graine de Caféier est formée de deux parties d'importance inégale : une pellicule mince, friable, transparente qui constitue le spermoderme et qui disparaît le plus souvent par suite du

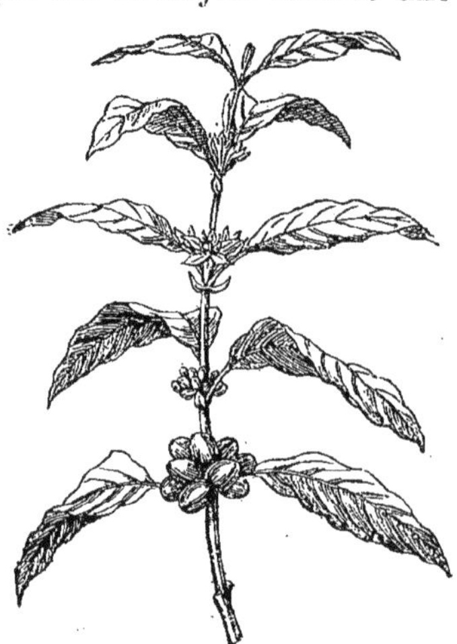

Fig. 766. — *Coffea arabica*.

frottement des grains les uns contre les autres : cette pellicule est souvent désignée sous le nom de *tégument argentin ;* une amande qui constitue la partie fondamentale du café et qui est composée d'un albumen volumineux recouvrant un tout petit embryon placé à sa base.

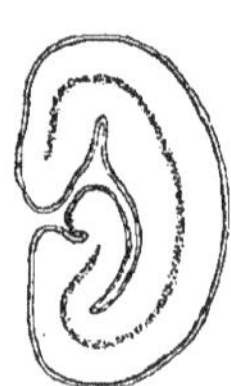

Fig. 767.
Graine de café.
Coupe longitudinale.

L'albumen qui donne au grain de café sa forme caractéristique mesure environ 9 à 14 millimètres de longueur et 6 à 8 millimètres de largeur : il est ovale ou un peu ovoïde (fig. 767), convexe sur la face dorsale, aplati ou légèrement concave sur sa face ventrale. Cette dernière est marquée en son milieu d'un sillon longitudinal profond, fermé vers le haut, ouvert en bas. Ce sillon, qui représente le hile, pénètre comme une crevasse contournée dans l'intérieur de l'amande, et forme dans le centre de l'albumen une cavité étroite étendue parallèlement à la courbure de la face dorsale et qui est tapissée par le tégument argentin. A distance à peu près égale de ce sinus intérieur et des faces de la graine, on observe dans le tissu de l'albumen une couche mince dont la teinte gris pâle tranche sur la couleur plus foncée de la masse. C'est dans cette couche et vers la base de l'albumen que se trouve placé un petit embryon à radicule infère et à cotylédons marqués de nervures.

Parfois il n'y a qu'une seule graine qui se développe dans le fruit : elle prend alors une forme arrondie et reste sensiblement moins grosse. Dans chaque variété naturelle de café on trouve un nombre plus ou moins considérable de graines de cette forme, qu'on trie parfois pour le vendre sous le nom de *Café perlé*.

Le café vert a une odeur spéciale qui rappelle un peu celle du foin et une saveur à la fois douce et un peu âpre. Il acquiert par la torréfaction un arome agréable et tout particulier.

STRUCTURE ANATOMIQUE. — La coque de café (fig. 768) est constituée par un épicarpe formé de cellules polygo-

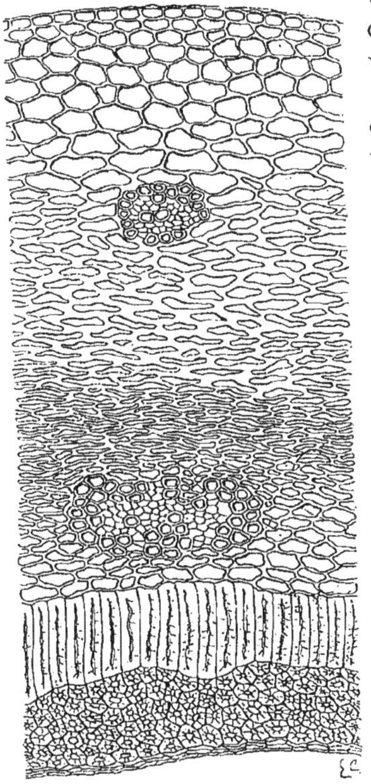

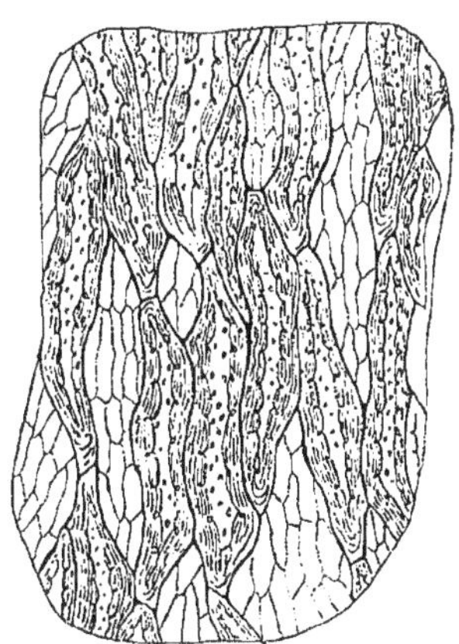

Fig. 768. — Coque du Café.
Structure anatomique.

Fig. 769. — Tégument argentin du Café.

nales, à parois droites, recouvertes par une cuticule assez épaisse : un mésocarpe très volumineux formé d'un parenchyme dont la consistance varie selon qu'on l'observe dans sa partie extérieure ou interne : dans la partie extérieure il est formé de cellules polyédriques munies de parois assez épaisses, colorées en brun ; quelques-unes de ces cellules renferment des cristaux d'oxalate de chaux ; la partie interne est formée de cellules aplaties, allongées tangentiellement, à lumen très rétréci, elle est parcourue par des faisceaux fibro-

vasculaires assez larges. Dans les fruits bien développés elle est séparée de l'endocarpe par une couche de cellules en palissade, allongées
radialement, à lumen très rétréci. L'endocarpe est constitué par plusieurs rangées de cellules scléreuses à parois fort épaisses et canaliculées. Vues dans le sens de leur longueur ces cellules sont fusiformes,
à contour sinueux, ou dentelé, munies de parois épaisses, entourant un
lumen très rétréci. La connaissance de ces particularités anatomiques
permet de constater l'identité de ces coques qui constituent un objet
de commerce assez intéressant et qui sous le nom de *Sacca Caffee* ou

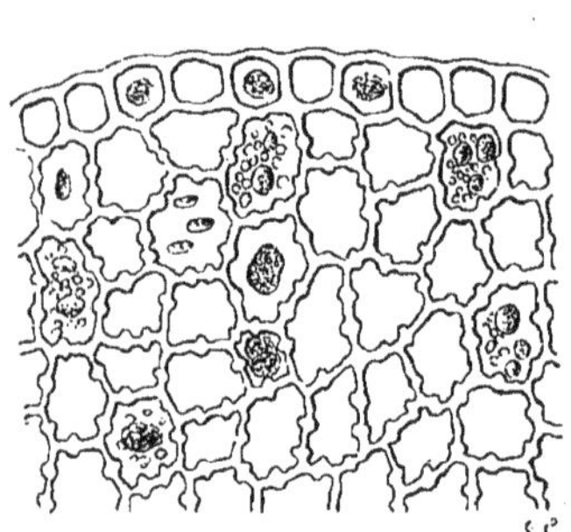

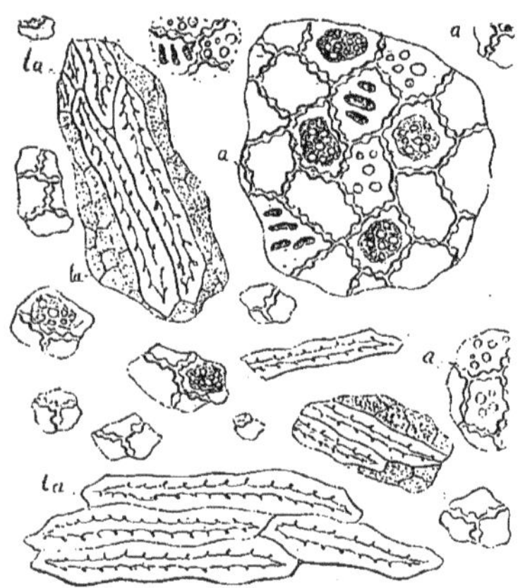

Fig. 770. — Albumen du Café.   Fig. 771. — Éléments du Café torréfié et moulu.

de *Café à la Sultane* sont souvent vendues pures ou introduites frauduleusement dans le café torréfié.

Le *tégument argentin* ou spermoderme du café (fig. 769) est constitué par un parenchyme de petites cellules aplaties, allongées, qui
est recouvert sur une grande partie de sa surface extérieure par de
grandes cellules scléreuses, qui s'entre-croisent en différents sens.
Ces cellules fort allongées, fusiformes ou anguleuses, sont quelque peu
différentes de celles qui constituent l'endocarpe : elles ont des parois
bien moins résistantes, moins canaliculées et un lumen plus large
dans lequel on observe de fines ponctuations en forme de bouton-
nières.

L'albumen (fig. 770) est formé d'un tissu corné à cellules polyédriques, dont les parois épaisses et bosselées limitent une large cavité
contenant une masse incolore, grumeleuse, qui se dissout en partie
dans l'eau, et laisse d'autre part de grosses gouttelettes d'huile et un
résidu finement granuleux. L'acide sulfurique concentré colore le con-

tenu de ces cellules d'abord en rouge rosé, puis en rouge violet, enfin en rouge brun : la potasse caustique le dissout en donnant une couleur jaune gomme-gutte et la solution de sel de fer le colore en vert olive.

Ces divers éléments se retrouvent dans le café torréfié et pulvérisé et permettent de le distinguer rapidement de tous les autres succédanés qu'on lui substitue communément dans un but de spéculation frauduleuse (fig 794).

Composition chimique. — La composition du café varie dans de certaines limites avec les sortes examinées. Les tableaux suivants représentent la moyenne d'un grand nombre d'analyses faites en France et en Allemagne.

	Payen.	König.
Eau (p. 100)	12	11,23
Matière azotée	13	12,07
Caféine	0,75	1,21
Matière grasse	13	12,27
Matière sucrée et gomme	15,5	8,55
Matières astringentes	5	32,58
Cellulose	34	18,17
Cendres	6,69	3,92

La Caféine, le plus intéressant de ces principes, a été découverte dans le café par Robiquet et Boutron. Depuis on a constaté sa présence dans le Thé, le Guarana, la noix de Kola.

C'est un alcaloïde qui se présente en fines aiguilles prismatiques, renfermant 1 pour 100 d'eau de cristallisation. La caféine est incolore, inodore, légèrement amère, fond vers 232° et se sublime sans se décomposer sensiblement. Elle se dissout dans 98 parties d'eau à 15° et dans 25 parties d'alcool à 80°, elle est peu soluble dans l'alcool anhydre et dans l'éther : elle est très soluble dans le chloroforme, la benzine et l'alcool amylique. Chauffée avec de l'hydrate de potasse ou après avoir été associée à un acide organique capable de lui donner de l'hydrogène, la Caféine donne une certaine quantité de *méthylamine* et se transforme en un nouvel alcaloïde, la *Caféidine*. Elle forme avec les acides des sels définis parmi lesquels les plus employés sont le *tannate* et le *citrate de caféine*.

Traitée par l'eau chlorée ou l'acide azotique, puis évaporée au bain-marie, une solution de caféine laisse un résidu brun rouge qui, après addition d'ammoniaque, donne un liquide rouge violacé.

Le café renferme une certaine quantité d'acide *cafétannique* ou *acide chlorogénique*, qui y existe en combinaison avec la chaux et la magnésie, ou à l'état de sel double de potasse et de caféine. Cet acide a une saveur astringente bien marquée et se dissout dans l'eau et l'alcool ; soumis à l'action de la chaleur, il se transforme en *Pyrocatéchine*.

Par la torréfaction, le café donne naissance à un produit aromatique qui communique à son infusion sa saveur si recherchée, et qui a été désigné par Boutron et Frémy sous le nom de *Caféone*.

Usages. — Le café vert a été préconisé contre la goutte et les rhumatismes, et dans les cas d'hypertrophie cardiaque : on l'a aussi vanté contre la coqueluche.

Quand il a été torréfié, le café constitue une boisson digestive, excitante, des plus agréables, dont les effets bienfaisants ont été célébrés en prose et en vers. A doses modérées, il stimule la circulation et les fonctions cérébrales : à doses élevées, il détermine de la céphalalgie, des tremblements nerveux, une sorte d'ivresse et de l'insomnie. Pendant l'été, il constitue une boisson des plus rafraîchissantes. Il contribue puissamment à l'alimentation des troupes en campagne. C'est un des meilleurs antidotes de l'opium. Son importation en Europe s'élève à environ 3,491,000 quintaux métriques.

FEUILLE DE CAFÉIER

La **feuille de Caféier** est elliptique, acuminée au sommet, glabre et luisante, sur la face supérieure, un peu plus pâle sur la face inférieure ; les bords sont entiers. Les nervures secondaires qui se détachent de la nervure principale sous un angle de 45° se dirigent vers le bord de la feuille en émettant des nervures tertiaires et à une très faible distance de ce bord elles se rejoignent les unes aux autres, en courbes douces. Ces feuilles ont en moyenne 10 à 15 centimètres de longueur sur 4 à 6 centimètres de largeur.

Structure microscopique (fig. 772-774). — L'épiderme est glabre, formé de cellules polygonales à parois faiblement ondulées (fig. 772), la face inférieure seule porte des stomates (fig. 774) qui sont entourés complètement par deux cellules disposées en forme de croissant. Le mésophylle (fig. 773) est hétérogène asymétrique, formé dans sa partie supérieure d'une rangée de cellules peu allongées et disposées en palissade et dans sa partie inférieure de cellules variables dans leur forme et laissant entre elles de larges méats. Cette partie du mésophylle renferme une assez grande quantité de cristaux pulvéru-

lents qui sont abondamment répartis dans les cellules qui touchent
l'assise supérieure, disposée en palissade. La nervure médiane est
biconvexe : on y constate sous l'épiderme la présence d'un hypoderme
peu épais, puis le tissu fondamental qui est très développé et renferme
dans sa portion médiane le système libéro-ligneux. Celui-ci est représenté par un cordon ligneux annulaire elliptique, qui est entouré par
un liber mou et un péricycle lignifié en certains points. Ce cordon est

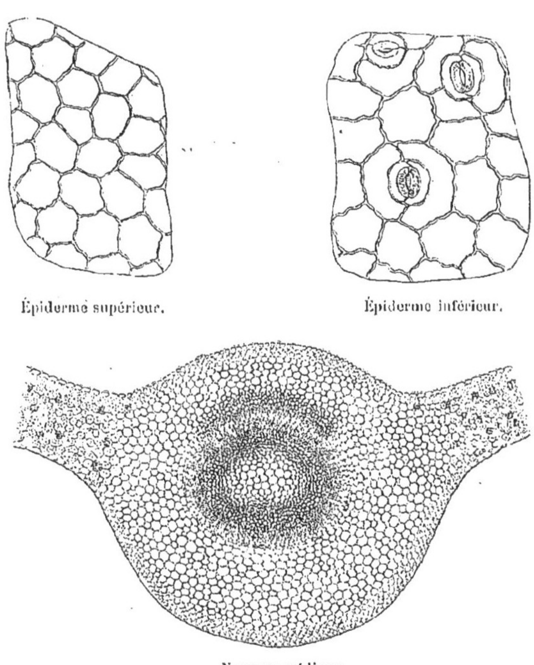

Fig. 772, 773, 774. — Feuille de Caféier.

recouvert en haut par un cordon transversal qui lui est opposé et qui
confond son liber avec celui du cordon principal.

Usages. — La feuille de Caféier est employée dans une proportion
assez restreinte : elle ne compte guère que 3 à 4 millions de consommateurs, proportion infiniment inférieure à celle des consommateurs
de Café. Elle contient cependant une quantité de caféine (1,26 p. 100)
qui est supérieure à celle renfermée dans la graine (1. p. 100). Son
infusion possède un arome des plus agréables, qui tient le milieu entre
celui du thé et celui du café, et rappelle celui de la Noix de Kola. On

introduit souvent cette feuille dans le Thé de Chine. C'est précisément
la constatation de cette fraude qui donne de l'intérêt à la description
qui précède.

Au groupe des Caféiers se rattachent les *Ixora*, plantes de l'Océanie,
de l'Afrique et de l'Asie tropicales qui comptent plusieurs espèces
utiles, parmi lesquelles nous citerons :

L'*Ixora Pavetta* Roxb. (*Pavetta Indica* L.) qui croît dans l'Inde, au
Malabar, sur la côte de Coromandel, où l'on utilise sa racine amère et
aromatique comme apéritive et pour combattre les obstructions intestinales ; les feuilles sont employées en fomentations pour calmer les
douleurs hémorroïdales.

L'*I. Bandhucca* Roxb. et l'*I. grandiflora* Ker., espèces indiennes utilisées comme astringentes.

Parmi les *Ixora* américains, plusieurs espèces désignées sous le
nom de *Siderodendron* se distinguent par la dureté de leur bois.

Dans le groupe des *Morindées* figure une espèce peut-être plus intéressante au point de vue industriel qu'au point de vue médical. C'est
le *Morinda citrifolia* L. qui croît dans l'Inde et qui a été acclimaté
dans toutes les parties tropicales de l'Amérique. — Son fruit est
employé comme désobstruant et emménagogue. Les feuilles sont utilisées en fomentations pour hâter la cicatrisation des blessures et des
ulcères, et à l'intérieur comme toniques et fébrifuges. L'écorce de la
racine renferme un glucoside, la *morindine*, qui a été isolée par Anderson et donne avec l'acide sulfurique une couleur pourpre violacé. —
La *morindone* provenant du dédoublement de la morindine a été étudiée par Thorpe et Smith[1]. — Cette écorce fournit une matière écarlate
communément employée dans l'Inde pour teindre les étoffes.

Le *M. Royoc* L. est une espèce américaine douée de propriétés purgatives très énergiques.

Le groupe des *Genipées* contient un certain nombre d'espèces aussi
utiles au point de vue thérapeutique qu'au point de vue industriel.
Nous mentionnerons notamment :

Le *Randia dumetorum* Lam. (*Genipa dumetorum* H. Bn.) qui croît
dans l'Inde, où il est connu sous le nom de *Mainphal*. Son fruit mûr
est utilisé par les Hindous comme vomitif et est employé au même
titre que la Coque du Levant pour empoisonner les poissons. La pulpe
seule jouit de propriétés émétiques. — L'étude chimique de ce fruit a
été faite récemment par Vogtherr[2] qui attribue ses propriétés véné-

---

[1] *Pharm. Journ. and Transact.* [3] XVIII, p. 637.
[2] *Archiv der Pharm.* 1894, p. 489.

neuses à une saponine, la *Randia-saponine* et à un acide, *l'acide randique ;*

Le *R. uliginosa* DC. dont le fruit grillé est employé aussi par les Hindous comme astringent et antidysentérique ;

Le *Genipa Americana* L. dont le fruit peu agréable pour les Européens est assez apprécié par les Indiens, qui s'en servent aussi pour fabriquer une boisson alcoolique ;

Les *Mussænda* qui croissent dans les régions tropicales de l'Asie et de l'Afrique et qui comptent plusieurs espèces utiles, telles que le *M. Landia* Poir. employé comme astringent à Madagascar et aux îles Mascareignes ; le *M. frondosa* L. utilisé en Chine comme tonique, expectorant et diurétique ; le *M. luteola* Del., espèce de Nubie et d'Arabie, qui possède les mêmes propriétés ; le *M. Stadtmanni* Mich. dont l'écorce très amère est désignée sous le nom de Quinquina de l'Ile Maurice ;

Les *Gardenia gummifera* L. et *G. lucida* Roxb., espèces indiennes qui laissent exsuder de leur tronc une résine qui se rencontre dans tous les marchés et bazars de l'Inde sous le nom de *Dikamali.* Cette résine se présente sous forme de masses grossières, de couleur vert olive, dans lesquelles on trouve de nombreux débris végétaux. Quand elle est purifiée, elle est transparente et d'une belle couleur jaune doré : elle a une odeur de valériane et une saveur camphrée. Elle donne avec l'alcool une solution d'un jaune pâle, qui forme avec l'eau une émulsion de teinte légèrement rosée. Cette résine a été analysée par Stenhouse[1] qui en a retiré une huile volatile, un principe particulier, la *gardénine*, et une résine amorphe. Elle est employée à Bombay contre les dyspepsies : dans les hôpitaux indiens on l'utilise à cause de son odeur alliacée pour éloigner les mouches des surfaces ulcérées.

Outre le *G. florida* L. qui se recommande par la beauté et le parfum de ses fleurs, nous mentionnerons encore les *G. Mussændæ* Thunb. et *G. Brasiliensis* Spreng. qui sont utilisés en Amérique comme plantes tinctoriales : les *G. Oudiæpe* Vieil., *G. Aubryi* Vieil. et *G. sulcata* Gœrtn., espèces originaires de la Nouvelle-Calédonie, et dont les bourgeons foliaires se recouvrent d'un épais enduit protecteur de nature résineuse, formant un blastocolle de couleur verdâtre. Cette matière, sécrétée par des poils glanduleux, est très abondante et employée à divers usages médicaux et économiques par les indigènes de cette île. MM. Heckel et Schlagdenhauffen[2] en ont étudié la composition élémentaire et ont fait en même temps ressortir l'analogie qui existe entre ces résines et *l'acide quinotannique.*

---

[1] Chemical Society, 21 juillet 1877 et 19 juin 1879.

[2] *Journal de Ph. et de Chimie*, 15 août 1892, XXVI, p. 152.

Les *Anthospermées* se distinguent par leur odeur qui les rapproche quelque peu des Valérianées et leur communique des propriétés antispasmodiques. C'est à ce groupe que se rattachent :

Le *Pœderia fœtida* L. qui habite l'Inde, la Malaisie, Maurice, la Chine et le Japon et qui répand une odeur fétide quand on le froisse. Les Hindous utilisent sa racine comme émétique, et comme spécifique contre les rhumatismes et les rétentions d'urine :

Le *Serissa fœtida* Willd., espèce chinoise dont la racine amère et astringente est employée comme anthelmintique.

Les *Oldenlandia*, qui ont donné leur nom au groupe des Oldenlandiées, comptent plusieurs espèces intéressantes parmi lesquelles nous citerons :

L'*Oldenlandia corymbosa*, L. (*O. biflora* Roxb., *O. herbacea* DC.), abondamment répandu dans l'Inde, surtout aux environs de Goa, où on l'emploie communément comme fébrifuge.

L'*O. umbellata* L. (*Hedyotis umbellata* Lam.), également d'origine indienne, et dont les feuilles sont employées comme expectorantes et antiasthmatiques. La racine de cette plante est désignée sous le nom de *Chaya-vair*, et fait l'objet d'un très grand commerce sur la côte de Coromandel : elle renferme dans son écorce une matière colorante rouge orangé, fort appréciée par les Indiens pour la teinture de leurs étoffes.

Nous mentionnerons encore parmi les plantes de ce groupe les *Ophiorhiza*, plantes qui tirent leur nom de la réputation qu'elles ont depuis longtemps de guérir les morsures des serpents : les deux plus connues sont : l'*O. Mungos* L., espèce de Java, Sumatra et Ceylan, où sa racine, appelée *fiel de terre* à cause de sa saveur extrêmement amère, est employée comme tonique et fébrifuge ; l'*O. japonica* Bl., employée comme alexipharmaque au Japon.

Dans le groupe des Portlandiées, nous signalerons plusieurs plantes dont les écorces figurent parmi les faux quinquinas : telles sont le *Coutarea speciosa* Aubl. (*Portlandia speciosa* Jacq.), espèce originaire des Antilles, dont l'écorce désignée sous le nom de *Quina de Pernambuco*, est employée comme amère et fébrifuge ; le *Pinckneya pubescens* Michx., dont l'écorce est également utilisée comme succédané du quinquina sous le nom de *Quinquina de la Caroline* ; enfin le *Condaminea tinctoria* DC., que nous avons déjà mentionné plus haut sous le nom de *Paraguatan* ou *Quinquina rouge de Tucuman*.

Le groupe des *Spermacocées* ne renferme que très peu de plantes utilisées en médecine. Plusieurs *Spermacoce* et notamment le *S. Poyan* A. S. H. sont cependant employés comme éméto-cathartiques par les Brésiliens.

CAPRIFOLIACÉES

Plantes à tige ligneuse, ou sous-ligneuse, parfois sarmenteuse et grimpante ; feuilles généralement opposées et dépourvues de stipules. Fleurs disposées en cyme ou réunies en une sorte de capitule. — Calice gamosépale à cinq divisions. — Corolle gamopétale, tubuleuse, infundibuliforme ou rotacée, à cinq divisions à préfloraison imbriquée. — Étamines au nombre de cinq. Ovaire offrant d'une à cinq loges contenant chacune un ou plusieurs ovules. — Fruit charnu, à une ou plusieurs loges parfois osseuses. — Graines inverses à testa osseux ou crustacé, à embryon droit, enveloppé d'un albumen charnu.

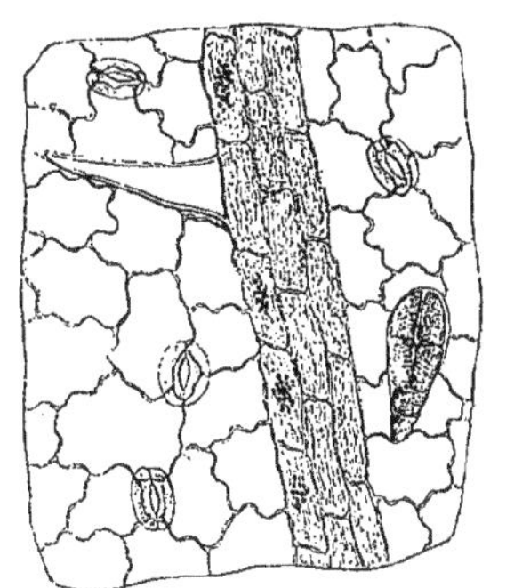

Fig. 775. — Feuille de sureau. Épiderme inférieur.

CARACTÈRES ANATOMIQUES. — Feuilles garnies de poils tecteurs et de poils glanduleux : les premiers sont unicellulaires, coniques ; les seconds sont formés d'une glande cylindro-ovoïde, bicellulaire, supportée par un pédicelle unicellulaire (fig. 775). — Stomates entourés par trois ou quatre cellules sans direction déterminée. Système libéro-ligneux représenté par plusieurs faisceaux isolés. Cristaux disposés en oursins ou pulvérulents (*Sambucus*).

Le liber des Caprifoliacées est généralement pourvu de fibres mécaniques et leur péricycle est scléreux.

L'appareil sécréteur est représenté dans les *Sambucus* par des cellules tannifères, qu'on rencontre dans l'écorce souvent adossées à l'endoderme ou juxtaposées contre les cellules épaissies de la couche rhizogène, vis-à-vis des faisceaux libériens, et au pourtour de la moelle [1].

Les Caprifoliacées habitent les régions tempérées de l'hémisphère boréal, et surtout le centre de l'Asie, le nord de l'Inde et de l'Amé-

[1] Les caractères anatomiques des Caprifoliacées ont été étudiés et décrits par M. E. Grignon dans sa thèse sur les *Lonicérées et les Astéroïdées*. (Thèse Éc. de Ph. de Paris 1884.)

rîque : peu d'espèces croissent sous la zone intertropicale : elles recherchent de préférence le séjour des montagnes, où la température est moins élevée.

Ce sont des plantes aromatiques dont l'odeur se fait surtout sentir après le coucher du soleil : tout le monde a pu apprécier à cette heure le parfum si agréable de notre *chèvrefeuille*. Beaucoup d'espèces possèdent en outre un principe âcre, amer et astringent qui leur communique des propriétés thérapeutiques.

FLEURS DE SUREAU

ORIGINE. — Le **Sureau noir** ou **Sureau commun** (*Sambucus nigra* L.) est un arbre originaire de l'Europe méridionale et centrale, qui croît communément dans les haies, auprès des habitations. Il fournit à la matière médicale ses fleurs qui se rencontrent dans les pharmacies tantôt en corymbes, tantôt isolées.

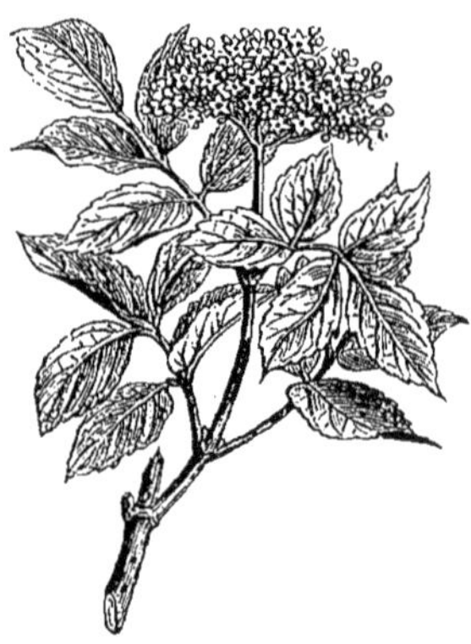

Fig. 776. — Sureau noir.
Sommité florifère.

DESCRIPTION (fig. 776). — L'inflorescence du sureau consiste en grands corymbes pouvant atteindre 15 centimètres de largeur, formés d'un gros pédoncule qui se divise en cinq rayons. Chacun de ceux-ci porte des rameaux secondaires rangés généralement par trois, se subdivisant le plus souvent eux-mêmes en deux branches minces qui portent les fleurs.

Les fleurs (fig. 777) sont très petites, blanches, régulières, hermaphrodites formées d'un calice sous-globuleux à quatre ou cinq sépales petits, verdâtres, étalés ; d'une corolle rotacée d'un blanc jaunâtre, à cinq dents arrondies au sommet. Les étamines au nombre de quatre ou cinq, alternant avec les pièces de la corolle, sont extrorses. L'ovaire soudé avec le tube du calice est couronné à son sommet par un disque conique, du milieu duquel sortent trois lobes stigmatiques. Pour obtenir les fleurs isolées, on abandonne les corymbes en tas pendant quelques heures : les corolles se détachent facilement et on les sépare des pédoncules verts en secouant et en passant la masse à travers un tamis.

Ces fleurs à l'état frais exhalent une odeur très forte et désagréable, qui s'atténue par la dessiccation et devient plus douce : elles possèdent une saveur mucilagineuse. Desséchées, elles prennent une teinte jaunâtre due en partie à la quantité considérable de pollen qui s'est échappé des anthères. Cette teinte jaune devient rapidement noire, si les fleurs sont conservées dans un endroit humide.

Composition chimique. — Soumises à la distillation, les fleurs de sureau donnent une petite quantité d'huile volatile butyreuse, dont l'odeur rappelle celle des fleurs, et une faible proportion d'acides volatils : elles contiennent aussi une résine et un mucilage.

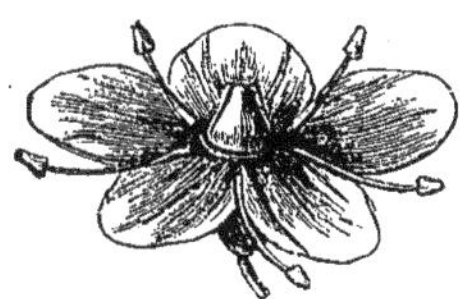

Fig. 777. — Sureau noir. Fleur.

Usages. — Ces fleurs sont employées comme vulnéraires et résolutives en fumigations.

Les *fruits* du Sureau renferment une petite quantité de sucre et d'acide malique, ce qui leur donne une saveur douceâtre et acidule : on les emploie dans le nord de l'Europe pour préparer une liqueur alcoolique. Le suc de ces fruits est utilisé dans certaines parties de la France pour préparer un colorant destiné à rehausser la couleur des vins.

La *moelle* de sureau est communément employée dans les laboratoires de micrographie.

L'*écorce interne* du sureau est inodore : elle possède une saveur d'abord douceâtre, puis amère et nauséeuse qu'elle doit à la présence d'une résine molle, soluble dans l'alcool et l'éther. Kramer en a retiré encore de l'*acide viburnique*, des traces d'huile volatile, de la cire, du tannin. Cette écorce s'emploie en macération dans du vin comme purgative dans l'ascite et l'anasarque.

Les *feuilles* servent en cataplasmes résolutifs contre les hémorroïdes. On a souvent constaté leur introduction frauduleuse dans le Thé.

La présence, à la surface de leur épiderme, de poils tecteurs unicellulaires droits et coniques et de poils glanduleux bicellulaires (fig. 778), la disposition de l'appareil stomatique, la forme pulvérulente des cristaux d'oxalate de chaux, la disposition du système libéro-ligneux constituent un ensemble de caractères de première importance qui permettra de constater facilement cette falsification.

Les fleurs du *S. Ebulus* L. (*Hièble*), qui croît sur tous nos chemins, se distinguent à la couleur rougeâtre de leurs anthères et à leur inflorescence à trois branches primaires au lieu de cinq. Toutes les parties de cette plante données à doses suffisantes agissent comme purgatif drastique.

Les fleurs du *Sambucus Canadensis* L., qui croît dans toutes les parties des États-Unis, du Canada à la Caroline, remplacent dans la pharmacopée américaine celles de notre sureau noir, et sont employées comme hydragogue. Elles ont été l'objet d'une étude chimique approfondie de la part de M. Franck Lyons (*Amer. Journ. of Pharm.* 1892).

Le *Sambucus racemosa* L. (*Sureau à grappes, ou sureau de montagne*)

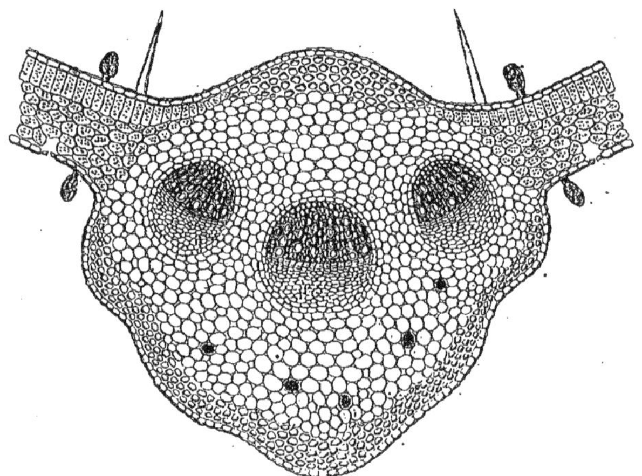

Fig. 778. — Feuille de Sureau.
Nervure médiane.

et le *S. peruviana* H. B. K. partagent les propriétés des espèces précédentes.

RACINE DE TRIOSTEUM PERFOLIATUM

ORIGINE. — Le *Triosteum perfoliatum* L. est une plante de l'Amérique du Nord, qui fournit à la matière médicale des États-Unis sa racine connue sous les noms de *Fever root* et *Wild ipeca*.

DESCRIPTION. — Cette racine (fig. 779) se présente en fragments cylindriques assez réguliers mesurant de 8 à 10 centimètres de longueur et 6 millimètres d'épaisseur. Ces fragments sont tantôt libres, tantôt adhérents à une souche, dont ils se détachent au nombre de sept à huit ; la plupart de ces racines sont simples, garnies de fines radicelles, quelquesunes seulement sont ramifiées. La surface extérieure est brun rougeâtre, rugueuse, ridée longitudinalement ; elle présente de distance en distance des fissures profondes qui pénètrent jusqu'à la portion ligneuse ; aussi l'écorce est-elle en certains points complètement détachée du bois. La section transversale présente une partie corticale dont l'épaisseur atteint le quart du diamètre total, et dont la teinte brun jaunâtre s'accentue dans les couches les plus internes ; la zone ligneuse peu développée est blanche, striée radialement. Cette racine, à cassure nette, n'a pas d'odeur bien prononcée ; elle possède une saveur amère faiblement âcre.

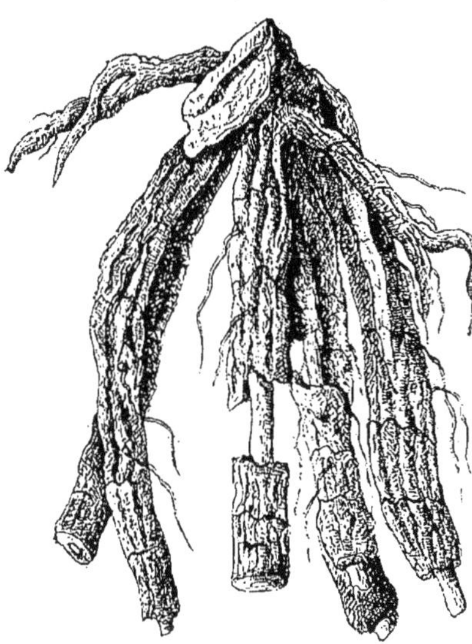

Fig. 779.
Rhizome de *Triosteum perfoliatum*.

STRUCTURE MICROSCOPIQUE. — Examinée au microscope elle montre : un suber assez épais, à cellules aplaties : un parenchyme cortical dépourvu de cellules scléreuses et de cristaux : un liber à cellules disposées en files radiales : une zone ligneuse formée d'un tissu fibreux divisé en faisceaux cunéiformes par d'étroits rayons médullaires, et traversé par un grand nombre de vaisseaux de diamètre variable. Le liber et le parenchyme cortical sont gorgés de grains d'amidon.

USAGES. — Cette racine est employée comme émétique et purgative à la dose de 1 à 2 grammes.

ÉCORCE DE VIBURNUM PRUNIFOLIUM

ORIGINE. — Le *Viburnum prunifolium* L. croît aux États-Unis, du Connecticut à la Floride au sud, et jusqu'au Mississipi à l'ouest ; — son écorce, qui est inscrite dans la pharmacopée des États-Unis sous le nom de *Black-Haw*, a été introduite dans la thérapeutique européenne depuis une dizaine d'années.

DESCRIPTION. — Cette écorce est en menus fragments très irréguliers, plats ou légèrement cintrés, dont l'épaisseur ne dépasse guère 1 millimètre. La plupart des morceaux étant dépourvus de leur couche subéreuse, la surface extérieure est constituée par le parenchyme cortical, offrant une teinte brun rougeâtre qui n'est pas uniforme ; elle est ridée longitudinalement. Le suber, quand il existe, est brun, par-

fois crevassé. La face interne offre généralement la même teinte que la surface extérieure : cependant dans un grand nombre de morceaux elle est un peu plus pâle : elle est à peu près lisse dans les petites écorces, grossièrement striée dans les plus grosses. — Cette écorce a une cassure courte et grenue : elle est inodore et possède une saveur légèrement astringente et amère ; coupée transversalement, elle montre une surface brun jaunâtre, marquée de fines stries radiales dans les couches internes et parsemée de grosses ponctuations blanches dispersées irrégulièrement et représentant des éléments scléreux (fig. 780).

Structure microscopique (fig. 781). — Le suber (*s*), quand il existe, est formé

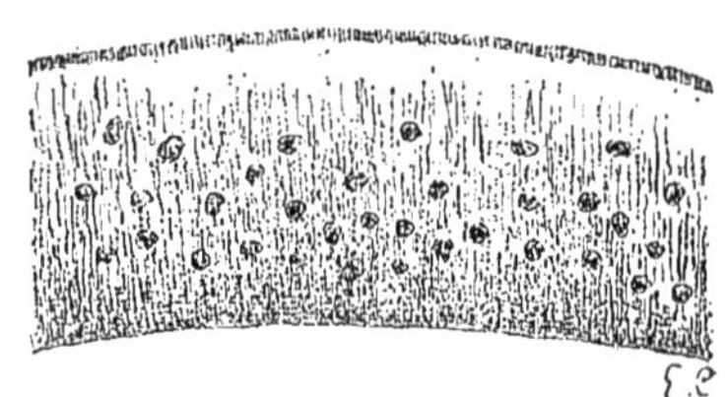

Fig. 780, 781. — Écorce de *Viburnum prunifolium.*
Section transversale.   Structure anatomique.

de cellules tabulaires aplaties ; le parenchyme cortical (*pc*) est un tissu de cellules polyédriques, allongées tangentiellement : il renferme une très grande proportion de cristaux étoilés et quelques groupes de cellules scléreuses. Le liber (*l*) est formé de cellules assez régulièrement disposées en files radiales ; il est dépourvu de fibres, mais il présente une multitude d'éléments scléreux réunis en groupes aussi irréguliers dans leur grosseur que dans leur direction : ces cellules scléreuses ont des parois très épaisses, canaliculées et un lumen punctiforme. Le liber, qui est aussi très riche en cristaux, est sillonné par des rayons médullaires composés d'une seule rangée de cellules.

COMPOSITION. — Cette écorce a été analysée par Hermann Allen (1880) qui y a trouvé : une matière brune, résineuse, amère; une résine jaune verdâtre, amère qui paraît être identique avec la *viburnine*,

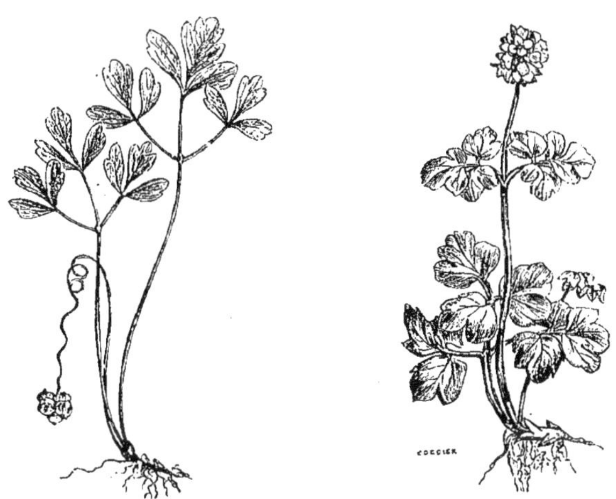

Fig. 782, 783. — *Adoxa Moschatellina.*
Pied fructifère.   Pied florifère.

retirée par Kremer du *Viburnum Opulus* L., de l'acide valérianique et du tannin.

USAGES. — L'écorce de *Viburnum prunifolium* L. est employée dans les maladies nerveuses de la grossesse, surtout pour empêcher l'avortement, et comme antidysménorhéique. Sous son influence, les règles se régularisent, sont moins fréquentes et moins douloureuses. — Elle s'administre sous forme d'extrait fluide, à la dose de 2 à 10 grammes par jour.

Le genre *Viburnum* fournit encore à la matière médicale un certain nombre d'espèces utiles parmi lesquelles il faut citer :

Le *V. Opulus* L. (*Boule de neige*), plante du Canada qui est cultivée dans la plus grande partie de l'Europe ; son écorce et ses fleurs sont considérées comme antispasmodiques et altérantes ;

Le *V. obovatum* Waly, plante des Etats-Unis où l'on emploie son écorce et ses feuilles comme fébrifuges ;

Le *V. Lantana* L., *Viorne cotonneuse*, espèce du centre et du sud de l'Europe ; ses baies sont employées comme astringentes ; son écorce est rubéfiante, presque vésicante ;

Le *V. fœtidum* Wall., espèce de l'Inde, où l'on utilise le suc de ses feuilles dans les maladies utérines ;

Le *Symphoricarpus vulgaris* Michx. croît dans la partie sud-ouest des États-Unis, où l'on utilise ses sommités fleuries comme altérantes et diurétiques ;

L'*Adoxa Moschatellina*, L., *Musc végétal* (fig. 782-783) est une plante qui croît communément en France dans les bois et sur le bord des ruisseaux. Elle doit son nom à l'odeur musquée qui s'exhale de ses feuilles et de ses fleurs. Ses fruits ont une saveur qui se rapproche un peu de celle de la fraise et sont comestibles. Soumises à la distillation, les fleurs et les feuilles donnent une huile essentielle d'odeur musquée qu'on a préconisée à la dose de trois à quatre gouttes pour remplacer le musc animal contre les accidents hystériques. La plante entière peut être utilisée comme antispasmodique.

CORNÉES

Herbes et arbustes à feuilles opposées, entières ou dentées, dépourvues de stipules. Fleurs le plus souvent disposées en capitules et ombelles, accompagnées d'un involucre ordinairement coloré. Calice supère quadridenté. Corolle à quatre ou cinq divisions, à préfloraison valvaire. — Ovaire infère, à deux ou plus rarement à trois loges uniovulées. Drupes distincts ou cohérents, à noyau osseux bi- ou triloculaire. Graines inverses à tégument coriace. Embryon placé dans l'axe d'un albumen charnu, dont il occupe presque toute la longueur.

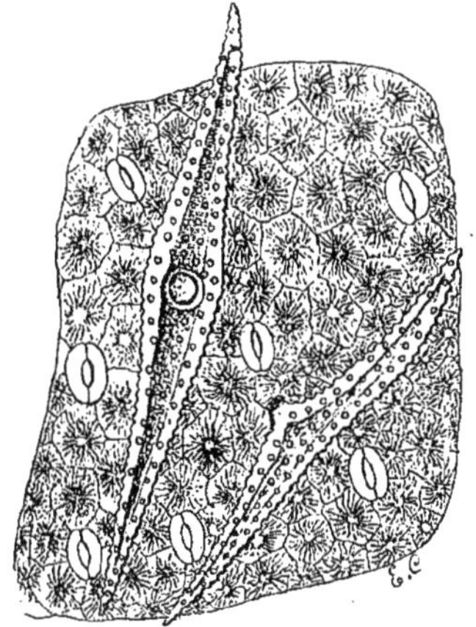

Fig. 784. — Feuille de *Cornus mascula*.
Épiderme inférieur.

CARACTÈRES ANATOMIQUES. — Les feuilles sont garnies de poils tecteurs unicellulaires, coniques ou en forme de navette, à parois très épaisses, hérissés de tubercules très saillants. Les cristaux sont étoilés, disposés en mâcles, ou prismatiques, répartis dans le liber, le mésophylle et le tissu fondamental. Le système libéro-ligneux est représenté (*Cornus alba*) par un cordon ligneux inférieur arqué et un cordon supérieur transversal, qui sont recouverts par un liber et un péricycle mous. — Les stomates répartis seulement sur la face inférieure de l'épiderme sont entourés par 4 ou 5 cellules n'ayant pas de régularité dans leur disposition. — Ces cellules épidermiques portent parfois une protubérance centrale et des crêtes qui leur donnent une apparence toute spéciale quand on les regarde de face (fig. 784).

Les plantes de cette famille appartiennent presque exclusivement à l'hémisphère boréal : elles sont communes dans le Népaul et dans les parties fraîches et tempérées de l'Amérique ; elles sont assez rares dans l'Amérique tropicale.

Les Cornées sont des plantes qui renferment surtout, dans leur écorce et plus rarement dans leurs fruits verts, une notable proportion de tannin, qui leur communique des propriétés astringentes. A cette matière astringente se trouve associé dans quelques espèces un principe amer qui les fait apprécier comme médicaments toniques et fébrifuges. L'industrie n'utilise guère que le bois du *Cornus alba* L., qui est d'une grande dureté. Quelques espèces, telles que les *Aucuba*, se recommandent par la beauté et l'élégance de leur feuillage, qui les fait rechercher pour l'ornementation des jardins. — Les fruits de quelques espèces, entre autres de notre *Cornus mascula* L., sont comestibles.

CORNUS FLORIDA

ORIGINE. — Le *Cornus florida* L. est un petit arbre, originaire de l'Amérique du Nord, qui croît du Massachusets au Mississipi et au golfe du Mexique. L'écorce de sa racine est inscrite dans la Pharmacopée des États-Unis sous le nom de *Dogwood*.

DESCRIPTION. — Cette écorce se présente en fragments irréguliers, plats ou légèrement cintrés, de longueur et de largeur variables, d'une épaisseur de 1 à 3 millimètres, dépourvus de leur couche subéreuse. La surface extérieure est d'un gris rougeâtre, marquée de taches irrégulières de teinte ocracée ; la face interne est d'un brun violacé, finement striée dans le sens longitudinal ; la cassure est nette ; la section transversale est striée radialement et marquée de quelques ponctuations blanches ; l'odeur est nulle, la saveur est astringente et amère.

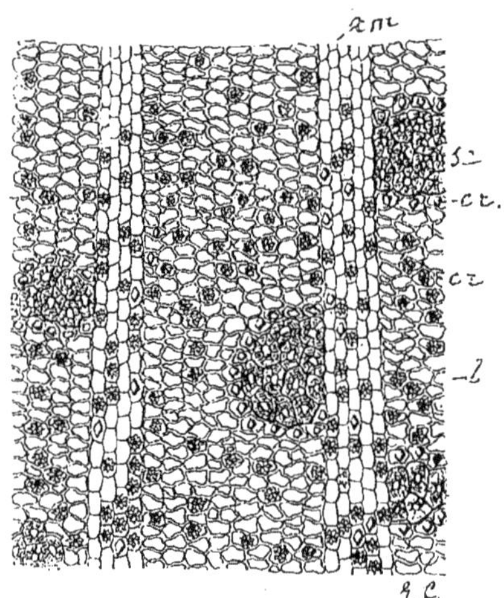

Fig. 785. — Liber du *Cornus florida*.

STRUCTURE MICROSCOPIQUE. — Le parenchyme cortical est très peu développé ; ses cellules sont légèrement allongées dans la direction tangentielle ; il renferme des groupes peu volumineux de cellules scléreuses à parois fort épaisses et canaliculées et dont le lumen est rempli d'une matière résineuse brune. Le liber *l* (fig. 785) est très développé, formé de cellules à parois faiblement épaissies ; il est dépourvu de fibres mécaniques ; mais présente des groupes scléreux (*sc*) pareils à ceux qui existent dans le parenchyme cortical ; il est sillonné par de larges rayons médullaires (*rm*) à quatre ou cinq rangées de cellules, qui s'enfoncent jusque dans les couches extérieures de l'écorce. Quelques cellules du liber renferment une matière résineuse brune. Cette écorce est en outre caractérisée par la présence d'une multitude de cristaux (*cr*) d'oxalate de chaux localisés aussi bien dans le liber que dans les rayons médullaires ; ces cristaux affectent deux formes différentes : quelques-uns sont prismatiques, surtout condensés autour des groupes scléreux ; les autres sont étoilés.

COMPOSITION CHIMIQUE. — Geiger a retiré de cette écorce : une substance cristallisée en aiguilles satinées, inodores, amères, solubles dans l'eau et l'alcool, qu'il a désignée sous les noms de *Cornine* ou acide *Cornique*, de la résine, du tannin, de la gomme.

USAGES. — Cette écorce jouit aux États-Unis d'une assez grande réputation comme tonique et fébrifuge. On la donne en poudre à la dose de 1^{gr},50 à 4 grammes ou sous la forme d'extrait fluide à la dose de 2 c. c. par jour.

On utilise également pour le même usage aux États-Unis les écorces des *C. circinnata* Lhér. et *C. sericea* L.

Le *C. mas* L. ou *Cornouiller* est une espèce de nos contrées, assez souvent cultivée, dont on employait autrefois les feuilles, l'écorce et les fruits comme astringents.

Le *Garrya Fremonti* Dougl. est un arbuste de la Californie où l'on utilise ses feuilles et sa racine comme médicaments toniques. Ross [1] a retiré de ses feuilles une résine, du tannin, du sucre et une substance qu'il considère comme un alcaloïde et qu'il a désignée sous le nom de *Garryine*.

Les fruits charnus du *Benthamia capitata* Wall. sont utilisés comme comestibles dans les Indes ; au Japon, les montagnards mangent comme légumes les jeunes pousses de l'*Helwingia capitata*.

[1] *Amer. Journal of Pharm.*, déc. 1877.

ARALIACÉES

Groupe très voisin des Ombellifères et composé de plantes herbacées ou d'arbres très élevés, parfois munis d'aiguillons. Feuilles alternes, simples, digitées ou pennées ; fleurs petites, réunies en ombelles simples ou paniculées. — Calice pentamère, généralement peu prononcé. Corolle à 5 ou 10 pétales à préfloraison *valvaire*. Ovaire à cinq loges oppositipétales (quelquefois 10 à 16) renfermant dans leur angle interne un ovule descendant anatrope. Fruit tantôt charnu et indéhiscent, tantôt sec et se séparant à la maturité en autant de coques monospermes qu'il y avait de loges à l'ovaire.

CARACTÈRES ANATOMIQUES. — Les feuilles d'Araliacées sont glabres (*Hedera*) ou pourvues de longs poils tecteurs plurisériés (*Aralia*), (fig. 786). Les stomates sont entourés par quatre ou cinq cellules qui n'ont rien de régulier dans leur forme ni dans leur direction : les cristaux qui sont assez abondamment répartis dans ces feuilles sont étoilés ou sous forme de mâcles. Le système libéro-ligneux est généralement représenté par plusieurs cordons juxtaposés recouverts par un liber mou et un péricycle fibreux.

Les Araliacées sont encore caractérisées anatomiquement par l'existence de canaux pluricellulaires, identiques à ceux qu'on observe dans les Ombellifères ; ces canaux existent dans les feuilles, dans les racines et les tiges. Dans les feuilles ils sont localisés dans l'épaisseur ou dans

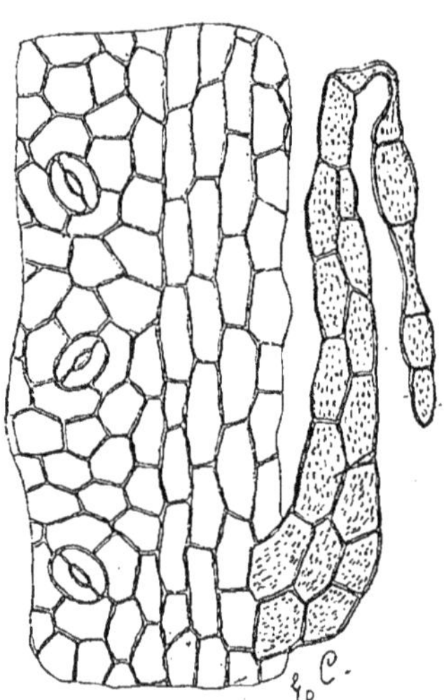

Fig. 786. — Feuille d'*Aralia cordata*.
Épiderme inférieur.

le voisinage immédiat du péricycle (fig. 787) ; dans les tiges et les racines, ils sont localisés dans l'écorce et dans la moelle, ils sont en séries concentriques dans toute l'épaisseur du liber et on en trouve même souvent dans les couches les plus extérieures du parenchyme cortical (fig. 789 et 791). Ces canaux et leur localisation ont été l'objet d'études approfondies de la part de MM. Tréeul[1] e Van Tieghem[2].

Les Araliacées se rencontrent dans les deux hémisphères et surtout dans le voisinage des tropiques. Elles abondent en Amérique, dans les régions montagneuses du Mexique et de la Colombie. Quelques espèces croissent dans la Tartarie ou dans le nord de la Chine. Parmi ces dernières nous mentionnerons le Ginseng dont la racine est un des médicaments les plus populaires des Chinois et des Japonais ; l'*Aralia papyrifera* Hook., qui sert à la fabrication d'un papier de riz. Du nord au midi de la France cette famille est représentée par le Lierre, qui tapisse les murs et embellit nos jardins.

FEUILLES DE LIERRE

ORIGINE. — Ces feuilles sont fournies par l'*Hedera Helix* L., arbrisseau sarmenteux, grimpant, fixé sur nos murs et sur nos arbres au moyen de crampons radiciformes, qui se développent sur toute sa tige au niveau des nœuds.

DESCRIPTION. — Les **feuilles de Lierre** présentent des formes différentes selon qu'elles proviennent de tiges stériles ou de tiges fertiles. Elles sont toutes coriaces, fermes, luisantes, d'un vert très foncé sur la face supérieure, un peu plus pâle sur la face inférieure. Le pétiole arrondi est assez long et donne naissance à trois ou cinq nervures divergentes qui se dirigent vers les bords du limbe. Les feuilles des rameaux fertiles sont cordiformes à la base, entières, à peu près ovales ou ovales lancéolées, celles des rameaux stériles sont également échancrées à la base, anguleuses et divisées en 3 ou 5 lobes triangulaires et plus ou moins profonds. Quand on les froisse entre les mains, ces feuilles exhalent une odeur forte, aromatique, un peu résineuse ; elles ont une saveur amère et nauséeuse.

STRUCTURE MICROSCOPIQUE (fig. 787). — L'épiderme glabre et recouvert par une cuticule assez épaisse est formé d'une rangée de cellules polygonales à parois faiblement ondulées ; la face inférieure seule porte de gros stomates qui sont entourés et presque complètement

[1] Tréeul. — *Des vaisseaux propres des Araliacées.* Comptes rendus de l'Ac. des sc., LXI. p. 1163.

[2] Van Tieghem. — 2e Mémoire sur les Canaux sécréteurs. (*Ann. des sc. natur.*, 1885. 1, p. 22.)

recouverts par 4 ou 5 cellules qui n'ont rien de régulier dans leur
forme ni dans leur direction. Le mésophylle est hétérogène, asymétrique, constitué dans sa partie supérieure par deux rangées de cellules disposées en palissade et dans sa partie inférieure, qui est beaucoup plus épaisse, par un parenchyme de cellules ovales ou arrondies;
il est dépourvu de canaux sécréteurs, mais contient une proportion
notable de cristaux étoilés d'oxalate de chaux. La nervure médiane est
biconvexe; sous l'épiderme on observe un massif de collenchyme dont
les cellules ont des parois fort épaisses. Le système libéro-ligneux est

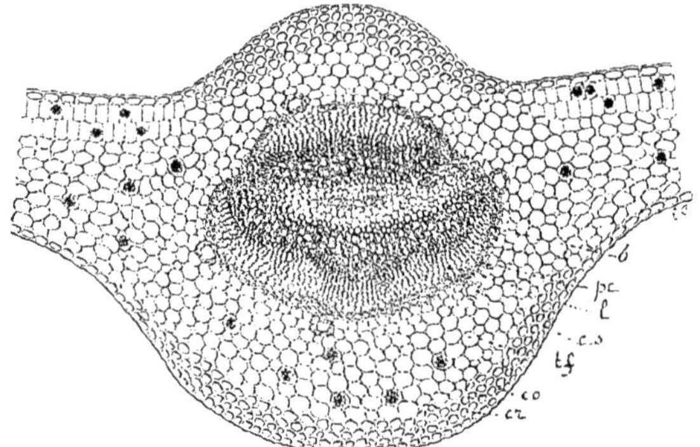

Fig. 787. — Feuille de Lierre.
Nervure médiane.

co, collenchyme; pc, péricycle; l, liber; b, bois; tf, tissu fondamental; cs, canal sécréteur.

représenté par deux cordons ligneux opposés et formés chacun par la
réunion de trois faisceaux bien distincts. Ils sont recouverts par un
liber mou très développé et par un péricycle fibreux à peu près continu.
C'est dans ce péricycle ou immédiatement contre lui que sont localisés
les canaux sécréteurs assez nombreux, entourés de 6 à 7 cellules
sécrétrices. L'espace compris entre les deux cordons ligneux est
rempli par un parenchyme dans lequel on observe des éléments
fibreux. Le tissu fondamental qui entoure le système libéro-ligneux
est très riche en cristaux d'oxalate de chaux.

COMPOSITION CHIMIQUE. — D'après Vernet[1], les feuilles de lierre renferment un glucoside qui cristallise en aiguilles soyeuses, incolores,
à saveur sucrée, insoluble dans l'eau, le chloroforme, le pétrole, très
soluble dans l'alcool à 90° bouillant. Sous l'action des acides étendus,
ce glucoside se dédouble en sucre non fermentescible et en un corps

[1] Comptes rendus de l'Ac. des sc., 1881, XCII, p. 360.

neutre cristallin insipide, fusible à **280°**. Il a été étudié par Joulin[1], qui l'a appelé *hélixine*.

Usages. — Les feuilles de lierre ont été pendant fort longtemps employées pour panser les cautères et vésicatoires, mais cet usage a disparu depuis l'invention des papiers épispastiques. On les a employées aussi comme excitantes, emménagogues et parasiticides.

Les fruits du lierre renferment, d'après Posselt (1849), des matières grasses, un tannin incristallisable (acide hédérotannique) et un acide particulier (acide hédérique) cristallisant en paillettes incolores, inodores, de saveur âcre. Davies et Hutchinson, ainsi que Kingzeet[2] considèrent cet acide comme un glucoside. A la suite de plusieurs cas d'empoisonnements produits par les fruits du lierre, Alois Jonatous, de Prague[3], a repris l'étude chimique de ces fruits; il en a retiré une matière colorante d'un rouge vif, un sucre, de la gomme et une résine sous forme d'une poudre amorphe, vert jaunâtre, de saveur douceâtre, puis âcre. — Les graines renferment une huile fixe, une matière de saveur âcre et repoussante associée à un tannin particulier. C'est à la matière résineuse de la pulpe et au tannin des graines qu'il faudrait, selon cet auteur, rapporter les effets toxiques des fruits du lierre.

GOMME RÉSINE DE LIERRE

Origine. — Le lierre ne donne pas d'exsudation résineuse dans les régions tempérées de l'Europe centrale, mais dans les parties chaudes de la région méditerranéenne, les vieux troncs laissent écouler soit naturellement, soit au moyen d'incisions, une certaine quantité de gomme résine renfermée dans des canaux sécréteurs qui sont localisés dans toute l'épaisseur de l'écorce.

Description. — Cette substance varie d'aspect suivant les proportions de gomme ou de résine qu'elle contient. La meilleure sorte se présente en morceaux irréguliers d'un brun noirâtre, recouverts extérieurement d'une poussière jaunâtre. Ces morceaux sont formés à l'intérieur de grains nombreux, agglutinés ensemble, d'une couleur rouge brun, à cassure vitreuse, transparents sur les bords qui offrent une teinte grenat. Ils ont une odeur balsamique qui se développe par le frottement et la chaleur; leur saveur est amère et parfois rance. — Ils

---

[1] *Un. pharm.*, 1891.

[2] *Year book of Pharm.*, 1877, p. 508.

[3] *Pharmac. Journal*, 1er mai 1886.

donnent par la pulvérisation une poudre jaune orange très odorante, incomplètement soluble dans l'alcool.

Composition chimique. — D'après Pelletier, cette gomme-résine renferme : gomme 7, résine 23, acide malique 0,30, ligneux 69,70 ; les proportions de ces divers principes sont sujettes à de grandes variations.

GINSENG

La racine de Ginseng est fournie par l'*Aralia quinquefolia*, Dec. et Planch. (*Panax quinquefolium* **L.**) qui croît dans l'Amérique septentrionale, dans le Minnesota, la Pensylvanie et au Canada.

Description. — Dans les pharmacies cette racine se présente en fragments de la grosseur du doigt (fig. 788), cylindriques ou fusiformes, longs de 4 à 5 centimètres, tantôt simples, tantôt divisés en 2 branches. La surface extérieure offre une teinte jaunâtre, des rides longitudinales et

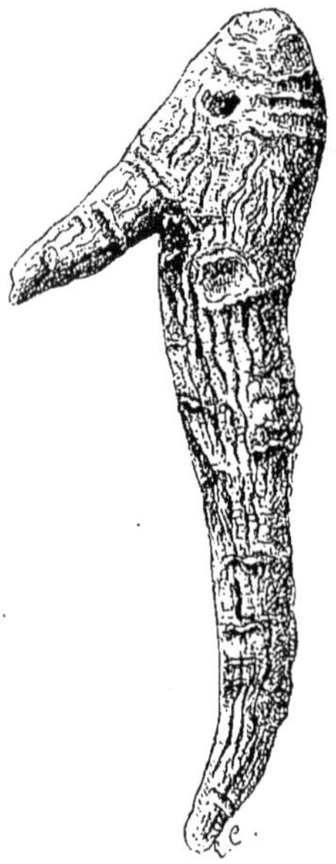

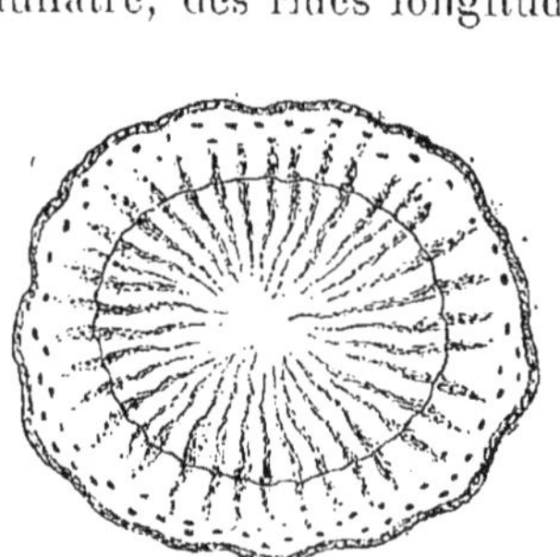

Fig. 788.
Racine de Ginseng.
Aspect extérieur.

Fig. 789.
Racine de Ginseng.
Section transversale.

des bourrelets transversaux bien apparents, assez espacés dans la partie inférieure, plus rapprochés vers le sommet. Sur la section transversale (fig. 789) on distingue une écorce assez épaisse blanc jaunâtre, marquée de stries radiales et de ponctuations brunes, séparée par une ligne très apparente de la zone ligneuse qui offre aussi une teinte blanche et un aspect radié. Cette racine a une cassure nette, une odeur aromatique, qui se rapproche de celle des Ombellifères, une saveur douce, sucrée, faiblement âcre et aromatique.

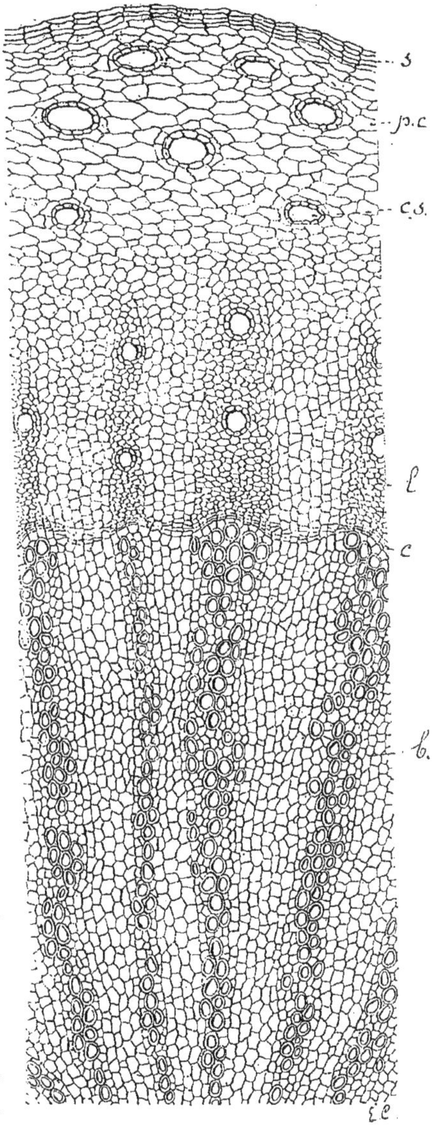

STRUCTURE MICROSCOPIQUE (fig. 790).
— Le suber (*s*) est peu épais, composé de 3 à 4 rangées de cellules
tabulaires, aplaties. Le parenchyme
cortical (*pc*) est formé de cellules
irrégulières allongées tangentiellement, dépourvu de cellules scléreuses, présentant un assez grand
nombre de canaux sécréteurs (*c.s.*)
remplis d'oléo-résine brune. Le liber
(*l*) est formé d'un tissu plus dense et
sillonné aussi de canaux sécréteurs.
Le bois (*b*) est divisé en un grand
nombre de faisceaux droits cunéiformes, plus ou moins ondulés, par
de larges rayons médullaires qui
traversent le cambium et le liber,
pour se confondre insensiblement
avec le parenchyme cortical. Chacun des faisceaux ligneux est composé d'un très grand nombre de
vaisseaux étroits, réunis en groupes
et entourés par un parenchyme
de petites cellules à parois minces.
Cette racine ne contient pas de
cristaux d'oxalate de chaux, mais
elle est gorgée d'amidon dans toutes
ses parties.

COMPOSITION CHIMIQUE. — L'étude
chimique de cette drogue a été
faite par Garrigues (*Am. J. of
Pharm.*, 1854, p. 511) et par Davy-
dow (*Pharm. Zeitch für Russl.*, 1890,
p. 17, 113-130). On en a retiré une
substance analogue à la glycyrrhizine, qui a été désignée sous le
nom de *Panaquilone*, une résine, du
mucilage et de l'amidon.

Fig. 790. — Racine de Ginseng.
Structure anatomique.

USAGES. — La racine du *Panax
quinquefolium* ne jouit pas en Europe, plus qu'en Amérique, d'une

bien grande faveur, et ne paraît être qu'un médicament de valeur peu sérieuse, qu'on peut utiliser comme astringent, analeptique et stimulant. Le fait peut paraître étrange quand on songe à la place importante qu'occupe le Ginseng dans la matière médicale des Chinois et des Japonais. D'après M. Baillon, le véritable Ginseng de Chine, qui a donné lieu à tant de récits fabuleux, est produit par l'*Aralia Ginseng* H. Bn, qui n'est probablement qu'une variété de l'*A. quinquefolia*, Dec. et Planch.

RHIZOME D'ARALIA NUDICAULIS

Origine. — Dans la partie consacrée à l'étude des Salsepareilles nous avons signalé l'introduction frauduleuse dans cette drogue du rhizome de l'*Aralia nudicaulis* L., appelé encore Salsepareille de Virginie et qui croît dans le sud des États-Unis. Ce rhizome est inscrit dans la Pharmacopée américaine sous le nom de *False Salsaparilla*.

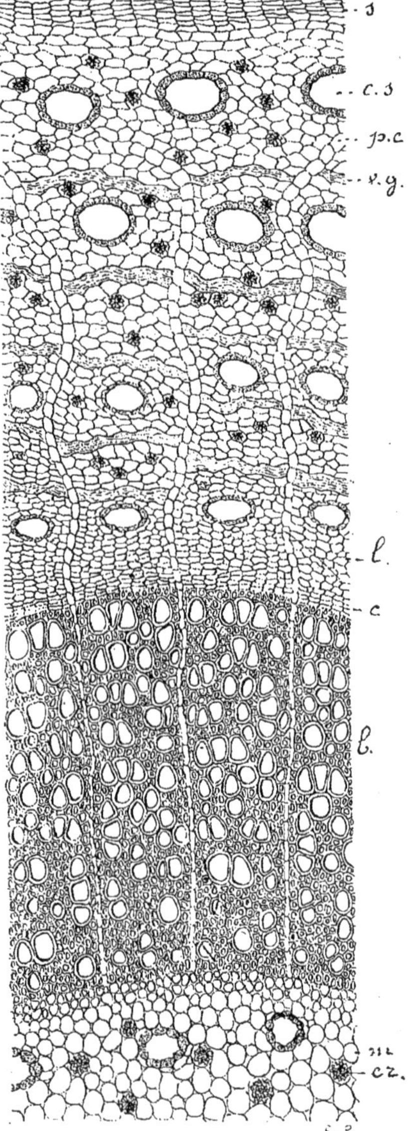

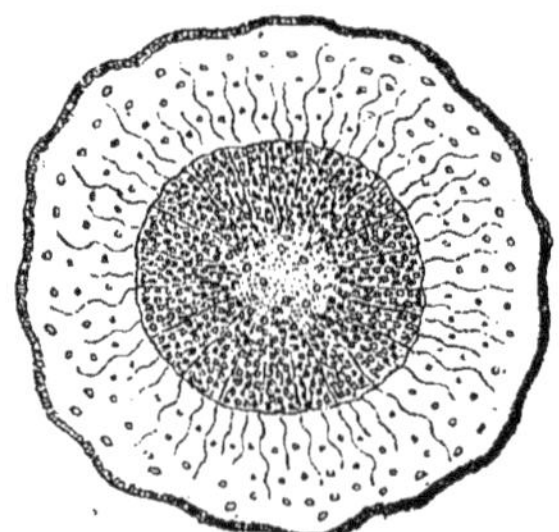

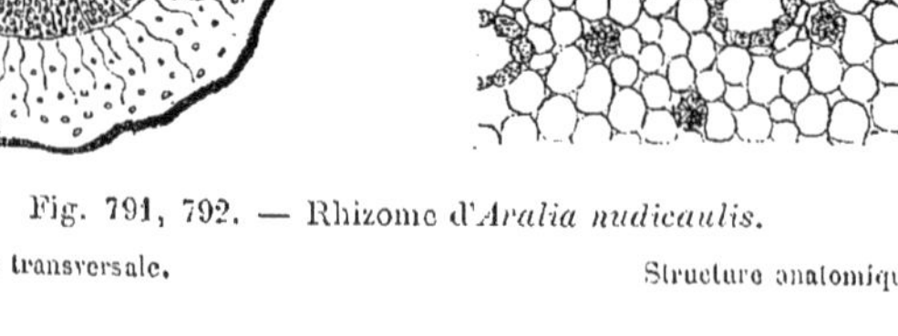

Fig. 791, 792. — Rhizome d'*Aralia nudicaulis*.

Section transversale.   Structure anatomique.

DESCRIPTION. — Il se présente en fragments noueux cylindriques ou légèrement aplatis parfois simples, parfois ramifiés, mesurant 30 centimètres de longueur et de 1/4 à 1/2 centimètre d'épaisseur. La surface extérieure offre une teinte gris brun ; elle est ridée longitudinalement et porte des fissures transversales peu profondes. La face inférieure présente quelques petites cicatrices arrondies marquant l'insertion des racines. La cassure est faiblement esquilleuse dans sa partie moyenne. La section transversale (fig. 791) laisse voir une écorce assez épaisse, d'une teinte brun jaunâtre peu foncé, qui entoure une zone ligneuse plus pâle, à structure radiée, recouvrant elle-même une moelle de même teinte. L'odeur de ce rhizome est faiblement aromatique ; sa saveur est amère, un peu âcre.

STRUCTURE MICROSCOPIQUE (fig. 792). — Suber (*s*) peu épais formé de plusieurs rangées de cellules tabulaires. Parenchyme cortical (*pc*), à cellules polygonales allongées dans la direction tangentielle, dépourvu de cellules scléreuses, mais présentant de larges canaux sécréteurs ovales et de nombreux cristaux étoilés d'oxalate de chaux. — Liber (*l*) assez développé, formé d'un parenchyme plus dense sillonné par des bandes transversales de tissu grillagé. Ce liber, dépourvu de fibres mécaniques, renferme un très grand nombre de canaux sécréteurs, qui dans leur ensemble paraissent disposés en séries concentriques et parallèles ; il est sillonné par d'étroits rayons médullaires qui sont très sinueux. Le bois est formé d'un tissu de fibres à parois épaisses dans lequel on observe une multitude de vaisseaux très rapprochés les uns des autres ; il est divisé en plusieurs faisceaux par de fins rayons médullaires. La moelle a ses cellules arrondies ; elle contient beaucoup de mâcles d'oxalate de chaux et des canaux sécréteurs. Cette structure est, on le voit, toute différente de celle qui caractérise les Salsepareilles.

COMPOSITION CHIMIQUE. — Ce rhizome renferme de l'huile volatile, du sucre, de la résine, de l'amidon.

USAGES. — Il est employé aux États-Unis en infusion ou en décoction, à la dose de 2 à 4 grammes, comme stimulant, diaphorétique et altérant.

ÉCORCE D'ARALIA SPINOSA

ORIGINE. — Cette écorce, inscrite dans la Pharmacopée américaine, est fournie par l'*Aralia spinosa* L., qui croît principalement dans le sud des États-Unis.

DESCRIPTION. — Elle se présente en fragments cintrés mesurant 8 à 10 centimètres de longueur, 1 centimètre de largeur et 1 millimètre d'épaisseur. La surface extérieure est rugueuse, d'une teinte blanche micacée, ou d'un blanc grisâtre, striée longitudinalement et marquée de petites cicatrices brunes correspondant aux points d'insertion des épines et des ramifications secondaires. La face interne est blanche, d'aspect fibreux, marquée de stries longitudinales. La cassure, nette dans les couches extérieures, est fibreuse dans la partie interne. Cette écorce a une odeur légèrement aromatique et une saveur amère, suivie d'âcreté.

STRUCTURE MICROSCOPIQUE. — Le suber est extrêmement développé, presque aussi épais que le reste de l'écorce : il est divisé en plusieurs assises concentriques par des couches de phellogène qui lui donnent un aspect feuilleté ; il est coloré en vert brunâtre. Le parenchyme cortical est réduit à de faibles dimensions, formé de cellules tangentielles ; il renferme des canaux sécréteurs assez larges et des cristaux étoilés d'oxalate de chaux. Le liber *l* (fig. 793) est très nettement caractérisé par sa structure toute spéciale ; il est

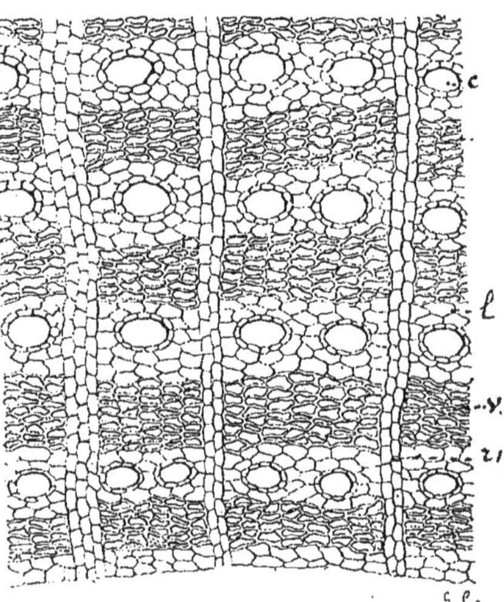

Fig. 793. — Écorce d'*Aralia spinosa*.
Structure anatomique.

formé de bandes de parenchyme qui alternent régulièrement avec des bandes à peu près aussi larges de prosenchyme. Les canaux sécréteurs sont très nombreux et localisés dans le tissu parenchymateux et dans leur ensemble ils sont disposés en séries régulièrement parallèles. Le prosenchyme est formé de cellules assez régulièrement superposées, à parois faiblement épaissies. Ce liber, dépourvu de cristaux, est sillonné par des rayons médullaires droits ou flexueux composés de 2 à 3 rangées de cellules.

COMPOSITION CHIMIQUE. — Elkins (*Amer. Journal of Pharm.*, 1880) en a retiré deux résines âcres, une huile volatile et un alcaloïde incristallisable.

USAGES. — Cette écorce à l'état frais est émétique et cathartique :

elle est employée en infusion contre les rhumatismes, les éruptions cutanées et la syphilis.

L'*A. papyrifera* Koch. est une belle espèce de l'île Formose, dont la moelle sert à préparer l'un des *Papiers de riz* de la Chine, qu'on utilise dans les arts et l'industrie.

Plusieurs espèces du genre *Aralia* sont employées comme aliments ; au Japon et en Chine on mange les jeunes pousses de l'*A. edulis* Sieb. et Zucc. ; celles de l'*A. polaris* Homb. et Jacquinot sont utilisées pour le même usage dans les îles antarctiques.

OMBELLIFÈRES

Plantes herbacées parfois sous-frutescentes, très rarement arborescentes. Tige presque toujours sillonnée, à nœuds complets et bien marqués, pourvue d'une moelle volumineuse qui se déchire la plupart du temps. Feuilles rarement entières, souvent toutes radicales, en général divisées en un très grand nombre de segments et à pétioles engainants. Fleurs hermaphrodites et régulières, ordinairement blanches, moins souvent jaunes, disposées en ombelle simple ou composée. — Calice à limbe très réduit, entier ou à peine denté, adhérent avec l'ovaire infère. Corolle composée de cinq pétales onguiculés, infléchis au sommet. Cinq étamines. Ovaire à deux loges, couronné par deux styles libres et divergents, formant à leur base un renflement appelé *stylopode*. — Fruit sec, se divisant en deux méricarpes suspendus à un filet bipartit.

Cette famille très naturelle est représentée dans la matière médicale par un certain nombre de feuilles, de racines, de fruits et de produits gommo-résineux. Au lieu d'étudier séparément, comme nous l'avons fait jusqu'ici, les divers produits utiles fournis par les diverses séries qui composent cette famille, nous avons jugé plus commode de diviser l'étude de ces produits en quatre groupes bien distincts qui feront l'objet de quatre paragraphes différents. Nous ferons précéder la description des produits fournis par les divers organes des Ombellifères de considérations générales sur leurs caractères anatomiques et la localisation de leur appareil sécréteur. L'étude de cet appareil a été l'objet de mémoires intéressants de la part de MM. Trécul [1] et Van Tieghem [2].

Les Ombellifères appartiennent principalement à l'hémisphère boréal dont elles habitent les régions fraîches et tempérées. — Très rares sur les grandes montagnes et sous la zone torride qu'elles semblent éviter, elles sont très nombreuses en Algérie, en Allemagne, en Irlande et en Italie. L'Asie centrale en renferme aussi une notable proportion.

[1] Trécul. *Des vaisseaux propres dans les Ombellifères* (Comptes rendus de l'Ac. des sc., LXII, 1866).

[2] Van Tieghem. Mémoires sur les canaux sécréteurs des plantes (*Ann. des sc. nat.*, 7ᵉ série, t. I, 1885, p. 22).

Ce sont des plantes odorantes et aromatiques qui renferment en général dans tous leurs organes une huile volatile, associée à divers principes qui leur communiquent des propriétés différentes, suivant leur nature et leurs proportions. Ces principes sont : tantôt une matière sucrée et mucilagineuse, tantôt une résine ou une gomme résine, tantôt encore des alcaloïdes narcotico-âcres. Quand ces plantes renferment une proportion suffisante de sucre ou de mucilage associée aux principes hydrocarbonés, elles sont utilisées comme aliments ; si c'est l'huile volatile qui domine dans leurs organes, elles fournissent à la médecine des remèdes stimulants : riches en gomme résine, elles sont recherchées pour la préparation de masses emplastiques. La présence de substances narcotico-âcres leur communique des propriétés toxiques que la médecine utilise pour le traitement de certaines affections. Plusieurs espèces sont employées comme condiment ; l'industrie en utilise quelques-unes parmi les plus aromatiques pour la préparation de parfums et de liqueurs hygiéniques.

FEUILLES D'OMBELLIFÈRES

La matière médicale comprend un certain nombre de feuilles d'Ombellifères qui sont douées d'une action physiologique toute différente, et qu'il importe pour cette raison de pouvoir distinguer l'une de l'autre.

L'épiderme de ces feuilles, lisse ou faiblement strié, surtout sur les nervures, est généralement formé de cellules sinueuses, recouvert par une cuticule peu épaisse, parfois garni de poils tecteurs unicellulaires coniques (*Cerfeuil, Æthuse*) et pourvu tantôt sur ses deux faces (*Ache, Grande Ciguë*) tantôt sur la face inférieure seulement, de stomates qui sont à peu près constamment entourés par trois cellules n'ayant rien de régulier dans leur direction, mais dont une est toujours plus petite que les deux autres. Cet épiderme ne porte jamais de poils glanduleux.

Le mésophylle est hétérogène, asymétrique, dépourvu de cellules cristalligènes, sauf dans la *Sanicle* où il contient des cristaux d'oxalate de chaux en mâcles.

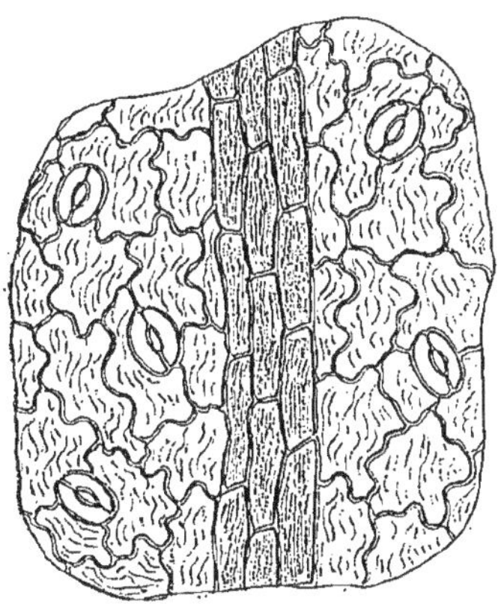

Fig. 794.
Épiderme de feuille de Grande Ciguë.

La nervure médiane est parfois concave sur la face supérieure (*Grande Ciguë*) plus souvent convexe sur ses deux faces. Dans ce dernier cas, on observe sous l'épiderme de chaque face un massif assez épais de collenchyme. Le système libéro-ligneux est formé d'un cordon ligneux arqué recouvert par un liber et un péricycle mous.

L'appareil sécréteur est représenté dans ces feuilles par un, deux ou plusieurs petits canaux sécréteurs à section polygonale, dont la localisation et le nombre restent constants pour chaque espèce. Ainsi les feuilles de *Grande Ciguë*, de *Ciguë vireuse*, de *Persil*, de *Cerfeuil* ne contiennent qu'un seul canal sécréteur localisé dans le tissu fondamental, à la face inférieure du cordon ligneux. Les feuilles d'*Æthuse*, de *Sanicle* présentent deux canaux dont l'un est placé contre la face supérieure et l'autre contre la face inférieure du cordon.

Dans la dernière de ces feuilles on observe parfois sur la face inférieure du cordon trois canaux sécréteurs, dont un médian assez gros situé à sa base et deux autres plus petits, appliqués sur ses côtés.

D'après M. Trécul[1], qui a fourni à la science un grand nombre de données sur les organes sécréteurs des Ombellifères, cet appareil n'a pas de membrane propre ; il est limité le plus communément dans toute sa longueur et sur tout son pourtour par une rangée de cellules douées d'une fonction spéciale et en général plus petites que les cellules environnantes.

Ces particularités anatomiques complétées par les caractères morphologiques ou organoleptiques de ces feuilles permettront de constater leur extrême analogie en même temps que leurs différences et de les distinguer nettement l'une de l'autre.

GRANDE CIGUË

Ciguë officinale. — Ciguë maculée.

ORIGINE. — La **Ciguë officinale** est fournie par le *Conium maculatum* L. (*Cicuta major* Lam. ; *C. maculata* Lam.), plante qui croît communément dans la plus grande partie de l'Europe, dans les terres arides remuées, les décombres et le long des haies.

DESCRIPTION. — C'est une plante haute de 1 à 2 mètres, d'un vert sombre, glabre et luisante. Sa tige droite fistuleuse, épaisse, légèrement striée, présente surtout dans sa partie inférieure de nombreuses taches d'un pourpre violacé ; elle se divise en nombreux rameaux à sa partie supérieure. Les feuilles sont molles; les inférieures longuement pétiolées sont très grandes, et peuvent atteindre 20 centimètres de long sur autant de large ; leur limbe est tripinnatiséqué, à segments ovales oblongs, aigus, incisés dentés, à dents terminées par une petite pointe blanchâtre (fig. 795). Les feuilles deviennent de plus en plus petites, et plus courtement pétiolées, à mesure qu'elles se rapprochent du sommet de la tige où elles sont sessiles et rapprochées par 2, 3 ou 5. Les fleurs sont blanches, petites, disposées en ombelles terminales, nombreuses, de 10 à 12 rayons avec un involucre à quatre ou cinq folioles rabattues ; les ombellules sont munies d'in-

---

[1] Trécul. *Des vaisseaux propres dans les Ombellifères* (Comptes rendus de l'Ac. des sc., LXIII, 154, 201-247).

volucelles formés de 2 ou 3 petites folioles aiguës, soudées à la base.
Le fruit est ovoïde comprimé, à côtes ondulées et crénelées.

La grande Ciguë se récolte ordinairement en mai et juin avant que
la floraison soit passée ; autant que possible elle doit être employée à
l'état frais. Pour la bien conserver, il faut la faire sécher à l'étuve ou
à l'abri de la lumière ; néanmoins sa couleur s'altère rapidement et
passe au vert grisâtre. — Elle répand, surtout quand on la froisse, une
odeur vireuse et nauséeuse qu'on a comparée à celle de la souris ou
de l'urine de chat. — Très sujette à se détériorer, cette plante doit être conservée dans un endroit sec.

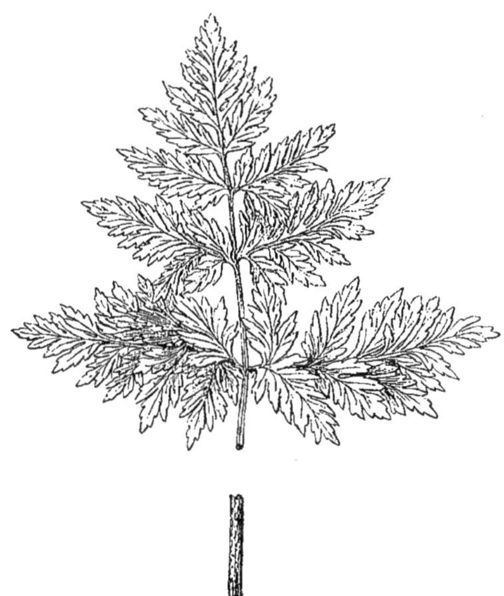

Fig. 795. — Feuille de Grande Ciguë.

STRUCTURE ANATOMIQUE. — L'épiderme glabre, recouvert par une cuticule finement striée, est formé de cellules ondulées sur sa face supérieure et sinueuses sur la face inférieure ; il porte tantôt sur les deux faces, tantôt sur la face inférieure seulement des stomates qui sont entourés par trois cellules, dont une est généralement plus petite que les deux autres (fig. 794). Le mésophylle (fig. 796) est hétérogène, asymétrique, formé dans sa partie supérieure d'une rangée de cellules en palissade et dans sa partie inférieure de 2 à 3 assises de cellules rameuses ; il ne contient pas de cristaux. La nervure médiane concave sur la face supérieure, fortement convexe sur la face inférieure, est recouverte par un épiderme à stries bien apparentes. Le système libéro-ligneux est représenté par un cordon arqué, recouvert par un liber et un péricycle mous. A la partie inférieure de ce cordon et immédiatement appliqué contre l'endoderme, on observe un petit canal sécréteur (*cs*).

COMPOSITION CHIMIQUE. — La grande Ciguë doit surtout ses propriétés à un alcaloïde qui a été isolé en 1832 et qui est désigné sous les noms de *Conine*, *Cicutine* ou *Conicine*. Elle contient en outre de la

Conhydrine, de la *Conamarine*, de la *Rhizoconine* et de la *Rhizoconéine*.

USAGES. — Cette plante, qui faisait la base du breuvage que les Athéniens réservaient aux condamnés à mort, est employée contre les affections cutanées, les engorgements glandulaires et le cancer. On

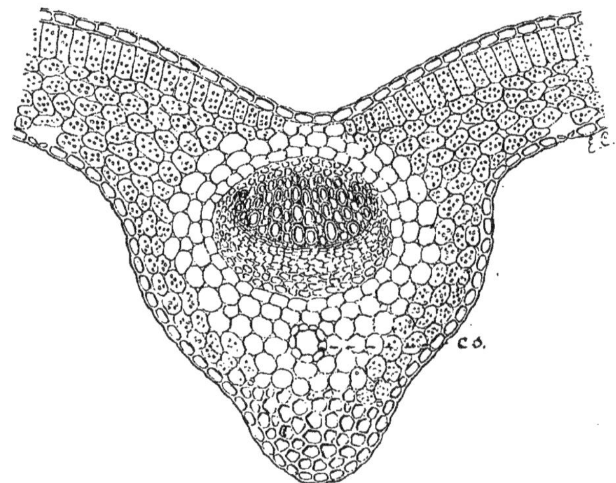

Fig. 796. — Feuille de Grande Ciguë.
· Nervure médiane.

l'administre sous forme de teinture, d'extrait, d'emplâtre. — Elle perd presque toutes ses propriétés par la dessiccation.

CIGUË VIREUSE

Cicutaire aquatique. — Persil des marais.

ORIGINE. — La **Ciguë vireuse** (*Cicuta virosa* L., *Cicutaria aquatica* Lam., *Coriandrum Cicuta* Roth) croît dans les endroits marécageux : on la rencontre, dans le nord et le centre de l'Europe, en Sibérie et dans l'Amérique du Nord.

DESCRIPTION. — La tige, qui mesure de 50 centimètres à 1^m,50, est droite, glabre, cylindrique, fistuleuse, striée et généralement rougeâtre à sa base et au bas de chaque entre-nœud. Les feuilles sont munies d'un long pétiole cylindrique fistuleux, qui se divise en un certain nombre de pétioles secondaires également arrondis et creux. C'est le long de ces pétioles secondaires que sont insérées les divisions du limbe, ou folioles étroites et lancéolées, ternées en général, munies de deux dents aiguës très espacées. Ces feuilles molles et glabres d'un vert sombre sur la face supérieure ont dans leur ensemble une forme ovoïde et possèdent une odeur analogue à celle de l'Ache, mais un peu plus piquante et plus nauséeuse : leur saveur se rapproche de celle du Persil.

STRUCTURE ANATOMIQUE. — Dans son ensemble la structure de cette feuille rappelle celle de la grande Ciguë ; seulement dans la Ciguë vireuse, la nervure médiane est généralement *biconvexe*, au lieu d'être concave en haut et convexe en bas, et l'épiderme supérieur est généralement dépourvu de stomates.

COMPOSITION CHIMIQUE. — Buignet et Wittstein ont constaté dans cette plante la présence de la *Cicutine*. Trapp en a retiré une essence inerte, identique à celle du Cumin.

D'après Trojanows[1], le principe actif de cette plante résiderait dans une substance qu'il désigne sous le nom de *Cicutoxine* et qui possède des propriétés physiologiques analogues à celle de la *coriarine* et de la *picrotoxine*.

USAGES. — La ciguë vireuse n'est plus guère employée en médecine bien que quelques auteurs l'aient considérée comme plus active que la grande ciguë. Elle n'est guère utilisée que dans le Danemark, en Sibérie et au Kamtschatka.

Le *C. maculata* L. est une espèce de l'Amérique du Nord qui se distingue de la précédente par ses feuilles à pétioles membraneux, bifides au sommet et à folioles dentelées, mucronées. Elle est presque aussi dangereuse et utilisée comme antinévralgique.

PETITE CIGUË

Faux Persil. — Ciguë des jardins.

ORIGINE. — La **Petite Ciguë** (*Æthusa Cynapium* L. — *Coriandrum Cynapium* Cr. — *Cicuta Cynapium* Targ.) croît abondamment dans les terrains incultes et les décombres : elle est très commune dans toute l'Europe et l'Asie septentrionale.

DESCRIPTION. — C'est une plante annuelle (fig. 797) dont la tige grêle, fistuleuse, haute de 10 à 15 décimètres, est violette ou rougeâtre

[1] *Year book of pharm.*, 1878, p. 207.

à la base et souvent sillonnée de stries longitudinales de même couleur. Les feuilles sont molles, d'un vert foncé, deux ou trois fois ailées, à folioles pinnatifides et à divisions aiguës (fig. 798); leur longueur moyenne est de 8 centimètres. Les fleurs sont petites et blanches; les ombelles terminales et oppositifoliées sont planes, longuement pédonculées, à 5 ou 10 rayons fortement striés, à involucre nul ou réduit à une seule bractée; l'involucelle est très nettement caractérisé par trois longues folioles linéaires, pendant au côté extérieur de l'ombellule. Elle a une odeur vireuse et fétide toute différente de l'odeur aromatique du Persil et du Cerfeuil.

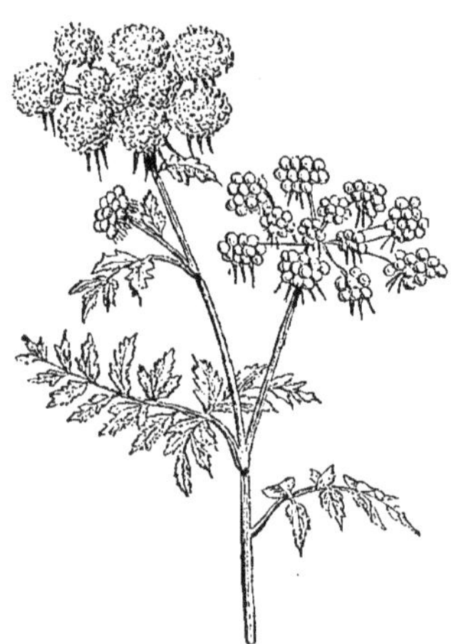

Fig. 797. — *Æthusa Cynapium.*

STRUCTURE ANATOMIQUE. — Epiderme à cellules sinueuses recouvert par une cuticule mince, et garni de stomates sur sa face inférieure seulement. Mésophylle hétérogène dépourvu de cristaux. Nervure biconvexe parfois pourvue à la face supérieure seule de gros poils coniques, unicellulaires, munis de parois épaisses et tuberculeuses. Le système libéro-ligneux est représenté par un cordon ligneux arqué, présentant sur sa face supérieure et sur sa face inférieure un petit canal sécréteur, bordé de 4 ou 5 cellules sécrétrices.

COMPOSITION CHIMIQUE. — L'Æthuse contient un alcaloïde, la *Cynapine,* que Walz et Bernhardt décrivent comme un alcaloïde volatil, jaune, d'une odeur de poisson pourri. C'est à ce corps que devraient être attribuées les propriétés toxiques assignées à cette plante par quelques auteurs.

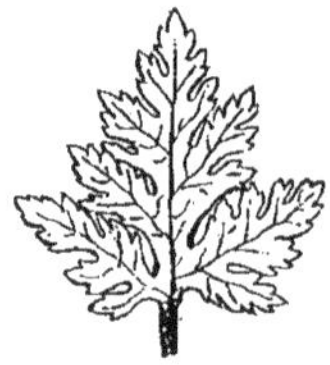

Fig. 798. — Feuille de Petite Ciguë. Segment grossi.

Les opinions émises sur les propriétés physiologiques de la Petite Ciguë sont loin d'être concordantes. John Harley (*Pharmac. Journal,* 1886) prétend que celle qu'on récolte en Angleterre dans les cantons de Sussex et de Kent peut être utilisée comme aliment. En Russie elle est mangée sous forme de salade. M. Tanret, dans une communication faite à la Société de Pharmacie de Paris, affirme n'avoir trouvé dans l'Æthuse ni alcaloïde, ni glucoside, ni aucun autre corps auquel on puisse attribuer d'action toxique. M. Baillon au contraire prétend que c'est la plus vénéneuse des plantes confondues sous le nom de Ciguës. Cette opinion paraît confirmée par les observations du D' Scott Sugdein (*Lancet*, 7 juillet 1888). En présence d'opinions aussi divergentes, il est prudent de ne pas substituer au Persil les feuilles de l'Æthuse.

Usages. — Bien qu'elle jouisse de propriétés analogues à celles de la grande Ciguë, l'Æthuse n'est plus aujourd'hui utilisée en médecine.

PERSIL

Origine. — Le **Persil** (*Carum Petroselinum* Benth. et Hook., *Apium Petroselinum* L., *Petroselinum sativum* Hoff.) croît spontanément dans le Sud-Ouest de l'Europe. On le cultive dans tous les jardins potagers.

Description. — C'est une plante bisannuelle, à tige cylindrique, striée, glabre, verte, ne portant ni tache rouge, ni macule. Les feuilles radicales qu'on utilise en médecine sont longuement pétiolées ; elles sont d'un vert foncé, luisantes et fermes, généralement triangulaires, bipinnées, à segments larges, trilobés et à lobes cunéiformes dentés (fig. 799). Les fleurs blanchâtres, quand elles sont épanouies, sont d'un jaune plus ou moins verdâtre dans le bouton ; l'involucre ne compte que 2 ou 3 folioles tandis que l'involucelle en compte 8 ou 10 disposées circulairement. Froissé entre les mains, le Persil exhale une odeur fraîche, aromatique, agréable, nullement vireuse.

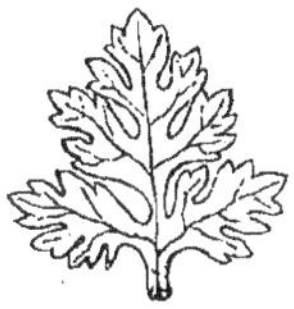

Fig. 799.
Feuille de Persil.
Segment grossi.

Structure microscopique. — Epiderme formé de cellules sinueuses, garni sur sa face inférieure de stomates entourés par trois cellules. Cuticule finement striée sur les nervures. Mésophylle hétérogène asymétrique dépourvu de cristaux. Nervure médiane biconvexe ; un canal sécréteur est appliqué immédiatement contre la face inférieure du système libéro-ligneux.

Composition chimique. — Du Persil frais on a retiré un glucoside étudié par Gerichten et désigné sous le nom d'*apiine*, substance cristallisée en aiguilles soyeuses, inodores, insipides, qui se dédouble en glucose et en *apigénine*. L'apiine prend au contact du sulfate de fer une belle couleur rouge de sang.

Usages. — Les feuilles de Persil, utilisées surtout comme condiment sont peu employées en médecine. Néanmoins le suc a été prescrit à la dose de 150 à 200 grammes par jour comme fébrifuge et pour combattre l'aménorrhée.

On a parfois confondu avec le Persil les feuilles de l'OEnanthe safranée (*OEnanthe crocata* L.) qui est assez rare dans le Midi et dans les environs de Paris, mais très commune dans les prairies humides de la Vendée et de la Bretagne. Cette plante se reconnaît à ses fleurs blanches légèrement rosées, à ses racines napiformes ; elle renferme dans toutes ses parties un suc d'abord lactescent qui prend rapidement une coloration jaune : elle passe pour être extrêmement vénéneuse, quoique quelques auteurs, et entre autres M. Ordonneau[1], affirment que l'on peut manger impunément sa tige et ses feuilles. Dans tous les cas les opinions sont unanimes sur l'extrême toxicité de sa racine, qui produit très rapidement tous les effets des poisons narcotico-âcres.

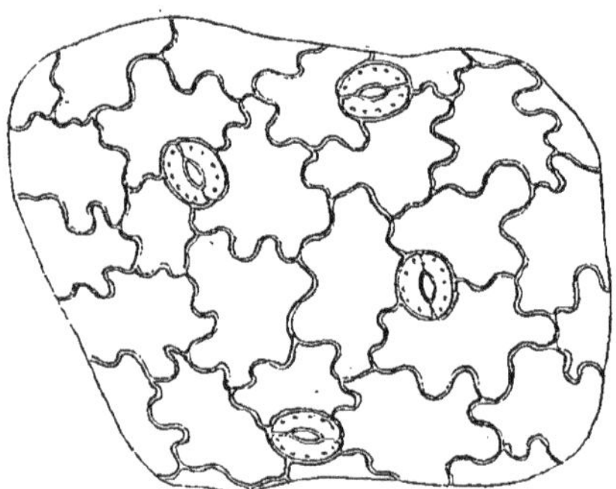

Fig. 800. — Feuille de Persil.
Épiderme inférieur.

CERFEUIL

Origine. — Le **Cerfeuil** (*Anthriscus Cerefolium* Hoff. *Chærophyllum Cerefolium* Crantz, *Scandix Cerefolium* L.) est cultivé dans tous nos jardins.

Description. — C'est une plante de 30 à 80 centimètres de haut, à tige dressée, striée, à nœuds épaissis, presque glabre et non tachetée. Les feuilles tendres et minces sont d'un vert pâle et les inférieures sont longuement pétiolées, bipinnatiséquées, à segments ovales pinnatifides, brillants sur la face inférieure et courtement pubescents surtout sur les nervures : les feuilles supérieures sont sessiles. Les fleurs sont blanches, disposées en ombelles latérales presque sessiles et en ombelles terminales paraissant pédonculées, à involucre nul ou réduit à quelques bractées. Cette plante possède une odeur agréable et une saveur parfumée dépourvue d'amertume.

Caractères anatomiques. — Épiderme (fig. 801) formé de cellules

[1] *Etude sur l'OEnanthe safranée* (Montpellier, 1878).

sinueuses ou ondulées, garni sur sa face inférieure seule de stomates entourés par 3 cellules et portant des poils unicellulaires coniques, perlés, et munis de parois fort épaisses : les poils de la marge sont plus courts que ceux du limbe. Mésophylle vert hétérogène, dépourvu de cristaux. Nervure médiane, concave en haut, fortement convexe en bas, recouverte par un épiderme garni de poils tecteurs ; un canal sécréteur est adossé à la face inférieure du cordon libéro-ligneux.

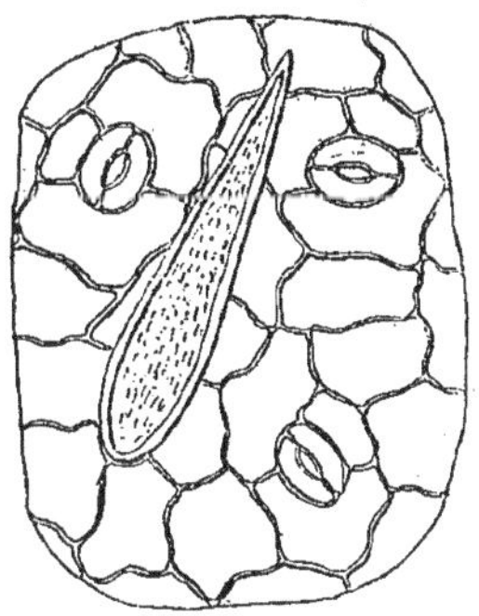

Fig. 801. — Feuille de Cerfeuil.
Épiderme inférieur.

USAGES. — Cette plante n'est plus guère employée que comme un condiment, à odeur et à saveur aromatiques.

Le *Chœrophyllum sylvestre* L. (*Anthriscus sylvestris* Hoff.) ou **Cerfeuil sauvage**, a une odeur forte et désagréable. Sa tige est fistuleuse canaliculée : ses feuilles sont luisantes et ciliées, bi ou tripinnatiséquées : ses ombelles sont longuement pédonculées à 8 ou 16 rayons, à involucelles complets et non déjetés d'un seul côté. Cette plante est considérée comme suspecte et narcotique.

SANICLE

La **Sanicle** (*Sanicula Europæa* L.) est une plante qui croît dans les bois ombragés de la plus grande partie de l'Europe.

DESCRIPTION. — Sa tige est simple, grêle, peu rameuse, cannelée, rougeâtre ; les feuilles radicales sont légèrement coriaces, glabres et luisantes en dessus, d'un vert moins foncé en dessous : elles sont réniformes (fig. 802), larges de 5 à 6 centimètres environ, longues de 3 ou 4, divisées profondément en cinq lobes cunéiformes à la base, trifides et incisées-dentées. Ces feuilles ne sont pas odorantes et ont un goût amer et styptique, qui laisse dans l'arrière-bouche une sensation d'âcreté. Cette saveur est moins forte quand la plante est fraîche que lorsqu'elle est desséchée.

STRUCTURE ANATOMIQUE. — Épiderme glabre à cellules ondulées, recouvert par une cuticule finement striée, garni sur la face inférieure seule de stomates qui sont entourés par 3 cellules dont une est constamment plus petite que les deux autres (fig. 803). Mésophylle hétérogène asymétrique, renfermant des cristaux d'oxalate de chaux agglomérés. La nervure médiane, proéminente sur les deux faces, est recouverte par un épiderme strié : sous cet épiderme on distingue un épais

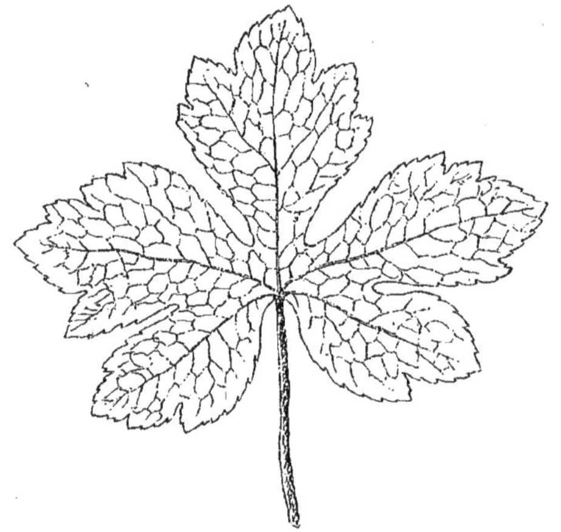

Fig. 802. — Feuille de Sanicle.

massif de collenchyme, puis le tissu fondamental dans lequel est logé le système libéro-ligneux. Celui-ci est formé d'un cordon ligneux arqué recouvert en bas par le liber et un arc de péricycle mou. L'appareil sécréteur est représenté au moins par deux canaux sécréteurs qui sont placés dans le tissu fondamental, l'un à la face supérieure, l'autre à la face inférieure du cordon ligneux ; on observe parfois deux canaux latéraux, plus petits, appliqués contre l'endoderme.

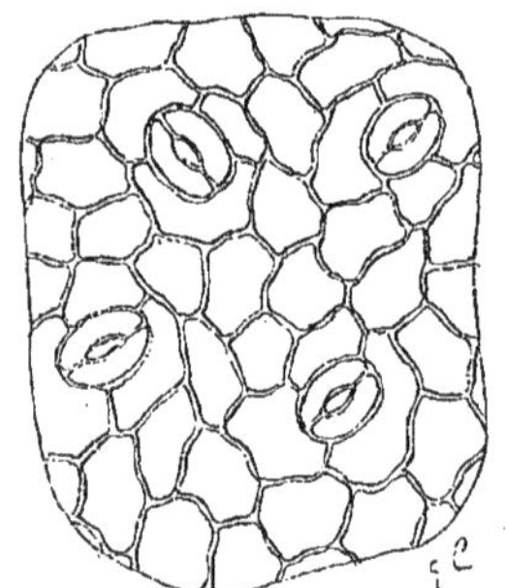

Fig. 803. — Feuille de Sanicle.
Épiderme inférieur.

Usages. — Vantée autrefois comme merveilleuse dans les contusions, les plaies et les fractures, la Sanicle est à peu près abandonnée aujourd'hui et n'entre plus guère que dans les vulnéraires suisses.

Aux États-Unis on emploie comme antisyphilitique le *S. Marylandica* L. et comme vulnéraire le *S. Canadensis* L.

HYDROCOTYLE ASIATICA

Origine. — L'**Hydrocotyle asiatique**, *Hydrocotyle Asiatica* L. (H. *pallida* D. C.) croît dans les lieux humides, dans l'Asie tropicale, l'Afrique australe, la Nouvelle-Zélande, le Chili. Elle est inscrite dans la Pharmacopée anglo-indienne.

DESCRIPTION. — C'est une petite plante vivace (fig. 804) à longs rameaux grêles, couchés et radicants. Les feuilles réunies au niveau des nodosités sont alternes, munies de pétioles longs de 6 centimètres. Leur limbe glabre ou légèrement velu sur la surface inférieure des feuilles jeunes mesure de 2 à 5 centimètres ; il est réniforme ou arrondi, crénelé. Les fleurs sont réunies au nombre de trois, au sommet de pédoncules fasciculés, plus courts que les pétioles. Le fruit est très comprimé latéralement, rétréci au niveau de la commissure et marqué d'un réseau compliqué de nervures saillantes ; les méricarpes ne présentent pas de bandelettes. A l'état frais cette plante a une odeur aromatique et une saveur désagréable, qu'elle perd en grande partie par la dessiccation.

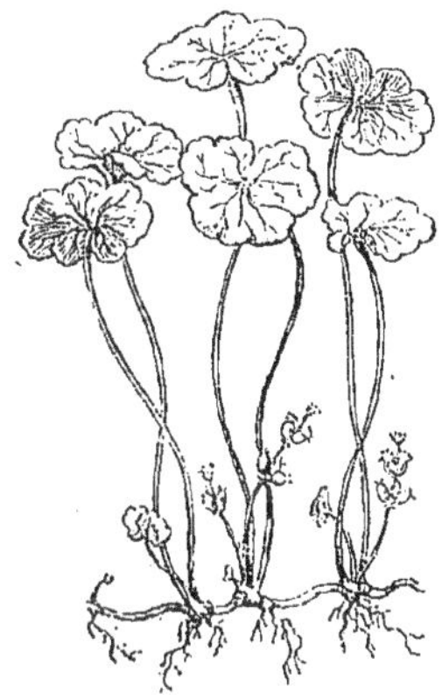

Fig. 804.
Hydrocotyle Asiatica.

COMPOSITION CHIMIQUE. — Lépine en a retiré une résine, du sucre, de la gomme et un principe particulier qu'il a désigné sous le nom de *Vellarine* : c'est un liquide huileux, non volatil, soluble dans l'alcool, l'éther, l'ammoniaque.

Flückiger, qui a repris l'analyse de cette plante, n'a pu en isoler la Vellarine de Lépine : il n'en a retiré qu'un extrait vert, presque entièrement soluble dans l'eau chaude, et assez riche en tannin.

USAGES. — L'hydrocotyle asiatique est employée comme tonique, altérante et dépurative. A haute dose, elle peut occasionner des accidents, dus à son âcreté et à l'action spéciale qu'elle exerce sur le système nerveux.

On substitue parfois à cette espèce l'*H. rotundifolia* Roxb., espèce indienne qui se distingue par ses fruits plus petits et ses ombelles à 10 fleurs, et l'*H. vulgaris* L., espèce européenne, caractérisée par ses feuilles orbiculaires et peltées.

Les *H. umbellata* L. et *H. Bonariensis* Lam. ont été vantés contre les affections cutanées. Au Cap on utilise comme astringents et antidiarrhéiques les *H. bupleurifolia* Rich. et *H. plantaginea* Spr.

RACINES D'OMBELLIFÈRES

Les racines d'ombellifères, qui sont inscrites dans notre pharmacopée, sont reliées entre elles par un certain nombre de caractères communs qui rendent leur détermination assez facile. En général elles sont peu ligneuses, même dans leur partie centrale. Parfois elles offrent, soit dans l'écorce seulement, soit dans l'écorce et le bois, une apparence spongieuse qui est due non seulement à la laxité des tissus, mais encore à la production de lacunes plus ou moins larges. La racine de Fenouil seule se distingue sous ce rapport par la structure fibreuse de son bois.

Ces racines sont en outre nettement caractérisées par leur odeur aromatique, qui rappelle celle de l'Angélique, parfois musquée (*Sumbul*) et par leur saveur quelquefois simplement âcre et piquante, le plus souvent piquante et aromatique. Elles doivent cette odeur et cette saveur à la présence d'une oléorésine, qui constitue leur prin-
cipe actif et qui est localisée dans leur partie corticale.

Les particularités anatomiques qui n'ont pas moins d'analogie, peuvent se résumer ainsi :

L'écorce qui est toujours séparée du bois par un cambium bien apparent présente, en dessous du suber, un parenchyme cortical plus ou moins développé, formé de cellules polygonales allongées dans la direction tangentielle, et une couche plus ou moins épaisse de liber formé d'un tissu assez dense de petites cellules disposées en files radiales. Le parenchyme cortical n'a jamais de cellules scléreuses : le liber est dépourvu de fibres mécaniques, sauf dans le *Fenouil ;* il contient toujours une grande quan-
tité de canaux sécréteurs disposés dans leur ensemble en séries parallèles et en files ra-

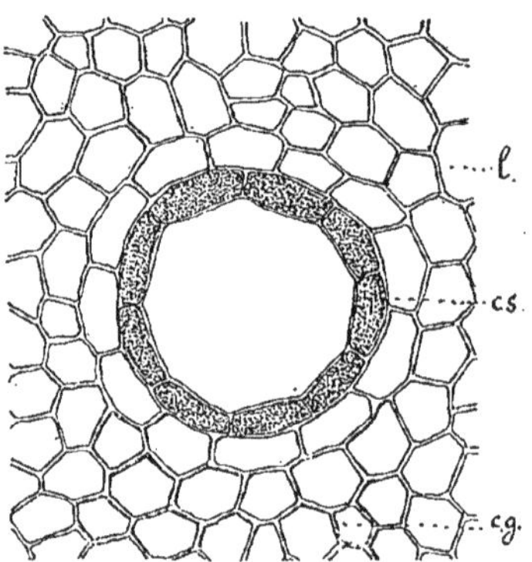

Fig. 805. — Canal sécréteur d'une racine d'Ombellifère.
Section transversale.

diales. Ces canaux, dont la localisation a été décrite par MM. Trécul et Van Tieghem (*loc. citat.*) sont dépourvus de parois propres ; ils sont rarement peu apparents (*Persil*), plus souvent, ils ont une section assez large qui augmente à mesure qu'ils se rapprochent de la périphérie (*Angélique*). Ils ne sont pas uniquement localisés dans le liber : on les observe souvent dans les couches internes du parenchyme cortical : parfois même on en trouve dans les couches les plus extérieures et immédiatement en dessous du suber (*Angélique*). Sur une section transversale ces canaux sont arrondis et limités par une rangée de cellules aplaties, colorées en brun (fig. 805). Sur une section longitudinale, ils se montrent sous forme de longs tubes arrondis à leurs extrémités et tapissés par une rangée de cellules polygonales (fig. 806). Des lacunes assez nombreuses, généralement allongées dans la direction radiale, s'observent communément dans l'écorce des racines de *Sumbul*, de *Livèche*, d'*Ache*.

Le bois est constitué par un grand nombre de vaisseaux plus ou moins larges, qui sont disséminés dans un parenchyme ligneux. Il est divisé en faisceaux cunéiformes par de larges rayons médullaires qui pénètrent parfois jusqu'au centre de la racine, et par des rayons moins larges et moins longs, qui divisent les faisceaux principaux en faisceaux secondaires (*Persil*). Ces rayons médullaires dépourvus de canaux sécréteurs traversent le cambium, le liber et vont, en suivant une direction tantôt droite, tantôt plus ou moins ondulée, se confondre avec le parenchyme cortical. La racine de Fenouil qui se distingue des autres racines d'Ombellifères par la présence de fibres à parois épaissies dans son écorce, n'en diffère pas moins par la structure de son bois, qui est formé d'un tissu complètement lignifié et sillonné par des rayons médullaires à cellules ponctuées.

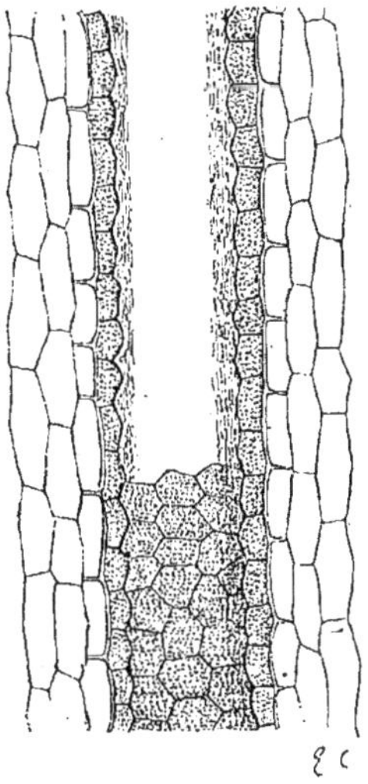

Presque toutes les racines d'Ombellifères officinales contiennent de l'amidon aussi bien dans le bois que dans l'écorce : elles sont généralement dépourvues de cristaux : la racine de Boucage par la présence de cristaux étoilés d'oxalate de chaux fait exception sous ce rapport.

Parmi ces racines il en est quelques-unes qui sont constituées par une souche principale (*Angélique, Ache*) d'où se détachent un certain nombre de racines plus ou moins grosses et repliées sur elles-mêmes. La souche principale se distingue toujours par la présence d'une moelle plus ou moins large et par le moindre développement de la zone corticale. Le groupe des Ombellifères renferme quelques espèces qui se distinguent par la structure tout à fait anormale de leurs racines : nous citerons spécialement celles du *Myrrhis odorata*, des *Œnanthe crocata*, *globulosa* et *fistulosa*, dont les particularités anatomiques ont fait l'objet d'observations intéressantes de la part de MM. Trécul [1], Gérard [2] et Courchet [3].

Fig. 806. — Canal sécréteur d'une racine d'Ombellifère, vu en long.

Quoique très rapprochées par l'ensemble de leurs caractères généraux, les racines d'Ombellifères utilisées en pharmacie présentent néanmoins des particularités qui permettent de les distinguer les unes des autres et que nous pouvons ainsi résumer :

I. Grosses racines de 5 à 10 centimètres, à structure compliquée, à tête ramifiée ; salies sur les faces planes par une matière oléo-résineuse noirâtre, à odeur musquée . . . . . **Sumbul.**

II. Racines de grosseur moyenne, formées d'une souche principale et de ramifications plus ou moins épaisses : odeur aromatique.

Ramifications très nombreuses : canaux sécréteurs très larges . . . . **Angélique.**

Ramifications moins nombreuses : canaux sécréteurs beaucoup plus petits . . . . **Livèche.**

[1] Comptes rendus de l'Ac. des sc., 1866, p. 247.

[2] Comptes rendus de l'Ac. des sc., 1882.

[3] Courchet. *Les Ombellifères en général.* Thèse Concours d'Agrégation, Ecole Pharm., 1882.

Racines fendues longitudinalement; canaux sécréteurs de
dimension moyenne . . . . **Ache des Marais.**

III. Racines d'un diamètre moyen, simples ou divisées à leur
extrémité tout au plus en 2 ou 3 branches minces.

   A. Racines couronnées par un pinceau de fibres.
     Racines à odeur balsamique ; écorce à structure rayon-
     née . . . . **Méum.**
     Racines d'odeur non balsamique, à structure feuilletée. **Panicaut.**

   B. Racines sans pinceau fibreux.
     Ecorce marbrée de brun, à structure indistinctement
     radiée. . . . . **Persil.**
     Ecorce radiée, à canaux sécréteurs de couleur orangée :
     odeur rappelant celle du bouc : saveur âcre . . . . . . **Boucage.**

IV. Racines en rouelles assez grosses, marquées sur la coupe
de nombreuses stries concentriques noirâtres : saveur caustique . . . . **Thapsia.**

RACINE DE SUMBUL

Racine de Sambola ou Sambula. Racine de Musc.

ORIGINE. — Cette racine est fournie par l'*Euryangium Sumbul*
Kauff. (*Ferula Sumbul* Hooker), grande plante vivace qui croît en
Russie, dans les montagnes de Maghian, près de Samarkand, et dans
l'est de la Sibérie.

DESCRIPTION. — Elle se présente dans les droguiers en fragments
volumineux aussi irréguliers dans leur forme que dans leurs dimensions (fig. 807). Les uns sont cylindriques, légèrement tortueux, et
mesurent de 3 à 9 centimètres d'épaisseur sur 10 centimètres de longueur ; d'autres, provenant de la section transversale ou longitudinale
des racines, sont anguleux ou sous forme de rondelles plus ou moins
larges et épaisses ; d'autres enfin provenant de la partie supérieure
des racines sont élargis et portent deux ou trois têtes garnies de
fibres provenant des feuilles. La surface latérale, d'un gris foncé,
est marquée dans la partie supérieure des morceaux de nombreuses franges circulaires très apparentes ; elle offre un aspect fongueux, se laisse pénétrer par l'ongle ; elle est caractérisée en outre par
la présence d'un grand nombre d'écailles papyracées provenant de la
désagrégation du suber. Les faces planes des racines de Sumbul sont
souvent souillées d'un suc oléo-résineux, qui leur donne une teinte
brun noirâtre et masque leur structure intime.

La section transversale d'une petite racine de Sumbul présente (fig. 808) un aspect spongieux, une teinte blanc jaunâtre et une structure radiée. A mesure que la racine grossit, sa structure régulière se

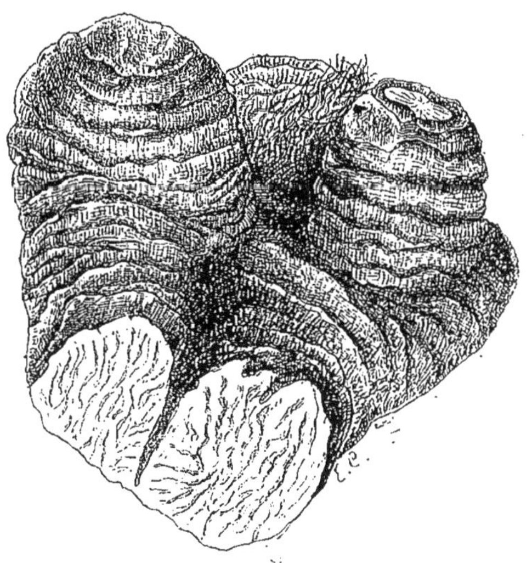

Fig. 807. — Racine de Sumbul.
Aspect extérieur.

modifie et devient anormale ; et par l'intrication des éléments qui la constituent, elle présente sur sa section transversale une disposition tout à fait irrégulière.

La racine de Sumbul a une odeur de musc bien prononcée et une saveur amère et aromatique.

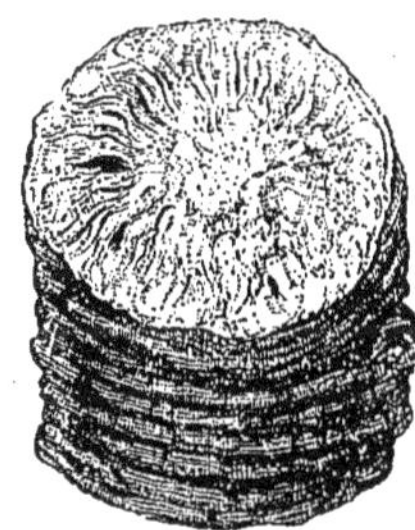

Fig. 808.
Racine de Sumbul.
Section transversale.

STRUCTURE MICROSCOPIQUE (fig. 809). — Le suber (s) très épais est formé d'un très grand nombre de rangées de cellules tabulaires aplaties qui se séparent facilement les unes des autres et constituent les écailles papyracées, qu'on observe à la surface des morceaux. — Le parenchyme cortical (pc) présente de nombreux canaux sécréteurs assez larges, à section ovale et des lacunes allongées radialement et tellement rapprochées qu'elles ne sont souvent séparées que par une seule rangée de cellules ; le liber (l), dans lequel on observe de nombreux canaux sécréteurs plus petits, est perforé de nombreuses lacunes très longues et étroites, qui se produisent généralement le long des rayons médullaires et isolent l'un de l'autre les faisceaux libériens sous forme de lames sinueuses, ondulées, plus ou moins larges ; — un cambium (*c*) bien apparent sépare l'écorce de la partie ligneuse (*b*). Celle-ci est constituée par un tissu très poreux, dans lequel domine l'élément vasculaire. Les vaisseaux qui sont ou très larges, ou très petits, sont juxtaposés en assez grand nombre et reliés les uns aux autres par un tissu parenchymateux dont les éléments n'ont pas de parois lignifiées. La zone ligneuse est sillonnée par des rayons médullaires étroits qui ne comptent qu'une seule rangée de cellules.

Composition chimique. — La racine de Sumbul doit ses propriétés physiologiques à une huile essentielle et à une résine balsamique qui y existe dans la proportion de 9 p. 100. Cette résine, molle, soluble dans l'éther, a une odeur musquée tout à fait caractéristique. Soumise à la distillation sèche, elle donne de l'*ombelliférone* (Sommer). Traitée par une solution de potasse, elle donne de l'acide *sumbulanique*, qui a une odeur très forte de musc. On en a retiré une certaine proportion d'*acide angélique*.

Usages. — Cette racine, qui est inscrite dans la pharmacopée anglaise et dans celle des États-Unis, a été introduite pour la première fois en Russie en 1835, pour remplacer le musc, par le docteur Murawjeff qui l'employait contre le choléra. En Angleterre et en Amérique on l'utilise comme aromatique, stimulante, balsamique, dans les crampes d'estomac, la dysménorrhée et le catarrhe pulmonaire.

La racine de *Sumbul Indien* ne serait

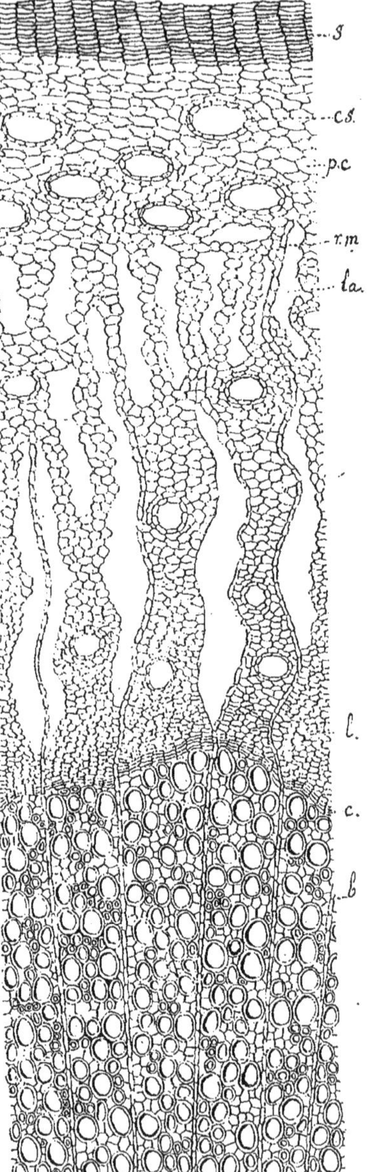

Fig. 809. — Racine de Sumbul.
Structure anatomique.

d'après Dymock, que la racine du *Dorema ammoniacum* Don., que l'on parfume pour l'expédier en Europe sous le nom de *Sumbul.*

RACINE DE BOUCAGE
Racine de Saxifrage.

ORIGINE. — La **Racine de Boucage**, appelée encore racine de *grande Saxifrage*, de *Saxifrage blanche*, *Pimprenelle,* est fournie par le *Pimpinella magna* L. qu'on rencontre dans les prairies humides de presque toute l'Europe.

DESCRIPTION. — Cette racine se présente dans les droguiers en fragments plus ou moins longs, d'un centimètre d'épaisseur, munis au sommet de plusieurs têtes, et présentant à leur extrémité inférieure deux ou trois ramifications. La surface extérieure, de couleur jaunâtre, présente en dessous du collet des stries transversales et dans le reste de sa longueur des sillons longitudinaux plus ou moins profonds. On y distingue aussi des petites éminences et des taches rougeâtres dues à une exsudation oléorésineuse. La section transversale (fig. 810) présente une écorce spongieuse, blanchâtre, plus épaisse que le bois, striée radialement, lacuneuse à la périphérie, marquée dans toute sa longueur de ponctuations brunes, et une zone ligneuse jaunâtre à stries radiales, lacuneuse à son centre. A l'état frais, la racine possède une odeur désagréable qui rappelle de loin celle du bouc et qui disparaît en partie par la dessiccation : elle a une saveur âcre et piquante.

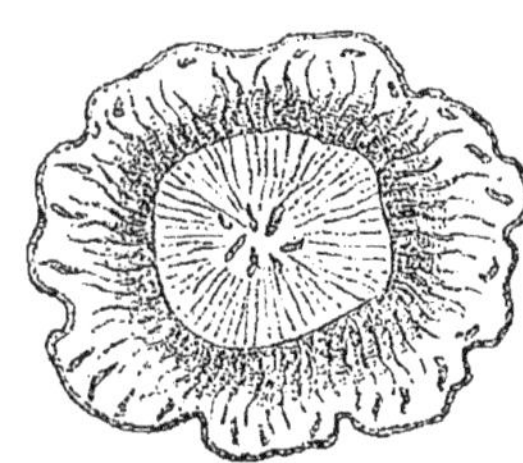
Fig. 810. — Racine de Boucage.
Section transversale.

STRUCTURE MICROSCOPIQUE. — L'écorce présente dans sa partie extérieure de nombreuses et larges lacunes; les canaux sécréteurs assez nombreux, qui s'élargissent en s'éloignant du cambium, sont répartis dans toute l'épaisseur de l'écorce ; les faisceaux libériens sont séparés par des rayons médullaires assez larges. Le bois très poreux est disposé en faisceaux cunéiformes plus ou moins longs : la plupart d'entre eux pénètrent jusqu'au centre de la racine, sauf dans la partie supérieure qui présente une moelle. Cette drogue renferme une grande quantité d'amidon.

COMPOSITION CHIMIQUE. — Elle contient 2 à 3 p. 100 d'huile essentielle, de la résine et une certaine quantité de sucre, du tannin. Buchheim (1872) en a retiré un principe cristallisé qu'il a appelé *pimpinelline*.

Usages. — Vantée outre mesure comme béchique et lithontriptique, cette racine est aujourd'hui à peu près abandonnée, sauf dans certains pays, où on l'utilise encore comme stimulante, tonique, sialagogue.

RACINE DE PANICAUT
Racine de Chardon Roland.

Origine. — C'est la racine de l'*Eryngium campestre* Dod., qui croît communément dans l'Europe centrale et méridionale, le long des chemins et dans les endroits stériles.

Description. — Elle se présente en fragments mesurant 10 à 15 centimètres de long et 5 à 10 millimètres d'épaisseur, couronnés à leur sommet d'un pinceau fibreux. Sa surface extérieure, d'une teinte gris foncé, présente de nombreux plis transversaux et de petits tubercules disposés en lignes circulaires. Sur la coupe transversale on distingue une écorce spongieuse, d'apparence feuilletée, dont l'épaisseur atteint la moitié du rayon total, et dans laquelle les ponctuations sont peu apparentes. Le bois, d'une teinte plus pâle, peu adhérent à l'écorce, offre une structure plus serrée et radiée. Cette racine a une odeur peu prononcée et qui ne rappelle point l'arome ordinaire des Ombellifères : sa saveur est douceâtre, très piquante, suivie d'une amertume et d'une âcreté assez marquées.

Structure anatomique. — La **racine de Chardon Roland** se distingue de la racine de Méum par la présence de cristaux d'oxalate de chaux, répartis dans le bois aussi bien que dans l'écorce : ces cristaux affectent deux formes distinctes : ils sont rhomboédriques dans le parenchyme cortical, étoilés dans le liber et le bois. Les canaux sécréteurs, bien visibles dans la racine fraîche, sont peu apparents dans la drogue desséchée : ils ne se révèlent guère que par la coloration jaune de la matière oléo-résineuse qui remplit les cellules sécrétrices. Le liber présente dans sa partie interne de nombreuses lacunes allongées radialement. Le bois est formé d'un très grand nombre de vaisseaux assez larges, séparés par des cellules à parois minces, et sillonné par des rayons médullaires étroits à 2 ou 3 rangées de cellules : il entoure une moelle peu volumineuse dans laquelle on observe des cristaux mâclés.

Usages. — Cette racine est employée comme diurétique. Dans certains cantons on l'utilise comme aliment, après lui avoir enlevé sa saveur amère par l'ébullition.

L'*E. maritimum* L. est, comme l'espèce précédente, employée dans les campagnes pour arrêter la sécrétion lactée.

L'*E. fœtidum* L., qui croît à Cayenne et à la Jamaïque, y est employé comme fébrifuge : on l'utilise aux Antilles comme alexitère contre la morsure des serpents.

L'*E. aquaticum* L. est une espèce américaine qui est utilisée aux États-Unis comme sudorifique, diurétique et altérante : c'est un des *Contrayervas* estimés de l'Amérique du Nord et du Mexique.

RACINE DE MÉUM

Fenouil des Alpes. — Fenouil d'ours.

Origine. — **La racine de Méum** est fournie par le *Meum athamanticum* Jacq., qui croît spontanément en Suisse, dans les Vosges et dans les Pyrénées.

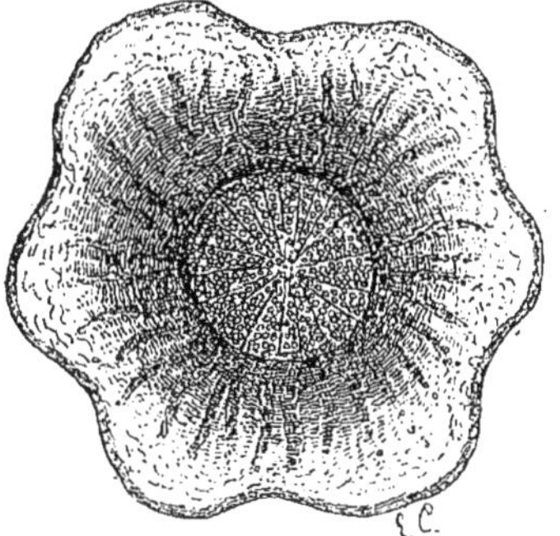

Fig. 811, 812. — Racine de Méum.

Aspect extérieur. Section transversale.

Description. — Cette racine se présente dans les droguiers en fragments mesurant 7 à 12 centimètres de longueur et 1 à 2 centimètres de largeur, couronnés à leur sommet par un pinceau grisâtre de fibres raides, parfois très long, et assez large, formé par les restes des feuilles radicales (fig. 811). La racine, souvent divisée à sa partie supérieure en deux branches, présente des rides longitudinales assez profondes, dues à la dessiccation et de nombreuses stries transversales qui sont très rapprochées. La surface extérieure de la racine est d'un gris brun ou rougeâtre. La section transversale (fig. 812) offre une écorce brun jaunâtre très épaisse dépassant les deux tiers du rayon total, marquée de stries radiales et de ponctuations brunes bien apparentes. La portion ligneuse, d'une teinte blanchâtre, à contour arrondi, est striée radialement. Cette drogue a une saveur un peu amère, âcre et aromatique, et une odeur qui rappelle à un faible degré celle de l'angélique ou de la livèche.

STRUCTURE MICROSCOPIQUE. — L'écorce, spongieuse et très riche en amidon, présente jusque dans ses couches les plus extérieures de nombreux canaux sécréteurs moins larges que ceux de l'Angélique, plus gros que ceux de la Livèche : les faisceaux libériens séparés par d'étroits rayons médullaires sont plus ou moins sinueux et formés d'un tissu assez dense. La zone ligneuse est caractérisée par la prédominance des vaisseaux qui sont larges et disséminés dans un parenchyme dépourvu de fibres lignifiées.

COMPOSITION CHIMIQUE. — Cette racine contient de l'huile essentielle, de la gomme et de la résine ; elle est peu employée aujourd'hui, on l'utilisait jadis comme tonique, stimulante et diurétique.

RACINE D'ANGÉLIQUE

ORIGINE. — La **racine d'Angélique** est fournie par l'*Archangelica officinalis* Hoff. (*Angelica Archangelica* L.) qui croît spontanément en Norvège, en Suisse, en Autriche, en Silésie, dans les Alpes, les Pyrénées et le long des fleuves qui avoisinent ces montagnes. Cette plante est cultivée en grand aux environs de Paris, de Niort et de Nantes, où l'on récolte spécialement les tiges destinées à être confites.

DESCRIPTION. — La racine est formée d'une souche centrale de 2 à 3 centimètres de long sur 1 à 2 centimètres de large, qui porte à son sommet la base des feuilles radicales et qui présente à sa surface des stries annulaires très apparentes et assez rapprochées (fig. 813). De cette souche se détachent de nombreuses ramifications latérales, de 1 à 5 millimètres de diamètre, profondément ridées, plus ou moins longues, souvent tressées ensemble et parfois repliées sur elles-mêmes. La souche et les racines réunies peuvent atteindre 10 à 15 centimètres

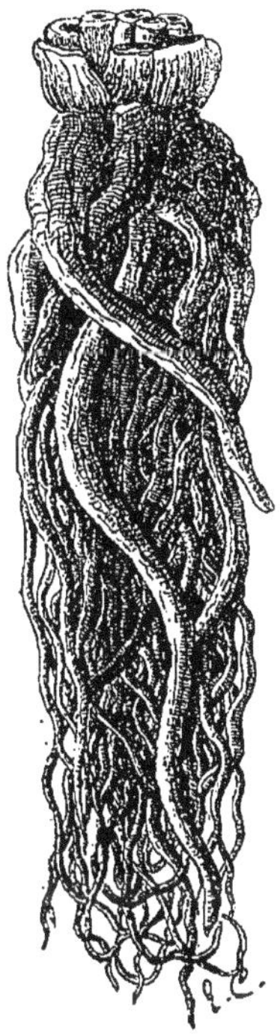

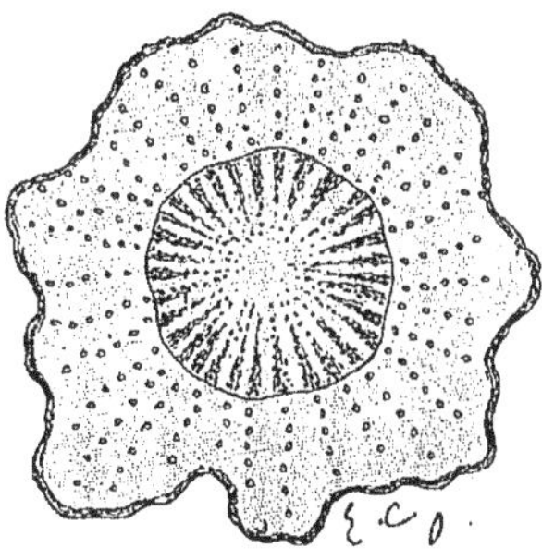

Fig. 813.
Racine d'Angélique.

de longueur et une largeur de 2 centimètres. Leur surface extérieure est d'un brun foncé.

La section transversale, d'un blanc grisâtre, présente un aspect un peu différent selon qu'on observe la souche ou les racines. La souche offre à son centre une moelle bien apparente, qui est entourée par une zone ligneuse épaisse, marquée de fines stries radiales ou légèrement sinueuses, assez espacées (fig. 815). L'écorce, moins développée que la partie ligneuse, est spongieuse, de couleur blanc sale, parcourue de stries radiales plus ou moins sinueuses, et marquée de ponctuations brunes. Dans les racines qui sont dépourvues de moelle, la zone ligneuse d'une teinte gris brun est peu développée relativement à la partie corticale : les stries radiales qui la sillonnent sont plus rapprochées, cunéiformes (fig. 814). Ces stries se prolongent dans l'épaisseur de la zone corticale, où leur direction est nettement indiquée par la présence de ponctuations brunes assez nombreuses, qu'on observe jusque dans les couches les plus rapprochées du suber.

La racine d'Angélique a une odeur aromatique et musquée toute caractéristique. Sa saveur est âcre et piquante. Celle qui est destinée aux usages de la pharmacie doit être récoltée après la première année de végéta-

Fig. 814, 815. — Angélique.

Section transversale de la racine.   Section transversale de la souche

tion et avant la chute des feuilles. Cette drogue est très hygrométrique et demande à être conservée dans un endroit sec. Elle devient rapidement la proie des vers.

STRUCTURE MICROSCOPIQUE (fig. 816). — La racine de l'Angélique est caractérisée par la présence dans son écorce de gros canaux sécréteurs qui s'observent jusque dans ses couches les plus extérieures et qui sont d'autant plus larges qu'ils sont plus rapprochés de la périphérie. Le liber disposé en faisceaux cunéiformes peu sinueux est dépourvu de fibres lignifiées. La zone ligneuse est divisée par des rayons médullaires assez larges, en faisceaux coniques qui pénètrent jusqu'au centre de la racine, où l'on observe le bois primaire représenté par un groupe de vaisseaux. Chacun de ces faisceaux ligneux est constitué par des vaisseaux tantôt isolés, tantôt groupés dans un parenchyme ligneux, formé de petites cellules à parois minces.

La souche principale présente dans l'ensemble de la structure les mêmes particularités anatomiques. La moelle qu'on remarque dans la partie centrale ne présente pas de canaux sécréteurs.

COMPOSITION CHIMIQUE. — La racine d'Angélique renferme, d'après Buchner, une *huile essentielle*, du *tannin*, du *sucre*, de l'*angélicine*, de l'*acide angélique*, de l'*acide valérianique*, de la *résorcine*, un principe amer et une faible proportion de gomme résine.

L'*angélicine* cristallise en lames soyeuses, incolores, insipides, peu solubles dans l'alcool, très solubles dans l'éther et le chloroforme.

L'*acide angélique* cristallise en prismes possédant une odeur particulière, une saveur acide piquante, peu solubles dans l'eau, solubles dans l'alcool et l'éther.

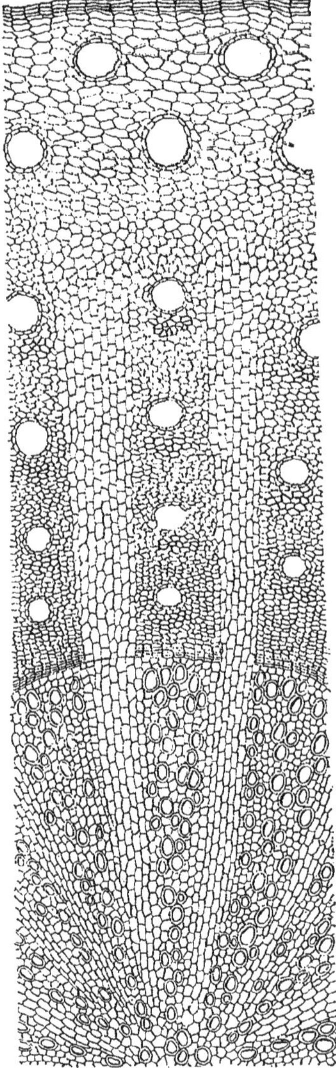

Fig. 816. — Racine d'Angélique.
Structure anatomique.

L'essence de racines d'Angélique obtenue par distillation à la vapeur est un liquide mobile à odeur d'Angélique beaucoup moins fine que l'essence de semences. Incolore quand elle vient d'être distillée, elle jaunit à la lumière. Sa densité à 0° est 0,875, elle absorbe l'oxygène et se résinifie lentement sans se colorer sensiblement; sa composition chimique a été étudiée par Naudin [1].

Usages. — Cette plante est employée comme tonique, excitante, stomachique, sudorifique et emménagogue. Elle entre dans la préparation d'un grand nombre de liqueurs digestives. C'est une drogue précieuse qui mériterait d'être plus employée, et qui remplacerait avantageusement bien d'autres produits qui nous viennent de l'étranger.

L'Angelica sylvestris L. (*Imperatoria sylvestris* D. C.) ou Angélique sauvage, donne une racine bien moins aromatique que la précédente. Sa structure est analogue, mais le bois est jaunâtre, et les canaux sécréteurs sont moins abondants. Elle renferme une notable proportion de tannin. Les herboristes la substituent parfois sans scrupule à l'Angélique de Bohême.

Les *A. refracta* Fr. Schmidt et *A. anomala* Lall. sont des espèces du Japon, où elles sont cultivées en plein champ. C'est de leurs racines qu'on extrait *l'essence d'Angélique du Japon*, qui y existe en petite proportion (1 p. 1000) et qui diffère complètement de l'essence d'Angélique de Bohême, aussi bien par sa densité supérieure que par son odeur intense, persistante, très musquée et la rapidité avec laquelle elle se transforme en masse cristalline et pâteuse.

RACINE DE LIVÈCHE

Livèche officinale. — Ache des montagnes. — Séséli des montagnes.

Origine. — La **Livèche officinale** (*Levisticum officinale* Koch. — *Ligusticum Levisticum* L. — *Angelica Levisticum*, All.) est une plante vivace de l'Europe méridionale, rustique sur les montagnes du midi de la France, le Dauphiné et la Provence.

Description. — Les racines qu'on rencontre dans les pharmacies se présentent sous des aspects différents. Tantôt elles sont entières et composées surtout d'un pivot central de 3 à 4 centimètres de longueur et de 1 à 2 centimètres d'épaisseur, garni à sa partie supérieure de vestiges d'écailles foliacées, au-dessous desquelles on observe de nombreuses impressions annulaires. Ce pivot donne naissance à des rami-

1 Comptes rendus Ac. des sc., 96, p. 1152, 1883.

fications latérales qui mesurent 5 à 10 centimètres de longueur et 5 à 10 millimètres
d'épaisseur. La surface extérieure du pivot
et des racines offre une couleur gris brun
ou jaunâtre et de nombreux sillons longitudinaux. Parfois les parties de la racine
sont séparées l'une de l'autre et forment des
tronçons irréguliers et plus ou moins gros.

La section transversale du pivot (fig. 817)
offre un contour assez variable, tantôt arrondi, tantôt déprimé d'un côté, pyriforme
ou elliptique. La zone corticale d'un jaune

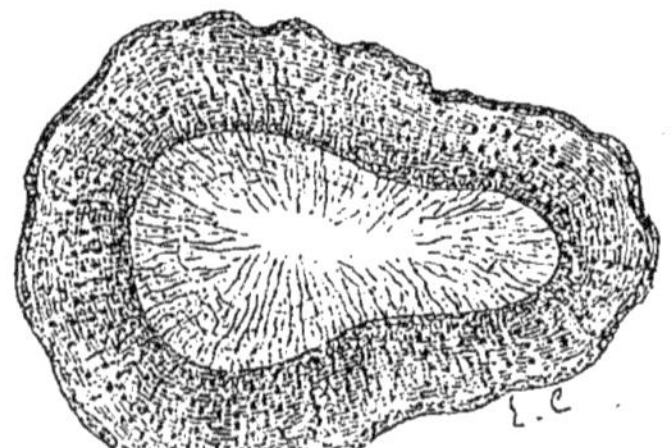

Fig. 817. — Livèche officinale.
Section transversale de la souche.

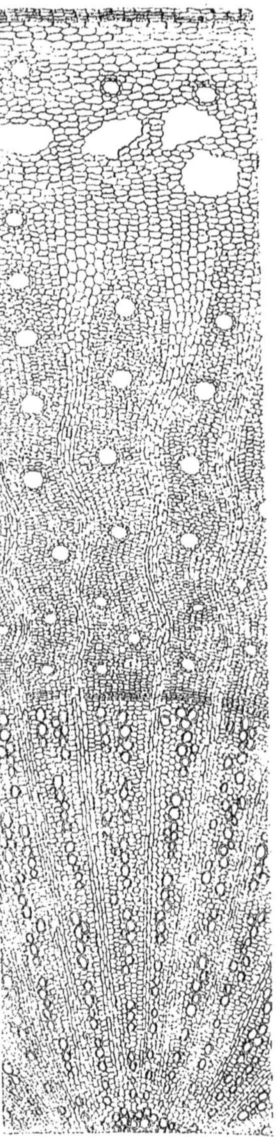

Fig. 818. — Racine de Livèche.
Structure anatomique.

sale est généralement fort développée et
après immersion dans l'eau peut atteindre
en largeur la moitié du rayon total. La partie
ligneuse est spongieuse, de couleur jaunâtre et affecte des formes qui varient avec
le contour extérieur de l'écorce : elle est
sillonnée par des stries radiales très rapprochées, qui, en pénétrant dans l'écorce,
suivent une direction plus ou moins ondulée, rendue très apparente par l'existence
de ponctuations brunes. La section transversale des racines offre en général un contour plus régulièrement arrondi : le bois
paraît encore moins développé relativement
à l'écorce, qui se distingue nettement par
sa couleur foncée.

La racine de Livèche a une odeur balsamique et une saveur sucrée à la fois amère, piquante et aromatique, qui rappelle celle de l'Angélique, mais beaucoup moins musquée et moins agréable.

STRUCTURE MICROSCOPIQUE (fig. 818). — L'écorce est bien plus développée que celle de la racine d'Angélique : le parenchyme cortical est souvent perforé par des lacunes plus ou moins larges : les canaux sécréteurs répandus aussi dans toute l'épaisseur de l'écorce sont moins larges que dans la racine précédente : les faisceaux libériens sont très longs et ondulés dans leur direction. Les faisceaux ligneux sont moins larges, séparés par des rayons médullaires plus étroits : les vaisseaux y sont disposés plus régulièrement en files radiales, et sont plus petits que dans l'Angélique.

COMPOSITION CHIMIQUE. — La racine de Livèche contient de l'huile essentielle, de la résine, de la gomme, du sucre, de la pectine, de l'acide malique, de l'acide angélicique et du sucre.

USAGES. — Ses propriétés sont analogues à celles de l'Angélique. On l'utilise comme digestive et emménagogue.

Le *L. apiifolium* L. est une espèce de l'Amérique du Nord où sa racine constitue un remède des plus populaires contre les crampes d'estomac.

RACINE D'ACHE DES MARAIS
Céléri sauvage.

ORIGINE. — **L'Ache des marais** (*Apium graveolens* L.) est une plante bisannuelle, qui croît dans les marécages du midi et de l'ouest de la France.

DESCRIPTION. — La racine se présente dans les pharmacies en morceaux qui ont souvent été fendus longitudinalement et qui sont composés d'un pivot central (fig. 819) mesurant 6 à 7 centimètres de longueur, 15 millimètres de largeur, émettant à son extrémité inférieure des racines de grosseur variable, tortueuses, souvent repliées sur elles-mêmes. Le pivot fréquemment tordu présente sur toute sa surface des impressions annulaires, qui sont très rapprochées les unes des autres et très apparentes. Les racines présentent aussi quelques stries transversales, et des rides longitudinales assez profondes. La surface extérieure de la drogue est d'une teinte gris brun. Le suber qui recouvre les racines est peu adhérent et se détache souvent par places, surtout à leur extrémité.

La section transversale de cette racine offre une structure spongieuse : la zone corticale qui atteint et dépasse même parfois la moitié du rayon total présente dans sa partie extérieure des lacunes visibles à l'œil, et une teinte jaune fauve. A mesure qu'on se rapproche du cambium le tissu de l'écorce devient plus dense, et sa teinte plus foncée. Le bois de couleur blanc jaunâtre est strié radialement et présente de nombreuses perforations.

Cette racine a une odeur agréable qui rappelle celle de la Livèche et une saveur chaude et aromatique.

STRUCTURE MICROSCOPIQUE. — Le parenchyme cortical présente de larges déchirures : les canaux sécréteurs assez larges sont moins nombreux que dans les deux racines précédentes et localisés dans les faisceaux libériens qui ont une direction ondulée. Le bois peu développé est divisé par de larges rayons médullaires en faisceaux coniques qui se rejoignent dans l'axe de la racine, où l'on observe un massif assez volumineux de bois primaire.

DOSAGE. — Cette racine est employée comme diurétique et fait partie des *cinq racines apéritives*.

L'*Apium graveolens*, introduit depuis un temps immémorial dans les jardins potagers, perd par la culture

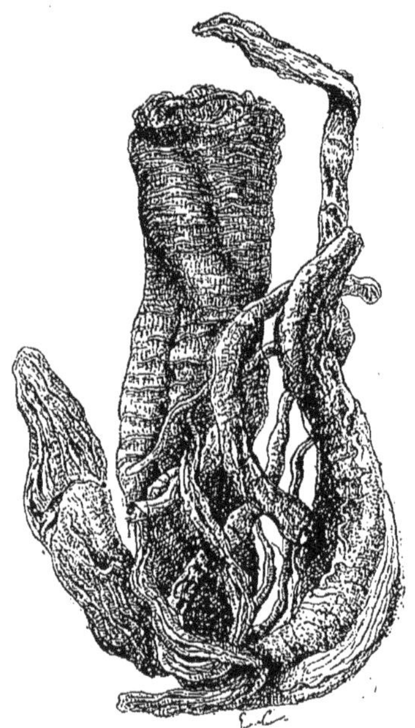

Fig. 819. — Racine d'Ache.
Aspect extérieur.

une grande partie de son âcreté et acquiert des qualités qui en font, sous le nom de *céleri* ou *ache douce*, un légume des plus recherchés. Ce dernier produit à son tour une sous-variété, appelée *céleri-rave*, caractérisée par des feuilles étalées, des pétioles plus courts et surtout par sa racine arrondie et charnue.

RACINE DE PERSIL

Le **Persil** (*Apium Petroselinum* L., *Petroselinum sativum* Hoff.), outre ses feuilles que nous avons décrites plus haut, fournit à la matière médicale ses racines qu'on récolte en automne ou au printemps.

DESCRIPTION. — Ces racines se présentent en général en petits tron-

çons mesurant 1 centimètre de longueur et 5 à 10 millimètres d'épaisseur. La surface extérieure de cou-
leur jaunâtre présente des sillons
longitudinaux peu profonds et des
tubérosités annulaires peu saillantes. La section transversale (fig.
820) montre une écorce atteignant
le tiers et parfois la moitié du
rayon total, spongieuse, de couleur
jaune marbrée de brun, et une zone
ligneuse plus pâle, jaunâtre, sillonnée de larges stries radiales, qui
partent du centre de la racine et
vont en s'élargissant se perdre dans
l'écorce.

La racine de persil a une odeur
aromatique et une saveur qui rappelle celle de la carotte.

STRUCTURE ANATOMIQUE (fig. 821).
— Cette racine est nettement caractérisée : par l'exiguïté de ses canaux
sécréteurs qui sont beaucoup plus
petits, bien moins apparents, moins
nombreux que dans les autres racines d'ombellifères ; par la disposition de la zone ligneuse formée

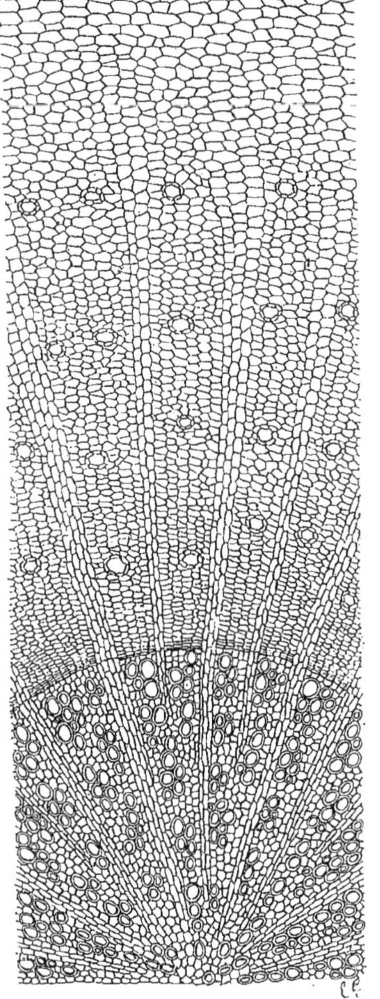

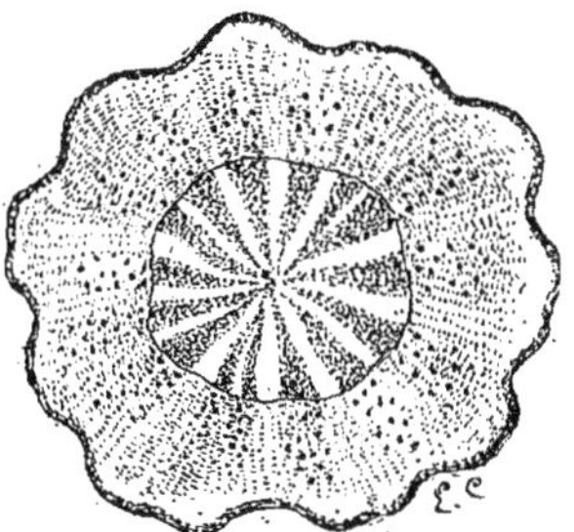

Fig. 820, 821. — Racine de Persil.

Section transversale.   Structure anatomique.

de larges faisceaux ligneux coniques se prolongeant jusqu'au centre de la racine, séparés par de larges rayons médullaires, et divisés eux-mêmes par des rayons plus étroits et moins longs.

Usages. — La racine de Persil est employée comme diurétique. Elle entre dans la préparation du *sirop des cinq racines*.

RACINE DE THAPSIA

Origine. — Le **Thapsia** (*Thapsia Garganica* L., *T. decussata* Lag.) croît spontanément dans la région méditerranéenne et surtout en Algérie, où elle est très appréciée des Arabes sous le nom de *Bou-Néfa* (*Père de la Santé*).

Description. — La racine de Thapsia se trouve dans les collections avec des aspects assez différents; elle est tantôt munie, tantôt privée de sa couche ligneuse, en fragments très allongés et portant à leur partie supérieure un pinceau fibreux, ou en rouelles plus ou moins larges provenant de la section transversale des grosses racines. L'écorce qui constitue la partie réellement active de cette drogue est recouverte par un suber papyracé gris brunâtre, qui se détache par minces feuillets, et qui, en dessous du collet, présente de nombreuses stries annulaires. Sur une section transversale de la racine, cette écorce a une épaisseur qui égale à peu près la moitié du rayon total, une couleur blanche ou jaune pâle légèrement verdâtre; elle est marquée de stries concentriques, entre lesquelles on observe de fines ponctuations correspondant aux canaux sécréteurs, et

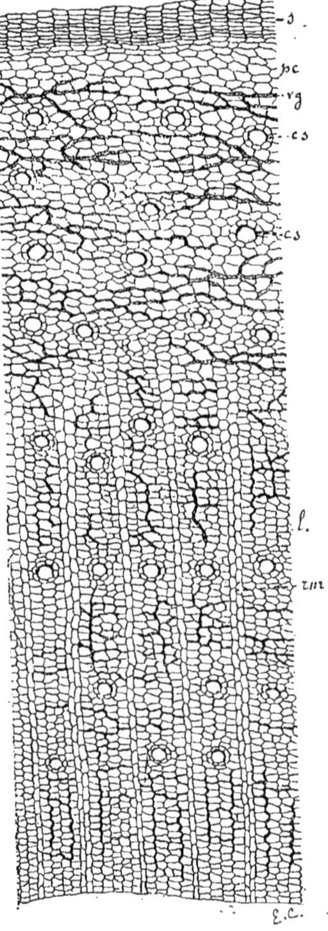

Fig. 822.
Écorce de racine de Thapsia.

présente dans sa partie interne des stries radiales. La zone ligneuse est dense, de couleur jaunâtre, finement striée dans le sens du rayon. Cette racine n'a pas d'odeur très marquée; elle a une saveur piquante et caustique.

Composition chimique. — La racine de Thapsia a été analysée par
M. Yvon[1], qui en a retiré : amidon 22,510; gomme 5,179; gomme résine
5,759; résine 2,554; albumine 1,354; matières organiques 8,760.

Outre ces principes, on a constaté dans la racine la présence d'une
huile volatile, peu soluble dans l'éther, auquel elle donne une belle
couleur bleue.

D'après Canzoneri[2], la résine de Thapsia est formée d'*acide capry-
lique*, d'*acide thapsique* et d'une substance neutre non azotée et vésicante.

Récolte. — Les Arabes commencent la récolte du *Bou-Néfa* au mois
de décembre, un mois après l'apparition des feuilles ; et la continuent
jusqu'en mars. Ils lavent les racines à l'eau courante et en détachent
l'écorce au moyen d'une incision longitudinale. Cette opération doit être
pratiquée avec précaution. Les Kabyles, qui la font avec moins de soins
que les Arabes, ont souvent sur les bras et sur une partie du corps des
éruptions accompagnées de suppuration et éprouvent une forte fièvre.

Usages. — L'écorce de racine de Thapsia est employée en Algérie
à l'intérieur contre les maladies chroniques des poumons, à l'extérieur
contre les douleurs rhumatismales, la goutte et la toux.

La résine de Thapsia constitue un excellent révulsif, qui est aujour-
d'hui très fréquemment employé sous forme d'emplâtre.

Le *T. villosa* L., connu sous le nom de *faux turbith*, est une espèce
qui croît dans le midi de la France, dans les endroits stériles, ombragés
et montueux. MM. Heckel et Schlagdenhauffen ont proposé de le
substituer pour la préparation des emplâtres révulsifs au *T. Garganica*;
qui tend à disparaître et dont la résine occasionne souvent un prurit
très désagréable.

L'étude des *Thapsia* nous amène à parler d'une drogue qui a joui
d'une grande réputation chez les anciens sous le nom de *Silphium*.
Bien des recherches ont été entreprises dans le but de découvrir la
véritable origine de ce produit. En se basant sur la série des traditions,
M. Déniau[3] a cru pouvoir établir que le Silphium des anciens n'était
autre que notre asa fœtida. Cette opinion n'a pas été adoptée par la
généralité des pharmacologistes.

En 1859, le docteur Laval, en parcourant les hauts plateaux de la
Cyrénaïque, découvrit une plante nommée *Derias* par les indigènes et
dont le suc possédait des propriétés irritantes très énergiques; il crut

[1] *J. de Ph. et de Chimie*, [4], XXV, p. 588, 1877.
[2] *Gazzetta Chimica Ital.*, 1883, p. 514.
[3] Déniau. *Le Silphium*. Thèse Ec. de Pharm. de Paris, 1868.

avoir retrouvé dans ce végétal la fameuse plante des anciens et lui donna le nom de *Silphium Cyrenaïcum*.

En 1875, M. Daveau, chef de la section des graines au Muséum, entreprit un voyage dans la Cyrénaïque dans le but d'éclairer cette question encore douteuse. Il recueillit plusieurs échantillons de graines, feuilles et racines de la plante trouvée par le docteur Laval. M. Herincq, attaché au Muséum, après avoir étudié et comparé ces divers organes, démontra que le *Silphium Cyrenaïcum* n'était autre que le *Thapsia garganica* et ne pouvait être considéré comme la plante mère du Silphium des anciens.

RACINE DE FENOUIL

ORIGINE. — La racine de **Fenouil** est fournie par le *Fœniculum dulce* D. C. (*Fœniculum officinale* All.), qu'on cultive dans le midi de la France et en Italie.

DESCRIPTION. — Cette racine se présente dans les pharmacies sous forme de petits tronçons cylindriques, mesurant 2 à 3 centimètres de longueur et 5 à 10 millimètres d'épaisseur. Quelques-uns, plus irréguliers et provenant de plus grosses racines qui ont été coupées longitudinalement et transversalement, sont plans d'un côté et convexes de l'autre et présentent des cicatrices plus ou moins larges ou de courts vestiges des radicelles. La face extérieure est d'une couleur gris jaunâtre, marquée de stries transversales peu profondes, et constituée par un suber qui se détache

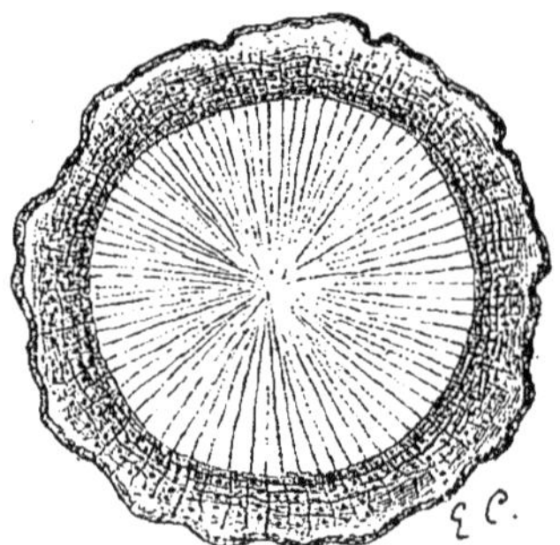

Fig. 823. — Racine de Fenouil.

assez facilement. Sur la section transversale (fig. 823) on distingue nettement : une écorce peu épaisse, marquée de stries radiales et de petites ponctuations localisées dans sa partie interne, qui est d'une couleur brun jaunâtre : une zone ligneuse blanche, très développée, striée radialement et entourant parfois une moelle peu épaisse. Cette racine a une odeur peu prononcée et une saveur aromatique et faiblement amère.

STRUCTURE MICROSCOPIQUE (fig. 824). — La racine de Fenouil se distingue des autres racines d'Ombellifères par la structure fibreuse de la zone ligneuse et l'existence dans la partie libérienne de fibres lignifiées et réunies en faisceaux, qui dans leur ensemble sont disposés en séries parallèles alternant avec de larges bandes de parenchyme. Les canaux, localisés dans ce parenchyme, sont très étroits.

USAGES. — La racine de Fenouil est employée comme diurétique et entre dans la préparation du sirop des cinq racines.

Parmi les autres racines que la matière médicale emprunte à la famille des Ombellifères, nous mentionnerons celles :

De l'*Astrantia major* L., qui sont purgatives et qui ont servi parfois à falsifier l'hellébore noir ;

Du *Pimpinella magna* L., qu'on employait autrefois comme masticatoire ;

Du *Sium Sisarum* L., très répandu, dans l'Extrême-Orient, où l'on utilisait sa racine comme tonique et pour la préparation d'une liqueur alcoolique digestive ;

Du *Sium nodiflorum* A. Gray, qui croît en Amérique et aussi en Europe. Cette racine est employée comme diurétique, dans le traitement des affections cutanées et des engorgements scrofuleux des glandes lymphatiques. Le *S. latifolium* A. Gray, qui croît sur les côtes de l'océan Pacifique, a une racine toxique, d'autant plus dangereuse qu'elle offre une grande ressemblance avec celle du Panais cultivé. Cette racine a été analysée par Porter (*Amer. J. of Pharm.*, août 1876) :

De l'*Osmorhiza longistylis* DC. (*Urospermum Klaytonii* Nut.) qui croît aux États-Unis et dans le Canada. Les rhizomes et les racines sont employés en Amérique comme carminatifs et expectorants. Ils doivent leurs propriétés physiologiques à une huile essentielle possédant l'odeur et la saveur de l'essence d'anis et qui,

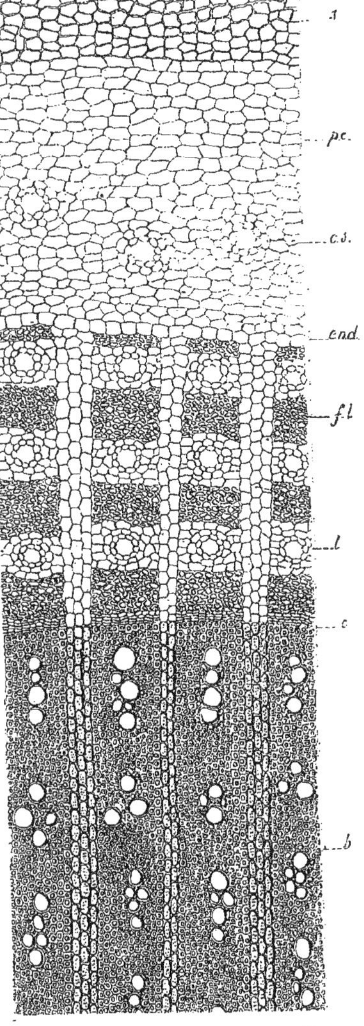

Fig. 824. — Racine de Fenouil.
Structure anatomique.

d'après Eberhardt (1887), est constituée en majeure partie par de *l'anéthol.*

Quelques espèces ont des racines comestibles : principalement le *Carum Bulbocastanum* Koch. dont les portions souterraines renflées sont désignées sous le nom de *Châtaignes de terre ;*

Le *Sium Sisarum* mentionné plus haut comme servant à préparer une liqueur digestive ;

Le *Sium Californicum* A. Gray, communément employé par les Indiens de l'Orégon ;

L'*Athamanta Sicula* L., qui se mange en guise de céleri ;

L'*Arracacha xanthorhiza* Banc, utilisé, surtout en Colombie, comme nos pommes de terre et pour la préparation d'une fécule analeptique et d'une boisson fermentée ;

L'*A. moschata* DC., qui sert aux mêmes usages au Mexique.

RHIZOME D'IMPÉRATOIRE

L'Impératoire (*Imperatoria Ostruthium* L., *Peucedanum Ostru-thrium* Koch.), croît dans les régions montagneuses de l'Auvergne, des Alpes et de la Savoie.

DESCRIPTION. — Son rhizome se présente en fragments coniques légèrement aplatis, mesurant en moyenne 8 à 10 centimètres de long, sur 12 à 15 millimètres d'épaisseur, couronnés à leur sommet par la base de la tige. La surface extérieure, de couleur brun foncé, présente dans la partie supé-

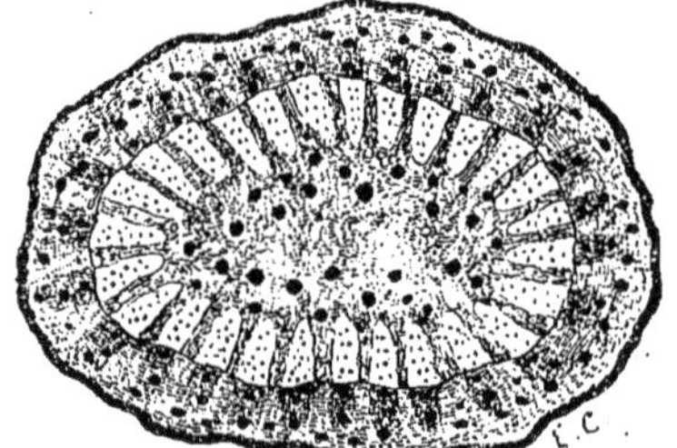

Fig. 825. — Rhizome d'Impératoire.
Section transversale.

rieure de nombreuses écailles foliacées, et dans le reste de son étendue, des stries annulaires et de nombreuses tubérosités, qui représentent la base soit des stolons, soit des racines adventives. Sur une section transversale (fig. 825) on distingue très nettement une écorce blanc jaunâtre ou un peu verdâtre, séparée par une ligne peu apparente de la zone ligneuse. Celle-ci est représentée par un certain nombre de faisceaux coniques, bien distincts, s'enfonçant profondément dans une moelle très développée. La moelle et l'écorce présentent de larges ponctuations correspondant aux canaux sécréteurs, qui sont très abondants et très développés dans cette drogue.

Le rhizome d'Impératoire a une odeur aromatique très prononcée, moins agréable que celle de l'Angélique, et une saveur aromatique âcre et piquante.

STRUCTURE MICROSCOPIQUE. — Sur la section transversale (fig. 826) on distingue : le suber (*s*), formé de cellules tabulaires, aplaties, colorées en brun ; le parenchyme cortical (*pc*), formé de cellules polygonales, allongées dans la direction tangentielle et caractérisé par la présence de canaux sécréteurs très larges ; le liber (*l*), formé d'un tissu dense, de petites cellules disposées en files radiales ; le bois (*b*), séparé du liber par le cambium (*c*) et formé d'un grand nombre de faisceaux fibro-vasculaires coniques. Chacun de ces faisceaux est constitué par plusieurs séries de vaisseaux groupés dans leur ensemble en séries parallèles et entourés par un tissu plus ou moins lignifié. Ces faisceaux sont séparés les uns des autres par de très larges rayons médullaires, qui traversent le cambium, sillonnent le liber et vont se confondre insensiblement avec le parenchyme cortical. La moelle est très volumineuse et constituée par un tissu de cellules arron-

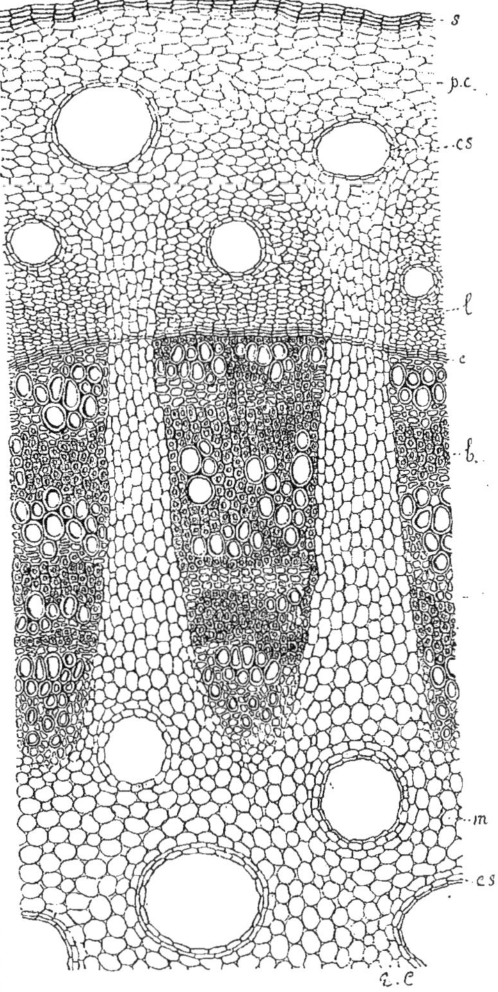

Fig. 826. — Rhizome d'Impératoire. Structure anatomique.

dies, gorgées d'amidon, parmi lesquelles s'ouvrent de très larges canaux sécréteurs (*cs*).

COMPOSITION CHIMIQUE. — Le rhizome d'Impératoire renferme de l'huile essentielle, de la résine, et une substance amère cristallisable, l'*Impératorine* (Wackenroder) ou *Ostruthine* (Gorup-Besanez) qui se présente en prismes incolores, d'une âcreté persistante, insolubles dans l'eau, solubles dans l'alcool, l'éther, les huiles grasses et essentielles. Jassoy[1] a repris l'étude chimique de ce rhizome et fixé la composition élémentaire de l'Ostruthine. Il n'a pu dans la drogue constater la présence de la *peucédanine*, qui avait été signalée par Wagner.

DES FRUITS D'OMBELLIFÈRES

La matière médicale emprunte à la famille des Ombellifères un assez grand nombre de fruits qui sont tous très nettement caractérisés, aussi bien par leur aspect extérieur que par leur structure anatomique.

Ces fruits sont formés de deux carpelles monospermes indéhiscents, désignés sous le nom de *méricarpes*, qui, d'abord intimement unis, se séparent très souvent l'un de l'autre à la maturité. En général, après leur séparation, ils restent encore plus ou moins longtemps attachés au sommet d'un support commun qu'on appelle *columelle* ou *carpophore*. Ce support se montre comme une sorte de prolongement filiforme plus ou moins élevé du pédoncule et se divise souvent de haut en bas en deux branches dont chacune porte un méricarpe.

Les fruits d'Ombellifères portent à leur sommet deux styles qui sont renflés à leur partie inférieure en stylopodes ; ces styles sont tantôt droits, tantôt légèrement recourbés, tantôt complètement infléchis ; les stylopodes offrent des formes qui varient également. Chacun des deux méricarpes

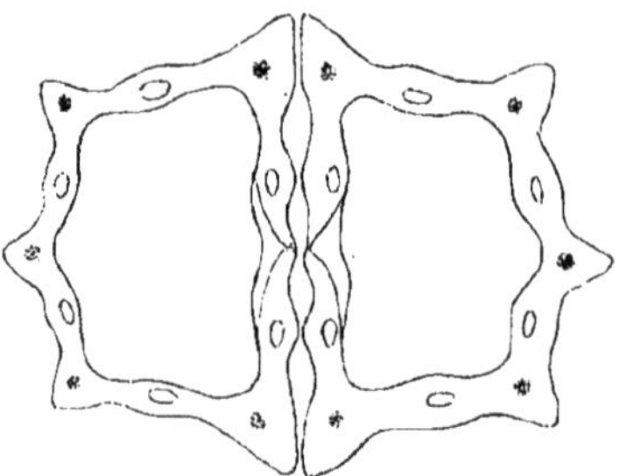

Fig. 827. — Section transversale d'un fruit d'Ombellifère (*Fenouil*).

présente une *face dorsale*, plus ou moins convexe et une face *commissurale* plane, concave ou ondulée, par laquelle il se joint à l'autre carpelle. La face dorsale porte cinq côtes plus ou moins saillantes appelées *côtes primaires*. De ces cinq côtes, deux sont généralement placées sur les bords du méricarpe ; ce sont les *côtes marginales (cm)* : (fig. 828) ; les autres placées sur sa partie convexe sont appelées *côtes dorsales (cd)*. Les côtes marginales sont généralement plus développées que les côtes dorsales, et sont parfois prolongées en ailes membraneuses. Les trois côtes dorsales sont placées à peu près à égale distance l'une de l'autre ; les deux côtes latérales sont, au contraire, plus éloignées des premières, et rapprochées des côtes correspondantes de l'autre méricarpe avec lesquelles elles s'unissent parfois en côtes marginales doubles qui se séparent à la maturité. Toutes les côtes primaires

[1] *Arch. der Pharm.*, [3] XXVIII, 541, 1890.

sont sillonnées par un faisceau fibro-vasculaire (*ff.v*) plus ou moins volumineux ; elles sont séparées l'une de l'autre par des sillons appelés *vallécules* (*v*) au milieu desquels peuvent apparaître d'autres côtes qu'on appelle *côtes secondaires* (*cs*) (fig. 828). Celles-ci quoique souvent aussi proéminentes, et même plus développées que les côtes primaires, ne contiennent pas de faisceau fibro-vasculaire.

Dans le fond des vallécules on observe des lignes brunes correspondant aux canaux longitudinaux appelés *bandelettes*, qui contiennent l'oléorésine et sont localisés dans le mésocarpe. Sur la face commissurale on distingue les restes de la columelle et de chaque côté une ou plusieurs bandelettes. En dessous du péricarpe on découvre la graine constituée par un spermoderme offrant parfois une structure particulière, et par un albumen huileux plus ou moins développé, et variable dans sa forme.

Si on examine dans son ensemble la structure anatomique d'un fruit d'ombelli-

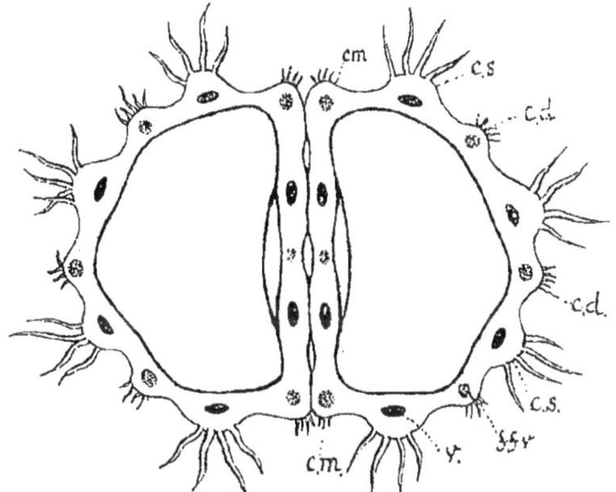

Fig. 828. — Fruit de Cumin.
Section transversale.

fère, on y distingue très nettement les différentes couches qui constituent le fruit et la graine, et qui offrent les particularités suivantes (fig. 829) :

L'épicarpe (*c*) est formé d'une rangée de cellules tabulaires dont les parois minces sur toute la face commissurale sont légèrement renforcées sur la face dorsale : vues de face, ces cellules sont polygonales ; le plus souvent glabre, l'épicarpe porte parfois des poils tecteurs, unicellulaires, coniques, munis de parois épaisses et tuberculeuses (*Anis, Cumin*) : il est généralement garni de stomates, entourés par 3 ou 4 cellules n'offrant rien de bien régulier dans leur forme ni dans leur direction.

Le mésocarpe (*m*) est formé d'un tissu de cellules polyédriques, irrégulières, souvent allongées dans la direction tangentielle : beaucoup de ces cellules (*sp*) se distinguent par les épaississements spiralés qui existent sur leurs parois (fig. 830) ; elles sont tantôt isolées, tantôt réunies en groupes assez volumineux (*Fenouil*), tantôt en lames plus ou moins épaisses et continues (*Œthuse*). Les cellules présentant cette particularité se groupent généralement autour des faisceaux fibro-vasculaires. Parfois le tissu du mésocarpe se lignifie dans une certaine étendue et forme une gaine fibreuse à peu près continue (*Coriandre*). C'est dans cette partie du fruit que sont localisés les *canaux sécréteurs* ou *bandelettes*. Ces canaux sécréteurs des fruits d'Ombellifères sont plus ou moins larges : ils sont le plus souvent ovales (*Fenouil, Angélique*), parfois arrondis (*Phellandrie*) ou triangulaires (*Cumin*). Ils sont généralement solitaires, et placés au-dessous des vallécules qui séparent les côtes; par conséquent, leur nombre est à peu près constant sur la face dorsale et s'élève à quatre ; la face commissurale ne présente en général que deux canaux qui sont placés symétriquement de chaque côté du raphé. Cette disposition de l'appareil sécréteur constante dans le *cumin*, la *phellandrie*, l'*aneth*, le *carvi*, le *persil*, la *ciguë vireuse*, est quelque peu différente dans l'*anis*, l'*angélique*, la *coriandre*. Dans le dernier de ces fruits (fig. 839) les canaux sécréteurs ont disparu sur toute la face dorsale et sont localisés au nombre de deux seulement sur la face commissurale. Dans le

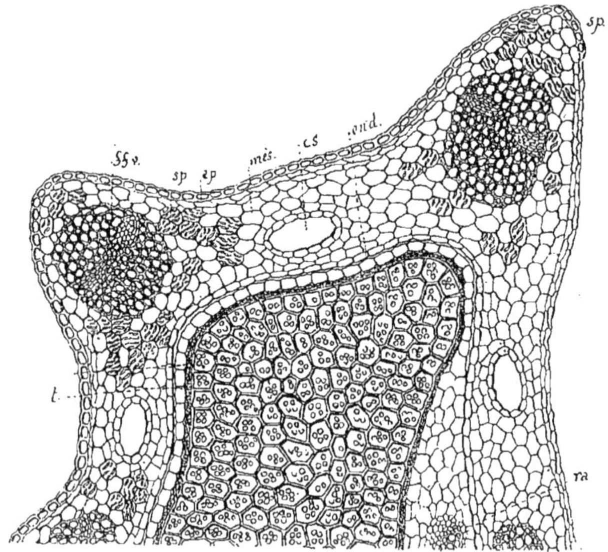

Fig. 829. — Fruit de Fenouil.

Structure microscopique.

ep. épicarpe. — *més*, mésocarpe. — *end*, endocarpe. — *sp*, cellules spiralées. — *ffv*, faisceau fibro-vasculaire. *cs*, canal sécréteur. — *t*, enveloppe de la graine. — *ra*, raphé.

fruit de la *Grande Ciguë* arrivé à maturité (fig. 861), les canaux sécréteurs ont complètement disparu et sont remplacés par des cellules sécrétrices d'une forme toute spéciale. Au contraire, dans les fruits d'*angélique* et d'*anis* (fig. 853), ces canaux se multiplient considérablement; on en distingue 3 à 4 au-dessous de chaque vallécule ; très rapprochés les uns des autres, ils forment sur toute la périphérie du fruit une série à peu près continue. Sur une section transversale, les canaux sécréteurs apparaissent toujours limités par une rangée de cellules tabulaires aplaties, remplies d'une matière brune. Sur une section longitudinale (fig. 834), ils s'étendent de haut en bas du fruit : parfois cependant ils s'oblitèrent vers le sommet et la base et s'atténuent en pointe. Leur cavité longitudinale est rarement tout à fait continue ; le plus souvent on voit de distance en distance de minces cloisons transversales étendues entre les parois verticales. On distingue toujours nettement sur la coupe longitudinale de ces canaux les cellules qui constituent leurs parois propres et qui affectent une forme polygonale assez régulière.

Les bandelettes ne sont pas les seuls appareils sécréteurs du péricarpe. Fréquemment on observe de petits canaux sécréteurs au côté externe des faisceaux fibrovasculaires qui traversent les côtes primaires. Ces petits canaux sont la continuation de ceux du pédoncule et par conséquent de ceux de la tige. Signalé par M. Trécul dans un de ses mémoires, ce fait a été confirmé par M. Moynier de Villepoix [1], qui a même constaté l'existence de petits canaux analogues dans le carpophore et jusque dans le tissu lâche du raphé. Les faisceaux peuvent ne présenter qu'un canal sécréteur à leur sommet, mais ils peuvent aussi, d'après cet observateur, en posséder chacun deux ou trois, ou bien, comme dans la tige et la feuille, être accompagnés d'un canal supérieur et d'un canal inférieur. On peut donc admettre avec M. Moynier qu'il existe dans le fruit deux ordres d'organes sécréteurs, les bandelettes et les canaux qui sont en relation avec les faisceaux fibro-vasculaires. Leur mode de formation est absolument le même ; ils résultent d'un décollement de cellules qui tantôt restent simples, tantôt se divisent, les cellules de bordure étant toujours nettement spécialisées au point de vue physiologique, relativement au tissu ambiant.

L'endocarpe (en) est en général constitué par une seule rangée de cellules qui sont munies de parois minces et affectent dans leur forme et dans leur disposition une assez grande régularité (fig. 832). Si les dimensions de ces cellules varient notablement dans les différents fruits d'Ombellifères, leur forme et leur disposition restent à peu près constantes ; aussi le tissu résultant de leur réunion est-il facile à distinguer dans les poudres officinales fournies par ces fruits.

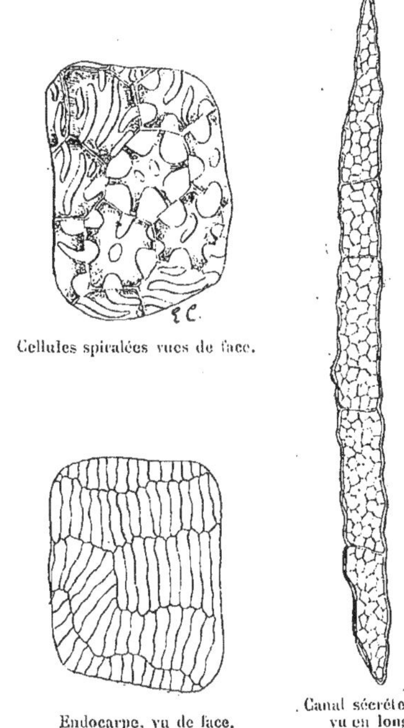

Cellules spiralées vues de face.

Endocarpe, vu de face.

Canal sécréteur, vu en long.

Fig. 830, 831, 832. — Fruit de Fenouil.

Le spermoderme (f) est en général formé d'une rangée de cellules tabulaires plus ou moins affaissées et colorées. Il conserve cette structure sur toute la partie convexe de la graine, mais sur sa face ventrale qui est concave, il se différencie nettement et constitue un massif parenchymateux plus ou moins développé, qui est traversé par le raphé. Vues de face les cellules du spermoderme sont polygonales,

[1] Moynier de Villepoix. *Recherches sur les canaux sécréteurs du fruit des Ombellifères* (*Ann. des sc. nat.*, 6e série, t. V, 348. — Thèse Écol. Pharm., Paris, 1878).

le plus souvent lisses, parfois striées (*Cumin*) ; elles sont souvent notablement épaissies sur leur paroi inférieure.

L'albumen (*a*) est formé d'un tissu de cellules polygonales qui sont munies de parois droites assez épaisses et contiennent de l'huile fixe, qui apparaît en gouttelettes plus ou moins grosses, et de l'aleurone qui affecte des formes variables.

Comme on le voit par cet exposé, les fruits d'Ombellifères utilisés en pharmacie présentent dans l'ensemble de leurs caractères extérieurs et anatomiques une assez grande ressemblance, et il faut un examen assez minutieux pour distinguer quelques-uns d'entre eux.

La présence ou l'absence des côtes secondaires, d'aiguillons, de poils ou de crénelures sur les côtes primaires ; la saillie plus ou moins proéminente et le prolongement en aile membraneuse de ces dernières côtes ; la forme orbiculaire, la compression dorsale ou latérale du fruit ; le nombre des canaux sécréteurs qui existent dans les vallécules constituent des éléments de détermination, que nous utiliserons pour décrire ces divers fruits et pour dresser le tableau suivant, qui résume leurs caractères distinctifs :

I. Méricarpes garnis de cinq côtes primaires et de quatre côtes secondaires.
    Fruit comprimé latéralement : côtes primaires armées d'aiguillons placés sur un rang ; côtes secondaires hérissées de soies . . . . **Carotte.**
    Fruit globuleux, dépourvu d'aiguillons : côtes primaires déprimées, flexueuses ; côtes secondaires plus saillantes, carénées . . . . **Coriandre.**
    Fruit oblong, un peu comprimé par le dos, à côtes garnies de poils . . . . **Cumin.**

II. Méricarpes pourvus seulement de côtes primaires.
    A. Fruit comprimé par le dos.
        1° Côtes marginales développées en aile membraneuse.
        Une bandelette dans chaque vallécule . . . . **Livèche.**
        Bandelettes nombreuses dans les vallécules. . . . . . **Angélique.**
        2° Bords du méricarpe en marge large formant une ceinture autour du fruit. . . . . **Aneth.**
    B. Fruit à section tranversale orbiculaire.
        1° Fruits pubescents.
        Méricarpes réunis entre eux, linéaires, oblongs ; deux bandelettes dans les vallécules. . . . . **Daucus de Crète.**
        Méricarpes isolés, ovoïdes oblongs ; une bandelette dans les vallécules, quelquefois deux ou trois. . . . . **Séséli.**
        2° Fruits glabres.
        Fruits oblongs ou obovales, verts, à odeur douce. . . . **Fenouil.**
        Fruits d'un brun rougeâtre, couronnés par les dents du calice, odeur peu agréable. . . . . **Phellandrie.**
    C. Fruits comprimés par le côté.
        1° Fruits à côtes filiformes.
        a. Fruits peu comprimés, pubescents : bandelettes nombreuses ; odeur anisée. . . . . **Anis.**
        b. Fruits glabres.

α. Fruits de 4 à 5 millimètres de long, à méricarpes séparés.

Fruits brunâtres, à côtes plus pâles : odeur et saveur de cumin . . . . **Carvi.**

Fruits verdâtres atténués au sommet, à côtes blanchâtres : odeur et saveur spéciales. . . . **Persil.**

β. Fruits très menus, à méricarpes soudés. . . . . . **Ammi.**

2° Fruits à côtes crénelées : pas de bandelettes ; odeur vireuse. . . . . **Grande Ciguë.**

FRUITS DE CAROTTE

Semences de Carotte ou de Daucus vulgaire.

DESCRIPTION. — Les fruits de la **Carotte** (*Daucus Carotta* L.) (fig. 833) sont ovales ou ellipsoïdes, comprimés latéralement, longs de 2 à 3 millimètres. Sur chaque méricarpe (fig. 834), on distingue des côtes primaires (*cp*) hérissées de soies, de poils et des côtes secondaires (*cs*) saillantes, disposées 2 sur le dos, et 2 sur les bords de la face commissurale. Ces côtes secondaires

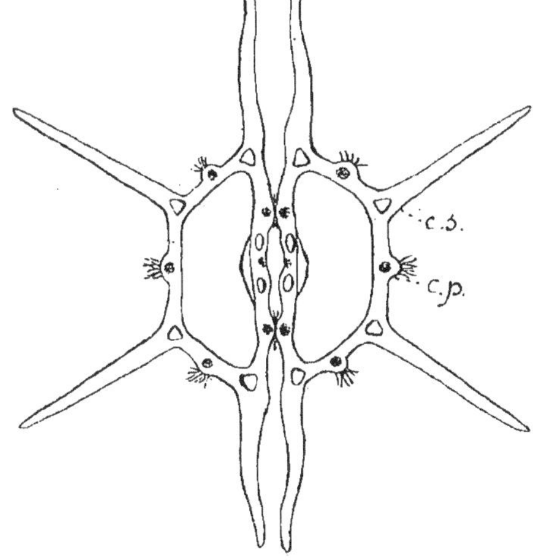

Fig. 834. — Fruit de carotte.
Section transversale.

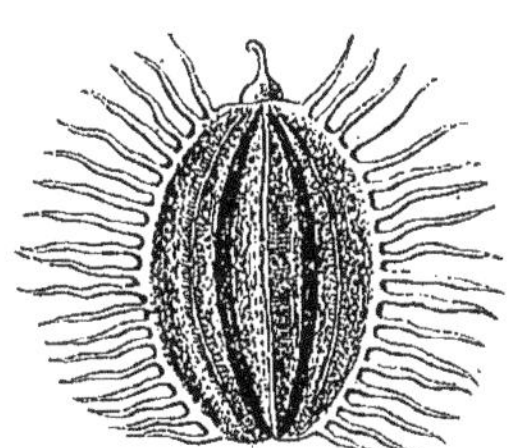

Fig. 833. — Fruit de carotte.

sont très proéminentes, découpées en une rangée d'aiguillons subulés. Chaque méricarpe présente six bandelettes, dont quatre sont localisées à la partie inférieure des côtes secondaires, et les deux autres sont symétriquement placées sur la face commissurale.

USAGES. — Les fruits de carotte sont employés comme carminatifs.

FRUITS DE CUMIN

ORIGINE. — Le **Cumin** (*Cuminum Cyminum* L.) est une plante annuelle originaire de la Haute Egypte, cultivée dans plusieurs parties de la région méditerranéenne et principalement en Sicile et à Malte. Il croît aussi en Chine et aux Etats-Unis.

DESCRIPTION. — Les deux méricarpes restent réunis après la dessiccation et constituent un fruit allongé (fig. 835), ovoïde, un peu comprimé latéralement, atténué aux deux bouts, long de 4 à 5 millimètres, large de 2 environ, couronné par les 5 divisions lancéolées et redressées du calice et par un style terminé par deux branches arrondies à leur extrémité. Sur chaque méricarpe on distingue (fig. 836) cinq côtes primaires et peu proéminentes,

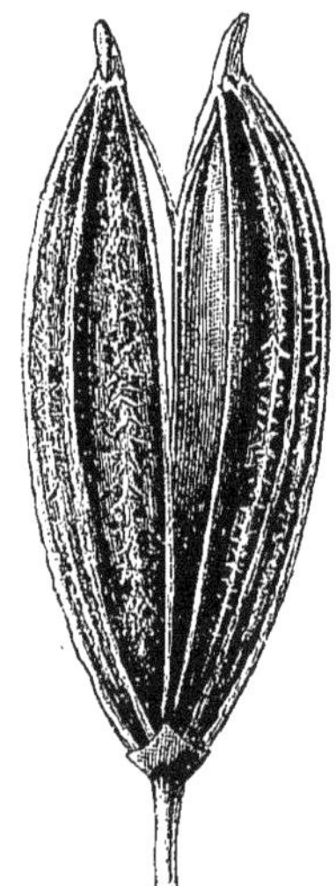

Fig. 835. — Fruit de Cumin.

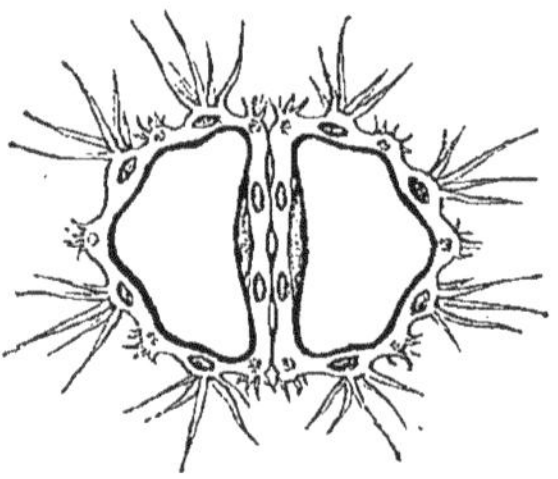

Fig. 836. — Fruit de Cumin.
Section transversale.

glabres ou plus souvent garnies de poils courts, et cinq côtes secondaires plus développées, plus saillantes et couvertes de poils rudes ou d'aiguillons qui contribuent à donner au fruit l'aspect pubescent et hérissé qui le distingue. Le Cumin a une odeur très forte et toute spéciale, et une saveur aromatique très prononcée.

La section transversale (fig. 836), de forme presque orbiculaire, présente en dessous de chaque côte secondaire un canal sécréteur très développé : chaque face commissurale porte deux de ces canaux, qui sont symétriquement placés par rapport au carpophore. Les poils des côtes primaires sont formés d'une seule cellule conique, à parois tuberculeuses. Les aiguillons des côtes secondaires sont constitués par plusieurs séries de cellules polygonales, allongées dans la direction du poil et recouvertes par une cuticule striée.

Composition chimique. — Le Cumin renferme de l'huile grasse, de la résine, de la gomme, de l'aleurone et de l'huile essentielle.

L'essence qui existe dans les fruits de Cumin, dans la proportion de 24 p. 1000, est d'un jaune pâle, limpide, d'odeur désagréable ; elle offre une réaction acide. Elle est constituée par un mélange de *cymol* ou *cymène* et de *cuminol* ou *cuminaldéhyde;* elle contient aussi un hydrure de carbone.

Usages. — Ce fruit est réputé carminatif, sudorifique et emménagogue. En Allemagne il est fréquemment employé comme condiment ;

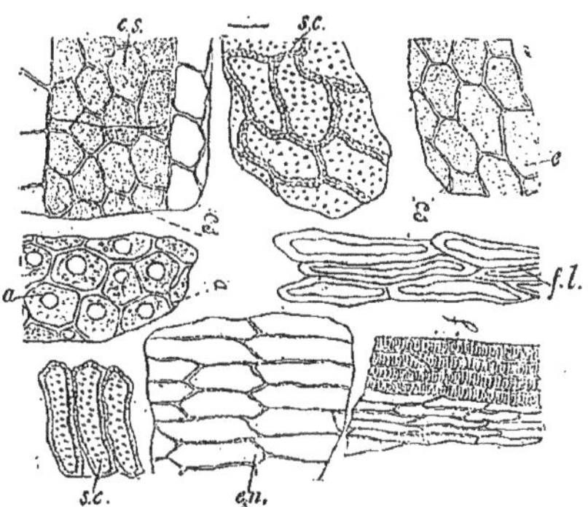

Fig. 837. — Poudre de Cumin.

é, épicarpe. — *sc*, cellules scléreuses. — *fl*, fibres ligneuses. — *cs*, canal sécréteur. — *en*, endocarpe. *a*. albumen.

en Russie il sert à préparer une liqueur digestive connue sous le nom de *Kummel*.

CORIANDRE

La **Coriandre** (*Coriandrum sativum* L.) est une plante qui croît spontanément en Italie et en Espagne et qui s'est naturalisée en France, notamment dans la Touraine et aux environs de Paris.

Description. — Son fruit est globuleux (fig. 838), vert d'abord, puis d'un brun clair, mesurant en moyenne 4 millimètres de diamètre. Il porte à son sommet les dents réfléchies du calice et les deux brânches du style filiforme. Il est formé de deux méricarpes étroitement unis et portant chacun 5 côtes primaires, déprimées, flexueuses et quatre côtes secondaires saillantes qui s'étendent de la base au sommet. Ce fruit quand il est frais possède une odeur désagréable qui devient aromatique et toute particulière quand il est desséché : cette odeur s'exalte notablement quand on contuse le fruit.

STRUCTURE ANATOMIQUE. — La section transversale (fig. 839), de forme

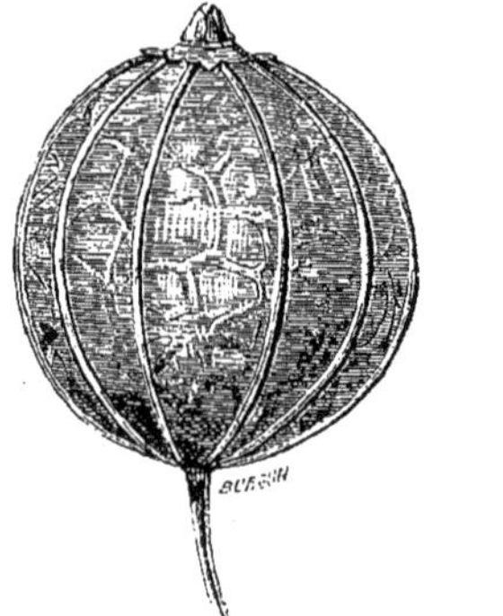

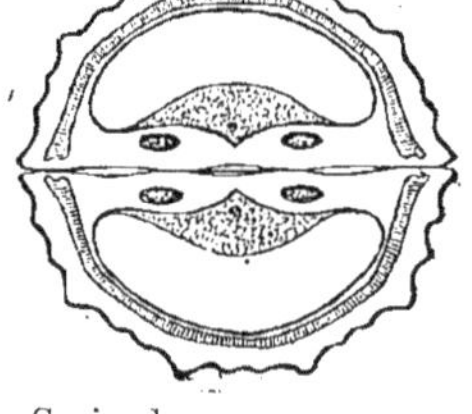

Fig. 838, 839. — Fruit de Coriandre.
Fruit entier.   Section transversale.

circulaire, est caractérisée par la présence dans le péricarpe d'une assise plus ou moins large de tissu lignifié, formé de cellules fibreuses à parois épaisses (fig. 840). La partie convexe de chaque méricarpe

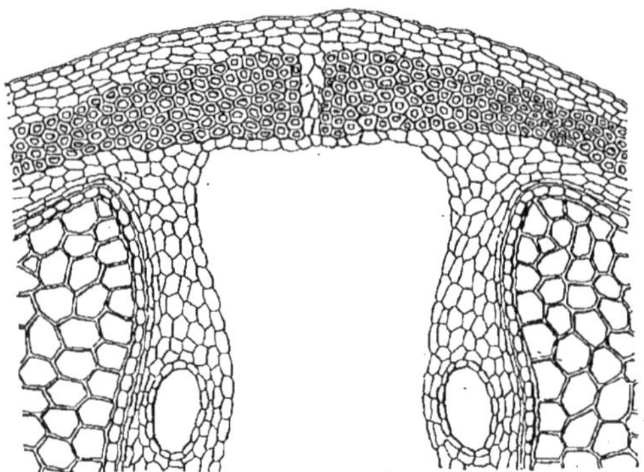

Fig. 840. — Fruit de Coriandre.
Structure anatomique.

est dépourvue de bandelettes ; la face commissurale présente seulement deux larges canaux sécréteurs. La graine est réniforme et présente sur le milieu de sa face concave une proéminence de chaque côté de laquelle sont symétriquement placés les deux canaux sécréteurs.

Composition chimique. — La Coriandre renferme environ 13 p. 100 le matières grasses et 0,60 à 1 p. 100 d'huile essentielle. Cette essence est d'un jaune pâle, assez aromatique; elle bout à 150°; au contact de l'iode elle donne du cymol.

Usages. — La drogue est employée comme carminative.

FRUITS D'ANGÉLIQUE

Le fruit de l'**Angélique** (*Angelica Archangelica* L.), blanchâtre après la dessiccation, est oblong, long de 7 millimètres, large de 5 millimètres, formé de deux méricarpes elliptiques fortement comprimés par le dos, et munis chacun de trois côtes dorsales assez épaisses et de deux côtes marginales prolongées en ailes membraneuses (fig. 841). Ce fruit a une odeur et une saveur aromatiques très agréables qui rappellent celles des tiges et des racines d'Angélique.

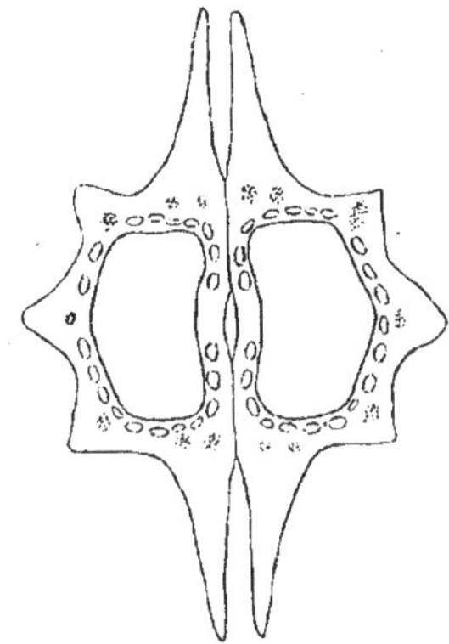

Fig. 841. — Fruit d'Angélique. Section transversale.

Structure anatomique. — La section transversale de ce fruit (fig. 841) a un contour ellipsoïde, rendu anguleux par les côtes : elle montre les deux méricarpes assez étroitement unis dans la partie moyenne de la face commissurale et écartés sur ses bords. Elle est surtout caractérisée par la présence d'un nombre très considérable de canaux sécréteurs localisés dans la partie interne du péricarpe et tout autour de la graine, qui est creusée en gouttière du côté interne.

Usages. — Le fruit d'Angélique s'emploie comme carminatif. Il entre dans la préparation de plusieurs liqueurs.

FRUIT DE PHELLANDRIE

Fenouil aquatique.

Origine. — La **Phellandrie** (*OEnanthe Phellandrium*, Lam., *Phellandrium aquaticum*, L.) croît dans les lieux humides, les étangs, les marais de l'Europe, de l'Asie centrale et septentrionale; on la rencontre fréquemment dans les tourbières de la Picardie.

Description. — Les fruits sont oblongs, luisants, glabres, d'un brun rougeâtre et mesurent 5 millimètres de longueur et 2 millimètres de largeur ; ils sont atténués vers leur partie supérieure, couronnée par les dents du calice qui sont petites, subulées, dressées. Les méricarpes restent ordinairement soudés l'un à l'autre et présentent chacun sur leur face dorsale des côtes obtuses qui sont séparées par des vallécules assez étroites (fig. 842). Ces

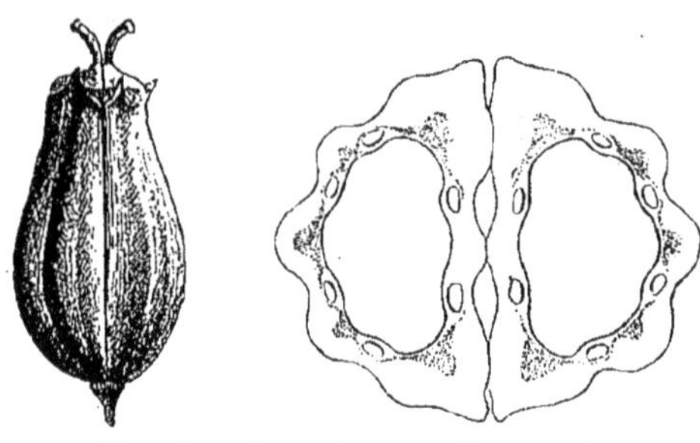

Fig. 842, 843. — Fruit de Phellandrie.
Aspect extérieur.   Section transversale.

fruits ont une saveur âcre et une odeur forte, aromatique, spéciale, désagréable qui s'exalte par la pulvérisation.

Structure anatomique. — Leur section transversale est orbiculaire (fig. 843). Les trois côtes dorsales sont arrondies, les deux côtes margi-

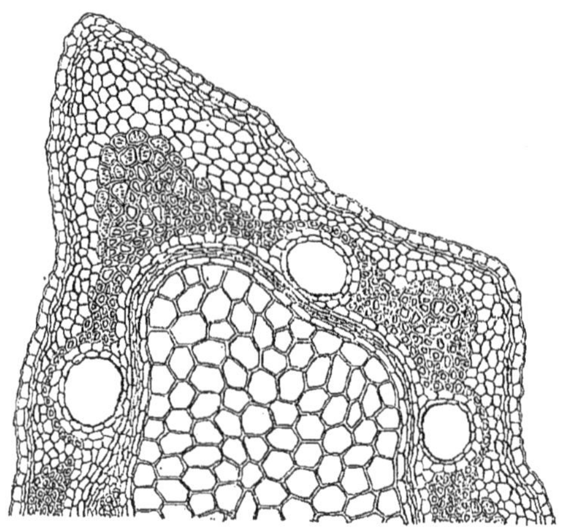

Fig. 844. — Fruit de Phellandrie.
Structure anatomique.

nales sont coniques et un peu plus développées. Le faisceau fibro-vasculaire qui existe dans chacune de ces côtes est assez développé et entouré par une couche assez épaisse de cellules spiralées (fig. 844). Les canaux sécréteurs larges sont au nombre de 6 ; quatre d'entre eux sont localisés dans les vallécules qui séparent les côtes ; les deux autres sont placés sur la face commissurale de chaque côté du raphé ; la graine est biconvexe.

Composition chimique. — Hétet a retiré de ces fruits un produit qu'il a désigné sous le nom de *Phellandrine* et auquel il attribue leurs propriétés actives. C'est une substance oléagineuse, neutre, d'une odeur forte, nauséabonde, légèrement éthérée, plus légère que l'eau dans laquelle elle se dissout très faiblement, soluble dans l'éther, l'alcool et les graisses.

Fronefield (*Amer. Journ. of. Pharm.*, 1860, p. 211) en a retiré éga-

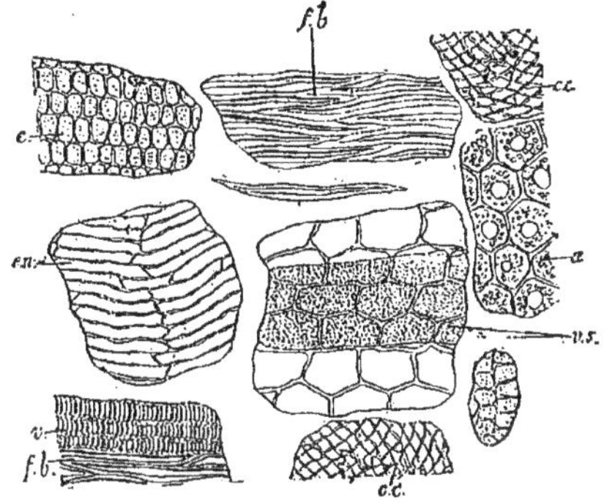

Fig. 845. — Poudre de Phellandrie.

c, épicarpe. — *fb*, fibres ligneuses. — *v*, vaisseaux. — *vs*, canal sécréteur. — *en*, endocarpe. — *a*, albumen.

lement un principe huileux jaune, alcalin, qu'il regarde comme de la *conicine* ou comme un alcaloïde s'en rapprochant beaucoup.

Usages. — On emploie ces fruits dans les affections catarrhales chroniques et pour diminuer la toux et l'expectoration des phtisiques.

FRUITS DE CARVI

Cumin des prés. — Anis des Vosges.

Origine. — Le **Carvi** est fourni par le *Carum Carvi* L. (*Bunium Carvi* Bieb.), plante bisannuelle qui croît dans les prairies et les terrains humides des régions tempérées de l'Europe. On la trouve aussi en Suède, en Finlande, en Russie, en Sibérie et en Espagne.

Description (fig. 846). — Le fruit du Carvi est ovoïde, comprimé latéralement, légèrement arqué, surmonté d'un stylopode conique et des deux branches du style réfléchies. Il mesure 5 millimètres de longueur et 4 millimètre de largeur. Il a un aspect corné et translucide. Les méricarpes d'ordinaire séparés l'un de l'autre sont marqués de cinq côtes pâles, moins larges que les sillons qui sont d'un brun foncé et luisants. Le Carvi est doué d'une odeur aromatique, qui rappelle celle du cumin et d'une saveur chaude piquante, qui se rapproche un peu de celle de l'anis.

STRUCTURE ANATOMIQUE. — La section transversale est à peu près pentagonale (fig. 847) ; chaque méricarpe présente six canaux sécréteurs assez larges, triangulaires ; deux de ces canaux sont placés sur la face commissurale qui est plane, les autres sont logés dans les sillons qui séparent les côtes. On observe en outre au sommet de chaque

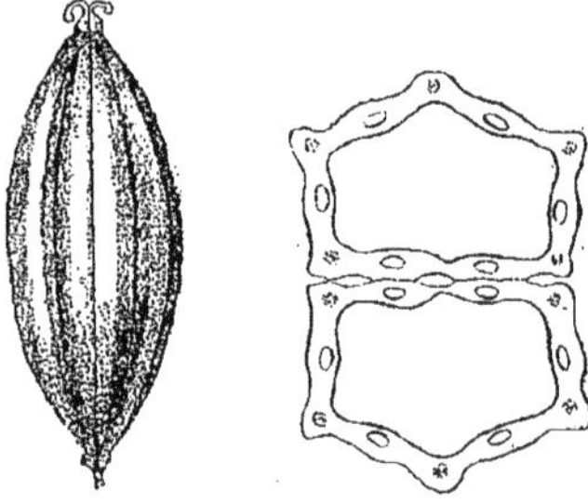

Fig. 846, 847. — Fruit de Carvi.

Aspect extérieur.   Section transversale.

faisceau fibro-vasculaire un petit canal sécréteur c' s' (fig. 848).

COMPOSITION CHIMIQUE. — Le Carvi doit ses propriétés à la présence d'une huile essentielle dont la proportion, variable entre 3 et 9 p. 100, est d'autant plus forte que la plante a poussé dans des lieux plus élevés.

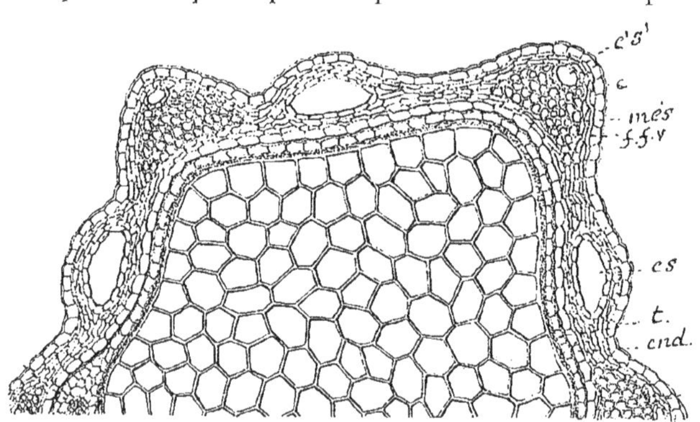

Fig. 848. — Fruit de Carvi.

Structure microscopique.

L'essence de Carvi est composée de deux essences; l'une est un carbure d'hydrogène, le *carvène* ; l'autre est oxygénée, le *carvol*. Ces deux essences, qui ont un point d'ébullition différent, peuvent être obtenues par des distillations fractionnées.

Traitée par la potasse, l'essence de Carvi produit un isomère du carvol que l'on a nommé *carvacrol*.

Usages. — Le carvi est employé en médecine comme aromatique stimulant et comme carminatif. Sa consommation comme épice et comme condiment est considérable dans l'Europe moyenne, où on le fait entrer dans le pain et dans les mets les plus divers, aussi bien que dans la préparation des liqueurs. Son essence est utilisée dans la parfumerie.

Aux Indes on utilise les fruits des *C. nigrum* et *C. gracile* Royle pour les mêmes usages.

FRUITS DE LIVÈCHE

Les fruits de la **Livèche** (*Levisticum officinale* Koch.) sont blanchâtres, oblongs, plus petits que ceux de l'angélique. Ils sont formés de deux méricarpes qui se séparent facilement, mesurant 5 millimètres de longueur, 3 millimètres de largeur, comprimés sur le dos, couronnés par le limbe oblitéré du calice. Chacun de ces méricarpes présente cinq côtes, dont deux marginales qui se prolongent en ailes membraneuses et trois dorsales qui sont moins proéminentes que dans l'angélique. Ces fruits possèdent une odeur légèrement térébinthacée, une saveur amère et résineuse.

Structure anatomique. — La section transversale est ellipsoïde, aplatie dans sa forme générale, anguleuse à la hauteur des côtes; le péricarpe présente sur la face dorsale 4 canaux sécréteurs, correspondant aux 4 vallécules et sur la face commissurale deux canaux placés symétriquement de chaque côté du carpophore. Cette disposition de l'appareil sécréteur permet de distinguer rapidement les fruits de Livèche de ceux d'Angélique, avec lesquels ils offrent une certaine ressemblance extérieure.

Usages. — Les fruits de Livèche sont employés comme emménagogues.

FRUITS D'ANETH

Description. — Les fruits d'**Aneth** (*Anethum graveolens* L.) se présentent dans les drogueries et les pharmacies en méricarpes généralement séparés, brunâtres, mesurant 4 à 5 millimètres de longueur sur 2 à 3 de largeur. Ces méricarpes sont ovales (fig. 849), comprimés sur

le dos, lisses et arrondis aux deux extrémités ; ils présentent trois
côtes dorsales fines, carénées, aiguës et deux côtes marginales étendues en aile mince jaunâtre. Les côtes sont d'une
couleur plus claire que le reste du méricarpe. Ces
fruits ont une odeur forte qui se rapproche de celle
du cumin; leur saveur est très aromatique.

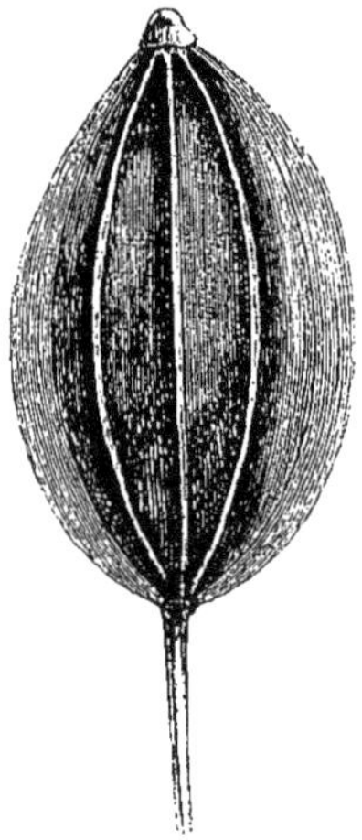

STRUCTURE ANATOMIQUE. — La section transversale
(fig. 850) est elliptique, apla-
tie ; les méricarpes peu adhérents n'ont que quelques points
de contact sur la face commissurale. Chacun de ces méricarpes présente 6 canaux sécréteurs : quatre d'entre eux
sont placés dans les vallécules
de la face dorsale et les deux
autres sur la face commissurale.

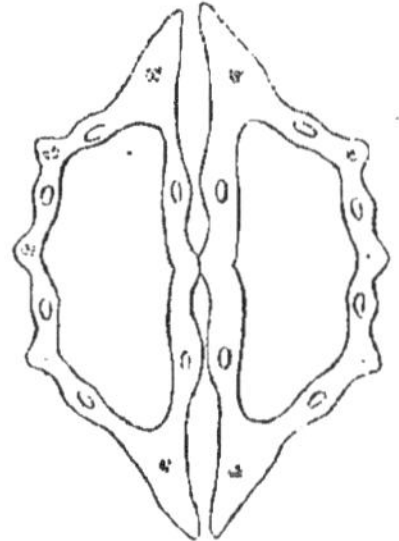

Fig. 850.
Fruit d'Aneth.
Section transversale.

COMPOSITION CHIMIQUE. — Ces
fruits renferment 3 p. 100

Fig. 849.
Fruit d'Aneth.

d'une essence hydrocarbonée, dont l'odeur rappelle un peu celle du
citron. Nieski en a retiré un autre hydrocarbure, bouillant à 155° et
une essence oxygénée, identique au Carvol.

USAGES. — Ils sont employés comme carminatifs, stimulants et
aromatiques. Dans certains pays ils servent à préparer une eau
distillée qui sert de véhicule aux potions. On les utilise aussi comme
condiments.

FRUITS D'ANIS VERT

ORIGINE. — L'**Anis vert** ou *Boucage anis, petit anis, anis d'Europe*
(*Pimpinella Anisum* L.), est une plante herbacée annuelle originaire de
l'Afrique et de l'Asie Mineure, et qui croît dans les bois humides de
l'Europe.

DESCRIPTION. — Ces fruits sont ovoïdes ou pyriformes (fig. 851),
élargis à la base, rétrécis au sommet, qui est couronné par un stylopode épais supportant deux styles réfléchis, mesurant à peu près
4 millimètres de longueur. Leur surface extérieure, de couleur vert
grisâtre uniforme, est hérissée d'une multitude de poils courts et rudes.

Les méricarpes, qui restent généralement soudés, portent chacun cinq côtes filiformes, à peine saillantes et égales entre elles (fig. 852). Ces fruits ont une saveur douce, très aromatique, toute spéciale; leur saveur est chaude, aromatique et sucrée.

CARACTÈRES ANATOMIQUES. — La section transversale du fruit d'Anis vert est orbiculaire (fig. 852); elle est caractérisée par la présence d'un nombre considérable de canaux sécréteurs qui sont disposés au nombre de trois ou quatre sous chaque vallécule, et tout autour de la graine.

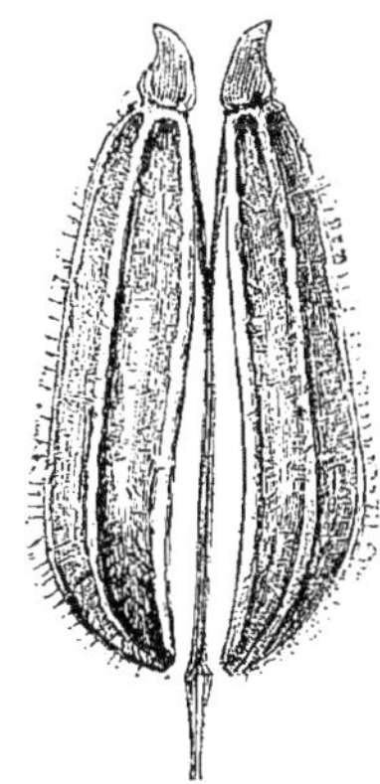

Fig. 851.
Fruit d'Anis vert.

Ces canaux sont irréguliers dans leurs dimensions. Les poils répartis sur toute la surface du fruit sont unicellulaires, coniques, tuberculeux. La graine, à contour réniforme, renferme de l'aleurone et de l'huile fixe.

COMPOSITION CHIMIQUE. — Les fruits d'Anis doivent leurs propriétés à une huile volatile, qui y entre dans la proportion de 2 p. 100. Cette essence est, suivant son âge, incolore ou jaunâtre et plus ou moins épaisse. A 10° elle se prend en une masse cristalline, dure, qui ne redevient fluide qu'à la température de 17 ou 18°. Par une longue exposition à l'air, elle perd cette propriété de passer de l'état liquide à l'état solide. Sa densité varie de 0,97 à 1,07; son odeur est très aromatique, forte, et rappelle celle des fruits. Cette essence, très soluble dans l'alcool, l'éther, les huiles fixes et essentielles, ne produit pas de vive réaction au contact de l'iode : avec l'acide sulfurique elle donne une liqueur qui se sépare en deux parties : l'une épaisse, d'un rouge sombre presque noir, l'autre fluide et claire.

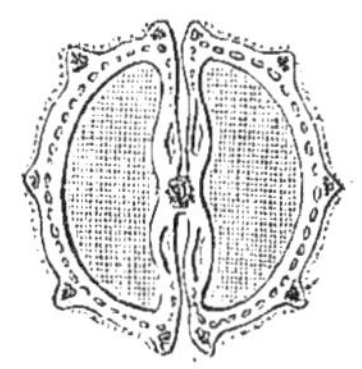

Fig. 852.
Fruit d'Anis vert.
Section transversale.

L'essence d'Anis est constituée par un mélange de deux hydrocarbures, l'un solide et l'autre liquide, qui ont la même composition et sont désignés tous deux sous le nom d'*anethol*. Le stéaroptène, qui cristallise en plaques blanches et brillantes, a une odeur faible plus agréable que celle de l'essence d'Anis brute. La proportion de stéaroptène peut varier du quart aux trois quarts dans l'essence d'Anis, suivant la manière dont celle-ci a été préparée et suivant qu'elle est plus ou moins récente. A ces variations de composition correspondent des écarts sensibles dans les points de solidification de l'essence. La

production de l'essence d'Anis vert est de beaucoup supérieure à celle
de l'*essence de badiane*. La maison Schimmel de Leipzig traite couram-
ment et journellement 7,000 kilogrammes de semences d'anis four-

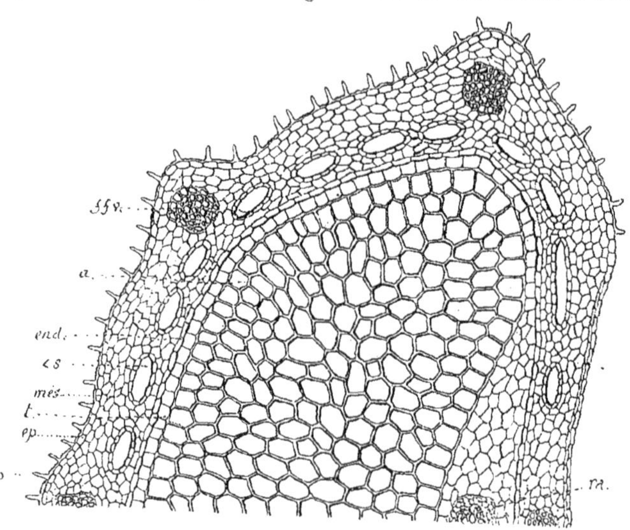

Fig. 853. — Fruit d'Anis vert.
Structure anatomique.

nissant 200 kilogrammes d'essence. La production annuelle de cette
seule maison atteint 42,000 kilo-
grammes.

DOSAGES. — L'Anis vert est
employé comme carminatif et
comme condiment, il entre dans
la préparation de l'*anisette* et des
liqueurs dites d'*absinthe*.

FALSIFICATIONS. — A plusieurs
reprises on a constaté dans les
fruits d'Anis la présence acci-
dentelle ou frauduleuse des fruits
de grande Ciguë.

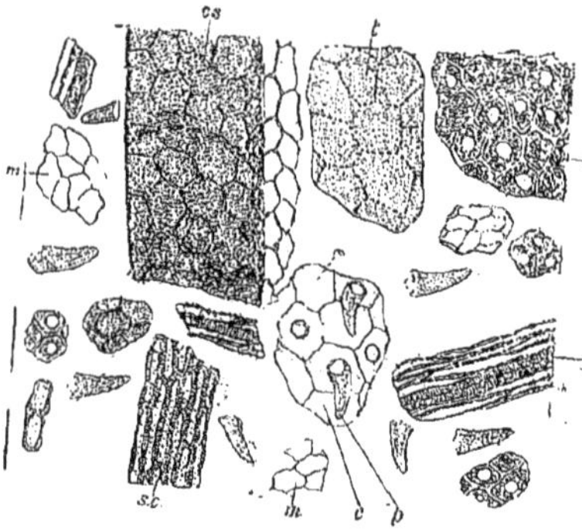

On substitue communément à
l'essence de *Pimpinella Anisum*
celle de l'Anis étoilé de Chine

Fig. 854. — Poudre de fruit d'Anis vert.

e, épicarpe. — p, poils tecteurs. — m, mésocarpe. —
fv, faisceau fibro-vasculaire. — sc, cellules scléreuses.
— t, enveloppe de la graine. — cs, canal sécréteur.
— a, albumen.

(*Illicium anisatum* Lour.), qui a la même valeur commerciale, et qui
est constituée aussi par un mélange d'anethol liquide et d'anethol

solide. Cette substitution tout à fait inoffensive n'aurait d'inconvénient qu'autant que l'Anis étoilé de Chine aurait été mélangé même avec de faibles proportions d'Anis étoilé du Japon (*Illicium religiosum* Lour.), qui possède des propriétés éminemment toxiques.

FRUITS DE DAUCUS DE CRÈTE

Le **Daucus de Crète** (*Athamantha Cretensis* L.) croît spontanément dans l'île de Crète et sur les montagnes de la région méditerranéenne, dans les Pyrénées et le département de la Drôme.

Description. — Les fruits, linéaires oblongs, longs de 4 millimètres, atténués au sommet couronné par les deux styles, se présentent dans les droguiers, généralement réunis en petites ombellules. Les méricarpes, intimement unis par leur face ventrale, sont couverts de poils étalés et présentent cinq côtes filiformes égales. Les fruits ont une odeur de panais qui se développe surtout quand on les froisse entre les doigts; leur saveur est chaude, un peu âcre.

Structure anatomique. — Sur la section transversale qui est orbiculaire, on observe un canal sécréteur dans chaque vallécule et quatre canaux sur chaque face commissurale.

Usages. — Les fruits de Daucus de Crète sont employés comme diaphorétiques, diurétiques et stimulants.

FRUITS DE SÉSÉLI

Séséli officinal. — Séséli de Marseille. — Fenouil tortu.

Le **Séséli officinal** (*Seseli tortuosum* L.) est une plante communément répandue dans les lieux incultes de la région méditerranéenne et notamment en Provence.

Description. — Ces fruits sont ovoïdes oblongs, souvent courbés, grisâtres, subpubescents, et mesurent 3 à 4 millimètres de longueur sur 1 à 2 millimètres de largeur; ils portent à leur sommet les cinq dents du calice et les deux branches stigmatiques. Les méricarpes, qui se séparent à la maturité, présentent trois côtes dorsales épaisses et carénées et deux côtes marginales un peu plus allongées. Ils ont une odeur forte quand on les pulvérise et une saveur aromatique mêlée d'une certaine âcreté.

Structure microscopique. — La section transversale des fruits de Séséli est presque orbiculaire. On distingue nettement dans chaque méricarpe un, deux ou rarement trois canaux sécréteurs; quatre d'entre eux sont localisés dans les vallécules de la face dorsale : les deux autres sont placés symétriquement sur la face commissurale.

Usages. — Le Séséli de Marseille est employé comme carminatif et emménagogue.

FRUITS DE FENOUIL
Fenouil doux et Fenouil vulgaire.

Origine. — Les fruits de **Fenouil** qu'on trouve en pharmacie et dans les drogueries sont fournis par deux formes du *Fœniculum capillaceum* Gilib. Les uns, communément employés en France sous le nom de **Fenouil doux**, sont donnés par le *F. dulce* DC. (*F. officinale* Mérat et de Lens) qui est cultivé dans le midi de la France, près de Nîmes, et en Italie. En Allemagne on utilise surtout les fruits de **Fenouil vulgaire** provenant du *F. vulgare* Gœrtn. (*F. officinale* Allioni) qui est communément cultivé dans plusieurs régions de l'Europe centrale et notamment dans la Saxe, le Wurtemberg et la Franconie.

Description. — Le **Fenouil doux**, appelé encore *Fenouil de Florence* (fig. 855), est oblong, linéaire, parfois ovoïde, droit ou légèrement arqué et renflé à l'extrémité, il mesure 10 à 12 millimètres de longueur et 3 à 4 millimètres d'épaisseur ; il est généralement pédonculé et porte à son sommet les cinq dents du calice et deux stylopodes. Les deux méricarpes ordinairement soudés sont glabres : ils présentent cinq côtes saillantes obtusément carénées, dont les deux marginales sont un peu plus développées que les autres. Les vallécules qui séparent ces côtes sont assez étroites. Vu en masse, le Fenouil a une coloration verdâtre pâle : il possède une odeur douce et suave, une saveur très aromatique et en même temps sucrée.

Le Fenouil doux varie notablement dans ses dimensions. La plante

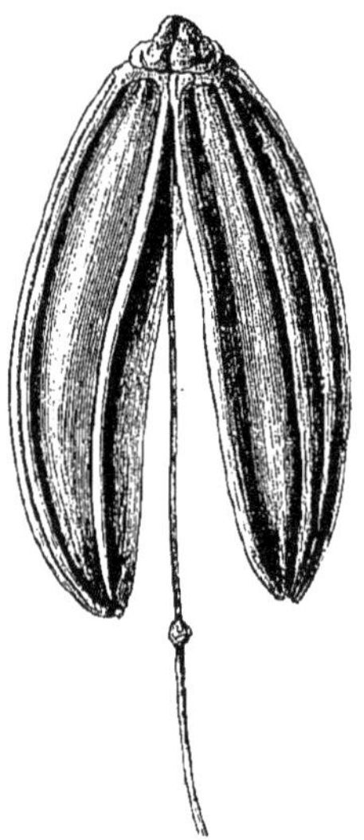

Fig. 855.
Fruit de Fenouil.

qui le produit peut vivre assez longtemps, mais donne des fruits qui d'année en année deviennent plus petits et ne peuvent au bout de quatre à cinq ans être distingués des fruits de Fenouil sauvage.

Le **Fenouil vulgaire**, appelé encore *Fenouil d'Allemagne*, *Fenouil de Saxe*, et qui est principalement récolté dans la Saxe, est ovoïde, oblong, droit ou courbé, surmonté de deux styles courts fortement épaissis à la base. Il mesure 4 millimètres de long et n'a guère plus de 2 millimètres d'épaisseur ; il est glabre et a une teinte générale d'un gris foncé. Vu en masse, il offre une teinte brun verdâtre, possède une saveur de menthe fortement aromatique et piquante et exhale quand on l'écrase une odeur de fenouil très prononcée.

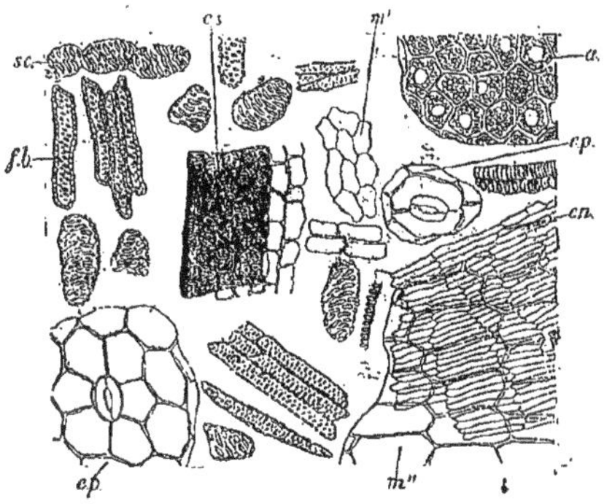

Fig. 856. — Poudre de Fenouil.

ep, épicarpe. — *es*, cellules scléreuses. — *fb*, libres ligneuses. — *mm*, cellules du mésocarpe. — *en*, endocarpe. *cs*, canal sécréteur. — *a*, albumen.

STRUCTURE ANATOMIQUE. — La section transversale du Fenouil doux est presque orbiculaire. Nous avons exposé en détail (page 254) les particularités anatomiques qui le distinguent : nous rappellerons seulement qu'il est caractérisé par l'abondance des cellules spiralées qui existent dans toute l'épaisseur de son péricarpe ; il présente six canaux sécréteurs très apparents ; deux sont symétriquement placés sur la face commissurale de chaque côté du raphé, les quatre autres sont logés dans les vallécules qui séparent les côtes.

COMPOSITION CHIMIQUE. — Le fenouil doux doit ses propriétés physiologiques à la présence d'une huile volatile qui y est renfermée dans la proportion de 3,5 p. 100. Cette essence est un mélange d'*anethol* ou *camphre d'Anis* avec des proportions variables d'un hydrocarbure isomère de l'essence de térébenthine. Wallach et Hartmann[1] ont constaté que les portions d'essence de fenouil qui distillent de 190 à 193° sont constituées par un isomère du camphre qu'ils ont appelé *fenol* ou *fenchol*.

L'essence de fenouil est incolore ou d'un jaune pâle ; elle est assez fluide et s'épaissit à la température de 5 à 10°. Son odeur rappelle celle des fruits, sa saveur est douce et très aromatique. Très soluble dans

---

[1] *Lieb. Ann. Chem.*, t. CCLIX, p. 324 à 331, 1890.

l'alcool et les huiles grasses, cette essence ne donne pas de réaction vive avec l'iode. Elle donne avec l'acide sulfurique une solution d'un jaune rouge qui, après addition de l'alcool, devient jaune et complètement claire.

Usages. — Le Fenouil est employé comme carminatif et entre dans la préparation d'un certain nombre de liqueurs de table.

A côté du *Fenouil doux* et du *Fenouil vulgaire* on trouve dans le commerce de la droguerie deux autres variétés de fruits, connus sous les noms de *Fenouil sauvage* ou *amer* et de *Fenouil indien*. La première variété est recueillie dans le sud de la France, où la plante croît à l'état sauvage ; les fruits sont plus petits que le Fenouil d'Allemagne, garnis de côtes moins proéminentes, et paraissent, à la maturité, un peu écailleux au niveau des sillons et de la commissure.

Le *Fenouil indien* ressemble au fenouil doux, il est seulement moins long et plus droit ; il est fourni par le *F. Panmorium* DC. qui n'est qu'une variété du *F. vulgare* Gœrtn.

AMMI OFFICINAL

Origine. — L'origine botanique des fruits d'**Ammi officinal** n'est pas très nettement déterminée. Plusieurs auteurs s'accordent cependant pour la rapporter au *Ptychotis fœniculifolia* DC. (*Sison Ammi* L.).

Une certaine quantité de ces fruits paraît aussi devoir être attribuée au *P. verticillata* DC. Quant à l'Ajowan qu'on a donné aussi pour le véritable Ammi, il est fourni par le *P. Coptica* DC. (*P. Ajowan* DC. — *Ammi Copticum* L. — *Carum Copticum* Benth.) qui est cultivé en Égypte, en Perse et surtout dans l'Inde.

Description. — L'Ammi officinal se distingue par sa petitesse et sa saveur aromatique, en même temps âcre et mordicante. Il est ovoïde, glabre, comprimé latéralement et offre quelque ressemblance avec le fruit du Persil ; il s'en distingue toutefois par ses dimensions plus petites, par la teinte plus claire de sa surface et par sa faible odeur âcre, qui ne devient pas térébinthacée comme celle du Persil quand il est écrasé entre les doigts. Les méricarpes généralement unis ont une teinte gris jaunâtre et présentent chacune cinq côtes saillantes et blanchâtres.

Quant aux fruits d'Ajowan, ils varient beaucoup dans leur taille et leur forme ; les plus gros ressemblent aux fruits du Persil par leur aspect et leur poids ; ils sont d'un brun grisâtre, renflés et très rugueux à la surface ; ils ont une odeur de thym assez prononcée.

Structure microscopique. — La section transversale d'un méricarpe d'Ammi ou d'Ajowan est réniforme ; la partie convexe embrasse environ les 3/4 d'un cercle. Le péricarpe présente sur sa face dorsale quatre canaux sécréteurs assez larges, deux autres canaux sont localisés sur la face commissurale.

Composition chimique. — En distillant avec de l'eau les fruits d'Ajowan, on en retire 5 à 6 p. 100 d'une huile essentielle à odeur aromatique agréable. Des recherches faites par Stenhouse, Haines et Muller il résulte que cette essence est constituée par un mélange de *thymol* et de *cymène*.

Usages. — L'Ammi est employé comme carminatif. L'Ajowan est un des condiments les plus populaires de l'Inde.

Substitutions. — On substitue parfois à l'Ammi officinal les fruits de l'*Ammi majus* L. et ceux du *Sison Amomum*. Les premiers sont à peine aromatiques quand on les écrase, plus petits que l'Ammi officinal, cylindriques ou tétragones ; d'un brun jaunâtre ou rougeâtre. Les seconds, aussi gros que les fruits de Persil, ont leurs méricarpes séparés, un peu recourbés et acuminés au sommet. Leur surface extérieure offre une teinte brune ; leur saveur est dépourvue d'âcreté.

Nous mentionnerons ici l'*Ammi Visnaga* L., plante annuelle du midi de l'Europe et du nord de l'Afrique, dont les fruits sont utilisés par les Fellahs comme émétiques et purgatifs, sous le nom d'*El Viellah*. Ces fruits sont plus courts que ceux de l'*A. majus;* ils sont arrondis à la base, un peu atténués au sommet. Par leur forme extérieure, ils ressemblent à l'Ammi officinal, mais ils s'en distinguent par leur couleur brun noirâtre sur laquelle se détachent des côtes primaires de couleur blanchâtre. M. Malosse[1] qui a fait une étude approfondie de ces fruits et en a retiré du *visnagol*, une huile fine et plusieurs corps cristallisés distincts l'un de l'autre au point de vue chimique, et qu'il désigne sous le nom de *visnagine*. Le docteur Hassan Pacha Mahmoud, professeur de chimie à l'école de médecine du Caire, a retiré (1887) de ces fruits un glucoside cristallisé la *Kelline*, dont l'action se rapproche de celle des poisons narcotiques.

FRUITS DE PERSIL

Description. — Les fruits du **Persil** (*Petroselinum sativum* Hoff.) sont ovales, subdidymes, comprimés latéralement, élargis à la base,

____

[1] Th. Malosse. *Sur l'Ammi Visnaga*. Thèse de Ph. Faculté de Bordeaux, 1881.

amincis au sommet (fig. 857) qui est couronné par les stylopodes et les
deux styles réfléchis ; ils ont 2 à 3 millimètres de longueur ; leur largeur peut atteindre 2 millimètres dans un sens et moitié seulement
dans le sens opposé. Les méricarpes, ordinairement unis, portent chacun cinq côtes filiformes égales, de couleur claire, dont la teinte
blanche se détache nettement sur le fond vert du fruit.

Les fruits de Persil ont une odeur et une saveur spéciale fortement aromatiques.

Structure microscopique. — La section transversale est pentagonale
(fig. 858). Les canaux sécréteurs sont très larges, fortement aplatis de
dehors en dedans. Quatre de ces canaux sont localisés sur la face dorsale

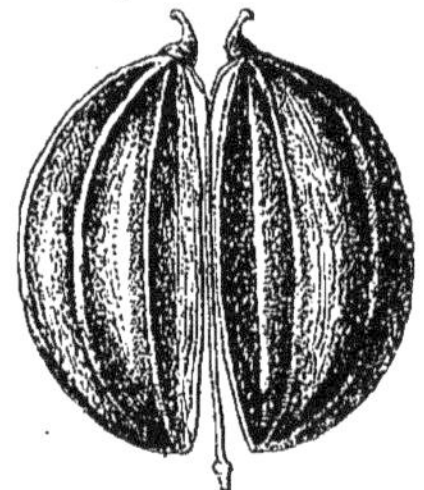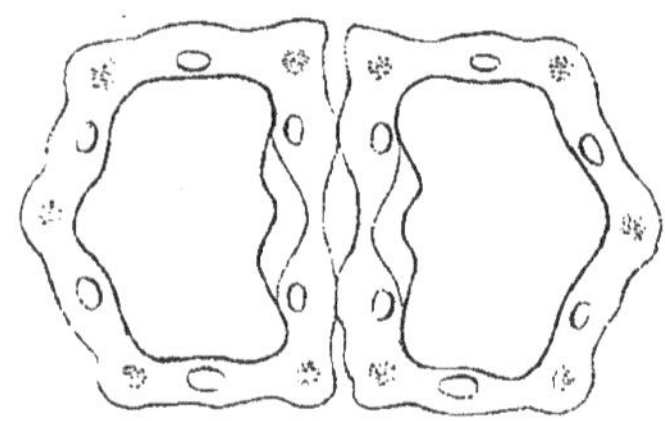

Fig. 857, 858. — Fruit de Persil.

Aspect extérieur.   Section transversale.

de chaque méricarpe ; deux autres sont placés sur sa face commissurale.

Composition chimique. — Les fruits de Persil contiennent une huile
essentielle, une matière grasse incristallisable, du tanin, une matière
colorante jaune et un principe particulier, l'*apiol*, qui a été obtenu à
l'état pur par von Gerichten.

L'*apiol*, encore nommé *camphre de Persil*, cristallise en aiguilles fines ;
il est insoluble dans l'eau, soluble dans l'alcool et l'éther : il fond à
30° et bout vers 300. Traité par l'acide nitrique, il se convertit en acide
oxalique ; chauffé avec la potasse alcoolique, il donne un composé cristallin isolé par MM. Ciacimian et Silber sous le nom d'*isapiol!* insoluble
dans l'eau, soluble dans l'alcool, l'éther, la benzine. L'apiol pur ne
doit pas être confondu avec le produit liquide retiré du Persil sous le
même nom par MM. Joret et Homolle ; ce dernier est un mélange d'huile
essentielle, d'apiine, de résine et d'apiol pur.

L'essence de Persil est constituée par un mélange d'un corps oxygéné cristallisable avec un terpène possédant une forte odeur de persil.

Usages. — Les fruits du Persil sont utilisés comme carminatifs et diurétiques. L'apiol qu'on en retire est fréquemment employé à petites doses comme un léger excitant du système nerveux. A la dose de 30 à 40 centigrammes par jour, répétée pendant quatre ou cinq jours, c'est un emménagogue précieux, qui est employé avec succès pour régulariser la menstruation.

FRUITS DE GRANDE CIGUË

Les fruits de **Grande Ciguë** (*Conium maculatum* L.) sont largement ovoïdes (fig. 859), comprimés latéralement; ils ont en moyenne 3 millimètres de longueur et à peu près autant de largeur : leur surface extérieure offre une teinte gris verdâtre. Leurs méricarpes, en général, soudés et couronnés par les stylopodes comprimés de haut en bas et les styles légèrement infléchis, présentent chacun

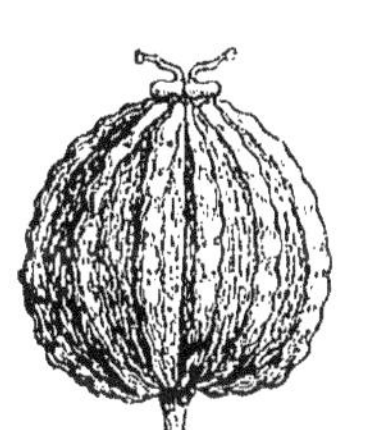
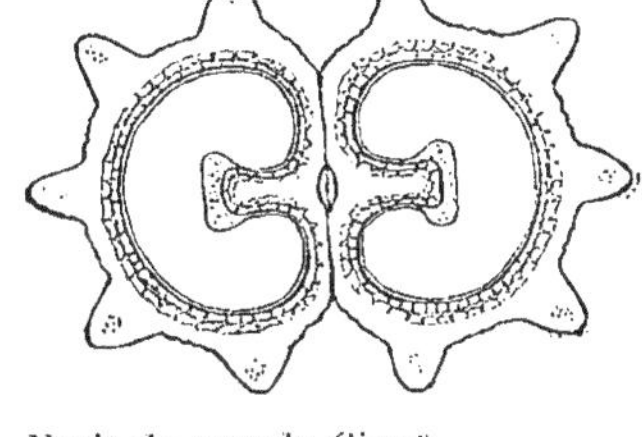

Fig. 859, 860. — Fruit de grande Ciguë.

Aspect extérieur.   Section transversale.

cinq côtes égales, saillantes, nettement caractérisées par leurs crénelures; ces fruits ont une odeur nauséeuse qui rappelle celle de la plante entière.

STRUCTURE MICROSCOPIQUE. — Quand ils sont arrivés à maturité, et tels qu'on les trouve dans les pharmacies, ils présentent une structure toute particulière (fig. 860-861). L'absence de canaux sécréteurs les distingue nettement de tous les autres fruits d'Ombellifères que nous venons de décrire. La section transversale présente : un épicarpe (*e*) formé d'une rangée de petites cellules à parois faiblement épaissies sur toute la face convexe : un mésocarpe (*m*) formé de cellules polyédriques, aplaties et munies de parois minces ; un faisceau fibro-vasculaire assez développé se présente dans l'épaisseur de chaque côte ; en dessous du mésocarpe on observe deux couches de cellules tout à fait caractéristiques : la plus extérieure (*sc*) est formée d'une rangée de cellules allongées dans la direction tangentielle, munies de parois

colorées et notablement épaissies sur leurs faces interne et latérales ;
la couche interne représentant l'endocarpe (*end*) est formée également
d'une seule rangée de cellules cubiques allongées radialement, moins
grandes que les cellules de la couche extérieure et dont les parois
colorées en brun, minces sur les faces latérales, s'épaississent notablement sur les faces interne et externe. C'est dans ces cellules de l'endocarpe que se trouve localisé le principe actif des fruits de Ciguë. —
Au-dessous de l'endocarpe on découvre l'enveloppe de la graine (*t*)
formée d'une rangée de petites cellules rectangulaires à parois légère-

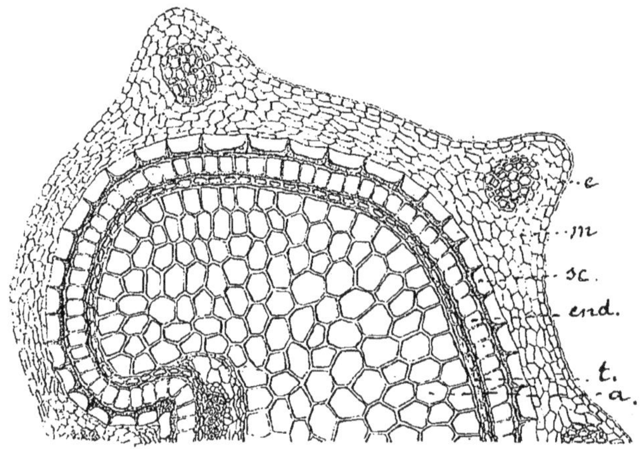

Fig. 861. — Fruit de grande Ciguë.
Structure anatomique.

ment épaissies; puis vient l'albumen (*a*) dont les cellules polygonales
sont remplies d'aleurone et de matière grasse.

Les fruits de Ciguë, à leur maturité complète, ne présentent donc,
comme on le voit, aucune trace des *vittæ* dont la présence est si constante
et si caractéristique dans les fruits d'Ombellifères ; mais dans le fruit
vert, on peut, comme l'a montré M. Moynier de Villepoix, observer, sur
des coupes très minces, une ceinture complète de canaux sécréteurs
autour de l'albumen. Ces canaux sont séparés de l'albumen par les
deux assises quadrangulaires caractéristiques que nous venons de
décrire et par deux ou trois rangées de cellules du mésocarpe. Il existe
en outre un canal à résine en dehors et en face de chacun des faisceaux
qui parcourent les côtes primaires : mais les uns et les autres s'oblitèrent peu à peu à mesure que le fruit mûrit et ont disparu complètement quand il est arrivé à maturité.

Composition chimique. — Les fruits de Ciguë renferment : 1° *une huile essentielle* qui y existe en faibles proportions et qui n'est pas toxique ; 2° de la *conine, conicine* ou *cicutine ;* 3° de la *conhydrine ;* 4° du *conylène.*

La *conine* ou *cicutine* est un alcaloïde liquide, oléagineux, incolore, d'une odeur désagréable et pénétrante, de saveur âcre, bouillant à 169°. Elle répand à la température ordinaire des vapeurs qui, au contact d'une baguette imprégnée d'acide chlorhydrique, se condensent en fumées blanches et épaisses. Au contact de l'air, elle prend une coloration brune et se résinifie. Elle est très soluble dans l'alcool, l'éther, la benzine ; elle forme avec les acides des sels cristallisés parmi lesquels le plus employé en thérapeutique est le *bromhydrate de cicutine*. En transformant la conicine en *congrine*, qui régénère de la conicine, Hoffman[1] a établi nettement le rapport qui existe entre cette base et la série pyridique.

La *conhydrine* est un alcaloïde oxygéné, solide, volatil, assez soluble dans l'eau, plus soluble dans l'alcool et l'éther. Soumise à l'action de l'acide phosphorique, elle se déshydrate et produit trois bases analogues à la cicutine et qui ont été désignées par Hoffmann sous les noms de α. β. γ. *conicéine.*

Le *conylène* est un hydrocarbure non toxique, que Wertheim a séparé de la cicutine et de la conhydrine.

La proportion de conine varie notablement suivant l'état de maturité du fruit. Elle existe aussi dans les feuilles fraîches : mais elle a disparu dans les feuilles soumises à la dessiccation.

Merck[2] a retiré des semences de Ciguë un nouvel alcaloïde, qui cristallise en aiguilles solubles dans l'alcool, l'éther, le chloroforme. Ladenburg[3] considère cet alcaloïde comme un isomère de la conhydrine et lui a donné le nom de *Pseudo-conhydrine.*

Usages. — La Ciguë a été préconisée dans le traitement de plusieurs maladies et notamment contre le cancer, la scrofule, les ulcères atoniques, les névralgies. On lui substitue souvent le *bromhydrate de cicutine*, qui est employé en injections hypodermiques ne dépassant pas 1 à 2 centigrammes par 24 heures, ou sous forme de sirop, de granules à la dose de 2 à 4 centigrammes.

[1] *Comptes rendus*, t. XCVIII, 1884, p. 1235.

[2] F. Merck. *Rapport annuel*, mars 1891, p. 14.

[3] Ladenburg et Adam. *Berichte des Deutsch. Chem. Gesells*, 1891, p. 167.

FRUIT DE CIGUË VIREUSE

DESCRIPTION. — Le fruit de **Ciguë vireuse** (*Cicuta virosa* L.) est largement ovoïde, presque orbiculaire, ou un peu plus large que long, parfois subdidyme, comprimé perpendiculairement à la cloison, et

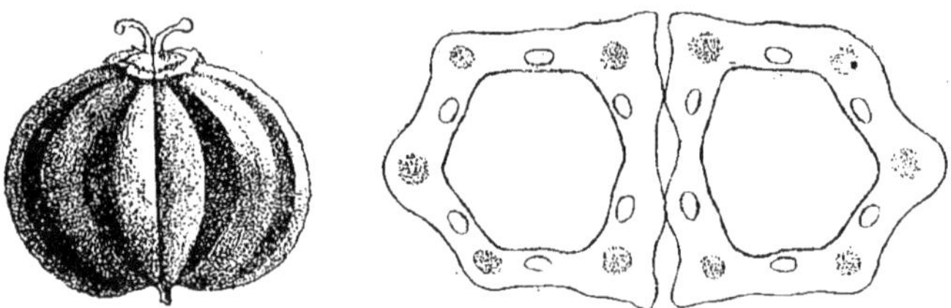

Fig. 862, 863. — Fruit de Ciguë vireuse.

Aspect extérieur.   Section transversale.

elliptique transversalement. Il est plus ou moins resserré au niveau de la commissure et couronné à son sommet par les deux stylopodes déprimés et les deux styles infléchis. Les méricarpes ordinairement unis présentent cinq côtes épaisses, obtuses, blanchâtres.

STRUCTURE MICROSCOPIQUE. — La section transversale du fruit de Ciguë

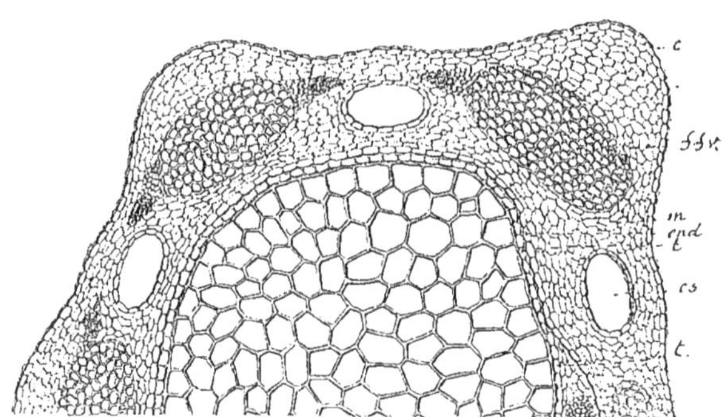

Fig. 864. — Fruit de Ciguë vireuse.

Structure anatomique.

vireuse est pentagonale, allongée (fig. 863). Le péricarpe est assez épais; les cinq côtes arrondies, peu proéminentes, sont traversées par un faisceau fibro-vasculaire, très volumineux, de forme ovale, allongé tangentiellement, et souvent limité de chaque côté par un petit massif fibro-libérien. Les canaux sécréteurs, ovales ou arrondis, sont très larges, remplis d'un suc jaune brun : ils occupent presque toute la largeur des vallécules qui sont très étroites. Quatre de ces canaux sont localisés sur la face convexe, deux autres sont placés sur la face commissurale. On observe en outre quelques larmes résineuses jaunâtres sur divers points du parenchyme qui constitue le mésocarpe, principalement vers la périphérie. La graine est presque arrondie ou parfois anguleuse, à face plane ou légèrement convexe.

COMPOSITION CHIMIQUE. — Les fruits de Ciguë vireuse renferment une essence analogue à celle du Cumin et une substance qui a été isolée à l'état impur par Trojanows, qui l'a désignée sous le nom de *Cicutoxine*. C'est à ce principe que les fruits de la *Ciguë aquatique* doivent leurs effets toxiques, analogues à ceux de la *coriarine* et de la *picrotoxine*.

USAGES. — Actuellement inusités, ces fruits ont été appliqués autrefois aux mêmes usages que ceux de la grande Ciguë.

FRUITS DE PETITE CIGUË

Les fruits de la **Petite Ciguë** (*Æthusa Cynapium* L.) sont courts, globuleux, glabres, amincis à la base, élargis au sommet qui porte les deux stylopodes déprimés et les styles réfléchis. Les méricarpes déprimés sur le dos, généralement réunis, portent cinq côtes très proéminentes triangulaires, dont les deux marginales sont un peu allongées (fig. 864). Ces côtes sont élargies à leur base et séparées par des vallécules très étroites. Quand on les froisse entre les doigts, les fruits de petite Ciguë exhalent une odeur désagréable, mais légère qui n'a rien de comparable avec l'odeur fortement vireuse de la grande Ciguë.

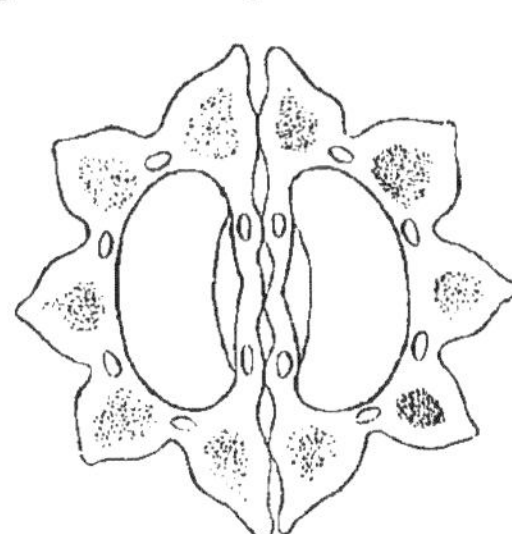

Fig. 865.
Fruit de petite Ciguë.
Section transversale.

STRUCTURE ANATOMIQUE. — La section transversale de ces fruits est orbiculaire (fig. 865) avec un contour rendu très sinueux par le grand développement des côtes. Chacune de celles-ci est sillonnée par un faisceau fibro-vasculaire très développé, pyriforme, qui occupe presque toute son épaisseur et qui est entouré par une ou deux rangées de cellules spiralées très apparentes. Cette couche spéciale forme une

gaine à peu près continue dans la partie interne du péricarpe. Les
canaux sécréteurs sont au nombre de six : quatre d'entre eux sont
localisés dans les étroites vallécules qui séparent les côtes primaires.
Les deux autres sont placés sur la face commissurale (fig. 866).

Composition chimique. — D'après Vicinus, l'Æthuse contiendrait un
principe, la *cynapine*, que Walz et Bernhart décrivent comme un

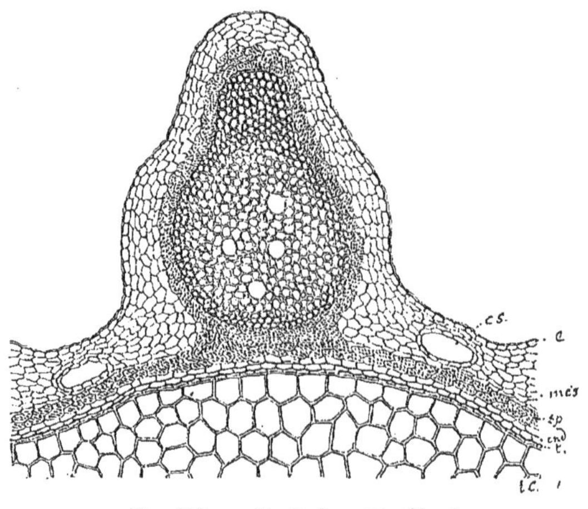

Fig. 866. — Fruit de petite Ciguë.
Structure anatomique.

alcaloïde volatil, jaune, d'une odeur de poisson pourri. C'est à ce
corps que devraient être attribuées les propriétés toxiques assignées
à cette plante par quelques auteurs.

GOMMES-RÉSINES DES OMBELLIFÈRES

La plupart des parties que nous venons de décrire et qui constituent les principaux médicaments que le groupe des Ombellifères fournit à l'art de guérir
doivent leurs propriétés physiologiques à l'huile essentielle qu'ils contiennent. A
côté de ces plantes, cette vaste famille si intéressante au point de vue de la matière
médicale renferme un certain nombre d'espèces chez lesquelles les canaux sécréteurs, tout en conservant la même forme et la même localisation, sécrètent des
produits plus complexes désignés sous le nom de gommes-résines. L'activité de
l'appareil sécréteur est parfois tellement grande dans ces espèces que le suc sécrété
est assez abondant pour se répandre à la surface des organes et s'y concréter en
larmes plus ou moins grosses, qui peuvent être utilisées directement comme
médicaments à la place du tissu tout entier.

Ce groupe de médicaments comprend l'Asa fœtida, la Gomme ammoniaque, le Sagapenum, le Galbanum et l'Opopanax.

Les Ombellifères qui donnent ces produits gommo-résineux sont localisées dans une région bien limitée, qui comprend pour les unes la région aralo-caspienne, pour les autres la Perse, le voisinage de l'Himalaya, dans la région de Cachemire. Elles se rapportent à des genres extrêmement voisins (*Ferula, Dorema*).

Le suc gommo-résineux des Ombellifères est le plus souvent obtenu par des incisions pratiquées surtout au sommet des racines ou à la partie inférieure des tiges. Au moment où il s'écoule de ces incisions, il se présente sous l'aspect d'un liquide blanchâtre, mais sous l'influence de l'air et de la lumière il ne tarde pas à s'épaissir et à changer de couleur, prenant une teinte jaunâtre, ou brune plus ou moins foncée, parfois rougeâtre. Cette altération de couleur est peu profonde, presque superficielle, comme on peut s'en convaincre facilement en brisant des larmes d'Asa fœtida ou de Gomme ammoniaque ; on observe que presque toute la substance interne est d'un blanc plus ou moins laiteux au-dessous d'une couche extérieure très peu épaisse et d'une teinte différente et spéciale pour chacune de ces deux gommes-résines.

Les gommes-résines d'Ombellifères sont formées par un mélange de gomme et de résine avec une proportion plus ou moins considérable d'huile essentielle, dont l'odeur variable avec chacune d'elles est toujours très marquée ; aromatique dans le galbanum et la gomme ammoniaque, moins agréable dans le sagapenum, cette odeur est fortement alliacée dans l'asa fœtida. Avec les différences de coloration qui sont constantes pour chacune de ces gommes-résines, l'odeur donne des caractères suffisants pour les distinguer facilement l'une de l'autre.

Ces caractères peuvent être ainsi résumés :

I. SUBSTANCE D'ODEUR PLUS OU MOINS ALLIACÉE.

Larmes isolées ou réunies en masses irrégulières, blanches intérieurement, rougeâtres extérieurement, odeur très fortement alliacée . . . . Asa fœtida.

Masses composées de larmes agglutinées, d'une teinte brune mais non rougeâtre : odeur à la fois aromatique et alliacée . . . . Sagapenum.

II. SUBSTANCE D'ODEUR AROMATIQUE NON ALLIACÉE.

Larmes tantôt isolées, tantôt agglomérées, d'un blanc laiteux intérieurement, d'un jaune brunâtre extérieurement . . . . Gomme ammoniaque.

Larmes isolées ou réunies en masses d'un blanc jaunâtre et non laiteux à l'intérieur, prenant une coloration nettement violette au contact de l'acide nitrique. . . . . Galbanum.

Grosses larmes, friables à la surface, et offrant une couleur rouge brun mat . . . . Opopanax.

ASA FŒTIDA

ORIGINE. — L'**Asa fœtida** est produit par plusieurs espèces d'Ombellifères se rattachant au groupe des *Ferula*, et dont la plus importante, celle qui fournit la plus grande proportion de gomme-résine, a été parfaitement décrite par Kæmpfer [1] en 1687, sous le nom de *Ferula asa fœtida Disgunensis.*

C'est le *Scorodosma fœtidum* Bunge (*Ferula Asa fœtida* L.). Cette plante croit sur les terrains cailloureux situés entre le golfe Persique et la région aralo-caspienne, depuis le sud-ouest de la Perse dans les provinces du Laristan et du Farsistan jusque vers la région inférieure et moyenne du Sir-Daria dans le Khoraçan. Elle a été découverte en 1844 par Lehmann sur les collines de la chaîne de Karatagh, au sud-est de Samarkand, et observée en 1858 et 1859 par Bunge dans les environs de Hérat. Elle a été parfaitement décrite en 1860 par Borczczow [2], botaniste russe, qui la recueillit entre la mer Caspienne et la mer d'Aral.

Une autre espèce à laquelle on attribue l'origine d'une partie de l'Asa fœtida du commerce et notamment de celui qui arrive par la voie des Indes, est le *Narthex Asa fœtida* qui fut découvert par Falconer en 1838 dans la vallée d'Astor, au nord de Kashmir.

A côté de ces plantes nous mentionnerons le *Ferula alliacea* Boiss. (*F. Asa fœtida* Boiss. et Buhse. *Peucedanum alliaceum* H.Bn.), plante qui croît abondamment en Perse et qui dégage, surtout au soleil, une forte odeur d'asa fœtida. M. Baillon, se basant sur la présence constante des fruits de *P. alliaceum* parmi ceux de la plante à l'asa fœtida qui arrivent de Perse, n'hésite pas à considérer cette espèce comme une des sources de l'asa fœtida qui existe actuellement dans le commerce de la droguerie.

Cette plante a été retrouvée tout récemment dans les parages où l'avait rencontrée Falconer, par le Dr Aitchinson (1894) qui établit que les gens de cette région ne récoltent pas d'asa fœtida sur cette plante, mais utilisent seulement ses feuilles et sommités fleuries en guise de légume.

Quant au *F. Jaeschkeana* Vtke qui dans la *flore de l'Inde anglaise* est donné comme synonyme du *F. fœtidissima* Royle, et qui est très abondant près de Srinuggur dans le Cachemire, M. Holmes [3] croit pouvoir affirmer, d'après les renseignements qui lui ont été fournis par le Dr Aitchinson, que son suc à odeur de céleri ne ressemble en rien à celui des Férules à Asa fœtida.

Récolte. — D'après les renseignements fournis par les voyageurs

[1] Kæmpfer. — *Amœnitates exoticæ,* 1712, p. 542.

[2] Borczczow. — *Die Pharmaceutisch-Wichtigen Ferulaceen der Aralo-Caspischen Wüste* (Mém. de l'Acad. des sc. de Saint-Pétersbourg, 1860).

[3] Holmes. *Pharmac. Journal,* 18 août 1894.

qui ont exploré les régions où l'on recueille l'asa fœtida, la méthode suivie actuellement pour l'extraction et la récolte de cette gomme-résine ne diffère pas sensiblement de celle qui a été observée par Kæmpfer dans les environs de Disgun et si bien décrite par lui.

Les ouvriers chargés de faire cette récolte se rendent en troupe dans les montagnes où la plante abonde, vers la mi-avril, au moment où ses feuilles, commençant à pâlir, vont bientôt se dessécher ; ils creusent d'abord la terre qui environne la racine et découvrent celle-ci avec un hoyau ; ils enlèvent les pétioles des feuilles en les tortillant avec la main, puis débarrassent le collet des fibres qui y sont attachées. La racine ainsi dénudée est entourée de terre, puis recouverte de feuilles et d'herbes maintenues avec une pierre, pour la garantir contre l'ardeur des rayons solaires. Au bout de quarante jours, c'est-à-dire vers la fin de mai, les ouvriers reviennent munis d'un couteau bien aiguisé pour inciser la racine, d'une spatule en fer pour enlever son suc, d'un vase et d'une corbeille où ils déposent et rassemblent la gomme-résine. Les racines, débarrassées de la terre qui les entourait, sont coupées transversalement à leur sommet : deux jours après, on recueille le suc qui s'est écoulé de l'incision, puis on recouvre celle-ci avec de l'herbe pour l'abriter du soleil. Au bout de quarante-huit heures, on recueille le suc qui s'est écoulé de nouveau ; puis après avoir écarté la terre, on enlève une mince tranche de la racine : cette opération est renouvelée une troisième fois. Le suc provenant de cette première récolte est désigné sous le nom de *Sjür* : c'est le moins estimé ; on l'a fréquemment additionné de sable ou d'argile dans le but de lui donner une consistance solide. Les racines, abandonnées pendant dix jours, sont au bout de ce temps incisées à trois reprises par les ouvriers qui en retirent par les mêmes procédés un suc plus épais, et plus estimé, sous le nom de *Pispaos*. Après avoir recueilli le produit de la troisième incision, les ouvriers abandonnent une seconde fois les racines, pendant trois jours seulement, après lesquels ils les soumettent à un troisième traitement, qui les épuise à peu près complètement de toute leur matière gommo-résineuse.

D'après M. Bellew, qui a assisté en 1857 à la récolte de l'asa fœtida dans les environs de Kandahar, la quantité de produit obtenue varie notablement avec la grosseur des racines ; si quelques-unes n'en fournissent guère que 15 grammes, d'autres peuvent en donner jusqu'à 1 kilogramme.

L'asa fœtida arrive actuellement de Perse en Europe soit par la mer Caspienne, Astrakan et Nijni-Novgorod, soit par la voie de Bombay. Une petite quantité passe en Égypte par la mer Rouge.

Description. — L'asa fœtida existe dans les droguiers sous deux formes distinctes dénommées sous les noms d'*Asa fœtida en larmes* et d'*Asa fœtida en masses.*

L'Asa fœtida en larmes qui constitue la meilleure sorte et qui est assez rare dans le commerce se présente en larmes inégales, aplaties, arrondies ou ovales et en grains irréguliers dont la grosseur varie depuis celle d'un pois jusqu'à celle d'une noix. Extérieurement il est jaunâtre ou rouge brun : sa cassure conchoïdale blanchâtre, translucide avec des points brillants à la lumière, passe au bout de quelques heures au rose pourpre. Soumises à l'action de la chaleur, les larmes d'asa fœtida se ramollissent et adhèrent les unes aux autres : mais par le refroidissement elles deviennent cassantes et se laissent facilement pulvériser. Quand on les examine au microscope elles paraissent formées uniquement de granules très fins ; quand on les calcine, elles ne laissent qu'un faible résidu.

L'Asa fœtida en masses est beaucoup plus communément répandu ; il se présente en masses d'un volume variable, de forme irrégulière, rougeâtres, formées de larmes opaques, blanches ou jaunâtres, agglutinées et réunies par une substance brun rougeâtre, d'une consistance plus ou moins solide. Il contient des débris de tige, des fruits et un peu de sable.

A côté de ces deux sortes commerciales on en trouve dans la droguerie une autre désignée sous le nom d'**Asa fœtida en sorte** ou **pierreux**. C'est une drogue très impure, gris rougeâtre, ayant à l'extérieur à peu près la même teinte qu'à l'intérieur : elle ne change pas sensiblement de couleur quand on l'expose à l'air. Cet asa est assez lourd, formé de quelques larmes réunies par de la gomme-résine molle et contient beaucoup de graviers ; il fait effervescence avec les acides.

Parfois l'asa est importé sous forme de masses fluides ayant la consistance du miel et une apparence pure. Cette sorte paraît répondre à la drogue laiteuse recueillie dans la première phase de la récolte et qui a été désignée par Kæmpfer sous le nom de *Sjür.*

L'asa fœtida a une odeur alliacée persistante et une saveur amère, âcre et alliacée.

Triturées dans l'eau pendant quelque temps, les larmes se diluent facilement et donnent une émulsion blanche.

Au contact de l'acide nitrique à 1,2, elles prennent rapidement une belle coloration verte, qui rappelle celle de la malachite.

Composition chimique. — L'asa fœtida a été analysé par un grand nombre de chimistes, parmi lesquels nous citerons Geoffroy, Tromsdorff, Thompson, Pelletier et Brandes. D'après Pelletier, cette drogue contient : huile essentielle 3,60 ; — résine 65 ; — gomme soluble dans l'eau 19,44 ; — gomme insoluble 11,66.

L'huile essentielle est d'un jaune clair, limpide, d'une odeur repoussante et très pénétrante d'asa fœtida; d'une saveur d'abord douce puis irritante. Au contact de l'air, elle s'acidifie, change d'odeur et dégage de l'hydrogène sulfuré. Elle ne produit pas sur la peau d'action vive comparable à celle de l'essence de moutarde. Elle a été l'objet d'une étude approfondie de la part de M. Hlasiwetz, qui la considère comme un sulfure d'allyle. En traitant cette essence par les agents oxydants, Flückiger en a retiré de l'acide oxalique et des acides de la série grasse, supérieurs à l'acide valérianique. — Son étude chimique a été reprise dans ces derniers temps par Semmler [2].

La résine, incomplètement soluble dans l'éther et le chloroforme, renferme d'après Hlasiwetz et Barth (1866), de l'*acide férulaïque*. Cette résine, préalablement débarrassée de la gomme qui l'accompagnait, donne avec la potasse en fusion une certaine quantité de *résorcine* et, par distillation, une essence verte, violette ou rouge mélangée d'*ombelliférone*. La gomme soluble d'asa fœtida, traitée par l'acide azotique à chaud, donne de l'acide mucique et un peu d'acide oxalique.

FALSIFICATIONS. — L'asa fœtida est souvent mélangé de *gommes*, de *résines de qualité inférieure*, de *sable*, de *gypse*, de *farine* et d'autres *substances inertes*.

A la drogue pure on a parfois substitué un mélange fait de toutes pièces avec de la *poix blanche*, du *suc d'ail* et un peu d'*asa*. — En traitant ce mélange par l'alcool à 70°, filtrant la liqueur, et l'additionnant d'une solution d'acétate de cuivre on obtient un précipité bleu verdâtre qui révèle la présence de la poix blanche. Dans les mêmes conditions l'asa pur ne donne qu'un précipité blanc sale.

USAGES. — L'asa fœtida est utilisé en médecine comme antispasmodique, antihystérique, emménagogue et vermifuge. Les Hindous en font une grande consommation comme assaisonnement, en guise d'ail. En Perse on utilise aussi comme aliment les feuilles du *Scorodosma fœtidum*.

---

[1] Hlasiwetz. — *Observations chimiques sur l'asa fœtida*. — *J. de Ph. et de Ch.*, 3e série, t. XIX, p. 452, juin 1851.

[2] *Berichte der deutsch. Chem. Gesellsch*, 1891, p. 78.

GOMME AMMONIAQUE

ORIGINE. — La **Gomme ammoniaque** est fournie par le *Dorema Ammoniacum* Don. (*Diserneston gummiferum* Jaubert et Spach), (fig. 867), dont l'aspect est tout différent de celui des *Ferula*. Cette plante est abondamment répandue dans les régions sablonneuses de la Perse australe, vers Yezdicast et entre Meier et Kulmechab : on la trouve aussi dans l'orient de la Perse jusqu'au désert du sud de la mer d'Aral et de Sir Daria.

Le *D. Aucheri* Boiss., qui a été trouvé en Perse par Aucher-Eloy en 1830, et par Buhse en 1850, fournit aussi une gomme ammoniaque de très bonne qualité, mais qui est assez rare dans le commerce.

RÉCOLTE. — La tige du *D. Ammoniacum* renferme du suc laiteux en si grande quantité que celui-ci peut s'écouler par la plus légère piqûre. D'après Flückiger et Hanbury, des scarabées en perçant la tige, en grand nombre, déterminent l'exsudation du suc, dont les gouttes se dessèchent rapidement, restent en partie adhérentes à la tige ou tombent sur le sol. Les larmes recueillies vers la fin de juillet sont expédiées à Ispahan ou vers les côtes.

D'après M. Borczezow, les jeunes racines de trois à quatre ans sont très riches en suc qui, sous l'influence de la chaleur persistante du sol, s'écoule naturellement en grosses gouttes à travers les crevasses du collet, et

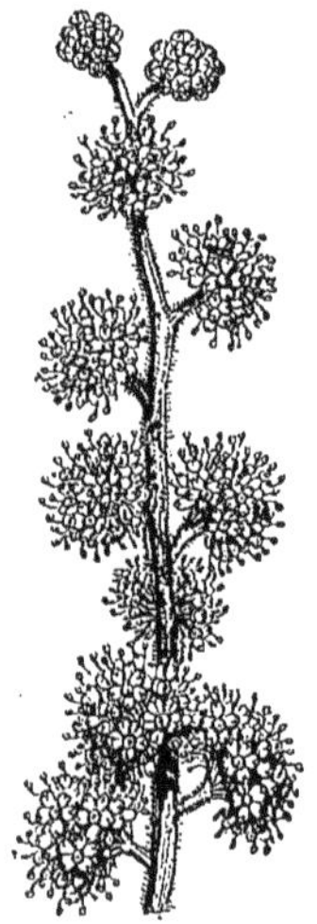

Fig. 867.
*Dorema
Ammoniacum.*

se répandent sur le sable environnant. En se solidifiant, ce suc forme des agglomérations de larmes plus ou moins volumineuses ou des masses d'un gris brunâtre.

La tige, principalement à l'aisselle des branches qui portent les fleurs et à la base des ombelles, laisse exsuder des larmes de gomme-résine, qui sont plus ou moins arrondies, de grosseur très variable et constituent la sorte commerciale la plus estimée.

DESCRIPTION. — La gomme ammoniaque existe dans le commerce sous deux formes différentes, en larmes et en masses.

Les larmes arrondies ou globuleuses varient de grosseur depuis celle d'un pois jusqu'à celle d'une noix. Ces larmes, dures à la température ordinaire, sont à l'intérieur d'un blanc laiteux opalin et à l'extérieur d'un jaune pâle crémeux qui à la longue passe au brun cannelle. Leur cassure est cireuse, translucide sur les angles ; elles se colorent en jaune avec le temps et sous l'influence de l'air et de la lumière. Triturée avec de l'eau, la gomme ammoniaque donne une émulsion qui présente au microscope des corpuscules mobiles et des particules globuleuses ou lenticulaires de résine. — Soumise à l'action d'une faible chaleur, elle se ramollit. A côté de grains isolés on trouve souvent dans cette sorte commerciale des larmes agglutinées entre elles.

Gomme ammoniaque en masses. — Cette sorte se présente en masses considérables, jaunâtres, parsemées d'un grand nombre de larmes blanches et opaques, qui sont reliées entre elles par une masse d'un jaune brun plus ou moins abondante. Elle est moins pure que la sorte précédente et renferme souvent des débris de tige, des fruits, du sable et des impuretés diverses.

La gomme ammoniaque a une saveur amère, âcre, nauséeuse et une odeur particulière, caractéristique, non alliacée, qui s'exalte par la chaleur.

Elle se colore en jaune par la potasse caustique et prend avec les hypochlorites alcalins une teinte jaune orangé.

Composition chimique. — D'après l'analyse de Braconnot, la gomme ammoniaque renferme : résine 70, gomme soluble 18,40, bassorine 4,40, huile volatile, eau et perte 7,20.

L'huile volatile, douée d'une odeur qui rappelle celle de la drogue, est un peu plus légère que l'eau. Flückiger a constaté qu'elle ne contient pas de soufre.

La résine est rouge ; d'après Przeciszewski, elle se décompose en deux résines, l'une acide, l'autre indifférente. Au contact de la potasse elle donne de la résorcine. Cette résine ne donne pas d'ombelliférone, comme celle de l'Asa fœtida.

Commerce. — La gomme ammoniaque est apportée du golfe Persique, par la voie de Bombay, à Londres, parfois aussi à Bordeaux : elle arrive en caisses de 50 à 100 kilogrammes ou dans des sacs de peaux.

Usages. — Cette gomme-résine est employée comme stimulante et expectorante en émulsion ou en pilules, à la dose de 50 centigrammes à 2 grammes par jour. Elle entre dans la préparation d'un certain nombre de masses emplastiques.

GALBANUM

Origine. — L'origine botanique du **Galbanum** n'est pas encore
très nettement déterminée. Rapportée successivement et sans preuves
suffisantes au *Ferulago galbanifera* Koch, plante de la région méditerranéenne, à l'*Opoïdia galbanifera* Lindley, plante persane, puis
au *Bubon Galbanum* L. qui croît dans le sud de l'Afrique, cette
gomme-résine paraît, d'après le récit des voyageurs qui ont assisté à
sa récolte, être fournie par plusieurs plantes qui ont été soigneusement
décrites et qui sont :

Le *Ferula rubricaulis* Boissier (*F. erubescens* Boiss. *ex parte*), plante
qui, recueillie par Kotschy dans le sud de la Perse et probablement
par Aucher Eloy au nord de la Perse, sur la montagne de Dalmkich,
fut retrouvée par Borczczow en grande quantité près d'Hamadan ;

Le *Ferula galbaniflua* Boissier et Buhse, plante découverte dans le
nord de la Perse près de Demawend par Buhse, et à Subzawar par
Bunge. Le major Aitchinson a recueilli en Perse la plante qui produit le
Galbanum. Cette plante rapportée en Angleterre a été reconnue par
Hemsley, d'après l'herbier de Kew, pour le *Ferula galbaniflua* Boiss.
et Buhse ;

Le *Ferula Schaïr* Borcz., recueilli par Borczczow dans les déserts
de Sir Daria, sur les confins de la Sibérie et du Turkestan.

Récolte. — D'après Buhse, le Galbanum s'écoule librement de la
tige et de la partie inférieure des feuilles, en larmes plus ou moins
grosses qui s'épaississent à l'air. D'après Geoffroy, en pratiquant de
larges incisions dans la tige à environ trois doigts au-dessus de la
racine, il s'en écoulerait du galbanum sous forme de gouttes qui se
dessécheraient au bout de quelques heures et seraient alors suffisamment dures pour être récoltées. Landerer prétend aussi que cette
gomme-résine s'obtient en éraflant la plante et en plaçant une coquille
de moule au-dessous de l'incision. Le mode d'extraction paraît différer
suivant le lieu où la substance est récoltée, la variété de la plante,
ou même la saison. La présence de fragments de racines dans la plupart des Galbanums du commerce nous porte toutefois à supposer
que le mode de récolte le plus généralement employé consiste à
inciser les racines et à recueillir le suc qui s'en écoule.

Description. — Le Galbanum arrive surtout dans le commerce par
la voie de l'Angleterre ; il en vient aussi une petite quantité par la
voie de Nijni Novgorod et d'Astrakan.

Il se présente sous deux formes désignées sous les noms de Galbanum mou et de Galbanum sec.

Le **Galbanum mou**, appelé encore **Galbanum du Levant**, se présente tantôt en larmes irrégulièrement arrondies, peu ou point adhérentes, dont la grosseur varie depuis celle d'un pois jusqu'à celle d'une cerise. Les larmes sont translucides, gluantes, mates ou vernissées, blanches avec un reflet verdâtre, jaunes ou rougeâtres ; leur consistance est un peu plus dure que celle de la cire ; leur cassure est luisante, jaunâtre ou blanchâtre, légèrement striée ; elles se ramollissent facilement entre les doigts, mais elles deviennent dures et cassantes avec le temps et peuvent être réduites en poudre. Leur odeur est balsamique, plus ou moins désagréable ; leur saveur est âcre, résineuse et amère.

Parfois le Galbanum mou se présente en masses irrégulières, verdâtres, jaunâtres, ou d'un brun plus ou moins foncé, constituées par une agglomération de larmes bien distinctes. Le fond de la masse, plus foncé que les larmes, prend avec le temps une teinte brune : il contient des débris de tiges, de pétioles et de fruits. La consistance de ce Galbanum est très variable, d'ordinaire plus molle que celle du Galbanum en larmes : son odeur est aussi plus prononcée.

Le **Galbanum sec**, désigné encore sous le nom de **Galbanum de Perse**, se présente aussi en larmes et en masses. La première forme est assez rare dans le commerce. La seconde plus commune est formée de larmes qui adhèrent entre elles sans se confondre en une seule masse. Ces larmes qui se séparent facilement sont sèches, et ne présentent pas l'aspect gluant et vernissé du Galbanum mou. Jaunâtres extérieurement, elles sont blanchâtres et souvent opaques à l'intérieur ; leur cassure est inégale. Fréquemment on observe entre elles des débris de tiges et des fruits d'ombellifères. Ce Galbanum a une odeur désagréable, différente de celle du Galbanum mou, et qui rappelle un peu celle du Castoréum.

Les larmes de Galbanum se distinguent de celles de la gomme ammoniaque par leur cassure cireuse, grasse ou inégale et par leur couleur, qui n'a point la teinte crémeuse caractéristique de la gomme ammoniaque. Leur teinture alcoolique prend au contact de l'acide nitrique froid une couleur d'un rouge violet, qu'on n'observe point avec la gomme ammoniaque ni avec l'Asa fœtida. Bouillies avec un lait de chaux, elles se colorent en brun.

D'après Flückiger, le Galbanum traité par l'acide chlorhydrique concentré prend une coloration rouge qui tourne au violet et au bleu, si on ajoute un peu d'alcool. Traité de la même façon, l'Asa fœtida devient d'un rose verdâtre, et la gomme ammoniaque n'est pas modifiée.

Composition chimique. — Le Galbanum renferme de la résine, de la gomme et de l'huile volatile.

L'huile volatile, qui s'y trouve dans la proportion de 7 p. 100, est un liquide incolore, bouillant entre 160 et 165°, dont l'odeur rappelle tout à fait celle de la drogue.

La résine qui constitue environ 60 p. 100 du poids du Galbanum est très molle, soluble dans l'éther, les alcalis. Chauffée avec de l'acide chlorhydrique, elle donne 0,8 p. 100 d'*ombelliférone*. Soumise à la distillation sèche, elle fournit une huile épaisse bleue qui, d'après Kachler, ressemble à celle du *Matricaria Chamomilla*. Fondue avec de la potasse, elle produit de la *résorcine*. Traitée par l'acide nitrique, elle donne de *l'acide camphrétique*.

L'étude chimique du Galbanum a été reprise dans ces derniers temps par Adolf Conrady qui a exposé le résultat de ses recherches dans un long mémoire publié dans les *Archiv. der Pharmacie* — (232 Bd 2 Heft. 1894).

Usages. — Le Galbanum est peu employé à l'intérieur : il est surtout utilisé pour la préparation de masses emplastiques.

OPOPANAX

Origine. — On a longtemps attribué l'**Opopanax** à l'*Opopanax Chironium* Koch, plante commune dans la région méditerranéenne. En France, où elle est abondante, cette plante ne donne pas de gomme-résine et il n'est pas certain non plus qu'elle en donne, comme on le répète souvent, en Syrie et dans l'Asie Mineure. Flückiger et Hanbury dans leur *Pharmacographie*, prétendent que la gomme-résine d'une espèce voisine, l'*O. Persicum* Boiss., n'a ni l'aspect ni l'odeur caractéristique de l'Opopanax officinal.

Enfin le Dr Polak[1] donne l'opopanax comme le produit du *Diplotænia cachrydifolia* Boiss., mais le fait ne nous paraît pas suffisamment confirmé.

Après avoir goûté les feuilles d'*O. Chironium* cultivé dans le jardin des apothicaires de Chelsea, M. Holmes[2] a pu se convaincre que cette plante n'a pas la moindre ressemblance comme saveur avec l'opopanax.

Il ajoute que des renseignements recueillis tout récemment par le Dr Treacher Collins, il résulterait que l'Opopanax est bien originaire de

[1] Schlimmer. — *Terminologie médico-pharmaceutique française persane*, Téhéran, 1874.

[2] *Pharmaceut. Journ. and Trans.*, décembre 1894, [3] XXV, p. 500.

la Perse où la plante qui le produit, désignée sous le nom de *Kalavus* ou céleri sauvage, serait une espèce d'*Heracleum*.

DESCRIPTION. — Dans les droguiers cette gomme-résine existe en larmes ou en masses.

L'Opopanax en larmes se présente en larmes globuleuses, parfois aplaties, ayant les dimensions, la forme d'une graine de cacao. Extérieurement elles sont rougeâtres, ou brunes, demi-transparentes ; intérieurement elles sont opaques et offrent une teinte jaune pâle, marquée de rouge : très légères et friables, elles sont fréquemment envahies par les insectes.

L'Opopanax en masses est formé de larmes réunies en masses plus ou moins volumineuses, dont le poids varie de 50 à 900 grammes. Cette sorte, généralement plus foncée que la précédente, est moins souvent attaquée par les insectes : elle contient généralement des débris de plantes.

Cette gomme-résine a une odeur très prononcée, qui se rapproche à la fois de celle de la myrrhe et de l'ache, sa saveur est âcre et amère. Bouillie avec un lait de chaux, elle prend une couleur jaune rougeâtre.

COMPOSITION CHIMIQUE. — Pelletier en a retiré 42 p. 100 de résine, 33,40 de gomme et 4,20 d'amidon.

USAGES. — L'opopanax employé en pharmacie ne doit pas être confondu avec la substance désignée et employée sous le même nom par les parfumeurs. Cette dernière a une origine toute différente ; c'est une essence retirée de la gomme-résine du *Commiphora Kataf* Engl., plante de la famille des Burséracées, qui croît dans l'Inde où elle est désignée sous le nom de *Bissabol :* c'est le *Bdellium parfumé* qui a été mentionné par Dymock dans sa *matière médicale* de l'Inde.

SAGAPENUM

ORIGINE. — L'origine botanique de cette gomme-résine, attribuée par quelques auteurs au *Ferula Persica* Wild., n'est pas déterminée d'une façon bien précise.

DESCRIPTION. — Comme la drogue précédente, le **Sagapenum** ne se trouve plus guère que dans les collections soit en larmes irrégulières, d'un brun jaunâtre, demi-translucides, se ramollissant entre les doigts, soit en masses molles, poisseuses, brunâtres, demi-transparentes, dans lesquelles on ne trouve que très peu de larmes isolées, à côté de nombreux débris végétaux.

Le Sagapenum a une odeur aromatique, qui rappelle faiblement celle de l'Asa fœtida, et une saveur âcre et amère. Bouilli avec un lait de chaux, il ne change pas de couleur.

Composition chimique. — Cette gomme-résine a été analysée par Brandes qui en a retiré 50,20 p. 100 de résine, 32,72 de gomme, 3,73 d'huile volatile et 3,48 de bassorine.

CACTÉES

Arbrisseaux ou arbustes épineux, d'un port tout particulier, qui n'a d'analogue que dans quelques Euphorbiacées. — Tige très épaisse, charnue extérieurement, tantôt en colonne cannelée ou anguleuse, plus ou moins élancée, ou courte et très renflée ou globuleuse, tantôt aussi formée d'articles successifs aplatis en forme de raquettes, généralement dépourvue de feuilles qui sont remplacées par des épines réunies en faisceaux. — Fleurs souvent très grandes et remarquables par leur éclat; composées d'un périanthe formant au-dessus de l'ovaire une nombreuse série de folioles spiralées, qui passent graduellement de l'état de sépales à celui de pétales. Étamines très nombreuses. — Ovaire uniloculaire pluriovulé à placentas pariétaux. — Fruit charnu. — Embryon courbé, rarement droit et en général dépourvu d'albumen.

Les Cactées sont des plantes américaines qui croissent surtout entre les tropiques ou en dehors de la zone tropicale jusqu'au 49ᵉ degré de latitude nord et au 30ᵉ degré de latitude sud; elles abondent dans la Californie, le Texas et le Mexique.

Les Cactées ne comprennent qu'un très petit nombre d'espèces utiles à la médecine, l'alimentation ou l'industrie; elles se distinguent surtout par la singularité de leurs formes et la beauté remarquable de leurs fleurs qui en font cultiver un grand nombre dans nos jardins.

Le *Cereus grandiflorus* Mill. est une espèce originaire de l'Amérique tropicale dont les fleurs et les jeunes pousses renfermeraient, d'après Sultan, un principe immédiat appelé *cactine*. Il jouit aux Etats-Unis de la réputation d'être un tonique du cœur, ne présentant pas comme la digitale l'inconvénient de l'accumulation et pouvant par suite être employé pendant un temps plus ou moins long. Les essais chimiques et physiologiques faits par Gordon Shap et Hoséason (*Pharm. Journ.*, 29 sept. 1894) ne justifient pas la vogue dont cette plante jouit en Amérique.

Le *C. flagelliformis* Mill. croît dans toute l'Amérique tropicale, à la Jamaïque, au Mexique. On y utilise ses fleurs en infusion contre l'éclampsie et le suc de la tige comme rubéfiant à l'extérieur et vermifuge à l'intérieur.

L'*Opuntia vulgaris* Mill. (*Figuier d'Inde, Figuier de Barbarie, Raquette*) est une plante originaire du sud-ouest de l'Amérique septentrionale, d'où sa culture s'est répandue sur l'ancien continent et surtout dans la région méditerranéenne. Le fruit mûr a une teinte jaune rougeâtre ; il renferme une pulpe molle, de saveur douceâtre ou légèrement acidulée qui le fait rechercher comme aliment. On utilise également, comme alimentaires les fruits des *O. Ficus indica* Mill. et du *Cactus Bonplandii*, H. B. K., qui croissent dans l'Amérique du Sud.

L'*Anhalonium Lewinii* Henning croît au Mexique au sommet des rochers les plus élevés. Lewin en a retiré un principe éminemment toxique.

C'est sur le *Nopalea coccinellifera* Salm. Dyck, vulgairement appelé *Nopal*, qu'on élève la cochenille fine qui fournit la plus belle des matières colorantes rouge pourpre.

Au moment où ils possédaient le Mexique, les Espagnols conservaient avec un soin jaloux le monopole de ce produit précieux, mais un Français, Thierry de Menonville, put, au péril de sa vie, se procurer deux pieds de cette plante qui lui servirent à en propager la culture à Saint-Domingue.

Aux Antilles on utilise comme purgatif et anthelmintique le suc de l'*O. reticulata*, Desc.

CUCURBITACÉES

Grandes plantes herbacées, souvent volubiles, couvertes de poils courts, très rudes, à vrilles solitaires. — Feuilles alternes, équilatérales, sans stipules. — Fleurs monoïques ou dioïques. — Calice gamosépale, à 5 lobes imbriqués, soudés intimement avec la corolle également pentamère, tantôt rotacée, tantôt campanulée. — Étamines au nombre de trois, dont 2 biloculaires et l'autre uniloculaire, à anthères extrorses, linéaires, sinueuses. Style épais, court, terminé par trois stigmates épais. Ovaire infère, à 3-5 carpelles formant 6-10 loges et 3-5 placentas pseudo-pariétaux, à ovules nombreux, horizontaux, anatropes. Fruit charnu, ombiliqué à son sommet. Graines nombreuses, aplaties, dont le spermoderme épais et coriace recouvre un embryon albuminé[1].

CARACTÈRES ANATOMIQUES. — *Feuilles*. Poils tecteurs pluricellulaires coniques souvent insérés sur une éminence pluricellulaire (fig. 868). Ceux des nervures sont généralement plus longs que ceux du limbe ; poils glanduleux à tête pluricellulaire. (fig. 870). Epiderme parfois pourvu de cystolithes. Stomates entourés par 4 ou 5 cellules n'ayant rien de régulier dans leur forme ni dans leur direction. — Mésophylle hétérogène asymétrique, généralement dépourvu de cristaux. Les faisceaux des nervures sont bicollatéraux. Pas de glandes internes.

Graines. Le spermoderme de la graine des Cucurbitacées a été étudié par M. Godfrin[2] qui y a constaté l'existence de six couches différentes.

APPAREIL SÉCRÉTEUR. — Fischer[3] a constaté dans plusieurs plantes de la famille des Cucurbitacées l'existence de formations spéciales qu'il considère comme des tubes criblés, ayant cessé leur fonction spéciale et perdu leur caractère typique. Ces formations occupent principalement la périphérie du liber, mais se rencontrent aussi dans le

[1] Les observations faites par MM. Höhnel, Godfrin, Harz et Guignard ne laissent aucun doute sur l'existence d'une assise d'albumen autour de la graine des Cucurbitacées, que la plupart des botanistes décrivent comme *exalbuminée*.

[2] Godfrin. *Etude sur les léguments séminaux des Angiospermes* (Thèse Pharm. sup. École Nancy, 1880), p. 52.

[3] Fischer. *Ueber das Siebröhen System der Cucurbitaceen*. Leipzig, 1884.

parenchyme cortical, le péricycle, le parenchyme fondamental. D'après
M. Bræmer[1], elles se distinguent complètement des tubes criblés nor-
maux par leur allure, leurs dimensions transversales, bien plus
petites, par la nature cellulosique et non calleuse de leurs parois de
séparation, par l'abondance et la nature spéciale de leur contenu; elles
se rapprocheraient plutôt des laticifères du type articulé. Utilisant la
propriété que possèdent la bryonine, la colocynthine et l'élatérine de
donner une coloration rouge avec l'acide sulfurique pur ou combiné
au phénol, M. Bræmer a pu constater que c'est dans ces éléments

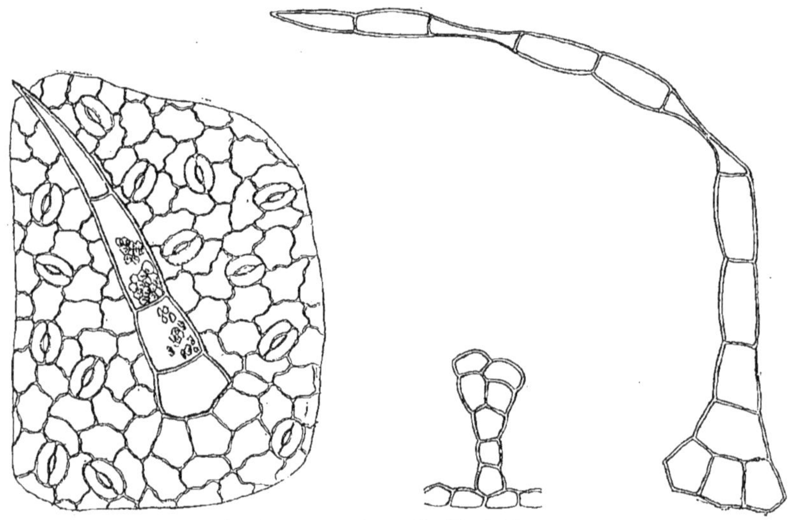

Fig. 868, 869, 870. — Feuille de Bryone.

Épiderme inférieur.   Poil glanduleux.   Poil tecteur de la nervure.

spéciaux que sont localisés ces principes actifs. Sur des coupes longitudinales, ces organes sécréteurs sont formés de tubes ou articles
disposés en files rectilignes ou sinueuses, souvent ramifiées qui se
distinguent nettement des éléments voisins.

Les Cucurbitacées habitent les régions tropicales et subtropicales
des deux mondes ; rares dans les régions tempérées, elles évitent les
pays froids; quelques espèces peuvent néanmoins y être cultivées à
cause de la rapidité de leur développement, qui peut se faire dans
l'espace d'un été.

A côté de quelques espèces dont les fruits ou les racines ont un

[1] Comptes rend. de l'Ac. des sc., t. CXVII, p. 753, 1893.

principe amer associé à une matière drastique qui leur donne des propriétés thérapeutiques, cette famille en renferme un grand nombre qui sont recherchées pour l'alimentation à cause de leur richesse en principes sucrés, mucilagineux, acides et aromatiques.

RACINE DE BRYONE

ORIGINE. — La **Bryone** (*Bryonia dioica* Jacq.) (fig. 871) est une plante très répandue dans nos régions où elle s'élève en grimpant, autour des haies, parfois sur une assez grande étendue. Le *B. alba* L. qui croît dans les parties septentrionales et orientales de l'Europe, fournit aussi une partie de la Bryone des pharmacies.

DESCRIPTION. — La racine de Bryone se présente en rouelles disci-

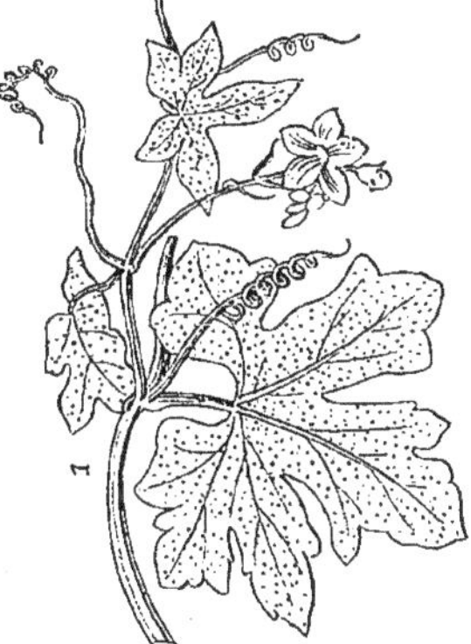

Fig. 871. — *Bryonia dioïca.*

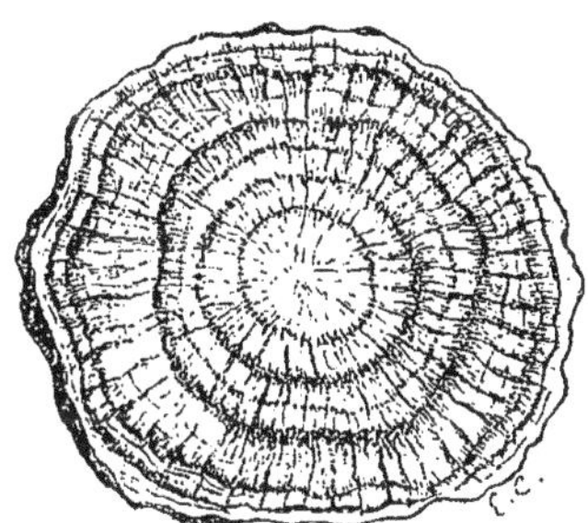

Fig. 872. — Racine de Bryone.
Section transversale.

formes provenant de racines fusiformes qui ont été coupées en tronçons horizontaux. Ces rouelles ont une largeur qui varie entre 2 et 6 centimètres et une épaisseur de 2 à 3 millimètres. La surface latérale est d'un gris jaunâtre, très rugueuse, marquée de sillons transversaux et de rides assez profondes ; elle est formée d'un suber qui se détache facilement et découvre le parenchyme cortical, d'une teinte jaunâtre. Les faces horizontales (fig. 872) d'une couleur blanc jaunâtre sont nettement caractérisées par la présence de stries concentriques et de lignes radiales saillantes, qui sont séparées par des dépressions un peu plus larges. L'écorce est très peu épaisse relativement à la zone ligneuse. Cette racine renferme une grande quantité d'amidon, ce qui l'expose à être envahie par les vers ; elle a une saveur très amère, âcre et désagréable.

Structure microscopique (fig. 873). — Le suber (*s*) est composé de plusieurs couches de cellules tabulaires à parois colorées en jaune ; le parenchyme cortical (*pc*) peu développé est pourvu d'éléments scléreux à parois faiblement épaisses, il est constitué par des cellules allongées tangentiellement ; le liber externe (*le*) est formé de cellules plus petites, parmi lesquelles on observe des vaisseaux grillagés plus larges et arrondis. Un cambium (*c*) bien apparent sépare l'écorce de la zone ligneuse ; celle-ci est formée par un parenchyme dans lequel on observe une multitude de faisceaux ligneux secondaires intercalés entre les faisceaux primaires plus petits ; ces faisceaux sont disposés en files radiales séparées par de larges bandes de parenchyme ligneux ; ils sont formés de larges vaisseaux rayés entourés d'une couche plus ou moins épaisse de *trachéides ;* la plupart d'entre eux sont bicollatéraux et recouverts sur leur bord interne par un liber (*li*) moins développé que le liber externe. — Cette racine ne renferme pas de cristaux d'oxalate de chaux ; ses tissus sont gorgés d'amidon, qui se présente sous forme de grains arrondis ou cyathiformes, parfois échancrés ou munis d'une petite protubérance sur un de leurs bords ; quelques-uns provenant de l'agglomération de trois à quatre grains sont anguleux, rarement ils sont réniformes ; ils ont un hile anguleux assez apparent.

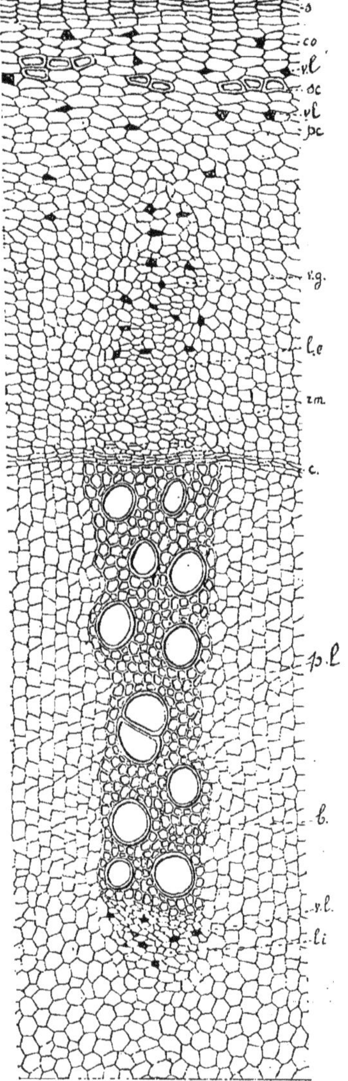

Fig. 873. — Racine de Bryone. Structure anatomique.

Immédiatement en dessous du suber, dans le parenchyme cortical, et dans la partie extérieure du liber interne et externe on observe de petites cellules (*vl*) à contenu jaune qui sur une section transversale ont un contour losangique ou anguleux. Sur une section longitudinale (fig. 874) ces éléments se présentent comme des tubes allongés, cylindriques, souvent renflés à leurs deux pôles et superposés bout à bout, ils forment des files articulées rectilignes, ou souvent ramifiées. M. Brœmer[1] au moyen d'une technique assez délicate a pu constater que c'est dans ces idioplastes qu'est localisée la bryonine ou principe actif de la racine de Bryone.

Composition chimique. — La racine de Bryone renferme une grande

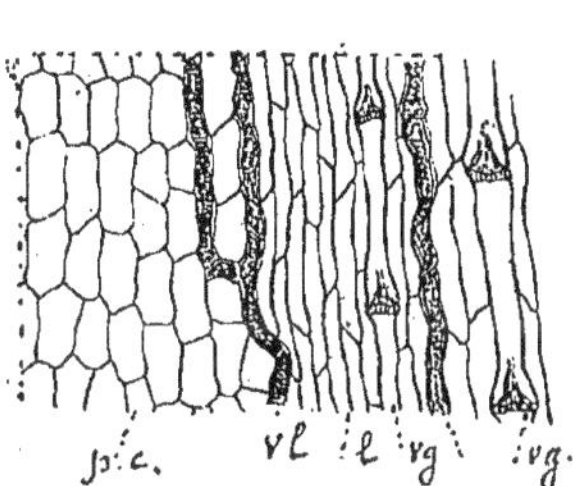

Fig. 874. — Racine de Bryone.
Section longitudinale du liber.

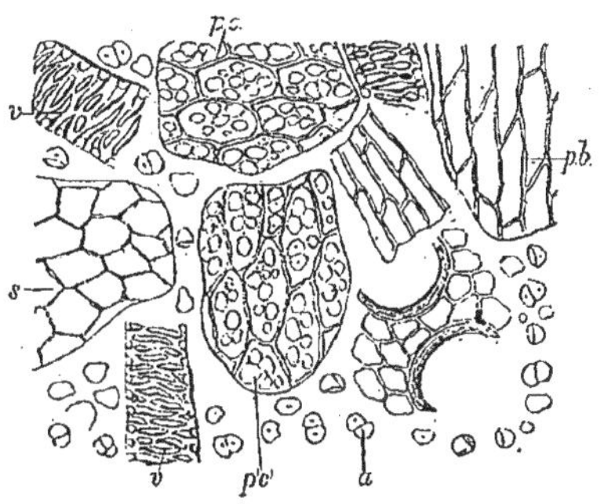

Fig. 875. — Poudre de Bryone.
s, suber vu de face. — *pc, p'c*, parenchyme cortical. — *v*, vaisseaux. — *pb*, parenchyme ligneux. — *a*, amidon.

quantité d'amidon, de la gomme, une huile, une résine et d'après Walz deux principes amers, la *Bryonine* et la *Bryonitine*.

La *Bryonine* est blanche, amorphe, très amère, soluble dans l'eau et l'alcool, complètement insoluble dans l'éther et le chloroforme ; elle est dextrogyre ; elle prend au contact de l'acide sulfurique concentré une coloration d'un brun rouge ; cette coloration disparaît par addition d'eau et il se forme un précipité qui ne se redissout plus.

En présence de l'acide sulfurique étendu et bouillant elle se transforme en sucre et en deux corps amorphes, la *bryonétine*, soluble dans l'éther, et l'*hydrobryonétine*, insoluble dans l'éther mais soluble dans l'alcool.

D'après Masson[2] qui a repris l'étude chimique de cette racine, la

---

[1] Dʳ L. Brœmer. *De la localisation des principes actifs des Cucurbitacées*. Thèse Doct. Méd. Toulouse, 1893. On trouvera dans ce mémoire un exposé bibliographique des principaux travaux qui ont été publiés sur la structure anatomique et la composition chimique des plantes de cette famille.

[2] Masson. *Les principes actifs de la racine de Bryone*. (*J. de Ph. et de Ch.*, [5], XXVII, 300, 1893, p. 300.)

bryonine se dédouble en sucre et en une résine qu'il a appelée *bryo-génine*; cette résine jaunâtre, amorphe est soluble dans l'alcool, insoluble dans l'éther, elle se colore en rouge par l'acide sulfurique. La *résine* de Bryone ou *bryorésine*, est molle à 150°, rouge, amorphe, soluble dans l'alcool, l'éther, le chloroforme; elle paraît exister dans le suc de Bryone fraîche à l'état de bryorésinate alcalin.

Usages. — La racine de Bryone est un purgatif drastique dont l'usage n'est pas toujours inoffensif; elle s'emploie sous forme de poudre à la dose de 1 à 2 grammes. A haute dose elle produit tous les symptômes du choléra, superpurgation, refroidissement, crampes, convulsions tétaniques et stupeur.

SEMENCES DE COURGES

Origine. — Les **semences de Courge** ou de **Citrouille** sont fournies par le *Cucurbita Pepo* Duch., appelé *giraumon* ou *citrouille* et par le *C. maxima* Duch., désigné vulgairement sous le nom de *courge*; ces deux plantes sont cultivées communément dans nos jardins potagers.

Description. — Ces semences sont ovales ou ovales oblongues, aplaties (fig. 876), elles ont de 12 à 15 millimètres de longueur sur 8 à 9 millimètres de largeur et 2 millimètres d'épaisseur; elles sont rétrécies à l'une de leurs extrémités, où l'on observe le hile et le micropyle. Les deux faces, légèrement convexes, sont recouvertes par une pellicule mince,

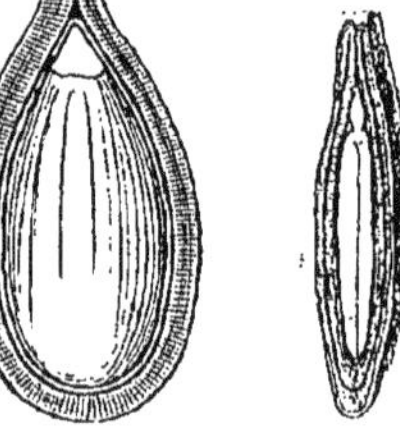

Fig. 876, 877.
Semence de Courge.
Coupe longitudinale
en deux sens opposés.

qui se détache très facilement et découvre un spermoderme assez dur et d'un blanc mat; elles sont entourées d'un bourrelet mesurant 1 à 2 millimètres de largeur. La graine est souvent séparée de son spermoderme épais, cartilagineux, et constitue ainsi la *graine de courge mondée*. En cet état elle est encore recouverte par un tégument très mince, d'un blanc verdâtre et composée de deux cotylédons plan convexes, blanchâtres, huileux, reliés à leur partie rétrécie par une radicule effilée (fig. 877). Cette graine a une saveur douce et huileuse.

Structure microscopique (fig. 878). — Le spermoderme de la graine est constitué par six couches différentes : 1° une rangée de grandes cellules (*a*) disposées en palissade munies de parois minces; 2° une seconde enveloppe (*b*) formée de 3 à 4 rangées de cellules allongées dans la direction tangentielle, et dont les parois sont munies d'épaississements réticulés ; 3° une couche scléreuse (*c*) formée d'une seule rangée de grosses cellules allongées radialement, munies de parois fort épaisses et canaliculées ; 4° un parenchyme (*d*) formé dans sa partie extérieure qui est très épaisse, de cellules très irrégulières dans leur forme, munies de parois épaissies en certains points, et laissant entre elles des lacunes bien apparentes ; dans sa partie interne ce parenchyme est formé de cellules (*e*) irrégulières, à parois non réticulées ; 5° une nouvelle couche de parenchyme (parenchyme interne) formée de cellules plus petites que celles de la couche précédente (parenchyme moyen) dont elle est séparée par une ou deux rangées de petites cellules très aplaties ; 6° l'enveloppe interne (*f*) formée d'une seule rangée de cellules rectangulaires, très régulières, à parois faiblement épaissies. — Les cotylédons (*g*) sont formés d'un tissu de cellules renfermant une matière azotée et des gouttelettes d'huile.

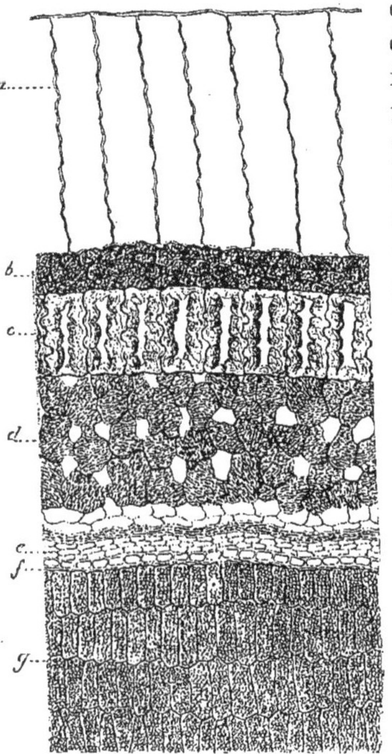

Fig. 878. — Semence de Courge. Structure anatomique.

COMPOSITION CHIMIQUE. — D'après M. Heckel, le principe actif des semences de Courge, la *pépo-résine*, est localisé dans la pellicule verdâtre qui recouvre les cotylédons. 27 grammes de ces pellicules renferment 1 gramme de pépo-résine. L'opinion de M. Heckel aurait besoin d'être confirmée par de nouvelles expériences ; outre ce principe, les graines renferment une notable proportion d'huile fixe.

USAGES. — Ces graines sont employées communément comme vermifuges soit sous forme de pulpe, soit sous forme d'émulsion, à la dose de 30 à 60 grammes.

La plante qui doit porter le nom de *Courge* est le *Lagenaria vulgaris* Seringe. Ses graines faisaient partie des *semences froides* ; elles sont ellipsoïdes, très allongées, tronquées vers le haut, et mesurent 2 centimètres de long sur 8 millimètres de large. Leur spermoderme gris jaunâtre est bordé d'un large bourrelet échancré vers le haut.

COLOQUINTE

ORIGINE. — La **Coloquinte** est le fruit du *Citrullus Colocynthis* Schrad. (*Cucumis Colocynthis* L. fig. 879), plante originaire du Levant, de la Barbarie, des îles de la Grèce, qu'on rencontre aussi dans toutes les parties arides et désertiques de l'Afrique et de l'Orient. Elle nous arrive ordinairement de l'Espagne et des îles de l'Archipel grec, à l'état sec et dépouillée de son épicarpe.

DESCRIPTION. — Sous cet état elle a une forme arrondie, la grosseur

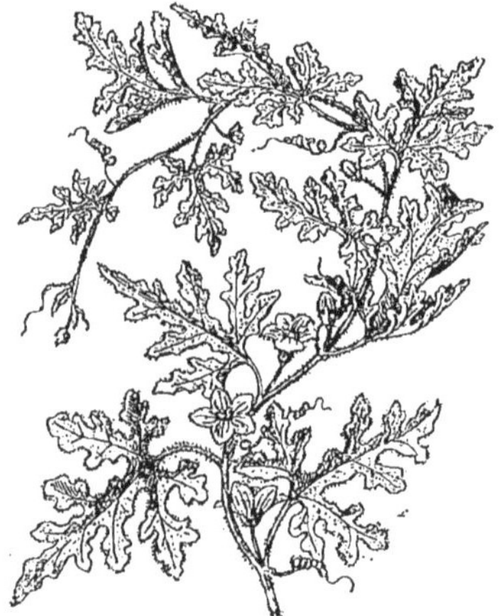

Fig. 879. — *Citrullus Colocynthis.*

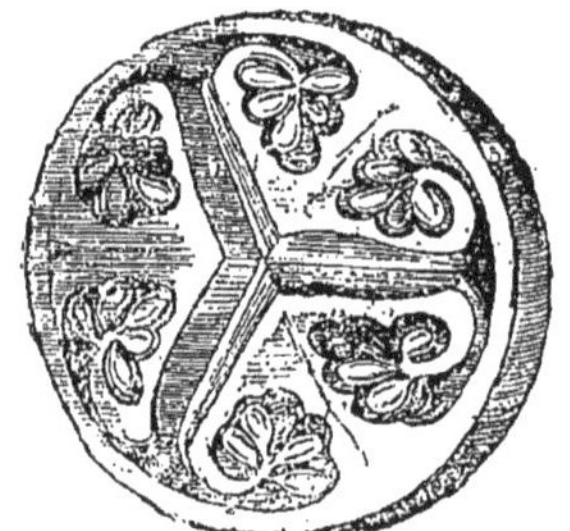

Fig. 880. — Fruit de Coloquinte.
Section transversale.

d'une petite orange, une consistance spongieuse et légère, une couleur blanche ; elle est creusée à l'intérieur d'une cavité étroite à trois branches rayonnantes qui divisent le fruit en trois secteurs réunis seulement par leur partie excentrique (fig. 880). Ce sont ces trois secteurs qui constituent la pulpe de coloquinte : chacun d'eux est formé de deux placentas hypertrophiés sur lesquels sont attachées de nombreuses graines, obovales, comprimées, à bords arrondis, mais non épaissis en bourrelets, à tégument lisse, d'un brun plus ou moins foncé ; la pulpe de coloquinte a une saveur extrèmement amère, qui n'existe pas dans les graines.

VARIÉTÉS. — On distingue dans le commerce plusieurs sortes de coloquinte.

1° La *Coloquinte d'Egypte* qui est beaucoup plus grosse que les autres, mieux conservée, munie d'une cavité assez grande ; elle est très légère et contient peu de graines ;

2° La *Coloquinte de Chypre*, qui est beaucoup plus petite, plus lourde que la précédente, presque blanche à l'intérieur et qui renferme beaucoup de graines ;

3° La *Coloquinte de Syrie*, qui est encore recouverte de son épicarpe jaunâtre ; sa pulpe est blanche, et ses graines nombreuses.

COMPOSITION CHIMIQUE. — Hubschmann a retiré de la pulpe de coloquinte une substance très soluble dans l'eau et l'alcool, appelée *colocynthine*, qui a été obtenue par Walz sous forme cristallisée. C'est un glucoside qui se dédouble en glucose et en *colocynthéine*, et donne en outre d'après Johannson[1] de l'élatérine et de la bryonine.

Outre la colocynthine, la pulpe de coloquinte renferme de la *colocynthitine* (Walz) et de la *citrulline* (Merck). Les graines donnent 17 p. 100 d'huile fixe.

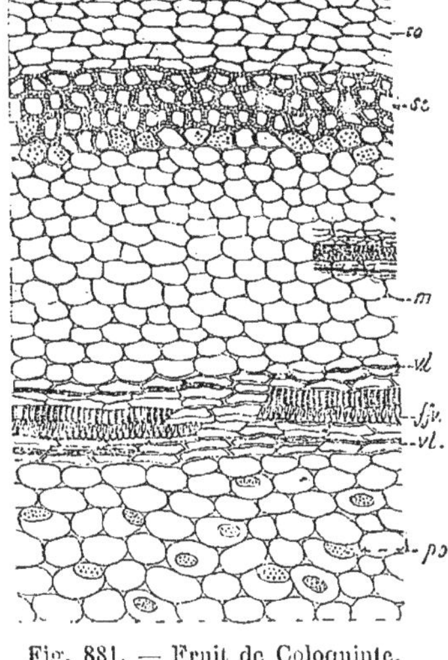

Fig. 881. — Fruit de Coloquinte.
Section transversale.

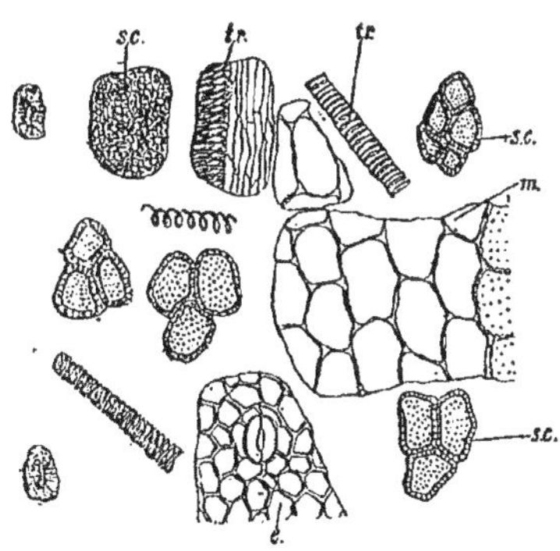

Fig. 882. — Poudre de Coloquinte.

e, épicarpe ; — m, mésocarpe ; — sc, cellules scléreuses ; — tr, trachées.

STRUCTURE MICROSCOPIQUE. — Examiné au microscope, le fruit de coloquinte présente de dehors en dedans (fig. 881) un épicarpe (e) de cellules cubiques, dont la paroi extérieure est fortement cutinisée ; sept à huit rangées de cellules collenchymateuses aplaties, allongées tangentiellement (co) ; une zone scléreuse (sc) formée de cellules à parois épaisses et ponctuées ; un parenchyme de larges cellules (m) ovales, dont quelques-unes portent des ponctuations groupées et entourées d'une aréole commune (po). Ce parenchyme est traversé par un grand nombre de faisceaux fibro-vas-

[1] Johannson (Ernest). Thèse Dorpat, 1884.

culaires, bicollatéraux, dans lesquels on observe des idioplastes (*vl*) renfermant le principe actif de la coloquinte.

Usages. — La coloquinte est un purgatif qu'il faut manier avec la plus grande précaution; à la dose de 6 à 10 grammes, elle peut amener des accidents. On l'emploie sous forme d'extrait alcoolique à la dose de 10 à 30 centigrammes et sous forme de poudre à la dose de 20 à 80 centigrammes; elle entre dans la préparation des *pilules de coloquinte composées*.

CONCOMBRE

Origine. — C'est le fruit du *Cucumis sativus* L. qui se cultive dans nos jardins potagers.

Description. — Ce fruit oblong, souvent arqué, peut atteindre 20 à 25 centimètres de longueur sur 5 à 6 centimètres de largeur. Sa surface est lisse ou garnie de tubercules assez proéminents et rudes au toucher; elle offre une teinte verdâtre qui jaunit à l'époque de la maturité. Sous l'épicarpe se trouve une pulpe remplie d'un suc aqueux fade, légèrement amer ou nauséeux, et dans laquelle on observe de nombreuses graines blanches, ovales, qui sont attachées à des placentas pariétaux.

Usages. — Ces fruits sont comestibles, et ne sont guère employés en pharmacie que pour la préparation de la pommade de concombres.

CONCOMBRE D'ANE

Concombre sauvage.

Sous ce nom, on désigne le fruit de l'**Ecballium Elaterium** Rich. (*Momordica Elaterium* L.), qui croît communément dans les lieux incultes de l'Europe.

Description. — Ce fruit oblong ou elliptique, hérissé de poils rudes, mesure 4 à 5 centimètres de longueur et 15 à 18 millimètres de diamètre (fig. 883). Verdâtre avant la maturité, il jaunit à mesure que celle-ci avance; quand elle est complète, le fruit se détache avec facilité du pédoncule, au sommet duquel il est suspendu et présente un trou basilaire par lequel sont expulsés très vivement et avec élasticité, le suc et les graines; celles-ci sont oblongues, comprimées, lisses, noirâtres, peu ou point marginées.

M. E. Roze a publié dans le *Journal de Botanique*[1] une note dans laquelle il explique ce mode de déhiscence élastique. L'action des rayons solaires paraît exercer une certaine influence sur ce phénomène, car les déhiscences sont bien plus nombreuses dans l'après-midi que dans la matinée.

Bræmer[2] a fait l'étude histologique de ce fruit et déterminé la localisation de son principe actif.

L'Élaterium officinal ou **suc d'Élaterium** s'obtient en coupant

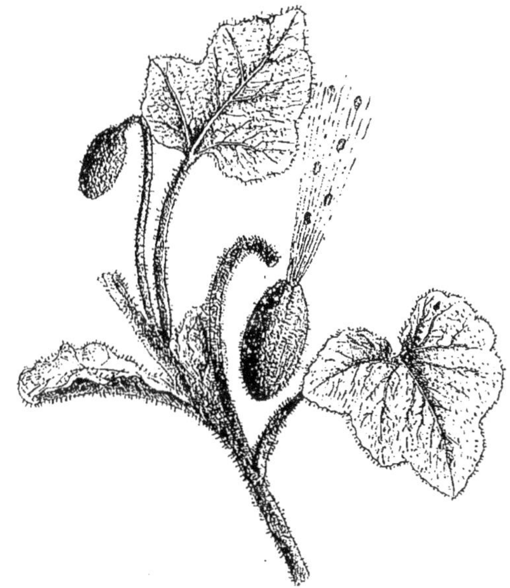

Fig. 883. — *Ecballium Elaterium.*

longitudinalement les fruits avant leur maturité, et en les pressant légèrement. Il s'en écoule un suc d'abord verdâtre et un peu trouble, qui après un repos de quelques heures, abandonne un dépôt qu'on recueille sur un linge de calicot, qu'on lave rapidement et qu'on soumet à une légère pression entre plusieurs feuilles de papier buvard et des briques poreuses. Ce dépôt desséché dans un endroit chaud constitue l'*Élaterium des Pharmacies*. Il se présente en masses irrégulières, ou en gâteaux friables et opaques. Quand il est frais, il a une légère teinte verdâtre, mais à la longue il prend une couleur grise et

<hr>

[1] *Journal de Botanique*, 1894, p. 308.

[2] *Loco citato*, p. 45.

se couvre d'une efflorescence cristalline. Il a une odeur herbacée qui rappelle un peu celle du thé et une saveur extrêmement amère. Quand il est bien préparé, il ne doit contenir ni amidon ni débris cellulaires. Le rendement des fruits en Élaterium ne dépasse guère 0,12 p. 100.

COMPOSITION CHIMIQUE. — L'élatérium renferme de 20 à 25 p. 100 d'un principe particulier l'*élatérine* qu'on obtient en traitant l'élatérium par du chloroforme et en précipitant la solution par l'éther; le précipité obtenu, lavé par l'éther est redissout dans le chloroforme, qui par évaporation abandonne des cristaux incolores, très amers et âcres d'élatérine. Outre l'élatérine, Walz a retiré de l'élatérium, un glucoside cristallisable (*prophétine*), de *l'acide élatérique*, de *l'hydroélatérine* et de *l'élatéride*, corps imparfaitement étudiés.

USAGES. — L'élatérium est communément employé en Angleterre comme purgatif hydragogue, dans le traitement de l'hydropysie et de l'anasarque. Vu l'inconstance de cette préparation, on substitue souvent à son emploi celui de l'élatérine.

FÉVILLEA OU NHANDIROBES

Les **Fevillea** sont des espèces américaines qui sont fréquemment utilisées dans leurs pays d'origine; on en distingue deux espèces intéressantes qui sont :

Le *Fevillea tribolata* L. (*F. Marcgravii* Guib.), qui croît dans l'Amérique du Sud et surtout au Brésil. Les graines qui y sont désignées sous le nom de *Fèves de saint Ignace* sont aplaties; elles ont 5 à 6 centimètres de largeur et 7 à 8 millimètres d'épaisseur dans leur partie centrale : elles sont garnies sur leurs bords de crêtes assez saillantes qui leur donnent quelque res-

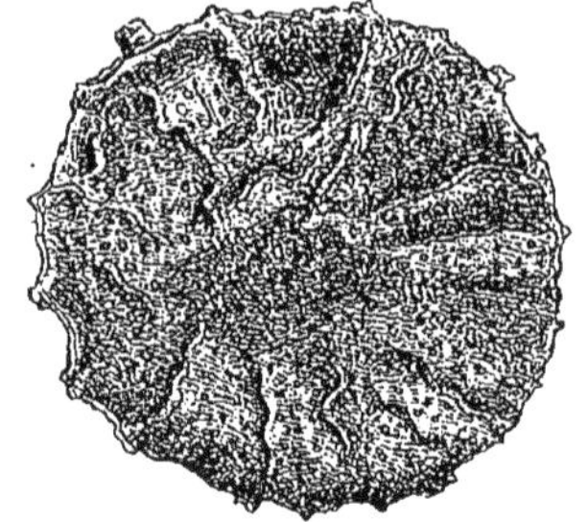

Fig. 884.
Graine de *Fevillea tribolata.*

semblance avec une roue dentée; elles sont recouvertes par un spermoderme brun assez rugueux, marqué de taches plus pâles et irrégulières et de petites cavités (fig. 884). Elles sont préconisées au Brésil comme antirhumatismales.

Le *Fevillea cordifolia* L. (*F. hederacea* Poir.; *Trichosanthes punctata* L.), qui habite les Antilles. La graine, désignée sous le nom de *Noix de serpent*, est employée comme purgative; elle passe aux Antilles pour l'antidote certain des morsures des serpents venimeux et de l'empoisonnement par les fruits du Mancenillier.

Le genre *Luffa* renferme aussi un certain nombre d'espèces qui sont utilisées comme purgatives dans les régions tropicales. Parmi les espèces les plus connues de ce genre nous mentionnerons :

Le *Luffa cylindrica* L. (*L. œgyptiaca* Mill., *L. Petola*, Ser.), qui croît en Arabie et en Egypte, où l'on utilise sa racine comme purgative et hydragogue. Le fruit renferme une grande quantité de mucilage, qui pourrait le faire utiliser comme émollient, mais il se recommande par une autre particularité qui, peut-être, un jour trouvera son application dans l'art chirurgical. Débarrassé de son épicarpe, coupé en deux parties, et lavé jusqu'à ce qu'il soit complètement privé de son suc et de ses graines, ce fruit laisse un squelette de fibres ligneuses grossières assez rudes au toucher, qu'on appelle *éponge végétale*. Plongée dans l'eau froide ou chaude, cette trame fibreuse absorbe ce liquide, se ramollit et peut remplacer avantageusement l'éponge ordinaire, en ce sens qu'elle est imputrescible ;

Le *L. acutangula* var. *amara* Roxb., espèce de l'Inde où l'on utilise ses racines comme émétiques et drastiques, et ses tiges comme amères et diurétiques;

Le *L. operculata* Cogn. qui croît au Brésil et à la Guyane, où il donne des fruits aussi actifs que la coloquinte et qui sont utilisés à ce titre dans l'hydropisie et les affections du foie.

Le genre *Trichosanthes* est représenté dans la matière médicale de l'Inde par le *T. cucumerina* L., qui jouit d'une grande réputation chez les Hindous comme laxative et fébrifuge, et le *T. palmata* Roxb., qui est utilisé contre la blennorrhagie.

PAPAYACÉES

Arbres d'un port tout particulier, dont le tronc porte à son sommet une cime de larges feuilles longuement pétiolées, alternes, plus ou moins rapprochées, à limbe digitinervé, profondément découpé. Fleurs monoïques ou dioïques disposées en grappes simples. Les fleurs mâles ont un calice très petit à cinq divisions, une corolle gamopétale tubuleuse infundibuliforme, à cinq lobes, dix étamines alternativement grandes et petites, insérées sur la gorge de la corolle. Dans les fleurs femelles le calice est gamosépale, à cinq lobes, la corolle est formée de cinq pétales linéaires distincts ; l'ovaire est libre, uniloculaire, surmonté d'un style court à cinq branches élargies ; il présente cinq trophospermes pariétaux portant un grand nombre d'ovules anatropes. Fruit charnu uniloculaire ; graines nombreuses munies de nombreux téguments, qui recouvrent un albumen charnu, dans lequel se trouve un embryon axile, à cotylédons foliacés.

Les Papayacées sont caractérisées par la présence d'un appareil sécréteur dont la disposition a été étudiée et décrite par M. Trécul[1] et M. Schacht[2]. Cet appareil localisé dans le bois est représenté par des vaisseaux laticifères (fig. 887) formés par la fusion d'un grand nombre de cellules du cambium et des rayons médullaires qui, s'anastomosant entre elles, produisent un réseau à mailles très inégales. Les cellules du cambium forment les troncs principaux qui suivent la direction des faisceaux vasculaires et qui sont reliés entre eux par des tubes de jonction produits par certaines cellules des rayons médullaires. Les troncs principaux sont assez larges et composés, d'après M. Schacht, de plusieurs tubes dirigés parallèlement entre eux et réunis par copulation les uns aux autres sur un grand nombre de points latéraux; les productions latérales qui relient ces gros troncs les uns aux autres sont

---

[1] Trécul. — *De la présence du latex dans les vaisseaux spiraux, réticulés, rayés et ponctués dans les plantes.* (*Ann. des sc. nat.*, 4ᵉ série, t. VII, p. 290.)

[2] Schacht. — *Les laticifères du Carica Papaya.* (*Ann. des sc. nat.*, 4ᵉ série, t. VIII, p. 165.)

beaucoup plus étroites. Ces vaisseaux laticifères, qui font partie du faisceau vasculaire et l'accompagnent dans toutes les parties de la plante, s'observent dans la couche génératrice entre les vaisseaux, au milieu du corps ligneux et à la périphérie de la moelle. M. Trécul a constaté qu'ils sont souvent appliqués contre les vaisseaux ou reliés à ceux-ci par de petites ramifications et que le latex qu'ils renferment se déverse dans les vaisseaux réticulés, rayés et ponctués.

Tout récemment M. L. Guignard[1] a constaté dans les Papayacées, indépendamment de cet appareil sécréteur, l'existence de cellules spéciales, nettement individualisées, renfermant les unes un ferment soluble possédant les propriétés de la myrosine et les autres un glucoside analogue au myronate de potasse; ces deux principes par leur réaction réciproque donnent une huile essentielle quand on écrase un fragment de racine de Papayer ; ils se retrouvent dans tous les organes végétaux du *Carica Papaya ;* la tige en renferme beaucoup moins que la racine ; elle est surtout pauvre en glucoside. La feuille, sans contenir autant de glucoside que la racine, est plus riche que celle-ci en ferment. M. Guignard a constaté en même temps que ces principes n'ont rien de commun avec la papaïne et la carpaïne qu'on a retirées du *C. Papaya ;* il a observé en outre que les organes les plus pauvres en ferment actif, tels que la tige chez les *Vasconcella,* sont très abondamment pourvus de latex, et que ce ferment n'existe pas dans les laticifères. Il a constaté sa présence dans la couche externe non scléreuse du tégument séminal, qui est dépourvue de laticifères. L'embryon renferme aussi une petite quantité de ferment et de glucoside, mais le dernier de ces principes existe toujours dans l'albumen qui, par contre, est privé de ferment. Cette dernière particularité rapproche la graine du *Carica Papaya* de celle des Capparidées.

PAPAYER

Origine. — Le **Papayer commun** (*Carica Papaya* L., *Papaya Carica* Gœrtn., *P. orientalis* Col., *P. vulgaris* DC.) (fig. 885) est un arbre originaire des Moluques, qui s'est propagé dans l'Inde, dans l'île Maurice, aux Antilles, à Haïti, au Brésil, dans la Colombie et dans presque toute l'Amérique du Sud. — Au Brésil, on l'appelle *Mamoeiro* et chez les Indiens de l'intérieur *Ghamburée.* Ailleurs on le désigne sous le nom d'*arbre à melon* ou *Papaya* seulement.

[1] *Journal de botanique,* 1894, p. 67 et 85.

Description. — Le tronc cylindrique recouvert d'une écorce de couleur cendrée a une hauteur de 5 à 20 mètres ; il est couronné à son
sommet par un grand bouquet de feuilles, ce qui lui donne quelque
ressemblance avec un palmier. Sur pied, il renferme un suc blanc
laiteux qu'il perd après avoir été abattu. — Les racines sont char

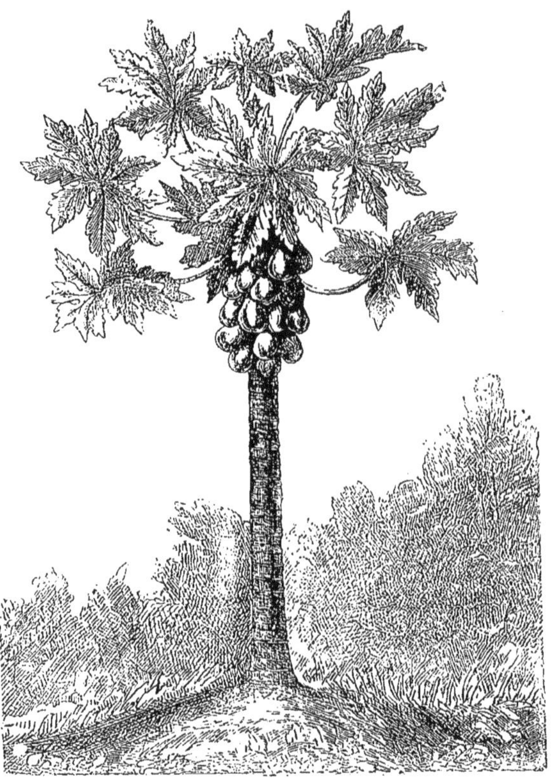

Fig. 885. — Papayer.

nnes pivotantes avec des radicelles très longues et ramifiées ; elles
exhalent une odeur de chou fermenté. Les feuilles sont très amples,
analogues à celles du figuier, divisées en 5, 7 ou 9 lobes sinueux.
Leur extrait dissous dans l'eau a quelques-unes des propriétés du suc
de la tige, mais faibles. Le fruit, appelé *papaye*, du volume d'un petit
melon ou petit potiron, est ovoïde et marqué de 5 à 8 côtes. D'abord
verdâtre, plein de suc laiteux quand il n'est pas encore mûr, il devient

ensuite jaune et acquiert l'odeur et la saveur de l'abricot. Il est creux comme le melon et rempli de graines nombreuses, de la grosseur d'un petit pois, ovales, arrondies, comprimées, à ligament épais, rugueux, noir, enveloppé par une membrane ridée longitudinalement, grisâtre.

Le Papayer croît presque aussi rapidement que le Bananier et présente une résistance remarquable aux intempéries. On a expliqué sa multiplication naturelle par la nature de ses graines, qui en raison

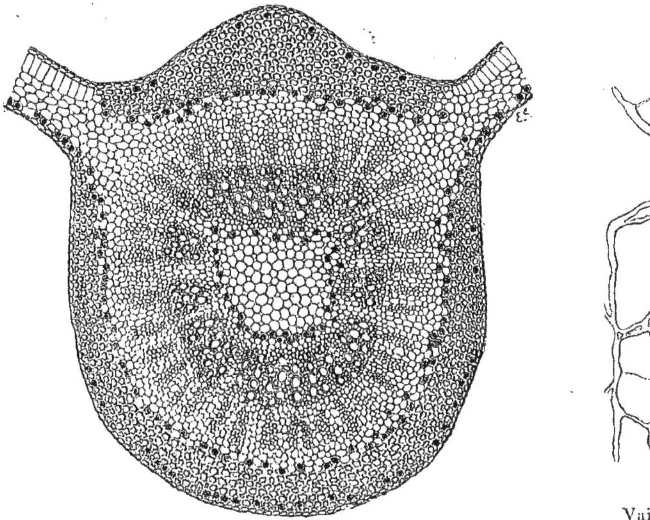

Fig. 886. — Nervure médiane d'une feuille de Papayer.

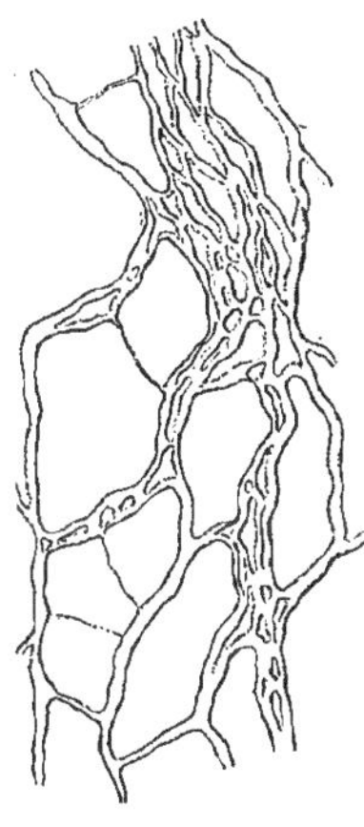

Fig. 887.
Vaisseau laticifère
du fruit du Papayer.

de leur testa crustacé ne peuvent être digérées par les oiseaux, qui se font ainsi les propagateurs de l'espèce.

Ce qui nous intéresse particulièrement dans cette plante, c'est le latex, qui est contenu dans la racine, le tronc, les feuilles et le fruit et qui donne à ces organes des propriétés toutes particulières, connues depuis longtemps, mais étudiées et expliquées seulement depuis une vingtaine d'années.

On retire le suc laiteux par incision du tronc et des fruits, qui peuvent en fournir 25 à 28 centimètres cubes en une heure. Ce suc est spontanément et rapidement coagulable et forme une masse blanche compacte, un caillot nageant dans une petite quantité de liquide.

Composition chimique. — Vauquelin avait signalé dans ce suc la présence de l'albumine et de la caséine et lui avait donné le nom de *sang végétal*. En 1878, Wittmack constata dans le suc de Papayer l'existence d'un ferment agissant énergiquement sur les matières azotées et différant de la pepsine par son action plus rapide et qui persiste à la température de 60 à 65°. L'année suivante, Peckolt[1] publia le résultat des travaux qu'il avait entrepris sur le suc du Papayer :

100 grammes de ce suc frais retiré des fruits renferment d'après lui :

Substance analogue au caoutchouc	4,525
Graisse cireuse	2,424
Résine molle	0,110
Résine brune	0,776
Substance albuminoïde	0,006
Papayotine	1,059
Matière extractive	5,303
Acide malique	0,443
Substance pectique et sels	7,100
Eau	74,971

Le suc qu'on retire des tiges est moins abondant, d'une consistance plus grande ; il renferme 11 p. 100 de caoutchouc et 3,961 de papayotine.

Les feuilles soumises à la presse donnent 33 p. 100 de leur poids de suc, d'un vert foncé, renfermant environ 0,119 p. 100 de papayotine.

Peckolt a indiqué en même temps trois méthodes pour retirer du suc de Papayer la *papayotine*, qui lui donne ses propriétés particulières.

La même année, Würtz et Bouchut[2] présentèrent à l'Académie des sciences le résultat des travaux qu'ils avaient entrepris sur le même sujet et indiquèrent un mode opératoire, qui permet d'obtenir le principe actif du Papayer, qu'ils ont désigné sous le nom de *Papaïne*.

On traite, par dix fois son volume d'alcool, le sucre filtré ou la dissolution aqueuse du latex desséché. Le dépôt repris par l'alcool concentré est redissous dans l'eau, additionné de sous-acétate de plomb, qui précipite les matières albuminoïdes et peptoniques sans précipiter la papaïne. On fait passer dans la liqueur filtrée un courant d'hydrogène sulfuré qui la débarrasse du plomb ; on la filtre de nouveau et on la mélange avec de l'alcool qui précipite la papaïne.

Quand elle a été séchée dans le vide, la papaïne est une substance amorphe, blanche, insipide et inodore ; elle se dissout entièrement dans

---

[1] *Pharmaceutical Journal and Trans.* (3) X, 313 et 383, 1879.
[2] Comptes rend. de l'Ac. des sc., 24 août 1879.

l'eau, propriété qui indique l'absence d'albumine végétale coagulable par l'alcool. La solution aqueuse mousse par l'agitation comme une solution de savon, elle a une réaction acide et se trouble au bout de vingt-quatre heures. Elle prend avec le réactif de Trommer une belle couleur violet bleu, qui passe au rouge violet par l'ébullition.

La papaïne possède la propriété de dissoudre de grandes quantités de fibrine et se distingue de la pepsine par ce caractère qu'elle la dissout non seulement en présence d'une petite quantité d'acide, mais même dans un milieu neutre ou légèrement alcalin.

Greshoff [1] a retiré des feuilles de Papayer un alcaloïde appelé *Carpaïne*, qui possède la propriété de ralentir les mouvements du cœur, mais dont l'emploi n'a pas encore été introduit dans la thérapeutique.

Les graines de *Carica Papaya* ont été aussi étudiées par Peckolt qui en a retiré : une huile résineuse, une matière huileuse d'une odeur et d'une saveur agréables, appelée *Caricine*, un acide gras (*l'acide papayique*) et une résine acide.

Usages. — Le fruit du Papayer commun se mange cru, dépouillé de son écorce, confit ou cuit avec du sucre. On en fait une marmelade et un sirop qui jouit au Brésil d'une grande réputation comme sédatif et expectorant. Dans tous les pays où croît cette plante, on utilise son suc frais comme anthelmintique, surtout contre les ascarides ; mais l'emploi de ce suc ne serait pas toujours, d'après Moncorvo, exempt d'inconvénients ; il agirait comme purgatif drastique. Dans les îles Sandwich, toutes les parties de l'arbre sont employées comme médicament externe pour le traitement de certaines plaies, des abcès, des dartres. Les graines sont aussi utilisées comme vermifuges.

A la suite de la communication faite à l'Académie des Sciences par MM. Wurtz et Bouchut, de nombreuses expériences ont été entreprises en France pour étudier l'action que la papaïne peut exercer sur les affections du tube digestif, sur les dyspepsies. Ces expériences ont démontré que ce principe, grâce à ses propriétés eupeptiques, facilite la digestion des matières albuminoïdes, de la fibrine et permet ainsi de nourrir les malades chez lesquels le gavage n'est pas possible.

La facilité avec laquelle la papaïne dissout la fibrine avait porté Bouchut à recommander son emploi dans le traitement de l'angine couenneuse, dont elle dissoudrait les fausses membranes ; mais cette médication est aujourd'hui abandonnée.

La papaïne s'administre généralement comme digestive, à la dose

[1] *Pharm. Centralhal*, XXXII, p. 243, 1891.

de 10 à 40 centigrammes, sous forme de sirop, de vin, de dragées. Comme elle est insoluble dans l'alcool, il est essentiel de ne pas l'associer à des véhicules trop alcooliques. — L'action qu'elle exerce sur la fibrine étant très énergique, on a pu craindre qu'elle ne fatigue et n'attaque l'estomac ; cette action peut toutefois être enrayée par l'addition d'une faible proportion d'acide.

Par son suc carnivore végétal, par son ferment digestif, analogue à la pepsine et à la pancréatine, le *Carica papaya* peut être rangé à côté des *Drosera* et des *Sarracenia* dans la catégorie des plantes dites *carnivores*. L'existence dans cette plante d'un ferment et d'un glucoside localisés dans des cellules spéciales, et donnant par leur réaction réciproque une essence analogue à celle qui se produit dans les Capparidées, les Crucifères et les Rosacées, établit une étroite analogie de composition et de propriétés entre les Papayacées et d'autres familles, dont elles diffèrent entièrement par leurs caractères morphologiques.

Ces particularités font du Papayer une plante des plus intéressantes, aussi bien au point de vue physiologique qu'au point de vue botanique.

Parmi les autres plantes de cette famille qui possèdent aussi des fruits comestibles, nous citerons le *Carica cauliflora* Jacq. (*Vasconcella cauliflora* DC., *Carica pyriformis* Hook.).

Tous les *Carica* ne possèdent pas les vertus alimentaires du *C. Papaya* : c'est ainsi qu'au nord du Brésil le *C. digitata* Pœpp. et Endl. est considéré comme un poison mortel aussi redoutable, que les *Upas* de Java.

Dans la collection des drogues de la République Argentine, le groupe des Papayers se trouve représenté par le *C. dodecaphylla* Velloso (*Jacaratia dodecaphylla* DC.) dont le suc laiteux est employé comme vermifuge et par le *C. quercifolia* Benth. et Hook., dont on utilise le lait pour attendrir la viande et les feuilles pour remplacer le savon.

TURNÉRACÉES

Cette petite famille est composée d'herbes, de sous-arbrisseaux ou d'arbrisseaux à feuilles alternes, simples, pétiolées, entières ou dentées, rarement pennifides, non stipulées, mais souvent munies à leur base de deux glandes latérales. Les fleurs sont régulières, axillaires, sessiles ou pédonculées. — Corolle polypétale, périgyne, isostémone, à préfloraison tordue. Étamines au nombre de cinq, subhypogynes. Ovaire uniloculaire, à trois placentas pariétaux. Capsules à trois valves, médio-placentifères. Graines strophiolées. Embryon dicotylédoné albuminé.

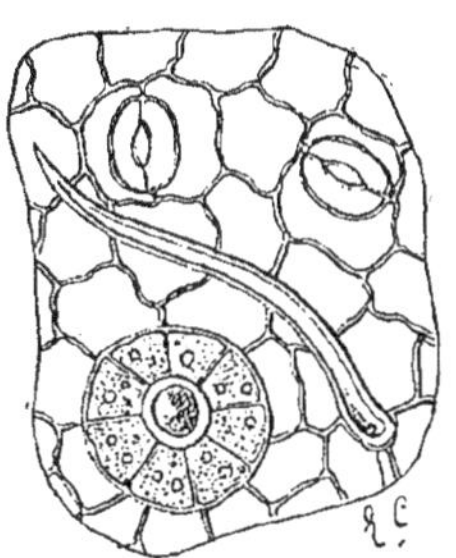

Fig. 888. — Feuille de *Turnera aphrodisiaca*.

Épiderme inférieur.

CARACTÈRES ANATOMIQUES, — Poils tecteurs unicellulaires coniques ; poils glanduleux pluricellulés et disposés en écusson (fig. 888). Stomates bordés de deux cellules annexes réniformes. Mésophylle hétérogène asymétrique. Cristaux d'oxalate de chaux en mâcles ou en étoiles. Pas de glandes internes.

Les Turnéracées sont des plantes de l'Amérique tropicale : elles doivent leurs propriétés à des principes astringents et mucilagineux, associés à une certaine quantité d'huile volatile.

FEUILLES DE TURNERA APHRODISIACA

ORIGINE. — Les *Turnera aphrodisiaca* L. f. et *T. microphylla* Desv. sont des plantes originaires de la chaîne des Andes occidentales et du Mexique. Ils fournissent à la matière médicale leurs feuilles qui sont inscrites dans la pharmacopée américaine sous le nom de **Damiana**.

Ces feuilles (fig. 889) sont courtement pétiolées, obovales ou oblongues lancéolées, atténuées à la base, crénelées sur leurs bords. Elles mesurent 2 à 3 centimètres de long et 7 à 10 millimètres de large. De leur nervure médiane se détachent des nervures secondaires, qui se rejoignent les unes aux autres à une très faible distance du bord de la feuille, et semblent former une marge assez apparente. Elles possèdent une odeur forte, agréable et une saveur aromatique. Elles sont souvent mélangées de débris des sommités fleuries.

Composition chimique. — D'après Henry Parsons [1], les feuilles de *Damiana* contiennent : une *huile volatile* visqueuse, épaisse, verdâtre, possédant une odeur de camomille : une *résine molle*, de couleur brune, de saveur âcre, térébintha-cée, soluble dans l'alcool, le chloro-forme, l'éther, — une *résine brune* insoluble dans ces deux derniers véhicules, soluble dans l'alcool, — une *substance amère* solide, amor-phe, incristallisable, n'ayant les caractères ni d'un alcaloïde ni d'un glucoside, soluble dans l'eau et

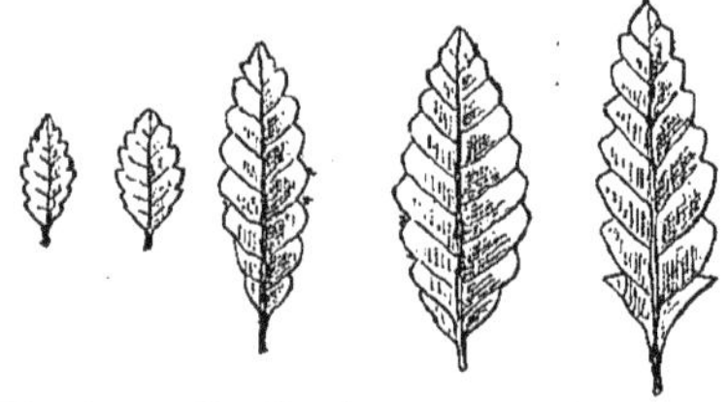

Fig. 889. — Feuilles de *Turnera aphrodisiaca*.

l'alcool, insoluble dans l'éther et le chloroforme, de la gomme, du tannin.

Usages. — Le *Damiana* jouit en Amérique d'une grande réputation comme médicament tonique : il possède en outre des propriétés aphro-disiaques, qui sont très appréciées et n'entraîne aucun des inconvé-nients qui suivent l'administration du phosphore et des cantharides. Le principe amer qui donne à ces feuilles ses propriétés toniques étant soluble dans l'eau, la meilleure préparation à adopter est l'infusion aqueuse, de préférence à la teinture ou à l'extrait alcoolique qui pro-duisent souvent des effets irritants dus à la présence de la résine molle. Cette plante s'administre aux États-Unis sous forme d'infusion ou d'extrait fluide à la dose de 2 grammes.

On utilise encore comme toniques et expectorantes les feuilles des *T. angustifolia* Curt. et *T. ulmifolia* L. Le *T. opifera* Mart. est une espèce du Brésil, où on l'emploie comme astringente et antidysentérique.

[1] *New Remedies*, sept. 1880 et *Pharmac Journ.* (3) XI, p. 271.

ONAGRARIÉES

Herbes terrestres ou aquatiques et arbrisseaux à feuilles opposées ou alternes, simples, entières ou dentelées, non stipulées. Fleurs terminales ou axillaires, disposées en grappes ou en épis. Calice adhérent avec l'ovaire infère, herbacé ou coloré, à limbe 4-5 partit, à préfloraison valvaire. Corolle formée de 4 ou 5 pétales, à préfloraison tordue. Etamines insérées avec les pétales, en nombre égal ou

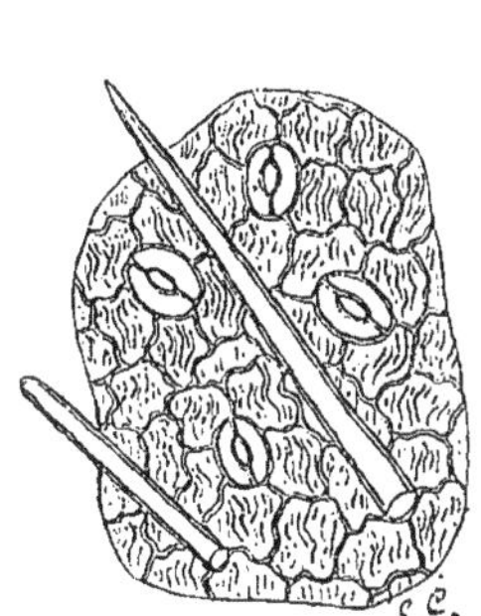

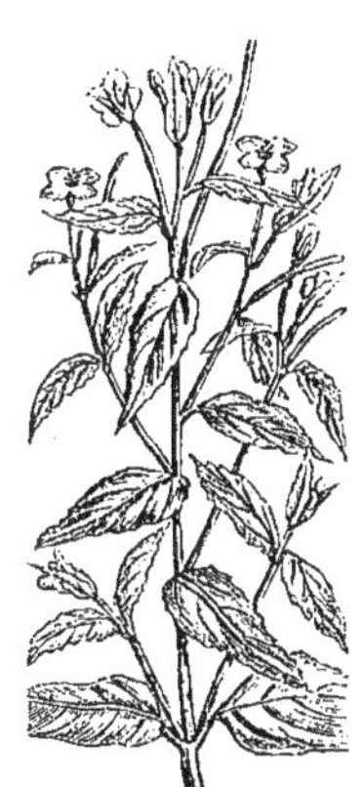

Fig. 890. — Feuille d'*Epilobium angustifolium*. Fig. 891. — *Epilobium palustre*.

double, rarement moindre. Ovaire infère pluriloculaire et pluriovulé, fruit capsulaire ou baccien. Embryon dicotylédoné, pourvu d'un albumen rudimentaire qui disparaît presque complètement à la maturité [1].

CARACTÈRES ANATOMIQUES (*Feuilles*). — Poils tecteurs unicellulaires, coniques ou cylindriques (*Epilobium*). Stomates entourés de 4 à 5 cellules n'ayant rien de régulier dans leur direction (fig. 890). Mésophylle hétérogène asymétrique. Cristaux d'oxalate de chaux se présentant sous forme de raphides. — Présence d'un liber interne à la face supérieure du cordon ligneux. — Pas de glandes internes, ni de vaisseaux laticifères.

[1] L. Guignard. *Recherches sur le développement de la graine.* (*Journal de Botanique*, 1893.)

Répandues dans presque toutes les parties du monde, les Onagrariées sont très nombreuses dans les régions extra-tropicales tempérées de l'hémisphère boréal et surtout dans le nouveau continent.

Elles contiennent des principes mucilagineux et quelquefois faiblement astringents qui communiquent à quelques-unes d'entre elles des propriétés thérapeutiques ou alimentaires.

Les seules plantes de ce groupe qui aient quelque intérêt pour nous sont l'*Epilobium angustifolium* L. (*E. spicatum* Lam.) qui croît dans le nord de l'Europe et de l'Asie. Les feuilles de cette plante, autrefois estimées comme vulnéraires et détersives, sont très fréquemment employées en Russie pour falsifier le thé.

Ces feuilles sont entières ou à peine dentées (fig. 892), allongées en forme de lancette étroite et pointues : elles ont environ 3 à 4 centimètres de long et 5 à 6 millimètres de large. Les nervures latérales qui se détachent de la nervure médiane sous un angle peu aigu ou à peu près droit, se réunissent au voisinage du bord par de larges lacets assez saillants.

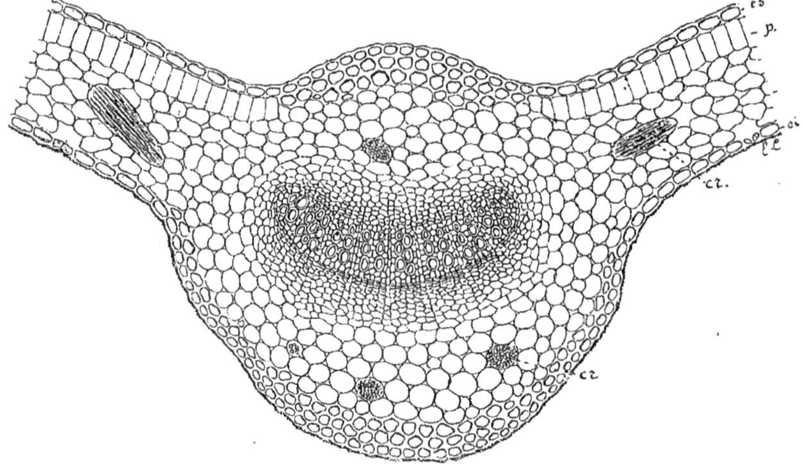

Fig. 892.
Feuille
d'*Epilobium
angustifolium*.

Fig. 893. — Nervure médiane de la feuille d'*Epilobium angustifolium*.

Examinées au microscope, ces feuilles se distinguent aisément de celles du thé, par leur épiderme strié sur la face inférieure, par la disposition des stomates qui sont entourés par trois ou quatre cellules n'ayant pas de forme ni de direction bien régulières (fig. 893), à la forme des cristaux qui sont aiguillés au lieu d'être étoilés, enfin à la présence d'un liber interne sur la face supérieure du cordon libéro-ligneux et à l'absence d'un péricycle épaissi autour de ce cordon (fig. 893).

La racine, outre une certaine quantité de mucilage et de sucre, renferme du tannin et de l'acide gallique, qui lui donnent des propriétés astringentes, qu'on utilise en Angleterre pour le traitement des aphtes.

En Suède on utilise comme alimentaires les jeunes souches de l'*E. rosmarinifolium* Hœnch.

Le *Jussiœa suffruticosa* L. est employé dans l'Inde comme antidysentérique.

C'est à ce groupe qu'appartient le genre *Fuchsia* dont les nombreuses variétés font l'ornement de tous nos jardins.

Plusieurs *Onagres*, et spécialement l'*O. bisannuelle*, ont une racine sucrée et alimentaire.

LYTHRARIÉES

Herbes ou arbustes à feuilles opposées ou alternes ; fleurs axillaires ou terminales, parfois réunies en épis ou en grappe. Calice libre, persistant, tubuleux ou urcéolé, denté au sommet. Corolle à 4 ou 6 pétales, insérés en haut du tube calicinal, imbriqués, rarement nulle. Étamines en nombre égal ou double de celui des pétales, rarement en nombre indéfini. Ovaire bi- ou pluriloculaire, multiovulé. Fruit capsulaire. Embryon orthotrope, exalbuminé [1].

CARACTÈRES ANATOMIQUES. — *Feuilles.* Poils tecteurs unicellulaires coniques (fig. 894). Stomates entourés par 4 à 5 cellules n'ayant rien de régulier dans leur forme ni dans leur direction. Mésophylle hétérogène asymétrique. Système libéro-ligneux représenté par un cordon ligneux recouvert *sur les deux faces* par un liber et un péricycle mous. Cristaux d'oxalate de chaux étoilés. Pas de glandes internes ni de vaisseaux laticifères.

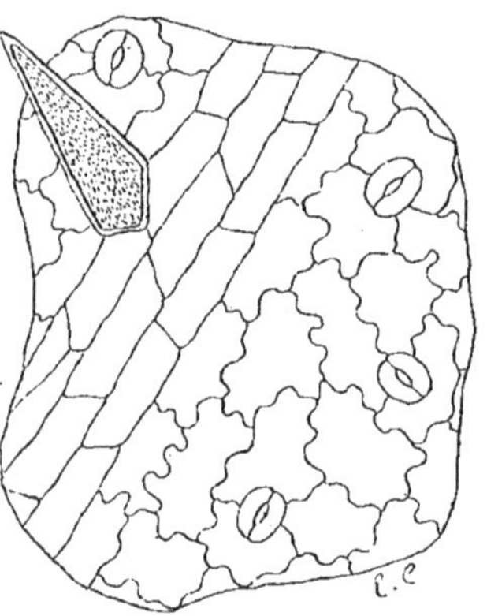

Fig. 894. — Feuille de Salicaire.
Épiderme inférieur.

Les Lythrariées sont abondamment répandues dans les régions intertropicales et surtout en Amérique : elles sont bien moins nombreuses dans les régions tempérées des deux hémisphères.

La médecine n'utilise qu'un nombre très restreint de ces plantes ; l'une d'entre elles, le Henné, jouit d'une grande réputation chez les peuples orientaux aussi bien comme cosmétique que comme matière tinctoriale.

[1] M. Guignard (*loc. cit.*) a constaté que le *Lythrum Salicaria* présente, dès les premières phases du développement de l'ovule en graine, un albumen qui remplit toute la cavité du sac embryonnaire, mais qui disparaît entièrement à la maturité.

SALICAIRE

. La **Salicaire commune** (*Lythrum Salicaria* L., *Salicaria spicata*
. Lam.) (fig. 895) croît communément sur le bord des rivières, des
étangs et dans les endroits marécageux. Elle atteint de 60 à 90 centimètres de hauteur. Sa tige dressée, quadrangulaire, est ramifiée à la
partie supérieure. Les feuilles sont opposées ou quelquefois ternées,
sessiles, ovales-lancéolées, dépourvues de stipules, vertes en dessus,
finement pubescentes en dessous. Les fleurs hermaphrodites, d'une

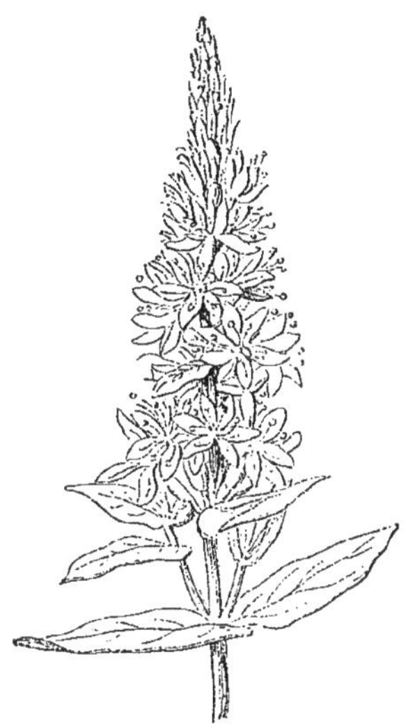

Fig. 895. — *Lythrum Salicaria.*
Sommité fleurie.

belle couleur rouge, sont disposées en
cymes bipares à l'aisselle des feuilles ou
des bractées, et se réunissent en longues
grappes terminales. Le calice est tubuleux,
strié, à 6 sépales : la corolle est formée de
6 pétales rouges, atténués à la base ; les
étamines sont au nombre de 12, dont
6 plus courtes et souvent stériles. Ovaire
biloculaire, multiovulé. Fruit capsulaire,
oblong, septicide.

Les feuilles ont une saveur herbacée,
mucilagineuse, légèrement astringente.
Elles renferment de la gomme et du tannin.

Anatomiquement elles sont caractérisées
par leurs poils tecteurs unicellulaires,
coniques, la disposition irrégulière de leur
appareil stomatique, la présence de nombreux cristaux étoilés dans le mésophylle
qui est hétérogène, asymétrique, la présence d'un liber interne sur la face supérieure du cordon ligneux.

Cette plante a été préconisée dans ces dernières années contre les
inflammations chroniques des muqueuses gastriques et intestinales et
en applications contre les ulcères variqueux.

La salicaire s'administre en infusion à la dose de 30 grammes par
litre d'eau ou sous forme de poudre à la dose d'un gramme.

HENNÉ

Origine. — Le **Henné** (*Lawsonia inermis* L.) est un gracieux arbuste originaire de l'Arabie, qu'on cultive aujourd'hui dans l'est et le nord-est de l'Afrique, dans l'ouest de l'Asie méridionale, aux Indes, à Malabar, à Ceylan, en Arabie, en Perse et en Egypte.

Description. — Les feuilles qui constituent la seule partie utile de cette plante sont opposées, simples et entières (fig. 896), mesurent 2 à 3 centimètres de longueur et 1 cent. de largeur ; elles sont courtement pétiolées, ovales, aiguës, mucronées, dépourvues de stipules, à bords entiers, révolu-tés. De la nervure médiane se détachent des nervures se-condaires qui se rejoignent en courbes douces à une faible distance du bord de la feuille.

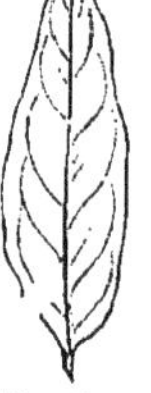

Fig. 896.
Feuille
de Henné.

Structure microscopique (fig. 897). — Épiderme glabre, à cellules faiblement ondulées, recouvertes par une cuticule striée seulement sur la face inférieure, qui présente des stomates entourés par 4 à 5 cel-lules n'offrant pas de direction déterminée. Mésophylle hétérogène,

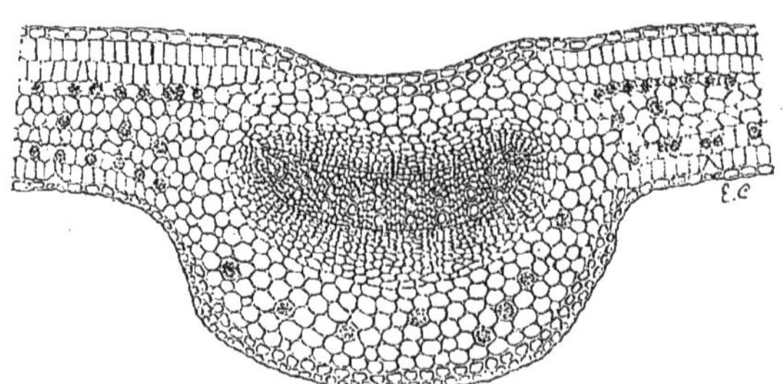

Fig. 897. — Feuille de Henné.
Nervure médiane.

symétrique, formé d'une lame peu épaisse de parenchyme à cellules régulières, qui est comprise entre deux assises de cellules en palis-sades disposées sur plusieurs rangs (fig. 897). Ce mésophylle renferme un très grand nombre de gros cristaux d'oxalate de chaux étoilés. Nervure médiane concave sur la face supérieure, convexe sur la face inférieure. Sous l'épiderme, on observe un hypoderme peu épais. Le système libéro-ligneux qui est entouré par le tissu fondamental est représenté par un cordon ligneux qui est recouvert sur les deux faces par un liber cristalligène et un péricycle mou.

COMPOSITION CHIMIQUE. — L'analyse chimique des feuilles de Henné faite par Henrich Paschkis (*Pharmac. Journ.* (3) XI, p. 855, 1881) a été reprise récemment par Ehrmann[1], qui en a isolé : des traces d'alcaloïde, des matières grasses, une résine soluble dans l'éther, du tannin, une matière colorante, du sucre, de l'amidon, de l'albumine végétale, des matières gommeuses et pectiques, de la pectose, de l'acide pectique.

USAGES. — Le Henné est surtout employé sous forme d'une poudre brune verdâtre uniforme, qui prend sur la surface exposée à l'air une teinte jaune rougeâtre.

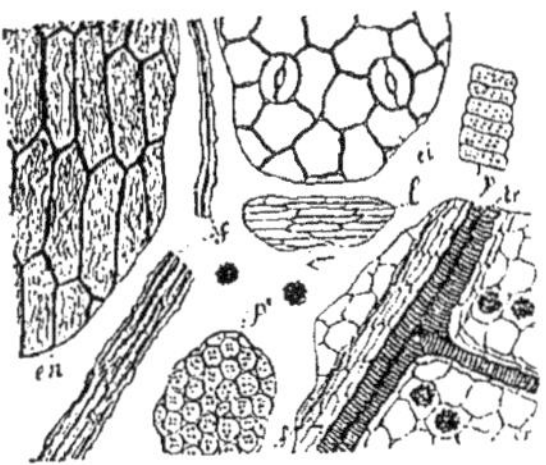

Fig. 898. — Poudre de Henné.

en, épiderme supérieur; *ei*, épiderme inférieur; *p*, cellules en palissade vues de champ; *p'*, cellules en palissade vues de face; *tr*, trachées; *f*, fibres; *l*, liber; *cr*, cristaux.

Il est usité depuis la plus haute antiquité en Egypte et en Arabie comme cosmétique, dans le double but d'augmenter la beauté et d'assurer la santé. Les femmes et les enfants se servent de la poudre ou des feuilles fraîches pour se colorer les ongles, non pas seulement dans un but d'agrément, mais encore comme signe de dignité, car il est interdit aux esclaves d'en faire usage. La proportion de tannin contenue dans cette poudre lui donne la propriété de tonifier la peau, de la resserrer, de diminuer ainsi la transpiration, ce qui lui permet de supporter plus facilement les brusques variations de température. Cette propriété pourrait être utilisée avantageusement contre la transpiration fétide des pieds. Le Henné est employé par les Arabes comme topique contre toutes les blessures. L'industrie l'utilise aussi pour la teinture de la soie, et du bois blanc auquel il donne une couleur d'acajou.

L'*Ammannia baccifera* L. (*Am. vesicatoria* Roxb.) est une plante herbacée très communément répandue dans l'Inde, et qui exhale une odeur aromatique assez agréable. Les feuilles âcres et irritantes sont utilisées comme vésicantes par les indigènes.

[1] *Journal de Ph. et de Chimie*, (5) XXIX, 691, 1894.

GRANATÉES

Cette petite famille, qui a été longtemps rangée dans la famille des Myrtacées, se distingue plus spécialement des Myrtées et des Leptospermées par l'absence de poches sécrétrices et par la disposition des carpelles formant un ovaire à deux étages de loges multiovulées, qui plus tard devient un fruit couronné, à graines

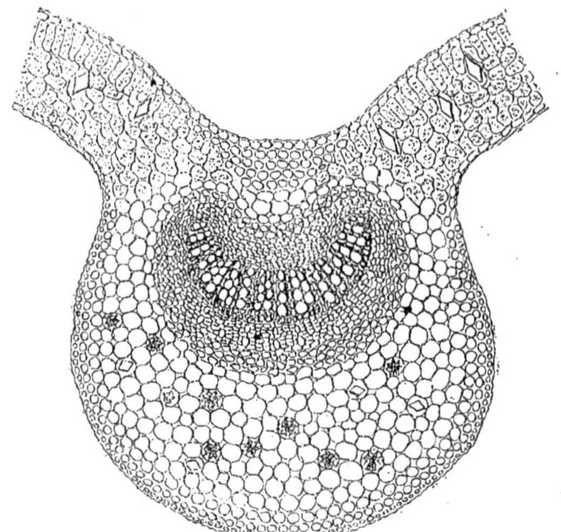

Fig. 899. — Feuille de Grenadier.

nombreuses, pourvues d'un tégument épais, succulent, translucide. Le calice du *Punica* est épais, coloré, dilaté au-dessus de l'ovaire ; les pétales sont imbriqués, les étamines libres et indéfinies.

MM. Bentham et Hooker, se basant surtout sur l'organisation florale de ces plantes, les ont classées dans la famille des Lythrariées. Elles s'en rapprochent encore par la présence d'un liber périmédullaire et l'absence de poches sécrétrices, mais elles en diffèrent par l'absence de poils tecteurs et la présence de gros cristaux prismatiques à côté de cristaux étoilés, dans le limbe de la feuille.

Cette famille est représentée dans la matière médicale par le Grenadier.

GRENADIER

Le **Grenadier** (*Punica Granatum* L.) (fig. 900), originaire de l'Afrique ou de l'Asie occidentale, croît naturellement dans les contrées

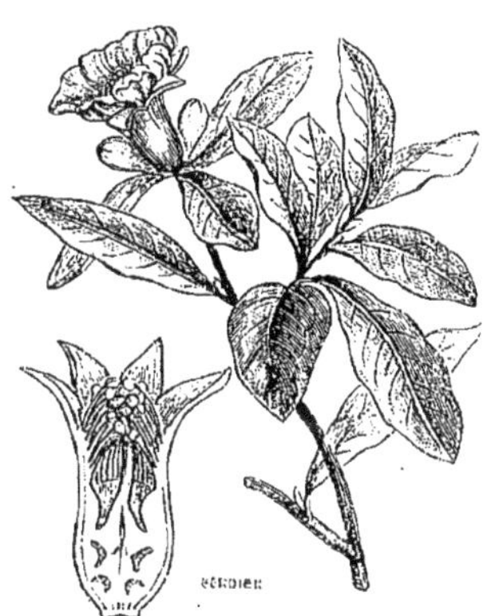

Fig. 900. — Grenadier.
Rameau florifère
et coupe verticale de la fleur.

chaudes de l'Europe comme le Bosphore, la Grèce, l'Italie, l'Espagne, la Provence : il est abondant surtout dans le nord de l'Afrique et en Perse. On en cultive de nombreuses variétés dans nos jardins et nos serres.

C'est un arbuste de 4 à 5 mètres de haut, à tronc tordu, noueux, rabougri et grisâtre, dont les rameaux irréguliers et parfois épineux sont garnis de feuilles simples, opposées, entières, luisantes et rougeâtres sur les bords. Les fleurs sont terminales, à peu près sessiles, solitaires ou disposées en cymes triflores. Le fruit est une grosse baie sphérique ou un peu aplatie, de la grosseur d'une orange ; il est revêtu d'une écorce dure, coriace, qui, d'abord verte, devient jaunâtre ou brun rougeâtre lors de la maturité. Ce fruit, couronné à son sommet par le style et le calice épais, tubuleux et denté, est partagé par un diaphragme transversal en deux étages inégaux divisés en plusieurs loges par des cloisons membraneuses. Chacune de ces loges renferme un grand nombre de graines insérées sur des placentas épais et spongieux, qui sont pariétaux dans l'étage supérieur et qui paraissent presque centraux dans l'étage inférieur. Ces graines oblongues, polyédriques, sont entourées par une vésicule mince et transparente qui contient en abondance un suc acidulé, légèrement sucré.

La matière médicale utilise les fleurs, l'écorce du fruit et de la racine de Grenadier.

FLEURS

Les **fleurs du Grenadier,** désignées sous le nom de **Balaustes,**
possèdent une belle teinte rouge qui se fonce par la dessiccation. Elles
sont formées d'un calice gamosépale épais et charnu, à tube turbiné
soudé à l'ovaire, à cinq-sept pétales rouges lancéolés aigus, à demi
étalés et réfléchis dans la fleur épanouie; d'une corolle à cinq-sept
pétales également rouges, membraneux. Les étamines assez nombreuses, à anthères biloculaires, sont insérées avec les pétales sur le
tube calicinal. L'ovaire, surmonté d'un style cylindrique, à stigmate
capité, est infère, multiloculaire et pluriovulé.

Les fleurs sont inodores, douées d'une saveur âpre et astringente :
elles communiquent à la salive une teinte violacée ; elles contiennent
une notable proportion de tannin.

ÉCORCE DE GRENADE

Cette écorce se présente en fragments très irréguliers, plus ou moins
cintrés, dont quelques-uns sont garnis
d'une épaisse couronne cylindrique et
dentée représentant la partie supérieure du tube et le limbe calicinal.
Ces morceaux, épais de 1 à 2 millimètres, ont une consistance coriace ;
leur face extérieure est brunâtre ou
vert rougeâtre, légèrement verruqueuse et brillante ; la face interne
est concave, jaunâtre, marquée de
dépressions laissées par les graines
qui y étaient appliquées ; leur cassure est très nette. Ils sont inodores, mais doués d'une saveur très
astringente.

STRUCTURE MICROSCOPIQUE (fig. 901).
— L'épicarpe (e), formé d'une rangée de cellules polygonales, recouvertes par une cuticule assez épaisse,
recouvre un mésocarpe (m), de consistance assez dure et constitué par

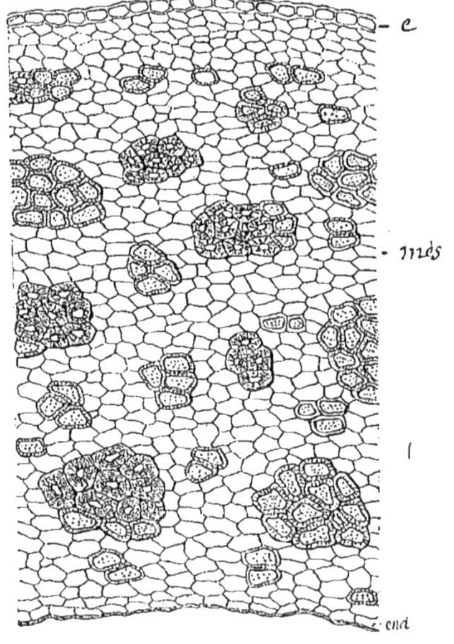

Fig. 901. — Écorce de Grenade.

un parenchyme de cellules polyédriques irrégulières, dans l'épaisseur duquel on observe une multitude de cellules scléreuses, rarement isolées, plus souvent réunies en groupes assez volumineux. Ces cellules scléreuses, qui donnent à ce mésocarpe la propriété de croquer sous la dent, affectent deux formes différentes : les unes sont munies de parois peu épaisses et ont un lumen assez large, ponctué ; les autres, aussi grosses, ont un lumen punctiforme ou très étroit qui est entouré par des parois fort épaisses et canaliculées. Dans la partie interne du mésocarpe on observe de larges faisceaux fibro-circulaires, bicollatéraux, ovales, allongés tangentiellement, dont la partie ligneuse est recouverte en haut et en bas par un liber mou et un péricycle non lignifié. Les cellules du mésocarpe sont remplies d'amidon et renferment une notable proportion de tannin.

Usages. — L'écorce de Grenade est employée comme tænifuge ; mais on lui préfère l'écorce de racine de Grenadier.

ÉCORCE DE RACINE DE GRENADIER

Cette écorce se présente en fragments très irréguliers, de longueur et de largeur très variables : les uns sont complètement enroulés en tuyaux, ou incurvés en forme de gouttières ; les autres sont seulement un peu cintrés ou aplatis ; l'épaisseur moyenne ne dépasse guère 1 millimètre ; leurs bords sont généralement taillés en biseau. La surface extérieure est d'une teinte gris jaunâtre, brun rougeâtre ou

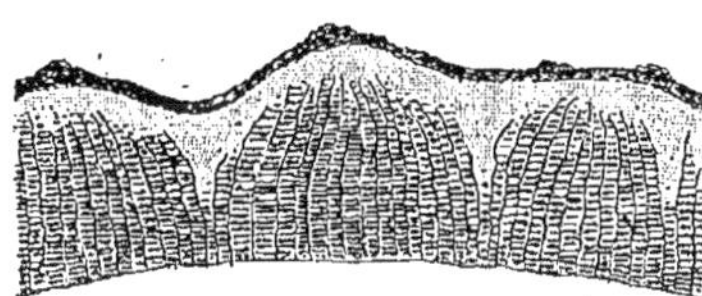

Fig. 902. — Écorce de racine de Grenadier.
Coupe schématique.

brun fauve, parfois noirâtre ; elle est constituée par un suber fongueux, rarement lisse, plus souvent marqué de fissures de profondeur variable, ou se présentant sous forme d'écailles conchoïdales larges et aplaties. La surface interne est d'un jaune grisâtre, lisse dans les petites écorces et marquée de stries plus ou moins fines dans les gros morceaux, auxquels adhèrent souvent des traînées blanchâtres provenant du bois. La cassure de cette écorce est très nette, finement granuleuse : examinée à la loupe (fig. 902), elle présente en dessous d'un suber plus ou moins épais et du parenchyme cortical généralement très réduit, une zone libérienne très développée, qui est caractérisée par la présence de stries transversales et radiales. Cette écorce est inodore ; elle possède une saveur acerbe, légèrement amère et astringente

Structure microscopique. — L'écorce de racine de Grenadier présente de dehors en dedans (fig. 903) :

Un suber (*s*) assez épais et constitué par de nombreuses rangées de cellules tabulaires, aplaties, dont les parois colorées sont légèrement renforcées sur leur face interne ; — un parenchyme cortical (*pc*) réduit à de faibles dimensions et constitué par des cellules polyédriques allongées dans la direction tangentielle ; un liber (*l*) très développé et formé de cellules plus petites, à peu près aussi larges que longues et disposées assez régulièrement en files radiales. Ce liber est sillonné par des rayons médullaires étroits composés d'une seule rangée de cellules et qui de distance en distance s'élargissent assez brusquement, à une faible distance de la périphérie ; cette disposition a pour résultat de diviser le liber en faisceaux cunéiformes. Il est caractérisé par la présence et la disposition toute spéciale de cristaux d'oxalate de chaux qu'on y observe. Ces cristaux de forme étoilée (*mâcles*) sont renfermés dans des cellules juxtaposées qui, dans leur ensemble, forment des séries alternant régulièrement et parallèlement avec des rangées de cellules renfermant de l'amidon. C'est la disposition toute particulière de ces séries de cellules cristalligènes s'étendant d'un rayon médullaire à l'autre qui

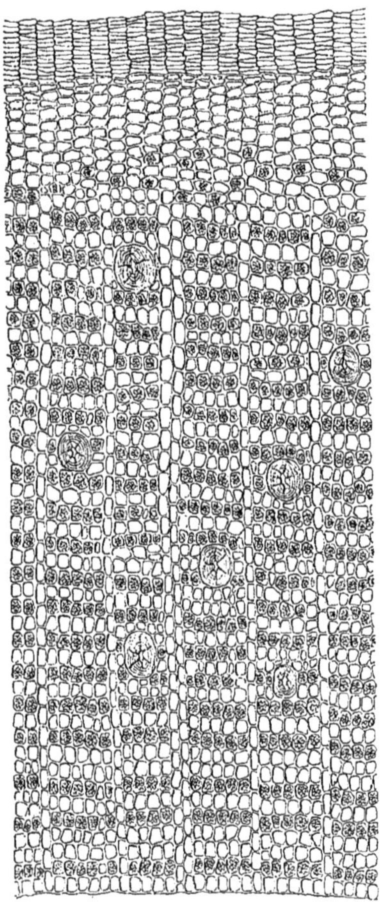

Fig. 903. — Écorce de racine de Grenadier.
Structure anatomique.

donne à la section transversale de l'écorce de racine de Grenadier l'aspect stratifié qu'elle présente dans presque toute son épaisseur. Examinées sur une coupe longitudinale les cellules cristalligènes ne sont guère plus longues que larges : elles sont régulièrement superposées en très grand nombre, tandis que les cellules à amidon sont rectangu-

laires, trois ou quatre fois aussi longues que larges ; très fréquemment
on observe dans le liber de cette écorce de grosses cellules scléreuses
isolées (*sc*) à parois fort épaisses et canaliculées. Ces éléments, dont la
présence n'est pas constante dans toutes les écorces, peuvent aussi
s'observer dans la partie élargie des rayons médullaires : ils conservent la même forme arrondie ou ovale sur une section longitudinale.

Composition chimique. — En 1878, M. Tanret isola le principe actif
de l'écorce de Grenadier sous forme d'un alcaloïde liquide, volatil,
auquel il donna le nom de *Pelletiérine*. En poursuivant ses recherches,
il reconnut bien vite que cette pelletiérine était un mélange de quatre
alcaloïdes volatils dont trois liquides et un cristallisé. Ces quatre
alcaloïdes furent expérimentés par Béranger-Féraud, qui constata
que deux d'entre eux étaient tænicides, et les deux autres inactifs.
M. Tanret appela les premiers *pelletiérine* et *iso-pelletiérine*, il désigna
les alcaloïdes inactifs sous les noms de *pseudo-pelletiérine* et de
méthylpelletiérine.

M. Tanret a constaté que les écorces de racines sont plus riches en
alcaloïdes que celle du tronc et des branches; mais les alcaloïdes
inactifs y prédominent. Il a remarqué en outre que la proportion
d'alcaloïdes actifs varie selon les arbres et suivant l'époque de la
récolte.

Aweng a constaté que non seulement la proportion d'alcaloïdes varie
beaucoup dans les écorces de Grenadier, mais encore que ces alcaloïdes y existent dans des conditions telles qu'ils résistent à l'action
dissolvante de l'eau et de l'alcool, de telle sorte qu'une écorce riche
en principes actifs peut fournir une décoction ou un extrait presque
inertes.

Usages. — L'écorce de racine de Grenadier est incontestablement un
des meilleurs tænicides : malheureusement ses préparations sont très
difficiles à absorber à cause de leur saveur nauséeuse et astringente, qui
les fait souvent rejeter par les malades et qui en rend l'emploi assez
difficile chez les femmes et les enfants. En admettant qu'on ne puisse
ou qu'on ne veuille pas s'adresser aux alcaloïdes actifs isolés par
M. Tanret, la *pelletiérine* et l'*isopelletiérine*, on pourrait recourir à
l'une des deux méthodes proposées par Siebold ou par Schrœder.

Des expériences entreprises par M. de Vrij[1], il résulte que l'écorce
de racines de Grenadier sèche, quand elle est de bonne qualité, ne le

[1] *Journal de Ph. et de Chimie*, 1891, (5) t. XXIII, p. 415.

cède en rien à l'écorce fraîche, mais que celle qui est fournie par le
Grenadier à fleurs blanches est bien plus active que celle de la variété
à fleurs rouges. Stœder, professeur à l'université d'Amsterdam, a retiré
de la première de ces écorces 3,71 p. 100 de chlorhydrates d'alcaloïdes,
tandis que la seconde n'en a fourni que 2,43 p. 100.

SUBSTITUTIONS. — Très fréquemment on substitue à l'écorce de racine
l'écorce de tige de Grenadier. Celle-ci présente dans son aspect extérieur d'assez grandes variations selon qu'elle provient de parties vigou-
reuses ou chétives, du tronc d'une grosse branche ou d'un rameau.
L'écorce des *rameaux sains* est parfois lisse et intacte, parfois rugueuse
et sillonnée de crevasses disposées dans leur ensemble en un réseau
à mailles plus ou moins larges ; le suber est généralement grisâtre,
ou gris blanchâtre, souvent recouvert par places de lichens foliacés
(*Opegrapha*, *Hypoxylon*) qu'on n'observe pas sur les écorces de racines.
On observe aussi sur leur surface extérieure des lenticelles ou
des ponctuations arrondies, restes de bourgeons avortés. L'écorce des
grosses branches est recouverte par un suber rougeâtre, rarement
lisse, qui s'exfolie en plaques peu épaisses, qui n'adhèrent que par
places au parenchyme cortical. L'écorce provenant d'arbustes rabou-
gris et chétifs est noirâtre, marquée de fissures assez profondes.
Comme dans l'écorce de la racine, on observe sur la face interne de
l'écorce de la tige de Grenadier, des traînées de la zone ligneuse dont
la teinte blanche se détache nettement sur
le fond jaune de l'écorce.

Anatomiquement l'écorce de la tige se
distingue de celle de la racine par son suber
moins épais, le développement plus considérable du parenchyme cortical. Le liber
présente exactement la même structure.
Seulement les rayons médullaires s'élargissent fréquemment et assez brusquement, et contribuent ainsi à diviser cette
partie interne de l'écorce en faisceaux cunéiformes, qui sont plus apparents et plus
nombreux que dans l'écorce de la racine.

Très souvent aussi on a constaté dans
l'écorce de racine de Grenadier la présence

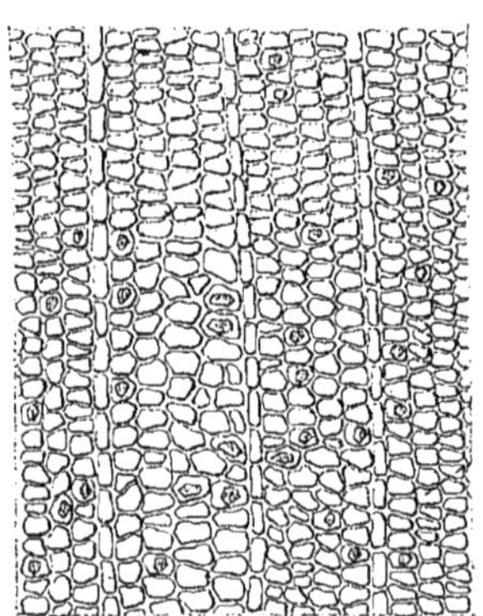

Fig. 904. — Ecorce de Buis.
Structure anatomique.

de l'écorce de Buis. Cette dernière se présente en tuyaux ou en fragment cintrés de 1/2 à 1 millimètre d'épaisseur, recouverts d'un suber
très épais, gris blanchâtre, fongueux, fendillé, peu adhérent aux

couches sous-jacentes, qui ont une couleur jaune safranée. Cette écorce
est très lisse sur sa face interne : elle se brise très nettement ; elle a
une saveur amère toute différente de celle qui caractérise l'écorce de
Grenadier. Au point de vue anatomique, elle se distingue de cette dernière par la rareté, la forme et la disposition toute différente de ses
cristaux. Ceux-ci, au lieu d'être agglomérés et disposés en files régulières et parallèles comme dans l'écorce de Grenadier sont simples,
prismatiques, assez rares, et disposés irrégulièrement dans le liber
et le parenchyme cortical (fig. 904). Cette dernière zone est réduite à
de très faibles dimensions. Des rayons médullaires étroits sillonnent
dans presque toute son épaisseur cette écorce formée de cellules régulièrement disposées en files radiales, et munies de parois assez épaisses.
L'écorce de Buis ne renferme pas d'éléments scléreux ; elle contient
beaucoup d'amidon.

Quant à l'écorce d'*Épine-vinette* qui a été parfois substituée à l'écorce
de racine de Grenadier, elle se distingue très facilement par sa couleur
d'un jaune très marqué dans les couches internes, par son amertume, et
son indifférence vis-à-vis des sels de fer.

MYRTACÉES

Arbres et arbrisseaux à feuilles opposées entières, souvent persistantes, généralement marquées de ponctuations translucides, dépourvues de stipules. Calice gamosépale, adhérent par sa base avec l'ovaire, à limbe divisé en quatre, cinq ou six divisions à préfloraison valvaire. Corolle comptant autant de pétales qu'il y a de divisions au calice. Étamines libres, le plus souvent indéfinies. Ovaire pluriloculaire, à ovules nombreux pendants, rarement uniloculaire. Fruit capsulaire ou charnu ; graine exalbuminée.

CARACTÈRES ANATOMIQUES. — Les Myrtacées sont caractérisées anatomiquement par l'existence d'un liber périmédullaire, d'un appareil sécréteur et la présence à peu près constante de deux sortes de cristaux dont les uns sont simples, prismatiques et les autres agglomérés sous forme de mâcles.

Les stomates sont entourés par quatre ou cinq cellules qui n'ont rien de régulier dans leur forme ni dans leur direction. Le système libéro-ligneux est constitué tantôt par un seul cordon ligneux arqué recouvert sur ses deux faces par une couche assez épaisse de liber mou, cristalligène, et par un péricycle lignifié (*Myrtus*), tantôt par un large cordon inférieur, recouvert sur sa face supérieure par deux cordons latéraux opposés et plus ou moins développés (*Eucalyptus*).

Conformément aux observations de M. Franck [1] et contrairement aux recherches plus récentes de MM. Martinet [2], J. Chatin [3] et de Bary, M. Van Tieghem [4] a constaté que l'appareil sécréteur des Myrtacées est composé de réservoirs oléifères issus de dissociation et non de destruction, que ce sont des poches sécrétrices et non des nodules sécréteurs désorganisés. Cette opinion a été confirmée par les recherches de Mlle Leblois [5]. Ces poches sont localisées dans la tige et la feuille à l'exclusion de la racine. On les observe dans le parenchyme cortical de la tige, dans la partie

[1] *Beiträge zur Pflanzenphysiologie*, 1868, p. 125.

[2] *Ann. des sc. nat. Bot.*, 6ᵉ série, t. XIV, 1871.

[3] *Ann. des sc. nat. Bot.*, 6ᵉ sér., t. II, 1875.

[4] *Ann. des sc. nat. Bot.* Deuxième Mémoire sur les Canaux sécréteurs, 7ᵉ série, t. I, 1885.

[5] A. Leblois. *Canaux sécréteurs et poches sécrétrices* (*Ann. des sc. nat. Bot.*, 7ᵉ série, t. VI, 1887).

supérieure du parenchyme de la feuille et autour du système libéro-ligneux des nervures.

Les poches sécrétrices et le liber interne font défaut dans les Lecythidées.

Les Myrtacées sont presque exclusivement localisées dans les régions tropicales. Quelques espèces telles que le Myrte et les Eucalyptus ont été acclimatées dans la région méditerranéenne où leur culture a pris rapidement un très grand développement.

Ces plantes renferment du tannin, des huiles fixes et volatiles, des acides libres, du mucilage et du sucre. Associés en diverses proportions, ces principes leur communiquent des propriétés variées, qui ont été utilisées dans la thérapeutique, l'alimentation et la parfumerie.

MYRTE

Origine. — Le **Myrte** (*Myrtus communis* L.), la seule espèce du genre qu'on rencontre en Europe, est assez abondamment répandu dans toute la région méditerranéenne. Employé comme tonique, aromatique et astringente depuis les temps les plus reculés, cette plante n'est plus guère cultivée aujourd'hui que pour l'ornementation des jardins.

Description. — Les feuilles, qu'on rencontre parfois dans les pharmacies, sont courtement pétiolées, ovales-lancéolées, lisses, d'un vert foncé : elles ont en moyenne 2 centimètres de longueur et 8 à 9 millimètres de largeur ; elles sont entières sur leurs bords, fermes, persistantes, parsemées de ponctuations glanduleuses translucides et douées d'une odeur aromatique assez agréable, qui se développe surtout quand on les froisse entre les doigts. De la nervure médiane se détachent des nervures secondaires qui se rejoignent en courbes douces à une faible distance des bords du limbe ; elles ont une saveur aromatique et amère.

Structure anatomique (fig. 905). — L'épiderme glabre recouvert par une cuticule lisse porte sur sa face inférieure des stomates entourés de 5 à 6 cellules polygonales. Le mésophylle est hétérogène asymétrique, pourvu de poches oléo-résineuses localisées en dessous des épidermes, et de cristaux étoilés. La nervure médiane est biconvexe. Le système libéro-ligneux est formé d'un cordon ligneux arqué, recouvert sur chacune de ses faces par un liber mou et par un péricycle lignifié. Des poches sécrétrices s'observent aussi dans le tissu fondamental qui entoure ce système libéro-ligneux.

Composition chimique. — Des feuilles et des rameaux de myrte on retire 0,56 p. 100 d'une huile essentielle d'une odeur fraîche et de couleur vert émeraude. Cette essence, d'après Bartolotti (1891), paraît être composée de deux substances bien définies, dont l'une est un hydrocarbure terpénique et l'autre un corps oxygéné bouillant à 175°, d'odeur agréable de menthe poivrée, isomère du camphre et appelé *myrtol*. Ce dernier a été étudié par Linaria, Brautigen et Norwach, qui ont constaté son action microbicide sur la plupart des ferments. C'est un liquide incolore à odeur aromatique, agréable,

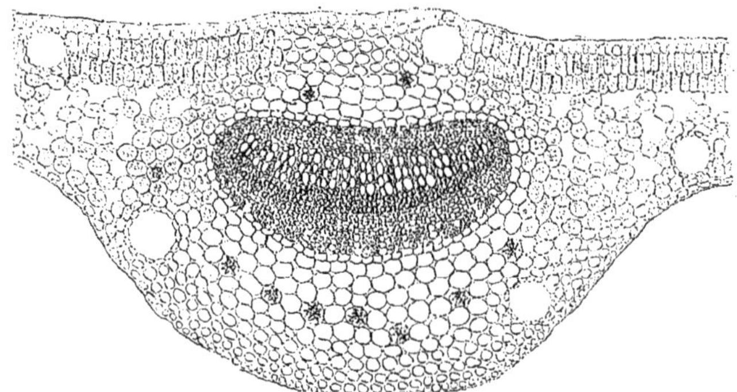

Fig. 905. — Feuille de Myrte.
Structure de la nervure médiane.

insoluble dans l'eau; il s'administre à l'intérieur en capsules de 15 centigrammes.

Le *M. cauliflora* Mart. est une espèce du Brésil, où ses fruits, de la grosseur d'un petit limon, et d'un goût de raisin, sont très appréciés comme rafraîchissants.

FEUILLES DE CHÉKEN

Origine. — Ces feuilles, qu'on a tenté à plusieurs reprises d'introduire dans la thérapeutique européenne, sont fournies par le *Myrtus Chéken* Spreng. (*Eugenia Chequen* Molina), arbrisseau toujours vert, ressemblant beaucoup au Myrte, seulement un peu plus rameux. Il croît abondamment au Chili.

Description. — Les **feuilles de Chéken** sont assez variables dans leur forme et leurs dimensions : elles sont ovales-oblongues ou ovales-lancéolées, mesurent de 8 à 20 centimètres de longueur sur 3 à 8 millimètres de largeur : elles sont courtement pétiolées ; leur limbe est légèrement coriace, entier sur les bords qui sont légèrement révolutés, garni de nombreuses ponctuations, qui lui donnent un aspect légèrement chagriné. De la nervure médiane, qui est souvent recourbée et le sépare en deux parties parfois inégales, se détachent de fines nervures secondaires qui se rejoignent tout près du bord du limbe. Pressées entre les doigts, ces feuilles exhalent une odeur assez agréable : elles ont une saveur aromatique suivie d'une certaine amertume. Elles sont presque toujours accompagnées de rameaux très grêles, d'une teinte brune, auxquels elles restent parfois adhérentes.

STRUCTURE MICROSCOPIQUE. — Cette feuille présente la même structure que celle de Myrte : seulement le liber interne qui se trouve à la face supérieure du cordon ligneux n'est représenté que par quelques petits îlots libériens disséminés dans une zone très épaissie du péricycle lignifié.

COMPOSITION CHIMIQUE. — Weiss (1888) a retiré des feuilles de Chéken une huile volatile de couleur jaune vert clair, dont l'odeur agréable rappelle celle de la Sauge et de l'Eucalyptus. Cette essence ne se congèle pas par le froid, se dissout en toutes proportions dans l'alcool absolu, l'éther, le chloroforme ; elle dissout l'iode, absorbe le brome, fait explosion au contact de l'acide nitrique fumant. Mêlée avec de l'acide acétique anhydre, de l'acide nitrique concentré et du chloroforme, elle prend une coloration bleue intense. Soumise à une distillation fractionnée, cette essence donne à 156° un hydrocarbure, qui constitue les 75 centièmes de son poids, et à 170° un corps oxygéné, le *cinéol*. Outre l'essence, Weiss a isolé de ces feuilles du *Chékénon*, et de l'*acide chékénique*.

USAGES. — Ces feuilles inscrites dans la pharmacopée des États-Unis sous le nom de *Chékan*, sont communément employées dans l'Amérique et surtout au Chili comme toniques, expectorantes, diurétiques, dans la bronchite, le catarrhe vésical, et les autres affections des muqueuses.

Le *M. camphorata* H. Bn. est également une espèce du Chili, où l'on utilise son huile essentielle comme succédanée des essences d'Eucalyptus et de Myrte.

PIMENT DE LA JAMAÏQUE

Piment des Anglais. — Toute-épice. — Poivre de la Jamaïque.

ORIGINE. — Le **Piment de la Jamaïque** est le fruit du *Pimenta officinalis* Lindl. (*Myrtus Pimenta* L.), petit arbre originaire des Indes Occidentales, où il est cultivé ainsi que dans les Indes Orientales.

PRODUCTION ET RÉCOLTE. — Le Piment du commerce est le produit presque exclusif de la Jamaïque, bien qu'on en trouve à Cuba, à Haïti, à la Trinité et à Saint-Domingue. L'arbre qui le produit n'atteint guère plus de 6 à 9 mètres de hauteur; ses feuilles sont oblongues ou ovales, d'un vert brillant et foncé, longues de 10 centimètres. Les fleurs, qui apparaissent aux mois de juin, juillet et août sont blanches, et bientôt remplacées par de petites baies d'un pourpre foncé. Une fois mûres, celles-ci sont remplies d'une pulpe douce et perdent la saveur aromatique qu'elles possédaient avant leur maturité. Aussi doit-on les récolter aussitôt qu'elles ont atteint leur entier développement, mais avant qu'elles soient mûres. On les cueille à la main et on les fait sécher sur des planchers en bois, au soleil, ou bien à l'aide d'une chaleur artificielle. L'opération doit être surveillée attentivement pour éviter la moisissure. La couleur change pendant la dessiccation ; de verte qu'elle était, elle devient d'un rouge brun. Ce fruit possède une odeur qui rappelle celle du clou de girofle et une saveur piquante et aromatique.

Le Piment n'est pas l'objet d'une culture proprement dite à la Jamaïque. Les arbres sont dispersés en plus ou moins grand nombre dans toutes les parties de l'île et le seul travail qu'ils demandent consiste à les isoler des lianes et des autres végétaux.

En 1889 la Jamaïque a exporté 1.080.444 kilogrammes de Piment en Angleterre et 1.244.955 kilogrammes aux États-Unis.

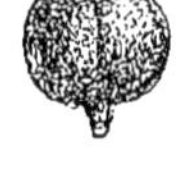

Fig. 906.
Piment de la
Jamaïque.

DESCRIPTION (fig. 906). — Le Piment de la Jamaïque est une petite baie globuleuse de 6 à 7 millimètres de diamètre, portant à son sommet les quatre lobes desséchés du calice, qui ont souvent disparu par suite du frottement des fruits l'un contre l'autre. La surface extérieure est d'un gris brun ou d'un brun rouge foncé, rugueuse. Le péricarpe est mince, fragile, et forme généralement deux loges, parfois une seule. A l'intérieur de chaque loge on trouve une graine d'un brun noir, ayant une face plane ou concave appliquée contre la cloison, une face convexe, et un bord circulaire échancré vers le haut. Cette graine contient, sous un épisperme mince et brun, un embryon dépourvu d'albumen, violet foncé, enroulé en spirale.

Structure microscopique (fig. 907-908). — Sous l'épicarpe formé de cellules polygonales à parois droites et assez épaisses, garni de stomates entourés par 4 ou 5 cellules, on observe le mésocarpe qui dans les couches superficielles est assez dense, coloré en brun et présente un nombre assez considérable de grosses glandes oléifères,

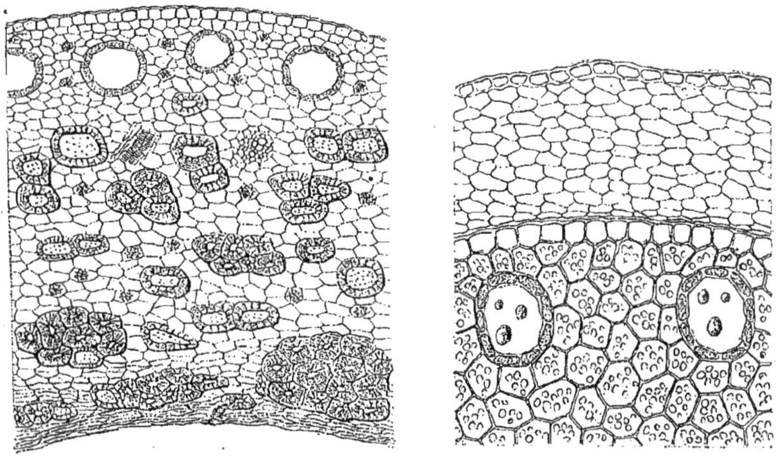

Fig. 907 et 908. — Piment de la Jamaïque.

Structure du péricarpe.   Structure de la graine.

arrondies, très rapprochées et limitées par une rangée de cellules sécrétrices aplaties. Dans le reste de son épaisseur, le mésocarpe est formé d'un tissu moins serré, à cellules polygonales, irrégulières, renfermant souvent de petits cristaux étoilés d'oxalate de chaux; il contient des faisceaux fibro-vasculaires arrondis, limités par quelques fibres épaissies et un nombre très considérable de cellules scléreuses isolées ou groupées, fort irrégulières dans leur forme et munies de parois épaisses et canaliculées. L'aspect de ces cellules est assez varié et change notablement suivant le sens dans lequel on les observe : leur nombre augmente considérablement dans les couches internes du mésocarpe. L'endocarpe est formé d'une rangée de cellules polygonales, contenant souvent des cristaux : vues de face, ces cellules sont 2 à 3 fois aussi longues que larges et munies de parois peu épaisses.

La graine (fig. 908) est recouverte par un spermoderme formé de trois tuniques superposées : les tuniques extérieure et intérieure sont formées d'une seule rangée de cellules rectangulaires qui, vues de face, sont polygonales, 2 fois aussi longues que larges : l'enveloppe moyenne, de 7 à 8 rangées de cellules irrégulières, colorées en brun ; l'embryon est un tissu de cellules polygonales, irrégulières, regorgeant de petits granules d'amidon, arrondis et irrégulièrement groupés. Plusieurs de ces cellules assez régulièrement disposées contiennent en outre un amas d'une matière colorante brun-rouge ou violette, qui donne à l'embryon sa couleur foncée. A la périphérie de ce tissu on observe un certain nombre de poches sécrétrices.

COMPOSITION CHIMIQUE. — Le Piment de la Jamaïque donne 3 à 4 1/2 p. 100 d'une huile volatile renfermant les mêmes principes que l'essence de girofles ; il contient en outre du tannin. Dragendorff (1871) y a constaté la présence d'un alcaloïde en très faible quantité.

USAGES. — C'est surtout comme épice que l'on emploie le Piment.

SUBSTITUTIONS. — Sous les noms de Piment de Tabasco ou Piment Tabago, on trouve dans le commerce un fruit qui ressemble au Piment de la Jamaïque. Il est seulement un peu plus gros et moins aromatique : il est produit au Mexique par le *P. officinalis* (*Eugenia Tabasco* G. Don., *Myrtus Tabasco* Schlecht.).

Les fruits des *Amomis acris* Berg., *Am. Pimento* Berg., *Am. pimentoïdes* Berg., qui donnent le *Piment couronné* ou le Poivre de *Thevet*, se distinguent de la *toute-épice* par leurs fruits couronnés par les cinq dents du calice.

CLOUS DE GIROFLES

ORIGINE. — Les **Clous de girofles** sont les boutons séchés des fleurs de l'*Eugenia caryophyllata*, Thunb. (*Caryophyllus aromaticus* L.), plante originaire des Moluques, cultivée actuellement surtout à Amboine, à Sumatra et à Penang, et qu'on trouve aussi à Malacca, dans les îles Mascareignes, les îles de Zanzibar, sur la côte orientale d'Afrique et dans les Indes orientales.

CULTURE. — Introduite seulement en 1830 dans les îles de Zanzibar et de Pemba, la culture du giroflier s'y est graduellement étendue jus-

qu'à constituer la principale ressource de ces îles. Voici, d'après le con-
sul Pratt[1], comment s'y fait cette culture :

On sème les graines dans de longs sillons et on les arrose abondamment jusqu'à la germination, qui est très lente et exige une quarantaine de jours. On continue à arroser le sol avec soin pendant
deux ans; à ce moment la plante a atteint environ un mètre de hauteur; on repique les pieds à 6 mètres de distance et on les mouille
jusqu'à ce qu'ils aient bien repris racine, la plante jeune doit être
préservée des mauvaises herbes; sa croissance s'effectue assez lentement et ce n'est guère qu'après cinq ou six années que le giroflier donne
des fleurs. Les feuilles qui présentent une grande variété de nuances,
du vert au rouge, sont entremêlées aux grappes rouges de boutons de
fleurs. On commence la récolte aussitôt que les boutons sont bien

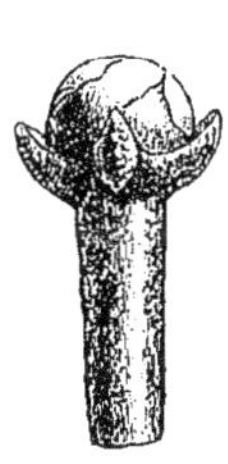

Fig. 909.
Clou de girofle entier.

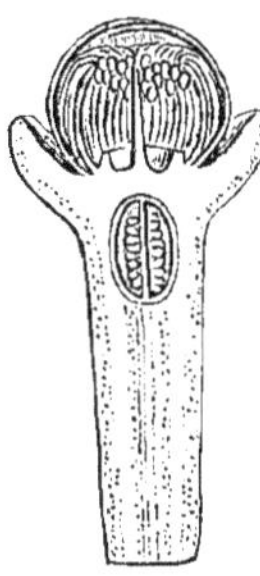

Fig. 910.
Clou de girofle coupé en long.

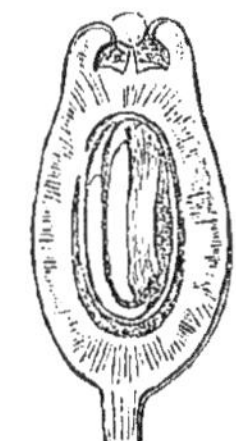

Fig. 911.
Fruit de girofle coupé en long.

pleins et d'une belle couleur; cette récolte dure six mois et se fait par
intervalles intermittents, car tous les boutons ne sont pas formés simultanément. Une fois cueillis, ces boutons sont desséchés au soleil jusqu'à
ce qu'ils aient acquis une couleur brunâtre. Une plantation âgée de
dix ans produit en moyenne 9 kilogrammes de clous de girofle par
arbre.

DESCRIPTION. — Le clou de girofle (fig. 909) se présente sous forme
d'une petite tige quadrangulaire, mesurant 12 millimètres de long sur
3 à 4 millimètres de large, obtuse et un peu rétrécie à la partie inférieure, surmontée à la partie supérieure de quatre lobes subovales,
épais, légèrement divergents, concaves en dessus, et entourant une
petite masse globuleuse de 5 à 6 millimètres de diamètre.

La tige quadrangulaire représente le tube du calice, les quatre lobes

correspondent aux quatre sépales du même organe. Les clous offrent
une teinte d'un brun cannelle foncé, et une surface profondément
ridée; leur tissu qui est dense et charnu renferme une grande quantité d'huile essentielle que la pression
de l'ongle fait exsuder. La partie globuleuse qui se détache assez facilement montre quatre pétales étroitement imbriqués, d'une couleur moins
foncée que le reste de la drogue, mar-
brés de ponctuations translucides ;
ces pétales convexes, incurvés l'un
vers l'autre, recouvrent de nombreuses
étamines, fortement recourbées en dedans et formées d'un filet étroit qui
supporte d'assez grosses anthères biloculaires. Ces étamines sont insérées,
ainsi que les pétales, sur un disque à
quatre faces dont les angles sont opposés aux lobes du calice et qui porte
une dépression centrale, d'où s'élève
un style court et subulé.

Une section longitudinale (fig. 910)
pratiquée dans le clou de girofle permet
d'observer dans la partie supérieure
du tube deux petites cavités correspondant aux deux loges de l'ovaire et
contenant un certain nombre d'ovules.

Les clous de girofle possèdent une
odeur d'épice assez agréable, une saveur forte, piquante et aromatique.

STRUCTURE MICROSCOPIQUE. — Examinée au microscope la section transversale de la partie inférieure du tube
calicinal présente de dehors en dedans (fig. 912) :

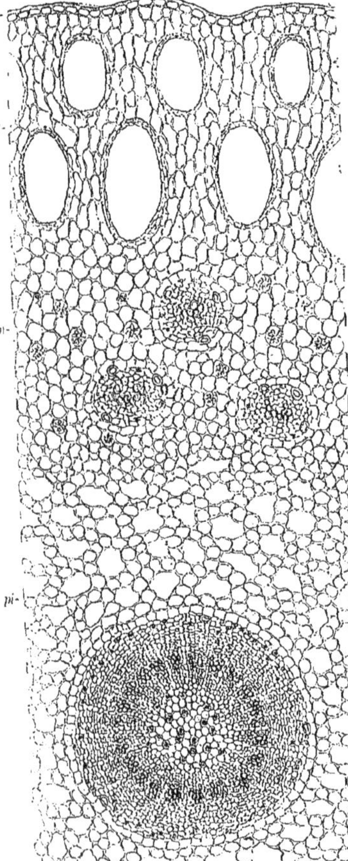

Fig. 912. — Clou de Girofle.
Structure anatomique du tube calicinal.

Un épiderme (e) garni de stomates et formé d'une rangée de cellules
tabulaires recouvertes par une cuticule assez épaisse. Vues de face, ces
cellules sont polygonales, munies de parois droites; les stomates, dispersés au milieu d'elles, n'offrent pas de régularité dans leur disposition ;

Un parenchyme assez volumineux dans lequel on peut distinguer trois zones dont la structure est nettement différenciée : la zone extérieure (*pe*) est formée d'un tissu de cellules assez larges, allongées dans la direction radiale, dans l'épaisseur duquel on observe un très grand nombre de poches sécrétrices, ovales, très grandes, très rapprochées et disposées sur 2 rangs ; ce sont les réservoirs à essence. Dans sa partie moyenne (*pm*) le parenchyme devient un peu plus dense, les cellules qui le constituent sont arrondies et contiennent souvent des cristaux étoilés d'oxalate de chaux. Cette partie moyenne renferme en outre un très grand nombre de faisceaux fibro-vasculaires arrondis, limités par quelques fibres mécaniques. La partie interne du parenchyme (*pi*) est remarquable par son tissu beaucoup plus lâche et formé d'un nombre considérable de lacunes bordées par des cellules disposées sur un rang ;

Un système libéro-ligneux arrondi, protégé par un endoderme bien apparent, entoure une moelle riche en cristaux. Cet appareil est constitué par un grand nombre de petits faisceaux ligneux bicollatéraux disposés en cercle autour de la moelle. Le péricycle qui entoure ce système libéro-ligneux contient une notable proportion de cristaux étoilés ; quelques-uns de ses éléments sont sclérifiés.

La structure des lobes calicinaux se rapproche notablement de celle du tube calicinal, surtout dans leur partie extérieure ; le tissu lacuneux a disparu et se trouve remplacé par un tissu assez dense qui constitue la zone interne du sépale, dans laquelle on observe une certaine quantité de glandes oléifères, plus rares mais aussi grosses que celles qui existent dans la partie externe.

Une section pratiquée dans les lobes de la corolle permet de constater également en dessous des deux épidermes l'existence de glandes oléifères, disséminées dans un parenchyme assez lâche.

Composition chimique. — Le principe le plus intéressant des clous de girofle est l'huile essentielle qui y existe dans la proportion de 16 à 17 p. 100 ; cette proportion peut même s'élever à 25 p. 100, si l'on prolonge longtemps la distillation et si l'on recohobe l'eau sur la matière.

Cette huile essentielle, incolore au moment où elle vient d'être obtenue, présente généralement dans le commerce une teinte brune ou jaune ; elle a une consistance oléagineuse et liquide jusqu'à 25°. Sa densité varie entre 1,046 et 2,058. Elle possède une odeur très forte, une saveur âcre, brûlante, légèrement caustique ; elle est soluble dans l'alcool, l'éther, les huiles grasses et volatiles.

Elle n'exerce pas de réaction vive avec l'iode. Il n'en est pas de même au contact de l'acide nitrique; si cet acide est concentré, l'essence s'enflamme; s'il est étendu, il y a seulement production de chaleur et de vapeurs. L'acide sulfurique donne un mélange limpide d'une couleur bleu foncé.

L'essence de girofles est constituée par le mélange en proportions variables d'*eugénol* ou d'*acide eugénique* avec un hydrure de carbone plus léger que l'eau et appelé parfois *essence légère de clous de girofles*.

L'essence de girofles abandonne au bout de quelque temps une substance cristalline, en aiguilles fines, insipides, inodores, insolubles dans l'eau, solubles dans l'alcool bouillant et dans l'éther. Cette substance, qui contient de l'oxygène et a la même composition que le camphre des Laurinées, a reçu le nom de *caryophylline*. Scheuch a constaté dans cette essence la présence de l'acide salicylique.

Outre l'huile essentielle, l'eau distillée de clous de girofles renferme

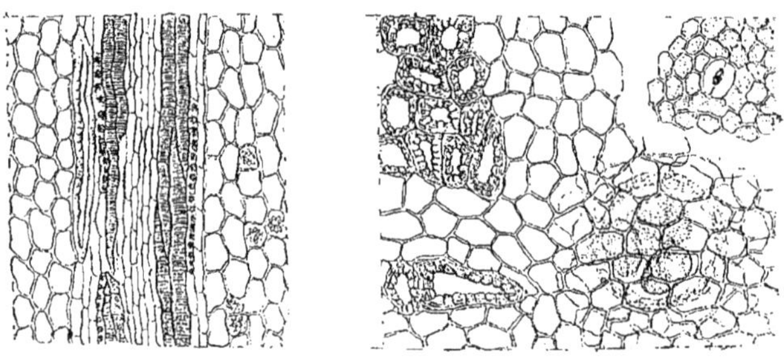

Fig. 913. — Griffe de Girofle.

Partie interne.   Partie externe.

un principe qui se sépare sous forme de lamelles cristallines, insipides, ayant la même composition que l'eugénol et qu'on appelle *eugénine*.

À côté de ces divers produits on constate dans ces boutons la présence d'une notable proportion de gomme et de tannin.

Usages. — Cette drogue est surtout employée comme épice. Elle entre cependant dans la préparation du laudanum de Sydenham. L'essence est communément employée comme odontalgique et, en frictions, comme antirhumatismale.

Falsifications. — Nous avons vu plus haut que les clous de girofle de bonne qualité doivent être pleins, tendres et laisser échapper une partie de leur huile volatile sous la pression de l'ongle; chacun d'eux doit être entier et pourvu de sa tête globuleuse. On les mélange souvent avec des clous qui ont été épuisés par la distillation et qui sont alors maigres, ridés, incomplets, en partie décolorés et peu ou pas onctueux au toucher.

Cette épice, fortement atteinte par le fisc et d'un prix assez élevé, est parfois additionnée aussi des pédoncules qui soutiennent le bouton et qui sont connus sous le nom de *griffes de girofles*. Ces rameaux sont pauvres en huile volatile, plus ligneux ; ils se reconnaissent à l'existence dans leur partie périphérique d'éléments sclérenchymateux qu'on n'observe pas dans les clous de girofles (fig. 943).

Cette fraude est surtout commune et facile quand on vend les clous de girofles sous forme de poudre. On a souvent signalé dans celle-ci la présence des fruits de giroflier, connus sous les noms de : *Mères de girofle, Matrices de Girofle* ou d'*Antofles*.

Sous le nom de *Craveiro da terra*, on utilise au Brésil, comme succédané des clous de girofle, les boutons du *Calyptranthes aromatica* A. S. H. qui sont globuleux, de la grosseur d'une groseille, blanchâtres et sessiles.

Dans ces dernières années les médecins anglais de l'Inde ont spécialement recommandé contre le diabète les graines du **Jambul**

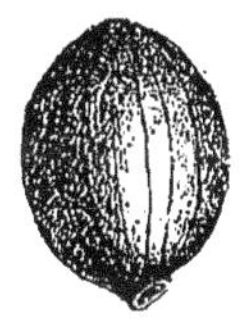

(*Eugenia Jambolana*, Lam. — *Sizygium Jambolanum*, DC.), qui est originaire de l'Amérique tropicale. Ces graines, d'après eux, n'auraient pas seulement la propriété de diminuer la quantité d'urine émise, elles feraient disparaître le sucre très rapidement.

Les expériences qui ont été faites à Paris n'ont pas justifié les brillants résultats annoncés par les médecins anglais.

Fig. 914.
Graine de
Jambul.

Les fruits de Jambul ont la dimension et la forme d'une olive (fig. 914), une coloration pourpre et un noyau verdâtre. L'épicarpe est lisse, mince, se détache facilement du mésocarpe, qui a une couleur rougeâtre foncée. Les graines, quand elles sont fraîches, ont une couleur rosée et elles deviennent brunes par la dessiccation. Elles ont été analysées par William Elborn (1888), qui en a retiré de l'huile essentielle, une résine soluble dans l'alcool et l'éther, de l'acide gallique et un extrait soluble dans l'eau. Les fruits mûrs ont une saveur acidule et servent à préparer dans l'Inde un vin aigre, agréable au goût, employé comme stomachique, carminatif et diurétique ; l'écorce qui se distingue par l'abondance et la grosseur des cellules scléreuses réparties dans toute son épaisseur (fig. 915) est employée comme astringente ; les feuilles partagent les mêmes propriétés physiologiques.

L'*Amomis acris* Berg. (*Myrcia acris* DC. — *Eugenia acris* W. et Arn.) ne se recommande pas seulement par les propriétés aromatiques de ses fruits. Les feuilles de cet arbre, qui est très commun aux

Antilles, au Vénézuéla, figurent dans la matière médicale de nos colonies comme médicament stimulant. Distillées avec du rhum, elles sont inscrites dans la pharmacopée des États-Unis sous les noms de *Bay-rum* et *Spiritus Myrciæ*.

Au groupe des *Eugenia* se rattachent les **Jambosiers** qui se recommandent par les qualités rafraîchissantes de leurs fruits agréables et parfumés. Les espèces les plus intéressantes sont l'*E. Malaccensis* commun dans les Indes et à Taïti, où l'on utilise ses fruits comme aliments et l'écorce comme astringente et antidysentérique; l'*E. Michelii* Lam.,

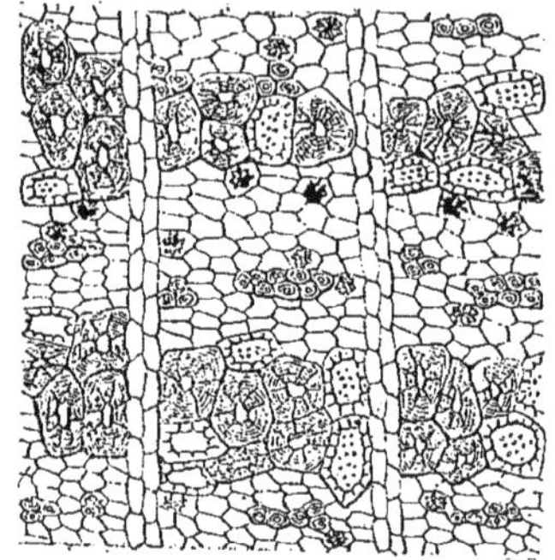

Fig. 915.
Écorce de *Sizygium jambolanum*.

cultivé dans les Antilles, sous le nom de *Cerisier de Cayenne*, pour la qualité de ses fruits.

GOYAVIERS

Les **Goyaviers** (*Psidium*) sont des végétaux subarborescents des pays interpropicaux, à feuilles ovales, opposées, entières, ponctuées; quelques-uns d'entre eux donnent des fruits comestibles appelés *Goyaves* par les naturels. Les racines, les feuilles et les bourgeons de ces arbres sont astringents et utilisés pour le traitement des diarrhées et de la dysenterie.

Les deux espèces les plus intéressantes sont :

Le *Psidium pomiferum* L. ou *Goyavier rouge*, qui croît partout naturellement aux Antilles et au Brésil. Son fruit est arrondi, semblable à la Grenade, couronné au sommet par les cicatrices du calice. Sa chair est rougeâtre ainsi que ses semences ;

Le *P. pyriferum* L. ou *Goyavier blanc* dont le fruit plus allongé, et possédant le volume et la couleur d'une belle poire de Saint-Germain, a une chair et des graines blanches.

Les Goyaves sont des fruits très sains, très communs aux Antilles, au Brésil et aux Indes, où ils sont fort appréciés. Avant leur maturité l'écorce est verte et la chair astringente; les fruits mûrs ont une écorce jaunâtre et une chair sucrée, juteuse et agréable; ils sont employés comme rafraîchissants et laxatifs ;

Le *P. montanum* Sw. (*Citronnelle*) est une espèce fort aromatique dont les feuilles sont employées en infusion comme stimulantes et antispasmodiques.

FEUILLES D'EUCALYPTUS

Origine. — Ces feuilles sont fournies par l'*Eucalyptus Globulus*, Labill. (fig. 916), plante originaire des parties orientales de l'Australie et de la terre de Van Diemen, introduite par la culture dans les parties abritées de la France méridionale, en abondance en Algérie, au Sénégal, à Bourbon, au Cap, au Brésil et dans l'Indo-Chine.

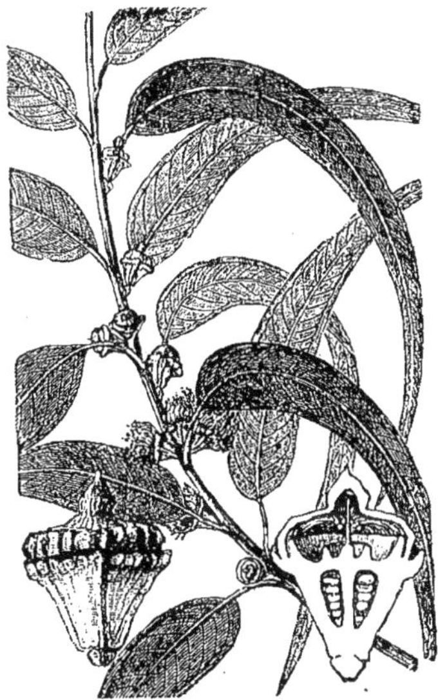

Fig. 916. — *Eucalyptus globulus.*

Rameau fleuri. Fleur entière et coupée verticalement.

Description. — Les **feuilles d'Eucalyptus** qu'on trouve dans les pharmacies affectent deux formes très distinctes. Les unes provenant des jeunes rameaux sont opposées, sessiles, très largement ovales, subcordiformes, étroitement échancrées à la base, courtement acuminées au sommet; leurs bords sont entiers, réfléchis en dessous de manière à former une bordure très étroite et saillante. Elles peuvent atteindre de 8 à 15 centimètres de long sur 4 à 8 centimètres de large. Quand elles sont jeunes, elles sont d'un vert blanchâtre avec des teintes bleuâtres; plus âgées elles sont d'un vert jaunâtre et coriaces. La nervure médiane assez proéminente sur la face inférieure donne naissance à des nervures secondaires qui se détachent sous des angles variables, se dirigent jusque auprès du bord de la feuille qu'elles longent sur un certain espace pour se rejoindre les unes aux autres; elles forment ainsi parallèlement aux bords une ligne ondulée. Des nervures secondaires se détachent de fines nervures tertiaires anastomosées en un réseau lâche et peu apparent. La face inférieure de ces feuilles a un aspect légèrement rugueux ou chagriné, dû à la présence d'une multitude de grosses poches sécrétrices qui sont réparties dans toute l'épaisseur du limbe. Quand elles sont fraîches, ces feuilles sont recouvertes souvent par une exsudation pruineuse, de teinte blanchâtre, qui est très apparente sur les plants vivants.

Les feuilles d'Eucalyptus de la seconde forme qui proviennent des rameaux plus âgés sont alternes, longuement pétiolées ; elles se distinguent nettement des autres par leur limbe oblique à la base, falciforme, lancéolé, long de 15 à 20 centimètres et large de 4 centimètres environ dans sa partie élargie, et leur pétiole assez long, aplati, fréquemment tordu sur lui-même. Ces feuilles sont coriaces, d'un vert jaunâtre sur leurs deux faces, qui sont tachetées de nombreuses ponctuations, correspondant aux poches sécrétrices disséminées dans le parenchyme du limbe. La nervure médiane peu saillante est recourbée en faux comme le limbe. Les nervures secondaires qui s'en détachent sous un angle plus aigu que dans les feuilles de la première forme se divisent près du bord de la feuille en deux branches longitudinales qui, se réunissant les unes aux autres, forment une ligne ondulée bien apparente qui côtoie le bord du limbe dans toute son étendue. Outre les ponctuations si nombreuses qu'on observe et qui sont dues à la présence de grosses glandes oléifères, on remarque fréquemment à sa surface des taches brunes punctiformes formant de petites verrues saillantes, subéreuses.

Les feuilles d'Eucalyptus possèdent une odeur forte et balsamique, qui s'exalte surtout quand on les froisse entre les doigts ; elles ont une saveur aromatique, résineuse, un peu amère, chaude, à laquelle succède une sensation de fraîcheur prononcée et agréable.

Structure microscopique (fig. 917-918). — L'épiderme glabre est formé de cellules polygonales, il est recouvert par une cuticule assez épaisse et porte des stomates sur la face inférieure seule. Le mésophylle est hétérogène, symétrique, formé en dessous de l'épiderme de plusieurs rangées de cellules en palissade. Entre cette double assise palissadique se trouve une lame de parenchyme formée de cellules irrégulières, en général allongées perpendiculairement à la surface du limbe. Le mésophylle est très riche en cristaux qui sont confluents surtout dans les cellules en palissade de l'assise supérieure. Ces cristaux affectent deux formes ; ils sont prismatiques et étoilés. C'est également dans cette assise que sont localisées les glandes oléifères qui contiennent l'huile essentielle d'eucalyptus et qui se distinguent par leurs grandes dimensions. Le mésophylle est traversé par un grand nombre de fines nervures, représentées par un faisceau bicollatéral arrondi, en dessus et en dessous duquel les cellules en palissade sont remplacées par un hypoderme formé de larges cellules, munies de parois fort épaisses (fig. 917). Les taches brunes qui apparaissent si souvent sur la face supérieure du limbe sous forme de petites verrues saillantes sont constituées par un tissu de cellules subéreuses disposées en couches concentriques assez serrées. La nervure médiane (fig. 918) est biconvexe; une couche de collenchyme assez épaisse s'observe sous chaque épiderme et recouvre le tissu fondamental dans lequel se trouve placé

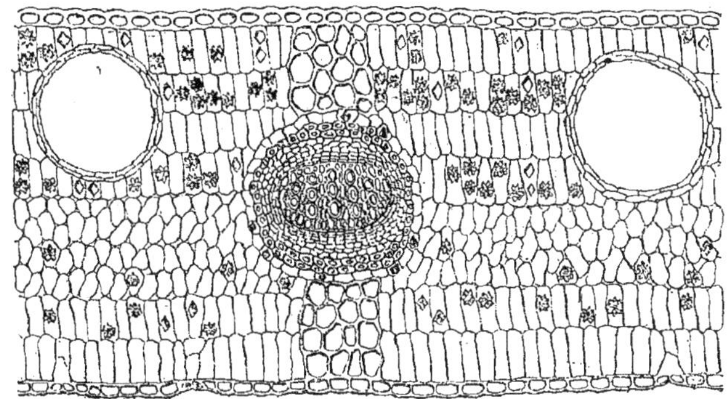

Fig. 917. — Feuille d'Eucalyptus.
Structure du limbe.

le système libéro-ligneux. Celui-ci est représenté par un long cordon inférieur arqué et deux cordons supérieurs composés de trachées, de

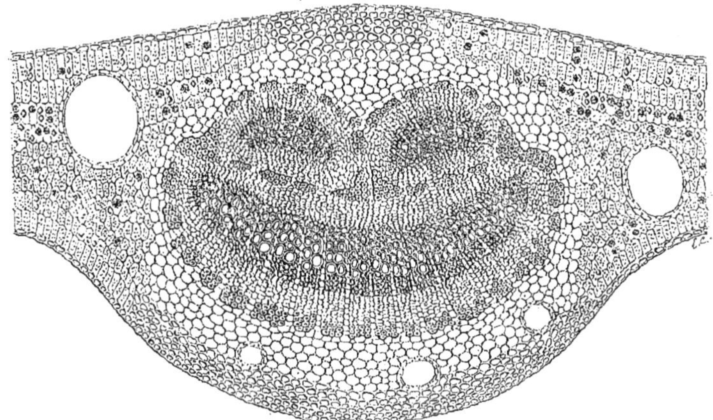

Fig. 918. — Feuille d'Eucalyptus.
Structure de la nervure médiane.

vaisseaux et de fibres disposés en files radiales. Ces cordons sont recouverts de chaque côté par un liber mou et un péricycle fibreux disposé en îlots.

Composition chimique. — Soumises à la distillation, les feuilles d'*Eu-*

calyptus Globulus donnent une huile volatile très fluide, à peine colorée, d'une odeur forte, aromatique, qui rappelle à la fois le camphre et la lavande. Cette essence a été étudiée en 1870 par Cloez, qui en a retiré trois produits différents, dont l'un a particulièrement attiré son attention ; il l'a nommé *Eucalyptol*. C'est un liquide très fluide, incolore, bouillant à 175°, dextrogyre, qui reste liquide par un froid de — 18°. Sa saveur est fraîche et agréable ; son odeur rappelle un peu celle de la rose.

L'Eucalyptol est peu soluble dans l'eau, très soluble dans l'alcool, l'éther et les essences : il ne produit pas de réaction

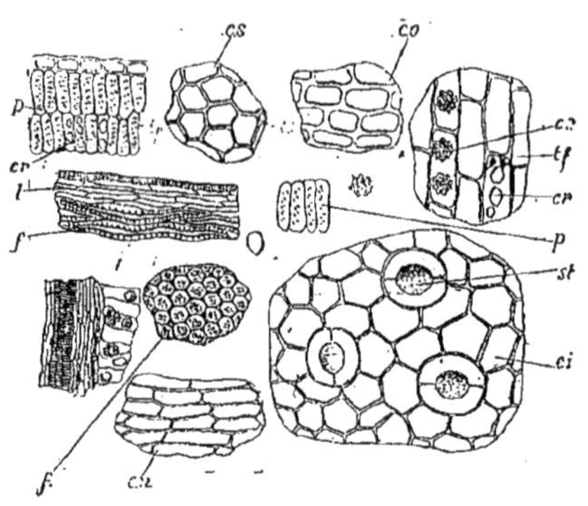

Fig. 919. — Poudre de feuilles d'Eucalyptus.

es, épiderme supérieur. — *ei*, épiderme inférieur. — *en*, épiderme neural. — *p*, cellules en palissade. — *co*, collenchyme. — *cr*, cristaux. — *f*, fibres du péricycle. — *tf*, tissu fondamental. — *l*, liber.

vive avec l'iode. Au contact de l'acide nitrique il se transforme en acide incristallisable, analogue à l'acide camphorique. Distillé avec de l'acide phosphorique anhydre il donne un hydrocarbure fluide appelé *Eucalyptène*.

D'après Faust et Homeyer (*Deutsch. chem. Gesellsch.* 1874, p. 63), l'Eucalyptol de Cloez ne serait pas une espèce distincte, mais un mélange de térébenthène et de cymène, ne renfermant pas d'oxygène, mais en absorbant rapidement à l'air en se résinifiant.

On prépare aujourd'hui l'eucalyptol pur en faisant passer de l'acide chlorhydrique gazeux dans l'eucalyptol brut refroidi. Il se forme un magma cristallin qui, après avoir été pressé et desséché, est décomposé par l'eau, puis rectifié. On obtient ainsi un produit d'une densité fixe de 0,950 à 15° et qui bout constamment à 176°. Plongé dans un mélange réfrigérant, cet eucalyptol donne de magnifiques aiguilles fusibles à 1° au-dessous de zéro.

M. Voiry (1888), en soumettant à des distillations fractionnées l'essence d'Eucalyptus, en a retiré, de 70 à 100°, des aldéhydes butyrique et valérianique, de 158 à 160° un carbure térébenthénique dextrogyre et de 170 à 175° de l'eucalyptol, qui constitue les 2/3 de l'essence : il a en même temps imaginé un appareil qui permet d'obtenir cet eucalyptol dans un état de pureté absolue.

Outre l'essence, les feuilles d'Eucalyptus renferment des acides tannique et gallique, de l'alcool cérylique, de la pyrocatéchine (Flückiger) et un acide cristallisable dans l'alcool, fusible à 247° (Hartzer).

D'après MM. Schimmel, la composition des essences d'Eucalyptus varie considérablement selon les espèces qui les ont fournies.

Usages. — Les feuilles et l'écorce d'*Eucalyptus Globulus* possèdent des propriétés toniques et astringentes qu'elles doivent à la présence du tannin. Les feuilles ont été employées à l'extérieur, en infusion comme antiputrides, et en injections contre la blennorragie. En Australie, en Corse et en Algérie, elles sont administrées en poudre à la dose de 4 à 16 grammes par jour contre les fièvres intermittentes. Elles servent à préparer des cigarettes antiasthmatiques.

L'eucalyptol a été employé avec succès contre les bronchites sous forme de perles renfermant 15 à 20 centigrammes, à la dose de 10 à 12 par jour.

Les vertus antiseptiques qu'on lui attribuait et qu'on a voulu utiliser dans le traitement de la tuberculose pulmonaire n'ont pas été confirmées par les expériences de Villemin.

La culture des Eucalyptus a été introduite depuis longtemps déjà dans la colonie anglaise de Victoria. Outre l'*E. Globulus*, on cultive dans cette région les *E. uncinata* Tarz., *E. oleosa* F. Müll. et *E. gracilis* F. M., *E. incrassata*, Labill. qui fournissent de l'Eucalyptol en proportions diverses.

L'*E. amygdalina* Labill. (*E. longifolia*, Lindl. — *E. Lindleyana* DC.) est une espèce qui croît en Australie, dans la Nouvelle-Galles du Sud, à Victoria et en Tasmanie, où elle est désignée sous les noms de *Pepermint-tree* et de *White gum*. Moins répandu que l'*E. Globulus*, il est très odorant, riche en huile essentielle et souvent même préféré à ce dernier pour le pansement des plaies et le traitement des fièvres.

Beaucoup d'autres espèces du genre Eucalyptus se recommandent pour la qualité de leur bois ; telles sont les *E. colossea* F. Müll., *E. coriacea* A. Cunn., *E. odorata* Behr., *E. Leucoxylon* F. Müll. ; d'autres, telles que l'*E. resinifera* Sm., et l'*E. rostrata* Schlecht., donnent une sorte de kino, qui est employée en Australie comme astringent.

KINOS D'AUSTRALIE

Sous le nom de Kinos d'Australie on désigne des sucs astringents qui offrent beaucoup de ressemblance avec les Kinos de l'Inde et qui sont fournis par plusieurs espèces d'*Eucalyptus*, parmi lesquelles nous mentionnerons spécialement les *E. rostrata* Schlecht., *E. corymbosa*

Sm., *E. citriodora* Hook., *E. resinifera* Sm., *E. gigantea* Hook., *E. viminalis* Labill. et *E. Leucoxylon* F. Mull.

Ces produits, qui ont fait leur apparition sur le marché anglais il y a une vingtaine d'années et dont nous avons pu voir de nombreux échantillons dans la section australienne à l'Exposition universelle de 1889, se présentent sous des formes qui varient notablement avec les espèces dont ils découlent; ils sont parfois liquides, mais le plus souvent sous forme solide.

Les meilleures qualités se rapprochent beaucoup des kinos fournis par les *Pterocarpus*; elles se présentent en larmes ou en masses d'un brun rougeâtre foncé, qui sont en lames minces transparentes, amorphes et d'un beau rouge grenat. Ces kinos n'ont pas d'odeur très marquée, ils ont une saveur astringente et colorent la salive en rouge.

On les trouve dans les troncs des arbres de toute taille, localisés dans des cavités aplaties du bois qui sont disposées en couches parallèles. Ils y existent d'abord à l'état visqueux, puis ils s'épaississent et deviennent cassants. On peut les obtenir à l'état liquide, en pratiquant des incisions sur la tige des Eucalyptus.

Les kinos d'Australie sont plus ou moins solubles dans l'eau et l'alcool; leur solution donne avec les acides minéraux étendus un précipité d'*acide kinotannique* et avec le perchlorure de fer un précipité d'un gris verdâtre. Ils renferment de la *Catéchine* ou de la *Pyrocatéchine* et une proportion variable d'une gomme analogue à celle des Acacias et dont les proportions assez variables d'ailleurs modifient leur solubilité dans l'alcool.

Ils sont comme les kinos de l'Inde utilisés comme astringents.

Il y aurait un grand intérêt à propager sur tout le sol méditerranéen et notamment en Algérie la culture de ces Eucalyptus d'Australie qui, indépendamment de leur suc astringent, peuvent y fournir, comme dans leur pays d'origine, des gommes qui ont été utilisées industriellement à la place des gommes du Soudan, dont l'importation en Europe a été momentanément arrêtée.

Les analyses faites par MM. Heckel et Schlagdenhauffen de deux kinos produits par les *E. viminalis* et *E. Leucoxylon* cultivés sur le sol méditerranéen ne laissent aucun doute sur les succès d'une pareille entreprise.

ESSENCE DE CAJEPUT
Huile de Cajeput.

ORIGINE. — C'est le produit des feuilles du *Melaleuca minor*, Smith.,
M. Cajeputi, Roxb.) qui est considéré comme une variété du *M. Leucadendron*, L. (*Myrtus Leucadendron*, L. f.) et qui se rencontre dans un
assez grand nombre d'îles de l'archipel indien, les Moluques, les
Célèbes, les Philippines, en général au voisinage des côtes. Ces feuilles
coriaces renferment dans l'épaisseur de leur parenchyme une multitude de poches sécrétrices qui leur donnent leur apparence ponctuée
et qui contiennent l'huile volatile, qu'on en retire par la distillation.

DESCRIPTION. — Cette essence, qui est exportée par Java, Manille,
Singapour et Batavia, a une coloration verte, qui est due à la présence d'une petite quantité d'oxyde de cuivre qu'elle a emprunté
aux appareils distillatoires ou aux vases de cuivre dans lesquels elle a
séjourné. Quelques échantillons peuvent, sous l'influence de certains
réactifs, ou par une rectification nouvelle, être débarrassés de cette
teinte verte; il en est d'autres qui la conservent malgré les divers
traitements auxquels ils sont soumis.

L'huile de Cajeput est un liquide mobile, transparent, lévogyre,
très soluble dans l'alcool. Elle reste liquide jusqu'à 13°; au contact de
l'iode elle ne manifeste pas de vive réaction; au contact de l'acide
nitrique, elle produit une élévation de température et un dégagement
de vapeurs. Avec l'acide sulfurique, on observe les mêmes phénomènes; la solution trouble, de couleur jaune rougeâtre, devient gris
rose si on ajoute de l'alcool.

L'essence de Cajeput a une odeur aromatique qui rappelle à la fois
le camphre, le romarin, la menthe et l'essence de térébenthine; sa
saveur est âcre et brûlante.

COMPOSITION CHIMIQUE. — Des recherches de Schmidt (1860) et de
Gladstone (1872) il résulte que l'essence de Cajeput renferme les deux
tiers de son poids d'un *bihydrate de Cajeputine* ou *Cajeputol*, qu'on
peut en retirer en la soumettant à une distillation fractionnée, à la
température de 174°.

M. Voiry[1], qui a fait l'étude chimique de cette essence, en a retiré
par des distillations fractionnées des aldéhydes butyrique et valérianique, un carbure térébenthénique lévogyre, de l'aldéhyde benzylique
et du terpilénol.

[1] *J' de Ph. et de Chimie*, 5° série, t. XXII, p. 97, 1890.

Usages. — Elle est employée à l'intérieur comme stimulante, antispasmodique et diaphorétique ; à l'extérieur on l'utilise comme rubéfiante.

Falsifications. — Cette essence, qui atteint généralement un prix assez élevé, est fréquemment remplacée par un produit obtenu en distillant des essences de romarin, de lavande, de térébenthine sur du camphre et des cardamomes, et coloré avec de la chlorophylle et de l'oxyde de cuivre.

L'action énergique et violente qui se produit au contact de l'iode avec ces essences permettra de constater leur substitution à l'huile de Cajeput, sur laquelle l'iode ne produit qu'une action très lente et faible.

ESSENCE DE NIAOULI

Le *Melaleuca Leucadendron* type et une des formes de *M. viridiflora* Gœrtn. sont très abondamment répandus dans la Nouvelle-Calédonie. Les feuilles fournissent par la distillation une huile essentielle qui possède les mêmes propriétés que l'essence de Cajeput, et qui est connue sous le nom de *Niaouli*.

Ces feuilles sont linéaires-lancéolées (fig. 920) souvent obliques, courtement pétiolées, aiguës ou obtuses au sommet. Leur limbe épais, coriace, d'un gris verdâtre, mesure en moyenne 9 à 10 centimètres de longueur et 25 millimètres dans sa plus grande largeur ; il est entier sur les bords, sillonné par 5 nervures longitudinales peu proéminentes qui se rejoignent au sommet de la feuille et sont reliées les unes aux autres par des nervures secondaires. Froissées entre les doigts, elles exhalent une odeur assez agréable ; leur saveur est amère et fortement aromatique.

Les feuilles fraîches de Niaouli donnent par distillation en présence de l'eau jusqu'à 2,5 p. 100 de leur poids d'une huile essentielle, qui est d'un jaune pâle tirant un peu sur le vert.

Cette essence a été étudiée par quelques chimistes et notamment par M. Robinet (1874) et par M. Voiry (1888). Sa composition a été établie tout récemment par M. Bertrand (1893).

Elle est de consistance oléagineuse, elle a pour densité 0,922 ; elle est lévogyre ; elle est formée en outre d'un *térébenthène dextrogyre* $C^{10}H^{16}$, par un mélange de trois corps : l'*eucalyptol*, un carbure bouillant à 175° (probablement du *citrène*) et un *terpilénol*. Cette composition est intéressante en ce sens qu'elle établit la préexistence dans un produit naturel de toute une série de corps, que l'on fait dériver l'un de l'autre dans les laboratoires par des réactions très simples.

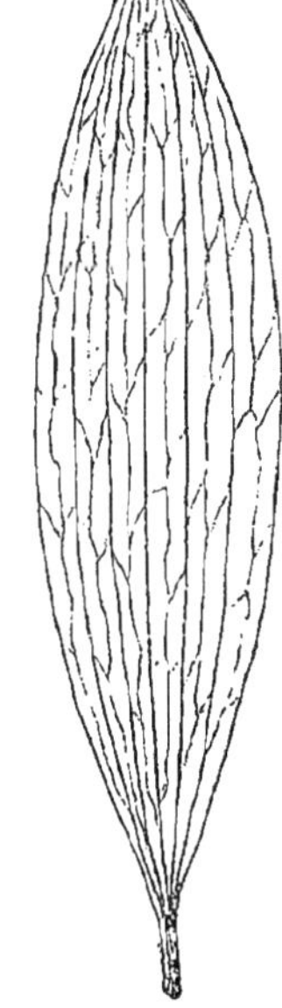

Fig. 920. — Feuille de *Melaleuca leucadendron*.

Usages. — L'essence de Niaouli est un stimulant diffusible, un antispasmodique précieux et un balsamique antiseptique supérieur au myrtol et à l'eucalyptol. On l'utilise contre les affections rhumatismales et les coliques hépatiques, ainsi que dans les affections bronchiques.

Les *Leptospermum flavescens*, Sm. et *L. scoparium*, Forst., originaires de l'Australie, sont employés comme excitants et diaphorétiques.

MM. Bentham et Hooker ont rangé les *Lecythidées* dans la famille des Myrtacées à côté des Myrtées, des Chamélauciées et des Leptospermées. L'absence de poches sécrétrices et de liber périmédullaire distingue très nettement les Lécythidées des trois autres tribus et justifie l'opinion de M. Brongniart qui en faisait une famille spéciale. Ce groupe ne renferme qu'un petit nombre d'espèces utilisées surtout dans l'alimentation et parmi lesquelles nous mentionnerons spécialement :

Le *Bertholletia excelsa* H. B. K. qui croît au Brésil et dont la graine comestible très riche en huile est vendue en Europe sous les noms de *Noix de Brésil* et *noix d'Amérique*.

Le *Couroupita Guianensis* Aubl., grand arbre de l'Amérique tropicale

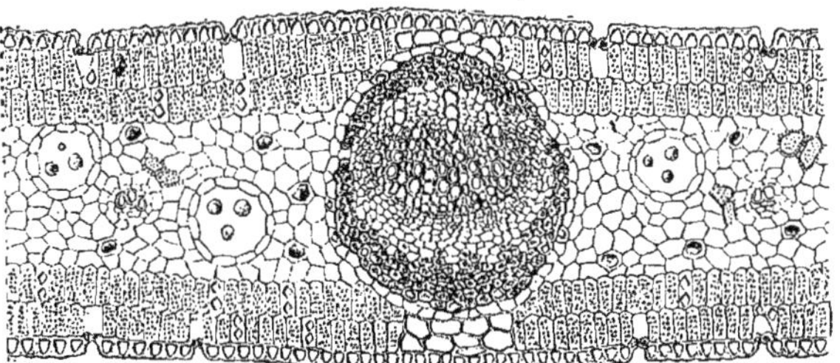

Fig. 921. — Feuille de *Melaleuca leucadendron*.
Structure du limbe.

dont le fruit désigné à la Guyane sous le nom de *boulet de canon*, à cause de sa forme et de son volume, renferme une pulpe acidulé sucrée très agréable et très rafraîchissante.

COMBRÉTACÉES

Arbres, arbrisseaux ou arbustes à feuilles opposées ou alternes, entières, sans stipules, à fleurs hermaphrodites ou polygames, disposées en épis axillaires ou terminaux. Calice tubuleux à quatre ou cinq divisions, adhérent avec le sommet de l'ovaire. Corolle nulle ou composée de quatre à cinq pétales, insérés entre les lobes du calice. Étamines en nombre indéterminé. Ovaire à une seule loge contenant de deux à quatre ovules anatropes, suspendus à son sommet par des podospermes longs et grêles. Fruit uniloculaire, monosperme par avortement, coriace ou drupacé, parfois garni d'ailes membraneuses plus ou moins saillantes, indéhiscent. Graine pendante, exalbuminée, à cotylédons minces roulés en spirale ou plissés selon leur longueur.

Les plantes de cette famille habitent toute la zone intertropicale. Elles se distinguent par la dureté et la compacité de leur bois qui est utilisé pour les travaux d'ébénisterie ; leur écorce renferme une proportion notable de tannin qui leur communique des propriétés astringentes et les rend propres au tannage des peaux et à la teinture. Ces vertus astringentes se retrouvent dans les fruits de quelques espèces qui ont jadis été appréciés.

MYROBALANS

Origine. — Sous le nom de **Myrobalans** on utilisait autrefois les fruits des *Terminalia citrina* Roxb., *T. Chebula* Retz., *T. Bellerica* Roxb., qui croissent dans les Indes Orientales. Ce sont des fruits à noyau, dont le sarcocarpe charnu est devenu dur par la dessiccation et a acquis une forte astringence. On en distinguait plusieurs espèces connues sous les noms de *Myrobalans Chèbules*, *Citrins* et *Bellérics*. Ces fruits com-

plètement abandonnés aujourd'hui n'ont guère pour nous qu'un intérêt historique et ne se rencontrent plus guère que dans les collections ;
seuls les *Myrobalans Citrins* se trouvent parfois dans les pharmacies.

DESCRIPTION. — Ces derniers sont ovoïdes ou pyriformes (fig. 912),
ils ont de 2,5 à 4 centimètres de long sur 1,5 à 2 centimètres de large.
Leur surface luisante, d'un brun jaunâtre, est marquée de 5 à 10 côtes
longitudinales plus ou moins anguleuses. Le sarcocarpe desséché est
résineux, caverneux, de couleur vert brunâtre, de saveur très astringente ; il recouvre un noyau ovoïde très dur et très épais, de couleur
blanchâtre, à 5 lobes obtus : l'amande qui remplit presque complètement la petite cavité de ce noyau est presque linéaire, recouverte d'un
épisperme rougeâtre, blanche à
l'intérieur, et formée de deux cotylédons enroulés autour de la radicule. Elle a une saveur huileuse,
un peu âpre, suivie d'une légère
amertume.

Les **Myrobalans Chébules**
(*Terminalia Chebula* Roxb.) se distinguent des *Citrins* par leur grosseur plus considérable, leurs côtes

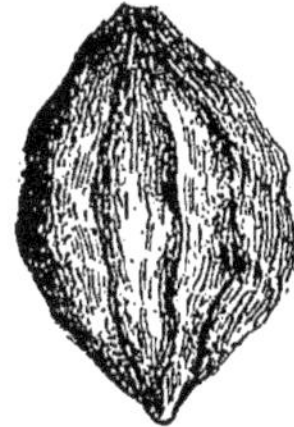

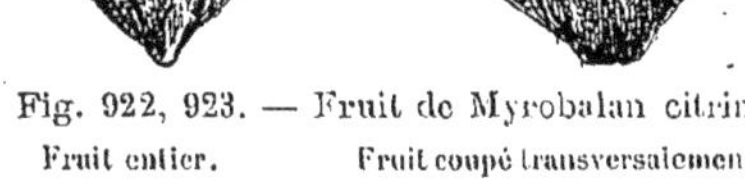

Fig. 922, 923. — Fruit de Myrobalan citrin.
Fruit entier.   Fruit coupé transversalement.

aiguës toujours très rugueuses et rudes au toucher, leur couleur qui est
généralement d'un brun foncé ; par la teinte noirâtre de leur sarcocarpe ; ils sont très pesants et un peu moins astringents que les citrins.

Les **Myrobalans Bellèries** (*T. Bellerica* Roxb.) se distinguent aisément à leur forme ovoïde, globuleuse : ils sont plus petits que les précédents, ne dépassent guère la grosseur d'une noix de galle ; ils sont à peine
anguleux ou munis de côtes obtuses et très peu marquées ; ils sont terminés à leur base par un bec court qui n'existe pas dans les autres
espèces ; leur surface est d'un gris rougeâtre, mate ou cendrée ; leur
noyau est relativement peu épais, leur graine est arrondie, le sarcocarpe est léger, poreux et friable.

Quant aux **Myrobalans indiens, indiques** ou **noirs**, tous les
auteurs s'accordent pour les regarder comme des Myrobalans Chébules
recueillis avant leur développement ; ils sont plus petits que les autres,
du volume d'une olive. Leur surface souvent pentagone, d'autres fois
sillonnée sans ordre, d'aspect chagriné, tortue sur toute sa longueur,
indique que la dessiccation du fruit s'est faite avant sa maturité ; elle
est noirâtre, de couleur terne ; la coupe est presque uniforme, c'est-
à-dire qu'on y voit à peine la place du noyau : l'amande fait complè-

tement défaut ; la saveur de ces fruits est seulement acide et astringente.

Les **Myrobalans Emblics** dont nous avons eu déjà l'occasion de
parler diffèrent des précédents aussi bien par leur origine que par leur
apparence extérieure : ils sont fournis par une Euphorbiacée, l'*Emblica
officinalis* Gœrtn. ; ce sont des fruits ovoïdes ou arrondis, de la grosseur d'une cerise, déprimés, marqués de six côtes égales, profondes ;
ils sont rarement entiers dans les droguiers, mais presque toujours en
quartiers desséchés, noirâtres, irréguliers, tortus.

COMPOSITION CHIMIQUE. — Les Myrobalans fournis par les *Terminalia*
renferment du tannin, de l'acide gallique, une substance mucilagineuse et une matière colorante.

Parmi les espèces intéressantes du genre *Terminalia* nous citerons :

Le *T. argentea* Marty, espèce brésilienne qui fournit une gomme-
résine analogue à la gomme-gutte et utilisée comme purgative ;

Le *T. Catappa* L. ou *Badamier* qui croît dans l'Inde, aux Antilles,
à Cayenne, à l'île Maurice où l'on recueille ses amandes roulées et
douces au goût comme nos noisettes pour les manger crues ou pour en
faire des émulsions pectorales et adoucissantes ;

Le *T. mauritiana* Lam., ou *faux benjoin de l'île Bourbon*, arbre
résineux qui fournit une sorte de résine appelée *gomme de benjoin*,
bien distincte de ce dernier. L'écorce épaisse, enduite d'une poussière
jaune, résineuse, odorante, est utilisée à l'île Maurice comme antisyphilitique et sudorifique ;

Le *T. Moluccana* Lam., qui fournit aussi des amandes comestibles,
et enfin le *T. Vernix* Lam., qui croît en Chine où il fournit un vernis
très estimé.

Le genre *Combretum* fournit aussi quelques espèces utiles parmi
lesquelles nous mentionnerons spécialement :

Le *C. glutinosum* Perr. qui croît dans la Sénégambie, où il porte le
nom de *Rhall ;* il fournit un suc gommeux et gélatineux qui est employé comme colle forte ; ses feuilles sont utilisées comme expectorantes ;

Le *C. laccifera* ou *Dom sangke* de la Cochinchine, sur lequel on élève
le *Coccus Lacca* et qui est une des principales sources de la gomme-
laque récoltée dans notre colonie ;

Le *C. Raimbaultii* Heckel, désigné sous le nom de *Kinkéliba* par les
nègres d'Afrique. Cette espèce est très répandue dans le Rio Pungo, le
Rio Nunez, la Dubreka et la Mélacorée, ainsi que dans le nord de la
Casamance. Ses feuilles réduites en poudre sont depuis longtemps

employées en Afrique et préconisées contre les fièvres bilieuses hématuriques des pays chauds. M. Heckel [1], qui en a fait l'étude chimique, conclut que le *Kenkéliba* peut être employé avec succès comme tonique et diurétique, mais que sa composition élémentaire ne justifie pas la réputation dont il jouit en Afrique pour le traitement des fièvres.

Le *Quisqualis indica* L., qu'on cultive dans tous les jardins de l'Inde pour la beauté et l'éclat de ses fleurs, croît spontanément dans l'Archipel Malais et la Cochinchine, où ses graines riches en matière grasse sont utilisées comme anthelmintiques. Tel est aussi l'usage qu'on en fait à l'île Maurice, où cet arbre est connu sous le nom de *Liane vermifuge*.

L'*Alangium decapetalum* Lam. (*A. acuminatum* Wigth. et Arn. *Grewia salvifolia* L. f.) est un arbre qui habite les régions tropicales de l'Asie, de l'Océanie et de l'Afrique. L'écorce de sa racine possède des propriétés émétiques très marquées à la dose de 3 grammes ; aussi est-elle employée communément comme succédané de l'ipécacuanha. A la dose de 40 à 60 centigrammes elle est réputée diurétique et fébrifuge. Les feuilles sont utilisées en cataplasmes comme anti-rhumatismales. Les fruits sont comestibles, mais peu appréciés.

[1] *Répert. de Pharm.*, 1891, p. 246.

RHIZOPHORÉES

Arbres exotiques, à feuilles opposées, simples, accompagnées de stipules interpétiolaires. Calice adhérent avec l'ovaire, à quatre ou cinq divisions valvaires, à limbe persistant. Corolle à quatre ou cinq pétales. Étamines variant de huit à quinze. Ovaire biloculaire renfermant deux ou plusieurs ovules pendants. Fruit couronné à son sommet par le calice, coriace, uniloculaire, monosperme et indéhiscent, renfermant une graine exalbuminée, qui germe dans son intérieur avant qu'il ne tombe.

ÉCORCE DE MANGLIER NOIR

Origine. — Le **Manglier noir**, ou **Palétuvier noir** (*Rhizophora Mangle* L.), est un arbre qui croît dans toutes les régions tropicales, dans les terrains marécageux, où l'on développe sa culture à cause de la longueur et de la multiplication de ses racines qui retiennent les terres exposées à être entraînées par le courant des fleuves. Outre un suc astringent qui est connu sous le nom de *Kino de Colombie*, il fournit à la matière médicale des pays tropicaux et à l'industrie de la tannerie son écorce très riche en tannin.

Description. — Cette écorce se présente en fragments très irréguliers, plats ou légèrement cintrés dont l'épaisseur varie de 3 à 10 millimètres. La surface extérieure est constituée par un suber assez épais offrant des nuances variables : tantôt homogène et d'un gris cendré, légèrement luisante, tantôt nuancée d'un brun grisâtre, marquée de larges taches de couleur ocracée et de plaques blanches irrégulières : cette surface est généralement lisse dans les écorces de grosseur moyenne et présente d'assez larges dépressions sur les plus gros fragments. La face interne d'un brun foncé est grossièrement striée dans

le sens longitudinal. La cassure est assez nette. La section transversale (fig. 924) montre un suber (*s*) assez épais, noirâtre, plus ou

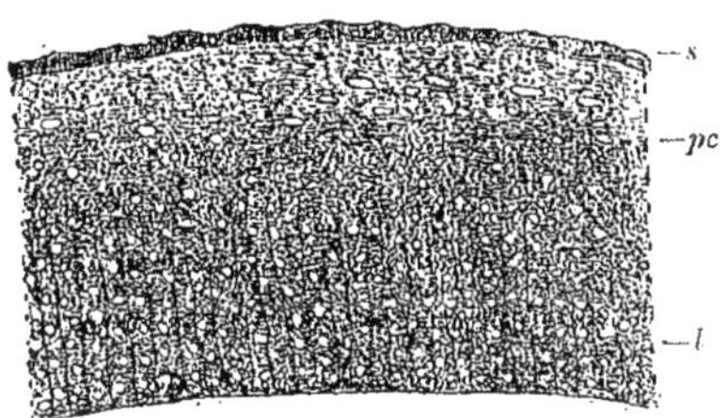

Fig. 924. — Écorce de *Rhizophora Mangle*.
Coupe schématique.

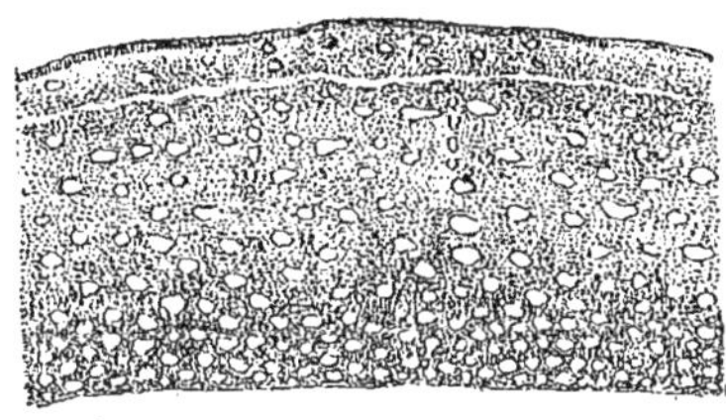

Fig. 925.
Écorce d'*Erythrophlœum Guineense*.
Coupe schématique.

moins adhérent au parenchyme cortical (*pc*) peu développé, qui est
d'une teinte brun marron parsemée de taches blanchâtres allongées
tangentiellement et irrégulièrement dispersées : un liber (*l*) très épais,
plus foncé en couleur que le parenchyme cortical, strié radialement,
et caractérisé par la présence de ponctuations blanches, très apparentes,
très rapprochées et disposées dans leur ensemble en files radiales.
Cette écorce est inodore ; elle a une saveur légèrement amère
et astringente ; elle croque sous la dent et teint la salive en rouge.

STRUCTURE MICROSCOPIQUE. — Le suber est formé de cellules tabulaires
aplaties, colorées en brun : le parenchyme cortical est formé de cellules
allongées tangentiellement ; il est caractérisé par la présence de cellules
scléreuses assez grosses, à parois très épaisses et canaliculées, réunies
en groupes assez volumineux : le liber (*l*) est un tissu plus dense, à
cellules plus petites, disposées assez régulièrement en longues files
radiales (fig. 926) ; il est caractérisé par la présence

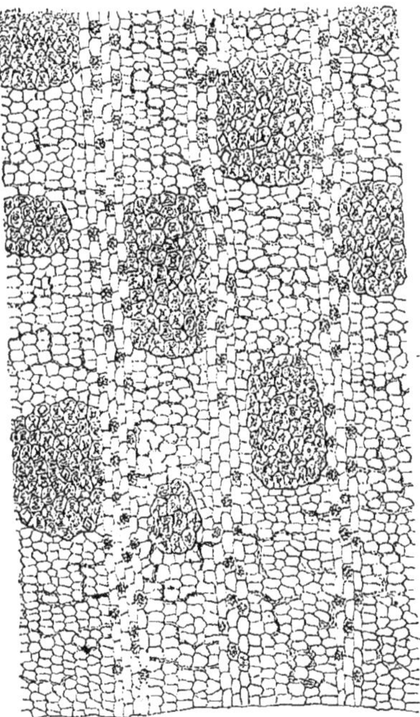

Fig. 926. — Écorce de *Rhizophora Mangle*.
Structure anatomique du liber.

de gros faisceaux fibro-libériens formés de grosses fibres à parois très épaisses et à lumen rétréci. Dans leur ensemble ces faisceaux sont ovales, disposés en files radiales et occupent parfois tout l'espace compris entre deux rayons médullaires voisins. Ceux-ci sont assez larges et composés de 3 à 4 rangées de cellules : ils suivent une direction à peu près régulière ; quelques-uns seulement s'élargissent assez brusquement en se rapprochant de la périphérie et englobent des groupes sclérenchymateux aussi volumineux que les faisceaux fibro-libériens. Cette écorce ne renferme pas d'amidon ; elle présente deux sortes de cristaux : les uns, étoilés, extrêmement nombreux, sont dispersés sans ordre dans toute l'épaisseur du parenchyme cortical, et assez régulièrement dans le liber où ils sont surtout localisés dans les cellules des rayons médullaires ; les autres, simples, prismatiques, assez gros, sont localisés autour et dans l'épaisseur des faisceaux fibro-libériens.

Ces particularités anatomiques sont d'autant plus intéressantes à connaître qu'à plusieurs reprises l'écorce de *Rhizophora Mangle* tout à fait inoffensive a été confondue avec celle de l'*Erytrophlœum Guineense*, qui est extrêmement toxique. La comparaison des figures 924 et 926 qui représentent la section transversale et la structure anatomique de l'écorce de Manglier et

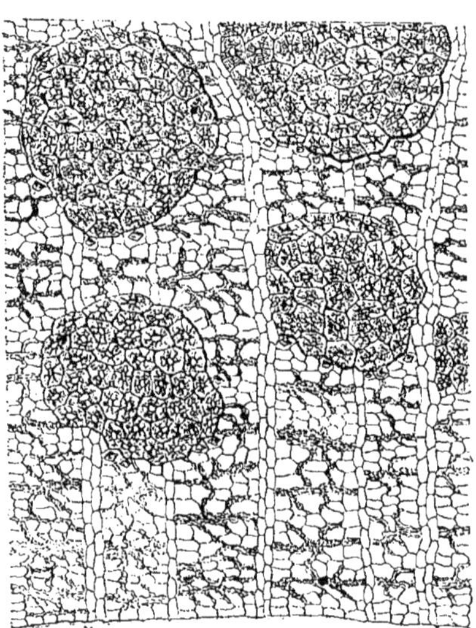

Fig. 927.
Écorce d'*Erythrophlœum Guineense*.
Structure anatomique du liber.

des figures 925 et 927 qui représentent les mêmes parties de l'écorce de Mançone permettra de voir rapidement les différences qui distinguent ces deux écorces et qui peuvent être ainsi résumées :

Assez petites et régulièrement disposées en files radiales, dans le Manglier les ponctuations blanches sont bien plus grosses et confluentes, surtout dans les couches les plus internes du Mançone, qui montre en outre à sa périphérie une ligne blanche à peu près continue. Le liber du *Manglier* présente de très grosses fibres réunies en volumineux faisceaux et ne contient de cellules scléreuses que dans quelques rayons médullaires élargis, tandis que le liber du Mançone n'a pas de fibres, mais seulement de gros faisceaux sclérenchymateux.

Dans le parenchyme cortical du Manglier les groupes scléreux sont répartis irrégulièrement, tandis que dans le Mançone, outre ces groupes irréguliers, ils forment une zone scléreuse à peu près continue.

Le Manglier ne contient pas d'amidon ; il en existe constamment dans le Mançone.

A côté d'une multitude de cristaux étoilés, répartis dans le parenchyme cortical et les rayons médullaires, on observe dans le Manglier quelques gros cristaux simples prismatiques localisés autour des faisceaux fibreux, tandis que dans le Mançone il n'y a jamais de cristaux étoilés, mais seulement de petits cristaux prismatiques autour des faisceaux scléreux.

Ces deux écorces croquent sous la dent, mais celle du Manglier rougit fortement l'eau et la salive, tandis que l'autre les teint à peine en rose.

Usages. — L'écorce de Manglier noir renferme surtout du tannin, qui lui communique des propriétés astringentes utilisées dans les pays tropicaux pour le traitement des hémorragies, des angines, de la leucorrhée.

Les graines du *Rhizophora Mangle* renferment aussi une certaine quantité de tannin et sont, à ce titre, employées par la classe pauvre, pour remplacer comme masticatoire, la noix d'Arec, qui avec le Bétel sont si appréciés des peuples orientaux.

Le *R. Candel* L., ou Manglier rouge, est assez répandu aux Antilles où l'on utilise son écorce comme fébrifuge, tonique et astringente. Son bois, qui est susceptible de recevoir un beau poli, est utilisé dans l'ébénisterie : le fruit qu'il ne faut pas confondre avec la Mangue, qui est le fruit du *Mangifera indica*, est doux, bon à manger et sert à préparer un vin aux Antilles.

Le *R. gymnorrhiza* L. (*Brugiera gymnorrhiza* Lam.), ou Palétuvier des Indes, est une espèce indienne dont on utilise la moelle et les feuilles comme aliment, et l'écorce comme matière tinctoriale.

KINO DE LA COLOMBIE

Origine. — Le *Kino de la Colombie* est retiré du tronc du *Rhizophora Mangle*.

Description. — Ce produit, qui est parfois arrivé dans le commerce sous le nom de *Sang-dragon*, se présente en pains aplatis du poids de

1.000 à 1.500 grammes, recouverts d'une feuille de Palmier ou de Canna. Sa couleur est brune, mais parfois rendue rougeâtre par la poussière qui recouvre sa surface extérieure. A l'intérieur, il est insoluble, se divise facilement en petits morceaux anguleux, brillants, transparents sur les bords. Il a une saveur amère et astringente et une odeur toute spéciale.

Le Kino de la Colombie est presque entièrement soluble dans l'eau froide, plus soluble encore dans l'eau bouillante et dans l'alcool. Les solutions ainsi obtenues sont d'un beau rouge et donnent avec l'acide nitrique un précipité rouge orangé, avec le sulfate de fer un précipité vert noirâtre.

HAMAMÉLIDÉES

Arbres à feuilles alternes, munies de stipules caduques. Fleurs axillaires groupées en épis hermaphrodites ou polygames. Calice à quatre sépales parfois réunis en tube à leur partie inférieure et soudés avec l'ovaire semi-infère. Corolle nulle ou à quatre pétales allongés, linéaires, valvaires. Deux verticilles d'étamines dont les internes réduites à des staminodes. Carpelles fermés. Ovaire semi-infère ou entièrement libre, à deux loges contenant chacune un ou rarement plusieurs ovules, suspendus à son sommet. Fruit capsulaire s'ouvrant généralement en deux valves septifères. Graines albuminées.

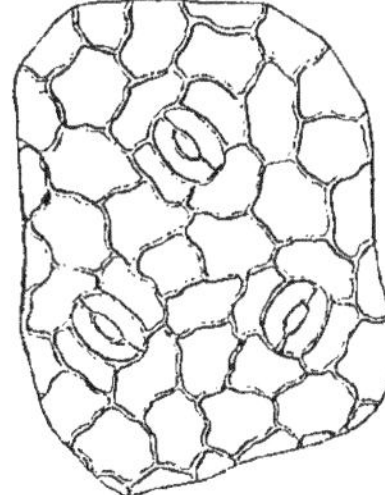

Fig. 928.
Feuille d'Hamamélis
de Virginie.
Epiderme inférieur.

CARACTÈRES ANATOMIQUES. — *Feuilles.* Poils tecteurs unicellulaires coniques, isolés ou plus souvent réunis en étoiles (fig. 925). Stomates localisés sur la face inférieure du limbe et accompagnés généralement de deux cellules annexes allongées parallèlement à l'ostiole. Les cristaux sont simples, rhomboïdaux obliques, ou composés et sous forme de mâcles. Les premiers sont parfois volumineux et renfermés dans de grandes cellules dans l'assise en palissade. Mésophylle hétérogène asymétrique, renfermant parfois des sclérites tuberculeux (*Hamamelis*). Système libéro-ligneux représenté par un cordon circulaire surmonté par un faisceau arqué (*Hamamelis*) ou par un cordon fermé disposé en fer à cheval (*Liquidambar*) ; des canaux sécréteurs dans la moelle (*Liquidambar*).

La structure de la tige et de la racine a été étudiée et décrite par M. Thouvenin [1] ; l'appareil sécréteur des Balsamifluées a été étudié par M. Van Tieghem [2].

Dans la racine cet appareil sécréteur est composé de *canaux oléifères pluricellulaires* localisés dans le liber primaire et de *simples cellules* disséminées seulement

[1] M. Thouvenin. (*Recherches sur la structure des Saxifragées*). Thèse doct. es. sc. Paris, 1890, p. 135.

[2] Van Tieghem. 2ᵉ mémoire sur les canaux sécréteurs. *Ann. des sc. nat.* 7ᵉ sér., I, 1885, p. 80-87.

dans les rayons du liber secondaire. Dans la tige, les *cellules sécrétrices* affectent la même localisation, mais les canaux sécréteurs ont une disposition toute différente : ils sont passés du liber primaire à la périphérie de la moelle.

La feuille reçoit de la tige trois faisceaux libéro-ligneux qui pénètrent dans le pétiole et renferment chacun dans leur moelle un canal sécréteur. Ces trois faisceaux, d'abord isolés et concentriques, se rouvrent, puis se réunissent bord à bord pour former un cordon libéro-ligneux fermé, aplati en haut, renfermant les trois canaux à la périphérie de la moelle. À mesure que les faisceaux se ramifient dans le limbe, les canaux se divisent pour accompagner dans leur cours les principales nervures.

Les Hamamélidées ne comptent qu'un petit nombre d'espèces dispersées dans les deux hémisphères : elles se rencontrent dans l'Amérique septentrionale, le Japon, la Chine, l'Inde, la Perse, à Madagascar et au Cap de Bonne-Espérance.

Ce sont des plantes riches en principes astringents.

HAMAMÉLIS DE VIRGINIE

Origine. — **L'Hamamélis de Virginie** (*Hamamelis Virginica*, L.) désigné sous le nom de *Noisetier de sorcière* est un arbrisseau originaire de l'Amérique du Nord, où il croît dans les forêts humides depuis le Mississipi jusqu'au Canada. Ses feuilles et son écorce inscrites dans la pharmacopée des États-Unis sous le nom de *Witch-Hazel* ont été introduites depuis quelques années dans la thérapeutique européenne.

Description. — Les feuilles (fig. 929), qui ressemblent beaucoup à celles du noisetier, sont courtement pétiolées, alternes, simples, obovales ou ovales, asymétriques à la base, penninerviées, profondément dentées ; elles atteignent environ 8 centimètres de long sur 4 à 5 centimètres de largeur. Les nervures secondaires qui se détachent sous un angle d'environ 45° de la

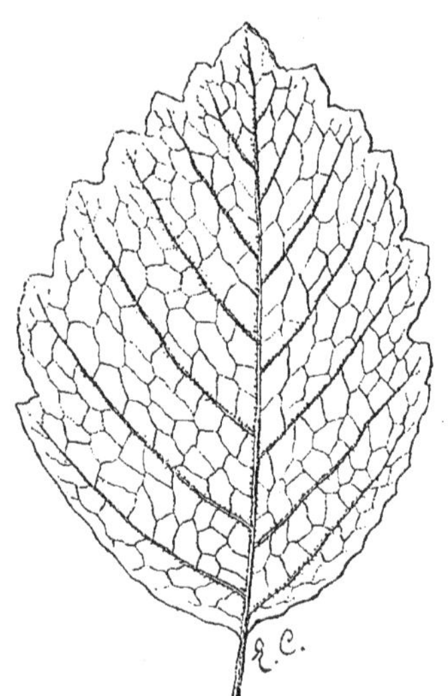

Fig. 929. — Feuille d'Hamamélis
de Virginie.

nervure médiane se dirigent en courbes douces vers le sommet des dents du limbe sans se rejoindre. Ces feuilles sont inodores et ont une saveur astringente.

STRUCTURE MICROSCOPIQUE. — L'épiderme porte sur sa face inférieure seulement des stomates bordés par deux cellules annexes allongées parallèlement à l'ostiole (fig. 928). Le mésophylle hétérogène asymétrique (fig. 930) est formé dans sa partie supérieure d'une assise

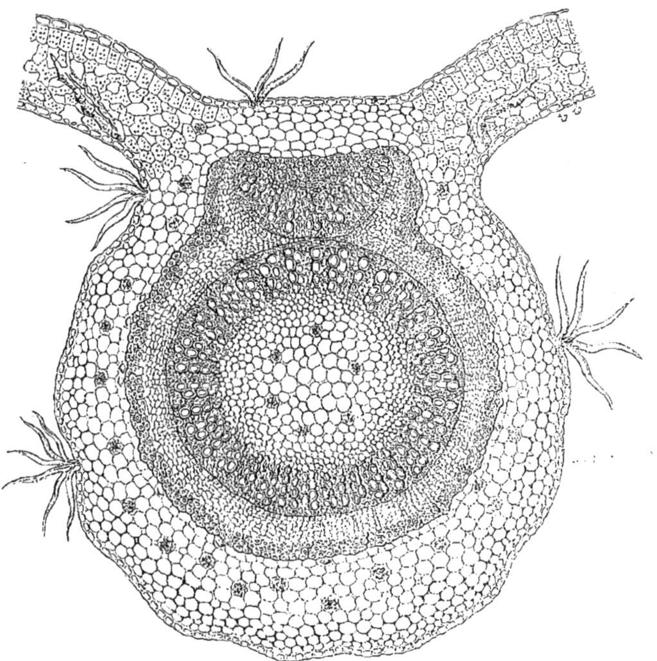

Fig. 930. — Feuille d'Hamamélis de Virginie.
Structure de la nervure médiane.

de cellules en palissade et dans sa partie inférieure de cellules rameuses, laissant entre elles d'assez larges méats : il renferme des mâcles d'oxalate de chaux et des sclérites hérissés de tubercules plus ou moins aigus, et munis de parois très épaisses. La nervure médiane est concave ou convexe : sous l'épiderme qui est garni de poils disposés en rosette ou en étoile, on observe un massif de collenchyme. Le parenchyme fondamental est riche en cristaux étoilés ; il entoure complètement le système libéro-ligneux, qui est représenté par un cordon ligneux circulaire et un cordon supérieur arqué, recouverts par un liber mou et un péricycle complètement lignifié et continu. L'endoderme qui entoure le péricycle renferme des cristaux prismatiques. La moelle est riche en cristaux étoilés.

Écorce. — L'écorce d'Hamamélis se présente en fragments irréguliers, incurvés en forme de gouttière, d'une longueur variable et d'une épaisseur de 1 à 2 millimètres. La surface extérieure est d'un gris brun, légèrement verruqueuse, marquée de taches blanches irrégulières et plus ou moins larges ; elle présente aussi souvent des taches noirâtres plus petites. Le suber peu épais, en se détachant à certaines places, découvre le parenchyme cortical, qui offre une teinte brun marron. Quelques fragments présentent des cicatrices ou des perforations laissées par les rameaux qui ont été coupés au moment de la récolte des écorces ; les parties qui avoisinent ces cicatrices présentent des stries transversales très apparentes et assez rapprochées. La face interne est lisse ou très finement striée, d'une couleur brun cannelle. La cassure de cette écorce est fibreuse dans les couches internes ; sa saveur est amère, astringente, assez désagréable ; l'odeur est nulle.

Structure microscopique (fig. 931). — Des plaques subéreuses (*s*) formées extérieurement de cellules tabulaires irrégulièrement superposées, et extérieurement de cellules polygonales irrégulières, constituent la partie extérieure de cette écorce. Vient ensuite le parenchyme cortical (*pc²*) formé de cellules polyédriques, allongées dans la direction tangentielle. — Ce parenchyme paraît divisé dans sa partie médiane par une couche scléreuse continue (*sc*) formée de 7 à 8 rangées de cellules sclérenchymateuses à parois épaisses et canaliculées. — Indépendamment de cet anneau pierreux, on observe dans la partie externe du parenchyme cortical des groupes irréguliers et plus ou moins volu-

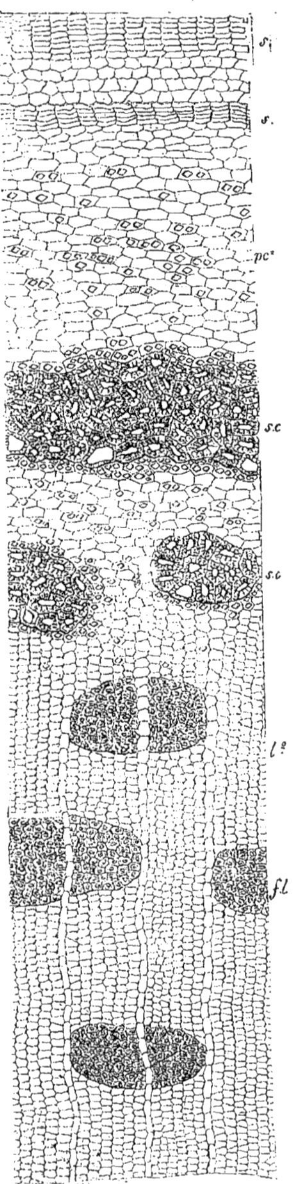

Fig. 931. — Écorce d'Hamamélis de Virginie.

mineux de cellules sclérenchymateuses, offrant les mêmes formes et les mêmes dimensions que les précédentes. Cette portion de l'écorce est très riche en cristaux prismatiques, qui sont très confluents dans les cellules qui bordent les amas scléreux. Le liber est constitué par un tissu de petites cellules régulièrement superposées en files radiales : il contient un grand nombre de fibres à parois très épaisses, qui sont réunies en groupes assez volumineux ; il est sillonné par des rayons médullaires très étroits composés d'une rangée de cellules.

COMPOSITION CHIMIQUE. — Walter Cheneg (1886, *Amer. Journal of Pharm.*) a retiré de l'écorce d'Hamamélis du tannin, du sucre, une cire saponifiable par les alcalis, de la résine et un mucilage ; il n'a pu y constater la présence d'un alcaloïde ou d'un glucoside.

USAGES. — L'écorce et les feuilles d'Hamamélis sont préconisées en Amérique pour la cure des varices et des hémorrhoïdes. Si les essais entrepris en France semblent justifier la réputation dont elles jouissent aux Etats-Unis pour amener la disparition des hémorrhoïdes et calmer la douleur qui les accompagne, ils ont montré leur inefficacité à peu près complète dans le traitement des varices. — On les administre sous forme d'extrait fluide ou en infusion à la dose de 3 à 4 grammes.

Les **Balsamifluées** qu'on fait généralement rentrer dans les Hamamélidées fournissent à la matière médicale les produits connus sous le nom de **Styrax liquide** et de **Baume Liquidambar,** substances balsamiques extraites de deux espèces très rapprochées.

STYRAX LIQUIDE

ORIGINE. — Cette drogue est fournie par le *Liquidambar orientale* Mill. (fig. 932), espèce originaire de l'Asie Mineure, où elle forme des forêts dans une portion assez restreinte près de l'ancienne Halicarnasse, aux environs de Marmoriza et Isgengak, en face de Rhodes.

EXTRACTION. — Après avoir enlevé l'écorce extérieure de l'arbre qui se détache par plaques et n'est que peu ou point aromatique, les Turcomans râclent avec un couteau semi-circulaire l'écorce interne qui a été mise à nu et la ramassent en quantité considérable. Ils la font bouillir dans l'eau et recueillent la résine qui monte à la surface : ils pressent ensuite l'écorce bouillie dans des sacs de crin et rassemblent le baume qui filtre à travers le tissu. Les produits de ces deux opérations sont mélangés ensemble.

Un autre procédé plus rationnel consiste à mettre directement l'écorce râpée dans des sacs de crin et à la soumettre à la presse après avoir jeté par-dessus de l'eau bouillante. On obtient ainsi directement la plus grande partie des produits oléo-résineux.

CARACTÈRES. — Le **Styrax** se présente sous la forme d'un liquide épais, visqueux, offrant la consistance du miel, et une couleur grisâtre ou gris brunâtre. Avec le temps il s'épaissit, sans cesser d'être coulant et devient gris noirâtre. Il est générale-ment séparé en deux couches bien distinctes : une couche inférieure grise assez dense, et une couche supérieure plus fluide offrant une teinte foncée. Exposé à l'air en couche mince, il se dessèche lentement et ne se solidifie qu'imparfaitement et après un temps assez long. — Quand on l'observe au microscope, on distingue au milieu d'une masse liquide épaisse de petits granules bruns et quelques grosses larmes transparentes ; on y découvre aussi une assez grande quantité de débris végétaux, des fragments de cris-

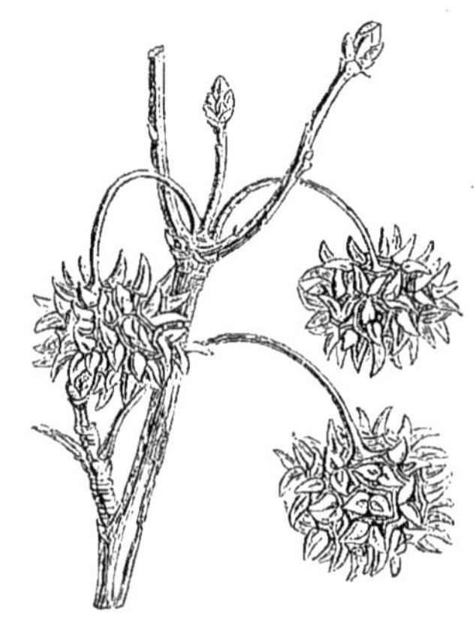

Fig. 932. — *Liquidambar orientale.*

taux et quelques cristaux entiers, assez gros, tabulaires. — Il possède une odeur très caractérisée, forte et fatigante, qui rappelle celle de la vanille ; sa saveur est aromatique et âcre, très faiblement amère. Il est complètement soluble dans l'alcool bouillant qui le sépare de toutes ses impuretés, et laisse déposer par le refroidissement un précipité formé de styracine. Il se dissout aussi dans l'éther, le chloroforme, l'acide acétique, le sulfure de carbone, les huiles essen-tielles.

COMPOSITION CHIMIQUE. — Le styrax liquide renferme une huile volatile (*styrol*), une résine (*storésine*), de la *styracine*, de l'acide benzoïque.

La *storésine* est amorphe, fond à 168°, se dissout complètement dans l'éther de pétrole.

La *styracine* cristallise en prismes incolores, inodores, insipides, fondant à 38°, insolubles dans l'eau, solubles dans l'alcool et l'éther, pouvant se volatiliser dans un courant de vapeur d'eau sans se décom-poser. Traitée par la potasse alcoolique, elle se dédouble en cin-namate de potasse et en alcool cinnamique.

Le *styrol* est un liquide incolore, à saveur brûlante et à odeur de benzine. Chauffé à 200°, il se transforme en *métastyrol*, substance solide, incolore et transparente, insoluble dans l'alcool et l'éther.

Usages. — Préconisé comme diurétique et antiblennhorrhagique, le styrax est peu employé à l'intérieur. Son action est analogue à celle des autres baumes. Il entre dans la préparation de l'onguent styrax du Codex, et de l'emplâtre de Vigo. — Il jouit dans tout l'Orient d'une grande importance comme médicament.

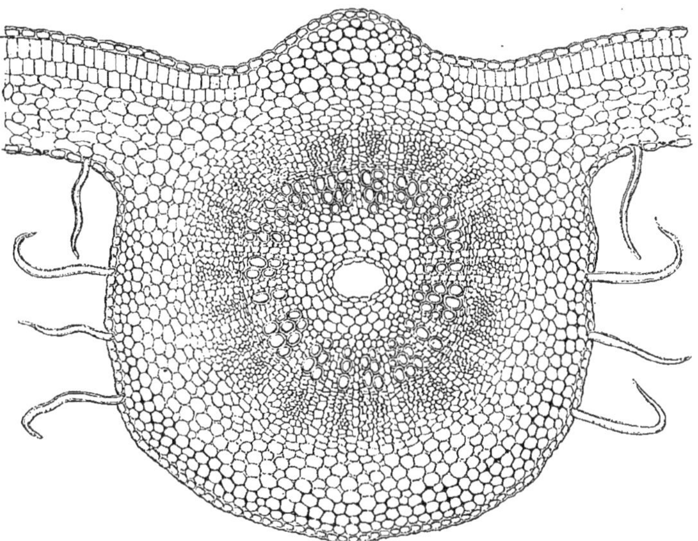

Fig. 933. — Feuille de *Liquidambar orientale*.
Structure de la nervure médiane.

Falsifications. — Les procédés employés pour l'extraction du styrax justifiant dans cette oléo-résine la présence d'une certaine quantité d'eau, les droguistes d'Orient en profitent pour l'additionner de 25 p. 100 de ce liquide, qu'ils brassent dans la masse avant d'en faire la livraison.

De plus, les demandes dépassant de beaucoup la production, on cherche à satisfaire le plus grand nombre de clients en mélangeant au styrax des proportions considérables de résines de conifères. Cette falsification est tellement entrée dans les usages qu'il est impossible de se procurer, même au voisinage des lieux de production, du styrax à peu près pur. Si l'on considère que la production annuelle est de 30.000 kilogrammes environ et que les commandes de Bombay seules s'élèvent à plus de 200.000 kilogrammes, on pourra se faire une idée de l'importance de cette fraude.

Le **storax liquide pur** de Guibourt est un liquide très épais, coulant très lentement; transparent, et tenant en suspension des cristaux tabulaires ou aiguillés qui le rendent un peu nébuleux; il possède une odeur très prononcée de styrax.

Le **storax noir** et le **storax en pains** ou en **sarille** sont des produits impurs. Le premier se présente sous la forme d'une masse brun noirâtre, offrant la consistance de la poix et une odeur de vanille. Sa surface qui a un éclat gras se recouvre parfois à la longue de petits cristaux brillants. Le second se présente en masses d'un brun rougeâtre, ayant une odeur faible de styrax, et se réduisant facilement en une poussière brune.

Sous le nom de **storax rouge** ou d'**écorce de storax** on désigne un produit brun rougeâtre, possédant une faible odeur de styrax et constitué par l'agglomération des râpures d'écorce qui ont servi à préparer le styrax liquide. Ces fragments soumis à la presse et appliqués les uns contre les autres présentent parfois des efflorescences cristallines. Traitées par l'alcool et l'éther, ces écorces peuvent fournir une certaine quantité de baume, ayant quelques-unes des propriétés du styrax et susceptible d'être utilisé dans la parfumerie et peut-être en thérapeutique.

BAUME LIQUIDAMBAR

ORIGINE. — Ce produit est fourni par le *Liquidambar styraciflua* L. qu'on rencontre dans les parties méridionales des États-Unis, la Louisiane, la Floride et dans certaines régions du Mexique. — Il est obtenu par des incisions pratiquées à l'arbre, reçu immédiatement dans des vases pour le soustraire à l'action de l'air, et décanté pour le séparer d'une partie de baume opaque, qui se dépose au fond.

DESCRIPTION. — Ainsi préparé, il a la consistance d'une huile épaisse, il est transparent, d'un jaune ambré : il possède une odeur forte, balsamique, qui est celle du styrax liquide, mais plus agréable, et une saveur âcre, aromatique, légèrement amère. Sa surface se recouvre d'une croûte mince qui s'est résinifiée : il a une réaction acide et laisse, quand on le traite par l'alcool, un résidu blanc peu considérable. — Mais dans les droguiers il est souvent séparé en deux couches : l'une inférieure gris sale, épaisse et opaque, l'autre supérieure liquide, translucide et brune.

Le **Liquidambar noir** ou **blanc** est une substance opaque ayant la consistance de la térébenthine, une couleur blanchâtre ou d'un blanc roussâtre et qui provient soit du dépôt opaque abandonné par le précédent, soit des parties de baume qui se sont desséchées sur l'arbre au contact de l'air. Sa saveur douce, parfumée, laisse dans la gorge une certaine âcreté ; son odeur est douce et agréable ; il contient de l'acide benzoïque qui vient s'effleurir à sa surface ; il se solidifie avec le temps, devient presque transparent, et ressemble assez au baume de tolu ; en se desséchant, il perd une partie de son odeur.

COMPOSITION. — Ces deux baumes contiennent de l'huile essentielle, une substance molle soluble dans l'eau, une résine molle, de la styracine, une substance cristalline soluble dans l'alcool et dans l'eau.

L'Écorce du *Liquidambar styraciflua* L. figure dans la matière médicale des États-Unis.

Cette écorce se présente en fragments aplatis, de longueur et de largeur variables, d'une épaisseur de 1 à 2 millimètres, d'une couleur brun pâle. La surface extérieure presque complètement dépourvue de suber est grossièrement fibreuse ; la face interne est très faiblement striée dans le sens longitudinal. La cassure est très fibreuse ; l'odeur et la saveur en sont à peu près nulles ou très faiblement aromatiques.

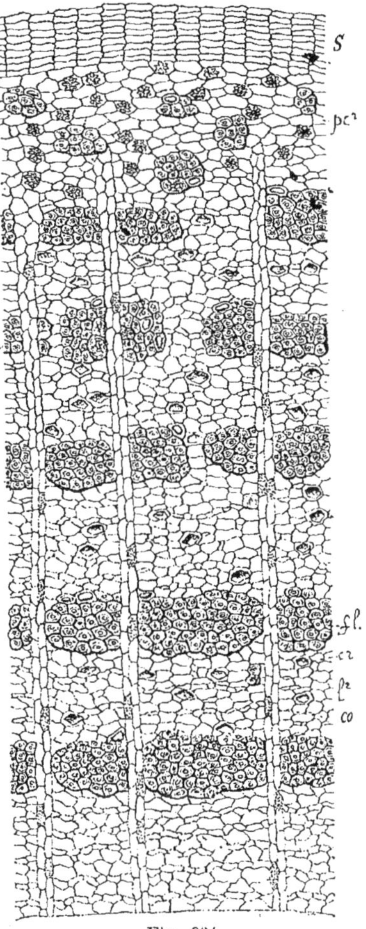

Fig. 934.
Écorce de *Liquidambar styraciflua*.

Examinée au microscope (fig. 934) cette écorce présente les particularités suivantes : le suber (*s*) quand il existe est formé de cellules tabulaires aplaties ; le parenchyme cortical (*pc²*) est peu développé, formé de cellules tangentielles dont un grand nombre renferme des cristaux étoilés ; on y observe des faisceaux fibreux peu épais : le liber (l^2) est très épais ; il est caractérisé par la présence d'un grand nombre de faisceaux fibro-libériens (fl) qui, dans leur ensemble, sont disposés en séries parallèles ; il contient de gros cristaux clinorrhombiques (cr), il est sillonné dans toute son épaisseur par des rayons médullaires composés de deux rangées de cellules renfermant une matière oléo-résineuse brune.

Le *Liquidambar Formosana* Hance, qui croît à Formose et dans le sud de la Chine et le *Liquidambar Altingiana* Bl., qu'on rencontre dans l'Archipel Indien et à Java, fournissent aussi des baumes qui sont utilisés dans leur pays d'origine comme expectorants.

DROSÉRACÉES

Plantes herbacées, annuelles ou vivaces, à feuilles alternes, roulées en crosse avant leur développement et souvent munies de poils glanduleux et pédicellés. Calice gamosépale à cinq divisions ou à cinq sépales distincts, imbriqués. Corolle à cinq pétales réguliers. Étamines au nombre de cinq, dix ou vingt, périgynes, à anthères extrorses. Ovaire uniloculaire, rarement à deux ou trois loges, à placentation pariétale. Capsule à valves médio-placentifères. Graines souvent recouvertes d'un tissu cellulaire lâche ; à embryon dressé, cylindrique, entouré d'un endosperme mince, qui fait quelquefois défaut.

Les Droséracées se rencontrent sous presque tous les climats. L'aire géographique des *Drosera* est très étendue ; ils sont surtout nombreux dans l'Australie, l'Amérique équatoriale et le sud de l'Afrique. Les prairies tourbeuses de l'Europe et de l'Amérique septentrionale en renferment plusieurs espèces. La Dionée attrape-mouche est localisée dans les savanes de la Caroline du Sud.

Les propriétés physiologiques de ces plantes sont imparfaitement connues. La seule espèce qui ait été introduite dans la thérapeutique est le *Drosera rotundifolia* L. Cette plante est surtout intéressante par les curieuses observations physiologiques dont elle a été l'objet de la part de Curtis (1834), Canby (1868), J. Hooker (1874) et surtout de Darwin (1875), qui la considère comme le type le plus parfait des *plantes carnivores*.

DROSERA ROTUNDIFOLIA

Origine. — Cette plante, connue sous les noms de *Rossolis*, *Rosée du soleil*, *Herbe à la rosée*, croît communément dans les tourbières et dans les bruyères humides de notre hémisphère boréal.

Description. — Les feuilles au nombre de 6 à 10, toutes radicales, sont orbiculaires, disposées en rosette, étalées, supportées par un pétiole plus long que le limbe. Celui-ci, enroulé en crosse, avant de se développer est garni sur sa surface et sur ses bords de filaments glanduleux ou tentacules. Du centre de la rosette partent des hampes dressées, hautes de 10 à 20 centimètres, portant des fleurs blanchâtres.

Les tentacules qui recouvrent les feuilles de Rossolis se composent d'un pédicelle en forme d'alène portant à son sommet une glande en

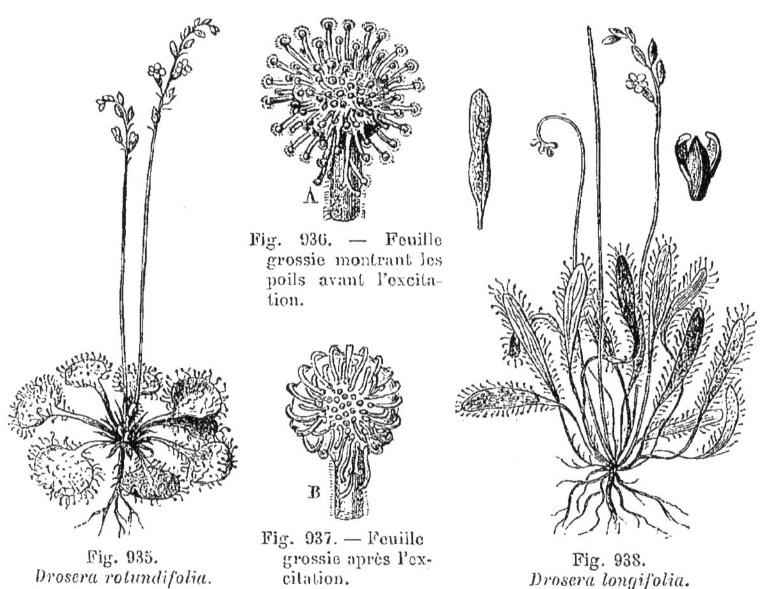

Fig. 935.
Drosera rotundifolia.

Fig. 936. — Feuille grossie montrant les poils avant l'excitation.

Fig. 937. — Feuille grossie après l'excitation.

Fig. 938.
Drosera longifolia.

tête d'épingle, qu'enveloppe une gouttelette visqueuse, étincelante au soleil. Au repos, ces tentacules tendus pour saisir leur proie s'étalent en rayonnant sous des angles très ouverts (fig. 936). Aussitôt qu'un moucheron effleure la perle liquide, le piège entre en action. Le moindre mouvement imprimé à la glande par l'insecte retenu par le liquide gluant fait infléchir le tentacule touché et lui imprime un mouvement qui se transmet aux tentacules voisins ; ceux-ci, en s'infléchissant, s'abattent sur la victime. Plus elle se débat, plus ses mouvements sont répétés et violents, plus s'augmente le nombre des filaments infléchis ; le disque même de la feuille d'abord plane ou à peine concave se contracte plus ou moins en coupe évasée et finit par engloutir l'insecte comme dans un estomac temporaire où il va être digéré par le liquide des glandes. Une fois la digestion et l'absorption faites, la feuille reprend graduellement sa forme première, les tentacules reviennent à leur position de repos, les glandes en partie desséchées par le travail de la digestion recommencent à sécréter leur perle visqueuse : le piège se trouve tendu à nouveau, et continue à fonctionner tant que la feuille conserve sa vitalité. — A mesure que les feuilles vieillissent et cessent de fonctionner, elles sont remplacées par de nouvelles. Darwin a pu retrouver sur les mêmes feuilles jusqu'à 12 à 13 cadavres d'insectes, témoins d'autant de repas faits successivement par elles.

Dans un article sur les plantes carnivores, J.-E. Planchon [1] a parfaitement décrit et expliqué les phénomèmes mécaniques et physiologiques qui s'accomplissent chez les Rossolis, depuis le moment où ils ont tendu leur piège jusqu'au moment où ils ont digéré leur proie.

Usages. — Le *D. rotundifolia* a été expérimenté sans grand succès contre la phtisie : on l'a recommandé contre la coqueluche, à la dose de 10 à 40 gouttes dans les vingt-quatre heures.

Le *D. longifolia* possède les mêmes propriétés que l'espèce précédente, dont il ne diffère que par la forme de ses feuilles linéaires-oblongues.

[1] *Revue des Deux-Mondes*, 1 février 1876.

CRASSULACÉES

Plantes charnues, herbacées ou sous-frutescentes à feuilles généralement alternes et dépourvues de stipules. Fleurs à inflorescence variée, régulièrement symétriques, presque toujours pentamères, isostémones ou diplostémones ; étamines entremêlées d'écailles de formes diverses, représentant des staminodes. Carpelles généralement distincts, rarement unis en ovaire pluriloculaire, à styles libres. Capsules folliculaires, plus rarement capsule unique loculicide. Graines nombreuses, à cotylédons courts, recouverts par un albumen mince, qui manque quelquefois.

Les Crassulacées habitent les parties tempérées et chaudes de l'ancien continent, et surtout l'Afrique australe où l'on trouve la moitié des espèces connues : on en rencontre un certain nombre autour de la Méditerranée, dans les Canaries et dans l'Asie moyenne : quelques espèces sont dispersées dans l'Amérique du Nord et les tropiques. Certaines d'entre elles se distinguent par l'éclat de leurs fleurs, qui les fait rechercher comme plantes d'ornement.

ORPIN BRULANT

Vermiculaire brûlante. — Poivre de muraille.

Origine. — C'est le *Sedum âcre* L. (fig. 939), petite plante indigène, qui croît fréquemment sur les vieux murs, dans les lieux arides et pierreux. On ne l'emploie guère qu'à l'état frais et on le récolte ordinairement avant la floraison.

Description. — Les tiges sont épaisses, ramassées en gazon, hautes de 6 à 8 centimètres, courbées et radicantes à la base ; les unes sont stériles, les autres sont terminées par de petits bouquets de fleurs jaunes qui paraissent en juin et juillet : chacune de ces fleurs est composée d'un calice à 5 divisions, d'une corolle de 5 pétales, de 10 étamines, de 5 styles et de 5 follicules polyspermes. Les feuilles qui recouvrent les tiges sont charnues, ovoïdes, obtuses, arrondies et comprimées à la base, disposées sur six rangs qui sont bien distincts et très serrés sur les rameaux stériles. Ces feuilles sont inodores ; elles ont une saveur poivrée, presque caustique.

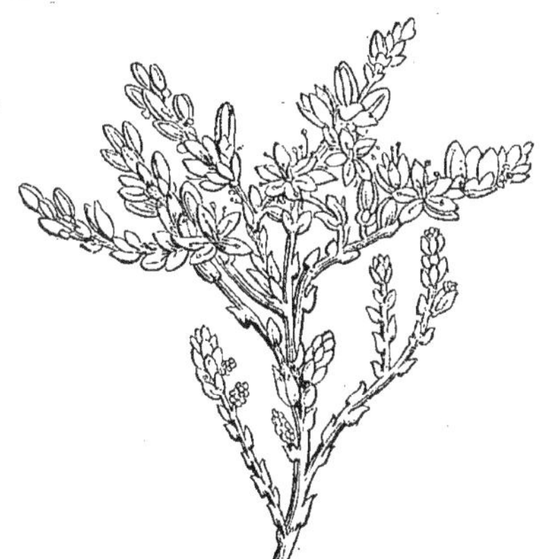

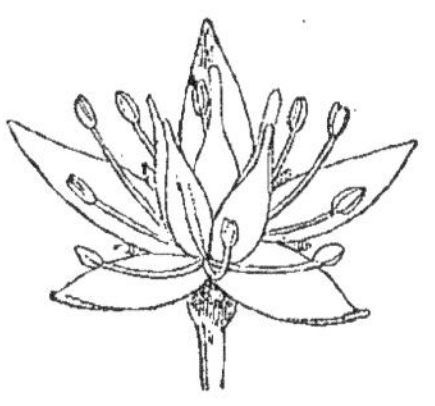

Fig. 939, 940. — *Sedum acre.*

Inflorescence.   Fleur.

USAGES. — Le suc des feuilles d'Orpin est toxique à la dose de 50 à 100 grammes ; à la dose de 4 à 8 grammes, il agit comme diurétique. Employée comme fébrifuge en Suède, vantée contre l'épilepsie et le cancer, cette plante est à peu près abandonnée aujourd'hui.

On utilisait aussi autrefois :

Le *S. album* L., connu sous le nom de *Petite joubarbe, Trique-madame,* qui croît aussi chez nous dans les lieux secs et arides des bois. — Les feuilles sont très charnues, linéaires-oblongues, cylindracées, légèrement comprimées en dessous, obtuses, d'un vert un peu rougeâtre, épaisses et horizontales ; les fleurs sont blanches ; les rameaux stériles sont étalés à terre, courts, garnis de feuilles rapprochées et disposées en rosette terminale. Dans quelques cantons les feuilles de cette espèce sont mangées en salade :

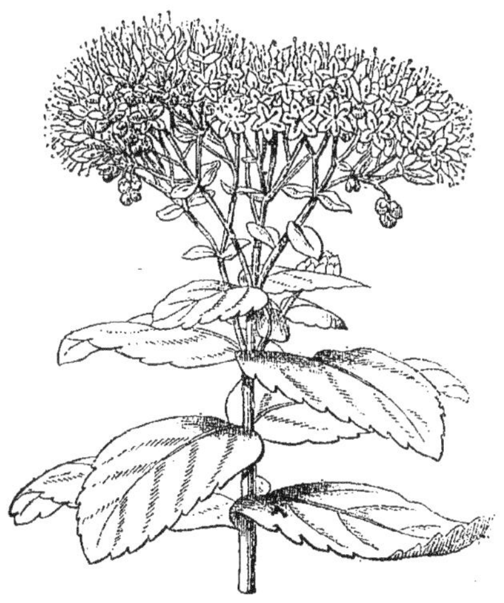

Fig. 941. — *Sedum Telephium.*

Le *S. Telephium* L., *Orpin vulgaire* ou *Reprise* (fig. 941) qui croît dans les bois secs et élevés, sur les coteaux. Cette espèce est caractérisée par ses feuilles larges, ovales, sessiles, planes, dentelées et ses fleurs blanches ou rougeâtres qui sont disposées en corymbe. Ces feuilles sont réputées vulnéraires et propres à la cicatrisation des plaies et surtout des brûlures. Elle entrait autrefois dans la préparation de l'onguent populéum.

JOUBARBE

Artichaut sauvage. — Herbe aux cors.

La **Joubarbe des toits** ou **Grande Joubarbe** (*Sempervivum tectorum* L.) (fig. 942) croît communément sur les vieux toits de chaume, sur les murs et aussi sur les rochers de nos montagnes.

Cette plante se distingue par sa tige haute de 30 centimètres, molle, charnue, cylindrique, soyeuse, ramifiée à la partie supérieure : ses feuilles sont planes, sessiles, lancéolées ; près du collet de la racine, les feuilles imbriquées se disposent en rosette de manière à figurer un petit artichaut : elles sont oblongues, obovées, incurvées, acuminées, mucronulées au sommet, ciliées sur les bords. Cette plante est inodore, elle a une saveur acerbe, acidule, et en même temps salée. Elle contient beaucoup d'albumine et du malate de chaux.

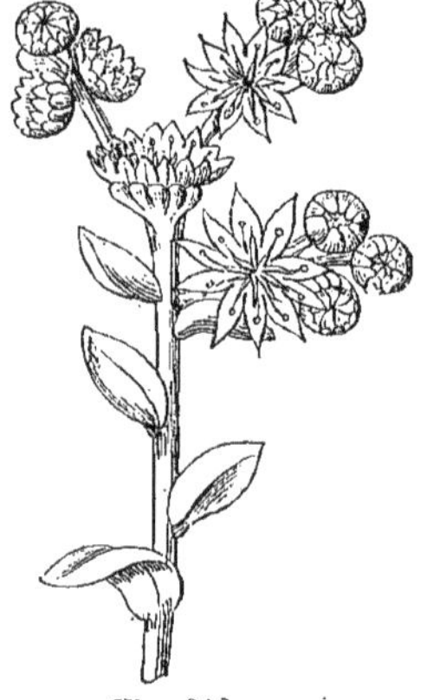

Fig. 942.
Sempervivum tectorum.

Usages. — Les feuilles de Joubarbe ne sont guère employées que dans la médecine populaire pour faire passer les cors et les verrues. Le suc de ces feuilles a été autrefois indiqué comme rafraîchissant, réfrigérant et un peu astringent ; il est aujourd'hui complètement inusité.

COTYLET

Nombril de Vénus.

Origine. — Le **Cotylet** (*Cotyledon Umbilicus* L., *C. rupestris* Salisb., *Umbilicus pendulinus* DC.) est une plante qui croît dans le midi de l'Europe, dans la France méridionale et occidentale, sur les rochers et les vieux murs. Elle fournit à la matière médicale ses feuilles radicales.

DESCRIPTION. — Ces feuilles, charnues et succulentes, se distinguent par leur forme arrondie, concave et ombiliquée à la face supérieure, qui a fait désigner la plante sous le nom de *nombril de Vénus ;* elles sont longuement pétiolées et subpeltées, inégalement et grossièrement crénelées sur les bords : elles ont une couleur vert glauque, et une saveur âcre.

COMPOSITION CHIMIQUE. — Helet (1864) a constaté dans ces feuilles la présence d'une certaine quantité de *triméthylamine* (2 p. 100) qui y existe à l'état de combinaison avec un acide indéterminé : il en a retiré en outre de l'amidon, du glucose, un mucilage, une matière colorante jaune, une huile volatile à odeur de sandaraque, et du tannin.

USAGES. — Les feuilles de Cotylet ont été employées comme diurétiques et rafraîchissantes. En Angleterre elles ont été préconisées contre l'épilepsie.

SAXIFRAGÉES

Plantes herbacées, rarement arborescentes, à feuilles alternes ou opposées, en général sans stipules, simples, souvent isolées et disposées en rosette à la base de la tige. Fleurs régulières, tantôt solitaires, tantôt groupées en épis ou en grappes. Calice gamosépale à cinq divisions. Corolle pentapétale. Étamines en nombre égal ou double de celui des pétales, parfois indéfini. Pistil formé de deux, plus rarement de trois ou cinq carpelles distincts ou plus ou moins cohérents. Ovaire libre ou plus ou moins adhérent, généralement pluriovulaire et pluriovulé. Fruit plus ou moins adhérent, généralement capsulaire. Graines petites et nombreuses, entourées d'un albumen charnu.

CARACTÈRES ANATOMIQUES. — Les stomates sont entourés par 4, 5 ou 6 cellules n'ayant pas de direction régulière ; ils ne sont pas répartis uniformément sur toute la surface du limbe, mais sont en général localisés en certains points séparés par des espaces imperforés (*Saxifraga*). Poils tecteurs coniques unicellulaires ou pluricellulaires (*Saxifragées-Francoées*). Poils glanduleux (*Saxifraga*), formés d'une glande pluricellulaire supportée par un pédicelle plus ou moins long, uni ou plurisérié. Cristaux en étoiles ou mâcles (*Saxifraga*) ou en raphides (*Hydrangea*). Absence d'appareil sécréteur différencié ; quelques espèces ont des cellules à tannin bien nettement localisées dans la partie externe de l'écorce ; beaucoup de *Cunoniées* ont des cellules à gomme dans la tige et la feuille. Pas de liber périmédullaire.

La famille des Saxifragées est une famille par enchaînement ; les botanistes ne s'accordent nullement sur l'étendue à lui donner. On n'a pu jusqu'à présent fournir un résumé de ses caractères morphologiques sans se heurter aussitôt à de nombreuses exceptions. Si quelques-uns des groupes qui la composent sont reliés entre eux par un certain nombre de caractères anatomiques assez constants, on en observe d'autres qui présentent de profondes dissemblances ; aussi est-il difficile, comme l'a constaté M. Thouvenin[1], d'établir la caractéristique anatomique de cette famille.

[1] Thouvenin. *Recherches sur la structure des Saxifragées.* Th. Fac. des Sc. Paris, 1890.

Parmi les plantes intéressantes de la famille des Saxifragées nous mentionnerons :

Le *Saxifraga crassifolia* Willd., ou *Saxifrage de Sibérie*, plante herbacée vivace qui est cultivée communément dans nos jardins comme plante d'ornement. Ses feuilles très grandes, luisantes, glabres, ovales-obtuses, légèrement dentelées sur les bords, pétiolées, épaisses sont réunies en une touffe assez grosse du milieu de laquelle s'élève une tige cylindrique charnue, supportant une longue grappe de belles fleurs roses. Quand on les mâche, les feuilles laissent dans la bouche une astringence bien marquée accompagnée d'une certaine amertume.

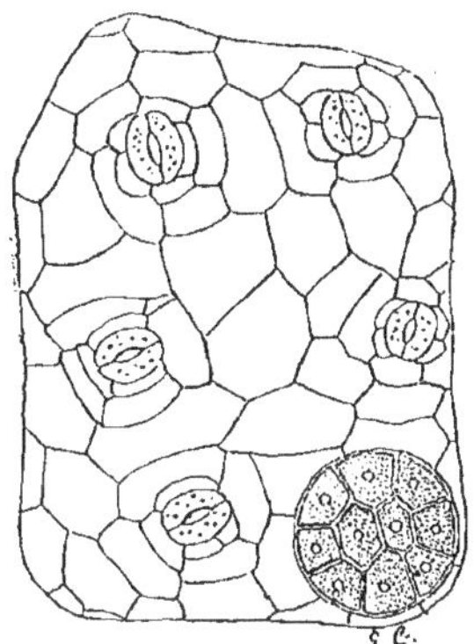

Fig. 943.
Feuille de *Saxifraga crassifolia*.
Epiderme inférieur.

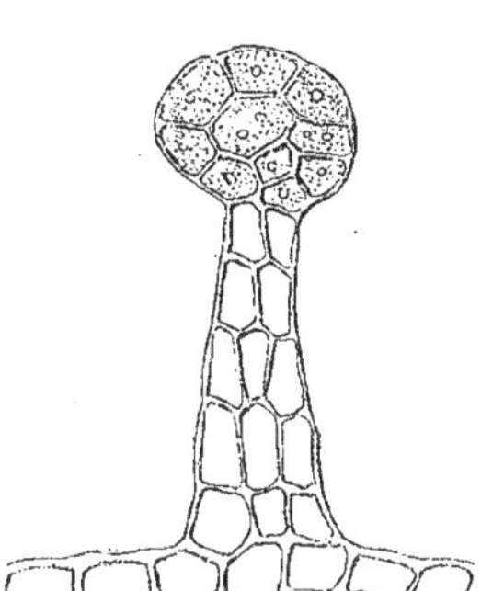

Fig. 944.
Saxifraga Aizoon.
Poil glanduleux de la tige.

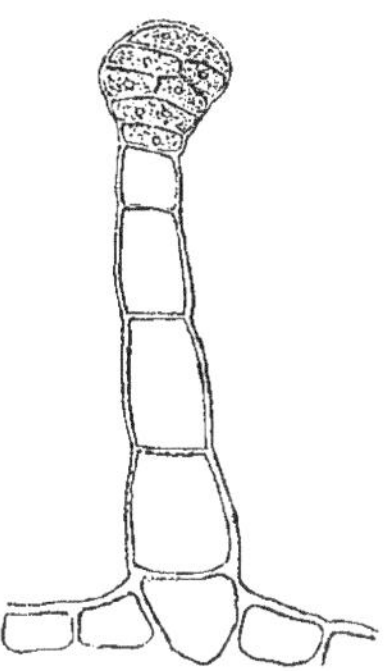

Fig. 945.
Saxifraga granulata.
Poil glanduleux de la tige.

Leur suc a été analysé par MM. Garreau et Machelaert[1], qui en ont retiré : de l'acide quercitannique, du tannate d'albumine, du tannin altéré, de l'acide gallique, du malate de potasse, une matière cristallisable, une matière amère et un principe qu'ils ont appelé *Bergenin*. Ce corps est cristallisé en tétraèdres; il est blanc, transparent, amer, soluble dans 830 parties d'eau et 167 parties d'alcool. Il a été proposé comme un tonique neurasthénique puissant pouvant prendre place entre la quinine et la salicine. Les feuilles du *S. crassifolia* sont employées en infusion théiforme dans le nord de l'Asie sous le nom de *Thé des Mongols*. La souche renferme une quantité notable d'acide quercitannique, qui lui donne des propriétés astringentes ;

Le *S. ligulata* Wall., qui est très communément répandu dans les

<hr>

[1] *Journal de Pharm. et de Chimie*, 1881, p. 149 et 640.

montagnes du Pinjab ; sa souche, analysée par David Hooper [1], est
employée à l'état frais contre les furoncles et les ophtalmies et, à l'état
sec, comme expectorant et antidysentérique ;

Le *S. granulata* L. ou *Saxifrage granulée* qui est assez commun
dans nos bois sablonneux et qui était employé autrefois comme lithontriptique ;

L'*Hydrangea arborescens* L., qui croît dans l'Amérique septentrionale, le nord de l'Inde et le Japon. La racine, qui est la seule
partie utilisée, se présente en fragments très irréguliers, noueux,
ramifiés, de la grosseur du doigt. La surface extérieure est tantôt
privée, tantôt pourvue encore de radicelles assez longues, en partie décortiquées, d'un gris brun pâle : elle présente de nombreuses
éminences arrondies provenant du point d'attache des plus petites
racines, qui ont été enlevées lors de la récolte de la drogue. La section
transversale montre une écorce assez mince et très peu adhérente au
bois qui est d'un blanc jaunâtre et marqué de fines stries radiales
blanches. — Cette racine a été analysée par J. Baur (1881), puis par
Bondurant [2] qui en a retiré un glucoside, l'*hydrangine*, en cristaux
aiguillés, solubles dans l'éther, une résine insoluble dans l'éther, une
matière colorante rouge soluble dans le chloroforme, du mucilage, une
huile fixe, une huile essentielle, de la saponine et du sucre.

Cette racine est inscrite dans la pharmacopée des États-Unis et
préconisée contre la gravelle et les maladies urinaires à la dose de
2 à 4 grammes ;

L'*Heuchera americana* L. (*H. Cortusa* Michx., *H. viscida* Pursh.),
qui croît également dans les États-Unis d'Amérique, où l'on utilise sa
racine très astringente sous le nom d'*alum-root* contre le cancer, et
pour combattre les diarrhées causées par les eaux contaminées ;

Le *Parnassia palustris* L. ou *Hépatique blanche*, qui croît dans les
prairies humides et sur le bord de nos ruisseaux. Cette charmante
plante, tonique et astringente, a été employée avec succès contre les
diarrhées rebelles et la métrorrhagie.

[1] *Pharmac. Journal*, 18 août 1888, p. 123.
[2] *Amer. Journ. of. Pharm.*, mars 1887.

RIBÉSIACÉES

Cette petite famille, limitée au genre *Ribes*, se compose d'arbrisseaux buissonnants, quelquefois épineux, à feuilles alternes, dépourvues de stipules. Fleurs régulières, hermaphrodites ou polygames, parfois solitaires, généralement réunies en grappes placées chacune dans l'aisselle d'une bractée. Calice à cinq sépales colorés. Corolle à cinq pétales petits et peu apparents. Dix étamines dont les cinq internes avortées. Pistil composé de deux carpelles ouverts, concrescents en un ovaire uniloculaire, contenant plusieurs ovules anatropes. Baie globuleuse, renfermant plusieurs graines attachées à des placentas pariétaux et qui, sous un tégument superficiel charnu ou pulpeux et une enveloppe testacée, présentent un embryon recouvert par un albumen charnu.

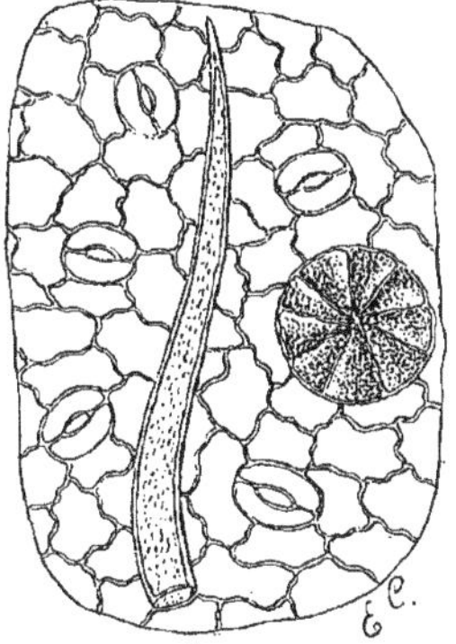

Fig. 946.
Feuille de *Ribes nigrum*.
Épiderme inférieur.

CARACTÈRES ANATOMIQUES. — *Feuilles*. Poils tecteurs, unicellulaires, coniques, quelquefois courts et insérés directement sur l'épiderme (fig. 946), parfois très gros, très longs, épais et élargis à la base, qui repose sur une agglomération de cellules. Poils glanduleux affectant deux types, les uns formés d'une glande ovoïde, divisée en plusieurs loges par des cloisons transversales et verticales et supportée par un pédicelle pluricellulaire et plurisérié (*R. orientalis*) ; les autres d'une glande en écusson presque sessile, logée dans des dépressions épidermiques, et divisée en plusieurs loges par des cloisons uniquement verticales : ces glandes sécrètent une huile essentielle qui s'accumule entre les cellules sécrétrices et la cuticule qui se soulève. Stomates entourés par plusieurs cellules irrégulières dans leur forme et leur direction. Cristaux étoilés d'oxalate de chaux. Système libéro-ligneux représenté par trois cordons réunis et disposés en un arc à concavité supérieure, recouverts par un liber mou et un péricycle faiblement épaissi.

Les Ribésaciées habitent les régions tempérées et froides de l'Europe, de l'Asie et de l'Amérique. Elles se recommandent surtout par la saveur sucrée et acidule de leurs fruits, qui sont très appréciés pour la préparation de confitures, de sirops et de liqueurs d'agrément.

GROSEILLES

ORIGINE. — Les **Groseilles** (fig. 947) sont les fruits du *Ribes rubrum* L., qu'on cultive en grande abondance dans nos jardins.

DESCRIPTION. — Ce sont des baies disposées en petites grappes : elles sont globuleuses, rouges ou blanc-jaunâtres, mesurant 5 à 7 millimètres de diamètre, et portant à leur sommet les restes desséchés du calice. Elles contiennent une pulpe succulente et acidule et de nombreuses graines attachées par de longs funicules à deux placentas pariétaux placés en face l'un de l'autre. Ces graines ovales comprimées ont un tégument superficiel, charnu ou pulpeux et une enveloppe plus profonde, testacée, qui recouvre un albumen charnu.

Les Groseilles rouges sont plus acidules que les autres et doivent être réservées pour les usages pharmaceutiques.

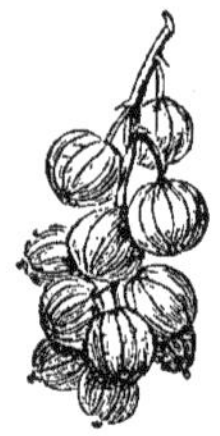

COMPOSITION. — Elles contiennent du sucre, de la pectine, du mucilage, de l'acide citrique et de l'acide malique.

Fig. 947.
Fruit du *Ribes rubrum*.

USAGES. — Elles sont employées pour la préparation du suc de groseilles, qui sert à confectionner un sirop et une gelée rafraîchissante.

Le *Groseillier à maquereau* (*R. Uva crispa* L., *R. spinosum* Lam.) est une espèce buissonnante, qui donne de gros fruits oblongs, ou subglobuleux, verts, jaunes ou rouges, légèrement astringents, qui sont très appréciés comme aliments et servent à faire une sorte de vin.

Le *Groseillier noir* ou *Cassis* (*R. nigrum* L.) que l'on cultive aussi dans beaucoup de nos jardins et qui se distingue des autres espèces par un arome *sui generis*, très marqué dans toutes ses parties et surtout dans ses feuilles qui sont parsemées en dessous de points résineux d'un jaune d'or. Les fruits sont noirs, moins gros que ceux de l'espèce précédente, plus gros que ceux du groseillier rouge : ils sont velus avant leur maturité parfaite, très peu acidules et sucrés : ils renferment une huile volatile et amère qu'on considère comme tonique, sudorifique et digestive : ils servent à préparer une liqueur de table connue sous le nom de *Cassis*.

ROSACÉES

Plantes herbacées, arbustes ou arbres, à feuilles alternes, simples ou composées, accompagnées à leur base de deux stipules. Fleurs très régulières, à inflorescence très variée. Calice gamosépale à quatre ou cinq divisions imbriquées ou valvaires ; corolle composée de quatre ou cinq pétales régulièrement étalés et imbriqués. Étamines nombreuses, rarement définies ; pistil formé d'un ou de plusieurs carpelles distincts placés dans un calice tubuleux ; ces carpelles sont tantôt adhérents extérieurement avec le calice, tantôt soudés non seulement avec le calice, mais entre eux ; tantôt réunis en une sorte de capitule sur un réceptacle commun. Chaque carpelle est uniloculaire et contient un ou plusieurs ovules. Style plus ou moins latéral et stigmate simple. Fruit très variable (drupe, pomme, achaine). Graine pourvue d'un albumen généralement très réduit[1].

CARACTÈRES ANATOMIQUES. — Poils tecteurs unicellulaires coniques ; poils glanduleux formés tantôt d'une grosse glande unicellulaire arrondie, tantôt d'une glande pluricellulaire plus petite, supportée par un pédicelle court unisérié. Cristaux d'oxalate de chaux en mâcles et en prismes (*Pomacées*). Stomates entourés par quatre ou cinq cellules n'offrant rien de régulier dans leur forme ni dans leur direction. Pas de glandes internes, ni de canaux sécréteurs ; le système libéro-ligneux est en général représenté par un cordon ligneux disposé en forme d'arc et recouvert inférieurement par un liber mou et par un péricycle souvent lignifié. La concavité du cordon est occupée par un massif plus ou moins large de cellules à parois notablement épaissies. Pas de liber interne.

Presque toutes les plantes de la famille des Rosacées renferment du tannin. Limitée à quelques-unes d'entre elles par M. Sanio (1863), l'étude de la localisation de ce principe fut appliquée à un très grand nombre d'espèces par M. Trécul[2].

Le tannin peut se trouver dans la plupart des tissus : on en trouve dans l'épiderme, le collenchyme, le parenchyme cortical, l'endoderme, le péricycle, le liber, le système fibro-vasculaire et la moelle. Dans certaines espèces, il y est répandu en

---

[1] La plupart des botanistes considèrent la graine des Rosacées comme exalbuminée. Dans son *Étude histologique sur les téguments séminaux des angiospermes* (p. 37), M. Godirin ne partage pas cette opinion. Pour lui, il n'est pas douteux que la partie interne du tégument de la graine des Rosacées n'appartienne à l'albumen.

[2] A. Trécul. — *Du tannin dans les Rosacées*. Comptes rend. de l'Ac. des sc., t. LX, p. 1035.

quantité tellement grande qu'il paraît diffusé dans toute la préparation ; mais, en poursuivant l'observation, il est facile de s'assurer qu'il prédomine en certains points bien nettement localisés pour des espèces semblables.

Les parois cellulaires sont assez souvent imprégnées de tannin, mais plus généralement, c'est seulement dans la cavité des cellules qu'il se trouve. Sa présence peut être mise en évidence au moyen d'une solution de perchlorure de fer. Si les cellules tannifères du bois et de l'écorce ne diffèrent en général des autres cellules que par la coloration qu'elles prennent au contact de ce réactif, celles qui sont localisées dans la moelle se distinguent en outre par l'épaississement de leurs parois (fig. 948 à 951) et une disposition spéciale qui, variant d'un genre à un autre, peut conserver assez de constance pour caractériser certaines espèces d'un même genre (*Rubus*). Plus étroites mais plus épaisses que les cellules environnantes, les cellules tannifères de la moelle sont, sur une coupe transversale, tantôt isolées, tantôt diversement groupées ; sur une section longitudinale elles sont disposées en séries verticales qui sont tantôt isolées, tantôt reliées entre elles par des séries horizontales ou obliques, et forment dans ce dernier cas un réseau à mailles plus ou moins longues.

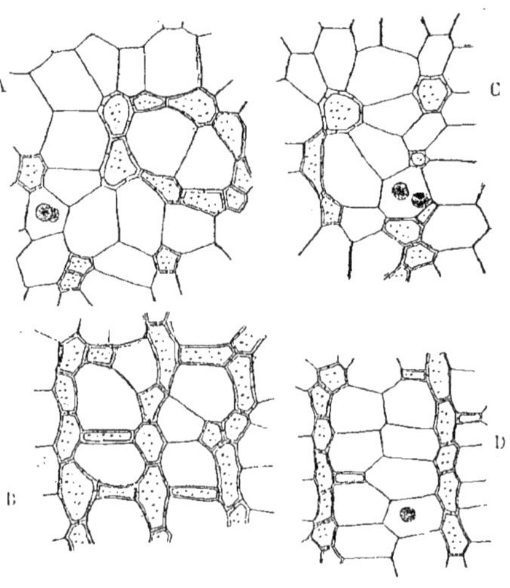

Rubus fruticosus.   *Rubus cæsius.*

Fig. 948 à 951. — Cellules à tannin des Dryadées.
A, C, Coupes transversales dans la moelle.
B, D, Coupes longitudinales.

Les Rosacées habitent principalement les parties tempérées et les régions un peu froides de l'hémisphère boréal, surtout dans l'ancien continent. Le groupe des Chrysobalanées est localisé dans les parties intertropicales de l'Amérique et de l'Afrique,

Ce sont des plantes en général très riches en tannin, et par suite douées de propriétés astringentes. Les graines et les feuilles de quelques espèces renferment un ferment et un glucoside localisés dans des cellules spéciales et qui, en réagissant l'un sur l'autre, produisent une essence et de l'acide cyanhydrique, qui leur donne des vertus calmantes. Indépendamment de son intérêt médical, cette famille se distingue par la grande quantité d'espèces comestibles qu'elle renferme. Pour en donner une idée, il suffit de dire qu'elle comprend presque tous nos arbres fruitiers et avec eux le fraisier et le framboisier. Les Rosiers ne se recommandent pas seulement par l'éclat, la beauté et la rareté de leurs espèces, qui font l'ornement des jardins ; leurs fleurs servent à préparer une huile essentielle et une eau distillée qui sont pour nos départements du midi, et surtout pour certaines provinces turques, l'objet d'un commerce considérable.

ROSE DE PROVINS

ORIGINE. — La **Rose de Provins** est une forme du *Rosa Gallica* L., espèce originaire du Caucase, de la Grèce, de l'Arménie, cultivée sur une large échelle dans tous les jardins de l'Europe centrale. Elle a été, dit-on, apportée en France à l'époque des Croisades par Thibaut de Champagne, qui l'introduisit à Provins, vers 1250.

RÉCOLTE. — Les fleurs destinées à l'usage de la pharmacie sont cueillies avant le complet épanouissement du bouton : on en sépare les calices et même l'onglet; on les débarrasse aussi de tous les fragments d'étamines : on les conserve de manière à ce que les pétales soient encore réunis entre eux comme sur le bouton. Parfois cependant on laisse l'onglet et on sépare les pétales les uns des autres et on les fait sécher à l'étuve. Ces fleurs se recueillent dans les environs de Paris et surtout près de Lyon : on en récolte aussi aux environs de Nuremberg, à Wassenaor et à Noordjwich en Hollande.

DESCRIPTION. — Les Roses de Provins bien desséchées conservent une couleur rouge pourpre foncée et une surface veloutée : elles ont une bonne odeur de rose et une saveur astringente. Les pétales développés ont une forme obovale ou obcordée; l'onglet, quand il est conservé, a une teinte blanc jaunâtre. Quand les pétales sont encore réunis entre eux, ils forment un bouton ovale obtus.

COMPOSITION CHIMIQUE. — Les fleurs contiennent un quercitrin, qui précipite en vert foncé les sels ferriques, de la matière grasse, du glucose, une matière colorante d'un rouge pâle qui, au contact des acides, passe au cramoisi foncé, de l'acide gallique et de l'acide quercitannique.

USAGES. — Elles sont employées en gargarismes astringents et servent à préparer la *conserve de roses* et le *miel rosat*.

ROSES PALES

Origine. — Les **Roses pâles** sont fournies par le *Rosa Centifolia* L., espèce originaire du Caucase, qui est cultivée à l'état de variétés innombrables dans tous les jardins des régions tempérées.

Description. — Les pétales de ces roses sont obovales ou presque obcordés, moins plans que ceux de la rose de Provins, plus larges que longs, d'une texture plus délicate, d'une consistance moins ferme et d'un rose pur, incarnat. Leur odeur est très agréable et bien marquée. Desséchés avec soin et conservés à l'abri de la lumière et de l'air, ils gardent une couleur rose pâle, et une odeur agréable, toutefois moins prononcée et moins aromatique que sur le frais : leur saveur est légèrement âpre.

Les pétales de roses pâles ne doivent pas être récoltés trop tard : il est préférable de les cueillir avant qu'ils ne se détachent d'eux-mêmes. Par la dessiccation ils prennent une teinte brune ou jaunâtre. On peut les conserver quelques jours en les imprégnant de sel.

Composition chimique. — Leur composition chimique se rapproche beaucoup de celle de la rose de Provins. Enz (1867) en a retiré de l'huile essentielle, des acides tartrique et malique, du tannin, un corps gras, de la résine et du sucre.

Usages. — Les roses pâles ne sont guère employées en pharmacie que pour la préparation du *sirop de roses pâles*, qui est très légèrement laxatif : elles sont surtout utilisées pour la fabrication de l'eau distillée de roses.

A Paris on n'a longtemps employé pour les usages pharmaceutiques que la *Rose de Puteaux* ou *Rose des Quatre-saisons*, *Rose de tous les mois* qui n'est qu'une forme du *R. Damascena* Mill. C'est une espèce remontante, qui fleurit deux ou trois fois l'an ; ses fleurs ne sont pas très doubles, mais elles ont une odeur très agréable.

ESSENCE DE ROSES

Origine. — Les espèces les plus généralement exploitées pour la préparation de l'**Essence de roses** sont les *Rosa Damascena* Mill., inconnue à l'état sauvage, et le *R. moschata* Mill. Cette dernière espèce originaire du Népaul est aujourd'hui presque naturalisée dans les parties chaudes de la région méditerranéenne. Elle donne des fleurs assez petites, blanches, rarement roses, qui sont très recherchées pour leur odeur forte et faiblement musquée.

PRODUCTION. — Le principal lieu de production de l'*essence de roses* est la région de la Turquie d'Europe qui se trouve au sud de la chaîne des Balkans. Après Kezanlick, qui est le centre d'approvisionnement du commerce européen, les districts les plus importants sont ceux de Philippopoli, Eski Zaghra, Yeni Zaghra et Tchirpan dans la Roumélie, qui comptent environ 2500 distilleries. On n'y prépare pas moins de 1500 à 2500 kilogrammes d'essence par an, qui représentent environ 3 à 4 millions de kilogrammes de roses; 100.000 fleurs ne donnent en moyenne que 10 grammes d'essence.

Dans la région de Cannes on récolte annuellement 40.000 kilogrammes de roses.

La préparation de l'essence de roses se fait en Turquie au moyen de grands alambics en cuivre étamé, dans lesquels on introduit 12 à 15 kilogrammes de pétales de roses avec 40 ou 60 litres d'eau. On recueille le produit de la distillation dans de grandes bouteilles : et on le soumet à une nouvelle distillation de façon à en retirer la sixième partie ; le liquide provenant de cette deuxième distillation est reçu dans des flacons en verre qu'on abandonne à une température supérieure à 15°. Au bout de vingt-quatre à quarante-huit heures, on recueille l'huile essentielle qui nage à la surface au moyen de petits entonnoirs en étain, à orifice étroit. On l'expédie à Constantinople, où elle est vendue en gros dans des bouteilles plates de cuivre, renfermant de 1 à 10 livres d'essence, ou en détail dans de petits flacons en verre très épais et très allongés pouvant contenir de 15 à 20 gouttes.

On prépare aussi une grande quantité d'essence de roses dans l'Inde, et surtout à Ghazipur entre Patna et Bénarès ; en Égypte, dans les environs du Caire. Tunis produit aussi une certaine quantité de cette essence : mais la plupart des produits obtenus dans ces régions sont consommés sur place et rarement expédiés en Europe.

CARACTÈRES. — L'essence de roses pure est incolore quand elle vient d'être obtenue, mais elle prend rapidement une teinte jaunâtre. A la température ordinaire, elle est formée de nombreuses lames cristallines, transparentes et brillantes, (*stéaroptène*) qui est en suspension dans un liquide oléagineux (*élæoptène*). La proportion de ce stéaroptène varie notablement avec les pays dans lesquels les roses ont été recueillies, l'état de la température au moment de la récolte et plusieurs autres circonstances encore peu connues. La température à laquelle il se sépare varie entre 18 et 30°, et aussi avec la proportion dans laquelle il se trouve dans l'essence. — Celle-ci est d'autant plus estimée que son point de solidification est plus bas, parce qu'elle est plus riche en élæoptène qui est la partie odorante. Les bonnes essences doivent se congeler en 5 minutes à la température de 12°. La chaleur de la main est suffisante pour faire fondre le stéaroptène et donner à l'essence de roses l'aspect d'un liquide mobile.

D'après Baur cette essence a pour densité 0,87 à la température de 22°. Elle est peu soluble dans l'alcool froid, très soluble dans l'alcool bouillant; elle a une réaction acide et dissout l'iode sans réaction vive. Elle prend une couleur d'un rouge brun foncé avec l'acide sulfurique : le mélange additionné d'alcool devient très limpide et reste brun.

L'essence de roses a une odeur très forte, quand elle est respirée en masse, très agréable et très douce quand on la respire en faible quantité et étendue.

D'après Ulrich Eckart (1892) les essences de rose turque et allemande sont constituées par trois corps, l'acool éthylique, l'élæoptène et le stéaroptène; de ces trois corps, le plus important est l'élæoptène, ou *rhodinol* $C^{10}H^{18}O$ qui appartient à la série des alcools $C^nH^{2n-2}O$.

Le stéaroptène peut être isolé en additionnant d'alcool l'essence de roses pure ou dissoute dans le chloroforme; il est plus léger que la partie liquide; il fond à 33°, bout à 280° et se volatilise complètement; il est inodore à la température ordinaire, mais quand on le chauffe, il dégage une odeur forte qui rappelle celle de la cire ou de la graisse chauffée. Il est soluble dans l'éther, les huiles, l'acide acétique concentré, les alcalis. L'élæoptène a une odeur très forte, il bout à 210° et dévie faiblement à droite la lumière polarisée.

Usages. — L'essence de roses n'est guère employée en pharmacie que pour parfumer les onguents et préparer des élixirs dentifrices. La parfumerie en consomme des quantités très considérables.

Falsifications. — En raison de son prix extrêmement élevé, l'essence de roses est très sujette à être falsifiée. — Les produits qu'on y ajoute le plus habituellement sont l'alcool, le blanc de baleine, et diverses huiles essentielles parmi lesquelles il faut citer surtout les essences dites de Géranium.

Les essences de *bois de Rhodes* et de *Santal citrin* ont une odeur tellement particulière qu'il est facile, même à l'odorat le moins exercé, de constater leur introduction frauduleuse dans l'essence de roses.

Il n'en est pas de même des essences désignées dans le commerce sous le nom d'*essences de géranium*. A cet égard, il faut distinguer avec soin l'essence de géranium obtenue en France ou en Algérie de diverses espèces de *Pélargonium*, de l'essence de géranium retirée dans les Indes de certains rhizomes d'*Andropogon*.

La véritable essence de *géranium* ou essence de *pélargonium* a une odeur qui se rapproche beaucoup de celle des roses. Exposée aux vapeurs d'iode, elle prend une coloration brun foncé; les vapeurs d'acide hypoazotique lui donnent une teinte vert pomme; elle prend avec l'acide sulfurique une odeur forte et désagréable.

L'*essence de géranium des Indes* (*Idris Iaghi* des Turcs, *Rosia* ou *Rosa* des Indiens) se prépare en grande quantité dans le voisinage de Délhi en distillant les rhizomes de plusieurs espèces d'*Andropogon* et notamment de l'*A. Schœnanthus* L. Elle est importée par les Arabes en Turquie, spécialement pour être ajoutée à l'essence de roses. Cette fraude, qui ne s'opérait autrefois qu'à Constantinople, s'effectue maintenant dans presque toutes les fabriques de la Roumélie, où l'on mélange l'essence de géranium à l'essence de roses soit directement, soit en la répandant sur les pétales de roses avant de les soumettre à la distillation. Cette essence d'*Andropogon* n'étant pas solidifiée par le froid, mélangée avec certaines essences de roses très riches en stéaroptène et peu estimées, abaisse le point de solidification de celles-ci et le ramène au degré que l'on constate dans les qualités les plus appréciées. Cette fraude est devenue tellement commune en Turquie qu'il serait à peu près impossible de trouver dans le commerce une essence de roses d'origine turque qui ne soit pas falsifiée.

Panajotow (1892) a proposé les deux procédés suivants pour reconnaître cette falsification.

1° A deux ou trois gouttes de l'essence à examiner on ajoute 2 grammes de bisulfite de rosaniline obtenu en décolorant la fuchsine par l'acide sulfureux; si l'essence est pure, elle se colore lentement en rouge au bout de 24 heures; si elle contient de l'essence de géranium, même en petite quantité, elle se colore rapidement (au bout de 2 heures) en bleu.

2° L'acide sulfurique concentré donne avec l'essence de géranium une masse brune qui ne se dissout pas entièrement dans l'alcool à 95°; la dissolution alcoolique est rouge et les flocons insolubles sont jaunes. Traitée de la même façon, l'essence de roses fournit un composé entièrement soluble dans l'alcool et donne une solution incolore.

CYNORRHODONS

ORIGINE. — Ce sont les fruits du Rosier sauvage (*Rosa canina* L.), arbrisseau qui croît communément dans les buissons, à peu près dans toute l'Europe, les îles Canaries, le nord de l'Afrique, la Perse et la Sibérie.

DESCRIPTION (fig. 952-953). — Ces fruits sont constitués par le réceptacle accru et charnu, qui est couronné par les cinq lobes du calice et qui contient dans sa cavité urcéolée de nombreux carpelles renfermant chacun une seule graine dépourvue d'albumen. Ils sont ovoïdes, longs de 2 centimètres environ : ils ont à l'état frais une surface lisse, d'une teinte rouge de corail ; les fruits desséchés qu'on trouve dans les pharmacies ont un aspect légèrement chagriné et une teinte rouge noirâtre ; ils sont privés du limbe du calice et réduits au tube ovoïde de cet organe.

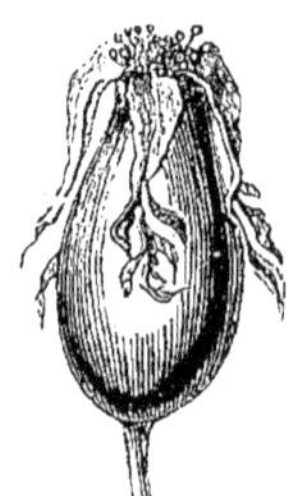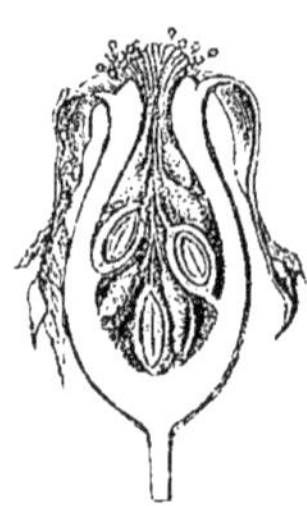

Fig. 952, 953. — Rosier sauvage.
Fruit entier.   Fruit coupé en long.

L'épiderme recouvre un tissu peu épais formé d'un parenchyme jaunâtre ferme, dont les cellules contiennent une matière colorante rouge et des cristaux étoilés d'oxalate de chaux. La couche interne est tapissée de poils très raides, au milieu desquels sont placés les carpelles attachés à ses parois. Ces carpelles sont des akènes ovoïdes à parois osseuses, couverts de poils unicellulaires pédonculés ou insérés directement sur la surface intérieure.

Les Cynorrhodons ont une saveur acidule et astringente, qui devient douce et agréable, quand ils sont débarrassés de leur épiderme. La pulpe qui constitue la partie moyenne est la seule partie que l'on utilise, et il faut prendre soin de la débarrasser des poils qui sont adhérents à la couche interne.

COMPOSITION. — Ces fruits renferment de l'acide citrique, de l'acide malique, du tannin, du glucose, de la résine et des traces d'huile essentielle. Schneegans[1] a constaté la présence de la vanilline dans les graines.

[1] *J. d. Ph. d'Alsace-Lorraine*, 1890, p. 997.

Usages. — Ils ne sont guère employés en pharmacie que pour préparer la *conserve de cynorrhodons,* qui entre dans la confection des masses pilulaires.

Les poils qui recouvrent les akènes des cynorrhodons déterminent sur la peau une démangeaison assez vive. Ils agissent sur les helminthes de la même façon que les poils des *Mucuna,* sans irriter le tube digestif et peuvent être utilisés pour l'expulsion des ascarides.

On désigne sous le nom de **Bédéguars** des excroissances moussues et chevelues vertes ou rouges, qui se produisent sur les rosiers et de préférence sur les églantiers et la rose à cent feuilles. Les filaments qui constituent l'abondant chevelu de ces galles partent d'une masse intérieure qui n'est qu'un assemblage de noyaux extrêmement durs, accolés les uns aux autres. Ces galles qui sont développées en automne sont produites par la piqûre des *Rhodites spinosissimæ, R. eglanteriæ* et *R. rosarum* Giraud. Leur développement a été étudié par MM. Lacaze Duthiers et Paszlavski. Les bédéguars jouissaient autrefois d'une très grande réputation et passaient pour guérir les maux les plus divers ; le nom de *Sanatodos* qui leur était donné en Sicile témoigne de la confiance que l'on avait dans leurs vertus curatives ; mais le temps et l'expérience ont fait justice de cette superstition.

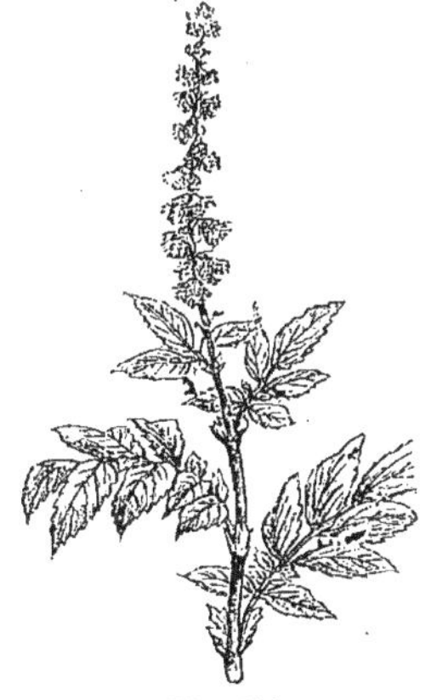

Fig. 954.
Agrimonia Eupatoria.
Sommité fleurie.

AIGREMOINE

Origine. — C'est l'*Agrimonia Eupatoria* L. (fig. 954) qui a donné son nom au groupe des Agrimoniées caractérisées par leurs fruits secs, renfermés dans une indusie rarement charnue. — Cette plante, très communément répandue en Europe, aux bords des prés et le long des chemins, est recueillie au moment où ses fleurs vont s'épanouir.

Description. — Les tiges velues, rameuses à la partie supérieure, portent des feuilles alternes imparipennées, garnies à leur base de stipules assez grandes, semi-sagittées, incisées-dentées. Les folioles au nombre de 9 à 11, sont oblongues-lancéolées, incisées-dentées ; elles augmentent de grandeur de la base au sommet de la feuille ; elles sont molles et velues, cendrées sur la face inférieure. Les fleurs sont disposées en grappe

terminale allongée. Les boutons présentent : un petit calice turbiné à
5 divisions, reconnaissable aux nombreuses spinules crochues et subulées qui le hérissent en dessous du limbe ; une corolle à 5 pétales
jaunes ; des étamines au nombre de 10 ou 20, et 2 à 3 carpelles libres
au fond du réceptacle floral. — Cette plante peu odorante acquiert dans
certaines variétés un arome assez prononcé qui rappelle celui de la
fraise ; elle a une saveur astringente.

Usages. — L'Aigremoine est employée dans les campagnes pour
préparer des gargarismes astringents.

KOUSSO

Origine. — Le **Kousso** est fourni par l'*Hagenia Abyssinica* Willd.
(*Brayera anthelmintica* Kunth.), bel arbre répandu sur tout le plateau
de l'Abyssinie et qui se distingue par l'abondance de son feuillage et
de ses fleurs disposées en énormes grappes de cymes, plusieurs fois
ramifiées. — Son introduction dans la thérapeutique européenne ne
remonte pas à plus de quarante ans.

Description. — Le Kousso des pharmacies est constitué par les
panicules rameux et très fournis de la plante, tantôt séchés dans leur
état naturel avec une portion du pédoncule, tantôt disposés en paquets
cylindriques qui sont maintenus à l'aide de liens transversaux. Souvent
aussi ces panicules arrivent toutes brisées et sous forme de fleurs réduites
en petits fragments.

Les rameaux qui portent les fleurs sont disposés en zigzag ; celles-
ci sont placées sur des pédoncules très courts, portant deux bractées
obovales qui recouvrent le tube calicinal. La structure de ces fleurs
et le nombre de leurs verticilles varient suivant l'âge où on les
examine. Dans les fleurs femelles avancées, qu'on rencontre le plus
habituellement dans le commerce (fig. 955), le tube du calice, très petit,
couvert de poils blanchâtres, est surmonté de 4 à 5 lobes ovales-allon-
gés, longs de 5 à 6 millimètres, membraneux, à nervures anastomosées dans l'intérieur, attachées au tube du calice : 4 ou 5 folioles
plus courtes se présentent sous forme de lames, à peu près aussi
larges que longues, rétrécies à la base et obtuses au sommet. Les étamines, au nombre de 20 environ, sont composées chacune d'un filet
court supportant une petite anthère stérile. Le gynécée est formé de
deux carpelles libres, à ovaire uniloculaire, terminés par un style et un
stigmate en houppe. Généralement il n'y a qu'un de ces carpelles qui

se développe; il est arrondi, surmonté par la base du style et contient une graine qui remplit toute la cavité du fruit.

Quelquefois on trouve dans le Kousso des fleurs dont le second verticille plus développé que l'autre entoure un pistil avorté, surmonté de deux styles, et une vingtaine d'étamines fertiles à long filet terminé par une anthère biloculaire (fig. 957). Ce sont des fleurs mâles.

On voit par cet exposé qu'il y a deux sortes de fleurs de Kousso, les fleurs femelles, dont l'ovaire se développe en fruit, et les fleurs mâles, dont les étamines sont toutes fertiles. Les fleurs femelles sont plus estimées que les autres et seules inscrites dans la plupart des pharmacopées. Les bractées qui sont à la base de ces fleurs et les pièces membraneuses qui constituent leur périanthe ont une couleur rouge

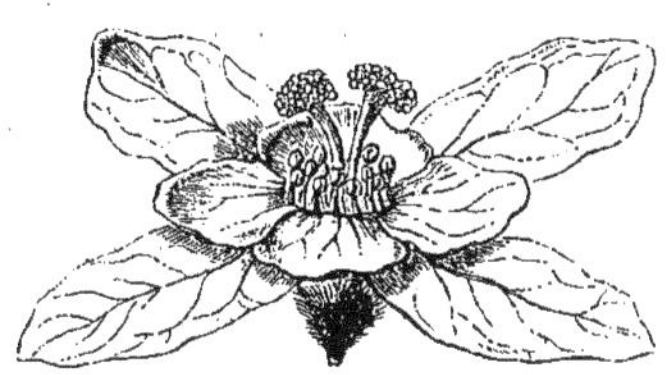 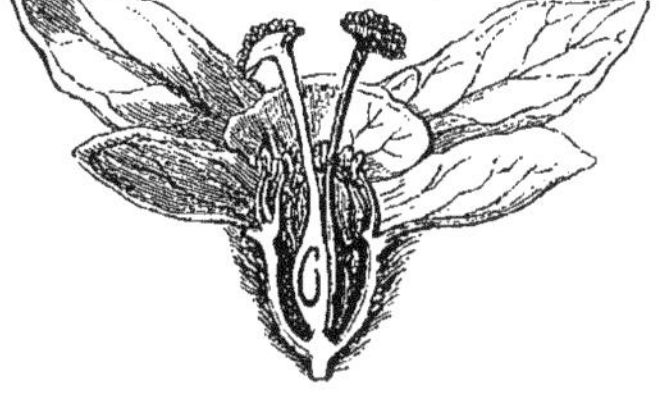

Fig. 955, 956. — Kousso.

Fleur femelle entière. Fleur femelle coupée longitudinalement.

pourpre qui les a fait désigner sous le nom de *Kousso rouge*. Les fleurs mâles ont une couleur verdâtre qui prend tout au plus une teinte rosée. C'est le *Kousso vert* ou *Kousso brun*.

Dans les toutes petites fleurs qu'on peut trouver dans les jeunes inflorescences, on observe un plus grand nombre de verticilles. Ainsi dans les fleurs mâles on distingue un premier verticille de 4 à 5 pièces toutes petites, un deuxième de pièces plus grandes qui se développent davantage à mesure que la fleur approche de sa maturité. Ces deux enveloppes, qui sont considérées comme les pièces du calice, entourent un troisième verticille formé de petits pétales lancéolés-linéaires qui disparaissent avec l'âge.

Dans les petites fleurs femelles les pièces sont en même nombre, mais se développent différemment. Le premier verticille du calice, d'abord aussi long que le second, devient plus tard 4 à 5 fois plus grand. Les pétales, semblables à ceux des fleurs mâles, disparaissent comme eux après la floraison et ne se retrouvent plus dans la plupart des fleurs des pharmacies.

Structure microscopique. — Les bractées et le calice sont recouverts par un épiderme de cellules sinueuses sur lequel on observe des stomates entourés par trois ou quatre cellules, des poils tecteurs et des poils glanduleux. Les poils tecteurs sont unicellulaires, coniques, plus ou moins longs, munis de parois épaisses. Les poils glanduleux affectent deux formes ; ils sont composés tantôt d'une petite glande pluricellulaire, tantôt d'une très grosse glande unicellulaire supportée par un pédicelle court, unisérié. Le tissu compris entre les deux épidermes est formé de cellules rameuses et d'une rangée de cellules en palissade localisée en dessous de l'épiderme supérieur.

Les pédoncules sont entourés par un épiderme formé de cellules allongées, parfois marqué de fines stries ; cet épiderme recouvre un parenchyme de cellules allongées dans lesquelles on observe des cristaux étoilés d'oxalate de chaux ; la portion ligneuse est représentée par quelques trachées qui sont recouvertes par une couche peu épaisse de cellules libériennes à parois non lignifiées.

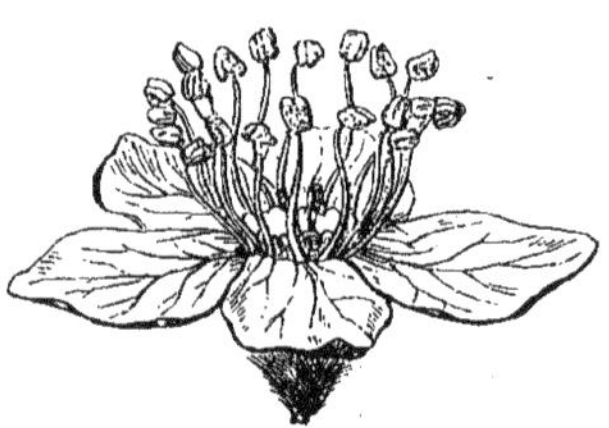

Fig. 957. — Kousso
Fleur mâle

Le tissu des anthères est facilement reconnaissable à la disposition régulière des cellules qui le constituent et aux épaississements réticulés qui s'observent sur leurs parois. Ces anthères étant stériles, ce ne sera qu'exceptionnellement et accidentellement qu'on devra retrouver des grains de pollen dans la fleur de Kousso du commerce.

Le tissu du stigmate se reconnaît facilement à la présence des papilles qui hérissent sa surface.

La connaissance de ces particularités anatomiques est nécessaire pour déterminer l'identité du Kousso qui arrive dans les pharmacies dans un état de division plus ou moins grand et pour constater la pureté de cette drogue, qui est vendue fréquemment sous forme de poudre.

La figure 958 reproduit les différents éléments anatomiques qu'on doit retrouver dans la poudre de Kousso.

Nous avons dit plus haut que l'espèce officinale la plus estimée est le kousso femelle. Si la pharmacopée française est muette sur ce point, les pharmacopées allemande, suisse et américaine regardent les fleurs femelles comme seules officinales et considèrent comme falsification la substitution totale ou partielle des fleurs mâles aux fleurs femelles. La présence de quelques grains de pollen ne pourra évidemment pas être considérée comme l'indice d'une fraude : l'abondance seule de ces éléments sera l'indice d'une falsification, qui ne pourra être sûrement établie qu'après l'examen comparatif de poudres d'une authenticité absolue.

Composition chimique. — Le Kousso renferme une résine amère, un peu d'huile volatile, des traces d'acide valérianique et acétique, et un principe désigné sous les noms de *coussine* ou *cosine* :

La *coussine*, qui a été étudiée par Flückiger et Buri[1] se présente en cristaux d'un jaune soufre, inodores, insipides, très peu solubles

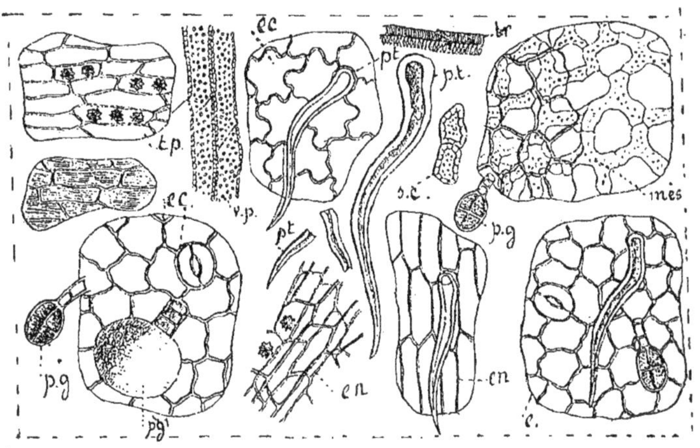

Fig. 958. — Poudre de Kousso.

cc, épiderme du calice. — *c*, épiderme de la corolle. — *pg*, *p'g'*, poils glanduleux — *pt*, poils tecteurs. — *mes*, parenchyme rameux de la corolle. — *en*, épiderme des nervures des feuilles. — *tp*, tissu fondamental des pédoncules. — *sc*, cellules scléreuses. — *vp*, vaisseaux ponctués. — *tr*, trachées.

dans l'alcool, solubles dans le chloroforme, l'éther, la benzine et les alcalis caustiques.

Max Leichsenring[2] qui a repris récemment l'étude chimique du Kousso a retiré de ces fleurs un principe cristallisé inactif qu'il a appelé *protokosine* et un principe amorphe, la *koussotoxine*, qui constituerait le principe actif de cette drogue. De ses recherches il conclut que la *Koussine* du commerce n'existe pas naturellement dans les fleurs de Kousso, mais qu'elle se produit aux dépens des éléments du kousso et sous l'influence des traitements auxquels on soumet ces fleurs pour en isoler le principe actif. — La koussotoxine se présente sous l'aspect d'une poudre jaunâtre fusible à 80°; elle n'a pu être obtenue à l'état cristallisé : elle se dissout facilement dans

[1] *Archiv. der Pharm.*, 1874. V. p. 193.
[2] *Archiv. des pharm.*, 1894, p. 50, et *Rundschaü für Pharm.*, 1894, 226.

l'alcool, l'éther, le chloroforme, le benzol, le sulfure de carbone : elle est insoluble dans l'eau.

Usages. — Le Kousso est employé très communément en Abyssinie pour expulser le ver solitaire. Son usage s'est introduit depuis une cinquantaine d'années en Europe où on l'administre sous forme de poudre granulée à la dose de 15 à 20 et 30 grammes pour les adultes.

ALCHIMILLE VULGAIRE

L'**Alchimille vulgaire** (*Alchemilla vulgaris* L.) (fig. 959) est une plante qui croît abondamment dans toutes les forêts de l'Europe. La tige, haute de 20 à 30 centimètres, porte des feuilles alternes, munies à leur base de 2 stipules en gaine. Les feuilles radicales, largement pétiolées, arrondies, réniformes, mesurent 10 à 12 centimètres de largeur sur 7 à 8 centimètres de longueur : elles sont cordées à la base, divisées en 7 ou 8 lobes peu profonds, dentés et ciliés sur les bords. Elles présentent autant de nervures principales qui se détachent du pétiole. Ces feuilles sont d'un vert jaunâtre en dessus, blanchâtres en dessous : elles ont une saveur astringente. Cette plante, qui faisait autrefois partie des espèces vulnéraires vendues sous le nom de *Thés Suisses*, n'est plus guère employée aujourd'hui.

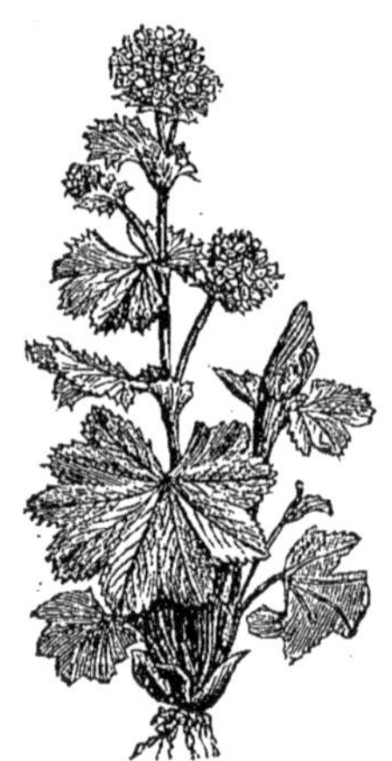
Fig. 959.
Alchemilla vulgaris.

Parmi les espèces utiles du groupe des Agrimoniées nous citerons :

Le *Poterium Sanguisorba* L. ou *grande Pimprenelle*, dont les feuilles sont employées dans les campagnes comme condiment et digestif ; la racine a été vantée comme astringente, diurétique et vulnéraire.

RHIZOME DE FRAISIER

Origine. — Le **Fraisier** ordinaire (*Fragaria vesca* L.), cultivé partout dans nos jardins et qui croît à l'état sauvage dans nos bois, a donné son nom au groupe important des Fragariées. Il fournit à notre alimentation ses fruits délicieux et à la matière médicale son rhizome qui constitue un des meilleurs astringents indigènes.

Description. — Ce rhizome se présente en fragments cylindriques (fig. 960) plus ou moins recourbés, mesurant 8 à 10 centimètres de longueur sur 1 centimètre d'épaisseur. Sa surface extérieure est entièrement recouverte d'écailles noirâtres et porte sur sa face inférieure de petites racines, dont il ne reste parfois que la cicatrice. La cassure est nette. La section transversale (fig. 961) présente une série de couches noires superposées, et formées par les écailles, qui recouvre un tissu brun rougeâtre, dans lequel on distingue nettement quelques

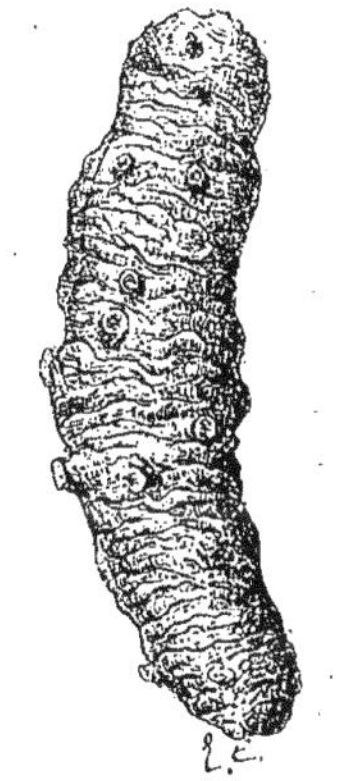

Fig. 960. — Rhizome de Fraisier.

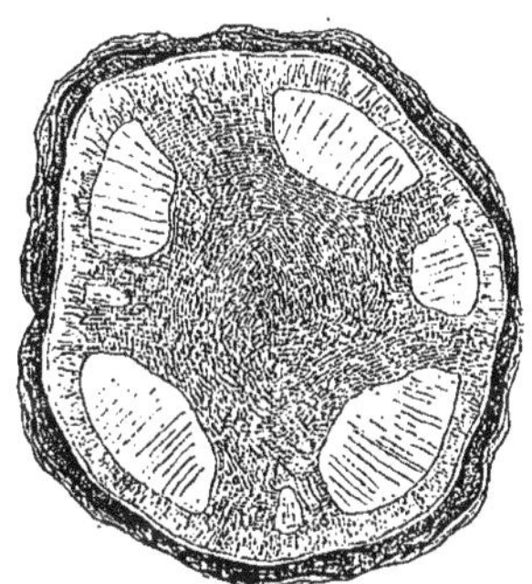

Fig. 961. — Rhizome de Fraisier.
Coupe schématique.

faisceaux ligneux blancs, rougeâtres, striés radialement, nettement isolés et assez rapprochés de la périphérie. Ce rhizome a une odeur peu marquée et une saveur astringente.

Structure microscopique (fig. 962). — La partie écailleuse et périphérique de ce rhizome est constituée par un parenchyme à cellules polygonales tangentielles, qui sont séparées les unes des autres par quelques rangées de cellules tabulaires aplaties, parmi lesquelles on en observe quelques-unes munies de parois épaisses, qui sont des *cellules à tannin*. Le parenchyme cortical est formé de cellules polyédriques irrégulières à parois légèrement ponctuées. La partie ligneuse est représentée par quelques massifs, composés de vaisseaux disséminés dans un tissu de fibres à parois épaisses, qui est sillonné par de nombreux rayons médullaires étroits. Ces massifs entrecoupés de bandes plus ou moins larges de parenchyme ligneux sont séparés par de larges rayons se détachant de la moelle et formés de cellules assez régulièrement disposées en files radiales. Toute la région médullaire de ce rhizome contient une matière colorante brun rougeâtre, de l'amidon ou des cristaux étoilés d'oxalate de chaux : elle est formée de cellules arrondies ou plus souvent polygonales, munies de parois ponctuées.

COMPOSITION CHIMIQUE. — Le rhizome de Fraisier doit ses propriétés physiologiques à la grande quantité de tannin qu'il renferme.

USAGES. — Il est employé comme astringent et antidiarrhéique.

FRAISES

La **Fraise** (fig. 963) est composée d'un gros réceptacle charnu, rouge à la surface, blanc à l'intérieur, ovoïde

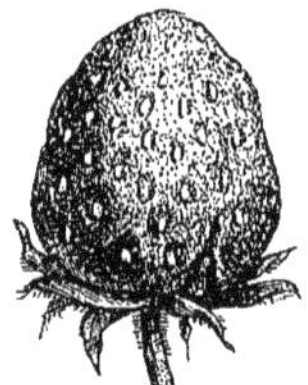

Fig. 963. — Fruit mûr du Fraisier.

ou arrondi, recouvert par un grand nombre de petits akènes, à style latéral. Ce fruit sucré et parfumé, jadis vanté comme dépuratif, anti-goutteux, anti-rhumatismal, est encore parfois employé pour préparer des boissons rafraîchissantes.

On utilise aussi les feuilles de Fraisier comme astringentes et diuréti-

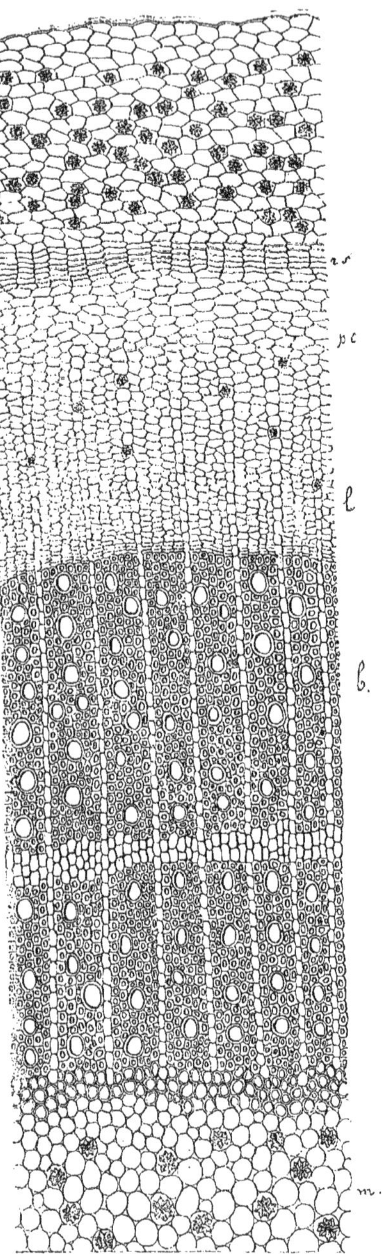

Fig. 962. — Rhizome de Fraisier.
Structure anatomique.

ques. On a à plusieurs reprises signalé leur présence dans le Thé de Chine.

RHIZOME DE BENOITE
Racine giroflée.

ORIGINE. — C'est le rhizome du *Geum urbanum* (fig. 964) L., plante herbacée qui croît communément en France le long des haies et des chemins.

DESCRIPTION. — Le **rhizome de Benoite** (fig. 965) se présente dans les pharmacies en fragments assez variables dans leur forme et leurs

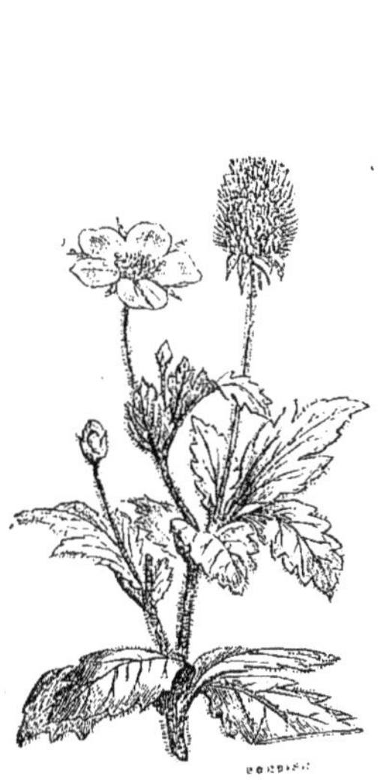

Fig. 964. — *Geum urbanum.*

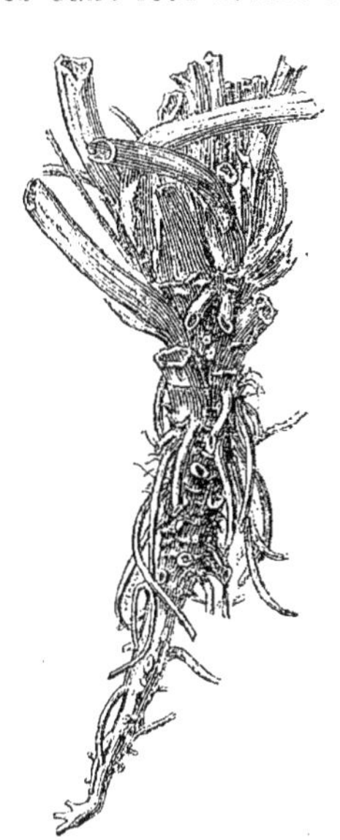

Fig. 965. — Rhizome de Benoite.

dimensions : tantôt droits, tantôt recourbés, obconiques, tuberculeux, longs de 4 à 5 centimètres, larges de 4 à 5 millimètres, marqués d'impressions circulaires irrégulières et de traces squamiformes. Il porte souvent à son sommet la base de la tige aérienne et des feuilles radicales, et il est garni d'un nombre considérable de petites racines adventives, de 3 à 5 centimètres de longueur. Dans son ensemble cette drogue a une couleur brunâtre, qui est plus foncée sur le rhizome. La section transversale (fig. 966) présente une écorce brune très peu épaisse (*ec*), une zone ligneuse (*b*) représentée par 6 à 7 faisceaux blancs (*b*) bien distincts, plus larges que longs, séparés par des pro-longements assez larges du tissu médullaire (*m*), qui est très développé et d'une teinte brune. Ce rhizome est inodore et possède une saveur très astringente.

STRUCTURE MICROSCOPIQUE (fig. 967). — Le suber (*s*) formé, de cellules tabulaires aplaties, recouvre un parenchyme cortical peu épais (*pc*) à cellules allongées tangentiellement : le liber (*l*) est formé de cellules plus petites assez régulièrement disposées en files radiales : le bois (*b*) est représenté par des faisceaux fibro-vasculaires, dont les éléments disposés en files radiales sont incomplètement lignifiés dans les couches extérieures, parenchymateux dans les couches internes. Ces faisceaux très larges sont séparés les uns des autres par de très larges bandes du parenchyme médul-

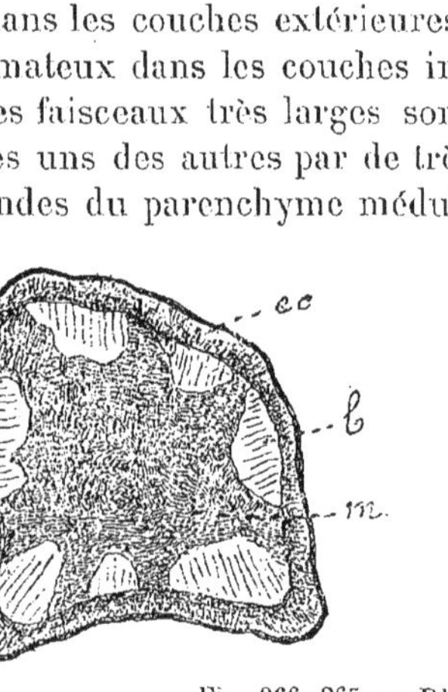

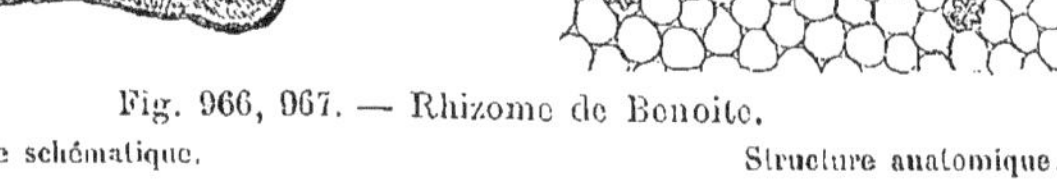

Fig. 966, 967. — Rhizome de Benoite.

Coupe schématique.   Structure anatomique.

laire (*m*), très riche en cristaux étoilés. La moelle et la région corticale renferment de l'amidon et du tannin. Ce dernier est localisé dans des cellules spéciales, qu'on peut mettre en évidence au moyen des réactifs propres à déceler sa présence.

COMPOSITION CHIMIQUE. — Ce rhizome contient de l'huile essentielle, dont l'odeur rappelle légèrement celle du girofle, de la résine, du tannin, une matière amère, imparfaitement connue, qui a été désignée sous le nom de *géine* par Buchster.

Usages. — Il est employé comme tonique, stimulant et astringent, à la dose de 1 à 3 grammes en poudre ou en décoction.

Le *G. rivale* L., qui croît dans le nord et le centre de l'Europe, le nord de l'Amérique, la Pensylvanie, est inscrit dans la pharmacopée des Etats-Unis sous le nom de *Water Avens*, comme médicament tonique et astringent.

RHIZOME DE TORMENTILLE

Origine. — Ce rhizome est fourni par le *Tormentilla erecta* L. (*Potentilla Tormentilla* DC.) (fig. 968) qui croît communément dans

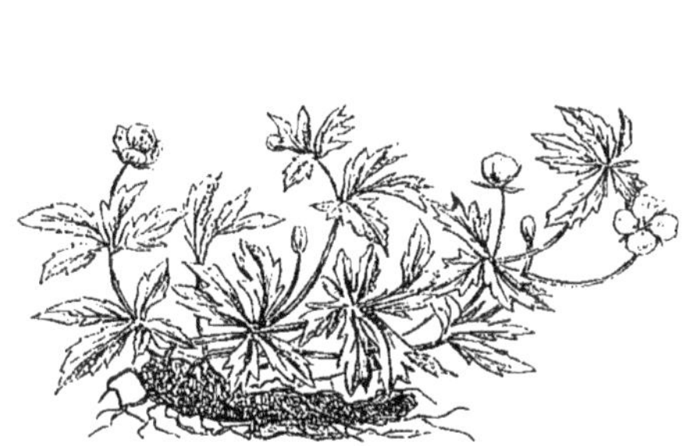

Fig. 968. — *Potentilla Tormentilla.*

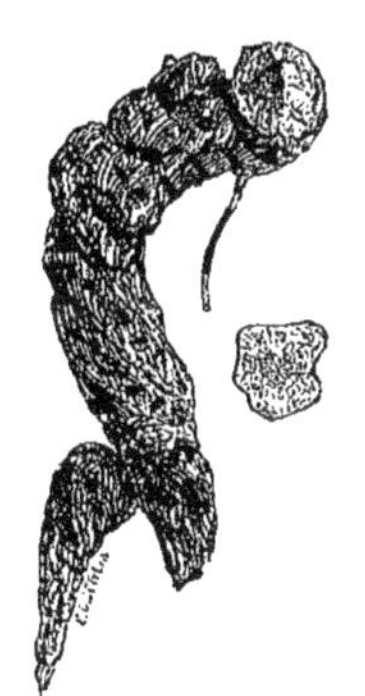

Fig. 969.
Rhizome de Tormentille.

toute l'Europe. On l'apporte surtout des Alpes et des Pyrénées.

Description. — Le **rhizome de Tormentille** (fig. 969) se présente tantôt en fragments irréguliers, durs, cylindriques, tantôt en tubercules coniques, mesurant 4 à 5 centimètres de longueur, et 8 à 9 millimètres d'épaisseur, en général débarrassés de leurs racines adventives. La surface extérieure est d'un brun foncé, profondément ridée dans le sens longitudinal. La cassure est nette. Sur la section transversale (fig. 970) on distingue en dessous d'un suber peu épais un tissu brun rougeâtre, dans lequel sont disséminés plusieurs faisceaux ligneux blanchâtres, disposés dans leur ensemble en séries concentriques. Ce rhizome est inodore : il a une saveur astringente.

STRUCTURE MICROSCOPIQUE (fig. 972).
— Le suber (*s*) est très épais, le
parenchyme cortical (*pc*) peu développé ; le liber (*l*) se distingue à ses
cellules plus petites disposées en
files radiales. Le bois primaire (b^1)
est représenté par les faisceaux les
plus intérieurs, assez volumineux
et incomplètement lignifiés, disséminés dans un parenchyme lâche ;
le bois secondaire (b^2) est représenté
par un parenchyme ligneux assez
dense formé de cellules disposées
en files radiales. Ce parenchyme qui
est séparé en plusieurs faisceaux par
de larges rayons médullaires, s'est
lignifié en certains points et produit
des faisceaux fibro-vasculaires, qui
sont disposés assez régulièrement
en files radiales et en séries parallèles. Les cristaux d'oxalate de chaux
sont très abondamment répartis
dans les rayons médullaires. Ce
rhizome renferme beaucoup d'amidon et de cellules tannifères.

COMPOSITION CHIMIQUE. — Il contient d'après Meissner environ 20
p. 100 de tannin.

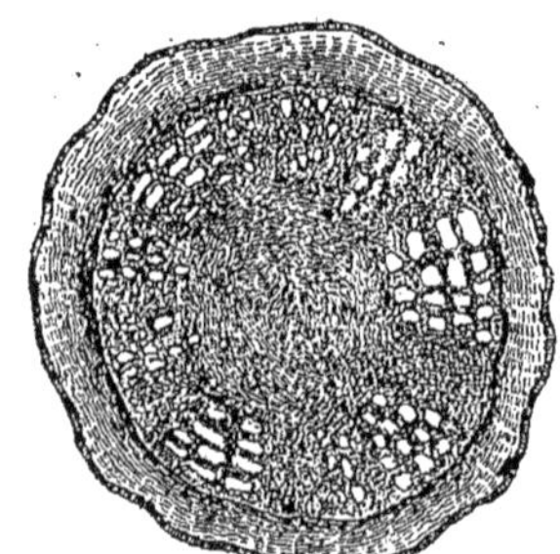

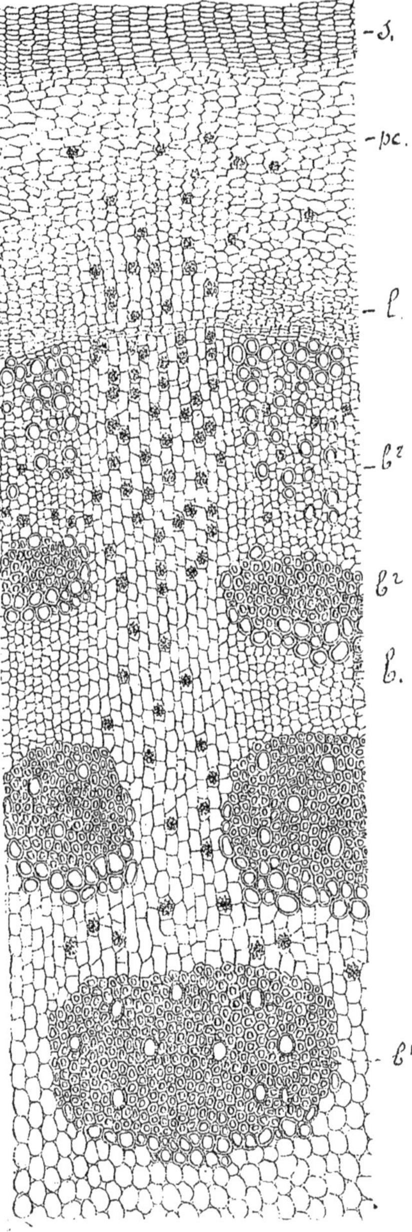

Fig. 970, 971. — Rhizome de Tormentille.

Coupe schématique. Structure anatomique.

Usages. — C'est un de nos bons astringents indigènes, qu'on utilise contre la diarrhée. Il est employé dans l'industrie pour le tannage des peaux et la coloration des cuirs.

RHIZOME DE QUINTEFEUILLE

Origine. — C'est le rhizome du *Potentilla reptans* L., qui habite très communément chez nous le long des haies, des fossés, des chemins.

Description. — Le **Rhizome de Quintefeuille** (fig. 972) se présente en fragments très irréguliers dans leur longueur. Leur grosseur moyenne est de 4 à 5 millimètres. Les fragments sont tantôt assez régulièrement cylindriques, parfois flexueux, tordus ou repliés sur eux-

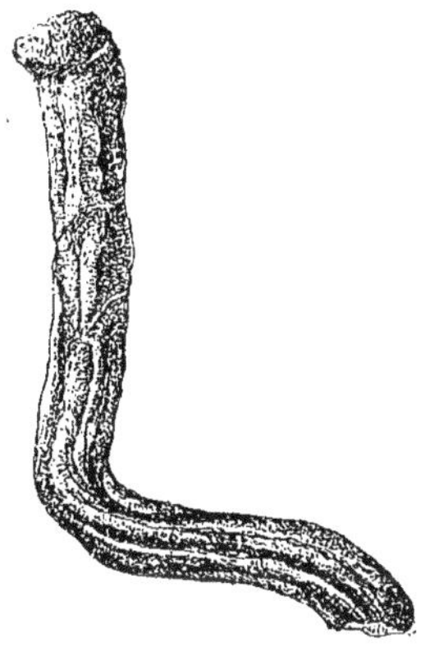

Fig. 972. — Rhizome de Quintefeuille.

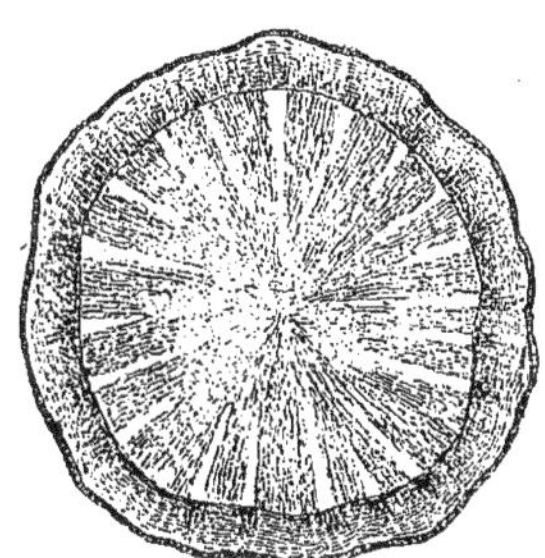

Fig. 973. — Rhizome de Quintefeuille.
Coupe schématique.

mêmes. La surface extérieure est d'un brun noirâtre : elle présente généralement des sillons longitudinaux assez profonds qui sont dus à la dessiccation ; la cassure est nette. Sur la section transversale (fig. 973), on distingue une écorce relativement peu épaisse, d'une teinte rougeâtre, nettement séparée de la zone ligneuse, qui offre une teinte grise et qui est sillonnée de quelques stries blanches bien apparentes. Ce rhizome est inodore et a une saveur astringente et amère.

Structure microscopique (fig. 974). — Sous le suber (s) qui est assez épais, on distingue un massif de cellules collenchymateuses (cc) qui entoure le parenchyme cortical (pc) ; le liber (l) est un tissu dense, formé de cellules disposées en longues files radiales. Le bois (b) est représenté par des faisceaux cunéiformes plus ou moins allongés qui

sont formés de vaisseaux entourés de quelques fibres à parois épaissies. Ces faisceaux sont disséminés dans un tissu formé de cellules
très régulièrement disposées en files
radiales et qui deviennent de plus en
plus petites à mesure qu'elles se rapprochent du cambium.

Usages. — Le rhizome de Quintefeuille, vanté autrefois comme fébrifuge, n'est plus guère actuellement
employé que comme astringent contre la diarrhée et la dysenterie.

FEUILLES D'ARGENTINE

Ansérine.

Les **feuilles d'Argentine** sont
fournies par le *Potentilla Anserina* L.

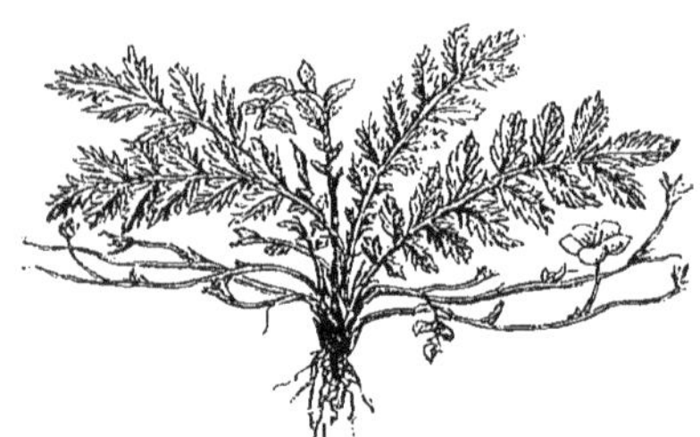

Fig. 975. — *Potentilla anserina.*

(fig. 975), qui croît en abondance sur
le bord des ruisseaux et des fossés
humides.

La souche vivace de cette plante
émet des rameaux couchés, radicants
au niveau des nœuds, d'où partent
des feuilles pinnatiséquées, à 12 ou

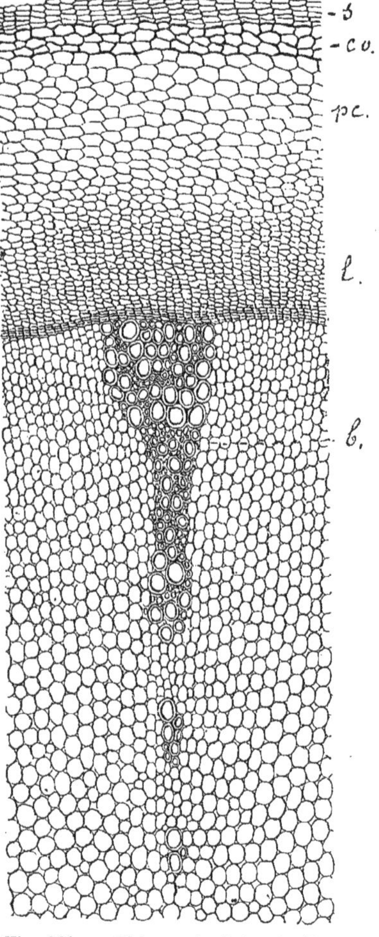

Fig. 974. — Rhizome de Quintefeuille.
Structure anatomique.

15 paires de folioles, entremêlées de petits segments. Les folioles sont
ovales, incisées et dentées, veloutées et argentées en dessous, vertes
en dessus, quelquefois blanches sur les deux faces. Cette teinte blanche
est due à la présence d'une multitude de poils tecteurs formant un
véritable feutrage retenant de l'air. Les fleurs solitaires à l'aisselle

d'une bractée sont longuement pédonculées et d'une couleur jaune. Cette plante a une saveur styptique et astringente. On l'a vantée contre l'hémoptysie et autres hémorragies, la diarrhée, les flueurs blanches, comme lithontriptique et fébrifuge.

FEUILLES DE RONCES

ORIGINE. — La **Ronce sauvage** (*Rubus fruticosus* L.) (fig. 976) qui est très communément répandue dans nos régions, fournit à la pharmacie ses feuilles astringentes.

DESCRIPTION. — Ces feuilles sont nettement caractérisées par les aiguillons qu'on observe sur leur pétiole commun et en dessous des

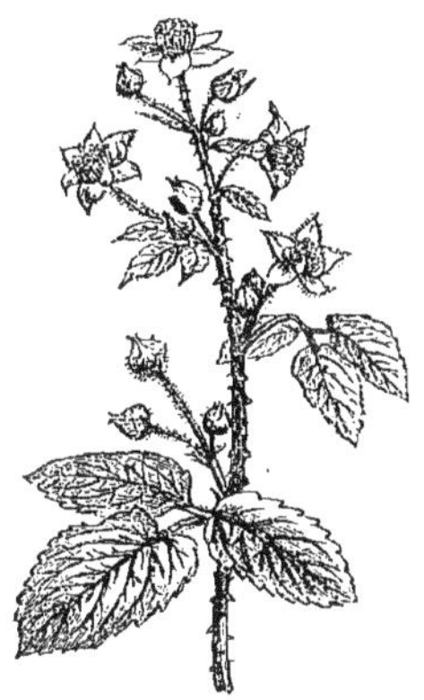

Fig. 976.
Rubus fruticosus.

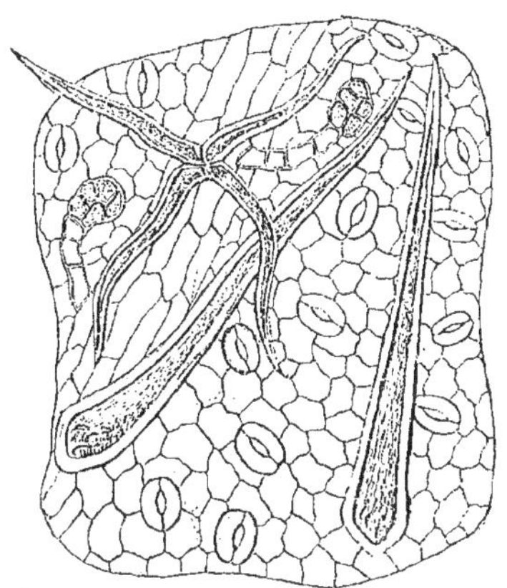

Fig. 977. — Feuille de *Rubus fruticosus.*
Epiderme inférieur.

nervures principales : elles sont garnies de stipules et composées de cinq folioles courtement pétiolées ; les folioles sont ovales-aiguës, doublement dentées, vertes sur la face supérieure, et couvertes sur la face inférieure d'un duvet blanchâtre. La nervure médiane, garnie de courtes épines, donne naissance à des nervures secondaires qui vont à peu près directement vers le bord de la feuille. Quand elles sont sèches, ces feuilles ont une odeur aromatique agréable et une saveur astringente.

STRUCTURE ANATOMIQUE (fig. 977-978). — Epiderme formé de cellules sinueuses, recouvertes par une mince cuticule lisse ; garni sur les deux faces de stomates, de poils tecteurs et de poils glanduleux. Les stomates sont entourés par quatre ou cinq cellules irrégulières dans leur forme

et leur direction ; des poils tecteurs, les uns sont unicellulaires, coniques, les autres sont étoilés ; les poils glanduleux sont formés d'une
petite glande pédicellée. Mésophylle bifacial, hétérogène, asymétrique,
formé en haut d'une rangée de cellules en palissade et dans sa partie
inférieure d'un parenchyme rameux ; il contient dans ces deux assises
des cristaux étoilés d'oxalate de chaux. Nervure médiane concave sur

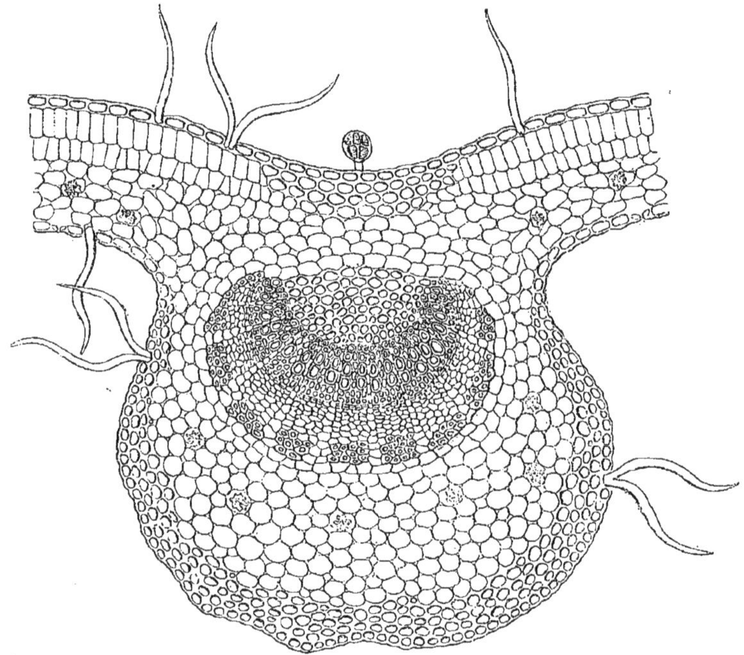

Fig. 978. — Feuille de *Rubus fruticosus*.
Structure de la nervure médiane.

la face supérieure, convexe sur la face inférieure. Le système libéro-
ligneux, entouré par un tissu fondamental assez riche en cristaux, est
formé d'un cordon ligneux arqué et recouvert en bas par un liber
mou et un péricycle fibreux disposé en îlots ; un massif fibreux assez
épais occupe la concavité du cordon ligneux.

COMPOSITION CHIMIQUE. — Ces feuilles contiennent une certaine proportion de tannin.

USAGES. — Elles sont employées communément en gargarismes
astringents contre les maux de gorge, la stomatite, les aphtes.

FRAMBOISES

ORIGINE. — Ce sont les fruits du *Rubus Idœus* L., qui croît à l'état sauvage en Europe et se cultive communément dans nos jardins.

DESCRIPTION. — Les **Framboises** (fig. 979-980) sont formées d'un grand nombre de petits drupes disposés sur un réceptacle convexe et adhérents entre eux. Elles sont ovoïdes, arrondies, d'une couleur blanc jaunâtre ou rouge, et mesurent 1 1/2 à 2 centimètres de diamètre. Chacun des drupes est ovoïde, arrondi, finement pubescent, et surmonté d'un style un peu latéral ; il contient au-dessous de l'épi-

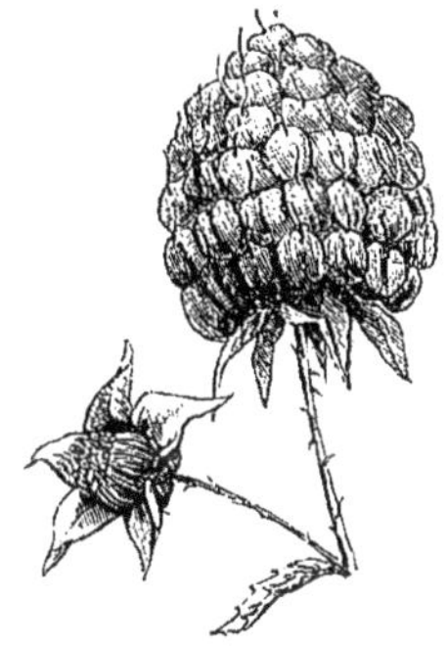
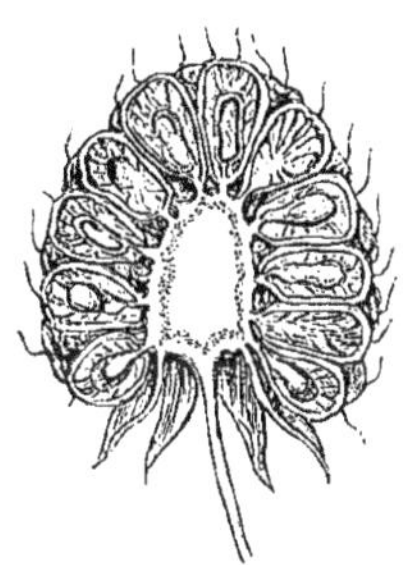

Fig. 979, 980. — Framboise.

Fruit entier.   Fruit coupé longitudinalement.

carpe un sarcocarpe à suc coloré et un noyau crustacé chagriné à sa surface, et renfermant une seule graine.

Les framboises ont une odeur spéciale et assez agréable, une saveur douce et acidule.

COMPOSITION CHIMIQUE. — Elles contiennent des acides citrique et malique, de la pectine, du sucre, une matière albuminoïde, une huile volatile et des sels.

USAGES. — Les framboises sont utilisées pour préparer des boissons rafraîchissantes. Elles servent à faire le suc de framboises qui entre dans la préparation des sirops de vinaigre et de groseilles framboisés.

Les feuilles du Framboisier possèdent les propriétés astringentes des autres *Rubus* et sont employées en gargarismes contre les maux de gorge.

Aux Etats-Unis, on utilise de la même manière les feuilles et les fruits du *R. strigosus* Michaux et du *R. occidentalis* L., plantes indigènes du nord de l'Amérique.

ÉCORCE DE RUBUS VILLOSUS

Le *Rubus villosus* Aiton habite principalement le sud des États-Unis. Son écorce est inscrite dans la pharmacopée américaine sous le nom de *Blackberry bark*.

Elle se présente en fragments très irréguliers, légèrement cintrés, mesurant de 5 à 12 centimètres de longueur, 4 à 7 millimètres de largeur et 1 millimètre d'épaisseur. La surface extérieure offre une teinte variable : elle est tantôt d'un gris brun, ridée longitudinalement et constituée par un suber peu épais et très peu adhérent : tantôt d'un gris pâle, lisse, à peu près complètement dépourvue de la couche subéreuse. La face interne offre une teinte gris brun sur laquelle se détachent des stries longitudinales blanches assez apparentes. La cassure est fibreuse. Sur la section transversale, on distingue un grand nombre de faisceaux cunéiformes qui pénètrent profondément dans le parenchyme cortical : cette écorce est inodore et a une saveur très astringente.

Structure microscopique (fig. 981). — Le suber, dont il ne reste que des vestiges, est formé de cellules tabulaires, aplaties, colorées. Le parenchyme cortical (*pc*) est caractérisé essentiellement par la présence d'une multitude de cellules scléreuses à parois faiblement épaissies et ponctuées. Ces cellules sont tantôt isolées, tantôt réunies en groupes peu volumineux. Le liber (*l*) est un tissu plus

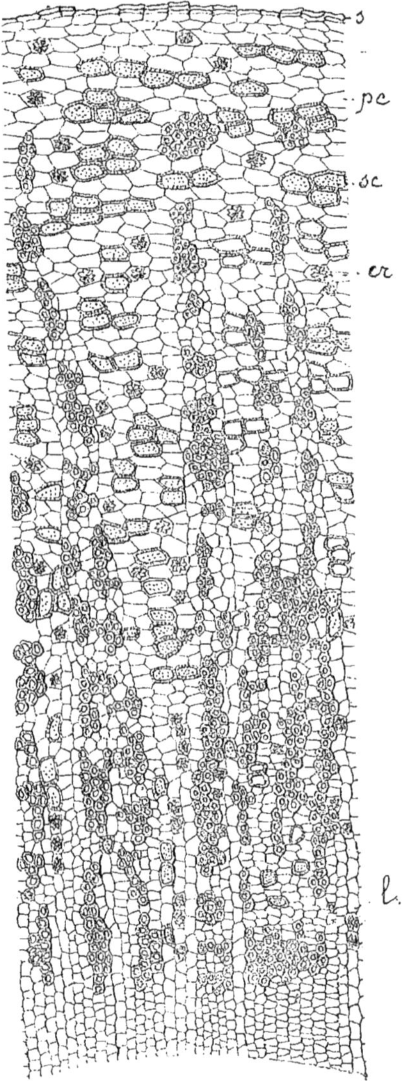

Fig. 981. — Écorce de *Rubus villosus*.

dense dans lequel sont dispersées de nombreuses fibres munies de parois épaisses et réunies en faisceaux très irréguliers, qui dans leur ensemble sont disposés en files radiales. Des rayons médullaires qui s'élargissent brusquement à une certaine distance de la périphérie divisent le liber en faisceaux cunéiformes ; ils contiennent beaucoup d'éléments scléreux et ponctués. Cette écorce est dépourvue d'amidon, mais elle est très riche en cristaux étoilés d'oxalate de chaux.

COMPOSITION CHIMIQUE. — Krauss (1889) a retiré de l'écorce du *Rubus villosus* 10 à 12 p. 100 de tannin, de l'acide gallique, un glucoside amer cristallisé, la *villosine*, soluble dans l'alcool, peu soluble dans l'eau et la benzine.

USAGES. — Cette écorce s'emploie fréquemment aux Etats-Unis comme astringente à la dose de 2 à 8 grammes en décoction, en sirop ou sous forme d'extrait fluide.

Les écorces des *Rubus Canadensis* L. et *R. trivialis* Michx., autres espèces américaines, partagent les propriétés physiologiques du *R. villosus* et sont employées pour le même usage.

SPIRÉE ULMAIRE

Avec cette plante nous entrons dans le groupe des Spirées, carac-

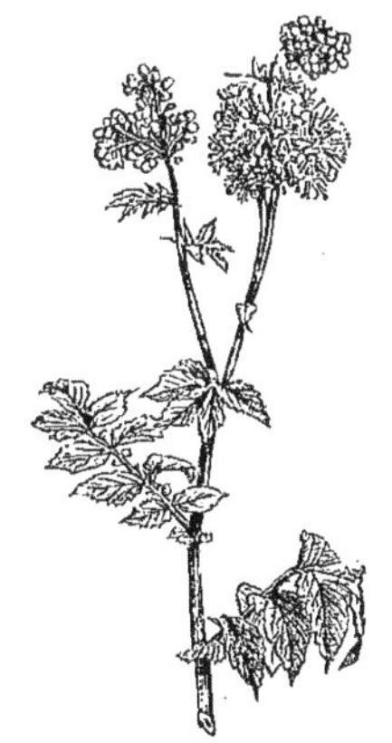

Fig. 982. — *Spiræa ulmaria.*

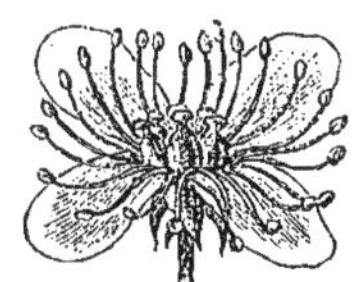

Fig. 983.
Fleur de Spirée ulmaire.

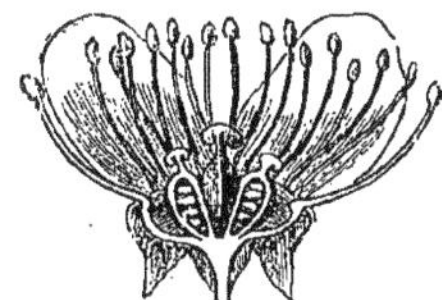

Fig. 984. — Fleur coupée verticalement.

térisées par la présence de plusieurs carpelles libres, non inclus dans le réceptacle et ordinairement pluriovulés.

Origine. — La **Spirée ulmaire** ou **Reine des prés** (*Spiræa Ulmaria* L.) est une espèce vivace qu'on rencontre abondamment dans les lieux humides de l'Europe et de l'Amérique tempérées. La médecine utilise soit les sommités fleuries ou la plante presque tout entière, qu'on recueille au moment de la floraison, aux mois de juin et juillet.

Description. — La tige, qui mesure 1 mètre de hauteur, est anguleuse et rougeâtre, sillonnée et glabre ; elle porte des feuilles assez grandes, pinnatiséquées, pourvues de stipules semi-lunaires, dentées. Ses folioles, au nombre de 7 à 9, sont vertes et glabres en dessus, blan-

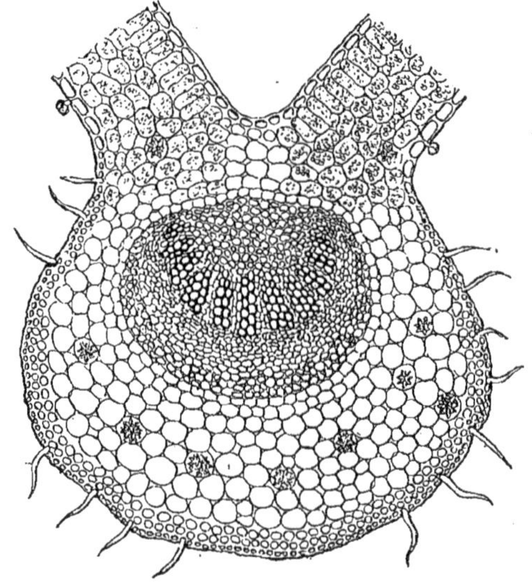

Fig. 985. — Nervure médiane de la feuille de Spirée ulmaire.

châtres ou recouvertes d'un duvet argenté en dessous ; elles sont ovales ou ovales-lancéolées, inégalement dentées et incisées : la supérieure est plus grande que les autres et généralement trilobée. Les fleurs, blanchâtres et très odorantes, sont réunies en cymes terminales qui forment une grande panicule corymbiforme et dont les divisions ultimes sont unipares. Ces fleurs, petites, sont composées d'un calice à cinq divisions, d'une corolle à cinq pétales d'un blanc jaunâtre ; les étamines sont nombreuses ; les carpelles, au nombre de 5 à 9, sont pluriovulés, courbés et connivents, en spirale.

Structure microscopique. — *Feuilles* (fig. 985). — Epiderme garni sur ses deux faces de stomates, de poils tecteurs et de poils glanduleux. Les stomates sont entourés de 4 à 5 cellules sans direction régulière.

Les poils tecteurs sont courts, unicellulaires, coniques ; les poils glanduleux sont formés d'une glande ovale pluricellulaire supportée par un court pédicelle.

Mésophylle hétérogène, asymétrique, formé en haut d'une rangée de cellules en palissade et en bas d'un parenchyme de cellules ovales ou arrondies ; il contient des cristaux étoilés d'oxalate de chaux. — Nervure médiane creuse sur la face supérieure, fortement convexe sur la face inférieure, qui est chargée de poils tecteurs et glanduleux. Sous l'épiderme existe une masse de collenchyme qui recouvre le tissu fondamental formé de cellules arrondies contenant des cristaux étoilés. Le système libéro-ligneux a une forme arrondie ; il est formé d'un cordon ligneux fortement arqué, qui est recouvert par un liber mou et par un péricycle cellulosique. La cavité de ce cordon est occupée par un massif fibreux offrant la même consistance que le péricycle.

Composition chimique. — Les fleurs de Reine des prés renferment une matière colorante jaune cristallisable et une essence composée d'*hydrure de salicyle*, d'un hydrocarbure et d'une matière cristallisée offrant l'apparence du camphre.

Usages. — L'Ulmaire est employée en infusions à la dose de 4 à 8 grammes par litre d'eau, comme diurétique et antihydropique.

RACINE DE FILIPENDULE

Origine. — La racine de **Filipendule** est fournie par le *Spiræa Fili-*

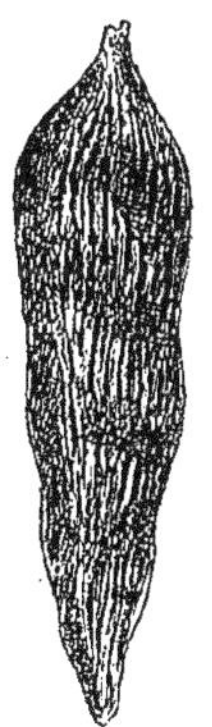

Fig. 986. — Racine de Filipendule.

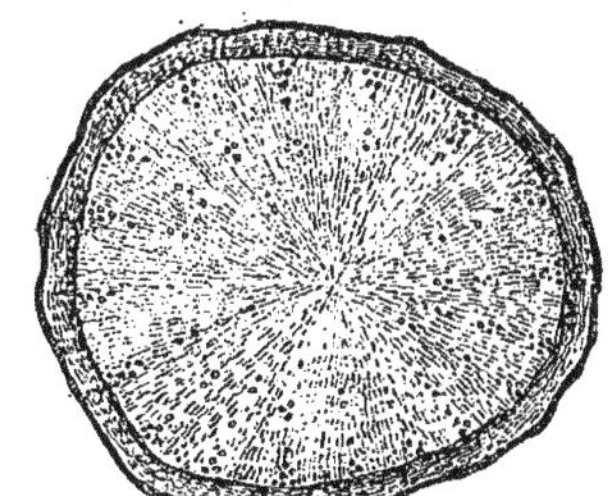

Fig. 987. — Racine de Filipendule.
Coupe schématique.

pendula L. (*Filipendula vulgaris* Koch.), qui croît dans les bois et les prés humides de l'Europe.

DESCRIPTION. — Cette racine est fibreuse, chevelue, renflée de distance en distance en tubercules ovoïdes et fusiformes (fig. 986) qui constituent la drogue des pharmacies. Ces tubercules ont des formes et des dimensions variables. Tantôt ils sont olivaires et mesurent 2 centimètres de long sur 15 millimètres de large ; tantôt ils sont allongés et fusiformes et peuvent atteindre 5 centimètres de longueur sur 1 à 2 centimètres de largeur. Leur surface extérieure est d'un brun noirâtre, marquée de rides longitudinales assez profondes et de dépressions transversales plus ou moins larges. La cassure est nette. La section transversale (fig. 987) présente sous un suber noirâtre une masse d'un brun rougeâtre pâle, assez homogène, dans laquelle on peut distinguer une écorce peu épaisse, séparée d'une zone ligneuse légèrement striée dans le sens radial. Ces tubercules ont une saveur astringente et faiblement amère.

STRUCTURE MICROSCOPIQUE (fig. 988). — Suber (*s*) formé de quelques rangées de cellules tabulaires, brunes ; parenchyme cortical (*pc*) à cellules tangentielles, dépourvu de cellules scléreuses. Liber (*l*) formé de cellules plus petites, privé de fibres mécaniques. Zone ligneuse formée de quelques faisceaux disposés en files radiales, disséminés dans un parenchyme qui est sillonné par des rayons médullaires assez larges. Cette racine est gorgée d'amidon dans toutes ses parties et contient de nombreux cristaux étoilés d'oxalate de chaux.

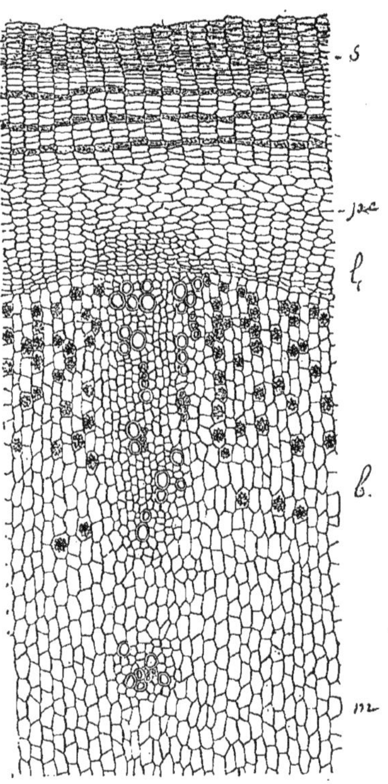

Fig. 988. — Racine de Filipendule.
Structure anatomique.

USAGES. — Elle est employée comme astringente et diurétique. Le docteur Furst-Ignaz Jagell (1890) prétend l'avoir employée avec succès contre la rage depuis vingt-cinq ans ; mais, comme pour beaucoup d'autres substances préconisées pour cet usage, il n'y a lieu d'admettre cette opinion que sous toute réserve.

Le *S. tomentosa* L. est une plante de l'Amérique du Nord qu'on rencontre de la Nouvelle-Angleterre à la Caroline. Elle est inscrite dans la pharmacopée des États-Unis sous le nom de *Hardhack*. Toutes ses parties sont employées en médecine comme toniques et astringentes.

Les *S. Aruncus* L., *S. tomentosa* L., *S. crenata* L., *S. salicifolia* L., partagent ces propriétés physiologiques. Les deux dernières espèces sont employées par les Chinois pour falsifier le thé.

RACINE DE GILLENIA TRIFOLIATA

ORIGINE. — Le *Gillenia trifoliata* Mœnch. est une herbe vivace d'origine américaine ; il croît dans la Floride, les Alleghanys, le Canada. Sa racine est inscrite dans la pharmacopée des États-Unis sous le nom d'*American Ipeca*. Bien qu'elle ne soit pas employée dans la thérapeutique européenne, cette drogue offre pour nous un certain intérêt à cause de sa présence assez fréquente dans le *Polygala de Virginie*.

DESCRIPTION. — La racine (fig. 989), qui croît horizontalement, se présente en fragments de 15 à 30 centimètres de longueur, repliés sur eux-mêmes ou en fragments plus petits, qui ont été coupés au moment de leur récolte. Leur épaisseur varie de 1 à 2 millimètres et demi. Ils sont tantôt cylindriques, ou marqués de fissures transversales ou circulaires assez profondes, tantôt noueux et ondulés. Ces deux formes peuvent se présenter sur deux ramifications de la même souche. La surface extérieure est noirâtre. La cassure est nette dans la région corticale, qui se sépare très facilement du bois, et

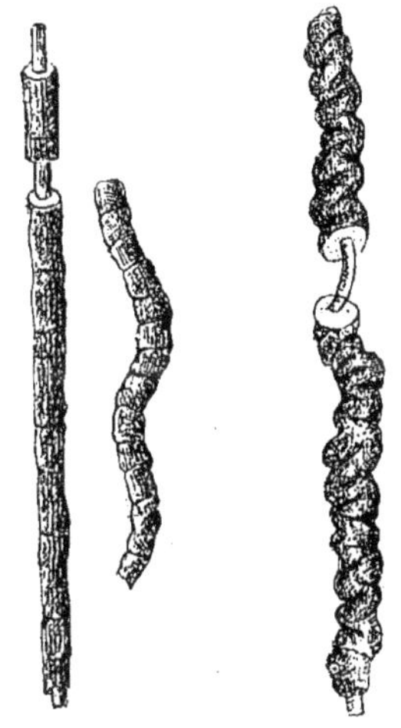

Fig. 989.
Gillenia trifoliata.

Fig. 990.
Gillenia stipulacea.

fibreuse dans ce dernier. Sur la section transversale, on distingue une écorce rougeâtre assez épaisse et une zone ligneuse blanche, striée radialement. Cette drogue est inodore : sa portion corticale a une saveur amère non désagréable : le bois est insipide.

STRUCTURE MICROSCOPIQUE (fig. 991). — Suber (*s*) peu épais, à cellules aplaties, colorées en brun. Parenchyme cortical (*p c*) formé de cellules polyédriques allongées tangentiellement, caractérisé par l'absence de cellules scléreuses, de cristaux d'oxalate de chaux et la présence d'une grande quantité d'amidon. Liber (*l*) dépourvu de fibres mécaniques, gorgé aussi d'amidon et composé de cellules disposées en files radiales. Zone ligneuse (*b*) formée d'un tissu de fibres à parois fort épaisses, dans lequel sont disséminés des vaisseaux généralement isolés ; il est sillonné par des rayons médullaires compo-sés d'une seule rangée de cellules qui sont remplies d'amidon. Dans la partie la plus rap-prochée de la souche, la zone ligneuse entoure une moelle peu développée.

COMPOSITION CHIMIQUE. — D'après W. Stan-hope, cette racine contient de la gomme, du tannin, de l'amidon, une matière grasse, de la résine, une matière colorante et un principe particulier, la *Gillénine* ; c'est une substance blanchâtre, amère, un peu odorante, soluble dans l'alcool, l'éther, les acides étendus et qui prend, au contact de l'acide nitrique, une co-loration rouge de sang.

USAGES. — L'écorce de la racine de *Gillenia trifoliata* s'emploie aux États-Unis comme succédané de l'ipécacuanha, à la dose de 1ᵉʳ,20 à 2 grammes. On l'utilise aussi en macération comme antidysentérique.

On utilise encore dans le même but, aux États-Unis, la racine du *G. stipulacea* Nutt., qui croît dans la vallée du Mississipi. Cette drogue (fig. 990) se distingue de la précé-dente par son diamètre plus considérable ainsi que par les ondulations profondes qu'on observe à la surface et qui lui donnent une certaine ressemblance avec l'ipéca-cuanha ondulé. Son étude chimique a été faite par Gordon Curry (1892)[1].

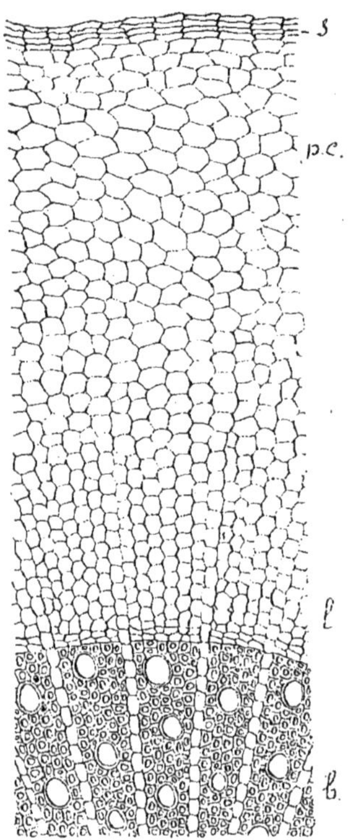

Fig. 991.
Racine de *Gillenia trifoliata*.
Structure anatomique.

ÉCORCE DE PRUNIER DE VIRGINIE

ORIGINE. — L'écorce de **Prunier de Virginie** est produite par le *Prunus serotina* Ehrh (*P. Virginiana* Miller. — *Cerasus serotina*, DC.), arbre originaire de l'Amérique du Nord, où on le rencontre depuis le

[1] *Amer Journal of pharmacy*, oct. 1892, p. 513.

Canada jusqu'aux Montagnes Rocheuses, dans les États-Unis. Elle est inscrite dans la pharmacopée américaine sous le nom de *Wild Cherry bark*.

Description. — Cette écorce se présente en fragments légèrement cintrés, de longueur et de largeur variables, d'une épaisseur de 1 à 3 millimètres. Elle est en général privée de sa couche subéreuse. Sa surface extérieure est d'un brun de rouille assez homogène : sur quelques morceaux on observe quelques plaques de suber peu étendues. Ce suber est verdâtre, lisse, un peu luisant, marqué de cicatrices transversales. La surface interne est moins foncée en couleur que la surface extérieure ; elle présente des stries longitudinales blanches. La cassure est grenue. La section transversale présente une multitude de ponctuations blanches très rapprochées et assez régulièrement superposées, qui lui donnent une apparence radiée. Quand on la fait macérer dans l'eau, cette écorce exhale une odeur d'amandes amères ; sa saveur est amère, astringente et aromatique.

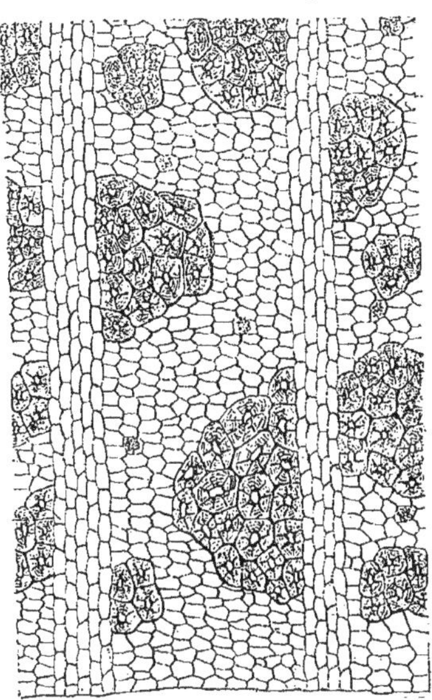

Fig. 992.
Écorce de Prunier de Virginie.
Structure anatomique.

Structure microscopique (fig. 992). Le suber, quand il existe, est formé de plusieurs rangées de cellules tabulaires, aplaties, colorées en brun. Le parenchyme cortical est un tissu de cellules polyédriques, allongées dans la direction tangentielle ; il est caractérisé par la présence d'une multitude de cellules scléreuses qui sont réunies en groupes très volumineux, très rapprochés et allongés tangentiellement. Le liber est formé de cellules plus petites ; il est dépourvu de fibres, mais présente une multitude de cellules scléreuses qui sont réunies en amas irréguliers dans leur forme et leur grosseur ; il est sillonné par des rayons médullaires assez larges, composés de 4 à 5 rangées de cellules ; il contient, comme le parenchyme cortical, quelques cristaux étoilés d'oxalate de chaux.

Composition chimique. — Procter a fait remarquer que cette écorce;

distillée en présence de l'eau, donne de l'acide cyanhydrique et une huile essentielle analogue à celle qui est produite par la réaction de l'amygdaline et de l'émulsine ; il observe, en outre, qu'elle conserve après ce traitement une amertume due à un principe particulier, dont il ne détermine pas la nature.

L'étude chimique de cette drogue a été reprise par Power et Weimar[1], qui n'y ont pas trouvé d'amygdaline cristallisable, mais une substance analogue, amère, qu'ils n'ont pu obtenir qu'à l'état amorphe et qui, en présence de l'émulsine des amandes, développe une forte odeur d'acide cyanhydrique. Le ferment n'est pas non plus identique à l'émulsine, car il ne produit pas de dédoublement en présence de l'amygdaline. Le principe amer est un glucoside, cristallisé en aiguilles incolores, inodores, solubles dans l'eau chaude, à laquelle ils donnent une fluorescence bleue, qui s'avive au contact des alcalis et disparaît avec les acides.

Usages. — Cette écorce s'emploie comme tonique, sédative et pectorale à la dose de 2 à 4 grammes sous forme d'infusion, de sirop ou d'extrait fluide.

Au Mexique on utilise comme succédané du quinquina l'écorce du *P. Capollin*, Zuc. (*Cerasus Capollin* Ser.).

Le *P. spinosa* L., ou *Prunellier*, est un arbrisseau épineux très communément répandu en Europe. Ses fruits, âpres et acerbes avant leur maturité, servent à préparer une liqueur assez estimée. Les feuilles, assez aromatiques, ont été assez souvent utilisées pour falsifier le thé.

L'écorce du *P. Padus* L. (*Cerasus Padus* D. C.) a été employée comme tonique et astringente.

COINGS

Origine. — Les **Coings** sont les fruits du Cognassier (*Pyrus Cydonia* L. — *Cydonia vulgaris* Pers.) qu'on croit originaire de l'Asie occidentale et qui croît à peu près spontanément dans plusieurs régions du sud de l'Europe.

Description. — Ces fruits sont pyriformes (fig. 993), atténués à la base, ombiliqués à leur sommet, qui est couronné par les divisions foliacées du calice. Ils ont en moyenne 10 centimètres de long sur 7 à 8 centimètres de large. Mais comme les poires, ils peuvent atteindre des dimensions bien plus considérables. Leur surface est

[1] *Pharmac. Journal and Transact.*; 18 fév. 1888.

d'un beau jaune doré, couverte avant la maturité d'un duvet épais qui se détache facilement, mais dont il reste souvent quelques vestiges. Leur chair est ferme, blanche, légèrement grenue. Au centre des fruits on observe cinq loges limitées par un endocarpe cartilagineux et renfermant chacune de 10 à 16 graines brunes, disposées sur deux rangs, pressées les unes contre les autres et engluées d'une substance mucilagineuse. Les coings exhalent, quand ils sont mûrs, une odeur très

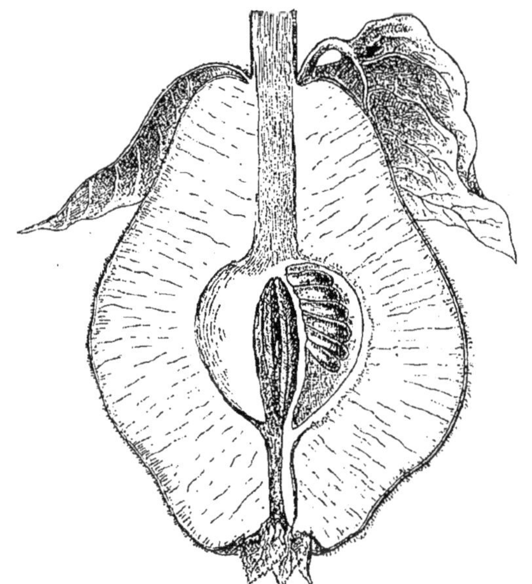

Fig. 903. — Coing coupé longitudinalement.

forte, qui devient incommode quand elle est respirée en masse : ils ont un goût astringent, qui les rend difficilement comestibles à l'état naturel.

Structure anatomique. — Le mésocarpe du Coing, comme celui de beaucoup de poires, renferme un grand nombre de cellules scléreuses munies de parois fort épaisses, canaliculées, et qui sont en général réunies en groupes très irréguliers dans leur forme et leurs dimensions. Ces groupes scléreux sont en général bordés par deux ou trois rangs de cellules qui sont allongées perpendiculairement à leur périphérie, puis se confondent insensiblement avec les autres cellules du mésocarpe.

Composition chimique. — La pulpe des coings renferme du sucre, du tannin, de l'acide malique, de la pectine, une matière azotée et un peu d'huile volatile.

Usages. — Le suc de coing est employé pour préparer le sirop et la gelée de coings, qui sont utilisés comme astringents pour arrêter les diarrhées.

SEMENCES DE COING

Description. — Les **semences de Coing** (fig. 994), telles qu'on les trouve dans les pharmacies, sont, comme elles l'étaient dans le fruit, réunies plusieurs ensemble par une matière mucilagineuse ; elles forment ainsi des masses ovoïdes, triangulaires, de 12 à 13 millimètres de longueur sur 6 à 8 millimètres de largeur, d'une teinte gris brunâtre. Les graines séparées sont ovoïdes ou obconiques, déformées par leur pression réciproque : elles présentent en général une face convexe, réunie par un angle saillant à deux faces presque planes convergeant en un bord mousse : elles ont en moyenne 7 à 8 millimètres de longueur. Elles sont rétrécies à la base

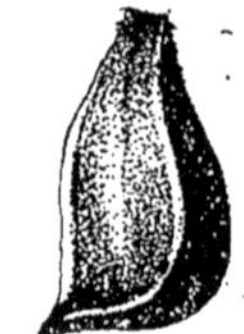

Fig. 994. — Semence de Coing.

où l'on observe le hile et le micropyle : à l'autre extrémité du bord mousse qui est sillonné par le raphé, on distingue la chalaze sous forme d'un point saillant. Le spermoderme est assez épais, il est d'une teinte brun acajou, qui est masquée par une mince pellicule blanchâtre : il recouvre deux cotylédons plan-convexes, épais et réunis par une courte radicule droite dirigée vers le hile. La saveur des semences de coing est mucilagineuse dans ses parties externes ; l'amande, quand on la mâche, a un goût et une odeur d'amandes amères.

Structure microscopique (fig. 995). — Le spermoderme de cette graine est formé de trois couches bien distinctes : une couche extérieure (cc) comprenant une rangée de cellules cubiques, allongées dans le sens radial, régulièrement disposées en palissade et munies de parois minces. Mises en contact avec de l'eau, ces cellules s'allongent considérablement par suite du gonflement du principe mucilagineux qui y est contenu et qui donne à ces graines leur vertu émolliente : la couche moyenne (cm) est formée de plusieurs rangées de cellules irrégulières, allongées tangentiellement, à parois épaisses, fortement colorées en brun : l'enveloppe interne (ci) est formée d'une rangée de cellules rectangulaires, à parois minces et incolores. Sous le spermoderme on observe une couche d'albumen (*al*) qui fait généralement défaut dans les graines de Rosacées et qui est représentée ici par 4 à 5 couches de cellules polygonales, séparées de l'embryon (*c*) par une enveloppe de cellules hyalines très aplaties. Les cellules de l'albumen et de l'embryon renferment de l'aleurone et des globules d'huile fixe.

Composition chimique. — Les semences de coing renferment environ 20 p. 100 de mucilage qui contient une notable proportion de sels de chaux et de matières albuminoïdes. Traité par l'acide nitrique, ce mucilage, identique à celui de la graine de lin, se transforme en acide oxalique.

Usages. — Ces graines constituent chez les indigènes de l'Inde un remède des plus populaires employé comme tonique, émollient et reconstituant. — Employées autrefois par les Européens comme anti-dysentériques, elles ne sont plus guère utilisées aujourd'hui que comme émollientes et en lotions pour les yeux.

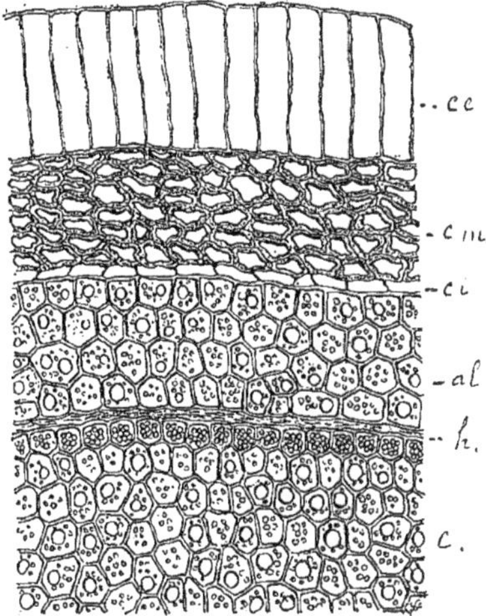

Fig. 995. — Semence de Coing.
Structure anatomique.

CERISES

Les **Cerises** utilisées en pharmacie sous le nom de *Griottes* sont les fruits du *Prunus Cerasus* L. (*Cerasus vulgaris* Mill. — *Cerasus Caproniana* DC.), arbre originaire des bords de la mer Noire, d'où sa culture s'est propagée depuis fort longtemps dans tous nos jardins.

Les Griottes sont des fruits globuleux (fig. 996) légèrement déprimés, parcourus par un léger sillon longitudinal. La couleur de leur épicarpe varie considérablement, du rouge clair presque blanc au rouge vif. Le sarcocarpe pulpeux, fondant, d'une saveur acidule, recouvre un noyau ovoïde, arrondi, à peine comprimé, dans lequel il existe une seule amande, blanchâtre, exalbuminée, de saveur amère.

Les *Cerises douces* sont fournies par les variétés du *P. avium* L. (*Cerasus avium* Mœnch. ou *Merisier*), qui sont désignées sous les noms de Guigniers (*C. juliana*) ou de Bigarreautiers (*C. duracina*). Ces fruits se distinguent par leur forme ovoïde, et leur teinte qui varie du blanc jaunâtre au rouge et au noir foncé.

Les Griottes sont employées pour la préparation du suc de cerises, qui sert à confectionner le sirop de cerises.

Les pédoncules de ces fruits sont communément employés sous le nom de *Queues de cerises :* ils ont en moyenne 4 centimètres de longueur sur un demi-millimètre de largeur. Cylindriques dans leur longueur, ils s'élargissent brusquement à l'extrémité qui les attachait au fruit en un espèce de bourrelet à bords aigus et à l'autre extrémité en une petite excroissance striée

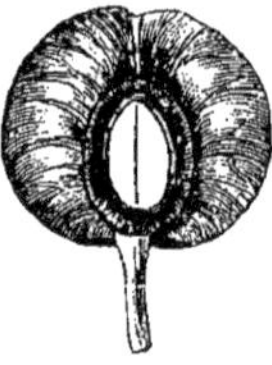

Fig. 996.
Fruit du Cerisier.
Coupe longitudinale.

circulairement; ils ont une couleur vert brunâtre, une saveur amère et astringente ; ils sont employés comme diurétiques.

GOMME DE CERISIER

Les Cerisiers et les Pruniers éprouvent une maladie sous l'influence de laquelle ils laissent exsuder spontanément une gomme, qui est désignée dans le commerce sous le nom de **gomme de Cerisier**.

M. Trécul [1], le premier, fit une étude approfondie de cette maladie et reconnut la formation, surtout dans la couche génératrice, mais aussi dans l'aubier un peu plus développé, des lacunes, ou *cavernes de résorption*, qui, d'abord petites, s'élargissent peu à peu à mesure que les cellules voisines se désagrègent et se résorbent. — Il constata en outre, que « la gomme ne provient pas seulement d'une transformation de la substance des membranes cellulaires, c'est-à-dire de la cellulose, mais que le contenu des cellules fibreuses et celui des cellules parenchymateuses concourent à sa génération et que la substance d'apparence gommeuse que renferment les vaisseaux n'a pas été formée aux dépens des membranes cellulaires ».

Étudiée aussi par Wigand [2], Franck [3] et Sorauer [4], la formation de la gomme dans les arbres fruitiers a été l'objet de nouvelles recherches de la part de M. Prillieux [5], qui a nettement établi que la gomme

[1] Comptes rendus de l'Ac. des Sc., 1860, t. LI, 621 et 55, et *Journal l'Institut*, 1862, p. 241.

[2] *Pringsheim's Iahrb.*, 1863, III, 115 et 55.

[3] *Pringsheim's Iahrb.*, 1866-1867, t. V, p. 184.

[4] *Landwirthsch Versuchstationen*, 1872, t. XV, p. 454.

[5] *Ann. des Sc. natur.*, Botan. 6e ser., t. I, p. 176, 1875.

se montre dans les tiges dans trois conditions différentes, *dans les vaisseaux, dans les fibres et les cellules* et *dans des lacunes en dehors des cellules.* — Les observations qu'il a faites sur la production de la gomme dans ces divers éléments confirment l'opinion émise par M. Trécul, contrairement à celle qui a été adoptée par plusieurs autres observateurs.

La *gomme de Cerisier* se présente en gros morceaux irrégulièrement arrondis, luisants, de couleur brune ou rougeâtre, translucides et parfois transparents. Mise dans l'eau elle ne cède à ce véhicule qu'une faible quantité de gomme soluble. — La partie qui se gonfle sans se dissoudre est constituée par de la *cérasine*, qui forme une sorte de mucilage n'ayant jamais la consistance de celui que donnent les gommes adragantes. — Jusqu'à ces derniers temps, on avait cru que la partie soluble des gommes de Cerisier était identique avec l'arabine des gommes arabiques. M. Garros[1] a démontré qu'elles sont absolument différentes. Dissoute dans très peu d'eau et traitée par l'acide sulfurique pur et concentré, l'arabine se change en une matière insoluble susceptible de se dissoudre à l'aide d'un alcali ou par l'ébullition seule. Traitée de la même manière, la partie soluble de la gomme de Cerisier, ou *cérabine* correspondant à l'arabine, fournit une matière sucrée. En outre la cérabine ne donne aucun précipité avec le sous-acétate de plomb.

POMMES

Ce sont les fruits des *Pommiers* qu'on distingue en Pommiers à fruits doux dont le type est le *Pyrus Malus* L. (*Malus communis* Lam.) et en Pommiers à fruits âpres comme le *P. acerba* DC. Les pommes employées en pharmacie appartiennent à cette dernière espèce.

Les **Pommes** sont des fruits arrondis, ombiliqués à la base et au sommet, qui est couronné par les cinq dents du calice. Elles varient beaucoup dans leurs dimensions et leur couleur : elles ont une teinte verdâtre nuancée de rouge jaunâtre, ou presque entièrement rouge. L'épicarpe recouvre un mésocarpe très volumineux, au centre duquel on observe cinq loges limitées par des cloisons cartilagineuses, et renfermant chacune deux graines juxtaposées et dressées.

Les Pommes contiennent du sucre et de l'acide malique.

Il existe une quantité très considérable de variétés de Pommiers : quelques-unes donnent des fruits très appréciés pour la finesse de

[1] Garros. *Acides gummiques et Prunose.* Th. Fac. Sc. Paris, 1894.

leur parfum, d'autres fournissent des fruits acides utilisés pour la préparation du cidre. — On les utilise en pharmacie pour préparer des gelées rafraîchissantes.

Le *Bibacier* ou *Néflier du Japon* (*Eriobothrya Japonica* Lindl., *Mespilus Japonica* Thunb.) est originaire du Japon et de la Chine. Les fruits, consommés dans les pays tropicaux comme fruits de table, arrivent aussi en Europe et mûrissent dans la région méditerranéenne. Les feuilles sont utilisées comme astringentes.

L'*Aubépine* (*Cratœgus oxyacantha* L., *Mespilus oxyacanthoïdes* DC.) est bien connue par ses belles fleurs blanches qui embaument nos haies au printemps : les fruits légèrement astringents, qui pourraient être utilisés comme antidiarrhéiques, servent à préparer une liqueur alcoolique. L'écorce également astringente a été employée comme fébrifuge; les feuilles sont souvent ajoutées au Thé de Chine pour l'adultérer. — L'*Azerolier* (*Cratœgus Azarolus* L.) a des fruits plus gros, et dont on fait des gelées agréablement parfumées à la vanille.

FLEURS DE PÊCHER

ORIGINE. — Ce sont les fleurs du *Persica vulgaris* Mill. (*Amygdalus Persica* L.), plante originaire de la Chine et non de la Perse, et qui est l'objet d'une culture très répandue dans nos jardins.

DESCRIPTION. — Telles qu'on les trouve dans les pharmacies, les **fleurs de Pêcher** sont formées d'un calice brunâtre et de pétales non épanouis, souvent repliés les uns sur les autres. Le calice est gamosépale, à cinq divisions ovales-obtuses ; la corolle a cinq pétales obovales, d'une couleur blanc jaunâtre, rosée sur les bords. En écartant ces pétales on découvre de nombreuses étamines insérées sur le calice. Ces fleurs ont une odeur douce assez faible et une saveur amère.

Elles ne sont guère utilisées en pharmacie que pour la préparation du sirop de fleurs de pêcher, qui est administré comme laxatif aux enfants.

Les feuilles du Pêcher sont parfois employées en infusion comme anthelmintiques et diurétiques.

Les Pêches qui constituent un de nos meilleurs fruits à noyau contiennent une amande qui au contact de l'eau produit une certaine quantité d'acide cyanhydrique ; aussi l'absorption de cette amande à dose élevée peut-elle être dangereuse.

PRUNEAUX

Sous le nom de **Pruneaux** on désigne les fruits desséchés du *Prunus domestica* var. *Juliania* DC., dont on cultive de nombreuses variétés dans nos vergers.

Ces fruits séchés alternativement au soleil et au four sont allongés, profondément ridés, à épicarpe noirâtre, souvent recouvert d'une efflorescence blanche ou grise de sucre incristallisable. Cet épicarpe recouvre un sarcocarpe charnu assez volumineux, brun rougeâtre, qui entoure un noyau comprimé, terminé en pointe à ses deux extrémités. La graine oblongue, dépourvue d'albumen, a une saveur amère.

Les Pruneaux ont une saveur douce. Ils renferment du glucose, de la gomme, de la dextrine, de l'acide malique. Leur amande peut donner au contact de l'eau une faible quantité d'essence d'amandes amères.

Ils sont employés dans la médecine populaire comme laxatifs.

FEUILLES DE LAURIER-CERISE

ORIGINE. — Les feuilles de Laurier-cerise sont fournis par le *Prunus Lauro-Cerasus* L. (*Cerasus Lauro-Cerasus* Lois.) (fig. 997), joli arbuste vert, qui croît dans les bois de la région caucasique, en Arménie, dans le nord de l'Asie Mineure, de la Perse, et dont la culture a été introduite comme plante ornementale dans beaucoup de nos jardins.

DESCRIPTION. — Ces feuilles (fig. 998) sont alternes, simples, courtement pétiolées, coriaces, épaisses, luisantes, ovales-oblongues, acuminées au sommet, à bords entiers ou pourvus de quelques dents courtes, rapprochées dans la partie supérieure, assez espacées vers la base. Le limbe peut atteindre 20 centimètres de longueur et 7 centimètres de largeur dans sa partie moyenne, mais ces dimensions peuvent varier dans d'assez grandes limites : il est plus pâle sur la face inférieure que sur la face supérieure. Le pétiole qui n'a pas plus de 1 centimètre de longueur donne naissance à une nervure médiane très proéminente sur la face inférieure. De cette nervure se détachent, sous un angle de 45°, des nervures secondaires qui se recourbent en arc et se rejoignent vers les bords de la feuille. Près de la base de la feuille et contre la nervure médiane on observe sur la face inférieure 2 à 4 glandes plates, nues, qui brunissent rapidement sur la feuille détachée de l'arbre.

Fraîches et intactes, ces feuilles n'ont pas d'odeur, mais si on les froisse entre les doigts ou si on les pile dans un mortier, elles exhalent un parfum bien marqué ; elles acquièrent quand on les mâche une saveur qui se rapproche de celle des amandes amères.

STRUCTURE MICROSCOPIQUE (fig. 999). — Epiderme glabre formé de cellules polygonales, à parois droites, recouvertes par une cuticule assez épaisse, garni sur la face inférieure seule de stomates entourés par 4 ou 5 cellules irrégulières dans leur forme et leur direction : mésophylle hétérogène, asymétrique, formé dans la partie supérieure

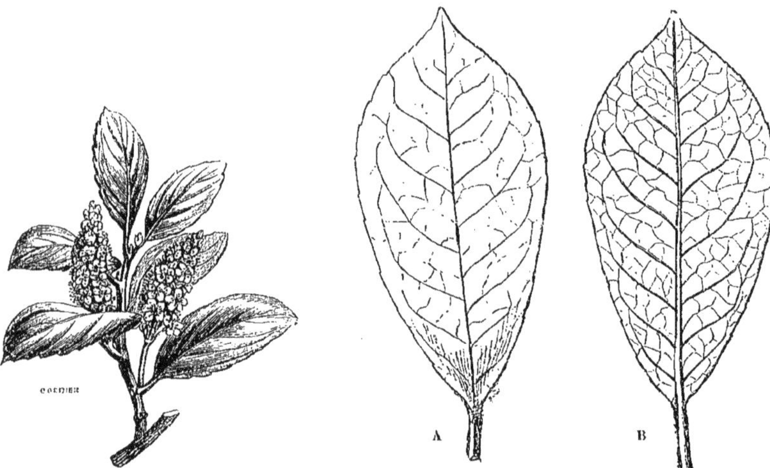

Fig. 997. — Laurier-cerise.
Inflorescence.

Fig. 998. — Feuille de Laurier-cerise.
A, face supérieure. — B, face inférieure.

de deux rangées de cellules disposées en palissade et dans la partie inférieure, qui est beaucoup plus développée, de cellules arrondies, ovales ou rectangulaires. Il est dépourvu de poches sécrétrices et contient de nombreux cristaux étoilés d'oxalate de chaux. — Nervure médiane biconvexe : sous chacune des proéminences de cette nervure on distingue un massif collenchymateux assez épais (*col*), puis le tissu fondamental formé de 3 à 4 rangs de cellules polygonales ou arrondies, vides de chlorophylle : vient ensuite le système libéro-ligneux qui a une forme plan-convexe et qui est limité par un endoderme très apparent composé de larges cellules (*end*) polygonales, disposées sur une ou deux rangées. — Ce système libéro-ligneux est formé d'un cordon ligneux arqué, composé de trachées, de vaisseaux et de fibres disposés en files radiales et qui est recouvert par un liber mou (*l*), peu développé et par un péricycle fibreux (*per*) disposé en îlots séparés par de larges cellules — une masse de cellules à parois fortement épaissies occupe la concavité du cordon libéro-ligneux. Chacune des nombreuses nervures secondaires et tertiaires qui sillonnent le limbe de la feuille présente les mêmes éléments anatomiques, plus ou moins nettement différenciés.

Comme les amandes amères, les feuilles de Laurier-cerise renferment un ferment végétal, la *synaptase* ou *émulsine*, et un glucoside, l'*amyg-*

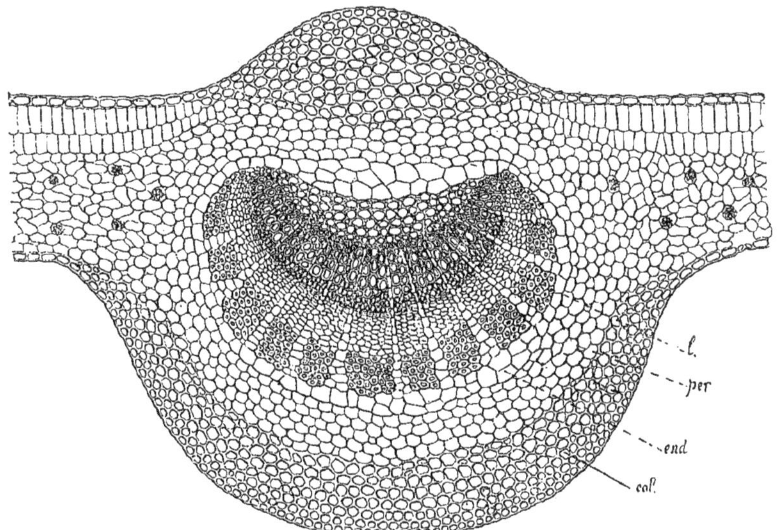

Fig. 999. — Feuille de Laurier-cerise.
Structure anatomique de la nervure médiane.

daline, qui, par leur réaction réciproque en présence de l'eau, déterminent la formation d'acide cyanhydrique et d'essence, qui donnent leurs propriétés physiologiques à ces feuilles et à l'*eau de Lauriercerise* qu'on en retire par la distillation. Si ce phénomène analogue à celui qui se passe pour la production de l'essence de moutarde et de raifort, était bien connu depuis les travaux de Robiquet, de Bussy et d'autres chimistes, les physiologistes n'avaient pu constater si le ferment et le glucoside étaient localisés dans les mêmes cellules ou dans des tissus histologiques différents. M. Léon Guignard[1] a montré d'une façon précise, au moyen de réactifs spéciaux, que

[1] L. Guignard. *Sur la localisation dans les amandes et le laurier-cerise des principes qui fournissent l'acide cyanhydrique.* J. de Ph. et de Chimie [5], XXI, 233-209 ; 1890.

la synaptase est localisée exclusivement dans la gaine endodermique, qui entoure le système libéro-ligneux et dans les larges cellules qui séparent les îlots du péricycle, et que l'amygdaline est répartie en faible proportion dans les cellules qui constituent les parenchymes de la feuille. — Il a confirmé cette observation par l'expérience directe, c'est-à-dire en faisant réagir les cellules à ferment, qu'il avait isolées par un mode opératoire spécial, sur les cellules qui contiennent le glucoside, et il a pu de cette façon déterminer la formation de l'acide cyanhydrique et de l'essence.

Un grand nombre de recherches ont été entreprises pour constater la proportion d'acide cyanhydrique contenue dans les feuilles de Laurier-cerise, et les circonstances qui peuvent modifier cette proportion. Brœker (1867) a constaté que les feuilles recueillies pendant l'hiver et au début du printemps donnent une eau distillée moins riche en acide cyanhydrique que celle qui est obtenue avec des feuilles distillées en juillet et août.

Usages. — Ces feuilles ne sont guère employées en pharmacie que pour préparer l'*eau distillée de Laurier-cerise*.

AMANDES DOUCES

Origine. — Les Amandes douces sont fournies par l'*Amandier* (*Amygdalus communis* L. var. *dulcis*), arbre d'une origine indéterminée, mais dont la culture s'est propagée depuis une époque très ancienne dans toute la région méditerranéenne et jusque dans l'Europe centrale.

Description. — Le fruit de l'Amandier est un drupe à sarcocarpe vert, velouté, qui se dessèche à la maturité, tombe en laissant sur les rameaux un noyau osseux, ovale-oblong, acuminé au sommet et perforé de petits trous inégaux. Les graines (fig. 1000) ovales ou oblongues, comprimées, élargies et renflées à la base, pointues au sommet, mesurent 2 centimètres 1/2 à

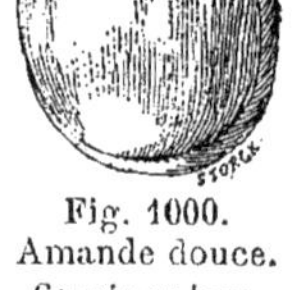

Fig. 1000.
Amande douce.
Coupée en long.

3 centimètres de longueur, 15 millimètres de largeur et 7 à 8 millimètres d'épaisseur. Elles sont recouvertes d'un spermoderme rugueux, d'une teinte brun cannelle. A un tiers environ de sa longueur au-dessous du sommet, on observe sur un des bords de ce spermoderme un large raphé qui part du hile, contourne l'extrémité arrondie et aboutit à la chalaze. De cette dernière se détachent des nervures ramifiées qui

sillonnent le spermoderme pour aboutir à son sommet, où se trouve le micropyle. En plongeant ces graines pendant quelques instants dans l'eau bouillante, on enlève facilement par la pression entre les doigts les téguments qui mettent à nu une amande composée de deux gros cotylédons plan-convexes, blanchâtres, charnus et huileux. Entre ces deux cotylédons on distingue au sommet de la graine une tigelle et une gemmule peu développées et une petite radicule droite qui fait saillie en dehors. Ces graines ont une saveur douce. Triturées dans l'eau elles donnent une émulsion laiteuse d'un goût agréable.

STRUCTURE MICROSCOPIQUE (fig. 1001). — Le spermoderme des amandes douces est constitué par trois téguments bien distincts : 1° une enveloppe entièrement formée d'une couche de grosses cellules scléreuses, très irrégulières dans leur forme qui rappelle celle d'un barillet, d'un œuf ou d'un chapeau, munies de parois assez épaisses ; 2° un parenchyme assez volumineux formé de cellules polygonales allongées dans la direction tangentielle, munies de parois colorées dans les couches extérieures, et incolores dans les couches internes : ce parenchyme est sillonné par des faisceaux fibro-vasculaires assez larges : 3° un tégument interne formé d'une rangée de cellules rectangulaires aplaties. L'albumen est représenté par une couche de cellules (*assise protéique*)

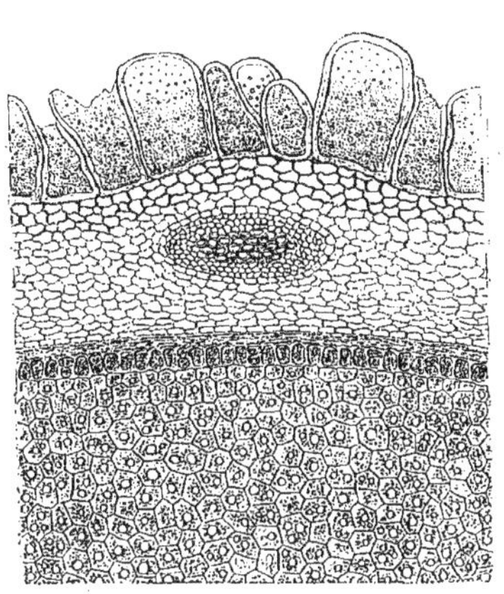

Fig. 1001. — Amande douce.

Structure anatomique.

munies de parois épaisses et renfermant une matière albuminoïde. Les cotylédons sont formés d'un tissu de cellules polygonales renfermant de l'aleurone et des globules d'huile fixe. Ce tissu est parcouru par un grand nombre de faisceaux fibro-vasculaires qui, dans leur ensemble, forment généralement (fig. 1002) une rangée plus ou moins sinueuse, localisée dans le voisinage de la face plane des cotylédons. Il existe aussi, principalement dans la région supérieure du cotylédon, d'autres faisceaux plus grêles, anastomosés avec les premiers et s'écartant davantage de la face plane. Chacun de ces faisceaux est constitué par un petit groupe de cellules spiralées représentant le bois et placé du côté interne de la feuille cotylédonnaire, par une masse de petites cellules polygonales situées en dehors et représentant le liber, et à la périphérie par des cellules plus larges qui constituent le péricycle : celui-ci est recouvert entièrement par une gaine fasciculaire représentant l'endoderme et formée de larges cellules polygonales dont les parois latérales n'ont pas de plissements caractéristiques (fig. 1003).

COMPOSITION CHIMIQUE. — Les amandes douces renferment de 50 à 55 p. 100 d'une huile fixe qu'on extrait habituellement par expression au moyen de la presse hydraulique. Au moment où elle vient d'être préparée, cette huile est souvent trouble et mélangée de matières albuminoïdes qu'elle a entraînées, mais on l'en débarrasse en la laissant déposer pendant quelque temps et en la filtrant.

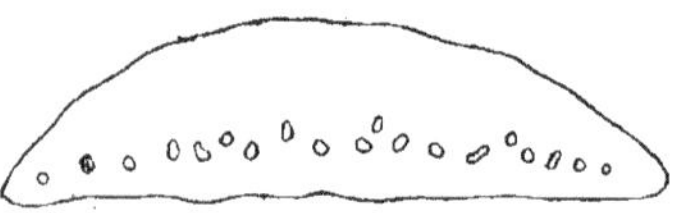

Fig. 1002. — Section transversale d'un cotylédon d'amande douce.

Ainsi préparée, l'huile d'amandes douces est très fluide, d'un jaune clair, transparente : elle a pour densité 0,92. Vers — 10° elle commence à s'épaissir, à — 16° elle se trouble et à — 21° elle se prend en masse ; elle n'est pas siccative. Récemment préparée, elle a une saveur douce et agréable, mais elle rancit facilement.

L'huile d'amandes douces est soluble dans 25 parties d'alcool froid et dans 6 parties d'alcool bouillant, très soluble dans l'éther ordinaire ainsi que dans l'éther acétique. L'acide azotique et le réactif de Poutet ne donnent pas de coloration aux couches huileuse et acide qui se produisent sous leur influence. Elle renferme environ 75 p. 100 d'*oléine*.

Elle est communément falsifiée avec l'huile qu'on retire de diverses graines d'Amygdalées, telles que celles d'abricot, de pêche et de prune. L'addition d'huile

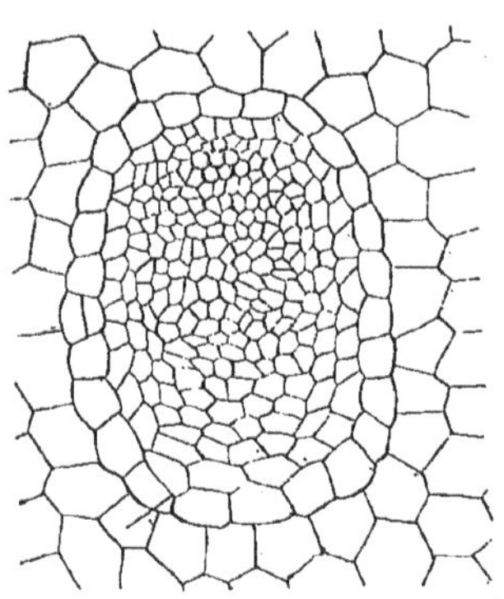

Fig. 1003.
Faisceau fibro-vasculaire d'un cotylédon d'amande douce.

d'abricots peut être reconnue, d'après Massie, à la coloration rouge cerise que l'acide azotique communique à cette huile. L'hydrate de chaux pulvérisé qui n'exerce aucune action sur l'huile d'amandes douces, forme dans le mélange de cette huile avec l'huile d'abricots une espèce de coagulum soluble à chaud, mais qui se sépare et trouble la liqueur par le refroidissement (Nicklès).

Cette huile constitue la base d'un grand nombre de préparations pharmaceutiques, des cérats, du cold-cream, de la pommade rosat : elle entre aussi dans une foule de cosmétiques préparés par la parfumerie, qui utilise aussi le tourteau d'amandes ou résidu de la préparation de l'huile d'amandes douces.

Les amandes ne sont guère employées que pour la préparation du looch blanc. La confiserie en consomme des quantités considérables pour la préparation des dragées. La sorte la plus appréciée pour cette branche d'industrie est celle qui est connue sous le nom d'*amande flot*.

AMANDES AMÈRES

Origine. — Les **Amandes amères** sont fournies par l'*Amygdalus communis* L. var. *amara* DC. (*Prunus Amygdalus* H. Bn., var. *z. amara*) dont les caractères botaniques et la distribution géographique sont les mêmes que ceux de l'espèce précédente.

Description. — Les amandes amères ne diffèrent des amandes douces que par leur dimension plus petite, leur amertume très marquée et l'odeur d'acide cyanhydrique, qu'elles exhalent quand on les mâche ou qu'on les triture avec de l'eau.

Structure microscopique. — La structure microscopique de ces graines est identique à celle des amandes douces. Sous un spermoderme composé de trois tuniques bien nettement différenciées, on observe l'assise protéique entourant la masse cotylédonnaire, qui est remplie de grains d'aleurone, au milieu desquels on distingue de nombreux globules d'huile fixe.

Composition chimique. — Les amandes amères renferment comme les feuilles de laurier-cerise un ferment spécial la *synaptase* ou *émulsine* et un glucoside, l'*amygdaline*, qui réagissent l'un sur l'autre en présence de l'eau seulement et donnent de l'*essence d'amandes amères* et de l'*acide cyanhydrique*.

Bien des recherches ont été faites par divers physiologistes, aussi bien pour déterminer la localisation de ces deux principes que pour expliquer la non-production d'acide cyanhydrique dans les organes de la plante vivante ou dans les graines mûres des Amygdalées. En 1865, Thomé concluait de ses études comparatives sur les amandes douces et les amandes amères que la synaptase ou émulsine ne se trouve que dans les amandes amères, localisée dans les faisceaux libéro-ligneux des cotylédons et que l'amygdaline existe dans le parenchyme cotylédonnaire des deux graines.

Pfeffer (1881) rejetant ces conclusions admettait comme probable que les deux principes producteurs d'acide prussique sont localisés dans la même cellule, l'émulsine dans le protoplasma et l'amygdaline dans le suc cellulaire.

En 1887, M. Johannsen démontra, par des expériences chimiques habilement conduites, que l'émulsine est localisée dans les faisceaux de toutes les amandes et que l'amygdaline existe seulement dans le parenchyme cotylédonnaire des amandes amères. Quant à l'embryon sans les cotylédons et la radicule (tigelle et gemmule), il ne renferme que de l'émulsine. Cette conclusion de l'auteur fut confirmée par M. Guignard (1890) qui au moyen des réactions microchimiques si délicates qui lui avaient permis de déterminer le siège des deux principes producteurs d'acide dans les feuilles de laurier-cerise, établit d'une façon positive que « *dans le cylindre cortical de la partie axile d'une amande l'émulsine se trouve contenue dans le péricycle, et que dans les faisceaux du cotylédon, il en est de même avec cette différence qu'on en trouve aussi une petite quantité dans l'endoderme : quant à l'amygdaline elle se trouve répartie dans la substance cotylédonnaire des amandes amères seules* ».

Usages. — Les amandes amères servent à préparer l'essence d'amandes amères qui est devenue l'objet d'un commerce très important aujourd'hui, et l'eau distillée d'amandes amères. Quoique moins riches en huile fixe que les amandes douces, on les emploie de préférence pour la préparation de l'huile d'amandes douces du commerce parce que le tourteau qui reste est utilisé pour la préparation de l'essence.

Cette essence s'obtient en faisant macérer le tourteau d'amandes amères pendant 24 heures dans l'eau : on distille ensuite en faisant passer un courant de vapeur. L'essence qu'on retire est agitée avec de la chaux, puis avec du perchlorure de fer, redistillée sur de la chaux, sur de l'oxyde de mercure pour être débarrassée de l'acide cyanhydrique et de l'acide benzoïque qu'elle contient. On en retire ainsi 7 à 8 grammes par kilogramme.

Quand elle est pure, cette essence est incolore, fluide, mais elle jaunit à l'air et s'épaissit un peu. Elle a pour densité 1,043, bout à 180° et n'exerce pas d'action sur la lumière polarisée. — Elle a une odeur aromatique spéciale.

Elle se dissout dans 30 parties d'eau et en toutes proportions dans l'alcool et l'éther; elle a une réation franchement acide. Elle ne réagit que faiblement sur l'iode qu'elle dissout lentement. Traitée par l'acide sulfurique elle donne une solution brune limpide qui se décolore presque complètement quand on ajoute de l'alcool.

ÉCORCE DE PANAMA.

Écorce de Quillaja savonneux.

Origine. — **L'écorce de Panama** ou de **Quillaja** est fournie par le *Quillaja Smegmadermos* DC. (*Smegmadermos emarginatus* Ruiz et Pavon) qui est assez communément répandu au Chili.

Description. — Cette écorce se présente en plaques de longueur et de largeur très variables, mesurant de 6 à 8 millimètres d'épaisseur. La surface extérieure est généralement dépourvue de son périderme, dont il ne reste que les vestiges bruns assez épais et profondément crevassés, de telle sorte que l'écorce commerciale est à peu près réduite aux couches libériennes, d'une teinte blanc très sale et maculée de larges taches brunes sur la surface extérieure. La face interne est très finement striée dans le sens longitudinal. La cassure est très fibreuse surtout dans les couches internes, qui laissent échapper quand on les brise, une poussière cristalline très âcre et très irritante. La section transversale (fig. 1004) présente une

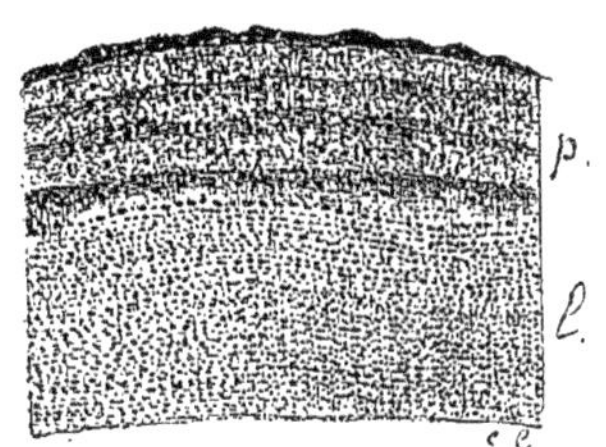

Fig. 1004.
Écorce de Panama.
Coupe schématique.

structure feuilletée en même temps qu'elle est sillonnée de stries radiales qui, s'entre-croisant avec les stries concentriques, donnent à la section une apparence quadrillée. Cette écorce est inodore : elle a une saveur qui d'abord peu marquée devient extrêmement âcre au bout de quelque temps.

Structure anatomique. — Les couches extérieures (fig. 1005) sont constituées par un périderme très épais divisé en nombreuses couches concentriques par des assises de suber (*s*) qui alternent avec des bandes assez larges d'un parenchyme coloré en brun, très riches en faisceaux fibreux et en cristaux prismatiques d'oxalate de chaux : quelques cellules de ce parenchyme plus larges que les autres sont complètement sclérifiées; le liber (*l*) est très développé et formé d'un tissu de cellules assez régulièrement disposées en files radiales. Ce liber se caractérise par la présence d'un grand nombre de cristaux et de fibres; les premiers sont des prismes allongés, les secondes sont réunies

en groupes plus ou moins volumineux, qui occupent parfois tout
l'espace compris entre deux rayons médullaires. Ces rayons sont assez
larges et sillonnent l'écorce dans toute son épaisseur.

Outre les cristaux on observe dans le parenchyme de cette écorce
une matière granuleuse qui est soluble
dans l'eau.

COMPOSITION CHIMIQUE. — Les principes actifs de l'écorce de Quillaya
sont la *sapotoxine* et l'*acide quillajique*
qui ont été étudiés récemment (1889)
par Bicklin, Robert et Pachorickoff.

La *sapotoxine* est une poudre blanche, amorphe, soluble dans l'eau, tout
à fait insoluble dans l'alcool absolu
froid, dans l'éther et dans l'alcool méthylique. Sa solution aqueuse mousse
fortement par agitation. C'est un glucoside pouvant se dédoubler en glucose et en *sapogénine*.

L'*acide quillajique* est une poudre
blanche, amorphe, insoluble dans
l'éther, soluble dans l'alcool et dans
l'eau. Sa solution mousse aussi avec
l'eau.

Outre ces deux principes, l'écorce
de Panama renfermerait encore, d'a-
près Robert, de la *saponine* et un
hydrate de carbone, la *lactosine*.

USAGES. — Cette écorce a été proposée comme succédané du Poly-

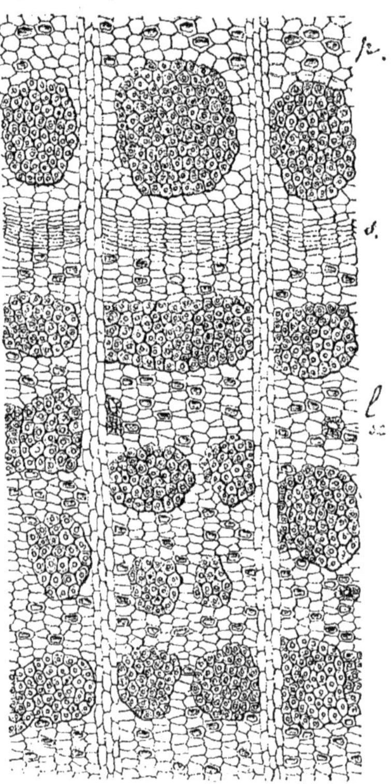

Fig. 1005. — Ecorce de Panama.
Structure anatomique.

gala et serait même préférable à ce dernier, dont la saveur est désagréable pour beaucoup de malades et qui a l'inconvénient de produire
de la diarrhée et des vomissements. On l'administre en décoction à
la dose de 5 grammes p. 2000 d'eau et à la dose d'une cuillerée
à café toutes les deux heures. La teinture de cette écorce est employée avec succès pour émulsionner les substances résineuses.

LÉGUMINEUSES

Plantes herbacées, arbustes, arbrisseaux ou arbres atteignant parfois de très
grandes dimensions. Feuilles alternes, très rarement simples, presque toujours
composées-pennées et stipulées. Fleurs à inflorescence très variée, en général
hermaphrodites et irrégulières. Calice tantôt tubuleux, à cinq dents inégales, tantôt à cinq divisions plus ou moins profondes et inégales. Corolle rarement nulle,
parfois régulière, très souvent *papilionacée* et composée de cinq pétales inégaux,
dont un supérieur, régulier, plus grand, appelé *étendard*, deux latéraux appelés
ailes et deux inférieurs plus ou moins soudés et formant la *carène*. Étamines
indéfinies ou au nombre de dix, diadelphes, parfois monadelphes ou entièrement libres. Pistil essentiellement unicarpellé et uniloculaire, contenant un ou
plusieurs ovules attachés à la suture interne. Le fruit est constamment une gousse
présentant des variations infinies : il est sec ou charnu, déhiscent ou rarement
indéhiscent, ordinairement à une seule loge, parfois divisée par de fausses cloisons.
Graines dépourvues d'albumen.

CARACTÈRES ANATOMIQUES. — Stomates entourés par trois ou quatre cellules
n'ayant pas de direction déterminée, souvent bordés par deux cellules latérales
parallèles à l'ostiole (*Sénés*). Cristaux en général prismatiques, localisés surtout
contre les faisceaux fibreux ou scléreux. Poils tecteurs unicellulaires coniques.
Pas de liber interne.

De tous les caractères anatomiques des Légumineuses, celui qui offre le plus de
constance et qui constitue véritablement le trait spécial de cette famille, c'est la
structure de la graine et surtout de son spermoderme.

Le spermoderme des graines de Légumineuses comprend trois couches bien
distinctes :

1º Une couche extérieure formée d'une rangée de cellules prismatiques, allongées
perpendiculairement à la surface de la graine, juxtaposées en forme de palissade.
Ces cellules présentent des épaississements longitudinaux qui s'atténuent peu à
peu vers leur moitié inférieure, se rapprochent dans la partie supérieure de telle
sorte que la cavité cellulaire assez large à sa base devient presque linéaire à son
sommet. La présence de ces épaississements donne à ces cellules vues de face une
disposition toute particulière qui varie avec la largeur du lumen et le mouvement
qu'on imprime à la vis micrométrique. Sur une section transversale des graines,

la zone extérieure ou scléreuse présente presque constamment, à quelque distance
de son bord supérieur, une ligne plus claire qu'on a désignée sous le nom de *ligne
lumineuse*.

2° Une couche de cellules en général renflées ou élargies à leurs extrémités supérieure et inférieure, étranglées en leur milieu. Ces cellules en forme d'I sont munies de parois épaisses : elles se touchent par leurs extrémités renflées et laissent ainsi entre leurs étranglements des méats assez larges. Leur forme spéciale leur a fait donner le nom de *cellules en sablier*. Vues de face elles forment un tissu de cellules hexagonales régulières, dans l'axe desquelles se projette un cercle quelquefois double représentant la section de la partie étranglée (fig. 1007).

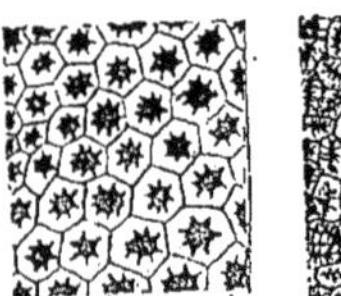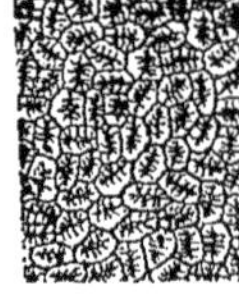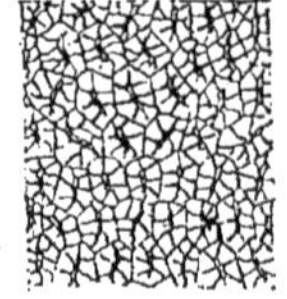

Fig. 1006. — Cellules prismatiques en palissade.
Vues de face.

3° La troisième enveloppe est un parenchyme qui varie beaucoup dans sa forme,
dans son épaisseur et sa consistance : il est tantôt composé de cellules aplaties,
tantôt de cellules rameuses entremêlées, remplies de matière colorante ; tantôt le
parenchyme, très irrégulier dans sa partie extérieure, est, dans sa partie interne,
formé de cellules très régulièrement disposées (*Bonduc*).

APPAREIL SÉCRÉTEUR. — L'appareil sécréteur des Légumineuses est représenté soit par des cellules à tannin, soit par des canaux sécréteurs qui renferment des oléorésines, soit par des glandes mucilagineuses.

Le tannin se rencontre dans un certain nombre de Légumineuses et sa localisation n'est pas toujours la même ; il se trouve parfois dans l'écorce seule-

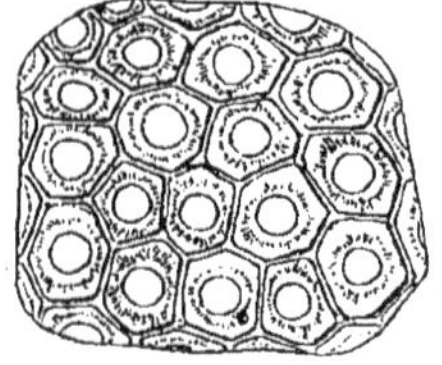

Fig. 1007. — Cellules en
sablier.
Vues de face.

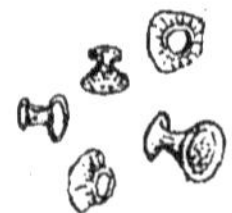

Fig. 1008. — Cellules en sablier
isolées.

ment, d'autres fois dans l'écorce et dans la moelle, ou au pourtour de la moelle seulement. D'après M. Trécul [1], quand les cellules à tannin sont localisées dans l'écorce,
elles peuvent être seulement extra-libériennes ou bien disposées en une ou deux
séries sur chacun des faisceaux libériens ou encore éparses ou groupées sous ces
faisceaux. Quand elles n'existent que dans la moelle, elles sont ou opposées aux
faisceaux vasculaires ou placées entre les parties des faisceaux vasculaires qui font
saillie dans la moelle soit sur les côtés de ces faisceaux, soit sur le milieu de
l'espace qui les sépare. Si elles existent dans la moelle et l'écorce, ces divers
modes de localisation peuvent se trouver combinés. Le tannin peut se rencontrer
aussi dans le périderme et le collenchyme. Les cellules à tannin sont en général
superposées en séries longitudinales de manière à constituer des vaisseaux tannifères, dont les parois ne sont pas perforées ; elles sont toujours plus longues que
celles du parenchyme qui les avoisine.

Quelques Légumineuses (*Copaifera, Myroxylon*) produisent des oléorésines dont
le mode de formation est tout à fait différent. Dans le jeune âge ces plantes

[1] *Ann. des Sc. natur. Bot.*, t. IV, 1865, p. 378.

présentent dans leur écorce des canaux sécréteurs localisés dans le parenchyme cortical, un peu au-dessus du péricycle. Mais tandis qu'ils disparaissent d'assez bonne heure dans les écorces de *Myroxylon*, ces canaux persistent dans les écorces de *Copaifera*, se développent rapidement dans la zone ligneuse et y constituent un appareil sécréteur des plus actifs dont le mode de formation a été étudié et décrit récemment par M. Guignard [1]. Les observations faites sur des troncs même peu volumineux de *Toluifera* permettent de constater la disparition des canaux sécréteurs dans l'écorce et l'absence complète dans le bois; les études chimiques faites récemment par Trog [2] sur l'écorce du *Myrospermum Pereiræ* Royle, et par Oberländer [3] sur l'écorce du *Myroxilon toluiferum* H. B. K. leur ont révélé

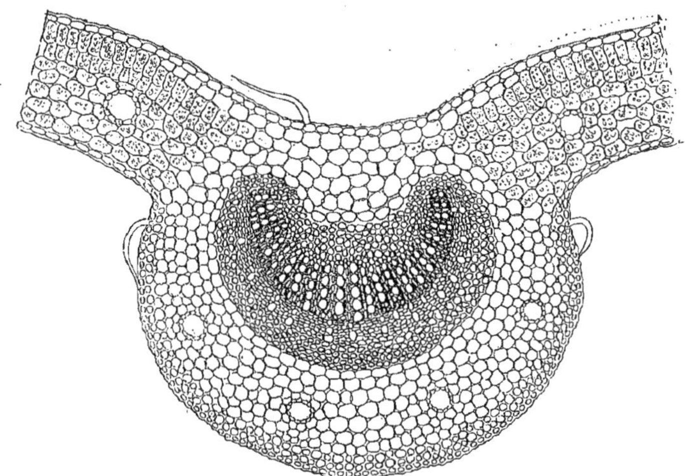

Fig. 1009. — Feuille de *Copaifera Langsdorffii*.
Structure de la nervure médiane.

l'absence dans ces écorces des principes qui constituent le *baume de Tolu* et le *baume de Pérou*; aussi ces auteurs s'accordent-ils à considérer ces deux baumes comme des produits pathologiques.

Les feuilles de *Copaifera* et de *Myroxylon* présentent constamment des poches sécrétrices pluricellulaires dans leur limbe et des canaux sécréteurs dans le tissu fondamental qui entoure le système libéro-ligneux (fig. 1009).

Quant aux produits gommeux retirés des Légumineuses, nous verrons en parlant des gommes arabiques et de la gomme adragante que ces produits ont une origine toute différente de celle des gommes qui sont sécrétées par quelques espèces (*Inga*, *Stryphnodendron*) dans des cellules spéciales (*cellules gommeuses*) qui sont localisées dans leur partie libérienne.

[1] L. Guignard. *L'appareil secréteur des Copaifera*. (Bull. de la Soc. bot. de France, t. XXXIX, p. 333.)

[2] *Archiv. der Pharm.*, CCXXXII, et *Pharm. Journal*, avril 1894.

[3] *Archiv. der Pharm.*, [3], XXXII, p. 561, 1894.

Les Légumineuses forment une des familles les plus vastes du règne végétal et l'une des plus importantes aussi bien au point de vue thérapeutique qu'au point de vue industriel. Les plantes qui la composent se rencontrent dans toutes les parties du globe et sous tous les climats, mais abondent surtout dans les pays chauds, plus sous l'hémisphère boréal que sous l'hémisphère austral, plus encore dans l'ancien que dans le nouveau continent. A côté d'espèces très précieuses pour la thérapeutique (Séné, fève de Calabar), cette famille renferme un grand nombre de plantes alimentaires, soit par leurs graines soit par leurs gousses. Les *Acacias* ne sont pas seulement précieux pour l'abondance et la qualité de la gomme qu'ils fournissent pour les besoins de la thérapeutique et d'un grand nombre d'industries, ils donnent encore au commerce des bois extrêmement précieux. Plusieurs Légumineuses sont très appréciées aussi pour leur matière colorante ; il nous suffira de citer sous ce rapport l'Indigo et les bois du Brésil et de Fernambouc. A côté de quelques espèces fournissant des graines oléagineuses, cette famille renferme les plantes qui constituent la majeure partie de nos fourrages et de nos prairies artificielles.

MIMOSÉES

Plantes à préfloraison valvaire, à insertion hypogyne. — Fleur régulière, parfois même gamopétale ; étamines libres en nombre défini ou indéfini.

GOMME ARABIQUE

Origine. — La gomme arabique est produite par plusieurs espèces d'Acacia qui sont :

1° L'*Acacia Senegal* W. (*A. Vereck* Guill. et Perr., *A. rupestris* Stocks, *Mimosa Senegal* L., *M. Senegalensis* Lam.), petit arbre de 5 à 6 mètres de hauteur, qui s'étend depuis la Nubie jusqu'à la Sénégambie à travers le Soudan. C'est lui qui fournit une partie des gommes du Sénégal et qui seul produit, d'après Schweinfurth, la belle gomme blanche qui s'exporte chaque année du Kordofan et des régions qui bordent le Nil supérieur.

2° L'*A. Stenocarpa* Hochst., grand arbre qui habite le sud de la Nubie et l'Abyssinie.

3° L'*A. Seyal* Delille, var. *Fistula* (*A. Fistula* Schweinf.), grand arbre qui croît dans le Sennaar et le sud de la Nubie. Il fournit comme le précédent une gomme brunâtre, bien inférieure à celle de l'*A. Vereck*.

4° L'*A. Arabica* W. (*A. Nilotica* Desf., *A. vera* Willd., *A. Adansonii* Guill. et Perr., *Mimosa nilotica* L., *M. arabica* Lam.). L'aire géographique de cette espèce est extrêmement vaste et Bentham y a distingué quatre variétés principales : l'une qui croît au Sénégal (var. *tomentosa*) ; une seconde (var. *nilotica*) qui habite la côte occidentale d'Afrique et la région du Nil : la troisième (var. *indica*) qui croît à l'état de culture ou à l'état sauvage dans la plus grande partie de l'Inde, et la quatrième (var. *kraussiana*) qu'on rencontre à Port-Natal. Pendant longtemps on a rapporté à l'*A. arabica* l'origine principale des gommes arabiques qui viennent de l'est et de l'ouest de l'Afrique aussi bien que de l'Arabie, mais en réalité elle ne fournit qu'une partie de la *gomme arabique de l'Inde*.

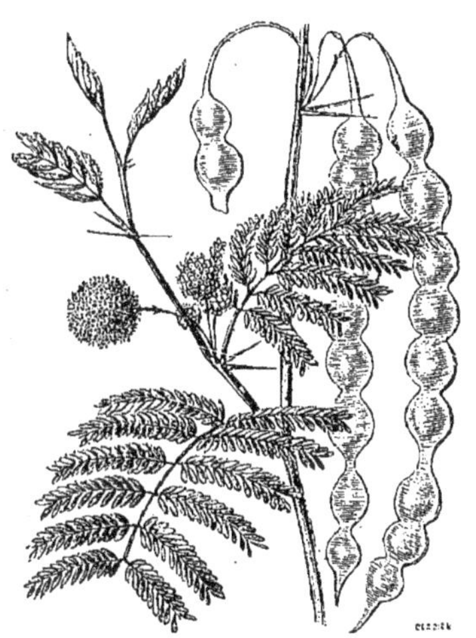

Fig. 1010. — *Acacia arabica.* Rameau florifère et fructifère.

5° L'*A. horrida* Willd. (*A. Capensis* Burch.), très communément répandu dans les déserts du sud de l'Afrique et qui fournit la plus grande partie de la gomme qui arrive de cette région.

Et enfin les *A. decurrens* Willd., *A. dealbata* Link., *A. homalophylla* Cunn., *A. pycnantha* Benth., qui croissent en Océanie et fournissent les gommes arabiques d'Australie. Ces Acacias d'Australie réussissent fort bien sur le littoral de la Provence, où ils sont devenus l'ornement des jardins et où ils fournissent des fleurs pour l'exportation pendant les mois d'hiver. Plusieurs d'entre eux y ayant donné déjà de la gomme, il y aurait un grand intérêt à propager leur culture en Algérie et à essayer d'ouvrir la voie à une exploitation fort importante. L'essentiel serait, dans ce cas, d'y introduire des arbres déjà atteints de la diathèse gommeuse, qu'on pourrait communiquer par greffes ou par inoculation aux Acacias non gommiers.

FORMATION. — La gomme arabique est une production morbide dont M. Trécul (1860) explique la formation par une nutrition trop abondante des nouveaux tissus. Ceux-ci recevant trop de sève, les jeunes cellules de la zone génératrice sont résorbées ; il se forme des lacunes qui se remplissent de liquide auquel se mêle le contenu des cellules dissoutes. Si les lacunes sont dans le voisinage de l'écorce, la gomme qui s'y accumule finit par les rompre et arrive au dehors après avoir traversé l'écorce. Si la destruction des cellules génératrices est complète, il en résulte une véritable lésion connue sous le nom de *maladie de la gomme*.

Dans de nouvelles recherches entreprises l'année suivante, M. Trécul[1], étudie de nouveau les lacunes qu'il désigne sous le nom de *Cavernes de résorption* et il conclut que la gomme résulte non seulement d'une transformation des membranes cellulaires, c'est-à-dire de la cellulose, mais que le contenu des cellules fibreuses et des cellules parenchymateuses concourt à la génération et que la substance d'aspect gommeux qui est contenue dans les vaisseaux n'est pas formée aux dépens des parois cellulaires.

Reprenant les idées de Hugo Mohl sur la formation de la gomme adragante, Wigand[2] conclut que la gomme arabique est due à la transformation en matière soluble des parois cellulosiques du parenchyme de la tige et des branches.

. M. Franck[3] confirme l'opinion de Wigand, et admet en outre que la production de la gomme doit être directement rattachée au phénomène même de la nutrition.

M. Sorauer[4] considère la gomme comme produite par une altération des parois cellulaires et des vaisseaux du bois. La cause de son épanchement serait due à l'accumulation en certains points de matières plastiques par suite d'un défaut d'équilibre dans la production des nouveaux tissus.

En 1875, M. Prilleux[5] publia sur la sécrétion gommeuse des arbres fruitiers de nos pays un mémoire très intéressant dont nous avons rappelé les conclusions en parlant de la gomme du Cerisier (p. 419).

Tout récemment, M. Lutz[6] a entrepris une série d'expériences sur la marche de la gommose ou l'affection gommeuse dans les tissus des Acacias. D'après lui, cette affection peut se manifester sur toutes les parties de la plante. Elle apparaît dès le début de la différenciation secondaire des tissus, atteint d'abord le cambium, puis le liber. Des altérations importantes se manifestent ensuite dans le bois, altérations consistant en des épaississements de formes diverses, localisés sur des

---

[1] *L'Institut*, 1862, p. 218.

[2] Wigand. *Ueber die Desorganisation der Pflanzenzelle.* Pringsheim's Jahrb., 1863, III, p. 55 et 115.

[3] *Pringsheim's Jarhrb.*, 1866-1867, t. V, p. 184.

[4] *Landwirthsch. Versuch. stationen*, 1875, t. XV, n° 6, p. 454.

[5] *Ann. des sc. nat. Bot.*, 1875, p. 176.

[6] L. Lutz. *Contribution à l'étude chimique et botan. des gommes.* Thèse Ec. d. Ph. de Paris, 1895.

espaces plus ou moins étendus de cette zone. Puis le parenchyme cortical le premier, les fibres péricycliques ensuite s'altèrent et manifestent les réactions de la gomme. Cette substance apparaît ensuite dans les vaisseaux du bois.

Étudiant comparativement la gommose des Acacias et des arbres fruitiers indigènes, M. Lutz a observé une marche à peu près analogue des phénomènes. Il a constaté seulement que chez les Acacias, les lacunes à gomme se forment uniquement dans l'écorce et le péricycle, tandis que chez les arbres fruitiers elles se forment exclusivement dans les couches extérieures du bois. Ces lacunes se produisent par un gonflement exagéré des parois cellulaires, qui finissent par constituer une masse informe dans laquelle on retrouve de place en place les restes des cellules incomplètement détruites.

On ne sait pas encore d'une façon bien positive sous quelle influence la gomme prend naissance dans les tissus des Acacias. Dans ces dernières années, plusieurs travaux ont été publiés sur les causes déterminantes de la gommose. Martins[1] pense que l'un des modes d'excrétion de la gomme sur l'*Acacia Verek* serait dû au développement sur cette plante d'une Loranthacée parasite qui, par suite de l'affaiblissement du végétal, y amènerait la formation de la gomme.

Wiessner[2] essaie de mettre cette formation sous la dépendance d'un ferment spécial et caractéristique se rapprochant des ferments diastasiques, et qui existerait dans les gommes et dans les tissus en voie de métamorphose gommeuse. Ce ferment transformerait la cellulose en gomme.

Beyerinck[3], qui a fait de nombreuses recherches sur la formation de la gomme dans les arbres fruitiers indigènes, attribue cette transformation à la présence d'un champignon ascomycète, le *Coryneum Beyerinckii* (*Pleospora gummipara* Oudemans). Il a constaté qu'une incision faite dans l'écorce de ces arbres ne suffit pas pour y déterminer la production de la gomme, mais que cette substance apparaît quand on introduit dans la blessure un fragment de gomme de Cerisier renfermant ce champignon. Ce microorganisme agirait non seulement par lui-même, mais encore en engendrant, à la manière d'un ferment, un liquide actif qui, pénétrant dans les cellules voisines, y déterminerait la transformation en gomme des parois cellulaires, des grains d'amidon, etc.

---

[1] *Revue des Sciences naturelles*, t. III, mars 1875, p. 553.
[2] *Sitzunger d. Wiener Akadem.* Juli 1885.
[3] *Jahresber. der Pharm.*, 1883-1884, p. 18.

Nous ferons, toutefois, remarquer que si les *Coryneum* jouent un rôle actif dans la gommose des arbres fruitiers, il n'en est pas de même pour les Acacias gommiers, car on ne les y rencontre pas.

Quoi qu'il en soit, la maladie qui produit la gomme est endémique, car tous les Acacias gommiers en sont simultanément frappés dans un lieu donné.

Récolte. — L'exsudation de ce produit se fait naturellement à la suite de la saison pluvieuse ; elle est facilitée par la dessiccation de la surface de l'écorce qui se fendille sous l'influence des vents chauds, qui soufflent à cette époque. Néanmoins, d'après Vaughan, les Somalis qui habitent la côte orientale d'Afrique provoquent l'écoulement de la gomme en pratiquant des incisions sur les troncs et les branches.

Quand le terrain a été desséché par le vent d'est, les esclaves Maures installent leurs campements dans les forêts d'Acacias et enlèvent la gomme qui a exsudé des troncs, soit à la main, soit au moyen d'une longue perche munie d'un crochet en fer, à son extrémité. L'exsudation est d'autant plus abondante et la gomme supérieure en qualité que la chaleur est plus intense et que la saison sèche se prolonge davantage. Dans les années favorables, la gomme est d'une belle transparence, les morceaux sont plus gros et plus friables. Le contraire se produit dans les années où des pluies précoces et persistantes abrègent la saison estivale : la récolte est moins abondante et la gomme qui a subi l'action de l'humidité se durcit, se colore en jaune et prend une teinte grisâtre qui lui fait perdre sa transparence.

Caractères. — La gomme arabique, et sous ce nom nous comprenons toutes les gommes produites par les Acacias dont nous avons parlé plus haut, n'a pas de forme nettement caractéristique. Quand elle est pure, elle est concrète, incristallisable, incolore, parfois brunâtre, rougeâtre ou jaunâtre, d'une saveur à peu près nulle. Sa densité varie entre 1,50 et 1,60. Elle se dissout complètement dans l'eau et donne un liquide épais, de saveur fade, à réaction nettement acide : elle se dissout dans l'alcool faible (2 p. d'alcool à 22°), mais cette solubilité diminue rapidement à mesure que le titre alcoolique s'élève : ainsi l'alcool à 40° n'en dissout plus que 1/10 : elle est insoluble dans l'éther et les corps gras. Elle dévie à gauche le plan de polarisation. Traitée par l'acide nitrique, elle donne de l'*acide mucique*.

La solution de gomme arabique ne précipite pas par l'acétate neutre de plomb, mais elle donne avec l'acétate basique un précipité abondant.

La gomme arabique est constituée essentiellement par un mélange de combinaisons solubles d'un acide végétal, l'*acide arabique* ou *arabine* avec des bases minérales, le potasse et la chaux.

L'arabine est complètement soluble dans l'eau ; cette solution diffère de celle de la gomme en ce qu'elle n'est pas précipitée par l'alcool : elle est précipitée par le sous-acétate de plomb et donne avec les sels de fer au maximum un précipité floconneux de couleur orangée, qui se dissout dans les acides.

L'arabine, d'après M. Frémy, est un véritable sel composé d'*acide gummique*, de chaux et de potasse. En traitant une solution visqueuse de ces gummates par l'acide sulfurique concentré, M. Frémy l'a transformée et obtenu de l'*acide métagummique*, insoluble dans l'eau.

D'après Martina[1] la plupart des gommes seraient composées pour la plus grande partie et quelquefois même en totalité par deux anhydrides de glucose : un *anhydride d'hexaglucose* et un *anhydride de pentaglucose ;* cela ressortirait de la propriété qu'elles possèdent quand elles sont soumises à l'hydrolyse de donner naissance à du *galactose* (hexaglucose) et à de l'*arabinose* (pentaglucose).

Les gommes arabiques qui sont utilisées en médecine sont désignées sous différents noms qui rappellent leur pays d'origine : les principales sont les **gommes du Sénégal** et les **gommes du Soudan.**

GOMMES DU SÉNÉGAL

On distingue dans les gommes du Sénégal :

1° La **Gomme du bas du Fleuve** ou de **Podor,** dont la production paraît avoir lieu sur la zone qui borde le Sahara, du côté opposé à notre colonie algérienne. L'*Acacia Vereck* qui la fournit exclusivement forme des forêts plus ou moins vastes dans les terrains sablonneux qui bordent le fleuve Sénégal, sur la rive droite dans le pays des Maures Braknas et Trarzas, le Galam, le Boudou, et sur la rive gauche dans les pays de Walo et de Cayor. La traite de cette gomme commence à Dagana, se continue à Podor, à Salda et se termine à Matand ; c'est à la distribution géographique de ces diverses escales réparties sur un parcours de 434 kilomètres que cette gomme doit son nom de bas du Fleuve.

Elle se présente en larmes blanches ou d'un jaune pâle, sèches, dures, peu volumineuses, non friables, ovales ou vermiculées ; tordues sur elle-mêmes, ridées ou fendillées à l'extérieur, transparentes et

[1] *Apotheker Zeitung*, 1894, p. 295.

vitreuses à l'intérieur, à cassure conchoïdale. La partie centrale est souvent vide, surtout dans les larmes cylindriques. Parfois aussi elle se présente en morceaux plus gros, sphériques ou ovales, pouvant atteindre le poids de 500 grammes. Ces morceaux sont de couleur rougeâtre, moins secs et moins cassants. Cette sorte est généralement employée pour les usages pharmaceutiques; elle donne un mucilage plus épais, plus filant, moins clair que celui de la gomme du Soudan, mais qui se conserve bien.

2° La **Gomme du haut du Fleuve** ou de **Galam,** dont la traite commence à Bakel et se termine à Médine. Cette gomme, encore désignée sous les noms de *Salabreda, Sadra-brada* ou *gomme friable*, est formée de morceaux irréguliers, anguleux, brisés, brillants, en général de couleur blanche, mais mêlés d'un grand nombre de morceaux appelés *marrons* ou *gomme lignirode*. Ces marrons sont d'une couleur foncée noirâtre, opaques et raboteux à la surface, et portent souvent en leur milieu une cavité ovoïde que Guibourt regarde comme une sorte de loge ayant abrité un insecte. Ils sont très abondants dans les années de bonne récolte et les Maures s'en servent comme nourriture.

Après achat ou échange contre diverses marchandises, dont la principale est la *guinée* (espèce de cotonnade bleue), les gommes du Sénégal sont mises en balles de 80 kilos environ et expédiées à Saint-Louis, d'où elles sont dirigées sur Bordeaux, où on les soumet à un triage complet. Elles sont divisées en plusieurs catégories connues sous les noms de *Gomme grosse blanche, Gomme petite blanche, Grosse blonde, Petite blonde, Blonde larmeuse, Damienne blonde ou rouge, Fabrique, Grabeaux.*

La production annuelle de la Gomme du Sénégal varie entre 2 millions et 2,500,000 kilogrammes. Quoique assez considérable, cette proportion est loin de répondre aux exigences de l'industrie, qui tire du Soudan une grande partie des gommes nécessaires à ses besoins.

GOMMES DU SOUDAN

On distingue plusieurs variétés de gommes du Soudan qui sont :

1° La **Gomme du Kordofan.** Cette variété, la plus estimée des gommes du Soudan et désignée sous les noms d'*Hashabr* et de *Gomme blanche du Sennaar* (*White Sennaar Gum* des droguistes anglais), se récolte principalement dans la province de Dejara au Kordofan, d'où elle est envoyée de Bara et d'El-Obeid à Dabbeh sur le Nil pour être transportée au Caire. Elle est produite par l'*A. Vereck* sur le tronc

duquel elle exsude en masses que l'on détache à coups de hache. Elle
se présente en morceaux ovoïdes ou sphériques, rarement vermicu-
laires, parfois anguleux, de la grosseur d'une noisette. Ces morceaux,
ont généralement une couleur blanche ; quelques-uns d'entre eux sont
un peu jaunâtres ; leur cassure est vitreuse et présente à l'intérieur
une grande quantité de fissures. A 100° ces crevasses augmentent, et
la gomme devient très friable. Exposée à l'air humide cette gomme
absorbe lentement environ 6 p. 100 d'eau ; elle a pour densité 1,44.
Elle donne avec l'eau une solution à peine teintée et ne laisse pas de
résidu. 100 parties de cette gomme traitée par de l'acide nitrique
donnent 24 parties d'acide mucique.

2° La **Gomme dure de Khartoum,** qu'on confond souvent avec la
précédente. Elle se distingue cependant par sa consistance, par le
volume un peu plus considérable de ses fragments et par son aspect
général moins uniformément blanc : elle est souvent mélangée d'une
faible proportion de substances étrangères et de quelques débris
ligneux ; aussi sa solution est-elle légèrement teintée en jaune.

Pendant le blocus du Soudan, ces deux sortes si appréciées ont été
remplacées en partie par une gomme de qualité inférieure, désignée
sous le nom de *gomme gésireh*, dont il existait aussi plusieurs variétés.
La plus appréciée d'entre elles arrivait de Kassala par la voie de Mas-
souha, et les sortes inférieures venaient de Sennaar sur le Nil Bleu.
Cette gomme se présente en petits fragments irréguliers, la plupart
de couleur jaunâtre, souvent bruns, parfois complètement rouges,
mêlés de débris végétaux et autres impuretés : elle donne une poudre
gris violacé, d'odeur fade ; elle laisse dans l'eau un résidu qui gonfle
sans se dissoudre.

La **Gomme Talca** ou **Gomme de Souakim** est une sorte encore
inférieure à la précédente ; elle est produite par l'*A. Seyal*, var. *Fistula*
Schweinf. et surtout par l'*A. Stenocarpa* Hocht., qui croissent sur les
plateaux stériles de Takka ; elle nous arrive d'Alexandrie par la voie
de Souakim.

Depuis le soulèvement du Madhi, qui remonte à l'année 1883 et qui
a entraîné l'incendie d'un grand nombre de forêts où végétaient les
acacias gommiers, les belles gommes du Kordofan sont devenues très
rares et ont vu leur prix s'élever de 300 francs à 1,200 francs les
100 kilogrammes. La rareté de cette marchandise a amené sur les
divers marchés l'emploi de gommes inférieures, qui jusqu'alors
n'avaient été que peu ou pas employées et parmi lesquelles nous
mentionnerons spécialement les *gommes d'Aden*, du *Cap*, d'*Australie*,
de l'*Inde* et du *Brésil*.

GOMMES D'ADEN

Sous ce nom on désigne des gommes qui sont récoltées dans le pays des Somalis, sur les bords de la mer Rouge, et qui sont réunies à Aden pour être expédiées à Bombay, d'où elles arrivent en Europe.

Ces gommes se présentent en fragments d'aspect et de dimension très variables ; quelques-uns sont absolument incolores et transparents ; d'autres blancs, contournés, à surface poussiéreuse ; en général ils sont parfaitement limpides à l'intérieur et présentent une cassure conchoïdale très nette : ils sont parfois mélangés de fragments brunâtres de forme allongée : leur odeur est légèrement poivrée et rappelle quelquefois celle de l'encens.

Le sud de l'Arabie produit aussi une petite quantité de gommes qui arrivent par la même voie. Une d'entre elles, la *gomme de la Mecque*, est en fragments de petite dimension, souvent presque pulvérisés, et très peu colorés ; sa solubilité presque complète, l'absence de débris végétaux englobés dans la matière, la rendraient propre aux usages pharmaceutiques si elle ne possédait pas une odeur désagréable.

GOMME DU CAP

La colonie du Cap est le centre d'une exportation assez considérable de gomme fournie par l'*A. horrida* Willd., qu'on mélange en Angleterre avec les meilleures sortes du Soudan.

Les **Gommes du Cap** sont colorées assez uniformément en brun ambré ; leur dimension varie peu, leur surface est lisse ; les contours sont arrondis ; quelques-unes rappellent beaucoup l'aspect du mastic et d'autres plus allongées, celui de la sandaraque ; elles sont assez souvent mélangées d'impuretés.

D'après M. Vée [1], le caractère constant de ces gommes, indépendamment de leur aspect extérieur, paraît être de fournir des mucilages très épais, peu colorés et de dévier le plan de polarisation.

GOMME DE L'INDE

La gomme produite dans l'Indoustan est fournie surtout par l'*A. arabica*, qui croît abondamment dans le Sindh et le Guzerah. A peu près

[1] G. Vée. *Etude sur les gommes dites arabiques.* Thèse Ec. de Ph. de Paris, 1888.

négligée jusqu'à ces dernières années, elle commence à faire l'objet d'un trafic assez important et le chiffre total des exportations de Bombay pour 1887 peut être évalué à 60,000 quintaux.

La sorte dite de *Pondichéry* est peu employée. Elle est en général très colorée; les fragments blancs et transparents y sont fort rares. Presque complètement soluble dans l'eau, elle donne une solution d'un brun foncé.

La *gomme de Bombay* présente un meilleur aspect. La couleur assez uniforme varie du jaune pâle au brun clair, les contours sont irréguliers avec les formes les plus diverses, rarement allongées : la surface est assez terne, quelquefois pulvérulente : la cassure est nette et transparente.

La *gomme Ghatti* n'est devenue un objet de commerce un peu important que depuis quelques années ; elle est peu colorée. Elle se présente en larmes allongées, souvent vermiculées; la surface, le plus souvent lisse, est quelquefois marquée de stries parallèles et peu profondes; certains morceaux rappellent même l'aspect de la gomme adragante : peu soluble dans l'eau, elle donne avec ce véhicule un mucilage faiblement coloré, mais très visqueux et filant.

Parmi les gommes de provenance indienne nous citerons encore la *gomme Amrad* et la *gomme Dhaura* qui est fournie par l'*Anogeissus latifolia* Wall., du groupe des Combrétacées; cette dernière se présente en larmes vermiculées, très peu colorées, translucides, ayant la saveur de la gomme arabique, facilement solubles dans l'eau froide avec laquelle elles donnent un bon mucilage légèrement odorant. Elle pourrait remplacer avantageusement la dextrine.

GOMME D'AUSTRALIE

La **Gomme d'Australie** est fournie par plusieurs Acacias dont les principaux sont l'*A. pycnantha* Benth., l'*A. decurrens* Willd. et l'*A. dealbata* Linck.

Elle se présente en morceaux fortement colorés et de dimensions souvent considérables. La surface en est assez profondément sillonnée et rugueuse, souvent recouverte d'une poussière fine : les uns affectent une forme presque globuleuse, les autres, allongés et amincis aux extrémités, sont souvent arqués : leur cassure est nette et vitreuse, leur poudre est faiblement rougeâtre.

GOMME DU BRÉSIL

La **Gomme du Brésil,** dont l'apparition sur le marché est toute récente, se présente en morceaux de dimensions très variables, dont les plus volumineux peuvent atteindre le poids de 500 grammes : mais elle se compose généralement de fragments de 25 à 30 grammes, de couleur ambrée ou brun rougeâtre. Les uns provenant de fragments plus gros sont très irréguliers, à arêtes vives, anguleux ; d'autres plus rares sont arrondis ; les uns ont un aspect résinoïde, les autres sont ternes, marqués de stries irrégulières ; ils sont souvent mélangés de débris ligneux. Cette gomme utilisée dans la médecine locale comme succédané de la gomme du Sénégal est exempte d'odeur ; sa saveur est fade et mucilagineuse ; son origine botanique est encore indéterminée.

Ces différentes gommes n'ont guère pris d'importance commerciale que depuis quelques années. Elles ont été l'objet d'une description détaillée et d'une étude approfondie de la part de M. Vée[1] qui en a examiné un grand nombre d'échantillons et décrit les réactions qui permettent de les distinguer des gommes du Sénégal et du Soudan.

CACHOUS

Origine. — Les **Cachous** sont des produits astringents qui se présentent en masses plus ou moins considérables et ne colorent pas la salive en rouge comme d'autres sucs de même apparence, dont nous aurons à nous occuper plus loin sous le nom de *kinos.*

Dans la partie de cet ouvrage consacrée à l'étude des produits fournis par la famille des Palmiers, nous avons déjà décrit une espèce de cachou qui est fournie par l'*Areca Catechu* L. ; nous ne nous occuperons ici que de ceux qui sont fournis par des *Acacias.*

Deux espèces d'*Acacia* concourent à la production de ces cachous, ce sont :

1° L'*A. Catecha* Willd. (*Mimosa Catechu* L. f. — *M. Sundra* Roxb.), arbre originaire des Indes orientales, abondamment répandu sur les montagnes de Coromandel, à Ceylan, dans le Bengale, dans le Pégu, et qui se rencontre aussi dans les forêts tropicales de l'Afrique orientale, dans le Soudan, le Sennaar, l'Abyssinie, ainsi que dans certaines parties de l'Amérique et notamment à la Jamaïque ; mais on ne l'em-

---

[1] G. Vée. *Étude sur les gommes dites arabiques.* Thèse E. de Ph. de Paris, 1888.

ploie pas dans ces régions pour la préparation du Cachou, qui vient surtout de Pégu.

2° L'*A. Suma* Kurz (*A. Wallichiana* D.C. *Mimosa Suma* Roxb.), espèce voisine et moins répandue, qui croît dans le sud de l'Inde, le Mysore, le Bengale et le Guzerat.

Préparation. — Pour préparer le Cachou, on emploie surtout les arbres qui ont atteint 30 centimètres de diamètre : on les abat et on les débarrasse de leur écorce qui est destinée aux usages de la tannerie ; on scie le tronc et les plus grosses branches, on les débite en petites bûches. D'après quelques auteurs, on n'utiliserait que le cœur du bois, la partie la plus dure et la plus riche en principes astringents. Les bûches sont placées dans des jarres en terre, à orifice étroit, remplies d'eau et disposées sur un fourneau. On porte l'eau à l'ébullition et quand la liqueur est réduite de moitié environ, on la verse dans un vase de terre plat où elle est évaporée jusqu'à consistance suffisante. Dans certains districts, on la verse alors dans des moules en argile, ou dans des feuilles cousues ensemble ; dans d'autres régions, on la place sur une natte qu'on recouvre de bouse de vache. On active la dessiccation en exposant au soleil la masse préalablement divisée en morceaux.

Les divers Cachous fournis par l'*Acacia Catechu* sont très inégalement répandus dans le commerce. Le plus important d'entre eux est :

A. Le **Cachou de Pégu**, désigné aussi parfois sous le nom de *Cachou de Bombay* et qui est préparé à Pégu, dans l'Indoustan.

Il se présente en masses aplaties, mesurant 16 à 22 centimètres de longueur, 1 à 3 centimètres d'épaisseur, qui sont recouvertes de grandes feuilles provenant du *Dipterocarpus tuberculatus* Roxb. La substance est d'un brun rougeâtre ou d'un brun noirâtre, dure et cassante à la surface, molle et tenace à l'intérieur, du moins quand elle est d'importation récente. Quand la drogue est ancienne ou bien desséchée, elle offre une cassure brillante, conchoïdale, homogène, dans laquelle on observe de petites cavités qui paraissent produites par des bulles de gaz. Ce Cachou a pour densité 1,58. Il ne fond pas à la chaleur, brûle sans produire de flamme et laisse une cendre blanche. Il possède une saveur franchement astringente, très peu amère, avec un arrière-goût doux et légèrement aromatique. Il arrive presque seul dans le commerce européen.

B. Le **Cachou du Bengale**, décrit par Guibourt sous le nom de *Cachou terne* et *parallélipipède* est obtenu dans l'Inde soit avec l'*Acacia*

Catechu, soit avec l'*A. Suma*. Il se présente en pains de 2 à 5 centimètres d'épaisseur et en morceaux irréguliers formés d'un certain nombre de plaques superposées. Sa surface extérieure offre une teinte brunâtre et une consistance assez ferme ; à l'intérieur, il est terne, grisâtre, opaque, poreux et terreux. Sa saveur est agréable, astringente, suivie d'une certaine fraîcheur.

CARACTÈRES ANATOMIQUES. — S'appuyant sur ce fait que les cachous sont obtenus avec la partie centrale du tronc et des grosses branches, tandis que les gambirs sont préparés avec de jeunes tiges portant des feuilles et des fleurs, M. Gibson [1] a eu l'idée de recourir à l'examen microscopique pour établir une distinction entre ces deux drogues, qui peuvent être confondues ou substituées l'une à l'autre. Le procédé qu'il recommande consiste à dissoudre l'extrait soit par un alcali, soit par l'acide acétique à 30 p. 100 et à examiner au microscope le résidu insoluble.

Les cachous sont caractérisés par la présence de débris de fibres ligneuses et de grands vaisseaux à ponctuations aréolées, débris qui proviennent du bois de l'acacia qui a servi à leur préparation. On y rencontre souvent des poils provenant des feuilles qui enveloppaient les cachous : mais on n'y observe jamais de tissus parenchymateux dissociés.

Les Gambirs sont caractérisés par la présence de nombreuses cellules parenchymateuses dissociées, de poils à base plus ou moins recourbée et munis de nombreuses ponctuations bien distinctes : ces poils proviennent du calice et de la corolle de l'*Uncaria Gambir*, dont nous avons parlé à propos des Rubiacées.

COMPOSITION CHIMIQUE. — Le cachou de Pégu traité par l'eau froide, blanchit, se ramollit, se désagrège et se dissout partiellement. Traité par l'eau bouillante, il donne une solution d'un brun rouge clair, à réaction acide, à saveur astringente et laisse un résidu de 15 p. 100 qui est constitué par de la *Catéchine* ou *acide catéchique*. La solution traitée par le perchlorure de fer donne un précipité vert foncé, qui prend une couleur pourpre au contact d'une faible trace d'alcali.

L'alcool dissout partiellement le cachou et laisse un résidu de 25 p. 100 environ : ce résidu ne s'élève qu'à 7 à 8 p. 100 quand on traite le cachou par un mélange d'eau et d'alcool.

L'éther enlève au cachou la catéchine qu'il contient et qui se présente en petites aiguilles blanches d'un aspect soyeux. Outre ce prin-

[1] *Journal des connaissances médicales*, 26 oct. 1893.

cipe, le cachou contient un tannin particulier, l'acide *catéchutannique*, qui est soluble dans l'eau, l'alcool et l'éther, insoluble dans les huiles grasses et essentielles.

En épuisant le cachou par de l'eau froide et en traitant la solution par de l'éther, Löwe (1873) a retiré par l'évaporation de ce dernier une substance cristalline jaune qu'il a prise pour de la *Quercétine*.

Soumis à la distillation sèche, le cachou donne de la *Pyrocaté-chine*.

Usages. — Le cachou est employé en pharmacie comme astringent; — il sert aussi à préparer des poudres dentifrices, et le *cachou des fumeurs* ou *cachou de Bologne* destiné à masquer la fédité de l'haleine.

Falsifications. — On falsifie ce produit avec des *cachous de qualité inférieure*, des *extraits astringents*, de la *fécule*, de la *terre argileuse rouge*, du *sable*, de l'*alun*, du *carbonate de fer*.

Les cachous inférieurs, les extraits astringents donnent au cachou une teinte foncée presque noire, modifient ou détruisent sa saveur sucrée, en même temps qu'ils changent la teinte du précipité obtenu avec le perchlorure de fer, qui au lieu d'être vert devient noir ou violet.

L'incinération permet de constater l'addition de l'argile et du sable.

Le cachou pur ne renfermant jamais d'amidon, l'examen microscopique permettra de découvrir la fécule qui aurait pu y être introduite frauduleusement.

La présence du carbonate de fer sera décelée par l'effervescence que produira l'addition d'un acide et par la teinte ocracée du résidu de l'incinération.

Les vertus astringentes qui caractérisent nettement le bois et les écorces des *Acacia* se retrouvent également dans leurs fruits qui sont désignés dans le commerce sous le nom de *Bablabs*. — Les fruits des *Acacia arabica* Willd., *A. Adansonii* Guill. et Perrot., *A. Seyal* Delile, et *A. Farnesiana* Willd., sont utilisés dans leur pays d'origine, comme de précieux astringents contre les affections de la peau, des yeux et de la gorge.

La **Cassie** (*Acacia Farnesiana* W.) peut être classée parmi les plantes les plus odoriférantes de l'Algérie ; elle se distingue par sa rusticité, la suavité et l'abondance de ses fleurs jaunes. Les Arabes utilisent ces fleurs comme insecticides et aphrodisiaques. L'écorce et les siliques,

par leur richesse en tannin, sont très propres au tannage des cuirs.
M. Bertherand préconise l'huile volatile comme odontalgique et en
frictions sur les régions temporo-maxillaires dans les névralgies
faciales; quelques gouttes de teinture alcoolique des fleurs dans un
demi-verre d'eau calment les gastralgies.

ÉCORCE DE MUSENNA

ORIGINE. — **L'écorce de Musenna** est produite par l'*Acacia anthelmintica* A. Rich. (*Albizzia anthelmintica* Ad.
Br.), qui est très abondamment répandu
dans l'Abyssinie.

DESCRIPTION. — Cette écorce se présente
en fragments légèrement cintrés, d'une longueur et d'une largeur variables, de 4 à 6
millimètres d'épaisseur. La surface extérieure est lisse, marquée de petites verrues,
d'une teinte gris brun : dans certains échantillons qui sont dépourvus de leur couche

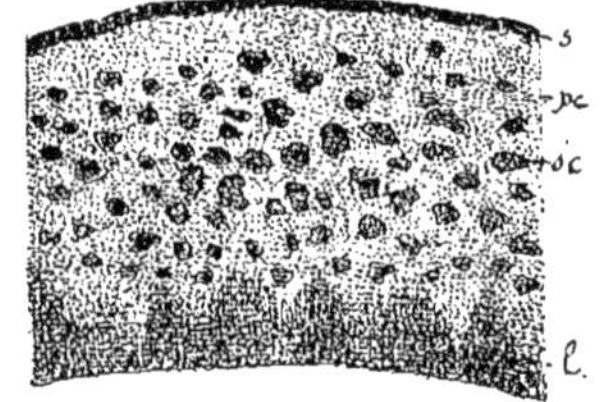

Fig. 1011. — Écorce de Musenna.
Coupe schématique.

subéreuse, cette surface offre une teinte verdâtre. La face interne est
blanche, très légèrement jaunâtre,
grossièrement striée dans le sens
longitudinal. La cassure, grenue
dans les couches extérieures, est
très fibreuse dans les couches internes. Sur la section transversale
(fig. 1011) on distingue nettement la partie subéreuse, l'écorce
moyenne caractérisée par une multitude de ponctuations blanches et
la zone libérienne marquée de fines
stries radiales et de couches concentriques qui lui donnent un aspect feuilleté. Cette écorce est inodore ; elle a une saveur acidule et
astringente ; quand on la mâche
elle croque fortement sous la dent.

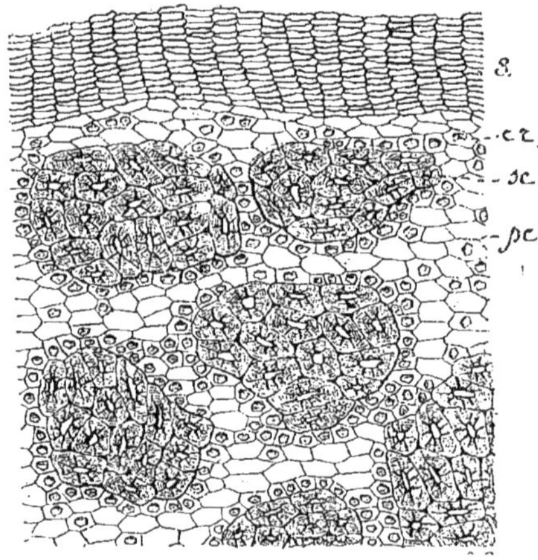

Fig. 1012. — Écorce de Musenna.
Couches extérieures.

STRUCTURE MICROSCOPIQUE (fig. 1012-1013). — Suber à cellules tabulaires, aplaties. Parenchyme cortical très développé et formé d'un

tissu de cellules polyédriques, dans lequel on observe une multitude
d'amas scléreux très volumineux, très rapprochés et composés de cellules pierreuses à parois fort épaisses et canaliculées. Les cellules qui
bordent ces amas scléreux sont remplies de petits cristaux prismatiques. Le liber, relativement peu épais, est constitué par un tissu de
petites cellules disposées en files ra-
diales, entrecoupé par des faisceaux
fibro-libériens, qui dans leur ensemble sont disposés en séries régulièrement parallèles. Le parenchyme
qui sépare ces faisceaux présente
de nombreux vaisseaux grillagés et
des cristaux prismatiques d'oxalate
de chaux. — Des rayons médullaires assez étroits sillonnent radialement le liber dans toute son épaisseur.

COMPOSITION CHIMIQUE. — Thiel
(1889) a retiré de cette écorce un
principe amorphe, la *moussénine*,
soluble dans l'eau, l'alcool, l'éther,

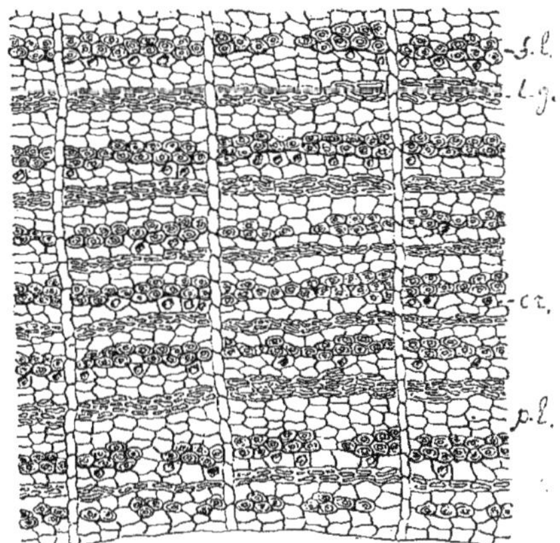

Fig. 1013. — Écorce de Musenna.
Couche interne ou libérienne.

doué d'une saveur forte et désagréable, et se rapprochant de la *saponine* par ses propriétés chimiques.

USAGES. — L'écorce de Musenna est communément employée comme
anthelmintique en Abyssinie, où on la considère comme plus active
que le kousso pour expulser le ver solitaire.

ÉCORCES DE BARBATIMAO

Sous le nom de **Barbatimao** on distingue deux écorces astringentes fournies par deux plantes du groupe des Mimosées, qui sont :
1° le *Pithecolobium Avaremontemo* Mart. (*Inga Avaremontemo* Endl. —
Mimosa Cochliocarpos Gomez) ; 2° le *Stryphnodendron Barbatimao*
Mart. (*Inga Barbatimao* Endl. — *Acacia astringens*, Reise).

La première se présente en morceaux cintrés, très variables dans
leurs dimensions ; elle est formée de deux couches bien distinctes qui
se séparent facilement l'une de l'autre. La partie extérieure ou péri-
dermique qui n'existe que par places est épaisse, brune, rugueuse, très
profondément crevassée et recouverte de plaques blanches crétacées,

caractéristiques ; la partie intérieure, d'une teinte brune plus foncée sur les endroits dénudés que dans le reste de son épaisseur, offre sur sa face interne des stries longitudinales dues à la présence de grosses

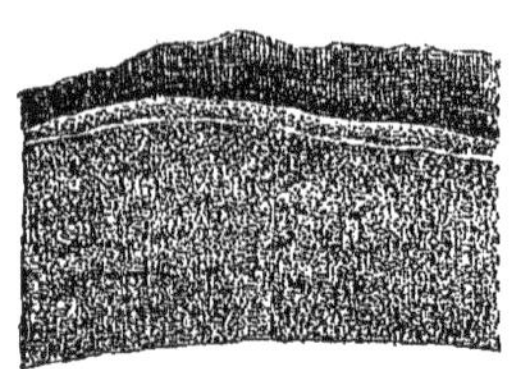

Fig. 1014. — Ecorce d'*Inga Avaremontemo*.
Coupe schématique.

fibres étroitement appliquées les unes contre les autres ; cette écorce est imprégnée d'un suc gommeux qui apparaît souvent à sa surface sous forme de petites larmes. Sur la section transversale on distingue un périderme noirâtre ; le parenchyme cortical, moins foncé et séparé en deux couches d'inégale épaisseur par une ligne blanche continue ; le liber d'une teinte plus pâle et qui présente une structure feuilletée et de fines ponctuations brunes. Cette écorce est inodore ; elle a une saveur très astringente.

Structure microscopique. — Périderme très épais à cellules polygonales remplies de matière brune et divisé en plusieurs couches par de larges plaques de suber. Parenchyme cortical formé de cellules allongées tangentiellement et coupé par une zone continue de 3 à 4 rangées de cellules scléreuses à parois fort épaisses et canaliculées. Liber (*l*) formé d'un tissu de cellules assez régulièrement superposées, sillonné par des bandes irrégulières de tissu grillagé ; ce liber présente de nombreux faisceaux de fibres à parois très épaisses, assez régulièrement disposés en séries parallèles et des cellules gommeuses (*cg*) très larges réunies en groupes de 5 à 6.

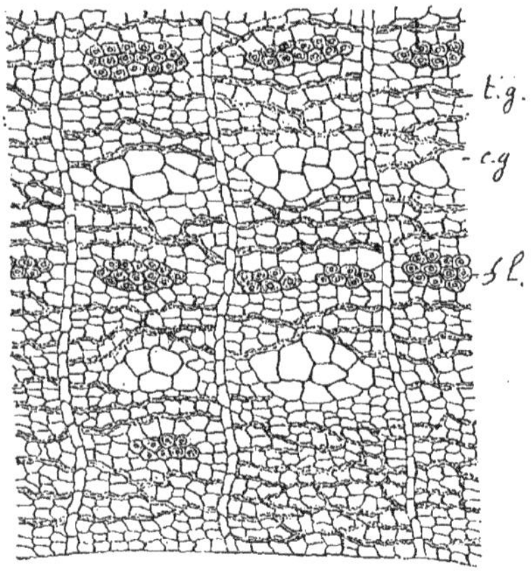

L'écorce de *Stryphnodendron Barbatimao* se présente en morceaux cintrés, généralement recouverts d'un périderme gris brun profondément crevassé. Elle présente dans son ensemble la même structure anatomique que la précédente.

Fig. 1015.
Ecorce d'*Inga Avaremontemo*.
Couche libérienne.

Composition chimique. — Ces deux écorces renferment de l'amidon et une matière colorante à base de tannin.

Usages. — Elles sont employées au Brésil comme astringentes et pour tonifier la peau ; elles sont désignées dans leur pays d'origine sous le nom d'*Ecorces de beauté*.

Parmi les autres plantes intéressantes du groupe des Adénanthérées nous mentionnerons :

L'*Adenanthera Pavonina* L., qui croît dans l'Asie et l'Amérique tropicale. Ses graines lenticulaires, lisses et d'un rouge vif, qu'on rencontre dans tous les bazars d'Indo-Chine, ont été expérimentées contre la rage, et les résultats acquis n'ont pas confirmé la réputation dont elles jouissent sous ce rapport en Cochinchine. La racine et les feuilles sont employées comme antirhumatismales ;

Les *Piptadenia Cebil* et *P. colubrina* Benth., employés comme astringents au Brésil et au Paraguay ;

Le *Prosopis strombulifera*, dont le fruit, de forme très variable, droit ou plus souvent spiralé, est préconisé au Chili contre les angines et les ophtalmies ;

L'*Entada scandens* Benth. (*E. Gigalobium* DC., *Mimosa scandens* Sw.), plante qui s'est naturalisée sur toutes les côtes des pays tropicaux. Les fibres du tronc sont employées aux îles Philippines contre les affections de la peau ; les graines de très grosses dimensions, sont mangées grillées dans toutes les îles de la Sonde. Ces graines ont été analysées par M. Petit (1888), qui en a retiré un glucoside et de la saponine.

Une plante du groupe des Parkiées mérite de fixer notre attention : c'est le *Parkia biglobosa* Benth., qui croît dans toute la région tropicale d'Afrique. Le pays compris entre l'Atlantique et le lac Tchad doit à ce végétal une alimentation très recherchée. La pulpe du fruit s'y consomme en nature ou en boisson fermentée, après avoir été délayée dans l'eau ; quant aux graines, elles servent, après torréfaction préalable, à donner une infusion destinée à remplacer celle du café ; aussi sont-elles désignées communément sous le nom de *Café du Soudan ;* elles sont aussi employées, après avoir subi la fermentation pour préparer un condiment national.

MM. Heckel et Schlagdenhauffen [1] ont analysé la pulpe et la graine du *Parkia biglobosa*. De la pulpe ils ont retiré près de 60 p. 100 de sucre ; aussi la réputation dont elle jouit auprès des peuplades africaines comme substance alimentaire se trouve-t-elle bien justifiée. Quant à la graine, si elle ne renferme pas de caféine, la présence d'une quantité considérable de matières grasses, de sucre et surtout de

---

[1] *J. de Ph. et de Chimie*, [5], XV, 601 et XVI, 13, 1887.

matières albuminoïdes explique la place qu'elle occupe dans l'alimentation [1].

Le *Pentaclethra macrophylla* Benth. est un arbre qui croît sur la côte occidentale d'Afrique. Ses graines, désignées sous le nom de *Noix de Pauço*, fournissent un aliment gras consommé par les Pahouins du Gabon sous le nom d'*Owala*. M. Merck [2] a retiré de ces graines un alcaloïde peu stable, la *Paucine*, qui cristallise en lamelles jaunes, fusibles à 126°, insolubles dans l'éther et le chloroforme, et qui s'altère au contact de l'eau et de l'alcool chauds. Le chlorhydrate de cette base, cristallisé en aiguilles blanches, prend une coloration verte au contact du perchlorure de fer.

CŒSALPINIÉES

Plantes à préfloraison imbriquée, à insertion périgyne. Fleur le plus souvent irrégulière; étamines libres, définies; calice à 5 divisions plus ou moins profondes, égales ou à peu près. Corolle irrégulière non papilionacée ou régulière; embryon droit en général.

SÉNÉS

ORIGINE. — On désigne sous le nom de **Séné** les folioles et les fruits d'un certain nombre d'espèces de *Cassia*, qui forment dans le genre une section bien tranchée, dont quelques botanistes ont même fait un genre distinct sous le nom de *Senna*.

Les **feuilles de Séné** de nos droguiers ne sont pas, en réalité, des feuilles entières, mais simplement les folioles, qui, en s'attachant de chaque côté d'un rachis commun, constituent la feuille pinnée des *Cassia*. Cette circonstance se reconnaît facilement à l'inégalité plus ou moins prononcée de leur base, dont un des côtés est toujours un peu plus développé que l'autre. Sous leurs diverses variétés de forme, elles présentent quelques caractères communs ; leurs dimensions varient de 1 à 4 centimètres de longueur sur 5 à 15 millimètres de largeur; elles sont généralement fragiles, plus rarement un peu coriaces; de leur nervure médiane se détachent des nervures secondaires assez rapprochées, saillantes à la face inférieure et qu'on suit sans peine dans leur trajet vers le bord du limbe dont elles se rapprochent sans

[1] Voir thèse Sophie Guttelson. Thèse Fac. Méd., Paris, 1895.
[2] E. Mercks. *Bericht über das Jahr*, 1894.

l'atteindre, en formant un arc à concavité supérieure. Leur saveur est douceâtre et un peu nauséeuse.

Les **fruits** portent à tort le nom de *follicules ;* ce sont en réalité des gousses très fortement aplaties, membraneuses, à contours oblongs ou réniformes (fig. 1017), séparables en deux valves marquées de nervures perpendiculaires dans leur ensemble aux bords de la gousse. Comme dans tous les *Cassia* leur loge intérieure est divisée en un certain nombre de logettes par de fausses cloisons, qui s'appuient sur les parois du fruit. Une graine est contenue dans chacun de ces petits compartiments.

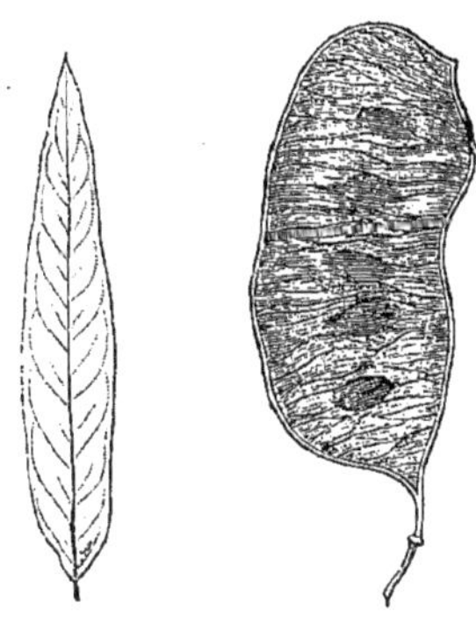

Fig. 1016, 1017.
Cassia angustifolia.
Feuille.　　　　Fruit.

Trois espèces principales fournissent les *Sénés* du commerce : elles sont faciles à reconnaître à leurs feuilles et à leurs fruits ; en voici les caractères et la synonymie :

1° *Cassia obovata* Colladon (*Senna obovata* Batka.) (fig. 1020-1021). — Folioles des feuilles plus ou moins obovales, obtuses au sommet. Gousses fortement contournées sur elles-mêmes en forme de rein, marquées au-dessus des logettes séminifères de sortes d'élévations, qui, par leur ensemble, forment sur les deux faces du fruit une crête médiane parallèle aux

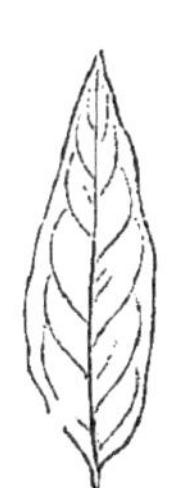
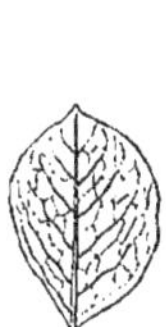
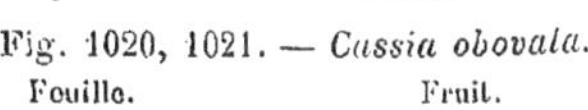

Fig. 1018, 1019. — *Cassia acutifolia.*
Feuille.　　　　Fruit.

Fig. 1020, 1021. — *Cassia obovata.*
Feuille.　　　　Fruit.

bords. Cette espèce croît dans la haute Égypte, la Nubie, le Kordofan, l'Abyssinie, le Soudan, les Indes-Orientales et le Sénégal. Elle a été cultivée aux Antilles, en Italie et en Espagne.

On y a distingué plusieurs variétés :

a. Le *Cassia obovata* Coll., *genuina* Bisch. à folioles assez fortement inégales à la base, à sommet arrondi et terminé par une petite pointe.

b. Le *Cassia obovata* Collad., *obtusata* Bisch., à sommet tronqué en un bord droit ou même concave relevé en son milieu par un petit *mucro*.

c. Le *Cassia obovata* Coll., *platycarpa* Bisch., à folioles intermédiaires entre les précédents, à fruits fortement caractérisés par leur largeur, leur forme moins arquée et le peu de relief de leur crête. On trouve cette variété au Sénégal.

2° *Cassia lenitiva* Bisch. (*C. acutifolia* Delile et *C. æthiopica* Guib. — *C. lanceolata* Nectoux, *Senna acutifolia* Batka). Folioles ovales-oblongues ou lancéolées courtement mucronées au sommet, finement pubescentes sur les deux faces : fruits elliptiques, tronqués à la pointe.

On peut y distinguer deux variétés :

a. *Cassia lenitiva* Bisch., *acutifolia* (fig. 1018-1019), (*C. acutifolia* Delile), à folioles aiguës, étroites, s'atténuant peu à peu vers le sommet.

b. *Cassia lenitiva* Bisch., *obtusata* (*C. æthiopica* Guib.), à folioles plus larges, obtuses au sommet.

3° *Cassia angustifolia* Vahl (fig. 1016-1017) (*C. lanceolata* Royle. — *Senna angustifolia* Batka). Folioles étroitement lancéolées, s'atténuant progressivement de la base vers le sommet. Fruits linéaires-oblongs, non tronqués au sommet.

Cette espèce croît sur les côtes orientales d'Afrique depuis la haute Egypte, jusqu'au Mozambique, dans les îles de la mer Rouge, en Arabie, dans les Indes orientales; elle est cultivée dans plusieurs localités de l'Inde, entre autres à Tinnevelly dans la présidence de Madras;

On distingue dans cette espèce les variétés suivantes :

a. *Cassia angustifolia* Vahl., var. *genuina* Bisch., à folioles courtes aiguës au sommet, presque coriaces après dessiccation;

b. *Cassia angustifolia* Vahl., var. *Royleana* Bisch., à folioles plus grandes, aiguës, minces et membraneuses après la dessiccation;

c. *Cassia angustifolia* Vahl., var. *Ehrenbergii* Bisch., à folioles longues, linéaires-lancéolées, aiguës, à fruits très allongés.

A ces trois espèces principales il faut en ajouter une quatrième qui concourt aussi, mais en bien moins grandes proportions, à la production du Séné, c'est le *Cassia pubescens* Rob. Br. (*C. holosericea* Frésen., *Senna ovalifolia* Batka) dont les folioles elliptiques ou ovales-oblongues, obtuses-arrondies, légèrement échancrées sont couvertes sur les deux faces d'une pubescence qui les rend tomenteuses, cendrées et ciliées sur les bords. La plante croît dans l'Yémen et l'Abyssinie. Quelques auteurs ont cru y voir le *C. Æthiopica* de Guibourt; l'examen des échantillons montre que cette synonymie est inadmissible.

Structure anatomique (fig. 1022-23). — L'épiderme (*e*), protégé par une cuticule assez épaisse, lisse, est formé de cellules polygonales, à parois faiblement ondulées ; il porte sur ses deux faces des stomates et des poils. Les stomates sont entourés par deux cellules souvent inégales, réniformes ; les poils tecteurs sont unicellulaires, coniques, munis de parois assez épaisses et hérissées de petits tubercules ; quelques-unes des cellules épidermiques renferment du mucilage.

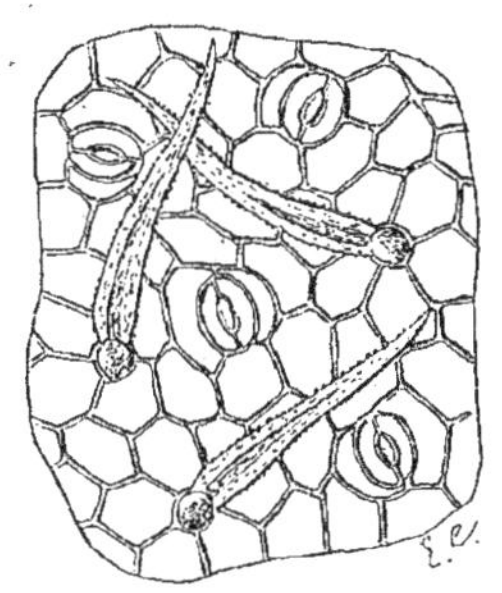

Fig. 1022. — Feuille de Séné.
Epiderme inférieur.

Le mésophylle est hétérogène, symétrique. En dessous de chaque épiderme on observe une rangée de longues cellules disposées en palissade, de longueur inégale : entre ces deux lames de tissu régulier se trouve un parenchyme peu développé et formé de cellules polygonales rectangulaires ou ovales, renfermant de la chlorophylle et des cristaux étoilés et quelques cristaux prismatiques d'oxalate de chaux.

La nervure médiane est biconvexe. Sur la face inférieure, où elle est plus proéminente, on observe en dessous de l'épiderme un massif

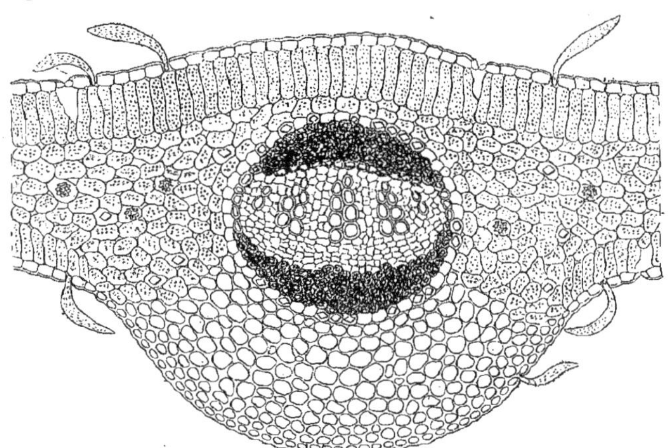

Fig. 1023. — Feuille de Séné.
Structure de la nervure médiane.

de cellules arrondies, munies de parois assez épaisses et allongées parallèlement à l'axe de la nervure. Le système libéro-ligneux est représenté par un cordon ligneux formé de trachées, de vaisseaux et de fibres ; il est recouvert en bas par un liber mou et un arc de péricycle complètement lignifié ; sur la partie supérieure du cordon ligneux, on observe également un péricycle lignifié assez développé et disposé en arc, qui rejoint le péricycle inférieur. Ce cordon libéro-ligneux, qui a une forme elliptique, est entouré par un endoderme renfermant des cristaux prismatiques d'oxalate de chaux.

Cette structure se reproduit avec des différences presque insignifiantes dans les diverses feuilles de séné qu'on trouve dans les pharmacies.

COMPOSITION CHIMIQUE. — Malgré les recherches dont elles ont été l'objet, la composition du séné et la nature de son principe actif ne paraissent pas encore bien nettement déterminées.

En 1820, Lassaigne et Feneuille isolèrent entre autres corps, un principe extractif auquel ils donnèrent le nom de *Cathartine* et auquel ils attribuèrent les propriétés physiologiques de cette drogue. Cette dernière opinion fut contredite par Heerlin [1].

En 1849, Bley et Diesel [2] retirèrent du séné, outre la cathartine, une résine jaune, la *Chrysorétine*, auxquelles ils rapportèrent des propriétés purgatives.

Martius constata que la *Cathartine* de Lassaigne est un produit mal défini, cons-

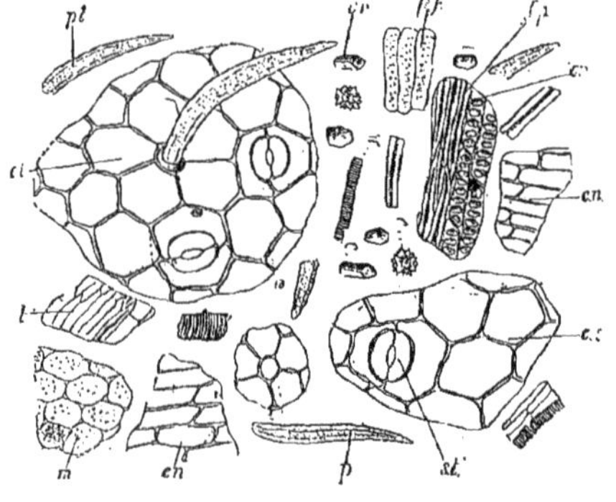

Fig. 1024. — Poudre de feuilles de Séné.

es, épiderme supérieur. — *ei*, épiderme inférieur. — *en*, épiderme neural. — *pt*, poils tecteurs. — *l*, liber. — *m*, mésophylle. — *p*, cellules en palissade. — *f*, fibres.

titué par un mélange d'acides inorganiques et de bases, de matières colorantes et de sucre, et qu'elle n'est pas purgative.

D'après Dragendorff et Kubly [3], le principe actif du séné serait un glucoside : l'*acide cathartique*, qui est facilement soluble dans l'eau et insoluble dans l'alcool concentré. Cette opinion a été confirmée par Groves (1868).

M. Bourgoin, qui reprit en 1872 l'analyse du séné, retira de cette drogue de l'*acide chrysophanique*, un glucoside fermentescible, et une substance incolore, la *chrysophanine*.

<hr>

[1] *Pharmac. Centralb.*, 1847.
[2] *Arch. der Pharm.*, Bd. 105.
[3] *Pharmac. Zeitsch für Russland*, 1866, IV, 429, 465.
[4] *Journal de Ph. et de Chimie*, 4e série, XV, 25.

En 1885, Stockman y trouva un glucoside coloré, qu'il nomma également *acide cathartique*, bien qu'il eût une composition différente du corps isolé sous ce nom par Kubly et Dragendorff. Ce serait, d'après lui, le principe auquel le séné doit ses propriétés actives. Il n'existe qu'en faible proportion dans le séné. Traité par l'acide sulfurique, il se dédouble en sucre et en acide cathartogénique et donne en même temps plusieurs produits, parmi lesquels se trouve une substance présentant de grands rapports avec la chrysarobine.

Gensz[2] a imaginé un mode opératoire qui permet de préparer plus simplement, et dans un plus grand état de pureté, l'*acide cathartique* ou principe actif du séné. Obtenu par ce procédé, l'acide cathartique est amorphe, en paillettes d'un rouge brunâtre, translucides; il est peu soluble dans l'eau froide, très soluble dans l'eau chaude et dans l'alcool à 30 ou 40°; il est insoluble dans l'éther, la benzine, le chloroforme. Le séné n'en renferme guère que 6 à 7^{gr},50 par kilogramme.

A la dose de 10 à 15 centigrammes, il constitue un purgatif dont l'action se fait sentir au bout de trois à six heures, sans déterminer les coliques qui accompagnent souvent l'administration du séné.

Passons maintenant à l'étude des Sénés commerciaux fournis par ces espèces : deux sortes dominent actuellement dans le commerce, ce sont le *Séné de la Palte* et le *Séné de l'Inde*.

Nous allons tout d'abord les décrire, en y rattachant les espèces voisines, nous dirons ensuite quelques mots des sortes beaucoup moins fréquentes ou tombées en désuétude.

SÉNÉ DE LA PALTE

Séné d'Alexandrie.

C'est l'ancienne sorte officinale. On le récolte dans diverses parties de l'Égypte et on le prépare surtout au Caire où arrivent les divers éléments qui le composent. Il est expédié en Europe par la voie d'Alexandrie.

L'espèce botanique principale qui fait le fonds du *Séné de la Palte* est le *Cassia leniliva* Bisch. sous les deux formes que nous avons décrites. On reconnaît les folioles à leur forme ovale ou lancéolée, (fig. 1018), à leur consistance membraneuse, à la fine pubescence qu'on y remarque à la loupe. Leurs dimensions varient de 2 à 3 centimètres de long sur 7 à 12 millimètres de large. On y trouve en outre, mais

<hr>

[1] *Pharmac. Journal and Trans.*, 14 mars 1885.
[2] *Pharmac. Centralgalle* XXXV, p. 130, 1894.

en bien moins grande quantité, les folioles de *C. obovata* Coll. sous les deux formes *genuina* et *obtusata*.

Toutes ces folioles sont plus ou moins brisées, mais il est cependant facile d'en reconstituer la forme. On trouve au milieu d'elles des feuilles coriaces chagrinées sur les deux faces, surtout à l'inférieure, que les indigènes ont l'habitude d'ajouter à celles du Cassia; ce sont les feuilles d'Argel (*Solenostemma Argel* Hayne) que nous avons décrites en détail (t. I, p. 696).

Les *follicules de la Palte* sont les fruits du *C. lenitiva* Bisch., var. *acutifolia*. Ils sont oblongs, un peu ovoïdes, longs de 4 à 5 centimètres, larges de 2 à 3, à peine arqués. Verdâtres sur les bords, ils sont brunâtres ou noirâtres sur leur milieu; ils contiennent 6 à 10 semences qui produisent sur les valves un relief peu saillant.

SÉNÉ DE TRIPOLI

Cette sorte arrive d'Afrique par la voie de Tripoli, mais elle vient de très loin, de Tombouctou, Sakatra, Taschna, de la partie moyenne du cours du Niger, d'où elle passe par les caravanes à travers le désert, le pays des Touaregs, Mourzouk et le Fezzan.

Ce Séné, qui rappelle beaucoup celui de la palte, se rapporte à peu près exclusivement à la forme *obtusifolia* du *C. lenitiva*. (*C. æthiopica* Guib.). On n'y trouve pas d'argel et bien peu de folioles du *C. obovata*.

Les follicules sont un peu plus petits que ceux de la palte, moins foncés dans leur milieu, et ne contiennent que 5 à 6 semences.

SÉNÉ MOKA

Mokka Senna et Séné de Bombay.

Cette sorte, qui vient d'Arabie, est fournie presque exclusivement par le *C. angustifolia* type, qu'on recueille à l'état sauvage dans les montagnes de ce pays. Les folioles sont petites (25 à 75 millimètres), très étroites, subulées (fig. 1016), de consistance coriace; on y trouve quelques feuilles du *C. angustifolia Ehrenbergii* et du *C. pubescens* R. Br. L'ensemble a peu d'apparence; il y a de nombreux débris et les folioles mal séchées prennent une couleur jaunâtre ou brunâtre.

SÉNÉ DE TINNEVELLY

Séné de l'Inde. — Séné de Madras,

Cette sorte est très répandue et elle tend à se substituer à l'ancienne espèce officinale de la Palte ou de Tripoli; elle provient du *C. angustifolia Royleana* cultivé dans les provinces d'Agra, de Bombay, de Madras.

Les folioles en sont très proprement mondées, membraneuses, entières, d'une belle couleur verte, longues, pouvant atteindre 6 centimètres, relativement étroites (15 millimètres de largeur).

Les follicules sont étroits, linéaires, 15 à 17 millimètres de large sur 4 à 6 centimètres de long; ils renferment de 8 à 10 graines, la base du style forme une pointe proéminente à leur sommet.

SÉNÉ D'ALEP

Séné d'Italie.

Cette sorte, qui provient des deux premières formes du *Cassia obovata* ne doit être citée que pour mémoire, car elle ne vient qu'accidentellement dans le commerce.

SÉNÉ DU SÉNÉGAL

On a jadis essayé dans les hôpitaux de Paris les feuilles du *Cassia obovata platycarpa*, mais elles n'ont donné que des résultats médiocres et on y a vite renoncé.

SÉNÉ DE PORT-ROYAL

Cette sorte, qui est également donnée par le *Cassia obovata*, n'a guère plus d'importance que le précédent; elle a été récoltée à la Jamaïque sur des plantes transportées de l'Ancien Monde et nous ne le citons qu'à cause de cette particularité.

FALSIFICATIONS. — Diverses feuilles ont été mélangées au Séné ou données à tort sous ce nom. Nous avons déjà signalé l'*Argel* qui est assez habituellement ajouté au *Séné de la Palte* et qu'il faut avoir le soin d'enlever à cause de son action très énergique. Nous rappellerons

que cette feuille chagrinée se distingue de celle du séné par les stries
apparentes qui sillonnent son épiderme, par ses poils, coniques,
plus longs, et formés de plusieurs cellules superposées, par la disposition hétérogène asymétrique de son mésophylle, qui renferme seulement des cristaux agglomérés et par l'absence d'un péricycle fibreux

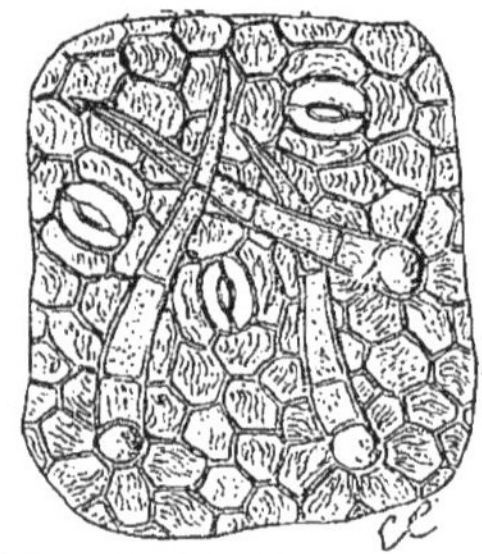

Fig. 1025, 1026. — Feuille d'Argel.
Aspect extérieur.   Épiderme inférieur.

et de cristaux prismatiques autour du faisceau libéro-ligneux,
qui a une disposition bicollaté-
rale. Cette feuille porte en outre
des vaisseaux laticifères qu'on
n'observe jamais dans le Séné.

Il faut aussi se méfier du *Redoul* ou *Coriaria myrtifolia* L.,
plante toxique de la région du
Midi, qu'on ajoutait autrefois
plus qu'à présent aux feuilles
de Séné. L'absence complète de
poils sur les faces du limbe, la présence de deux fortes nervures longitudinales partant de la base de la feuille et se dirigeant vers son
sommet parallèlement aux bords sont des caractères saillants qui permettent souvent à première vue de distinguer des menus fragments
de cette feuille.

Anatomiquement les feuilles
de Redoul se reconnaissent aux
fortes stries qui sillonnent son
épiderme glabre, criblé de stomates, entourés par deux cellules réniformes ; ces stries
sont plus prononcées encore
sur ces deux cellules que sur
les autres et sont dirigées perpendiculairement au grand axe
de l'ostiole. Le mésophylle est

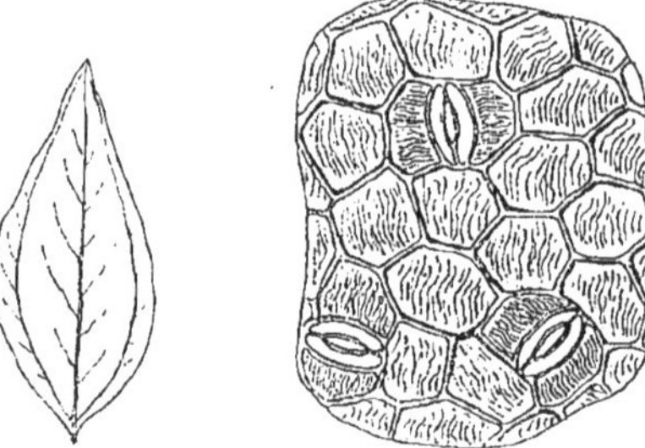

Fig. 1027, 1028. — Feuille de Redoul.
Aspect extérieur.   Épiderme inférieur.

hétérogène asymétrique, formé en haut de 3 rangées de cellules en
palissade et en bas de cellules ovales ou arrondies. Le système
libéro-ligneux a une forme arrondie ; il est formé d'un cordon ligneux
arqué, composé de trachées, de vaisseaux et de fibres disposées en files
radiales ; ce cordon est recouvert inférieurement par un liber mou et un
péricycle faiblement épaissi ; la concavité du cordon ligneux est occupée par un massif de cellules à parois notablement épaissies. Cette
feuille ne contient que des cristaux prismatiques.

Une autre feuille, qu'on dit s'être trouvée quelquefois dans le Séné de la Palte et plus souvent dans le Séné de Tripoli, est celle du *Tephrosia Apollinea* DC., qui vient d'Égypte. Cette feuille est ovale, épaisse, couverte de poils dressés sur la face supérieure, couchés sur la face inférieure, ce qui donne à cette dernière face un aspect argenté. La nervure médiane est peu apparente vers le sommet du limbe, épaisse et saillante vers la base. Les nervures latérales sont plus nombreuses et plus fortes que chez les Sénés et sensiblement parallèles ; ces feuilles se terminent par un angle rentrant. Anatomiquement elles se distinguent du séné par leurs longs poils pluricellulaires coniques tuberculeux, et par la disposition des stomates qui sont entourés par 3 ou 4 cellules polygonales.

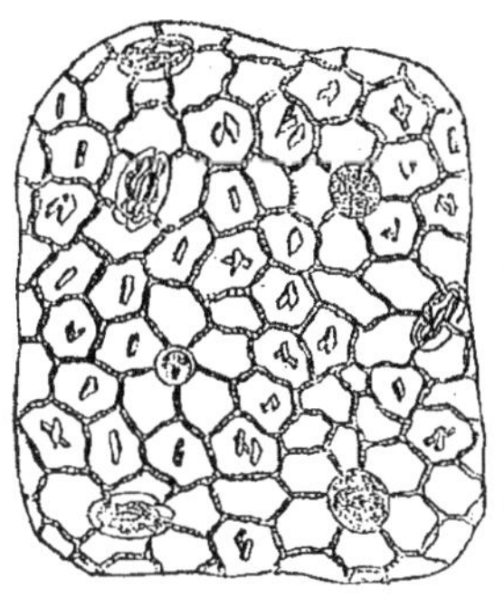

Fig. 1029.
Feuille de *Globularia alypum*.
Epiderme inférieur.

Les feuilles de *Globularia Alypum* L. portent le nom de *Séné de Provence* et sont de temps en temps ajoutées au séné ou vendues sous ce nom. Leurs petites dimensions, leur forme spatulée, leur consistance presque coriace, enfin leur structure toute spéciale, que nous avons décrite

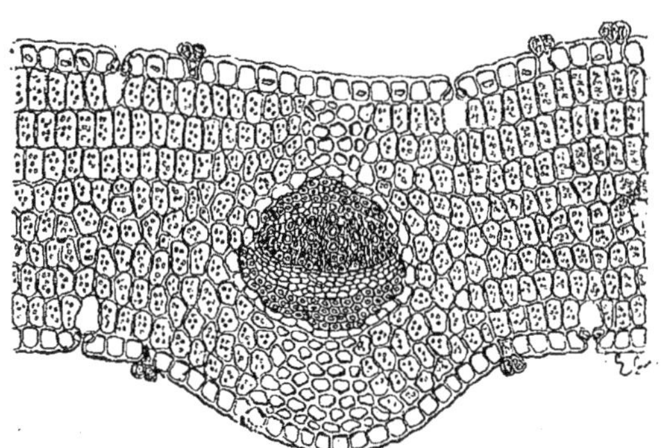

Fig. 1030. — Feuille de *Globularia alypum*.
Nervure médiane.

(t. I, p. 538) et la présence sur leur épiderme de poils glanduleux particuliers les font facilement reconnaître.

Le Baguenaudier (*Colutea arborescens* L.) a des feuilles dont la forme générale rappelle celle du *Cassia obovata*. Il a été, dit-on, mêlé

aux sortes fournies par cette espèce : cette falsification n'est pas probablement très fréquente. En tout cas on peut distinguer ces feuilles à
ce qu'elles sont plus minces, plus vertes, arrondies et non rétrécies à
la base et enfin dépourvues du petit *mucro* qui termine au sommet les

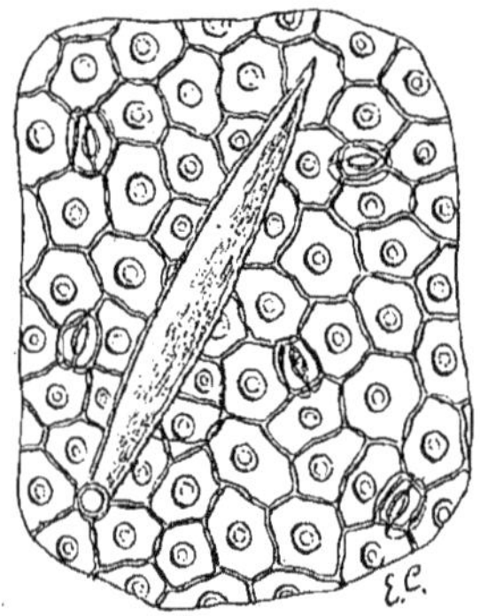

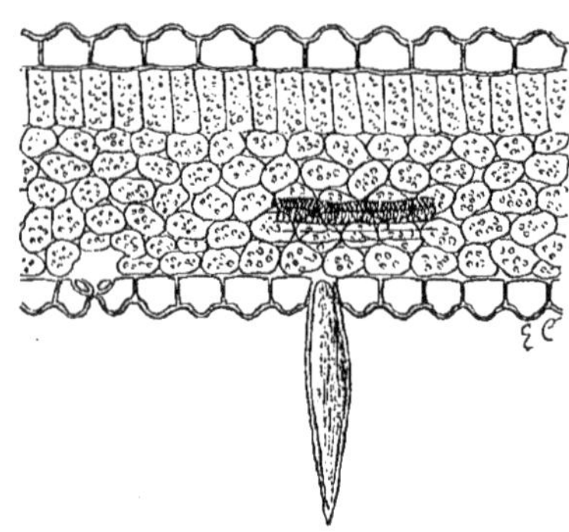

Fig. 1031, 1032. — Feuille de *Colutea arborescens*.

Épiderme inférieur.   Structure du limbe.

feuilles du Séné obtus. Elles sont caractérisées au point de vue anatomique : par les protubérances qu'on observe à la surface des cellules
épidermiques et qui donnent un aspect dentelé à la section transversale du limbe : par la présence
de longs poils tecteurs à parois
moyennement épaisses et tuberculeuses ; le mésophylle hétérogène asymétrique ne contient pas de cristaux ; le système
libéro-ligneux est représenté par
un petit cordon arqué qui est
recouvert par un liber et un
péricycle mous ; en outre il
n'est jamais bordé de cristaux
prismatiques comme dans le
Séné.

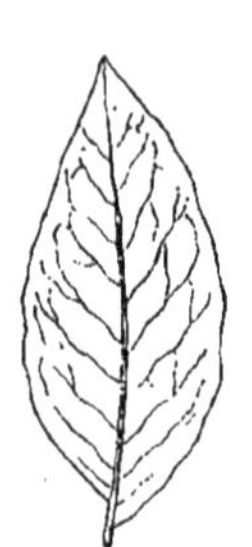

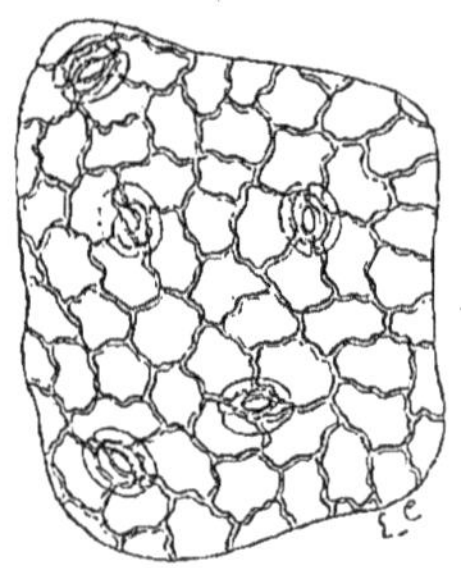

Fig. 1033, 1034. — Feuille de *Pistacia Lentiscus*.

Aspect extérieur.   Épiderme inférieur.

Enfin M. Greenish [1] a signalé le cas très curieux d'une feuille de Térébinthacée, celle du *Lentisque* (*Pistacia Lentiscus* L.), servant à falsifier le Séné. La forme, la structure et la consistance du limbe permettront de constater la présence de cette feuille. Anatomiquement
elle se distingue par la disposition de ses stomates en partie recou-

[1] *Pharmac. Journal*, 11 nov. 1893, p. 381.

verts par l'épiderme et entourés par 4 à 5 cellules polygonales, par
la disposition hétérogène asymétrique de son mésophylle où l'on
n'observe que des cristaux étoilés; enfin la présence d'un canal sécréteur dans le liber de la nervure médiane et des nervures secondaires
constitue un caractère de première importance pour la constatation
de cette substitution.

COMMERCE. — Le Séné d'Alexandrie provenant de la Nubie et des
régions voisines du haut Nil constituait autrefois un monopole du

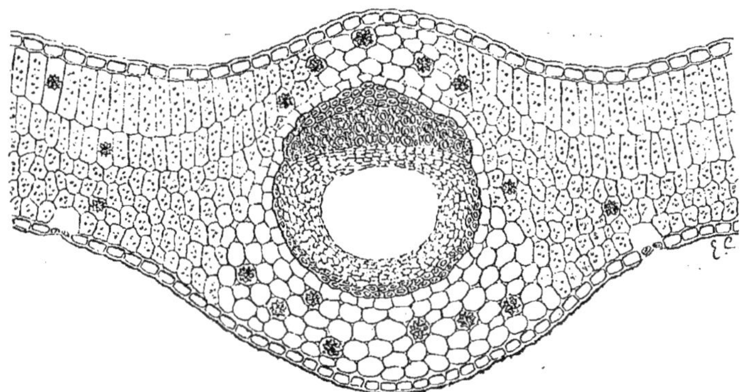

Fig. 1035. — Feuille de *Pistacia Lentiscus.*
Nervure médiane.

gouvernement égyptien. Des fermiers moyennant un tribut déterminé
en avaient l'exploitation. Les dépôts s'appelaient *paltes*, les fermiers
des *paltiers* et le Séné était désigné à cause de ces circonstances sous
le nom de *Séné de la Palte.* Aujourd'hui tout est changé et le commerce est libre; on expédie la drogue d'Alexandrie.

Le Séné Moka nous arrive ordinairement d'Arabie, de Moka, d'Aden,
et autres ports de la mer Rouge, par la voie de Bombay, d'où le nom
de Séné de Bombay qu'on lui donne quelquefois. Le Séné Tinnevelly
vient directement de l'Inde.

USAGES. — Les feuilles de Séné sont employées fréquemment
comme un purgatif excellent: elles entrent dans un certain nombre de
préparations cathartiques, particulièrement dans la *médecine noire* ou
apozème purgatif, dans le *Sirop Désessarts*, et le *Thé de Saint-Germain.* Les follicules ont une saveur âpre et sont bien moins employés
que les feuilles.

CASSE

La **Casse** des pharmaciens est le fruit du Canéficier, le *Cassia Fistula* L. (*Cathartocarpus Fistula* Pers., *Bactyrilobium Fistula* Willd.), plante originaire de l'Ethiopie, aujourd'hui cultivée dans toutes les régions tropicales des deux mondes.

C'est une longue gousse cylindrique ligneuse mesurant 20 à 50 centimètres de longueur, sur 2 à 3 centimètres de largeur, terminée à l'une de ses extrémités par une pointe mousse et à l'autre par une surface arrondie sur laquelle s'insère un pédoncule court et ligneux. A la sortie du pétiole, le tissu conducteur se divise en deux colonnes qui pénètrent dans les sutures ventrale et dorsale qu'elles traversent dans toute leur longueur. La suture ventrale très large est formée par deux faisceaux qui sont séparés par un sillon assez étroit. Le péricarpe, brun à l'intérieur, est brun noirâtre sur la surface extérieure, qui présente un certain nombre de dépressions transversales peu profondes correspondant aux cavités du fruit. Quand on ouvre une des gousses, on y observe un très grand nombre de loges qui sont séparées l'une de l'autre par des cloisons transversales minces, de couleur brune, distantes l'une de l'autre de 5 millimètres. Chacune de ces loges est remplie d'une pulpe noirâtre qui enveloppe une graine ovoïde ou elliptique, comprimée, lisse et brillante, recouverte par un spermoderme brun marron.

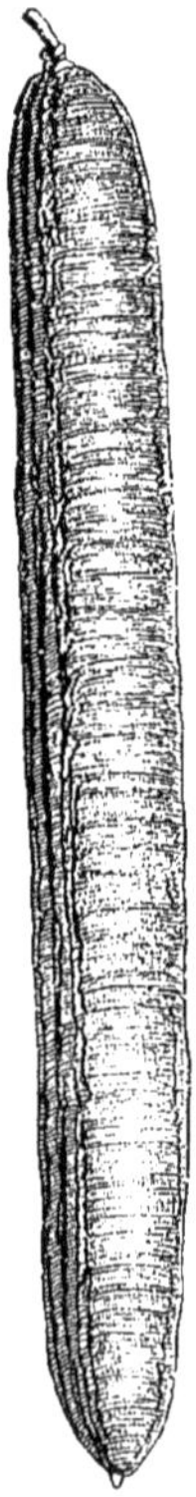

Dès le début de son développement, la Casse est constituée par les trois éléments du fruit : l'épicarpe, le mésocarpe et l'endocarpe. L'épicarpe est formé d'une rangée de cellules allongées radialement parmi lesquelles s'observent de nombreux stomates ; le mésocarpe est divisé par l'appareil conducteur en deux zones distinctes : une zone extérieure formée de cellules polygonales, et une zone interne formée de cellules arrondies ; on y observe du côté de la suture dorsale un arc de faisceaux libéro-ligneux et du côté de la nervure ventrale deux arcs pareils, placés symétriquement et protégés par un péricycle

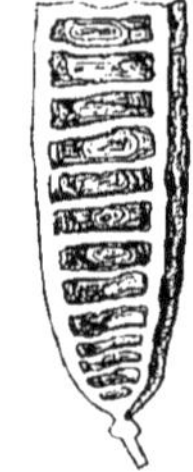

Fig. 1036.
Fruit entier de *Cassia fistula*.

Fig. 1037.
Fruit de Casse coupé en long.

mou. A mesure que le fruit avance en âge, le tissu du mésocarpe se cloisonne dans le sens radial et se développe transversalement : le péricycle s'épaissit progressivement : l'endocarpe qui était primitivement formé d'une seule rangée de cellules s'est dédoublé en deux couches, qui subissent l'une et l'autre des cloisonnements dans le sens radial et

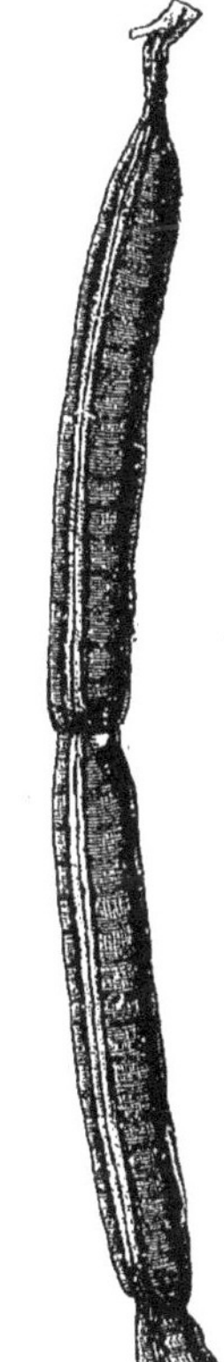

dans la direction tangentielle ; la partie extérieure de cet endocarpe est composée d'éléments qui ont une tendance à se lignifier, la partie interne plus développée est formée de cellules bien plus grandes. Quand le fruit est arrivé à maturité, l'épicarpe s'est exfolié par suite de la formation d'une couche subéreuse ; le mésocarpe a été envahi par des amas sclérenchymateux qui sont placés dans le voisinage du péricycle complètement sclérifié des faisceaux fibrolibériens ; la couche ligneuse de l'endocarpe s'est élargie et lignifiée ; elle est formée de fibres très épaisses, à lumen étroit, fortement serrées et enchevêtrées ; elle a donné naissance aux cloisons transversales qui sont composées de fibres ligneuses, courtes et larges, et constituent une lame dure et résistante, renfermant des cristaux d'oxalate de chaux. La partie interne de l'endocarpe a subi un développement plus considérable. C'est dans ses cellules grosses et lâches, sans forme nettement définie, que s'est formé le suc épais, brun noirâtre qui, à la maturité complète, devient la pâte molle connue sous le nom de *pulpe de Casse.*

Dans sa thèse inaugurale, M. Trémeau[1] a reproduit un certain nombre de coupes qui permettent de suivre le développement complet de ce fruit.

La seule partie usitée de la Casse est la pulpe.

La **pulpe de Casse** se présente en masses de consistance molle, plus ou moins grosses, de couleur noirâtre, dans lesquelles on trouve des débris de fibres et des graines. Pour l'extraire, on ouvre les fruits dans le sens de la longueur et au moyen d'une spatule ou d'un couteau à extrémité arrondie, on détache les cloisons, les graines

Fig. 1038.
Fruit de *Cassia moschata.*

et la matière pulpeuse, ce qui constitue l'ancienne *Casse en noyaux.* Si celle-ci est assez molle et provient de fruits récents, on la sépare de ces impuretés en la pulpant directement sur un tamis de crin, mais ordinairement il est nécessaire de faire digérer cette Casse en noyaux avec un peu d'eau afin de la ramollir, puis on procède à la pulpation et on obtient ainsi la *Casse mondée*. Cette Casse a une saveur douce et sucrée.

D'après l'analyse de Vauquelin la pulpe de Casse contient : de la pectine, du glucose, de la lévulose, une matière amère, des matières extractives, des matières gommeuses, de l'oxalate de chaux.

Usages. — La Casse est employée comme purgative. On substitue parfois au *C. Fistula* les fruits d'autres Canéficiers, tels que ceux du *C. grandis* L. ou *C. Brasiliana* Lam., espèce du Brésil, qui donne des gousses épaisses, fortement comprimées, veinées, incurvées en forme de sabre, pourvues de sutures très épaisses.

Le *C. Moschata H. B. K.* ou *petite Casse* est une espèce originaire de la Nouvelle-Grenade : elle donne des gousses plus petites que celles du *C. Fistula*.

CASSIA OCCIDENTALIS

Origine. — Une espèce qui mérite de fixer notre attention, dans le groupe des Cassiées, est le *Cassia occidentalis* L., qui est très abondamment répandu dans toute la zone intertropicale, en Amérique, au Brésil et dans l'Inde. Cette plante connue sur la côte d'Afrique sous les noms de *M'bentamaré* et de *Fédégoso*, laisse dégager de toutes ses parties, et surtout des feuilles quand on les froisse, une odeur fétide qui la fait parfois désigner sous le nom de *Casse puante*.

Bien que tous ses organes soient utilisés par les indigènes de l'Amérique et de l'Afrique, celui qui nous intéresse le plus particulièrement est la graine, qui a été souvent décrite sous la dénomination de *Café nègre*.

Description. — Les graines du *Cassia occidentalis* sont ovoïdes, globuleuses, comprimées ; elles mesurent en moyenne 2 millimètres de long sur 1 à 2 millimètres de large : leur spermoderme est très dur, d'un gris foncé, marbré de taches blanches et fauves. Leur saveur est celle de la Légumine.

Composition chimique. — L'étude chimique de ces graines, faite d'abord par Clouet[1], a été reprise par MM. Heckel et Schlagdenhauffen[2] qui en ont retiré : des *corps gras*, des *matières colorantes*, du *tannin*,

[1] *Répert. de Pharm.* N^{lle} sér., t. IV, 1876, p. 45-77.
[2] *Arch. de méd. navale*, avril-mai 1887.

du *glucose*, des *matières pectiques, gommeuses, mucilagineuses*, des *matières albuminoïdes solubles*, des *matières cellulosiques* et des *principes albuminoïdes insolubles dans l'eau*.

Les corps gras sont formés d'un mélange de lécythine et de cholestérine. Des matières colorantes, les unes, qui sont d'un beau jaune d'or, sont regardées par Clouet comme de l'*acide chrysophanique*, d'autres sont d'un jaune orange; une est violette, elle a été désignée sous le nom d'*achrosine*.

Usages. — Les graines du *Cassia occidentalis* acquièrent par leur torréfaction un goût assez agréable, qui les fait utiliser dans nos colonies du Sénégal et des Antilles comme succédanés du Café. A plusieurs reprises on a constaté leur introduction frauduleuse dans le Café et la Chicorée.

Plusieurs auteurs attribuent à ces graines des propriétés antipériodiques analogues à celles de la quinine, mais qui ne sont guère justifiées par les résultats de l'analyse qu'ont faite MM. Heckel et Schlagdenhauffen.

La racine est employée au Brésil comme tonique et diurétique. Au Dahomey on utilise les feuilles comme fébrifuges, en décoction à la dose de 30 grammes pour 300 grammes d'eau. Les Toucouleurs du Fouta emploient ces feuilles comme aliments, après les avoir débarrassés de leur principe amer par 2 ou 3 lavages à l'eau bouillante.

Les propriétés purgatives du Séné de l'Ancien Monde se retrouvent dans plusieurs espèces de *Cassia* qui croissent dans le Nouveau continent. C'est ainsi qu'on utilise :

Aux États-Unis le *C. Marylandica* L. ou *Wild Senna* des Américains ; au Brésil les *C. medica* Vellozo., *C. Cathartica* Mart., *C. falcata* L., *C. rugosa* Don ; au Pérou, le *C. Peruviana* Vog. ; aux Antilles, les *C. Chamœcrista* L., *C. emarginata* L., *C. fabulosa* Don.

D'autres espèces ont reçu des applications thérapeutiques différentes. Ainsi les Cinghalais utilisent les feuilles du *C. sophora* L., contre l'herpès et les dartres aussi bien à l'extérieur qu'à l'intérieur ; le *C. Tora* L. est considéré dans toute l'Inde comme un remède spécifique des affections cutanées, propriété qu'il devrait à sa richesse en chrysarobine ; les graines du *C. Absus* L. sont utilisées depuis fort longtemps par les Égyptiens et les Persans, sous forme de poudre qu'on insuffle dans l'œil pour combattre la conjonctivite purulente ; les feuilles de *C. alata* L. (*C. herpetica* Jacq.) constituent en Cochinchine et dans l'Amérique méridionale le meilleur agent curatif de l'herpès circiné.

CAROUBES

Origine. — Le Caroubier (*Ceratonia Siliqua* L.) est un arbre très répandu dans toute la région méditerranéenne.

Description. — Les **Caroubes** se présentent sous forme de gousses aplaties, légèrement flexueuses ou arquées, mesurant 10 à 20 centimètres de longueur sur 2 à 3 centimètres de largeur et 5 à 6 millimètres d'épaisseur : elles sont arrondies à une de leurs extrémités qui porte latéralement la trace du style, et terminées en pointe mousse à l'autre bout. Légèrement renflées sur les deux sutures qui sont sillonnées longitudinalement, elles sont déprimées sur leurs faces qui sont traversées par de nombreuses nervures obliques et longitudinales. La surface extérieure est lisse, brillante, d'un brun marron foncé.

Sur une section transversale des Caroubes, on distingue nettement un épicarpe mince et coriace qui recouvre un mésocarpe pulpeux dans les fruits frais, solide, fibreux et brun rougeâtre dans les caroubes sèches : un endocarpe parcheminé de couleur jaune verdâtre, qui tapisse toute la cavité du fruit. Cette cavité est divisée en un nombre variable de loges ovales, qui sont séparées par de fausses cloisons transversales ou obliques. Chacune de ces loges renferme une graine ovoïde oblongue, très légèrement comprimée, de couleur rouge marron. Cette graine présente sous un spermoderme épais, un albumen corné qui entoure un embryon verdâtre, à cotylédons aplatis. Les Caroubes ont une saveur douce et sucrée, un peu mucilagineuse.

Structure microscopique. — Examiné au microscope, le fruit du Caroubier présente de dehors en dedans :

Un épicarpe formé de cellules cubiques, recouvertes par une cuticule épaisse, et remplies d'une matière colorante brune : cet épicarpe présente quelques stomates entourés par 5 à 6 cellules; — un mésocarpe présentant des particularités intéressantes : au-dessous de l'épicarpe, il est formé de cellules tabulaires disposées en files parallèles et présentant une couche de faisceaux fibreux très rapprochés et limités par des cellules scléreuses et cristalligènes. Au-dessous de cette couche fibreuse, le tissu devient très dense : il est composé d'un parenchyme de petites cellules irrégulières dans leur forme et leur direction et présente de petits faisceaux vasculaires assez rapprochés; — dans sa partie interne le mésocarpe est formé d'un tissu lâche de grandes cellules allongées radialement, dans lequel on observe des agglomérations de cellules spiralées, munies d'épaississements très apparents ; — un endocarpe formé de cellules scléreuses à parois épaisses et canaliculées, en dessous desquelles on observe 3 à 4 rangées de cellules fusiformes à parois épaissies.

La graine est recouverte par un spermoderme dans lequel nous retrouvons les trois couches caractéristiques du spermoderme des graines de Légumineuses : l'albumen est formé d'un tissu corné dont les cellules sont pourvues de parois épaisses et bosselées ; l'embryon est un tissu de cellules assez régulières, renfermant une matière granuleuse.

La connaissance de ces particularités est nécessaire pour déterminer la présence des fruits de Caroubier dans le café, auquel on l'ajoute parfois.

Composition chimique. — Les fruits de Caroubier ont été analysés par Reinsch[1], et par Valker qui y ont constaté la présence du glucose, de l'albumine, de la gomme, de la pectine, du tannin, de la chlorophylle, d'un corps gras et de l'amidon.

Cette analyse a été reprise récemment par MM. Heckel et Schlagdenhauffen[2] qui en ont retiré 18 p. 100 de glucose, 32 p. 100 de saccharose, de la cire, du tannin, des matières albuminoïdes et pectiques, 34 p. 100 de cellulose.

Usages. — De ces analyses il résulte que ces fruits constituent un aliment hydrocarboné en raison de la grande quantité de sucre qu'ils contiennent : c'est à ce principe qu'ils doivent leurs propriétés édulcorantes. Ils sont employés depuis la plus haute antiquité comme aliments. Les Arabes s'en servent pour préparer un vin de caroubes et une limonade fort estimée.

On les utilise aussi fréquemment comme succédanés du café après les avoir soumis à la torréfaction.

Dans la série des Cassiées nous mentionnerons une autre espèce à gousse pourvue de pulpe acidule et sucrée : c'est le *Dialium nitidum* Guill. et Per., vulgairement connu dans son pays d'origine sous le nom de *Solom*. Ce végétal appartient au groupe des espèces croissant dans la zone méridionale de la Sénégambie et de la côte occidentale d'Afrique : il a été transporté aux Antilles par les nègres, probablement à l'époque de la traite. MM. Heckel et Schlagdenhauffen qui se sont attachés à faire connaître les richesses de notre flore coloniale et à faire ressortir les propriétés curatives des espèces les plus utiles,

---

[1] Wiggers. *Handbuch der Pharmacognosie*, 1864 p. 635.

[2] *Répert. de Pharm.*, 1892.

ont fait l'étude chimique de la pulpe de ce fruit, qui constitue un vrai régal pour les nègres de la Sénégambie et qui répond bien par sa constitution à la réputation dont elle jouit en Afrique. Si l'absence des éléments protéiques ne permet pas de la ranger parmi des aliments plastiques, la présence de l'acide tartrique et de la crème de tartre justifient ses propriétés désaltérantes et rafraîchissantes : le glucose qu'elle renferme en notable proportion en fait une matière aussi utile pour l'alimentation qu'agréable au goût, et ces divers titres suffisent pour attirer l'attention des médecins de marine sur cette plante, dont les feuilles sont aussi employées comme sudorifiques.

TAMARIN

ORIGINE. — Le **Tamarin** est le fruit du Tamarinier (*Tamarindus indica* L.), plante originaire de l'Afrique tropicale, qui croît sur les bords du haut Nil, en Abyssinie, au Sennaar, au Zambèze et dont la culture a été transportée dans l'Amérique tropicale, dans les Antilles, à Curaçao, et au Brésil.

DESCRIPTION. — Les fruits de Tamarin sont des gousses oblongues ou linéaires-oblongues, comprimées ou aplaties présentant des renflements dans les parties occupées par les graines ; elles portent à l'une de leurs extrémités un pédoncule long de 3 centimètres et sont terminées, de l'autre côté, en une pointe mousse : elles mesurent 9 à 10 centimètres de longueur et 15 à 20 millimètres de largeur. La surface extérieure est chagrinée, d'un gris jaunâtre ou brunâtre ; sur la section transversale qui a une forme ovale, on distingue un épicarpe mince et fragile, un mésocarpe spongieux rempli d'une pulpe brune et sillonné par des faisceaux fibro-vasculaires qui se ramifient en différents sens ; un endocarpe papyracé entourant des loges dont chacune contient une graine comprimée, quadrangulaire, à angles arrondis, lisse et d'un brun marron.

STRUCTURE MICROSCOPIQUE. — Dans le fruit mûr, l'épicarpe s'est exfolié et a été remplacé par un suber qui disparaît en plusieurs points. Le mésocarpe a donné naissance dans sa partie extérieure à une multitude d'amas scléreux très rapprochés, qui constituent l'enveloppe incrustante et papyracée des gousses ; dans sa partie intérieure il s'est considérablement développé par suite de la multiplication de ses éléments dans le sens radial et dans la direction tangentielle. La pulpe du tamarin est localisée dans cette partie interne du mésocarpe, qui est parcourue par des faisceaux fibro-vasculaires assez volumineux et ramifiés en différents sens. A mesure que le fruit mûrit, les cellules de l'endocarpe se différencient très nettement ; les plus extérieures se lignifient ; les cellules parenchymateuses sous-jacentes se couvrent de poils, qui constituent par leur enchevêtrement la paroi parcheminée des loges ; puis dans les espaces qui séparent les graines, elles s'allongent et se multiplient dans la direction radiale pour constituer les fausses cloisons lamelleuses qui divisent le fruit en plusieurs cavités.

La drogue qui arrive dans les pharmacies sous le nom de **Tamarin** ou **Pulpe de Tamarin** est constituée par la partie acidule et molle du mésocarpe, complètement privée de la couche scléreuse qui formait son enveloppe fragile et qui s'en détache facilement : elle est mêlée des nombreux faisceaux fibro-vasculaires qui formaient une trame profondément ramifiée dans le mésocarpe, et de débris de l'enveloppe papyracée de l'endocarpe : elle contient aussi beaucoup de graines. Cette pulpe est séchée légèrement au feu et expédiée en masses plus ou moins volumineuses : elle est d'un brun rougeâtre ou noirâtre et a une saveur acidule plus ou moins douce, mêlée d'une certaine âpreté. Les faisceaux fibro-vasculaires qui l'accompagnent sont assez gros et résistants. Examinée au microscope cette pulpe se montre composée de cellules hexagonales à contour arrondi, renfermant une matière granuleuse brune, des cristaux de bitartrate de potasse et des corpuscules amylacés.

Composition chimique. — D'après Vauquelin, le Tamarin renferme de l'acide citrique, de l'acide tartrique, de l'acide malique, du tartrate acide de potasse, de la lévulose, de la pectine, de l'amidon.

Les réactifs ordinaires du tannin permettent de constater l'existence de ce principe dans l'assise subéreuse, la zone scléreuse du mésocarpe, dans le bois et dans l'endocarpe.

Variétés commerciales. — On distingue dans le commerce diverses sortes de Tamarin qui sont :

1° Le **Tamarin du Levant** ou d'**Égypte** récolté dans la vallée du Haut-Nil, à Darfour, Kordofan et Médine. Il se présente en masses disciformes de 10 à 15 centimètres de diamètre sur 2 centimètres d'épaisseur, de couleur brune ou noire, assez dures, mêlées de beaucoup d'impuretés, de graines, de fibres et de débris de l'endocarpe. Il arrive dans les ports de la Méditerranée, à Marseille, à Livourne et à Malte, où on le débarrasse d'une partie des graines et des débris ligneux.

2° Le **Tamarin des Indes orientales** qui est en masses assez lourdes, formées d'une pulpe liée, d'un brun noirâtre, plus ou moins molles dans laquelle on ne distingue que quelques fibres et des graines. Ce Tamarin a une saveur à la fois douce, acidule et astringente, mais agréable.

3° Le **Tamarin des Indes occidentales** qui vient d'Amérique. La pulpe d'une couleur plus claire, d'une consistance plus molle et moins liée a une saveur plus âpre qu'on édulcore souvent au moyen de sucre ; aussi est-elle sujette à fermenter.

Usages. — Le Tamarin est employé en pharmacie comme laxatif.

COPALS

Sous les noms de **Copals,** *Résines animées*, on désigne un certain nombre de résines fournies par plusieurs Légumineuses appartenant aux genres *Trachylobium*, *Guibourtia*, *Hymenæa*.

Les espèces qui produisent ces résines végètent dans des régions très différentes ; les principales sont : 1° les *Trachylobium verrucosum* Klotzch et *T. Mossambicense* Klotzch qui croissent sur les côtes orientales de l'Afrique, vis-à-vis de Zanzibar, dans le Zanguebar et le Mozambique et à Madagascar. Ils fournissent les Copals des côtes orientales d'Afrique, qui comprennent les *Copals de Madagascar*, *de Mozambique*, *de Zanzibar*, *de Bombay* ou *de Calcutta*, le *Copal dur*, l'*Animé dure*.

2° Le *Guibourtia copallifera* Bennett, qui croît sur la côte occidentale d'Afrique, dans la Sénégambie et la Guinée et qui donne les *Copals de Sierra-Leone*, *d'Acra*, du *Congo*, *d'Angola* et de *Benguela*.

3° L'*Hymenæa Courbaril* L., espèce américaine qui habite le long des côtes septentrionales de l'Amérique du Sud, le Vénézuela, la Guyane, le Brésil et qui fournit les *Copals du Brésil* et de *Cayenne*.

Les Copals se recueillent de différentes façons. Tantôt ils se trouvent en grosses larmes ou en masses stalactiformes encore adhérentes aux branches des arbres qui les ont fournis et pouvant se détacher par les mouvements mêmes des arbres. D'autres fois ce sont des larmes qui ont exsudé des racines enfouies, ou qui ont été ensevelies elles-mêmes à côté des espèces qui les ont sécrétées ; enfin dans certains cas les plantes-mères ont disparu et les masses que l'on recueille, après un long séjour sous la terre, sont devenues de véritables résines fossiles. Tel est le Copal de Zanguebar qu'on recueille à 20 ou 40 milles anglais dans les terres, loin de l'aire géographique actuelle des *Trachylobium*. De pareilles résines fossiles se retrouvent encore sur les côtes de la mer des Antilles, dans la Nouvelle-Grenade, le Vénézuéla et sur la côte occidentale d'Afrique.

Les Copals sont des substances plus ou moins dures, brillantes à l'intérieur, à cassure conchoïdale, transparentes, possédant une odeur et une saveur très peu marquées. Leur densité varie entre 1,045 et 1,140. Leur surface extérieure est généralement recouverte d'une efflorescence blanchâtre, soluble dans les alcalis. Ils fondent à la chaleur sans se décomposer et répandent une odeur balsamique. Ils sont incomplètement solubles dans l'alcool, mais très solubles dans un mélange d'alcool absolu et d'essence de térébenthine.

Les Copals ne sont pas employés en pharmacie, mais ils sont largement utilisés dans l'industrie : toutefois leur importance commerciale a bien diminué à mesure que s'est accrue celle des *Dammars*, qui fournissent d'excellents vernis très appréciés.

Plusieurs plantes du groupe des Amherstiées se recommandent non seulement par l'éclat et le parfum de leurs fleurs, qui en font de magnifiques plantes ornementales, mais aussi par les précieux matériaux qu'elles fournissent à l'alimentation, à l'art de guérir et à l'industrie. Celles qui se distinguent sous ce rapport sont :

L'*Afzelia africana* Sm. qui croît sur les bords de la Casamance ; son arille charnu et orangé est employé comme aliment, et son bois violet, dur, est utilisé dans l'ébénisterie ; l'*A. bijuga*, espèce indienne dont on utilise également le bois dans l'industrie et les graines comme alimentaires ;

Le *Brownea coccinea* Jacq. ou *rose de Vénézuela*, dont les feuilles et les fleurs très odorantes sont employées aux Antilles comme laxatives rafraîchissantes, et l'écorce comme antihémorroïdale et astringente ;

L'*Eperua falcata* Aubl., espèce qui croît à la Guyane, utilisée comme plante tinctoriale et dont le bois est imprégné d'une huile résineuse qui assure sa conservation.

La *fève d'Impigem* est une graine d'importation récente, qui est fournie par le *Crudya elliptica* Griseb. Cette plante croît au Brésil où elle est connue sous les noms de *Pica, Rabo de cavallo, Campineiro*. Ses graines sont employées, tant à l'intérieur qu'à l'extérieur, pour combattre les maladies de la peau.

BAUME DE COPAHU

Le **Baume de Copahu** est produit par plusieurs espèces du genre *Copaifera*, qui sont originaires de l'Amérique tropicale. Nous mentionnerons spécialement :

1° Le *Copaifera officinalis* L. (*C. Jacquini* Desf.) auquel on a pendant longtemps attribué l'origine de tout le Copahu du commerce. Il ne croît spécialement qu'à la Trinité, au Vénézuéla, en Colombie et dans la partie méridionale et occidentale de l'Amérique du Nord, à partir de San-Salvador. On le cultive dans quelques régions tropicales des deux mondes et surtout aux Antilles. Il fournit surtout le Copahu de la Colombie.

2° Le *C. Martii* Hayne, qui croît dans le nord du Brésil, à Cujaba, dans la province de Matto Grosso au Para, près de l'Amazone, et

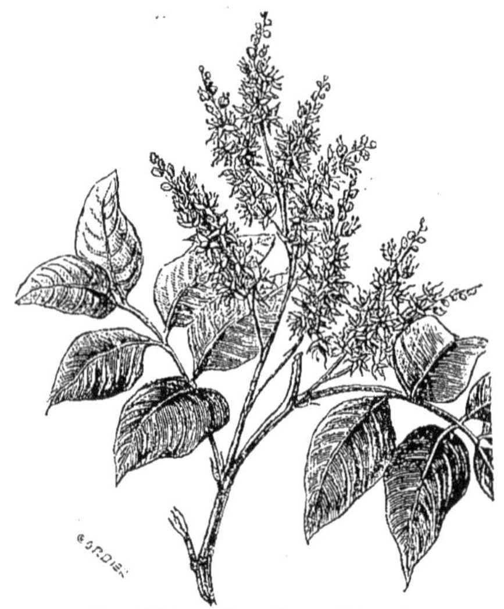

Fig. 1039. — *Copaifera officinalis.*

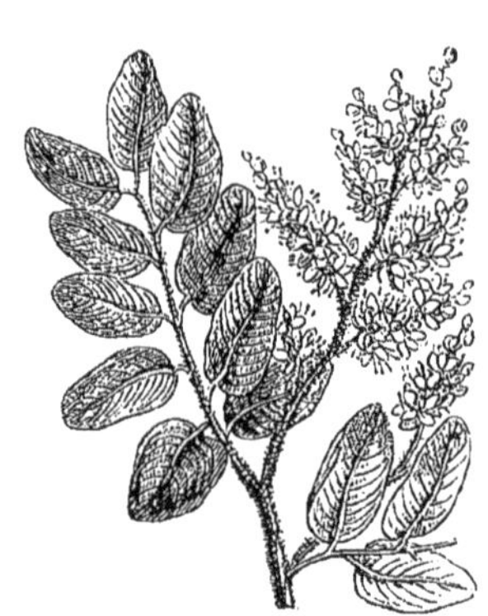

Fig. 1040. — *Copaifera Langsdorffii.*

dans la Guyane anglaise. — Le *C. pubiflora* Benth. qui a été trouvé par Schomburg, dans la Guyane anglaise, n'est selon Bentham qu'une variété du *C. Martii*.

3° Le *C. Langsdorffii* Desf. (*C. nitida* Hayne) qui fournit une grande partie du Copahu du Brésil. Il croît abondamment dans les Catinguas de Saint-Paul, Minas Gevas, Mato-Grosso, Bahia et Ceara. Bentham a établi trois variétés de ce type :

Var. α. glabra (*C. glabra* Vogel), qui habite les plaines élevées de Minas Geraes et de Goyar.

Var. β. grandifolia, qu'on rencontre près de Bahia et de Rio-de-Janeiro.

Var. γ. laxa (*C. laxa* Hayne), qui croît à Minas Geraes et au Rio Prado.

4° Le *C. guianensis* Desf. qui habite les Guyanes et le nord du Brésil ; on lui a attribué l'origine de tout le Copahu qui arrive en Europe par Cayenne. D'après Bentham, le *C. bijuga* Hayne ne serait qu'une variété de cette espèce.

. 5° Le *C. coriacea* Mart. (*C. cordifolia* Hayne) qui croît dans les provinces de Bahia et de Piauhy.

LOCALISATION ET ORIGINE DE L'APPAREIL SÉCRÉTEUR. — Karsten, qui le premier a étudié en 1857 le mode de formation du baume chez les *Copaifera*, considérait les cavités qui le contiennent comme produites

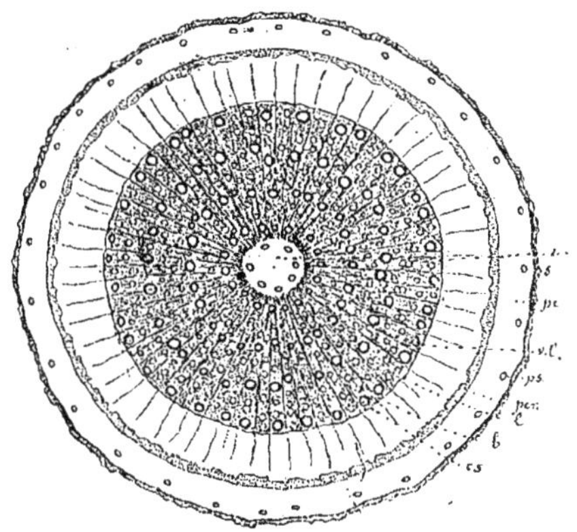

Fig. 1041. — Coupe schématique d'un tronc de *Copaifera*.

s, suber. — *pc*, parenchyme cortical. — *per*, péricycle. — *l*, liber. — *b*, bois. — *cs*, canal sécréteur, *vl*, vaisseau ligneux. — *ps*, poche sécrétrice de l'écorce.

par la destruction des tissus ligneux. Cette opinion a été reproduite par MM. Meyer, Geissler et Moeller. — Plus tard, M. Tschirch[1] signale bien dans la moelle, le bois et le parenchyme cortical de ces plantes l'existence de canaux sécréteurs, seulement il leur attribue un mode de formation différent ; il considère ceux de la moelle et du bois comme des canaux lysigènes et ceux de l'écorce comme schizogènes. L'étude de cette question a été reprise dans ces derniers temps et complètement élucidée par M. Guignard[2], qui a exposé à la Société de botanique de France le résultat de ses observations dans un mémoire auquel nous empruntons les conclusions suivantes :

« Chez les *Copaifera* l'appareil sécréteur existe dans tous les membres de la plante, mais sous des formes différentes.

[1] A. Tschirch. *Angervandte Pflanzen Anatomie*, p. 514, 1889.
[2] L. Guignard *L'appareil sécréteur des Copaifera*, 1892.

« Dans la racine, à l'état primaire, la moelle possède une longue poche centrale ; à la période secondaire, le nombre des poches médullaires augmente, mais elles restent isolées, tandis que des canaux anastomosés apparaissent dans le bois.

« Dans la tige, à la période primaire, l'écorce renferme un cercle de poches assez courtes, qui restent toujours distinctes les unes des autres et n'ont que la durée de cette écorce elle-même ; la moelle possède également, comme dans la racine, des poches multiples souvent fort allongées, également distinctes et disséminées dans le parenchyme.

« A la période secondaire, le bois est abondamment pourvu de canaux anastomosés et fusionnés qui forment ordinairement un cercle dans la partie interne de chaque zone d'accroissement du corps ligneux. Il n'y en a pas dans l'écorce secondaire, mais on en trouve dans la moelle comme à la période précédente.

« Dans la feuille, outre les poches du pétiole, il existe une grosse glande sécrétrice au centre de chacune des mailles formées par le parenchyme par les plus fines nervures.

« L'origine de ces réservoirs sécréteurs est partout schizogène : ils naissent de très bonne heure, sous forme de méats dans le méristème qui produit les tissus des régions qu'ils devront occuper.

« Le caractère le plus saillant de cet appareil sécréteur se manifeste dans le bois de la tige, où les canaux se fusionnent en réseau irrégulier dans chaque couche ligneuse. En outre il diffère des canaux sécréteurs ordinaires par l'aspect et la manière d'être des cellules de bordure. Dans le bois, en effet, cette bordure ne provient pas de divi-

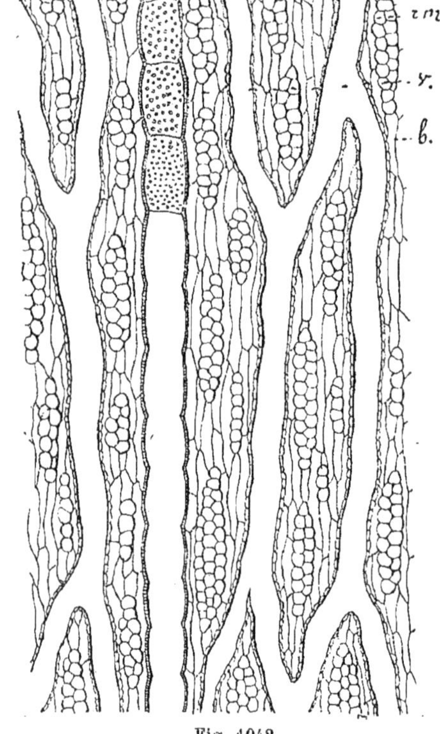

Fig. 1042.
Coupe longitudinale dans un tronc de *Copaifera*.
cs, canal sécréteur. — rm, rayons médullaires.
v, vaisseaux. — b, bois.

sions radiales répétées de cellules qui entouraient les méats à l'origine, elle ne forme pas une assise aussi individualisée qu'à l'ordinaire autour des cavités sécrétrices ; elle dérive des cellules
cambiales dont le nombre, variable suivant la dimension du canal, n'augmente presque pas dans la suite. »

M. Guignard a constaté en outre que si les canaux sécréteurs d'une même zone d'accroissement s'anastomosent entre eux, ils ne communiquent pas d'une zone à l'autre : il n'y a pas non plus de communication entre les canaux du bois et ceux de la moelle. Quant aux poches sécrétrices de l'écorce, elles disparaissent de bonne heure et au bout d'un certain temps il n'y a plus dans la tige que deux systèmes sécréteurs indépendants.

M. Karsten et M. Tschirch ont observé dans le bois des *Copaifera* de grandes cavités plus volumineuses que celles des branches du réseau sécréteur ordinaire, dans lesquelles le baume sécrété s'accumulerait. Ces cavités analogues à celles qui ont été observées par Dippel et Franck dans les Conifères seraient produites par la résorption des tissus ligneux

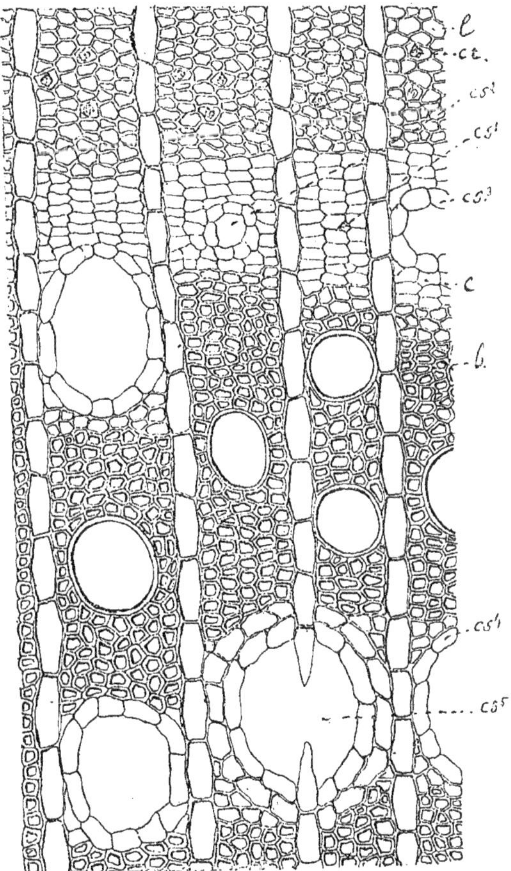

Fig. 1013.
Coupe transversale d'un tronc de *Copaifera*.

l, liber. — *cr*, cristaux. — *cs¹*, *cs²*, *cs³*, *cs⁴*, *cs⁵*, canaux sécréteurs à différents degrés de développement. — *c*, cambium. — *b*, bois.

entourant les cavités primitives. Sans nier l'existence de ces grandes
cavités, M. Guignard n'a pu constater leur présence dans les échantillons d'écorce qu'il a examinés, et il pense qu'il n'est pas nécessaire
d'admettre leur formation pour expliquer la quantité considérable de

baume qu'on peut retirer en peu de temps d'un tronc de *Copaifera ;* la structure réticulée de l'appareil sécréteur dans chacune des zones d'accroissement qui se sont développées dans toute l'épaisseur de la zone ligneuse, la communication qui s'établit ainsi entre toutes les parties du système sécréteur du tronc et de ses ramifications suffisent amplement pour expliquer l'abondance de cette production.

EXTRACTION. — Le baume de Copahu s'obtient en pratiquant à la base du tronc une large entaille cunéiforme, qui pénètre jusqu'au cœur du bois. Le baume qui s'écoule de cette plaie est assez abondant pour atteindre le poids de plusieurs livres en quelques heures. Quand il a fini de s'écouler, on bouche la plaie avec de l'argile qu'on enlève au bout de quelque temps pour faire une nouvelle récolte. Quelquefois au lieu d'entailler le bois en forme de coin, on y pratique avec une tarière un trou qui pénètre jusqu'aux couches centrales.

D'après M. Spruce, la sécrétion du baume de Copahu est tellement abondante dans certains arbres que leur tronc ne résiste pas à la pression du baume qui s'y est accumulé et éclate en produisant un bruit assez violent. Ce phénomène est analogue à celui qui a été signalé à Bornéo sur les troncs du *Dryobalanops aromatica* Gœrtn.

L'extraction du baume de Copahu se pratique : sur les bords de l'Orénoque et de ses affluents supérieurs, d'où on le transporte à Bolivar ; sur les affluents du Cassiquiare et du Rio Negro, d'où on le descend à Para, et sur les affluents septentrionaux de l'Amazone. Dans la vallée de l'Amazone la récolte se fait principalement dans les grandes forêts vierges.

DESCRIPTION. — Le baume de Copahu est un liquide plus ou moins transparent, presque toujours un peu fluorescent, de consistance oléagineuse, dont la coloration varie du jaune ambré pâle au brun doré ; il laisse parfois déposer une partie solide au fond du vase qui le renferme. Sa densité varie entre 0,940 et 0,993 suivant la proportion d'huile essentielle qu'il renferme ; il devient plus fluide sous l'action de la chaleur. Il a une odeur aromatique particulière, forte et tenace ; un goût âcre, désagréable et persistant. Il est soluble dans l'alcool fort, la benzine et le sulfure de carbone, l'éther et les alcalis. Mêlé avec 1/10 de son poids de magnésie, il donne une masse qui se durcit assez rapidement. Ses propriétés optiques varient selon son origine.

COMPOSITION CHIMIQUE. — Le baume de Copahu est une oléo-résine analogue à la térébenthine des Conifères ; il contient de l'*huile volatile,* de l'*acide copahuvique* et une *résine molle*. La proportion de ces divers principes varie notablement suivant la provenance des échantillons observés et la durée de leur exposition à l'air.

L'*huile essentielle* y existe dans la proportion de 60 à 80 p. 100. C'est un hydrocarbure liquide, incolore, transparent, dont l'odeur et la saveur rappellent celles du baume de Copahu ; il bout entre 245 et 260° ; il est très soluble dans l'alcool, l'éther et le sulfure de carbone.

La résine est un mélange de deux résines, l'une cristallisable et l'autre visqueuse, amorphe.

La résine cristallisable a été isolée pour la première fois par Schweitzer (1827) qui lui a donné le nom d'*acide Copahuvique* ou *Copahu résinique*. Elle est incolore, soluble dans l'alcool et les huiles.

La résine incristallisable est jaunâtre, visqueuse et onctueuse, elle présente la même composition que l'acide copahuvique, mais ne se combine que difficilement avec les alcalis.

Variétés commerciales. — On distingue dans le commerce deux variétés de Copahu :

1° Le **Baume de Copahu du Brésil**, qui est fourni en majeure partie par le *C. Langsdorfii* et ses variétés, et qui arrive directement en barils de Para ou de Maranham et quelquefois de Rio-de-Janeiro. C'est un liquide de consistance huileuse, d'une couleur jaune peu foncé, transparent, soluble en toutes proportions dans l'alcool, l'éther et les huiles volatiles : il donne généralement avec l'alcool une solution un peu laiteuse, qui laisse déposer une faible quantité de résine molle. Il donne une solution claire avec l'ammoniaque et les alcalis. Il dévie à gauche le plan de polarisation. Soumis à la distillation il donne de 40 à 60 p. 100 d'huile essentielle. Avec le temps il se fonce en couleur et s'épaissit.

Le Copahu qu'on reçoit de Para est parfois presque incolore et presque aussi fluide que l'eau.

2° Le **Baume de Copahu de la Colombie**, **Copahu de Maracaïbo** (*Copahu de Savanille, Copahu des Antilles*). Sous ces divers noms on désigne un baume de Copahu qui est recueilli dans le Vénézuéla, la Nouvelle-Grenade, la Trinité, et qui arrive dans le commerce par la voie de Maracaïbo, et aussi par Savanille, Carthagène et les Antilles. Il est fourni surtout par le *C. officinalis*. Il est généralement plus épais que le Copahu du Brésil, d'une couleur jaune d'or, et laisse déposer au fond des vases qui le contiennent une certaine quantité de résine cristallisée (*acide copahuvique*) ; il est soluble dans l'alcool absolu. D'après M. Buignet il dévie à droite le plan de polarisation. Il contient seulement 34 p. 100 d'essence et 66 p. 100 de résine.

Nous ne citerons que pour mémoire le *Copahu de Cayenne* décrit par M. Guibourt et qui ne se rencontre guère que dans les collections. Ce produit se distingue par son odeur désagréable et plutôt parfumée qui rappelle celle du bois d'aloès et par sa saveur dépourvue de l'âcreté des autres sortes commerciales.

Usages. — Le baume de Copahu est un stimulant des muqueuses respiratoires et génito-urinaires dont il modifie les sécrétions : on l'emploie contre les catarrhes bronchiques et le croup, sous forme d'oléo-saccharure et surtout contre les affections blennorrhagiques, sous forme d'opiat ou de capsules.

Falsifications. — Le baume de Copahu est l'objet des falsifications les plus fréquentes et les plus diverses ; on le mélange avec de la *térébenthine*, de l'*essence de sassafras*, des huiles grasses (ricin, navette, pavot) et enfin du *baume de Gurjun*.

La *térébenthine* augmente notablement la consistance du baume de Copahu. Pour constater sa présence, on distille le baume suspect avec de l'eau afin d'en retirer les essences qu'on soumet à une nouvelle distillation : l'essence de térébenthine entre en ébullition et distille vers 160° ; celle de Copahu ne bout qu'entre 240 et 250°. L'odeur toute différente des produits qui distilleront vers 160° permettra de constater la fraude.

Ce moyen est aussi applicable à la constatation de l'*essence de sassafras* dans le Copahu. Traité par deux fois son poids d'acide sulfurique concentré, puis additionné de 20 parties d'alcool, le Copahu ainsi falsifié donne une liqueur rouge brun foncé, tandis que le baume pur ne prend dans ces conditions qu'une teinte jaune clair (Hager).

La présence des huiles fixes se reconnaît en laissant tomber dans de l'eau pure une goutte de baume suspect. Si celui-ci est pur, la goutte produit à la surface de l'eau un cercle à contours parfaitement nets ; s'il est additionné d'huile, la tache circulaire s'élargit, s'irradie dans tous les sens et forme une sorte de réseau à la surface de l'eau. En exposant à la chaleur une feuille de papier sur laquelle on a versé une goutte de baume de Copahu, l'essence s'évapore et laisse sur le papier une masse résineuse, qui a un contour très net, dans le cas où le baume est pur, mais qui est entourée d'une auréole grasse dans le cas où il est falsifié avec de l'huile.

La consistance liquide de la résine laissée après distillation d'un baume de Copahu falsifié par des huiles fixes, fournit encore un moyen de constater cette fraude.

L'insolubilité des huiles fixes dans l'alcool permet de constater leur présence dans le baume de Copahu ; il faut toutefois faire exception pour l'huile de ricin qui se dissout dans ce véhicule, aussi cette huile est-elle préférablement adoptée par les fraudeurs.

Pour déceler sa présence, Flückiger conseille d'opérer ainsi : on mélange ensemble 4 parties d'alcool à 0,84 et 1 partie du baume suspect ; on porte le mélange à 40 ou 60° et on laisse refroidir. La couche supérieure du liquide contient en dissolution l'huile essentielle de Copahu, très peu de résine et de l'huile de ricin, quand elle entre dans le mélange. On chasse par la distillation l'essence et l'alcool et on laisse à nu l'huile mélangée d'une proportion insignifiante de résine.

La présence très fréquente du *baume de Gurjun* (*Wood oil*) dans le baume de Copahu se reconnaît aux caractères suivants : on dissout le baume suspect dans de la benzine et on traite la liqueur par l'alcool amylique ou l'alcool éthylique, qui donne une solution claire, si le baume est pur, et troublée dans le cas où il est impur. On peut encore constater cette fraude en distillant le produit suspect. La résine laissée comme résidu par le Copahu pur conserve sa solidité jusqu'à 60 et même 80° et fond à 100°, tandis que la résine du *Wood oil* qui est molle à 60° n'est pas totalement fondue à 100° ; cette résine est incomplètement soluble dans l'alcool éthylique, tandis que celle de Copahu se dissout entièrement.

L'*Hardwickia pinnata* Roxb. est un arbre du groupe des Copaïférés, qui croît abondamment dans les forêts épaisses et humides du sud de Travancore et du Canara. Cet arbre fournit une oléo-résine qu'on recueille par le même procédé que pour le Copahu. Cette oléo-résine est liquide, très visqueuse, d'une teinte foncée presque noire, quand on l'observe en masse, à la lumière réfléchie : si on l'examine à la lumière transmise, elle est, vue en masse, d'un rouge vineux, et en couche mince, d'un vert jaunâtre. Broughton en a retiré 40 p. 100 d'une huile essentielle de même composition que celle du Copahu ; cette oléo-résine est employée dans l'Inde comme succédané du Copahu.

Indépendamment du *Copaifera Guibourtiana* Benth. qui fournit le Copal de Sierra Leone, il existe sur le continent africain un certain nombre de *Copaifera* qui semblent devoir être de quelque utilité mais qui ne sont pas encore suffisamment connus à ce point de vue. C'est ainsi que MM. Heckel et Schlagdenhauffen[1] ont signalé une nouvelle espèce, qui se distingue plutôt par son intérêt scientifique que par

[1] Heckel et Schlagdenhauffen. *Sur le Copaifera Salikounda Heck. et sur ses graines à coumarine,* 1893.

ses applications : c'est celle qui fournit les graines bien connues des nègres africains sous le nom de *Salikounda*. L'étude et la comparaison des divers organes de cette plante, que M. Heckel a pu se procurer, lui ont permis d'affirmer qu'elle appartient à une espèce du genre *Copaifera*, qu'il a appelée *C. Salikounda* Heck. Cette espèce différente des *Copaifera* africains présente des affinités étroites avec les *C.* américains, dont elle reproduit les formes foliaires. Elle est très voisine du *C. Langsdorffii* Desf., dont elle diffère par sa nervation foliaire moins riche en veinules anastomotiques, par l'absence de poches et de canaux sécréteurs dans les feuilles et la tige, par l'absence de poils sur les inflorescences, par les dimensions plus amples de la fleur et leur villosité moindre, enfin par la caducité plus accusée des bractées. Cette plante intéresse particulièrement les botanistes par le lien qu'elle établit entre les espèces américaines et africaines. Les graines, qui sont seules utilisées, exhalent une odeur de fève de tonka due à la présence de la coumarine, qui y existe en bien moins grande proportion que dans cette dernière ; elles sont utilisées par les indigènes pour faire des pommades ; au Rio Fungo les femmes en font des colliers qu'elles portent comme ornement ; on les utilise aussi dans ce pays contre les étourdissements et les vertiges.

ÉCORCE DE MANÇONE

Origine. — L'écorce de **Mançone** est produite par l'*Erythrophlœum guineense* Don. (*Fillœa suaveolens* Guill. et Perr. — *Mavia judicialis* Bertol.), grand arbre qui croît sur la côte occidentale d'Afrique, surtout au Congo, à Rio-Nunez, où il est connu sous les noms de *Teli*, *Mançone des Portugais*, *Bourane des Floups*.

Description. — Cette écorce se présente en morceaux très irréguliers, de longueur variable, aplatis, mesurant 12 à 13 millimètres d'épaisseur.

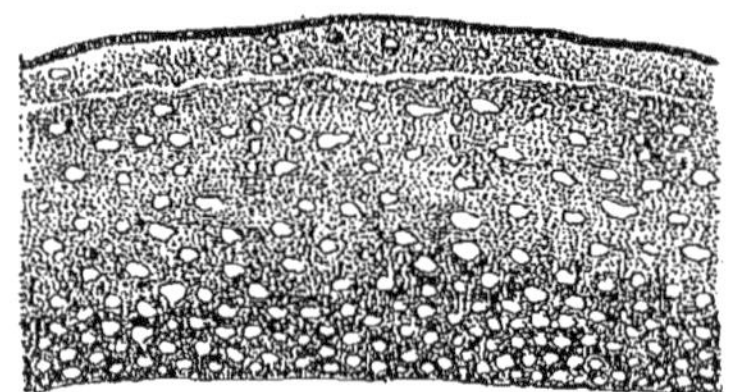

Fig. 1044.
Écorce d'*Erythrophlœum guineense*.
Coupe schématique.

La surface extérieure est d'un brun foncé, rugueuse, sans fissures longitudinales ou transversales ; elle est quelquefois recouverte d'un périderme gris, qui se détache assez facilement avec l'ongle et met à nu le parenchyme cortical, qui est d'un brun rougeâtre. La surface interne est d'un brun plus foncé, fortement striée dans le sens longitudinal. La cassure est irrégulière, grenue, non fibreuse. Quand on la pulvérise, cette écorce provoque de violents éternuements. La section transversale (fig. 1044), polie avec un fragment de verre, présente un grand nombre de ponctuations grises dont la teinte se détache nettement sur le fond brun du tissu cortical ; ces ponctuations, très rapprochées et presque contiguës dans les couches internes de l'écorce deviennent plus rares, mais un peu plus grosses à mesure qu'on se rapproche de la périphérie. A une faible distance du suber, on distingue une raie blanche presque continue, plus ou moins large, en dehors de laquelle on observe encore quelques ponctuations assez petites.

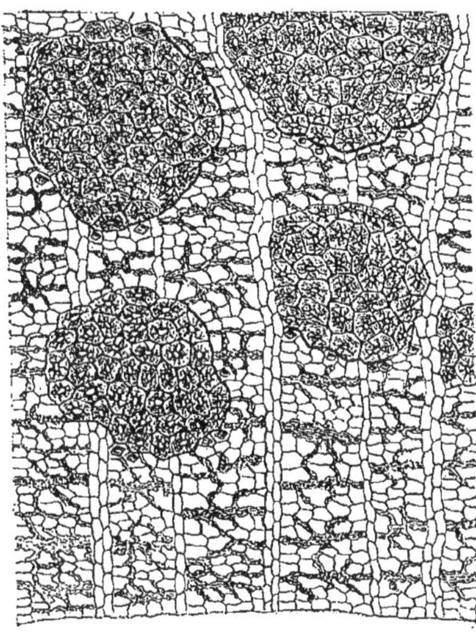

Fig. 1045.

Ecorce d'*Erythrophlœum guineense*.
Structure du liber.

Structure microscopique (fig. 1045). — Le suber est formé de plusieurs rangées de cellules tabulaires à parois faiblement épaissies ; le parenchyme cortical est un tissu de cellules polygonales allongées dans la direction tangentielle et renfermant des corpuscules amylacés ; dans l'épaisseur de ce parenchyme on découvre de nombreux amas de cellules scléreuses à parois fort épaisses, canaliculées ; la ligne blanche, qui est située en dessous du suber est également formée d'une couche plus ou moins épaisse de sclérites offrant la même consistance : en dessous de cette ligne les groupes scléreux deviennent plus volumineux. Le liber *l* est un tissu de cellules plus petites, assez régulièrement superposées ; il est sillonné transversalement par des vaisseaux grillagés émettant de nombreuses ramifications, marqué de rayons médullaires étroits qui s'élargissent brusquement en se rapprochant du parenchyme cortical ; il renferme un nombre très considérable de groupes sclérenchymateux très volumineux et très rapprochés.

Composition chimique. — Gallois et Hardy[1] ont retiré de cette écorce

[1] *Journal de Ph. et de Chimie*, t. XXIV, p. 25 (5).

un alcaloïde cristallisé, qu'ils ont désigné sous le nom d'*Erythrophléine*. Cet alcaloïde est soluble dans l'eau, l'alcool, l'éther acétique. Au contact de l'acide sulfurique et du permanganate de potasse, il prend une coloration violette qui passe rapidement au noir. Des expériences chimiques faites par Harnack et Zabrocki et par Schlagdenhauffen il résulte que la composition chimique de cette écorce est loin d'être établie.

Usages. — L'écorce de Mançone est employée par les nègres du Sénégal comme poison d'épreuve et pour empoisonner les flèches. Au point de vue physiologique, c'est un poison du cœur très énergique ; l'érythrophléine de Hardy et Gallois partage ces propriétés physiologiques à un degré très élevé. L'écorce a été expérimentée par Dujardin-Beaumetz, qui a constaté qu'elle produit chez certains malades des effets diurétiques très marqués. D'après le D' Lewin, l'érythrophléine serait un anesthésique local, produisant des effets comparables à ceux de la cocaïne, mais dont l'emploi demande à être surveillé à cause de l'action énergique qu'il exerce sur le cœur. L'érytrophléine s'emploie à la dose de 1 à 2 dixièmes de milligramme par jour.

BOIS DE CAMPÊCHE

Le **bois de Campêche** est donné par l'*Hœmatoxylon Campechianum* L., arbre originaire de la baie de Campêche, du Honduras, et qu'on trouve aussi dans d'autres parties de l'Amérique centrale, à la Jamaïque et aux Antilles.

Le bois de Campêche arrive en bûches de 90 centimètres de longueur, fournies par des arbres d'une dizaine d'années, et privées de leur partie corticale et de leur aubier. Exposées à l'air et à l'humidité depuis quelque temps, ces bûches ont une couleur noirâtre à l'extérieur ; mais à l'intérieur elles ont une teinte rouge brunâtre. Sur une section transversale de ces bûches, on observe (fig. 1046) une multitude de bandes transversales, plus ou moins larges, alternativement claires et foncées, non parallèles, mais s'intriquant entre elles de façon à former un réseau à mailles étendues dans la direction tangentielle ; de ces bandes, les unes foncées, denses, susceptibles d'un

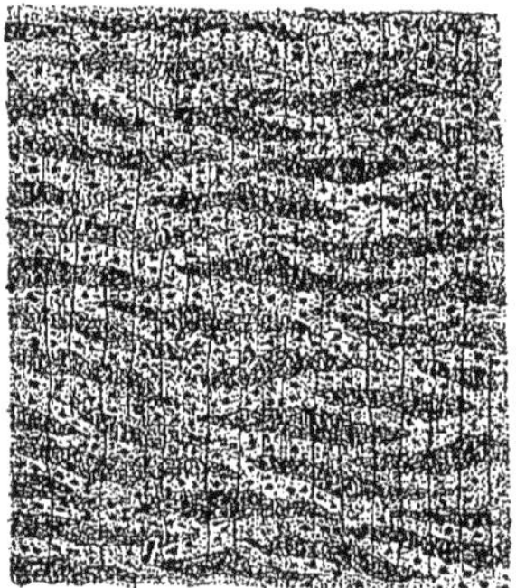

Fig. 1046. — Bois de Campêche.
Coupe transversale vue à la loupe.

beau poli, sont assez larges ; les autres, bien plus étroites, plus pâles, sont criblées de pores très apparents ; ce réseau est sillonné par des stries radiales très fines et très rapprochées, qu'on ne distingue guère qu'à la loupe. Ce bois est très lourd et bien que sa structure soit très dure et serrée, il se fend facilement. Il a une odeur très agréable qui rappelle un peu celles de l'anis et de la violette, et une saveur à la fois douce et âpre.

Le bois destiné aux usages de la pharmacie se présente généralement en copeaux très petits ou sous forme de râpures assez grossières.

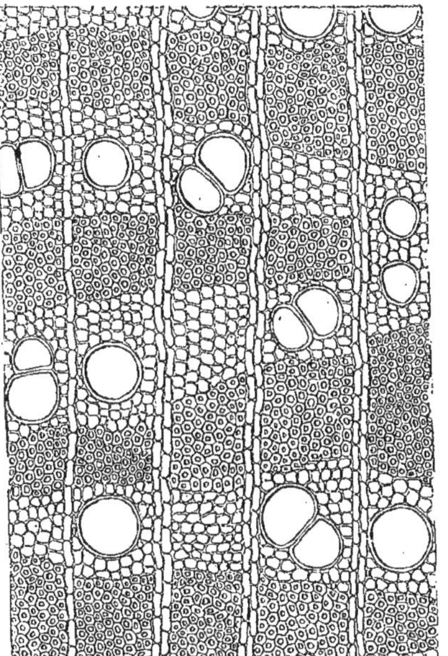

Fig. 1047. — Bois de Campêche.
Structure anatomique.

Structure microscopique (fig. 1047). — Examiné au microscope, le bois de Campêche présente, sur une coupe transversale, une série de zones fibreuses alternant avec des bandes de parenchyme ligneux. Les premières, qui représentent les bandes transversales les plus foncées en couleur, sont assez larges et formées d'un tissu de fibres polygonales munies de parois épaisses, finement ponctuées, et colorées en brun rouge foncé ; les autres, plus étroites, sont constituées par un parenchyme de cellules polygonales, à parois peu épaisses, dans l'épaisseur duquel on observe de larges vaisseaux ponctués, tantôt isolés, tantôt réunis deux à deux et dont les parois sont colorées ; ces diverses zones n'ont pas la même largeur dans tous les points ; elles sont entrecoupées par des rayons médullaires étroits, inégalement espacés.

Composition chimique. — Le bois de Campêche doit ses propriétés colorantes à un principe cristallisé, qui a été isolé par Chevreul et qui est désigné sous les noms d'*Hématine* ou d'*Hématoxyline*. A l'état pur, l'hématoxyline est incolore, soluble dans l'eau chaude et l'alcool ; elle possède une saveur douce qui rappelle celle de la réglisse ; elle se colore en rouge sous l'action de la lumière solaire ; il en est de même pour sa

solution aqueuse. L'action combinée de l'ammoniaque et de l'oxygène
la transforme en *hématéine*, qui cristallise en écailles d'un violet foncé.

Usages. — L'emploi thérapeutique de cette substance est très
limitée : on l'a parfois utilisée comme astringente et antidiarrhéique ;
ses usages industriels sont au contraire très répandus.

BOIS DE FERNAMBOUC

Le **Bois de Fernambouc** est produit par le *Cœsalpinia echinata*
Lam., qui est très répandu au Brésil.

Il arrive dans le commerce soit sous forme de bûches, soit sous
forme de râpures ou de petits
éclats. Il a une couleur d'un brun
rouge brillant et comme satiné ;
il est très lourd et susceptible
de recevoir un beau poli. Examiné sur une coupe transversale
(fig. 1048), il se distingue très
nettement du bois de Campêche
par la disposition bien plus régulière de ses couches alternantes,
qui rappelle celle des zones con-

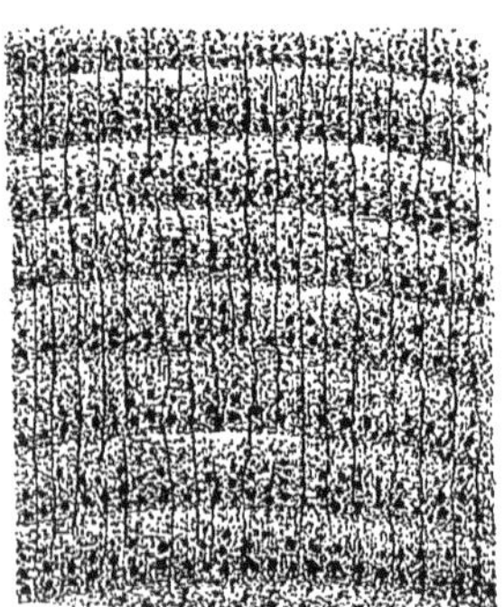

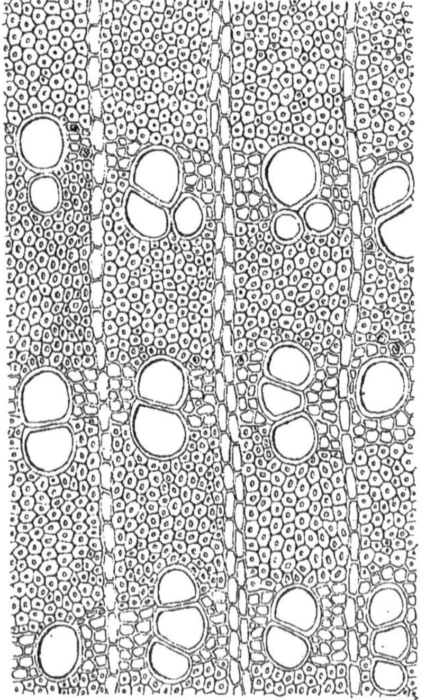

Fig. 1048, 1049. — Bois de Fernambouc.

Section transversale vue à la loupe.   Structure anatomique.

centriques d'accroissement, qu'on observe dans le bois des dicotylédones. Les ponctuations qu'on observe dans ce bois sont plus petites,
mais plus nombreuses que dans le bois de Campêche, et généralement

elles sont disposées en files radiales. Les stries pâles sont bien moins larges aussi que les stries les plus foncées. Ce bois n'a qu'une odeur très faible et une saveur douce peu prononcée.

STRUCTURE MICROSCOPIQUE (fig. 1049). — Il se distingue du bois de Campêche par le développement, du prosenchyme, qui est formé de fibres à parois épaisses ; les bandes de parenchyme, qui alternent avec ce prosenchyme n'ont plus la direction ondulée et la largeur qu'elles présentent dans l'espèce précédente ; elles sont très étroites, assez régulièrement disposées en zones parallèles ; les vaisseaux sont plus petits, généralement réunis en groupes allongés radialement et s'enfoncent dans le prosenchyme ; les rayons médullaires sont formés d'une ou de deux rangées de cellules.

COMPOSITION CHIMIQUE. — Le bois du Brésil doit sa vertu colorante à la *Brasiline*, qui cristallise en aiguilles jaune rougeâtre, pâlissant rapidement à la lumière. Au contact des acides cette matière passe au jaune ; elle devient violette avec les alcalis.

USAGES. — Ce bois est surtout utilisé dans l'industrie. On s'en sert parfois en pharmacie pour préparer des liqueurs alcooliques ou des élixirs dentifrices.

On utilise également comme tinctoriaux les bois de *C. Sappan* L. ou *Brésillet des Indes;* du *C. crispa* L. ou *bois de Brésil;* du *C. brasiliensis* L. ou *bois rouge de la Jamaïque.*

GRAINES DE BONDUC

ORIGINE. — Ce sont les graines du *Cæsalpinia Bonducella* Flem. (*Guilandina Bonducella* L.), qui croît communément dans l'Afrique, l'Asie et l'Amérique tropicales.

DESCRIPTION. — Les **graines de Bonduc** (fig. 1050) sont ovoïdes ou arrondies, légèrement comprimées, de 12 à 15 millimètres de diamètre. Leur surface extérieure est bleuâtre ou grise, luisante, marquée de stries horizontales peu saillantes, un peu plus foncées, et disposées en cercles concentriques autour du hile, qui est lui-même entouré d'une petite tache brune. Le spermoderme est très épais et recouvre une amande blanche qui ne représente pas plus de la moitié du poids de la graine. Cette graine peu adhérente à son enveloppe est composée de deux cotylédons réunis par une grosse radicule : elle a une saveur légèrement amère avec le goût propre aux graines des Légumineuses.

STRUCTURE MICROSCOPIQUE — Trois téguments d'épaisseur bien inégale constituent le spermoderme de cette graine : un tégument extérieur formé de cellules scléreuses disposées en palissade, munies de parois épaisses et d'un lumen linéaire; sous cette enveloppe existe une couche de cellules en sablier, puis vient un parenchyme très développé formé dans sa partie extérieure de cellules rameuses, à parois assez épaisses, incrustées de matière colorante et dans sa partie interne d'un tissu de cellules plus régulières, aplaties, allongées tangentiellement. Sous ce spermoderme existe l'amande composée d'un parenchyme de cellules polygonales, contenant de l'amidon et une matière grasse.

COMPOSITION CHIMIQUE. — Ces graines ont été analysées par MM. Heckel et Schlagdenhauffen [1] qui en ont retiré : de l'huile, une résine amère (*bonducine*), du sucre, des matières salines,

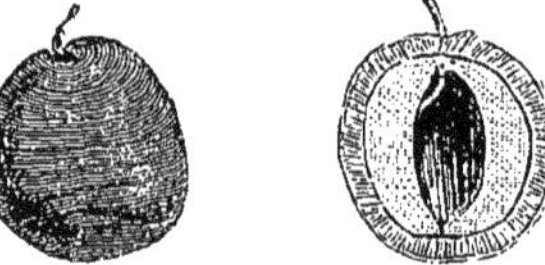

Fig. 1050, 1051. — Graine de Bonduc.
Graine entière.   Graine coupée en long.

des principes albuminoïdes solubles et insolubles et de l'amidon.

L'huile qui existe dans la proportion de 23 p. 100 a une couleur jaune pâle et une saveur faiblement amère; la résine qui communique à ces graines leur amertume est amorphe, blanche, dépourvue d'âcreté.

USAGES. — Les graines de Bonduc constituent dans l'Inde un remède populaire contre les fièvres intermittentes : ces propriétés paraissent avoir été confirmées par quelques expériences faites en France par le docteur Isnard.

Le *C. Bonduc* Roxb. est une espèce voisine de l'espèce précédente, mais plus rare ; ses graines de couleur jaune possèdent, d'après les auteurs précités, les mêmes propriétés physiologiques et la même composition que celles de *C. Bonducella*.

Les fruits de quelques *Cæsalpinia* renferment dans leur péricarpe des principes résineux et astringents, qui le font utiliser dans la tannerie. Les plus généralement employés à cet usage sont ceux du *C. coriaria* W., qui nous arrivent de l'Amérique du Sud sous les noms de *Dividivi* ou *Libidibi* et ceux du *C. brevifolia* (*Balsamocarpon brevifolium*, Cl. Gay), expédiés du Chili sous le nom d'*algarrobillos*.

Le *Chicot du Canada* (*Gymnocladus dioïca* Michx., — *G. canadensis* Lam.) est un grand arbre assez répandu dans l'Amérique du Nord. Ses graines torréfiées employées comme succédané du café, y portent le nom de *coffee bean*. D'après l'analyse qui en a été faite par

[1] *Nouveaux remèdes*, 15 mars et avril 1886.

Samuel Mell [1] (1887), elles renfermeraient une huile fixe, un corps gras, une résine et un glucoside, auquel il faudrait attribuer les effets stupéfiants qu'éprouvent certains individus à la suite de leur absorption.

Le *Flamboyant* (*Poinciana pulcherrima* L.) est un très joli arbuste à fleurs superbes, qui est cultivé dans tous les pays tropicaux et surtout aux Antilles, où ses feuilles sont utilisées comme purgatives, excitantes et emménagogues.

PAPILIONACÉES

Plantes à préfloraison imbriquée, à insertion périgyne ; fleur le plus souvent irrégulière ; étamines définies ; calice généralement bilabié ; corolle papilionacée ; étamines le plus souvent diadelphes ; embryon courbé.

GOMME ADRAGANTE

La **gomme adragante** est produite par plusieurs *Astragalus* qui appartiennent tous au sous-genre *Tragacantha;* ils croissent dans des régions variées et ce sont des formes différentes qui, suivant les diverses époques, ont fourni leur exsudation au commerce.

Les principaux astragales à gomme sont :

1° L'*Astragalus gummifer* Labill., espèce indiquée pour la première fois par Labillardière dans les régions alpines et subalpines du Liban : elle se distingue par l'étendue de son aire géographique ; elle croît dans l'Asie Mineure, l'Arménie, le Kurdistan et fournit une partie de la belle gomme recueillie entre Césarée et Tarsous.

2° L'*A. verus* Oliv., qui croît dans la Perse occidentale entre Kermachan et Hamadan. D'après Olivier, ce serait une des principales sources de la gomme adragante.

3° L'*A. adscendens* Boiss. et Haussk., qui croît aussi sur les montagnes de la Perse austro-occidentale où elle fournirait, d'après Haussknecht, une grande quantité de gomme.

4° L'*A. microcephalus* W., qui s'étend de la Lycie jusqu'à l'Arménie et à l'Ibérie à travers la Cappadoce et la Paphlagonie. Les échantillons envoyés à Flückiger et Hanbury, ceux qui ont été recueillis par M. Balansa ne laissent aucun doute sur la place que doit occuper cette plante parmi les astragales producteurs de gomme.

5° L'*A. stromatodes* Bunge, qui habite près de Marasch dans le Nord de la Syrie.

[1] *Amer. Journal of Pharm.*, mai 1887, p. 220.

6° L'*A. Kurdicus* Boiss., dont l'aire plus étendue s'étend du Nord de la Syrie, des montagnes de la Cilicie et de la Cappadoce jusque dans les régions sous-alpines du Kurdistan. Elle fournit, d'après Haussknecht, la gomme d'*Aintalo*.

7° L'*A. pycnocladus* Boiss. et Haussk., qui croît dans les montagnes du Kurdistan.

8° L'*A. eriostylis* Boiss. et Haussk., trouvée par Haussknecht dans la Perse austro-occidentale.

9° L'*A. Heratensis* Bunge.

10° L'*A. strobiliferus* Royle. Ces deux dernières espèces sont communes dans la vallée de Harirud et dans le Khorassan. Ce sont elles qui fournissent une grande partie de la gomme achetée dans l'Inde comme *Kutéra*.

11° et 12° Les *A. cylleneus* Boiss. et Held., et *A. creticus* Lam., qui croissent en Grèce sur le Parnasse, aux sommets du Tagyète et de l'Olenos et sur le mont Ida, en Crète. La première, qui d'après Heldreich, fournit presque exclusivement la gomme adragante des Grecs modernes, ne paraît plus être exploitée aujourd'hui.

Sécrétion. — La production de la gomme adragante est due à une maladie endémique qui affecte la plupart des astragales croissant dans une région déterminée. D'après Hugo

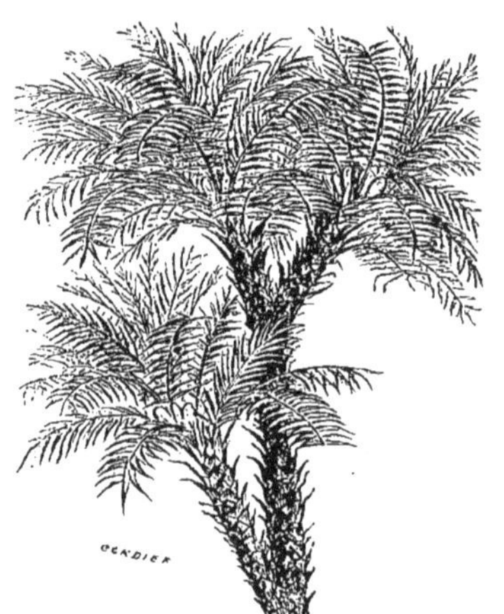

Fig. 1032. — *Astragalus gummifer.*

Mohl[1], cette maladie appelée *gummose* consiste dans la métamorphose des parois cellulaires des parties parenchymateuses des Astragales. En examinant la section transversale d'une tige ligneuse d'astragale à gomme, on observe très nettement que le siège de cette transformation est localisé dans la partie centrale de la tige, c'est-à-dire dans la moelle et dans les rayons médullaires qui s'en détachent. Si on étudie ces tissus parenchymateux, on remarque que les cellules d'abord limitées par des parois de cellulose déposent contre leur enveloppe primitive un certain nombre de couches qui l'épaississent ; puis les diverses zones cellulosiques se transforment progressivement de la périphérie vers

[1] H. Mohl. *Untersuchungen über die Entstehugsweise der Traganthgummi*, Bot. Lect., 1857, p. 36 et 55.

le centre en une matière mucilagineuse, qui se gonfle considérablement dans l'eau, de telle sorte qu'au bout d'un certain temps, la cellule
tout entière s'est transformée en une masse globuleuse d'adragantine
et n'a conservé comme traces de sa constitution primitive que quelques
couches cellulosiques dans le centre et quelques corpuscules amylacés
qui existaient primitivement dans sa cavité. En traitant par le chlorure
de zinc iodé une section pratiquée dans une tige d'astragale atteint de
gummose, on voit les parois ou les débris de cellulose se colorer en
violet, tandis que toutes les parties mucilagineuses restent incolores.

Cette transformation des parois cellulaires peut être rendue évidente
par la comparaison de sections faites dans une tige malade et dans les jeunes branches qui ont encore leur structure normale.

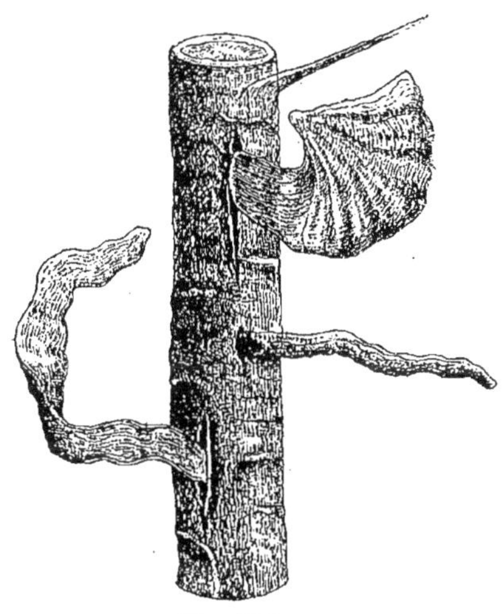

Fig. 1053.
Exsudations de la gomme adragante.

RÉCOLTE. — La gomme adra-
gante se récolte principalement
en Asie Mineure dans le district
d'Angora, en Arménie, au sud
d'Erzeroum, dans le Kurdistan,
en Perse, au nord-est de Schi-
raz, et en Grèce.

Cette gomme peut exsuder
naturellement des tiges des Astragales, ainsi que le professeur
Haussknecht a pu le constater
au Kurdistan et en Perse : elle
se présente alors sous forme de
belles lamelles blanches. Mais
plus habituellement, on facilite cette exsudation au moyen d'incisions ou de trous pratiqués dans les tiges aux mois de juillet et
août. Au moment où elle s'écoule, la gomme adragante est molle, mais
elle se solidifie assez rapidement et conserve la forme qu'elle a pu
prendre en passant dans les ouvertures pratiquées dans les tiges. Là
où les récolteurs ont fait une simple piqûre avec un corps pointu, la
gomme exsude sous forme cylindrique, c'est la *gomme vermiculée;* là
où les piqûres ont été remplacées par des incisions, la gomme sort
sous forme de plaques papyracées, tantôt planes, tantôt ondulées, à
bords sensiblement parallèles, ou élargies en certains points; c'est la
gomme adragante en plaques. La gomme qui exsude par un temps sec
et chaud est d'un blanc plus ou moins pur et durcit rapidement; mais,

par les temps froids et humides, elle prend une teinte jaune ou brunâtre et se dessèche lentement. Les indigènes qui se livrent à cette
récolte en vendent le produit à des trafiquants qui l'apportent à Smyrne,
où l'on trie les diverses sortes commerciales et d'où on les exporte. La
gomme adragante arrive aussi de Constantinople ; celle qui est récoltée
en Perse et dans le Kurdistan arrive par Bagdad et le golfe Persique.

La gomme adragante affecte dans le commerce deux formes principales.

DESCRIPTION. — La **gomme adragante en plaques** appelée aussi
gomme de Smyrne est surtout récoltée sur les Astragales de l'Asie
Mineure : la plus estimée vient des
environs de Césarée. Elle se présente
en plaques plus ou moins grandes,
variant de 2 à 7 centimètres de long
sur 1/2 à 2 centimètres de large ;
ces plaques sont très variables dans
leur forme et leurs dimensions :
elles présentent à leur surface des
stries courbes ou ondulées, concentriques, qui sembleraient indiquer
qu'elle a exsudé lentement sous
l'influence de pressions successives ;
leur couleur est blanchâtre, elles
sont légèrement translucides, un peu
flexibles, cornées, fermes, difficiles
à briser.

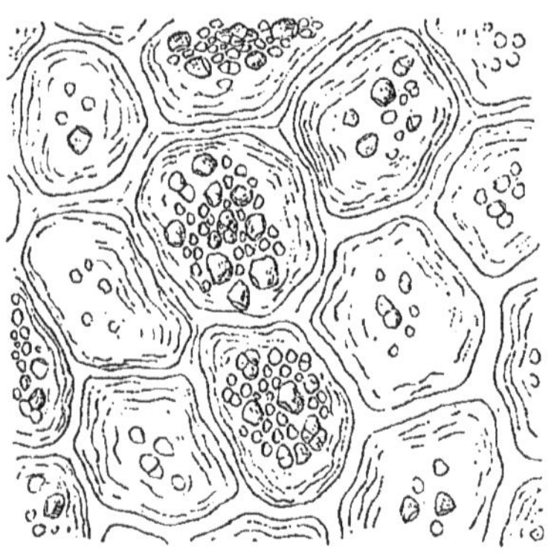

Fig. 1054.
Gomme adragante vue au microscope.

La **gomme adragante en filets** qui vient surtout de Grèce, où elle
est recueillie sur les *Astragalus creticus* et *A. Parnassii* se présente en
filets minces aplatis, contournés sur eux-mêmes, ayant de 2 à 3 centimètres de long sur 2 à 3 millimètres d'épaisseur. Ces filets sont striés
longitudinalement ; la plupart présentent la teinte blanchâtre de la
gomme en plaques ; cependant on y trouve des morceaux de couleur
foncée, jaunâtre ou rougeâtre, qui sont en général assez fins et qui
sont désignés sous le nom de *gomme de Morée.*

La gomme adragante se gonfle considérablement au contact de l'eau,
s'y désagrège ; 1 partie de cette gomme donne avec 50 p. 100 d'eau
un mucilage épais. Si on double la proportion de liquide, on obtient
une solution qui précipite abondamment par l'acétate de plomb et
reste limpide avec une solution de perchlorure de fer ou de borax.
Ces caractères la distinguent de la gomme arabique.

STRUCTURE MICROSCOPIQUE. — Examiné au microscope, le mucilage de gomme arabique présente au milieu d'une masse gommeuse des parois de cellules, ou même des cellules entières, entourées de parois fort épaisses gélatineuses, qui se colorent en violet au contact du chlorure de zinc iodé. Çà et là, et surtout au centre des cellules, on observe des grains d'amidon globuleux ou demi-globuleux, qui, au contact d'une solution d'iodure de potassium iodurée et d'acide sulfurique concentré prennent une coloration bleue de même que les parois cellulaires.

USAGES. — La gomme adragante est peu employée en pharmacie ; elle ne sert guère qu'à préparer des émulsions ou lier des masses pilulaires.

FALSIFICATIONS. — S'il est assez difficile de falsifier la belle gomme adragante en plaques, on mélange fréquemment les qualités inférieures avec une gomme dite de *Bassora* ou *Gomme Pseudo-adragante* qui possède un peu les caractères extérieurs de la gomme en plaques ; elle est généralement en fragments plus épais, anguleux, d'un éclat cireux et d'une couleur plus foncée. Elle se comporte avec l'eau d'une façon tout à fait différente de la gomme adragante : mélangée avec une faible quantité de ce véhicule, elle donne bien un mélange épais et lié, mais si on ajoute une notable proportion d'eau contenant en solution de l'iodhydrate ioduré de potasse, la solution mucilagineuse se sépare en deux parties ; un précipité floconneux bleu se forme au fond du vase, surnagé par un liquide limpide. Traité de la même façon, le mucilage de gomme adragante reste uniforme dans toute sa masse.

La présence de gomme arabique dans la poudre de gomme adragante peut se reconnaître au moyen de la teinture de gayac, qui colore en bleu la dissolution de gomme arabique.

A côté des Astragales producteurs de gomme, nous mentionnerons quelques autres espèces donnant des produits sucrés et notamment les *Astragalus adscendens* et *A. florulentus* Boiss. et Hausskn., qui croissent dans le Kurdistan et dans la Perse austro-occidentale, où ils donnent une partie des mannes connues sous le nom de *Mannes de Perse*.

SARCOCOLLE

Longtemps ignorée, puis rapportée à l'*Euphorbia Myrsinites*, aux *Penœa Sarcocolla* et *P. mucronata* L., l'origine botanique de ce produit a été déterminée par Dymock, qui l'attribue sans aucun doute à l'*Astragalus Sarcocolla* Dym.

Là **Sarcocolle** se présente en grains agglomérés, friables, opaques ou demi-transparents, d'une teinte jaune rosé ou grisâtre, d'une odeur à peine sensible, d'une saveur amère et sucrée.

En examinant attentivement des échantillons de cette drogue, on y rencontre, à côté de fruits d'ombellifères et de graminées, des fragments de petites feuilles garnies d'un duvet blanchâtre, et des épines assez fines rappelant celles des *Tragacantha*. De ces épines les unes sont droites, les autres assez fortement recourbées ; leur base est parfois empâtée dans la sarcocolle ; leur pointe est libre, et on voit le long de ces petites épines la trace du point d'attache de folioles, de façon à pouvoir compter le nombre de ces folioles qui se trouvaient sur le rachis épineux. En les plaçant à côté des organes analogues des *Tragacantha*, on ne peut douter de leur nature et de la vérité de l'opinion émise par Dymock.

La sarcocolle se récolte en secouant les buissons sur un drap, qu'on étend au-dessous pour en recevoir les grains. Elle est principalement recueillie près de Kirin, Bujaud et Yezdi ; elle n'est pas employée en médecine, mais les femmes des harems la mangent pour se donner de l'éclat à la peau.

D'après l'analyse de Pelletier, la Sarcocolle renferme :

Sarcocolle pure, 65,30 ; gomme, 4,60 ; matière gélatineuse, 3,30 ; matières diverses, 26,80.

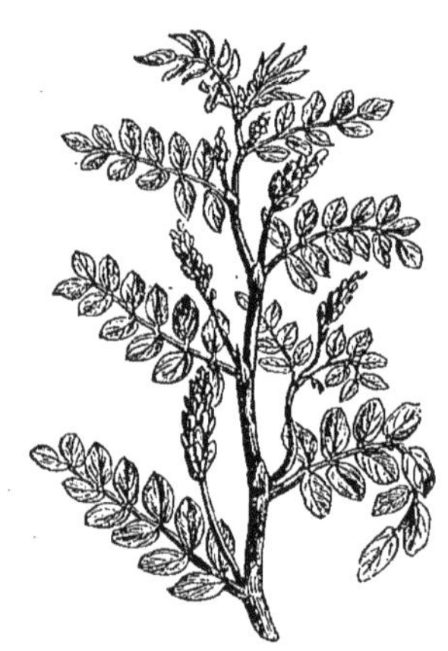
Fig. 1055.
Astragalus glycyphyllos.

La matière gélatineuse a quelques propriétés communes avec la bassorine. La gomme est de la gomme ordinaire. Quant à la *sarcocolline* ou *sarcocolle pure*, c'est un principe spécial d'une saveur à la fois amère et sucrée, d'une odeur particulière, soluble dans 40 p. 100 d'eau froide et dans 25 p. 100 d'eau bouillante.

Nous mentionnerons encore dans le groupe des Astragales :

L'*Astragalus glycyphyllos* L., *Fausse réglisse*, *Réglisse bâtarde* (fig. 1055), ainsi nommé à cause de la saveur sucrée que possède sa racine. Cette plante, assez commune dans nos bois, est citée encore comme plante fourragère.

L'*A. mollissimus* L. qui habite le Texas où elle est désignée sous le nom de *Loco*. Les opinions les plus diverses ont été émises sur les effets physiologiques de cette plante qui passe pour produire la folie.

On prétend qu'elle renferme des principes éminemment toxiques, localisés selon les uns dans le fruit, selon les autres dans les feuilles ou dans la plante entière : d'autres enfin attribuent les effets vénéneux des fleurs à un insecte qui les envahirait, et refusent toute toxicité à la plante elle-même. Kennedy (1888) a entrepris de contrôler ce qu'il y avait de fondé dans ces opinions. L'analyse chimique de la plante ne lui a révélé l'existence d'aucun principe toxique ; les expériences physiologiques qu'il a faites sur des chiens avec l'infusion, la décoction et la plante pulvérisée ont été aussi négatives ; aussi conclut-il que le *Loco* ne possède aucune des propriétés merveilleuses qu'on lui attribue aux Etats-Unis.

RACINE DE RÉGLISSE

Origine. — La **Racine de réglisse** est fournie par deux variétés du *Glycyrrhiza glabra* L. qui sont :

Le *G. glabra* type qui croît spontanément en Espagne, dans le Portugal, dans le sud de l'Italie, en Sicile, en Grèce et en Perse et qui est cultivé en France, en Allemagne et en Angleterre.

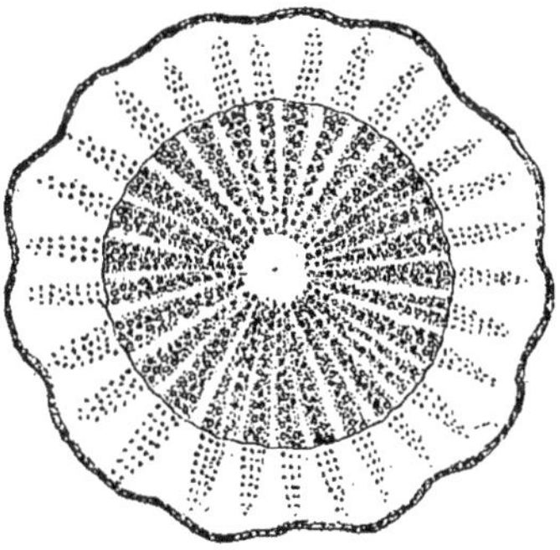

Le *G. glabra*, var. *glandulifera* (*G. glandulifera* W. K.) qui croît en Hongrie, dans la Russie centrale et méridionale, en Crimée, dans l'Asie Mineure, dans le Turkestan et l'Afghanistan. C'est cette variété qui donne la *racine de réglisse de Russie*.

Fig. 1056.
Racine de Réglisse d'Espagne.
Section transversale.

Récolte. — La racine principale de la Réglisse qui n'a guère plus de 15 centimètres de long se divise en plusieurs racines secondaires droites qui s'allongent sans se ramifier beaucoup et sont couvertes de petites radicules. Outre ces racines profondes, elle émet des stolons qui s'étendent horizontalement sur plusieurs pieds de long, atteignent la grosseur du doigt et produisent la seconde année des rameaux qui sortent de terre à une distance assez éloignée de la plante mère.

La récolte de la réglisse se fait au commencement de l'hiver. Les racines âgées de trois ou quatre ans sont déterrées, coupées sur place et souvent vendues ou consommées fraîches ; les stolons sont mis à part, desséchés et conservés pour l'exportation. Après les avoir coupés, on les dispose en balles qui sont composées tantôt de fragments d'égale longueur, tantôt de fragments de longueur inégale réunis bout à bout.

Description. — La Réglisse des pharmacies se présente en morceaux cylindriques dont la longueur atteint en général 18 à 20 centimètres, et dont le diamètre varie depuis 5 jusqu'à 15 millimètres. La surface extérieure est d'un gris brun, marquée de sillons longitudinaux assez profonds; elle présente çà et là des traces verruqueuses ou des cicatrices laissées par les bourgeons; ces dernières sont surtout très apparentes sur les stolons. La cassure est fibreuse dans la région corticale aussi bien que dans la zone ligneuse. Sur la section transversale (fig. 1056), on distingue la zone subéreuse, quand elle n'a pas été enlevée par le raclage; la zone corticale dont l'épaisseur égale le tiers du rayon total, et qui est marquée de fines ponctuations radiales; la partie ligneuse, d'un jaune plus foncé que l'écorce, marquée de stries radiales qui séparent des faisceaux cunéiformes, plus larges, moins colorés, criblés de pores apparents. Ces stries et ces faisceaux partent du centre et se dirigent

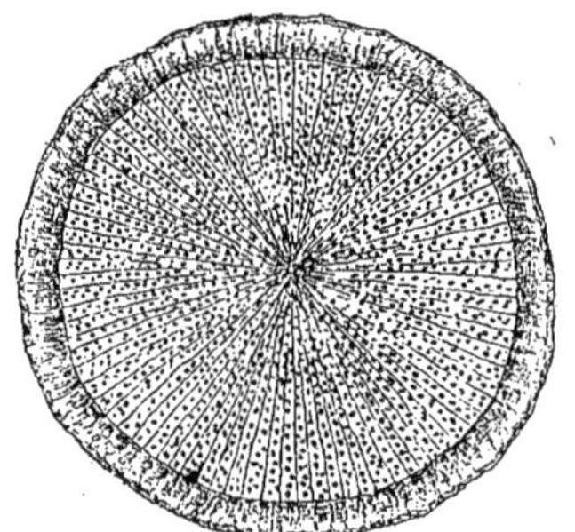

Fig. 1057. — Réglisse de Russie.
Section transversale.

vers la périphérie du bois, dans les racines, tandis que dans les stolons la partie centrale est occupée par une moelle peu développée.

La racine de Réglisse récoltée en France est parfois entièrement composée de stolons dont la surface extérieure a été mondée par un simple lavage.

La **racine de Réglisse espagnole**, connue encore sous le nom de *Réglisse de Tortona* ou d'*Alicante* est importée en paquets beaucoup moins réguliers, formés d'un mélange de racines et de rhizomes mesurant plusieurs pieds de longueur et 10 à 25 millimètres d'épaisseur, non décortiqués. La surface extérieure, assez propre dans la sorte de Tortona, est sale dans la sorte d'Alicante; les morceaux sont très inégaux et parfois accompagnés des collets noueux des racines.

La **racine de Réglisse de Russie**, qui provient du *G. glandulifera* s'importe en grosses balles formées de morceaux généralement décortiqués assez profondément et ne conservant que quelques vestiges noirs de la zone subéreuse. Ces morceaux ont de 30 à 40 centimètres de long,

mais leur épaisseur varie entre 1 et 5 centimètres. Les plus gros sont formés de
vieilles racines parfois perforées dans presque toute leur longueur.

On a longtemps désigné sous le nom de
Réglisse de Russie les rhizomes et racines
d'une espèce différente, le *Glycyrrhiza echinata* L., originaire d'Orient. Elle se trouve
représentée dans les droguiers par de gros
fragments, mondés de leur épiderme, atteignant parfois la grosseur du bras et se
distinguant de la réglisse ordinaire par leur
volume, leur tissu plus fibreux et plus
lâche, leur densité beaucoup moindre.
Cette sorte est d'ailleurs d'une saveur moins
sucrée et contient moins de Glycyrrhizine.
Elle est tombée en désuétude.

La racine de Réglisse a une odeur terreuse particulière et une saveur douce et
sucrée, suivie d'une légère âcreté.

STRUCTURE MICROSCOPIQUE. — Examinée au
microscope la racine de réglisse présente
de dehors en dedans (fig. 1058) :

Un suber (*s*) formé de quelques rangées
de cellules tabulaires aplaties colorées en
brun : — un parenchyme cortical (*pc*)
relativement peu développé à cellules polyédriques allongées tangentiellement ; ce
parenchyme ne contient pas de cellules
scléreuses, mais à une très faible distance
du suber il présente une multitude de
cristaux simples octaédriques (*cr*), dont la
réunion constitue une assise cristalligène
bien délimitée, que nous retrouverons plusieurs fois dans les écorces de Légumineuses ; les couches internes de ce parenchyme cortical contiennent quelques faisceaux fibro-libériens ; — le liber (*l*) divisé
en faisceaux coniques formés d'un parenchyme de petites cellules régulièrement
superposées, dans lequel on observe de nombreux faisceaux fibro-

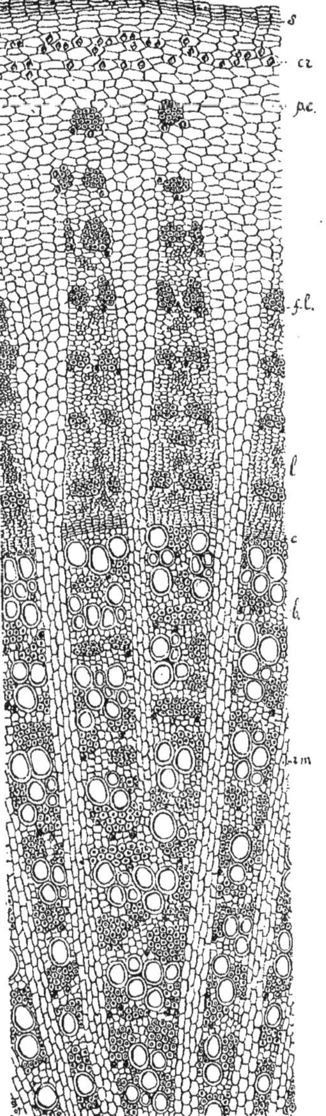

Fig. 1058. — Racine de Réglisse.
Structure anatomique.

libériens qui, dans leur ensemble, sont disposés en séries concentriques et parallèles. Ces faisceaux irréguliers dans leur forme sont composés d'une agglomération de petites fibres à parois très épaisses ; dans l'épaisseur du liber, on observe des vaisseaux grillagés réunis en groupes irréguliers, allongés dans la direction radiale ; — un cambium (*c*) bien apparent ; — la zone ligneuse, divisée en faisceaux cunéiformes plus ou moins larges par des rayons médullaires formés de 3 à 4 rangées de cellules et plus ou moins longs : les uns primaires, s'enfonçant jusqu'au centre de la racine, les autres secondaires, pénétrant plus ou moins profondément dans les faisceaux.

Chacun de ces faisceaux est composé d'un parenchyme ligneux dans lequel on observe de nombreux vaisseaux généralement groupés, inégaux, et des faisceaux fibreux très irréguliers dans leur forme et leur disposition : en général ils sont placés dans le voisinage des vaisseaux et sont bordés de cellules cristalligènes.

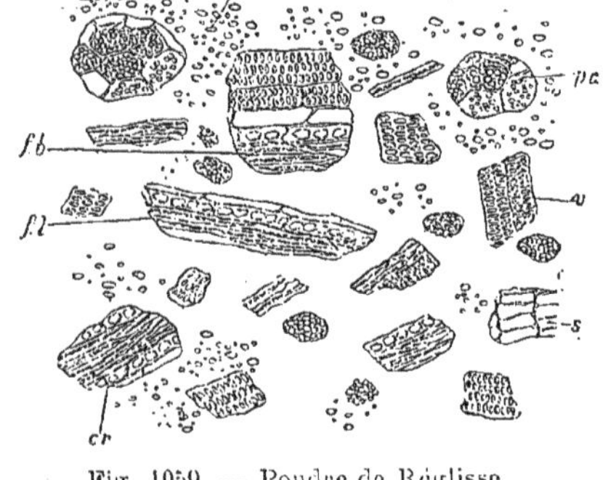

Fig. 1059. — Poudre de Réglisse.

s, suber. — *pc*, parenchyme cortical. — *fl*, fibres libériennes. — *fb*, fibres ligneuses. — *v*, vaisseaux ponctués. — *cr*, cristaux prismatiques. — *a*, amidon.

COMPOSITION CHIMIQUE. — La racine de réglisse contient du sucre, une matière albumineuse, de l'asparagine, de l'acide malique et un principe particulier, la *glycyrrhizine*, qui a été isolé par Gorup Besanez.

La glycyrrhizine paraît être dans la racine de réglisse à l'état de combinaison avec l'ammoniaque. — Précipitée des décoctions de racine au moyen d'un acide ou de la crème de tartre, ou encore de l'acétate de plomb, puis lavée avec de l'alcool, elle se présente sous l'aspect d'une poudre amorphe jaune, douce et amère à la fois.

USAGES. — La racine de réglisse est surtout employée pour la préparation du suc de réglisse. — Pulvérisée elle est communément employée en pharmacie pour la préparation des masses pilulaires ou pour masquer la saveur de certains médicaments. La médecine vétérinaire en fait une assez grande consommation. — Elle a été remplacée, pour la préparation des boissons rafraîchissantes, par des glycyrrhizates alcalins dont l'emploi est bien plus commode.

ALTÉRATIONS. — Cette racine s'altère quand elle est conservée pendant trop longtemps : elle perd en partie son odeur caractéristique et acquiert une odeur de moisi ; elle devient cassante, et prend à l'intérieur une couleur grise où légèrement brune ; en même temps sa saveur s'est altérée et est devenue désagréable.

Le *G. lepidota* Pursh est une espèce américaine qui croît dans le nord de la Californie, le Missouri, le Colorado : elle donne des racines sucrées qui ont été étudiées et décrites par Mac Cullough (*Amer. Journal of Pharm.*, 1890, p. 388).

La *Liane Réglisse* qu'on utilise dans l'Inde comme succédané de notre réglisse est la racine de l'*Abrus precatorius* L. Cette racine, que nous avons pu nous procurer au musée de l'Exposition permanente des colonies, a une odeur particulière désagréable, une saveur âcre un peu amère avec un arrière-goût légèrement sucré. Si elle se rapproche par quelques caractères extérieurs de la racine de réglisse, elle en diffère notablement par sa structure anatomique. Le parenchyme cortical présente une multitude de cellules scléreuses qui n'existent pas dans les racines de *Glycyrrhiza* ; les rayons médullaires qui divisent la zone ligneuse et le liber en faisceaux coniques sont très larges et marqués de ponctuations très apparentes.

SUC DE RÉGLISSE

ORIGINE. — Le **suc de Réglisse** est un extrait préparé avec la racine des *Glycyrrhiza glabra* type et *G. glabra glandulifera* que nous venons de décrire. Cet extrait est l'objet d'une fabrication importante en Espagne, en Grèce, en Russie, dans le midi de la France, mais surtout dans la Calabre et en Sicile ; aussi ce produit est-il désigné communément dans le commerce sous le nom de *Réglisse de Calabre*. Ce sont ces deux dernières régions qui approvisionnent principalement les pays occidentaux.

PRÉPARATION. — Le procédé adopté pour la préparation de cet extrait est à peu près partout le même. La seule différence à mentionner consiste dans la substitution du chauffage par la vapeur au chauffage à feu nu, qui est encore maintenu dans quelques usines.

Au commencement du printemps on arrache de terre les racines ; on les débarrasse par le lavage de la terre qui y est adhérente, puis on les coupe en morceaux très irréguliers ; on place les fragments sous de lourdes meules en pierre, où ils sont réduits en une pulpe qu'on fait bouillir avec de l'eau dans de grandes chaudières. On décante la décoction. On la reçoit dans de grands réservoirs placés au-dessous du sol ; on presse le résidu des racines dans de grands sacs en toile ; la liqueur qui s'en écoule est mélangée avec la décoction, puis au moyen de pompes on fait arriver celle-ci dans de grandes bassines en cuivre, où on la fait évaporer en prenant soin d'agiter constamment pour l'empêcher de brûler. Quand il est arrivé à un état de concentration suffisant, l'extrait encore chaud est retiré par parties, distribué à plusieurs ouvriers qui, après l'avoir divisé en morceaux d'un poids déterminé, le repassent à d'autres : ceux-ci roulent ces morceaux sur des plaques de marbre imbibées d'huile, leur donnent la forme et les dimensions sous lesquelles nous les trouvons dans le commerce. Avant d'être soumis à la dessiccation et pendant qu'ils sont encore un peu tièdes, ces morceaux reçoivent à l'une de leurs extrémités, l'empreinte d'un cachet portant le nom de la maison qui les a confectionnés. Ils arrivent ordinairement dans le commerce dans de grandes caisses, où on les entasse entre des feuilles de Laurier, qui empêchent leur adhérence. Les racines fournissent en général un tiers de leur poids d'extrait.

DESCRIPTION. — Le suc de réglisse nous arrive en bâtons cylindriques, de 15 à 18 centimètres de longueur, sur 13 à 14 millimètres de largeur, un peu aplatis à une de leurs extrémités qui porte la marque de fabrique. Ils ont une couleur noire ou brun noirâtre et une surface brillante. Quand ils sont bien secs, ils se brisent facilement ; leur cassure est nette, luisante, creusée de cavités très petites ; vue en lame mince, la substance est translucide. Ils se ramollissent par l'humidité et sont moins cassants. Exposés au feu, ils brûlent incomplètement et laissent un résidu de 5 p. 100 de cendres environ. Ils possèdent une saveur sucrée, légèrement âcre, différant un peu sous ce rapport de l'extrait préparé par le pharmacien ; cette âcreté tient à l'altération qui s'est produite dans quelques-uns des principes de la racine pendant la manipulation et doit être moins marquée dans les sucs préparés à la vapeur que dans ceux qui sont obtenus à feu nu.

Ainsi obtenu le suc de réglisse est incomplètement soluble dans l'eau. Traité par ce véhicule, il donne une solution d'un brun foncé, transparente, au fond de laquelle il se produit un dépôt grisâtre formé en grande partie par de l'amidon qui a perdu sa forme primitive, s'est altéré en partie, mais qui reste néanmoins sensible à l'action de l'eau iodée ; outre l'amidon ce dépôt renferme aussi une notable proportion de *glycyrrhizine*.

INDIGO

Origine. — L'indigo est une matière colorante bleue qu'on peut
extraire de plusieurs plantes appartenant à des familles différentes :
tels sont : le Pastel (*Isatis tinctoria* L.) de la famille des Crucifères ; le
Polygala tinctoria Vahl, de la famille des Polygalées ; les *Polygonum
tinctorium* L. et *P. Chinense* L. de la famille des Polygonées ; le *Nerium
tinctorium* L. (*Wrightia tinctoria* R. Br.), de la famille des Apocynées ;
les *Galega tinctoria* W. et *G. officinalis* L., le *Cytisus spinosus* L., le
Trifolium pratense L. et les *Indigofera* de la famille des Légumineuses. De toutes ces plantes qui ont été exploitées à différentes
époques, les *Indigofera* ou Indigotiers sont de beaucoup les plus importantes et celles qui sont le plus généralement utilisées.

Les Indigotiers originaires des Indes orientales ou du Mexique croissent aujourd'hui dans tous les régions chaudes du globe. On les rencontre en Asie, au Sénégal, à Madras, à Java, à Manille ; en Afrique,
dans l'Égypte, l'Ile de France, le Sénégal ; en Amérique, dans la
Guatémala, la Nouvelle-Grenade, le Mexique, le Brésil, la Caroline,
la Louisiane, les Antilles. Les produits récoltés dans ces diverses
régions constituent autant de sortes commerciales qui arrivent dans le
commerce sous un nom qui rappelle leur pays d'origine.

Le genre *Indigofera* compte plus de 80 espèces parmi lesquelles les
plus ordinairement exploitées pour la préparation de l'Indigo sont les
I. tinctoria L., *I. Anil* L., *I. disperma* L. et *I. argentea* L.

L'Indigo n'existe pas tout formé dans le tissu de ces plantes ; leur suc
est incolore et la matière colorante ne s'y développe qu'au contact de
l'air.

Extraction. — L'extraction de l'Indigo varie suivant les localités :
Au Bengale et au Sénégal, quand les indigotiers sont en fleurs, on
en fauche les tiges et les feuilles qu'on dispose par couches dans une
grande cuve en maçonnerie appelée *trempoire;* on les recouvre d'eau
et on les laisse fermenter à la température de 30°. Au bout de douze
à quinze heures la surface de l'eau se recouvre d'une écume irisée et
d'une pellicule cuivrée ; on décante alors le liquide dans une deuxième
cuve appelée *batterie*, où on l'agite avec des bâtons ou avec une roue à
palettes pour exposer toutes ses parties à l'action de l'air. Après quinze
à vingt minutes d'agitation, la liqueur devient bleue et laisse déposer
des flocons grenus d'indigo, dont on peut faciliter la précipitation en
ajoutant un peu d'alumine ou d'eau de chaux. On décante alors le

liquide, on recueille le précipité qu'on lave à grande eau. Pour lui
donner plus de cohésion on le fait bouillir dans des vases de cuivre
pendant trois à quatre heures avec de l'eau, puis on le reçoit sur un
tissu fin. Après l'avoir égoutté et pressé, on le divise en pains que
l'on fait sécher.

Sur la côte de Coromandel et dans tout l'Archipel indien, on emploie
les feuilles sèches et séparées de la tige. Après avoir été desséchées
au soleil, fortement pressées et emmagasinées pendant trois semaines
environ, ces feuilles sont contusées et placées dans la trempoire où on
les laisse avec environ quatre fois leur volume d'eau, pendant deux
heures. Au bout de ce temps on enlève le liquide, on le filtre à travers
une étoffe en poil de chèvre et on le reçoit dans la batterie, où il est
soumis aux opérations que nous avons décrites ci-dessus. Au sortir du
séchoir, l'indigo est entassé dans des barriques où il subit une
deuxième fermentation, qui détermine à sa surface une efflorescence
blanche et on le fait sécher une dernière fois.

Caractères. — L'indigo se présente en pains cubiques de 8 à 10 centimètres de côté ou en masses irrégulières, arrondies ou anguleuses.
Sa couleur varie du bleu clair au bleu violet, bleu noirâtre ou bleu
verdâtre. Il est insipide et inodore, quand il est en petites masses;
mais sous un volume un peu considérable, il exhale une odeur spéciale;
il est très poreux, happe à la langue, est plus léger que l'eau. Sa cassure
est mate, uniforme, très fine; quand on raye sa surface avec l'ongle,
on y produit une trace d'un éclat métallique et d'une teinte cuivrée rougeâtre. Projeté sur des charbons, l'indigo dégage des vapeurs
purpurines, qui se condensent en aiguilles brillantes de couleur pourpre
foncé, et il laisse un résidu de charbon.

Composition chimique. — L'indigotine pure est d'un beau bleu violet:
elle est inaltérable à l'air, insipide et inodore; elle est insoluble dans
l'eau, l'alcool, l'éther, dans les acides étendus et dans les alcalis.

Mise au contact d'un alcali et d'un corps avide d'oxygène, elle se
transforme en une substance incolore, très soluble dans les alcalis et
appelée *indigo blanc* ou *indigo réduit*. Soumis à l'action de l'air, ce
corps absorbe de l'oxygène, reprend sa teinte bleue et son insolubilité.
On admet en général que c'est à l'état d'indigo blanc que l'indigo
existe dans les *Indigofera*, et que ce n'est qu'après fixation d'azote et
d'une petite quantité d'oxygène qu'il prend sa couleur bleue
(Robiquet).

La valeur commerciale des Indigos dépend surtout de la quantité
d'indigotine qu'ils renferment et cette proportion peut varier consi-

dérablement. Les meilleures sortes en contiennent jusqu'à 90 ou 95 p. 100 tandis que les qualités inférieures n'en donnent guère plus de 20 p. 100.

Les caractères qui doivent en outre servir à l'appréciation commerciale des indigos sont tirés de la forme et de la dimension des pains ; de leur couleur qui doit toujours être jugée sur une cassure récente ; de l'éclat métallique et cuivré qu'ils prennent par le frottement de l'ongle ; de leur toucher plus ou moins doux, de leur densité, et de leur porosité qui les rend plus ou moins adhérents à la langue, et enfin du plus ou moins d'homogénéité de la pâte.

Outre leur importance industrielle, les *Indigofera* se recommandent par des propriétés physiologiques qui sont utilisées dans leur pays d'origine. C'est ainsi qu'en Amérique on emploie la racine de l'*I. Anil* comme néphrétique et les feuilles comme altérantes et purgatives ; les nègres s'en servent aussi comme parasiticides ; les feuilles de l'*I. arborea*, Lam. sont utilisées comme lithontriptiques. La racine de l'*I. tinctoria* est employée communément aux Antilles comme fébrifuge et dans l'Inde comme antiépileptique : les feuilles sont employées en décoction contre les douleurs néphrétiques et la morsure des serpents.

Comme plantes intéressantes de la série des Galégées, nous mentionnerons : Le *Galega officinalis* L. qui croît dans le midi et le centre de l'Europe et qu'on cultive dans beaucoup de jardins. Vanté autrefois comme diurétique, sudorifique et vermifuge, il n'est plus guère employé que dans la médecine populaire comme galactogogue :

Le *Tephrosia toxicaria* Pers. (*Galega toxicaria* Sw.) qui croît aux Antilles, dans la Guyane française et à la Jamaïque, où les indigènes emploient ses feuilles et ses jeunes branches pour empoisonner les cours d'eau ; le *T. purpurea* Pers. qui est originaire de l'Inde et qui habite la côte de Coromandel : cette plante est employée comme diurétique, antihémorroïdale et antiblennorrhagique ; le *T. Senna* H. B. K., appelé encore *faux séné de Papayan*, à cause de l'usage qu'en font les Indigènes de ce pays pour remplacer le séné ; le *T. Apollinea* DC. ou *faux séné de Nubie* que nous avons déjà eu l'occasion de signaler comme succédané du séné ; le *T. virginiana*, qui croît aux États-Unis, où l'on utilise ses racines comme apéritives et vermifuges. Plusieurs de ces plantes servent à préparer une teinture analogue à l'indigo :

Le *Robinia Pseudo-Acacia* L., plante originaire des États-Unis, aujourd'hui naturalisée dans toute l'Europe et qu'on trouve dans beaucoup de jardins où elle se distingue par l'éclat et l'odeur de ses belles fleurs blanches printanières, disposées en grappes pendantes. Ces fleurs ont été employées comme antispasmodiques. Zwenger et Dronke (1864) en ont retiré un glucoside, la *robinine*. Les racines et l'écorce possèdent des propriétés toxiques analogues à celles des Cytises ; on a signalé à plusieurs reprises des accidents assez graves produits par la mastication de l'écorce interne de cet arbre :

Le *Colutea arborescens* L. ou *Baguenaudier*, dont les feuilles préconisées récemment comme laxatives, ont été parfois, comme nous l'avons vu, employées pour falsifier le séné :

Le *Psoralea corylifolia* Roxb., plante originaire de l'Inde, où ses graines sont utilisées par les médecins hindous dans le traitement de la lèpre : on associe dans ce but l'extrait oléo-résineux avec l'huile de Chaulmoogra ; le *P. glandulosa* L. qui croît au Chili, où l'on emploie ses racines comme vomitives et ses feuilles comme purgatives.

Du groupe des Lotées la matière médicale n'utilise guère que quelques *Anthyllis* et notamment les *A. Vulneraria* L., *A. Hermanniæ* L. et *A. montana* L. qui sont employées comme vulnéraires.

Le groupe des Trifoliées que nous allons aborder est plus largement représenté dans nos cultures.

MELILOT

ORIGINE. — Le **Mélilot** des pharmacies est fourni par deux espèces très voisines, le *Melilotus officinalis* Lam. (*M. arvensis* Wall.) et le *Melilotus macrorrhiza* Pers. (*M. officinalis* Willd. — *M. altissima* Thuill.), plantes des plus répandues dans nos contrées, où elles poussent dans les prés, au bord des fossés et des haies.

Ces espèces ont comme caractère commun : des feuilles trifoliolées ; des fleurs disposées en grappes axillaires, grêles et allongées ; une corolle papilionacée caduque, des étamines diadelphes ; une gousse assez petite, exserte, indéhiscente, ovoïde ou oblongue, droite, renfermant une ou deux graines ; les sommités fleuries exhalent quand elles sont sèches une odeur très aromatique.

DESCRIPTION. — Le *M. officinalis* se vend sous forme de petites bottes de 20 à 25 centimètres de long. Les tiges dressées, rameuses portent à leur partie inférieure des folioles obovées, dentées, et à leur sommet des folioles oblongues, à bords également dentés. Les fleurs disposées en grappes assez longues, à l'aisselle des feuilles, ont une corolle jaune plus rarement blanche, à étendard plus long que les ailes, qui sont elles-mêmes plus longues que la carène.

Le *M. macrorhiza* Pers. est généralement plus développé dans toutes ses parties que l'espèce précédente : il se vend en bottes de 30 à 35 centimètres qui sont plus aromatiques que les autres. Les fleurs d'une couleur jaune ont des pétales sensiblement égaux entre eux.

Le mélilot a une odeur assez agréable qui rappelle à la fois celles du miel et de la fève tonka, une saveur d'abord mucilagineuse qui devient ensuite amère et un peu âcre.

Composition chimique. — Ces sommités fleuries renferment de la *coumarine*, de l'*acide mélilotique* et du *mélilotol*.

L'acide mélilotique qui existe à l'état libre ou combiné au mélilotol et à la coumarine, se présente en petits prismes incolores transparents, d'une odeur nulle ou faiblement aromatique, d'une saveur astringente, solubles dans l'eau, l'alcool et l'éther.

Le *mélilotol* est un liquide huileux brunâtre dont l'odeur assez agréable rappelle celle du foin coupé ou de l'*Anthoxanthum odoratum* L. ; il est bien plus soluble dans l'alcool et l'éther que dans l'eau. D'après Phipson, c'est un *anhydride mélilotique*.

Nous aurons l'occasion de parler de la coumarine en traitant de la fève tonka.

Usages. — Le mélilot est employé en collyres sous forme d'eau distillée. On lui substitue parfois les sommités fleuries du *M. alba* Lam. et du *M. cœrulea* L. — La première se distingue par ses fleurs blanches ; la seconde, qui est caractérisée par son odeur musquée, est utilisée en Silésie en guise de thé et sert en Suisse à aromatiser le fromage.

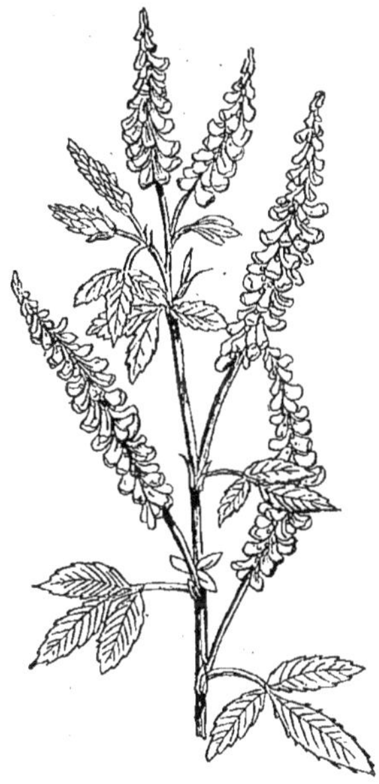

Fig. 1060. — *Melilotus officinalis.*

SEMENCE DE FÉNUGREC

Origine. — C'est la graine du *Trigonella Fœnum græcum* L., qui croît dans plusieurs régions de l'Orient, telles que la Tartarie, la Perse, l'Arabie, l'Egypte, la Grèce, dans le midi de la France et dans les champs secs et sablonneux de la Tourraine et de l'Orléanais.

Description. — Les **graines de Fénugrec** mesurent 4 à 6 millimètres de longueur et 2 à 3 millimètres de largeur : elles sont tantôt ovoïdes comprimées, rhomboïdales ou en forme de parallélogramme assez régulier, à angles latéraux arrondis. Elles sont dures et recouvertes par un spermoderme légèrement tuberculeux, d'un jaune fauve ou presque brun ; elles sont marquées d'un sillon qui sépare la radicule des cotylédons et qui s'étend obliquement de l'un des angles jusque vers le sommet de la face opposée. Ces graines exhalent une odeur très forte qui rappelle celle du mélilot ; leur saveur est amère, huileuse et aromatique. Plongées dans l'eau chaude, pendant quelque temps, elles se crèvent par suite de la pression exercée par une substance mucilagineuse, contenue dans une enveloppe qui entoure l'embryon, et qui s'est gonflée au contact de l'eau.

Structure microscopique (fig. 1063). — Examinées au microscope ces graines présentent de dehors en dedans un spermoderme constitué par les trois tuniques qui caractérisent cette partie de la graine des Légumineuses.

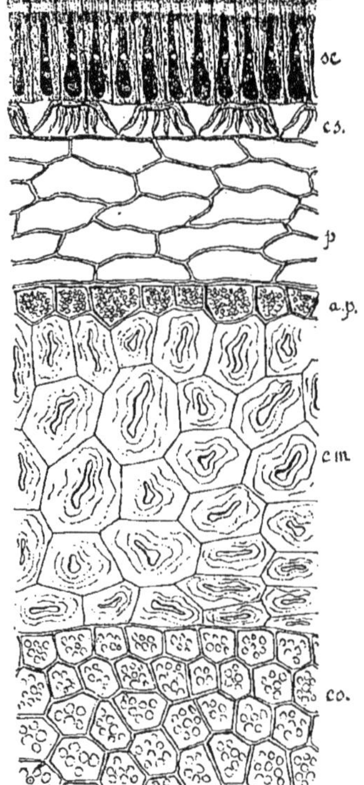

Fig. 1063. — Graine de Fénugrec.
Structure anatomique.

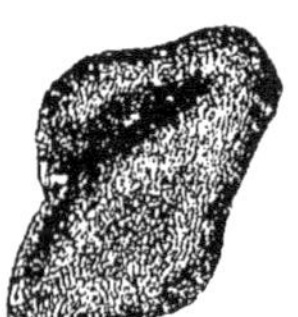

Fig. 1061, 1062. — Fénugrec.
Graine entière.　　Graine coupée longitud.

Entre le spermoderme et l'embryon on observe un albumen formé de plusieurs rangées de cellules polyédriques munies de parois très minces et qui, au contact de l'eau, se gonflent en se désagrégeant par suite de l'expansion du mucilage qui y est renfermé. Les cotylédons sont formés d'un tissu de cellules polygonales renfermant de l'aleurone et une matière grasse.

Composition chimique. — Jahns (1888) a pu extraire du Fénugrec deux alcaloïdes dont l'un est un corps solide, cristallisé, auquel il a donné le nom de *trigonelline*, tandis que l'autre doit être considéré comme identique à la *choline* ou *névrine*.

Usages. — Les semences de Fénugrec ne sont guère employées que dans la thérapeutique vétérinaire. Elles sont surtout utilisées comme alimentaires dans l'Inde et en Egypte.

FRUIT D'ARACHIDE

Pistache de terre.

C'est le fruit de l'*Arachis hypogœa* L., plante d'origine africaine du groupe des Hédysarées, cultivée dans tous les pays tropicaux et sub-tropicaux et surtout sur la côte occidentale d'Afrique.

Description. — Le fruit d'**Arachide** mesure 3 à 4 centimètres de longueur et 15 millimètres de largeur et contient rarement plus de deux à trois graines. Il se présente sous forme d'une capsule oblongue ou ovoïde oblongue, étranglée dans sa partie médiane, à péricarpe indéhiscent, d'un gris jaunâtre pâle sillonné d'un réseau de nervures saillantes. Les graines sont ovoïdes, recouvertes d'un tégument d'un brun rougeâtre, sous lequel existent deux cotylédons très épais, charnus, plan-convexes qui se touchent par leurs faces planes, entre lesquelles on aperçoit de petites feuilles blanches et épaisses représentant la gemmule.

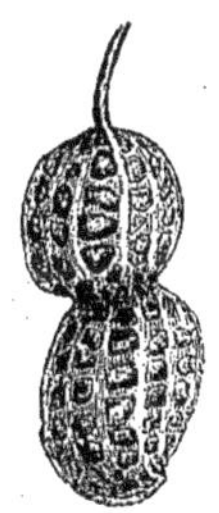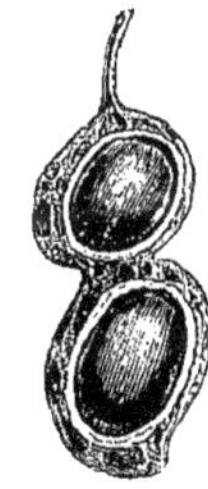

Fig. 1064, 1065. — Fruit d'Arachide.

Fruit entier.   Fruit coupé en long.

Quand elles sont fraîches, ces graines ont une saveur assez agréable, qui rappelle celle de la noisette.

Composition chimique. — Elles se recommandent surtout par la qualité et l'abondance de l'huile contenue dans leurs cotylédons, huile qui est devenue l'objet d'un commerce très important.

En soumettant ces graines à l'expression à froid, on en retire 45 à 50 p. 100 d'une huile peu colorée, d'une odeur agréable et d'une saveur douce. Cette huile constitue la qualité supérieure. Celle qu'on obtient en exprimant les graines préalablement soumises à la chaleur est plus colorée : elle a une odeur et une saveur peu agréables, qui la rendent bien inférieure à l'autre.

La bonne huile d'Arachide est assez fluide, presque incolore ou très légèrement verdâtre : elle a pour densité 0,918. Elle se trouble à la température de + 3°, se fige à — 3° ou — 4° et devient tout à fait solide à — 7°. Elle acquiert avec le temps un goût et une odeur désagréables, mais elle n'est pas siccative.

L'acide nitrique communique à l'huile d'arachides une couleur abricot clair. La solution mercurique lui donne la même teinte et la solidifie.

Cette huile est constituée par un mélange d'*oléine*, de *palmitine*, d'*hypogœine* et d'*arachidine*.

Elle est surtout employée dans l'industrie pour la préparation des savons. Elle a été inscrite dans la pharmacopée de l'Inde comme succédané de l'huile d'olive, qu'elle peut remplacer dans beaucoup de préparations pharmaceutiques.

Les graines d'Arachide contribuent à l'alimentation des peuplades qui habitent la côte occidentale d'Afrique.

RACINE D'ARRÊTE BŒUF

Racine de Bugrane.

La **racine de Bugrane** ou d'**arrête bœuf** est fourni par l'*Ononis spinosa* L. (fig. 1066), qui croît dans les lieux arides, sur le bord des chemins.

DESCRIPTION. — Cette racine se présente dans les pharmacies en petits tronçons grisâtres, tantôt cylindriques, tantôt fortement comprimés, parfois contournés sur eux-mêmes et marqués de cannelures longitudinales assez profondes. Leur diamètre varie de 5 à 20 millimètres. Leur cassure est très fibreuse et presque impossible à effectuer dans le sens horizontal. La section transversale de cette racine offre des contours très variables et très irréguliers ; examinée à la loupe (fig. 1067), elle présente une écorce grise peu épaisse séparée de la zone ligneuse par une ligne cambiale peu apparente. Cette zone ligneuse offre une disposition tout à fait caractéristique en ce sens que les rayons médullaires, assez larges, d'une teinte fauve, partent rarement

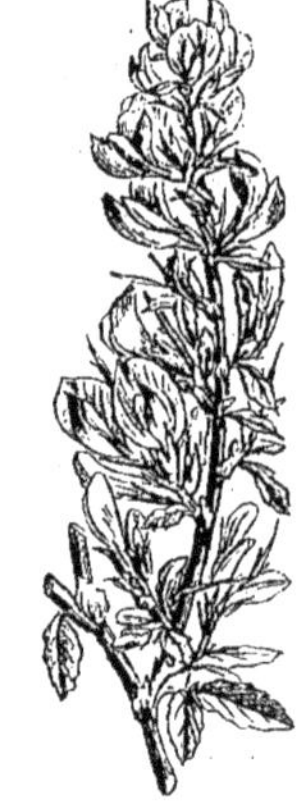

Fig. 1066.
Ononis spinosa.

ment d'un point central, mais plus souvent d'un point excentrique pour s'irradier en s'élargissant comme les branches d'un éventail, vers la périphérie de la racine ; ils divisent ainsi le bois en plusieurs faisceaux cunéiformes, de largeur variable, d'une teinte blanchâtre, dans lesquels on aperçoit de nombreuses ponctuations. Parfois ces rayons sont entrecoupés vers le milieu de leur longueur par une ligne circulaire qui représente la séparation de deux couches annuelles.

Cette racine a une odeur très peu développée, une saveur faiblement douceâtre, suivie d'une légère amertume mêlée d'astringence.

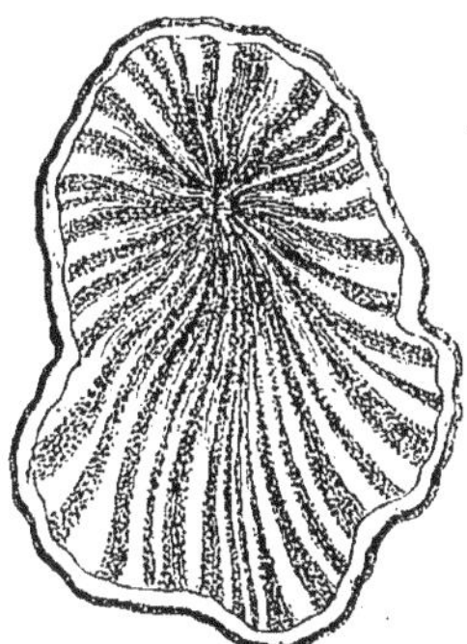

Fig. 1067. — Racine d'Arrête bœuf.

STRUCTURE MICROSCOPIQUE (fig. 1068). — Le suber (*s*) est assez épais, formé de cellules tabulaires, aplaties, disposées en files radiales, colorées en brun ; le parenchyme cortical (*pc*) est réduit à quelques rangées de cellules polyédriques allongées tangentiellement ; le liber (*l*) est relativement plus développé, formé d'un tissu plus dense dans lequel on observe de nombreuses fibres nacrées, ténues, isolées, ou réunies en petits groupes, munies de parois très épaisses. — La zone ligneuse est très développée, divisée en faisceaux cunéiformes par des rayons médullaires (*rm*) courbés, de largeur très variable, formés de cellules allongées radialement et munies de parois épaisses et ponctuées. Chacun des faisceaux ligneux est composé d'un tissu de fibres épaisses, au milieu desquelles on observe de nombreux vaisseaux, tantôt isolés, tantôt groupés, et quelques îlots paren-

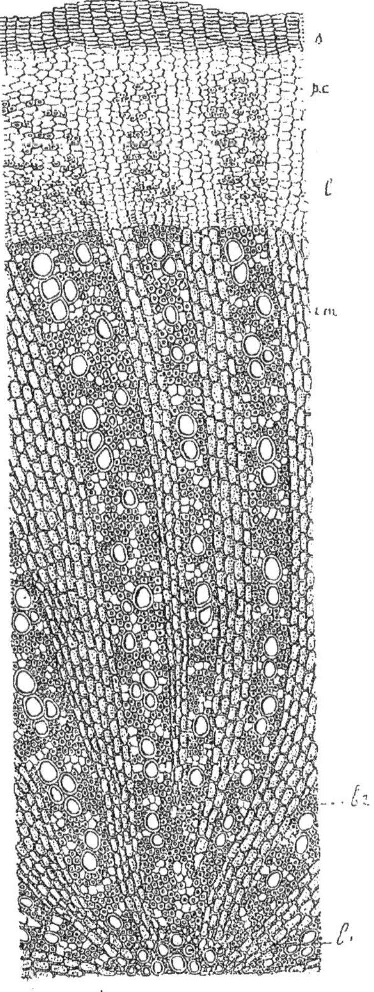

Fig.1068. — Racine d'Arrête bœuf.
Structure anatomique.

chymateux renfermant des cristaux simples d'oxalate de chaux. Ces faisceaux sont très irréguliers dans leur longueur et leur largeur : ils partent d'un point généralement excentrique, où l'on observe une agglomération de vaisseaux plus ou moins larges représentant le bois primaire (*b'*).

COMPOSITION CHIMIQUE. — Cette racine a été analysée par Reinsch et Hlasiwetz qui en ont retiré : 1° de l'*ononine*, glucoside cristallisé en aiguilles incolores, insipides, insolubles dans l'eau froide, solubles dans l'alcool bouillant, fusibles à 235°, se transformant avec les acides dilués en glucose et en *ononétine* ; 2° de l'*onocérine* cristallisant en aiguilles insolubles dans l'eau, solubles dans l'alcool bouillant. — Outre ces deux substances cette racine contient de l'amidon, de la résine et un principe amer.

USAGES. — La racine de Bugrane a été employée autrefois comme diurétique : elle est aujourd'hui à peu près tombée dans l'oubli.

L'*Aker Tuba* dont les Malais se servent pour tuer les poissons et que les indigènes de Bornéo emploient pour empoisonner leurs flèches, n'est autre que la racine du *Derris elliptica*. Cette racine est très toxique, car il suffit d'une partie pour 300.000 parties d'eau pour faire mourir les poissons. Elle a été analysée par Gresshoff qui en a retiré un corps cristallisé fondant à 119°, du tannin, du rouge de Derris, et un corps résineux (*Derride*), qui est très toxique. Les recherches de Wray (*Pharm. Journ. and Trans.*, 1892, p. 61) confirment les résultats signalés par Greshoff.

Les Trèfles (*Trifolium*) constituent un des fourrages les plus appréciés pour l'ensemencement des prairies artificielles. On emploie à cet effet une vingtaine d'espèces parmi lesquelles nous citerons surtout les *Trifolium pratense* L., *T. arvense* L., *T. incarnatum* L., *T. repens* L., *T. sativum* L. Ces plantes ne sont pas utilisées en pharmacie, sauf en Amérique où l'on a préconisé l'extrait fluide des feuilles de *T. pratense* contre la coqueluche et la scrofule.

Le *Coronilla Emerus* L. croît communément dans le Midi de la France et dans l'Est où il est appelé *Séné bâtard*. Ses graines renferment, d'après Schlagdenhauffen et Reeb[1], un alcaloïde cristallisable, la *Coronilline*. Spillmann et Haushalter (*Rev. méd. de l'Est*, 1889) ont appelé l'attention sur les propriétés physiologiques de cette plante qui rappellent celles de la digitale.

La *Coronilla varia* L. ou *Coronille bigarrée* partage ces propriétés.

[1] *Rep. de Pharm.*, 1891, p. 317.

D'après Boulet, les fleurs panachées de blanc et de lilas, et les feuilles de cette plante calment mieux que la digitale les différents malaises subjectifs que l'on rencontre dans les insuffisances valvulaires et dans d'autres affections cardiaques. Elles possèdent en outre l'avantage de ne pas avoir d'effets accumulatifs et d'exercer une certaine stimulation sur la digestion. — On les emploie en teinture alcoolique à la dose de 2 à 4 grammes par jour.

La coronilline est nettement caractérisée par la coloration rouge qu'elle donne avec l'acide nitrique additionné de chlorure de cuivre. Cette réaction permet de reconnaître 0^{gr},00025 de coronilline.

Les *Æschynomene* sont des plantes aquatiques qui croissent dans l'Inde, où l'on utilise leur moelle qui est extrêmement développée pour préparer des coiffures légères, mauvaises conductrices de la chaleur, ou des papiers connus sous le nom de *papiers de riz*.

L'*Æ. grandiflora* L. (*Sesbania grandiflora* Pers.) est une espèce d'origine américaine qui est aujourd'hui communément cultivée dans les Indes. Le suc des fleurs et des feuilles est un remède populaire contre le coryza; la racine est employée comme antirhumatismale. L'écorce du tronc renferme une gomme analogue au kino, à laquelle elle doit ses propriétés astringentes.

GENÊT A BALAIS

Origine. — Le **Genêt commun** ou **Genêt à balais** (*Genista scoparia* Lam. — *Cytisus scoparius* Link. — *Spartium scoparium* L. — *Sarothammus vulgaris* Wimm.) est un arbuste du groupe des Génistées, très commun dans nos bois et nos landes et qui croît très abondamment dans les terrains sablonneux de l'ouest et du nord de l'Europe.

Description. — Cet arbuste, haut de 90 centimètres à 1^{m},50, présente de nombreux rameaux dressés, pentagonaux, non épineux. Les feuilles inférieures sont formées de trois folioles obovales, portées par un pétiole aussi long qu'elles ; les feuilles supérieures très espacées sont réduites à une seule foliole ovale et sessile ; ces feuilles à l'état jeune portent sur leurs deux faces un duvet roussâtre formé de longs poils unicellulaires, tuberculeux. Les fleurs solitaires ou géminées à chaque nœud sont accompagnées à leur base de quelques petites feuilles sessiles. La corolle est très grande, d'un beau jaune d'or ; le calice campanulé, persistant, bilabié ; l'ovaire est pluriovulé, terminé par un style long, subulé, enroulé sur lui-même. Le fruit est une gousse

oblongue comprimée, longue de 3 à 5 centimètres, large de 1 centimètre, velue sur les bords. Les graines sont nombreuses, de couleur
olive, luisantes, pourvues d'un arille assez développé. On utilise en
pharmacie les jeunes branches herbacées qui, vertes et odorantes à
l'état frais, deviennent noires et inodores en se desséchant.

Composition chimique. — Stenhouse (1851) a isolé des pousses de ce
genêt deux principes : la *scoparine* et la *spartéine*.

La *scoparine* se présente sous forme de cristaux jaunes, inodores,
insipides, peu solubles dans l'eau froide, solubles dans l'eau bouillante, l'alcool et les alcalis. Avec l'acide nitrique,
elle donne de l'*acide picrique* : avec la potasse,
de la *phoroglucine* et de l'*acide protocatéchique*.
C'est une matière colorante, voisine de la quercétine. Stenhouse lui attribue en même temps
des propriétés diurétiques, à la dose de 25 à
30 centigrammes.

La *spartéine* est un liquide huileux d'odeur
pénétrante, très amer, incolore, brunissant au
contact de l'air, peu soluble dans l'eau, soluble
dans l'alcool et l'éther. Elle sature facilement
les acides et donne avec l'acide sulfurique un
sel très soluble, qui a été introduit récemment
dans la thérapeutique des affections du cœur.
D'après Grandval et Valser (1890), la spartéine
peut être caractérisée de la manière suivante :
dans un verre de montre on dispose une gouttelette de sulfhydrate sulfuré d'ammoniaque

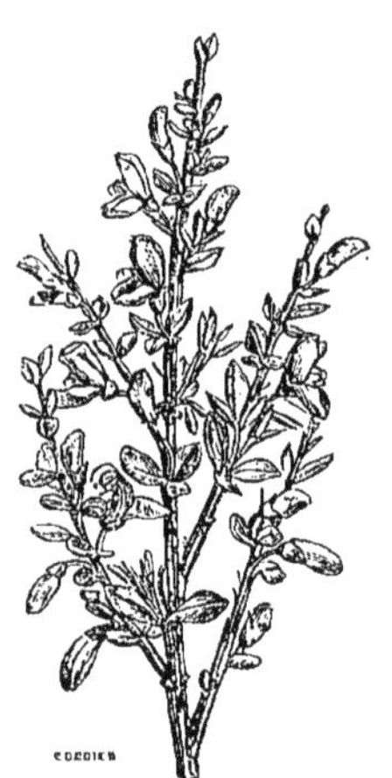

Fig. 1060.
Genista scoparia.

pur, on introduit dans ce liquide un peu de spartéine ou une parcelle
d'un de ses sels. On observe au bout d'un instant une coloration d'un
rouge orangé qui est persistante.

Usages. — Le Genêt est employé en décoction comme diurétique et
purgatif. En Angleterre on conserve le suc de la plante fraîche, en
l'additionnant d'alcool.

En France on n'utilise presque jamais en pharmacie le genêt
commun, mais depuis que MM. Laborde et Germain Sée (Comptes
rendus Acad. des sc., 1885) ont mis en lumière les propriétés physiologiques de la *spartéine*, on emploie communément cet alcaloïde sous
forme de sulfate contre les affections du cœur, à la dose de 5 à 10 centigrammes par jour.

GENÊT DES TEINTURIERS

Origine. — Le **Genêt des Teinturiers** (*Genista tinctoria* L.) (fig. 1070) croît communément dans les pâturages secs, sur les collines et les lisières des bois dans presque toute l'Europe. On recueille pour les usages de la pharmacie la partie supérieure des rameaux de l'année.

Description. — Ce sont des tiges dressées, glabres ou garnies vers la partie supérieure de poils assez rares. Les feuilles sont réduites à une seule foliole presque sessile, oblongue-elliptique, ou oblongue-lancéolée, à bords entiers et ciliés, marquée de trois nervures longitudinales. Les fleurs insérées à l'aisselle d'une bractée foliacée sont disposées en grappes terminales, formant par leur réunion une panicule pyramidale : elles se composent d'une corolle d'une belle couleur jaune d'or, d'un calice bilabié et de 10 étamines monadelphes. Le fruit est une gousse linéaire glabre et lisse.

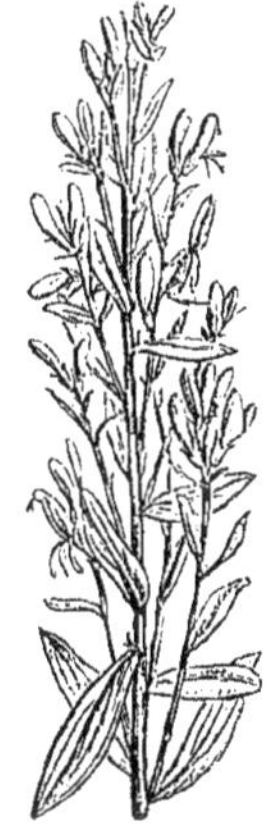

Fig. 1070.
Genista
tinctoria.

Usages. — On utilise le suc des fleurs comme purgatif à la dose de 20 à 30 grammes ; leur infusion à la dose de 30 grammes par litre produit les mêmes effets. — Les graines pulvérisées sont éméto-cathartiques et sont parfois employées à la dose de 4 grammes tous les deux jours contre l'hydropysie. — Les fleurs et les racines cèdent à l'eau une matière colorante jaune utilisée dans la teinture.

Le Genêt purgatif (*Genista purgans* DC. — *Spartium purgans* L.), qui croît sur les montagnes de l'est et du midi de la France possède à un degré plus énergique les propriétés purgatives de l'espèce précédente.

Les *Genista sagittata* L. et *G. juncea* Desf. sont aussi des plantes évacuantes : la dernière est plus souvent employée comme diurétique.

Les Cytises (*Cytisus*) se rapprochent beaucoup des Genêts et se distinguent par leur toxicité. Cornevin[1] a appelé l'attention sur les propriétés énergiques de ces espèces. Une des plus intéressantes sous ce rapport est le *Cytisus Laburnum* L. ou *Faux Ebénier*, qu'on cultive dans tous nos jardins, où il se distingue par ses grappes pendantes de fleurs jaunes, auxquelles succèdent des gousses glabres d'un noir verdâtre, contenant des graines dépourvues d'arille. Ces graines ont

---

[1] Comptes rend. Ac. des Sc., 1886, 777.

été analysées par Marmé et Huseman qui en ont retiré deux alcaloïdes très toxiques, la *Cytisine* et la *Laburnine*, qu'on retrouve aussi dans les fleurs.

La localisation de la cytisine a été étudiée tout récemment par M. Guérin[1]. Des expériences de Prévost et de Binet (1887) il résulterait que les graines peuvent être considérées comme un bon vomitif. La difficulté de leur maniement sera toutefois un obstacle à leur emploi thérapeutique.

SEMENCES DE LUPIN

ORIGINE. — Ce sont les graines du *Lupinus albus* L. qu'on cultive dans le midi de la France.

DESCRIPTION. — **Les graines de Lupin** ont une couleur blanc jaunâtre ; elles sont aplaties, presque carrées, arrondies sur les angles et mesurent 8 à 9 millimètres de longueur sur 4 à 5 millimètres d'épaisseur. Sur un des angles de ces graines on observe le micropyle qui est très fortement marqué et entouré d'un bourrelet ellipsoïdal. Les enveloppes qui constituent le spermoderme sont fort épaisses et coriaces, elles recouvrent l'embryon qui est formé de deux cotylédons qui remplissent toute la cavité de la graine ; ces cotylédons sont réunis par une radicule qui se recourbe sur un des côtés de la graine, où elle forme un corps pyramidal comprimé, élargi à sa base, et effilé à l'extrémité qui correspond au micropyle. Ces graines ont une saveur amère dont on peut les débarrasser

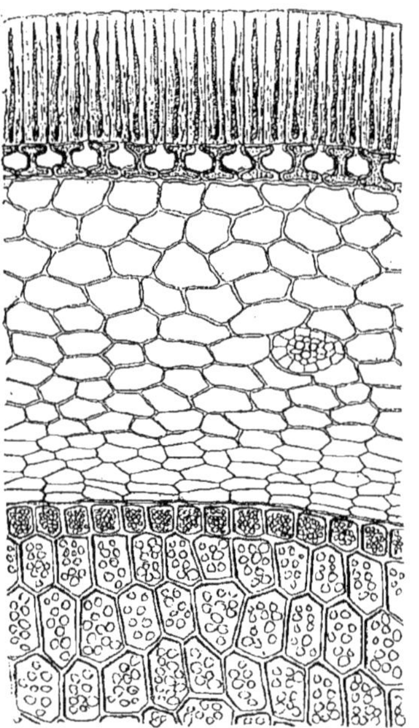

Fig. 1071. — Graine de Lupin.
Structure anatomique.

soit en les lavant complètement avec de l'eau, après exposition à la vapeur (Kellner), soit en les faisant macérer dans de l'eau ammoniacale (Soltsien).

[1] Guérin. *Recherches sur la localisation de la Cytisine et de l'Anagyrine.* Thèse Ec. de Pharm. de Paris, 1895.

Structure microscopique (fig. 1071). — Le spermoderme présente les trois tuniques que nous retrouvons d'une façon à peu près constante dans les graines de légumineuses. Les cellules scléreuses sont très longues et munies de parois fort épaisses, le parenchyme qui constitue l'enveloppe interne est très développé et formé de cellules allongées dans la direction tangentielle. Sous l'assise protéique se trouve un parenchyme de cellules polygonales irrégulières ne contenant pas d'amidon, mais renfermant une matière granuleuse azotée, la *Légumine*.

Composition chimique. — D'après Baumert [1] les graines de Lupin renferment : 1,92 p. 100 d'acides citrique et malique — 5 p. 100 de matières grasses composées : 1° d'une graisse liquide, 2° d'une graisse solide, toutes deux à base de phosphore, et 3° de cholestérine ; — un hydrate de carbone, la *paragalactine* (Schulze et Steiger), qui y existe dans la proportion de 19 à 20 p. 100 ; — 12 p. 100 de cellulose ; — des matières albuminoïdes et surtout de la *conglutine*, qui est accompagnée d'un peu de légumine et d'albumine végétale ; — 0,04 à 0,81 p. 100 d'alcaloïdes, l'un cristallisable, la *lupinine*, et l'autre liquide, la *lupinidine*.

Des Lupins en germination on a extrait toute une série de substances azotées provenant de la décomposition de l'albumine, parmi lesquelles Schulze et Barbieri ont séparé et caractérisé de l'asparagine, de l'acide phénylamido-propionique, de l'acide amido-valérianique, de la leucine, de la tyrosine, de la xanthine, de l'hypoxanthine et de l'*arginine*.

Les mêmes chimistes ont retiré du Lupin jaune un glucoside qu'ils ont désigné sous le nom de *lupinine*, qui a été remplacé par Schmidt par celui de *lupiniine*.

Usages. — Employées autrefois comme anthelmintiques, diurétiques et emménagogues, les graines de Lupin sont aujourd'hui abandonnées dans la thérapeutique. On les utilise parfois pour la nourriture des bestiaux, mais leur emploi immodéré peut produire des accidents assez graves déterminés par la *lupinine*.

Les graines du *L. luteus* L. partagent les propriétés physiologiques de l'espèce précédente : Schulze et Barbiéri (1878) ont extrait des divers organes de cette plante un glucoside, de la *lupinine* cristallisée en longues aiguilles d'un blanc jaunâtre. Schulze et Steiger (1887) ont isolé des graines un alcaloïde qu'ils désignent sous le nom d'*arginine*.

Comme plantes intéressantes du groupe des Genistées nous mentionnerons spécialement :

[1] G. Baumert. *Über die chemischen Bestantheile des Lupinensamens.* Archiv der Pharm., 1888, p. 433.

L'*Ulex Europæus* L. ou *Ajonc épineux*, plante très commune en Europe, et qui se distingue par ses rameaux spiciformes, ses feuilles réduites à leur rachis épineux, et ses fleurs jaunes solitaires à l'aisselle ou au sommet des rameaux. Cette plante est employée en Angleterre comme diurétique. L'écorce, les jeunes pousses et les graines ont été analysées par A. W. Gerrard[1] qui en a retiré un alcaloïde toxique, l'*ulexine*, dont les propriétés physiques, chimiques et physiologiques se rapprochent beaucoup de celles de la *cytisine*.

Le groupe des Podalyriées, voisin des Genistées, est représenté dans la matière médicale des Etats-Unis par le *Baptisia tinctoria* L. (*Podalyria tinctoria* Mich.). C'est le *Wild Indigo* ou *Indigo sauvage* des Américains. La racine est employée aux Etats-Unis comme éméto-cathartique et antidysentérique. Elle a été analysée par le D[r] von Schrœder[2], qui en a retiré deux glucosides, la *baptisine* et la *baptine*, et un alcaloïde toxique, la *baptitoxine*. On utilise aussi les jeunes pousses et les feuilles de cette plante comme évacuantes et drastiques.

L'*Anagyris fœtida* L. ou *Anagyre fétide*, est une plante du même groupe, qui croît dans le midi de la France, en Italie et en Algérie : son nom se trouve justifié par l'odeur repoussante qui s'exhale de toutes ses parties et surtout de l'écorce, quand on les froisse. Ses feuilles sont parfois utilisées comme purgatives à la dose de 8 à 16 grammes en infusion. Les graines ont été analysées par Reale (1888) qui en a retiré un alcaloïde qu'il a appelé *anagyrine*. Gallois et Hardy[3] ont repris l'étude chimique et physiologique de cet alcaloïde, auquel ils ont reconnu des propriétés toxiques.

Tout récemment M. Guérin[4] a étudié la localisation de l'anagyrine dans les graines d'anagyre.

ÉCORCE D'ALCORNOQUE

Origine. — **L'écorce d'Alcornoque** est fournie par le *Bowdichia virgilioides* H. B. K , grand arbre de la série des Sophorées, qui croît dans le Vénézuéla, près de l'embouchure de l'Orénoque.

Description. — Cette écorce se présente en gros fragments aplatis

[1] *Pharmaceut. Journal*, [3], XVII, p. 101 et 229, 1886.
[2] *Chemiker-Zeitung*, 1885, p. 1481.
[3] *Comptes rendus Acad. des Sc.*, 23 juillet 1888.
[4] Guérin. *Recherches sur la localisation de la Cytisine et de l'Anagyrine*, Thèse Éc. de Ph. de Paris, 1895.

ou légèrement cintrés, de longueur variable, d'une épaisseur de 9 à 10 millimètres. La surface extérieure qui offre une teinte brun foncé, présente de nombreuses verrues couleur de rouille, des crevasses longitudinales profondes, et quelques fentes transversales assez espacées. La portion subéreuse se détache facilement et découvre le parenchyme cortical qui apparaît avec une teinte brun rougeâtre. La face interne est jaunâtre, marquée de stries longitudinales très apparentes. La cassure, grenue dans les couches extérieures offre un aspect fibreux et feuilleté dans la partie interne. Cette écorce a une saveur amère et astringente.

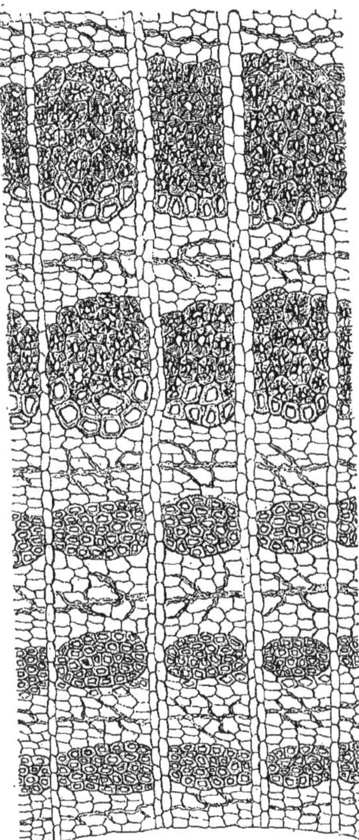

Fig. 1072. — Ecorce d'Alcornoque.
Structure anatomique.

STRUCTURE MICROSCOPIQUE (fig. 1072). — Le suber est formé de quelques rangées de cellules tabulaires; le parenchyme cortical est caractérisé par la présence d'une multitude de cellules scléreuses qui sont réunies en groupes très volumineux et assez rapprochés les uns des autres; la plupart de ces cellules ont des parois fort épaisses et canaliculées; à côté d'elles on observe des groupes formés de cellules à parois moins épaisses, ponctuées et à lumen assez large. Le liber relativement peu développé est formé d'un parenchyme dense, dans l'épaisseur duquel on observe de nombreux faisceaux fibreux, qui dans leur ensemble sont disposés en séries régulièrement parallèles, alternant avec des bandes un peu plus larges d'un parenchyme parcouru par des vaisseaux grillagés. Les faisceaux fibreux sont bordés de cellules contenant des cristaux prismatiques d'oxalate de chaux. Le liber est sillonné par des rayons médullaires étroits formés de deux rangées de cellules. Le liber et le parenchyme cortical de cette écorce renferment une notable proportion d'amidon.

USAGES. — Cette écorce qui a pendant longtemps été inscrite dans la pharmacopée française, a été vantée contre la phtisie ; sa partie interne était employée comme vomitive : elle est aujourd'hui complètement abandonnée.

Au Brésil on utilise contre la goutte et le rhumatisme l'écorce du *B. major* Mart.

BAUME DE TOLU

ORIGINE. — Le baume de Tolu est fourni par le *Toluifera Balsamum* Mill. *Myrospermun toluiferum* H. B. K. *Myroxylon Toluiferum* Rich.

(fig. 1073), grand arbre du groupe des Sophorées, qui habite la Nouvelle-Grenade, dans le cours inférieur du fleuve Magdalena, du côté de Turboco, à Mompax et à Tolu, au sud-ouest du port de Carthagène.

LOCALISATION. — L'examen de sections pratiquées dans de jeunes tiges de cette plante permet d'observer les poches sécrétrices qui sont localisées dans le parenchyme cortical, un peu au delà du cercle scléreux formé par le péricycle. Le limbe et le tissu fondamental qui entoure le système libéro-ligneux dans chacune des nervures de la feuille ren-

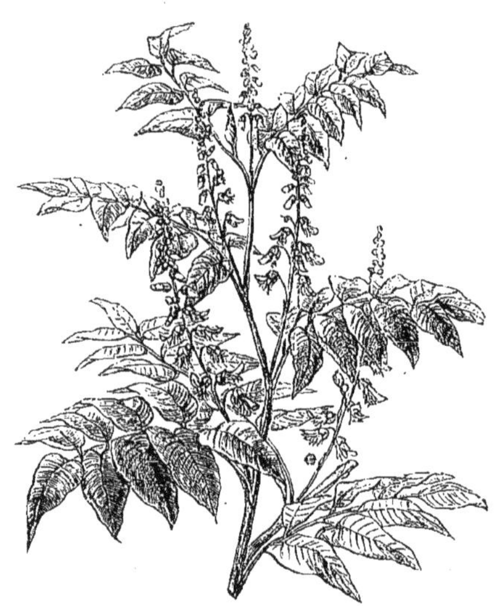

Fig. 1073. — *Toluifera Balsamum*.
Rameau fleuri.

ferment aussi un certain nombre de poches sécrétrices très apparentes. En examinant des échantillons plus volumineux existant dans les collections, M. de Lanessan n'a pu constater dans le bois, ni dans la moelle l'existence de cet appareil sécréteur. Vues en section transversale les poches sécrétrices du *Myroxylon toluiferum* sont ovales, allongées tangentiellement ; elles sont bordées d'une rangée de cellules aplaties ; ce sont des glandes schizogènes.

EXTRACTION. — D'après M. John Weir[1] on recueille le baume de

____
[1] *Pharmac. Journal and Transact.*, VI, 60 [2], 1864.

Tolu en faisant dans l'écorce du tronc du *Myroxylon* deux entailles profondes se rejoignant en V par leurs extrémités inférieures : au-dessous de ces incisions, on opère une ouverture assez grande pour y fixer une calebasse ayant les dimensions et la forme d'une tasse à thé. On pratique à la fois vingt opérations semblables sur le tronc, qui atteint en général une hauteur de 12 mètres avant de se ramifier. — Quand la partie inférieure de l'arbre a été complètement entaillée, on dresse autour de celui-ci un échafaudage qui permet de pratiquer une série de nouvelles entailles qu'on renouvelle ainsi jusqu'à sa partie supérieure. De temps à autre les récolteurs se rendent auprès des arbres, vident le contenu des calebasses dans des sacs en peau, qui sont transportés à dos d'âne jusqu'aux ports voisins. Là on le transvase de nouveau dans des cylindres en étain ou en fer-blanc pour l'expédier en Europe. L'extraction du baume de tolu se pratique au moins pendant huit mois de l'année.

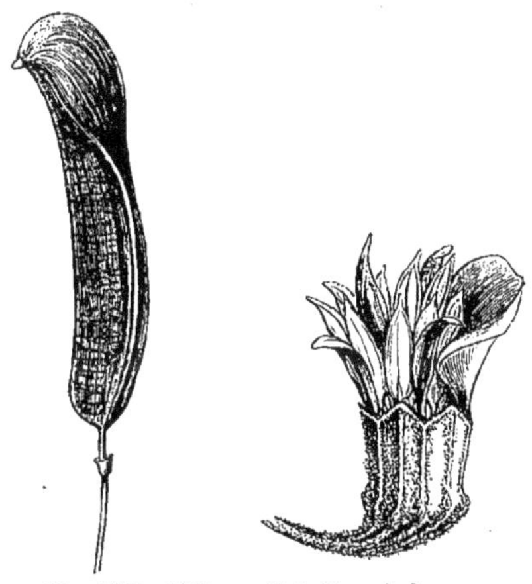

Fig. 1074, 1075. — *Toluifera balsamum.*
Fruit.　　　　　　Fleur.

Dans d'autres régions on laisse ce baume s'écouler le long de l'arbre jusqu'à terre, où il est reçu sur des grandes feuilles d'une espèce de *Calathea.*

D'après M. Weir, c'est surtout autour de Plato et d'autres petits ports situés sur la rive droite de la Magdalena que se fait la récolte du baume de Tolu ; on en recueille aussi dans la vallée du Sinu et dans les forêts qui s'étendent entre cette rivière et le Cauca. Il est expédié en Europe par les ports de la Nouvelle-Grenade et notamment par Carthagène, Sainte-Marthe et Savanille.

Description. — Le baume de Tolu nous arrive dans le commerce sous deux formes auxquelles on donne les noms de *baume de Tolu mou* et de *baume de Tolu sec.*

Baume de Tolu mou. — Ce baume présente la consistance de la térébenthine et de la poix molle ; il est d'une couleur foncée, plus ou moins transparent, homogène ou d'aspect granuleux. Il a une odeur suave et aromatique très prononcée qui rappelle celle du benjoin et de la vanille. Etendu en couches minces, il se dessèche très rapi-

dement par suite de l'évaporation d'une partie de son huile volatile.

Baume de Tolu sec. — Cette sorte commerciale est bien plus
abondante que la précédente dont elle ne diffère que par une plus
longue exposition à l'air. Elle se présente sous l'aspect d'une résine
d'un brun clair ou brun rougeâtre, rarement assez molle pour céder
sous la pression du doigt ; elle est solide, cassante, d'une apparence cristalline. Vue en couche mince, elle est complètement transparente et d'un brun jaunâtre. Son odeur, moins prononcée que celle
de la sorte précédente, se développe quand on expose le baume à
une douce chaleur ou par le frottement. — Ce baume a une saveur
faiblement aromatique suivie d'une âcreté assez appréciable. La chaleur de la main suffit pour le ramollir ; il brûle en donnant une
fumée d'odeur assez agréable. Son poids spécifique est de 1,2. En
examinant au microscope un fragment de baume de Tolu pulvérisé
entre deux lames de verre chauffées, on y observe une grande quantité de petits cristaux d'acide cinnamique.

Le baume de Tolu est complètement soluble dans l'alcool et l'acide
acétique, l'acétone, le chloroforme : un peu moins soluble dans l'éther,
très peu dans les huiles volatiles, et tout à fait insoluble dans la
benzine et le sulfure de carbone. L'acide sulfurique concentré le
dissout en donnant au mélange une coloration rouge. Il fond à 65°.
Sa solution alcoolique est acide et se colore en vert par le perchlorure
de fer. — Chauffé avec une solution de permanganate de potasse, il
dégage une odeur très marquée d'essence d'amandes amères.

Composition chimique. — Le baume de Tolu a été analysé par un
grand nombre de chimistes qui ont fourni sur sa composition des
résultats peu concordants.

Plantamour, de Genève, puis Frémy retirèrent de ce baume de l'acide
cinnamique libre, et des éthers benzyliques, des acides benzoïque et
cinnamique.

Deville (1841) en isola un carbure liquide, le *tolène* et y indiqua la
présence de l'acide benzoïque libre, et d'une résine qui n'avait pas
été constatée par Frémy.

Kopp (1847), reprenant l'étude du tolène et de la résine, montra que
cette dernière est un mélange de deux résines, l'une α, fusible à 60°,
soluble dans l'alcool et l'éther, et l'autre, β, peu soluble dans l'alcool et
fusible au-dessus de 100°. Il ne retrouva point d'acide benzoïque libre,
ni l'éther benzylique de l'acide cinnamique (*cinnaméine*). Busse (1876)
traita ce baume par une nouvelle méthode et en retira une résine, de

l'alcool benzylique libre, de l'éther benzyl-cinnamique, de l'éther benzyl-benzoïque, des acides cinnamique et benzoïque libres.

P. Oberländer[1] a repris tout récemment l'étude chimique du baume de Tolu et en a retiré :

1° 7,5 p. 100 d'un liquide huileux, acide, aromatique, composé presque entièrement d'éther benzylbenzoïque et d'un peu d'éther benzylcinnamique ;

2° 0,05 p. 100 de vanilline, dont la présence avait été déjà signalée par Schmidt dans le baume du Pérou, aussi bien que dans le baume de Tolu ;

3° 12 à 15 p. 100 d'acide cinnamique et d'acide benzoïque libres ;

4° Une résine. Cette résine est un éther qui, par saponification, donne d'une part de l'acide cinnamique et un peu d'acide benzoïque et d'autre part un alcool résineux tannique (*tolurésinotannol*) qui serait un homologue inférieur du *pérourésinotannol*, isolé tout récemment du baume du Pérou par Trog.

Oberländer n'a pu constater dans le baume de Tolu la présence de la styracine ni de l'alcool benzylique libre. Complétant ses recherches par l'étude de l'écorce de *Myroxylon toluiferum*, il a retiré de celle-ci de la *phoroglucine*, du *tannin*, des *phlobaphènes*, des traces de *cire*, du *glucose* et de la *coumarine* ; il n'a pu en isoler aucun des produits contenus dans le baume, aussi conclut-il que le baume de Tolu est un produit pathologique.

Usages. — Ce baume est employé comme expectorant sous forme de sirop ou de pastilles : il entre dans la préparation du *baume du Commandeur*.

Falsifications. — Le baume de Tolu est fréquemment falsifié par l'addition de *térébenthine*, de *colophane*, ou par du *baume épuisé*.

Le baume de Tolu étant complètement insoluble dans le sulfure de carbone, il suffira de le traiter par ce véhicule pour dissoudre la *colophane* qui pourrait y être mélangée. La colophane donne avec l'acide sulfurique une liqueur brun noirâtre et produit un dégagement d'acide sulfureux, tandis que le baume de Tolu pur prend au contact de cet acide une teinte rouge cerise sans produire de gaz sulfureux.

La présence de la *térébenthine* se reconnaît à l'odeur résineuse qu'elle exhale quand on brûle le baume.

La falsification avec le *baume de Tolu épuisé* est des plus communes : elle se pratique en faisant au centre des potiches qui contiennent le

---

[1] Oberländer. *Ueber den Tolubalsam.* Archiv. der Pharm. (3), XXXII, p. 561, 1894.

baume une cavité, dans laquelle on coule la matière épuisée. Pour constater cette fraude il faut détacher toute la masse, la couper transversalement : on voit alors que la partie périphérique est translucide, blonde, tandis que la partie centrale est opaque, brune, creusée souvent de cavités renfermant de l'eau. Le dosage d'acide contenu dans chacune de ces parties permettra encore de contrôler cette première constatation.

BAUME DU PÉROU

Le **Baume du Pérou** est fourni par le *Myroxylon Pereiræ*[1] Kl., (*Myrospermum Pereiræ* Royle, *M. Sonsonatense* OErst.), grand arbre qui habite la côte du Baume dans l'Etat de San Salvador, notamment près de Sonsonate, le Guatémala, plusieurs autres points de l'Amérique centrale et le Mexique.

Localisation. — Comme le baume de Tolu, le baume du Pérou paraît localisé dans l'écorce, à l'exclusion du bois, et dans le limbe de la feuille. Dans l'écorce, l'appareil sécréteur est représenté par des canaux pluricellulaires disposées dans le parenchyme cortical, un peu au-dessus de l'assise scléreuse qui constitue le péricycle. Dans les feuilles, ce sont des poches sécrétrices, arrondies, qui sont disposées dans l'assise inférieure du mésophylle et dans l'épaisseur du tissu fondamental qui entoure le cordon ligneux des nervures. Ce sont des glandes schizogènes.

D'après Trog (*Archiv. der Pharm.*, 1894, p. 70), les canaux sécréteurs qu'on observe dans l'écorce des jeunes branches s'oblitèrent de bonne heure pendant le développement de la plante et il ne s'en forme pas d'autres : aussi doit-on selon lui, considérer le baume du Pérou comme une production pathologique.

Extraction. — D'après des renseignements fournis à D. Hanbury par le Dr Dorat de Sonsonate, la récolte du baume du Pérou se fait de la façon suivante :

[1] Le genre *Myroxylon* donne trois espèces intéressantes au point de vue de la matière médicale, dont nous allons indiquer la synonymie, parce qu'elle est assez compliquée. M. Baillon pense que ces trois espèces doivent être confondues en une seule qu'il nomme *Toluifera Balsamum* et qu'il divise en trois variétés. On a ainsi :

1° Le *Myroxylon Toluifera* H. B. K. ; *Myrospermum toluiferum* Rich. ; *Toluifera Balsamum* L. *α genuina* H. Bn. ;

2° Le *Myroxylon Pereiræ* Kl. (*Myrospermum Sonsonatense* OErst. ; *M. Pereiræ* Royl. ; *Toluifera Balsamum* β *Pereiræ* H. Bn. ;

3° Le *Myroxylon Peruiferum* DC. ; *M. punctatum* Kl. ; *Myrospermum balsamiferum* R. et Pav. ; *Toluifera Balsamum* γ *punctata* H. Bn.

L'exploitation des arbres commence aux mois de novembre ou de décembre. A cette époque on bat l'écorce des troncs sur quatre faces au moyen d'un maillet, d'une hache ou d'un marteau, afin de la séparer du bois ; on respecte soigneusement les places intermédiaires entre les parties frappées, pour conserver à l'arbre sa vitalité et continuer ainsi son exploitation pendant plusieurs années. Au bout de 5 à 6 jours, on pratique des incisions transversales et longitudinales autour des portions corticales qui ont été battues et on approche des torches enflammées. L'écorce brûlée à sa surface, se soulève dans les sept ou huit jours qui suivent et quand elle a été détachée soit naturellement soit artificiellement, on voit une exsudation balsamique se produire sur les parties dénudées. On recouvre celles-ci avec des chiffons qui s'imbibent d'oléo-résine ; quand ils en sont bien imbibés ils sont plongés dans l'eau bouillante ; peu après ils se débarrassent du baume qui tombe au fond de l'eau ; on les exprime, pour enlever le baume qu'ils retenaient. Quand l'eau est refroidie, on retire tout le baume qui s'y est déposé et on le verse dans des calebasses. Si on veut l'obtenir plus pur, on le remet dans l'eau bouillante et on enlève avec soin l'écume et les impuretés qui flottent à la surface.

Les arbres ainsi traités peuvent fournir du baume depuis l'âge de cinq ans jusqu'à l'âge de trente ans. La récolte dure de décembre jusqu'en avril. Une centaine d'arbres peuvent donner annuellement 250 kilogrammes d'oléo-résine.

Description. — Le baume du Pérou se présente sous l'aspect d'un liquide sirupeux. Vu en masse il est d'un brun noirâtre ; vu par transparence ou en couche mince, il est d'un brun rouge. Sa densité est de 1,15 à 1,16. Exposé à l'air il ne s'épaissit pas et ne se solidifie pas même avec le temps, comme le baume de Tolu ; il ne présente aucune trace de cristallisation. Il possède une odeur forte, aromatique, vanillée, qui rappelle un peu celle du styrax et de la fumée : il a une saveur amère suivie d'une âcreté assez persistante

Traité par l'eau, le baume du Pérou cède seulement à ce véhicule une petite quantité d'acide cinnamique et des traces d'acide benzoïque. Il se dissout à peu près complètement dans l'alcool absolu, l'acétone, le chloroforme. Peu soluble dans l'alcool dilué, la benzine, l'éther, les huiles grasses, il est complètement insoluble dans l'éther de pétrole.

D'après H. Trog [1] la partie liquide du baume du Pérou est constituée presque exclusivement par du benzoate de benzyle avec une faible proportion de cinnamate de benzyle. On n'y trouve ni cinnamate de

____
[1] *Archiv. der Pharm.*, 1894, p. 70.

phénylpropyle, ni styracine, ni benzyle libre, ni alcool, ni acide benzoïque. D'autre part on y constate la présence de l'acide cinnamique et
de la vanilline. La résine est un éther. Par sa saponification elle donne
de l'acide cinnamique, un peu d'acide benzoïque et une résine alcool,
pérou-résinotannol, dérivant probablement du tannin.

L'écorce de l'arbre renferme de petites quantités de phoroglucine, du
tannin, du phlobaphène, de la cire et une résine non saponifiable. De
ses recherches Trog conclut que, comme le baume de Tolu, le baume
de Pérou est un produit pathologique.

Usages. — Le baume du Pérou est employé comme expectorant ; on
l'a recommandé aussi contre les blennorrhagies, la leucorrhée et en
applications sur les ulcères indolents. Tout récemment on l'a vanté
contre les leucoplasies buccales et en injections sous-cutanées contre
les tuberculoses osseuses et ganglionnaires.

Falsifications. — Ce produit est fréquemment falsifié ; on le mélange
avec de l'*alcool*, des *huiles grasses volatiles,* du *baume de Copahu,* du
benjoin et du *styrax.*

L'addition d'*alcool* se reconnaît en traitant le baume suspect par de
l'eau qui dissout l'alcool. Le baume diminue d'autant plus de volume
qu'il renferme davantage du liquide étranger.

La présence des *huiles grasses* peut être constatée en traitant le
baume du Pérou par l'alcool absolu qui précipite les huiles, sauf celle
de Ricin. Ulex recommande le procédé suivant. On mélange 10 gouttes
de baume avec 20 gouttes d'acide sulfurique concentré ; on traite par
l'eau qui précipite la résine. Si le baume est pur, la résine est dure
et cassante ; elle est plus ou moins molle et grasse, s'il y a eu addition
d'huile.

Le même mode opératoire peut s'appliquer à la recherche du baume
de Copahu qui, soumis à ce traitement, dégage de l'acide sulfureux
facilement reconnaissable à son odeur.

Pour constater la falsification avec du benjoin et du styrax, Denner
(1888) a donné le procédé suivant : 5 grammes de baume du Pérou,
5 grammes de soude caustique concentrée et 10 grammes d'eau sont
secoués dans un tube successivement avec deux doses de 10 grammes
d'éther, qu'on décante aussi exactement que possible. Le contenu du
tube est porté à l'ébullition et saturé avec de l'acide chlorhydrique ;
on additionne d'eau froide et on sépare la résine qui se dépose, pour
la dissoudre dans 3 grammes de soude caustique liquide ; on étend
avec 20 grammes d'eau, on porte à l'ébullition et on précipite par une
solution de chlorure de baryum. Le précipité est recueilli sur un

filtre, égoutté et séché au bain-marie : on l'extrait à l'alcool, puis on évapore la dissolution alcoolique et on traite le résidu par l'acide sulfurique concentré : la dissolution est enfin secouée avec du chloroforme. S'il y a du benjoin ou du styrax, le chloroforme prend une coloration qui va du violet jusqu'au bleu. On peut ainsi déceler la présence de minimes quantités de benjoin et de styrax.

C'est aussi le *Myroxylon Pereiræ* Kl. qui fournit le produit désigné sous le nom de **Baume blanc de Sonsonate**, qu'il ne faut pas confondre avec un produit très rare extrait du tronc du *Myroxylon peruiferum* DC. Ce dernier porte le nom vulgaire de *quino-quino*, et, d'après Ruiz, donne par une incision de l'écorce un baume qui se maintient liquide pendant quelques années et qu'on appelle à cause de cela *baume blanc liquide*. Quant au baume blanc de Sonsonate, il est retiré par expression des fruits du *Myroxylon Pereiræ*.

Ce fruit est un légume allongé, bordé sur la plus grande partie de sa longueur d'une aile membraneuse et terminé par une loge unique, monosperme. Dans la partie interne du péricarpe se trouvent autour de la loge de nombreuses lacunes qui sont remplies d'une oléo-résine, qui est surtout utilisée dans la parfumerie. Ces baumes arrivent du San Salvador, dans de grandes cruches en terre, entourées d'un réseau de nattes, sous l'aspect d'une masse demi-fluide, d'un blond jaunâtre, d'apparence grenue ou un peu nébuleuse ; avec le temps cette masse se sépare en deux parties, l'une supérieure fluide ; la partie inférieure d'aspect cristallin, soluble dans l'alcool, est formée de *Myroxocarpine*. Ce baume a une odeur qui rappelle celle du Mélilot, il est plus soluble dans l'éther que dans l'alcool et renferme un peu de matière grasse.

FÈVE TONKA

C'est la graine du *Dipterix odorata* Willd. (*Coumarouna odorata* Aubl.), plante originaire de la Guyane, et qui appartient au groupe de Dalbergiées.

Description. — La **Fève Tonka** est oblongue, très légèrement comprimée ; elle mesure 3 à 4 centimètres de longueur et 1 centimètre de largeur. Sa surface extérieure est constituée par un spermoderme brun noirâtre luisant, marqué de rides longitudinales assez profondes et parfois anastomosées en réseau. Un peu au-dessous du sommet et sur le bord ventral de la graine on observe une dépression longitudinale portant en son milieu une cicatrice correspondant au hile. L'amande dépourvue d'albumen est formée de deux gros cotylédons d'une couleur jaune fauve, plan-convexes, reliés vers le sommet par une courte radicule. La face convexe des cotylédons est fortement rayée ; la face plane est grasse, lisse, souvent incrustée de petites masses blanches brillantes et cristallines. — Cette graine a une saveur douce agréable, huileuse et une odeur aromatique particulière qui rappelle à la fois celle de la vanille et du mélilot.

Structure microscopique — L'enveloppe extérieure du spermoderme est formée d'une rangée de cellules cubiques, très allongées, munies de parois peu épaisses : le second tégument est formé de cellules en sablier assez larges. La troisième enveloppe est un tissu de cellules tangentielles qui s'aplatissent et deviennent de plus en plus petites à mesure qu'elles s'éloignent de la périphérie. Les cotylédons sont constitués par un tissu de cellules polygonales renfermant une matière granuleuse azotée et des gouttelettes d'huile.

Composition chimique. — La fève Tonka doit son odeur à la présence d'un principe cristallisé découvert par Guibourt, qui l'a désigné sous le nom de *coumarine*. Cette substance est incolore, très aromatique, d'une saveur brûlante et cristallise en petites lames rectangulaires. Elle fond à 67° et distille à 290° sans s'altérer.

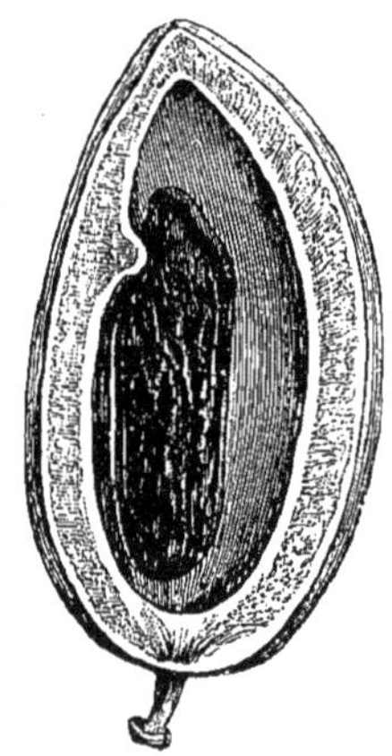

Fig. 1076. — *Dipterix odorata*. Fruit coupé en long.

Usages. — Cette drogue n'a pas d'emploi thérapeutique ; elle a servi presque exclusivement à la préparation de la coumarine, qui est d'un usage assez répandu dans la parfumerie, jusqu'au jour où M. Perkins a imaginé son mode de préparation synthétique, qui permet de l'obtenir plus économiquement. Ce procédé est lui-même abandonné aujourd'hui et se trouve remplacé par le traitement des feuilles de *Liatris odoratissima* L (*plante vanille*) qui est extrêmement riche en coumarine.

SEMENCES D'ANGELIN

Sous le nom d'*Angelin*, on emploie au Brésil, comme vermifuges, les graines de plusieurs espèces d'*Andira* et surtout celles de l'*Andira anthelmintica* Benth., de l'*A. vermifuga* Mart., de l'*A. fraxinifolia* Benth. et de l'*A. inermis* H. B. K.

Les fruits d'*Andira* ont une grosseur qui varie depuis celle d'une petite noix jusqu'à celle d'un œuf de poule ; ils sont ovoïdes, arrondis ou parfois terminés en pointe à leur extrémité supérieure ou aux deux extrémités. L'épicarpe noirâtre, ridé par la dessiccation, recouvre un mésocarpe d'abord charnu et assez épais, qui devient sec, ligneux, d'un jaune verdâtre ; l'endocarpe brun assez développé entoure une cavité dans laquelle se trouve la graine libre, assez grosse, protégée par un épisperme brun, très mince, qui recouvre un albumen blanchâtre. Par la dessiccation ces semences semblent avoir perdu l'amertume dont on les dit pourvues à l'état frais ; elles sont émétiques et dangereuses, quand on les administre à doses un peu élevées.

Les propriétés anthelmintiques des graines se retrouvent dans les écorces d'*Andira*, dont plusieurs ont joui d'une certaine réputation. C'est à l'*A. inermis* qu'il faut rapporter l'écorce de *Geoffrée de la Jamaïque* qui, à ses propriétés vermifuges, joint des propriétés évacuantes très énergiques. — *L'écorce de Geoffrée de Surinam* est fournie par l'*A. retusa* Kunth. ; elle partage les propriétés physiologiques de l'écorce précédente, mais à un plus faible degré ; elle est employée comme amère et astringente.

Les *Andira* fournissent à l'industrie des bois très appréciés pour leur dureté et leur coloration rouge brun ; un des plus estimés sous ce rapport est celui de l'*A. inermis* H. K. B., qui croît dans toute l'Amérique équinoxiale. Des divers groupes qui constituent la vaste famille des Légumineuses, c'est d'ailleurs celui des Dalbergiées qui renferme le plus grand nombre d'espèces utiles sous ce rapport. Outre le bois de Santal rouge dont nous allons bientôt nous occuper, nous mentionnerons le *Coumarouna odorata*, l'arbre à la fève tonka qui donne le bois de Gayac de la Guyane, tellement dur qu'il en est difficile à travailler : le *Centrolobium tomentosum* Benth., qui fournit également un des bois les plus précieux de la Guyane ; les *Dalbergia latifolia* Roxb. *D. heterophylla* Willd. et *D. ferruginea* qui fournissent dans l'Inde des bois aussi durs qu'incorruptibles ; le *D. Melanoxylon* Guill. et Porr. qui fournit le bois d'ébène du Sénégal. C'est également une Dalbergiée, qui fournit le *bois de Palissandre*, si recherché pour les travaux d'ébénisterie.

POUDRE DE GOA

ORIGINE. — La **Poudre de Goa** ou d'**Araroba** (*Pao de Bahia*), dont l'origine a été pendant fort longtemps discutée, doit être rapportée selon M. d'Aguiar à l'*Andira Araroba* Aguiar, grand arbre qui croît au Brésil, dans les lieux humides des forêts de la province de Bahia.

EXTRACTION. — Cette poudre est contenue dans les fentes plus ou moins étroites qui existent dans le bois. Pour l'extraire on fend les arbres longitudinalement et on gratte avec le bord tranchant d'une hache les deux côtés des fentes à la surface desquelles l'Araroba est déposé.

DESCRIPTION. — C'est une poudre d'un jaune soufre qui, au contact de l'air, passe graduellement de la couleur de la rhubarbe à celle de l'aloès. Son odeur est à peu près nulle; elle a une saveur très amère et si on la laisse séjourner dans la bouche, elle détermine une irritation des plus vives, parfois même des ulcérations sur la muqueuse buccale; elle a une consistance résineuse et se trouve souvent mélangée de débris végétaux provenant du grattage auquel on soumet l'arbre qui la contient. Elle est insoluble dans l'eau froide ou chaude, mais elle communique à ce liquide une couleur jaunâtre; elle se dissout facilement dans l'éther et le chloroforme, qu'elle colore en vert émeraude, dans la benzine et les alcalis dilués.

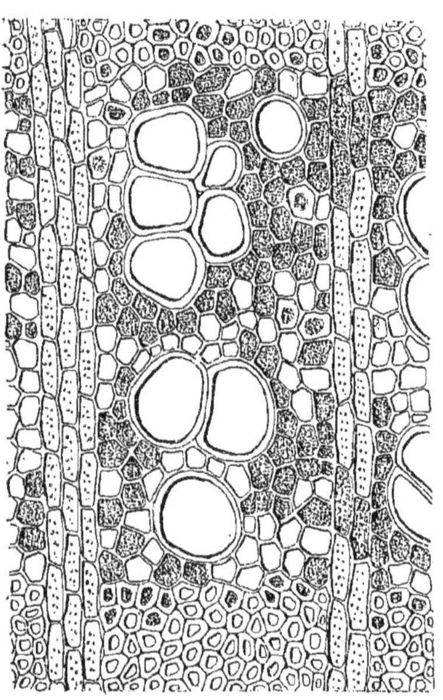

Fig. 1077. — Bois d'*Andira Araroba*.

Si on agite 10 centigrammes de poudre de Goa avec 20 grammes d'une solution de borax à 2,5 p. 100, on obtient une dissolution incomplète, un liquide brun trouble recouvert d'une mousse brune. Traitée par la soude caustique ou l'ammoniaque diluée, cette poudre donne une solution d'un beau rouge violet très stable, qui n'est pas modifiée par le contact de l'air. Agitée avec de l'acide sulfurique, la solution de poudre de Goa est mousseuse et prend une coloration jaune rouge.

STRUCTURE MICROSCOPIQUE. — Examinée au microscope la poudre de Goa est composée presque en totalité de débris amorphes, de grosseur irrégulière, au milieu desquels on ne découvre qu'une très minime proportion d'éléments organisés. En traitant une traînée de cette poudre par une goutte d'alcali caustique, qui dissout la plupart des éléments amorphes, on peut observer plus nettement la structure des fragments organisés, qui sont composés de débris vasculaires, de fibres plus ou moins lignifiées et de fragments de parenchyme ligneux. M. Ch. Greenish[1] et M. Vogl[2], qui ont fait l'étude histologique du tronc de l'*Andira Araroba*, ont pu constater que l'Araroba se produit exclusivement dans la zone ligneuse, qu'il y existe d'abord à l'état liquide sous lequel il se déverse dans les vaisseaux, puis dans les fentes et les cavités où il se solidifie. Ils pensent que la formation de ce produit est analogue à celle de la gomme et qu'elle est le résultat de la désorganisation ou de la destruction des parois d'un certain nombre de cellules. M. Vogl assimile cette production à celle qui s'opère dans une autre légumineuse tropicale, le *Ferreira spectabilis* Allem., qui fournit la résine désignée sous le nom de *Pedra-harz*.

COMPOSITION CHIMIQUE. — Les premières recherches chimiques faites sur la poudre d'Araroba sont dues au professeur Attfield[3], qui en retira 84 p. 100 d'une substance jaune cristallisée, qu'il assimila à l'*acide chrysophanique*. Liebermann et Seidler[4] démontrèrent que cet acide n'existe point tout formé dans la poudre d'Araroba, mais qu'il n'est qu'un produit d'oxydation d'une substance particulière désignée sous le nom de *Chrysarobine* $C^{30}H^{26}O^{7}$. Ces deux substances peuvent être distinguées l'une de l'autre au moyen de l'acide sulfurique qui colore la chrysarobine en jaune et l'acide chrysophanique en rouge.

En traitant la poudre de Goa par la benzine bouillante, on en extrait la chrysarobine qui, par des cristallisations répétées, se présente en lamelles jaunes, insolubles dans l'eau et dans l'ammoniaque, solubles dans les solutions alcalines auxquelles elle donne une teinte jaune et une fluorescence verte.

USAGES. — La poudre de Goa constitue au Brésil un remède des plus populaires pour combattre l'herpès circinné et l'herpès tonsurant. On frotte vigoureusement les parties malades avec cette poudre, qu'on laisse autant que possible sur place. On lui substitue le plus souvent son principe actif, la chrysarobine, qui s'emploie sous forme de pommade à la dose de 2 à 4 grammes pour 30 grammes de vaseline ou en

---

[1] *Pharmac. Journal and Trans.* (3), X, p. 814.

[2] Dr Vogl. *Commentar zur siebenten Ausgabe der österr. Pharmacopœa*, 1892, II, p. 492.

[3] *Pharm. Journal* (3), V, p. 72, 330; 1875.

[4] Berichte d. Deut. chem. Gesell., 1878; p. 1603.

solution dans l'acide acétique. — A l'intérieur, la chrysarobine agit
comme un irritant gastro-intestinal.

ÉCORCE DE PISCIDIA ERYTHRINA

ORIGINE. — Le *Piscidia Erythrina* Lam. (*Erythrina piscidula* L.) est
un arbre qui croît dans l'Amérique du Nord, le Mexique, la Floride,
aux Antilles et surtout à la Martinique, où on le désigne sous le nom
de *bois enivrant*, qui rappelle les propriétés stupéfiantes qu'il exerce
sur les poissons.

DESCRIPTION. — L'écorce inscrite dans la pharmacopée des États-Unis
sous le nom de *Jamaïca dogwood* se présente en fragments aplatis ou
cintrés, de 10 à 12 centimètres de
longueur, de largeur variable et de
2 millimètres d'épaisseur. La surface
extérieure des morceaux est plus
ou moins lisse, d'un brun grisâtre
fauve ou d'un brun jaunâtre ; elle
est parsemée de protubérances plus
claires que les parties voisines. La
cassure est nette dans les couches
externes, fibreuse dans les couches
internes. Sur une section transversale on distingue un suber gris, qui
recouvre le parenchyme cortical,
brun dans sa partie extérieure et de

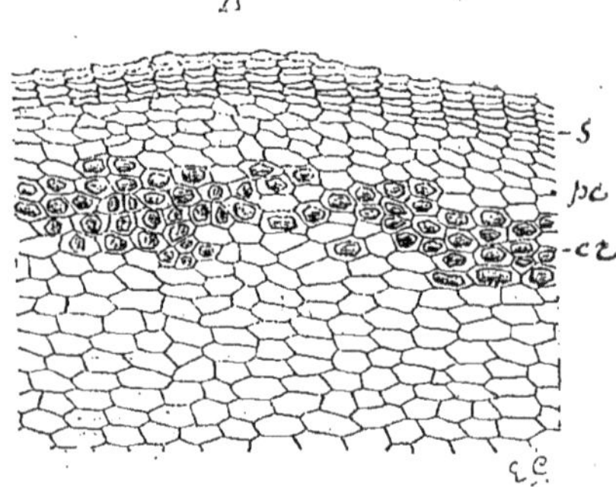

Fig. 1078. — Ecorce de *Piscidia Erythrina*.
Partie extérieure.

couleur fauve foncé dans sa partie interne ; si la cassure est récente,
cette dernière partie offre une coloration particulière d'un vert bleuâtre ;
le liber, assez développé, a une texture feuilletée. Cette écorce a une
odeur désagréable, une saveur âcre suivie d'une sensation brûlante.

STRUCTURE MICROSCOPIQUE (fig. 1078-1079). — Le suber (*s*) est formé de
cellules tabulaires aplaties, colorées en brun ; le parenchyme cortical
est composé de cellules polyédriques allongées dans la direction tangentielle ; il ne renferme pas de cellules scléreuses, mais il est nettement caractérisé par la présence d'une très grande quantité de cristaux
simples prismatiques, qui sont localisés dans sa partie extérieure, où
ils forment une zone cristalligène d'un aspect tout particulier. Le
liber (*l*), assez développé, est un tissu de petites cellules disposées en
files radiales, dans lequel on observe de nombreux faisceaux fibro-

libériens, rangés en séries parallèles alternant régulièrement avec des bandes un peu plus larges de parenchyme ; ce dernier est sillonné transversalement par des vaisseaux grillagés ; quelques-unes de ces cellules, et notamment celles qui avoisinent les faisceaux fibrolibériens, renferment des cristaux simples d'oxalate de chaux. Les fibres sont relativement petites et munies de parois fort épaisses.

COMPOSITION CHIMIQUE. — Hart[1] a retiré d'un extrait fluide de *Piscidia* un alcaloïde, la *piscidine*, qui cristallise en prismes solubles dans l'alcool chaud, l'éther de pétrole et le chloroforme, insolubles dans l'eau.

L'écorce a été analysée en France par Carette, Bruel et Tanret. Le premier en a retiré une sorte de térébenthine, une ammoniaque composée, et un alcaloïde que Bruel et Tanret considèrent comme étant de la *picrotoxine*. La présence de cet alcaloïde n'est pas constante et sa proportion varie suivant l'origine de l'écorce. C'est à ce principe qu'il faudrait rapporter les propriétés stupéfiantes de l'écorce de *Piscidia*.

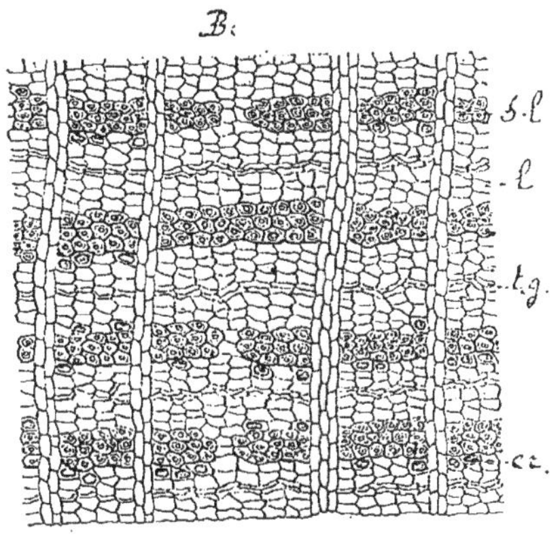

Fig. 1079. — Écorce de *Piscidia Erythrina*. Partie intérieure.

USAGES. — Cette écorce est employée comme hypnotique ; elle possède des propriétés analgésiques qui la rapprochent du Gelsemium. Elle s'administre sous forme d'extrait fluide à la dose de 3 à 4 grammes ou de teinture alcoolique à la dose de 50 gouttes par jour.

BOIS DE SANTAL ROUGE

ORIGINE. — Le **bois de santal rouge** est fourni par le *Pterocarpus santalinus* L, f. arbre originaire des Indes orientales et qui croît abondamment à Malabar, Ceylan, Malacca, Timor, sur la côte de Coromandel et dans les îles Philippines. On le tire surtout des forêts de Kurnool, de Cuddapah, situées à l'ouest et au nord-ouest de Madras, où il est l'objet d'une culture et d'une exploitation soigneusement contrôlée.

[1] *Amer. Chem. Journ.*, 1883, p. 39.

Description. — Il se présente tantôt en petits copeaux colorés d'un rouge brun foncé, tantôt en bûches irrégulières très lourdes, mesurant 1 mètre à 1^m,50 de longueur et 12 à 15 centimètres de diamètre. Ces bûches proviennent de la partie inférieure du tronc ou des principales racines, qui ont été dépouillées de leur aubier. Exposées depuis quelque temps à l'air et à la lumière, elles ont une teinte d'un noir un peu verdâtre, qui est toute superficielle, car grattées légèrement, elles montrent une couleur d'un rouge sang. Sur la section transversale bien rabotée ou polie avec un verre on distingue une multitude de fines stries radiales et un grand nombre de bandes transversales, les unes poreuses, foncées et polies alternant régulièrement avec d'autres plus

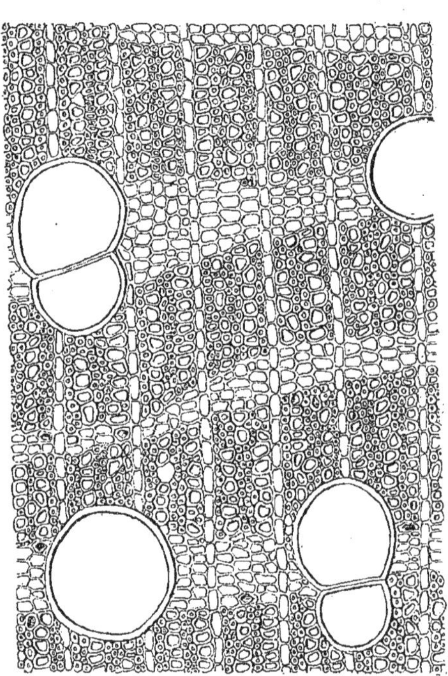

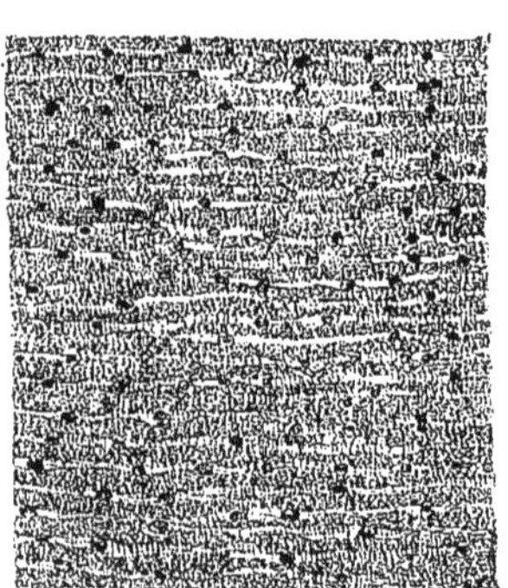

Fig. 1080, 1081. — Bois de Santal rouge.

Section transversale.   Structure anatomique.

pâles et grossières. La section longitudinale pratiquée dans le sens du diamètre présente une structure toute particulière, appelée *santaline* et qui est caractérisée par l'obliquité en sens inverse des bandes alternantes, qui s'entre-croisent sous un angle de 30°.

Structure microscopique. — Coupé transversalement, le bois de santal se montre composé d'un tissu de fibres munies de parois fort épaisses et imprégnées de matière résinoïde rouge. Ce tissu est entrecoupé de bandes parenchymateuses formées de 4 à 5 rangées de cellules à parois minces et de vaisseaux assez larges, renfermant aussi de la matière colorante ; beaucoup des cellules de ce parenchyme, et notamment celles qui entourent les vaisseaux ou qui avoisinent les fibres renferment un gros cristal prismatique. Les rayons médullaires qui sillonnent radialement le parenchyme ligneux et le tissu fibreux sont très rapprochés et formés d'une ou de deux rangées de cellules : les vaisseaux ont un diamètre assez large et qui dépasse souvent l'espace compris entre deux rayons médullaires voisins.

COMPOSITION CHIMIQUE. — Le bois de santal rouge renferme une matière résinoïde : la *santaline*, qui cristallise en prismes microscopiques, d'un rouge rubis, insipides, inodores, insolubles dans l'eau, mais solubles dans l'alcool et l'éther ; c'est la matière colorante du bois ; — un principe cristallisé, isolé par Weidel sous le nom de *santol*, obtenu en cristaux incolores, insipides, insolubles dans l'eau, la benzine et le chloroforme.

MM. Cazeneuve et Hugounenq [1] ont retiré de ce bois deux principes cristallisés qu'ils ont désignés sous les noms de *Ptérocarpine* et d'*Homoptérocarpine*.

USAGES. — Le bois de santal est employé dans l'Inde comme astringent et tonique. On l'utilise parfois pour colorer diverses substances alimentaires. Son emploi industriel est beaucoup plus répandu.

Au bois de *Santal de l'Inde* on substitue communément aujourd'hui le bois de *Santal asiatique* qui est fourni par l'*Epicharis Bailloni* Pierre, arbre de la famille des Méliacées.

Les *P. erinaceus* Poir. et *P. Adansonii* DC. se recommandent par la qualité et la dureté de leur bois incorruptible ; ce sont eux qui fournissent les bois de Sang-dragon du Sénégal.

KINOS

On désigne sous le nom de **Kinos** des produits astringents qui se rapprochent des *Cachous* par l'existence de la *catéchine*, mais qui s'en distinguent par la présence d'une matière colorante, qui leur communique la propriété de colorer la salive en rouge. Plusieurs familles concourent à la production de ces kinos ; c'est ainsi que dans la partie de ce travail, consacrée aux Myrtacées, nous avons décrit les *kinos d'Australie*, qui sont fournis par plusieurs espèces d'*Eucalyptus* ; mais le type de ces produits, celui qui est considéré comme officinal dans la plupart des pharmacopées, est fourni par un *Ptérocarpus*.

[1] Comptes Rendus Ac. des Sc., 1887 et 13 juin 1857.

KINO DE MALABAR

Origine. — **Le kino de Malabar** ou **kino d'Amboine** est retiré du *Pterocarpus marsupium* Roxb., qui croît dans les forêts de la côte de Malabar, sur les côtes orientales de l'Hindoustan, à Ceylan et dans l'Indo-Chine.

Localisation. — D'après M. de Lanessan[1], le kino est localisé sous forme d'une substance colorée en rouge brun dans les diverses parties du rameau, et dans des éléments anatomiques différents. Dans le parenchyme cortical, il est logé dans de larges cavités qui, sur une coupe transversale, sont arrondies, elliptiques, allongées tangentiellement, formant entre les éléments anatomiques comprimés de véritables fentes ; ces cavités s'observent également dans toute l'épaisseur du liber et dans la moelle. Dans cette dernière, elles sont disposées en un cercle régulier près du bois. Dans le bois, le kino est logé dans les larges vaisseaux ponctués et forme, dans cette région, vue en coupes longitudinales, des bandes très allongées qui remplissent un grand nombre de vaisseaux ponctués. Peu répandu dans le parenchyme ligneux, il existe en plus grandes proportions dans les rayons médullaires. Les cellules qui renferment le kino ont des parois minces, qui, en se détruisant, forment des cavités ou des canaux parfois très larges, plus ou moins allongés et irréguliers.

Extraction. — Le kino est le suc naturel qui s'est écoulé de l'arbre au moyen d'incisions et s'est desséché sans l'intervention de chaleur artificielle. Au moment où il s'écoule, ce suc est liquide, d'un rouge groseille, mais il s'épaissit, durcit rapidement à l'air en prenant une coloration noirâtre. Dans les forêts de Malabar où l'arbre jadis très abondant est aujourd'hui l'objet d'une culture réglementée, on tolère la récolte du kino à la condition que les incisions soient pratiquées avec soin. Ces incisions sont faites longitudinalement et transversalement dans l'écorce seulement et ne doivent pas affecter le bois. Le suc qui s'en écoule est reçu dans un vase placé au pied de l'arbre. Quand il a été suffisamment concentré par l'exposition au soleil et à l'air, on le place dans des caisses en bois.

Description. — Le kino de Malabar se présente en petits morceaux d'un rouge noirâtre foncé, de la grosseur d'un pois, anguleux et mar-

[1] *Bull. Soc. Linn.*, 1877.

qués de stries parallèles sur une face. Ces fragments sont très friables et se brisent facilement en morceaux plus ténus qui sont tout à fait transparents, brillants et d'un rouge de rubis, complètement amorphes sous le microscope. Le kino n'a pas d'odeur, mais il a une saveur astringente.

Quand on le mâche, il se ramollit dans la bouche, adhère aux dents et teint la salive en rouge. Il se dissout également dans l'eau froide, donne une solution d'une teinte rougeâtre, d'une astringence marquée et laisse un résidu peu abondant, pâle, d'apparence floconneuse. Il se dissout complètement dans l'alcool, avec lequel il donne une solution rouge, à réaction acide.

Composition chimique. — La solution aqueuse de kino n'est altérée par le sulfate de fer qu'autant qu'on y a ajouté une très faible quantité d'alcali et elle prend alors une coloration violette.

Cette solution précipite abondamment par l'addition des acides, des sels métalliques ou terreux ; elle prend une teinte vert sale au contact du perchlorure de fer. Le précipité formé par les acides minéraux est constitué par de l'*acide kinotannique*.

Comme le cachou, le kino soumis à la distillation sèche donne de la *pyrocatéchine ;* fondu avec la potasse il donne de l'*acide protocatéchique* et de la *phoroglucine*. Flückiger pense que les cristaux obtenus par le traitement du kino au moyen de l'éther sont formés plutôt par de la pyrocatéchine que par de la catéchine.

Usages. — Le kino est employé comme astringent.

Falsifications. — Le kino est falsifié avec du *sang-dragon*, de l'*asphalte*, du *cachou*, de l'*extrait de ratanhia*.

Le sang-dragon se reconnaît à son insolubilité dans l'eau ; le *bitume* ou *asphalte* est insoluble dans l'eau, l'alcool ; il est très fusible et exhale en brûlant une odeur bien caractéristique.

Wahlberg reconnaît la présence de l'extrait de ratanhia dans le kino en humectant avec de la salive le morceau à essayer : quand le kino est pur, sa couleur reste d'un rouge brun ; l'extrait de ratanhia, au contraire, prend une teinte bronzée qui persiste tant que la surface reste humide.

Guibourt a indiqué une série de réactifs permettant de constater la présence de ces divers éléments étrangers dans le kino.

Sous les noms de **kino de Gambie** ou **kino d'Afrique**, on a désigné le suc retiré du *P. erinaceus* Lam. (*Drapanocarpus senegalensis* Nees) qui croît sur la côte occidentale d'Afrique depuis la Sénégambie jusqu'à Angola. Ce kino, le premier qui arriva dans le commerce, au commencement du xviiie siècle, est aujourd'hui très rare et ne se trouve plus guère que dans les collections. Il se présente en petits morceaux anguleux, noirs et opaques quand on le voit en masse, mais transparents et d'une belle couleur rouge rubis quand on le regarde en lames minces. Il est très fragile et offre une cassure brillante ; il a une astringence bien marquée.

Le *P. indicus* W. est une espèce de l'Inde méridionale, de la Malaisie et des îles Philippines, qui fournit un kino fort analogue au kino de Malabar et qu'on exportait jadis de Moulmein.

Le *P. Draco* L., est une espèce américaine à laquelle on rapporte une sorte de sang-dragon nommé *sang-dragon des Antilles*, qui est d'ailleurs inusité en Europe.

KINO DU BENGALE
Kino de Butea. — Kino de Palas.

ORIGINE. — Le **kino du Bengale** est fourni par le *Butea frondosa* Roxb., qui appartient au groupe des Phaséolées et croît dans les Indes orientales, où il porte le nom de *Palas*. Il s'écoule par des incisions pratiquées dans l'écorce de l'arbre, sous forme d'un liquide qui se concrète en une sorte de gomme friable, de couleur rouge.

Ce kino qui figure dans la pharmacopée anglo-indienne se présente en petites larmes lisses et luisantes ou en morceaux anguleux pouvant atteindre 10 à 15 millimètres de largeur. Ces derniers portent généralement sur une de leurs faces un duvet grisâtre ou l'empreinte laissée par les feuilles sur lesquels on les a fait sécher. Les autres faces sont lisses, d'une teinte noire et opaque quand on les regarde en masse : vues en lames minces, elles sont transparentes et d'une belle couleur de rubis. Ce kino colore légèrement la salive ; il est inodore et doué d'une saveur astringente.

Plongé dans l'eau froide, le kino du Bengale se gonfle lentement et ne se dissout qu'en partie : il est plus soluble dans l'eau bouillante avec laquelle il donne une solution rouge foncé qui se trouble par le refroidissement. Il se dissout dans l'alcool dans la proportion de 4 à 6 p. 100, et la solution donne avec le perchlorure de fer un précipité gris verdâtre d'*acide kinotannique*. Il cède à l'éther une petite quantité de *pyrocatéchine*.

Il est utilisé aussi comme astringent.

Parmi les autres espèces de kinos, nous mentionnerons :

Le **Kino de la Jamaïque** ou des **Indes occidentales** qui est fourni par le *Coccoloba uvifera* Jacq., arbre de la famille des Polygonées et le *Kino de la Colombie*, fourni par le *Rhizophora Mangle* L., ou *Manglier rouge*, qui appartient à la famille des Rhizophorées.

FÈVE DE CALABAR

La **fève de Calabar** est produite par le *Physostigma venenosum* Balf. qui croît dans une région assez limitée, près de l'embouchure du Niger et du vieux Calabar, dans le golfe de Guinée.

DESCRIPTION. — Les graines, renfermées au nombre d'une, deux ou trois dans chaque gousse, sont légèrement arquées, réniformes et mesurent 3 à 4 centimètres de longueur, 15 millimètres de largeur,

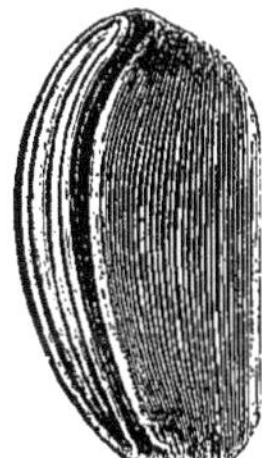
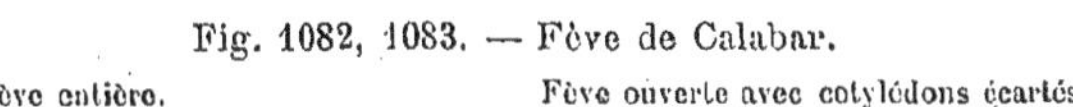

Fig. 1082, 1083. — Fève de Calabar.

Fève entière.   Fève ouverte avec cotylédons écartés.

et à peu près autant d'épaisseur. Elles sont recouvertes par un spermoderme coriace, d'un brun châtain plus ou moins foncé, d'aspect très légèrement chagriné. Le bord convexe de ces graines qui est très prononcé est sillonné dans toute sa longueur par un hile de couleur brun rougeâtre, très lisse. Ce hile, large d'environ 2 millimètres, est incurvé en forme de gouttière, bordée par une sorte de saillie arrondie du testa, et sillonnée en son milieu par un mince cordon qui la partage en deux parties symétriques. A l'extrémité la plus grosse des graines, on observe une petite cavité au fond de laquelle se trouve le micropyle. L'épisperme recouvre un gros embryon blanc formé d'une radicule, d'une tigelle et d'une gemmule très petites, et de deux cotylédons volumineux, concavo-convexes, laissant entre leurs faces ventrales une cavité assez large.

STRUCTURE MICROSCOPIQUE. — Le spermoderme est formé de trois téguments très nettement caractérisés : une couche scléreuse composée d'une rangée de cellules cubiques, disposées en palissade,

munies de parois très épaisses et réfringentes et d'un lumen linéaire ;
en se rapprochant du hile ces cellules diminuent progressivement de
longueur jusqu'à sa ligne médiane, où elles sont très petites ; une
couche de cellules en sablier laissant entre elles des méats bien appa-

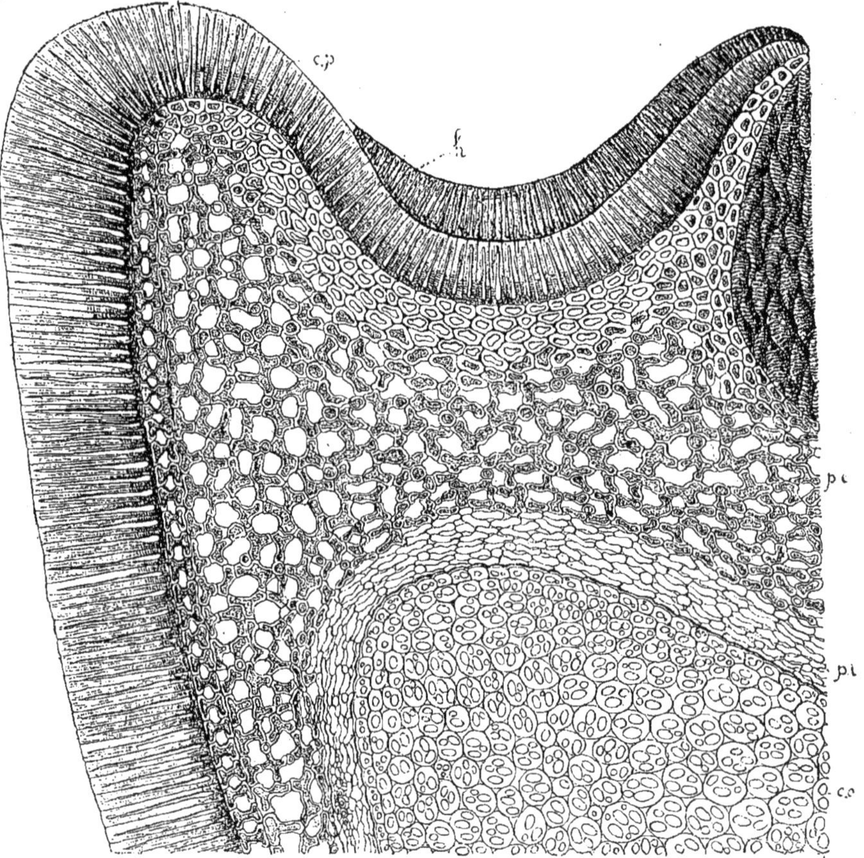

Fig. 1084. — Fève de Calabar.
Structure anatomique.

rents ; une troisième enveloppe très développée et formée d'un parenchyme, dont les cellules remplies d'un pigment brun affectent une
forme rameuse irrégulière dans les couches externes et une forme
plus régulière, polygonale ou rectangulaire dans les couches internes.
Un gros faisceau fibreux part du hile et s'enfonce profondément dans
la troisième enveloppe du spermoderme. Les cotylédons sont formés

d'un tissu de larges cellules arrondies, remplies de corpuscules amylacés.

Composition chimique. — En 1863, MM. Jobst et Hesse ont bien retiré de la fève de Calabar un alcaloïde qu'ils ont nommé *Physostigmine*, substance amorphe, soluble dans beaucoup d'eau et dans les acides, prenant au contact de l'air une coloration rouge et quelquefois bleu foncé. Mais c'est à M. Vée que revient l'honneur d'avoir découvert et isolé en 1865, sous forme de cristaux bien définis, l'alcaloïde auquel cette graine doit son action myotique et ses propriétés toxiques. Il désigna cet alcaloïde sous le nom d'*Esérine*.

L'Esérine se présente sous forme de cristaux rhombiques, très aplatis, incolores quand elle est tout à fait pure, s'altérant facilement au contact de l'air et prenant rapidement une teinte rose. Elle fond à 69° et se décompose à 100°. Chauffée sur une lame de platine, elle brûle sans laisser de résidu. Très peu soluble dans l'eau, elle se dissout facilement dans l'alcool, l'éther et le chloroforme ; elle se combine aux acides et forme avec eux des sels solubles dans l'eau.

Chauffée au bain-marie dans un ballon avec un excès d'ammoniaque, elle donne une liqueur qui, après évaporation, fournit un résidu bleu très soluble dans l'eau ; cette solution traitée par un acide devient dichroïque, est violette par transmission et d'un rouge carmin magnifique par réflexion. Cette réaction très sensible permet de caractériser facilement l'ésérine (Petit).

L'action de la potasse qui colore en rouge la solution incolore d'ésérine peut également être mise à profit pour constater l'identité de cet alcaloïde.

Le principe actif de la fève de Calabar est principalement localisé dans les cotylédons ; il existe aussi, mais en plus faible proportion, dans l'enveloppe de la graine. Dans l'embryon il se trouve associé à une proportion énorme d'amidon, à une matière albuminoïde, à des sels et à de la cellulose.

Harnack et Wittkokski (1876) ont retiré de la fève de Calabar une autre alcaloïde, la *Calabarine*, qui est presque insoluble dans l'éther et qui a une action physiologique toute différente de celle de l'ésérine.

Hesse (1878) a isolé de cette graine une nouvelle substance cristalline indifférente, la *Phytostérine* se rapprochant de la cholestérine.

Eber (*Pharmac. Zeit.*, 13 oct. 1888, p. 611) a signalé dans la fève de Calabar l'existence d'un troisième alcaloïde, l'*Eséridine*, qui serait six fois moins toxique que l'ésérine.

Nous mentionnerons encore les recherches entreprises sur la composition chimique de cette graine par Ehrenberg [1] qui outre l'*Esérine*, la *Calabarine* et l'*Eséridine* en a isolé un quatrième alcaloïde l'*Eséramine*, cristallisable en aiguilles incolores, fusibles vers 238°, qui est physiologiquement inactif.

Traitée par l'alcool à 84° bouillant, cette graine donne 4,5 p. 100 d'un extrait alcoolique possédant les propriétés physiologiques qui caractérisent l'ésérine.

Usages. — En 1846 le Dr Daniell fit connaître l'usage aussi cruel qu'absurde que l'on fait de ces graines au Calabar, dans une région située dans la partie occidentale de l'Afrique, à l'ouest des sources du Niger.

La fève de Calabar resta un simple objet de curiosité jusqu'en 1862, époque à laquelle le Dr Fraser découvrit la propriété myotique que possède son extrait alcoolique. Depuis cette époque, elle est entrée dans le domaine de la matière médicale et a pris une place importante dans la thérapeutique ophtalmologique.

On l'emploie sous la forme d'extrait alcoolique et plus souvent on utilise son principe actif, l'ésérine, en solution et combiné avec les acides sulfurique, bromhydrique ou salicylique.

Instillée entre les paupières, en dissolution étendue, l'ésérine contracte énergiquement la pupille et neutralise ou atténue l'action produite par l'atropine. On emploie généralement une à deux fois par jour, à la dose d'une goutte, un collyre préparé avec 2 centigrammes de sulfate d'ésérine pour 10 grammes d'eau.

La graine pulvérisée a été employée dans le tétanos, les névralgies et les rhumatismes.

Falsifications. — A ces fèves qui atteignent un prix assez élevé, on a parfois substitué les graines de *Mucuna* et celles d'*Elœis guineensis*; mais pour quiconque a vu une fois la fève de Calabar, il est facile de constater ces substitutions grossières.

MUCUNA

Les *Mucuna* sont de grandes plantes volubiles, herbacées, qui habitent les régions tropicales des deux mondes. Leurs fruits connus sous les noms de *Pois pouilleux* ou *pois à gratter* sont épais, ovales ou oblongs, bivalves, recouverts extérieurement de poils brûlants, d'une

[1] *Chem. Centralbl.*, 1894, II, p. 139.

teinte brun rougeâtre. La matière médicale utilise les deux espèces suivantes :

1° Le **Grand pois pouilleux** fourni par le *Mucuna urens* DC. (*Dolichos urens* L. — *Stizolobium urens* Pers.), plante très communément répandue dans l'Amérique méridionale et les Antilles. Les gousses longues de 10 à 15 centimètres, et larges de 4 à 5 centimètres, sont garnies extérieurement de lamelles transversales et de poils caducs, roux, qui, en pénétrant dans la peau et s'y attachant, déterminent une démangeaison très vive. Ces gousses sont séparées en plusieurs loges, dont chacune contient une semence cornée, ronde, aplatie, large de 25 à 30 millimètres, épaisses de 18 à 20 millimètres. Cette graine, vulgairement désignée sous le nom d'*œil de bourrique*, est chagrinée à sa surface, qui a une teinte brun noirâtre ; elle est entourée sur les deux tiers de ses bords par un hile circulaire assez large et qui se présente sous la forme d'une bande noire rendue d'autant plus apparente que la couleur de l'épisperme s'affaiblit et devient presque blanche dans toute la partie qui avoisine ce hile.

Ces graines ont été analysées par Stanislas Martin [1] (1883) qui en a retiré du tannin, une huile essentielle, une huile grasse, du mucilage et une matière extractive brune.

Elles sont utilisées en Amérique comme diurétiques, ou en décoction pour calmer les douleurs hémorroïdales.

2° Le **Petit pois pouilleux** (*M. pruriens* DC. — *M. prurita* Hook. — *Dolichos pruriens* L. — *Stizolobium pruriens* Pers.), espèce répandue dans l'Inde, les Moluques, les Antilles. Les gousses plus petites que celles de l'espèce précédente ne portent pas de lamelles transversales extérieures ; elles sont recourbées en S ; elles sont toutes couvertes de poils roux brillants et extrêmement prurients. Elles sont divisées en 3 ou 4 loges obliques, dont chacune contient une graine en forme de haricot, brune et luisante, à hile uni, très court, entouré par un rebord saillant qui se distingue par sa dureté et sa blancheur.

Les poils du *M. pruriens* sont employés dans l'Inde comme anthelmintiques et surtout pour provoquer l'expulsion des ascarides lombricoïdes. On les administre sous forme d'électuaire et triturées dans du miel ou du sirop à la dose de 15 grammes pour un adulte et de 4 grammes pour un enfant.

[1] *Repert. de Pharm.*, 1883, p. 112.

ECORCE D'ERYTHRINA CORALLODENDRON

L'**Erythrina Corallodendron** L. (*E. Mulungu* Benth.) est un arbre qui croît dans l'Amérique du Sud, dans les Antilles et au Brésil où il est désigné sous le nom de *Mulungu*.

DESCRIPTION. — Cette écorce se présente en fragments aplatis, ou très légèrement cintrés, mesurant en moyenne 15 à 20 centimètres de longueur, 4 à 5 centimètres de largeur et 2 millimètres d'épaisseur. La face extérieure présente un périderme gris, fendillé en tous sens et qui se détache avec la plus grande facilité des couches sous-jacentes, découvrant ainsi le parenchyme cortical qui est d'un jaune brun et strié longitudinalement. Cette écorce est caractérisée par la présence de grosses épines coniques, allongées transversalement, marquées depuis le sommet jusqu'à la base de stries transversales superposées. Ces épines sont très rapprochées les unes des autres et sont dans leur ensemble disposées en séries longitudinales sur l'écorce. La face interne est striée longitudinalement, elle est souvent recouverte par des plaques ligneuses plus ou moins épaisses. La cassure est très fibreuse, difficile à produire dans le sens transversal. Sur la section transversale de cette écorce, on distingue nettement le suber, le parenchyme cortical brun et le liber à structure feuilletée; la portion ligneuse qui reste adhérente à l'écorce est plus pâle et radiée. — Cette écorce a une saveur légèrement amère et une odeur désagréable qui rappelle celle de la saumure ou de la marée.

COMPOSITION CHIMIQUE. — Bochefontaine et Rey ont retiré de cette écorce un alcaloïde qu'ils ont désigné sous le nom d'*Erythrine*. Young en a isolé un glucoside ressemblant à la saponine et qu'il a appelé *migarrhine*.

USAGES. — Les expériences entreprises par M. Rey à l'asile de Ville-Evrard ont justifié la réputation dont cette écorce jouit au Brésil comme hypnotique. Aux Antilles, on l'utilise contre la toux, les accès d'asthme, la coqueluche et les névralgies hystériques.

Comme plantes intéressantes de ce groupe nous citerons encore : le *Clitoria ternatea* L. qui croît dans l'Inde où on utilise l'écorce de sa racine comme diurétique, émolliente et laxative, et les graines comme purgatives :

Le *Flemingia Grahamiana* W. et Arn. (*F. rhodocarpa* Baker) qu'on rencontre dans les Neilgheries et dans plusieurs autres régions de l'Inde. Les fruits de cette plante parvenus à leur maturité sont couverts de glandes rouges ; on les expose au soleil pendant vingt-quatre ou quarante-huit heures, et on les froisse entre les mains pour en détacher les glandes ; on obtient ainsi une poudre rougeâtre mélangée de poils et de menus fragments de tige. Cette poudre, après avoir été tamisée, constitue le *Waras, Warus, Wars*, que Flückiger a décrit pour la première fois sous le nom de *Kamala d'Aden*. (Voir t. I, p. 339.) D. Hooper[1] a retiré de cette poudre une résine rouge orangé, soluble dans l'éther, l'alcool, le chloroforme, des matières sucrées et albuminoïdes. Le Waras est utilisé dans l'Inde contre les maladies de la peau et comme matière tinctoriale.

GRAINES DE SOJA HISPIDA

ORIGINE. — Le *Soja hispida* Mœnch. (*Dolichos Soja* L. — *Glycine hispida* Sieb. et Luc.) est une plante originaire de la Chine et du Japon, aujourd'hui répandue dans toute la Malaisie, l'Inde, la Cochinchine, le Siam.

DESCRIPTION. — Les **graines de Soja** sont ellipsoïdales et mesurent 9 millimètres de longueur sur 6 millimètres de largeur et 4 millimètres d'épaisseur. Leur surface extérieure est de couleur blanche, brune ou jaune vert, violette ou rouge ; la variété la plus employée en raison de sa culture plus facile est la jaune ; les graines brunes sont un peu plus petites que les blanches. La dépression latérale du hile qui est si marquée dans le haricot est moins profonde dans ces graines. Le hile est elliptique, long de 3 millimètres, bordé par une crête circulaire brune et présente au centre, chez les graines blanches, une ligne saillante qui, dans les graines brunes, est remplacée par une dépression de couleur blanche. Le spermoderme qui recouvre ces graines est mince, cassant et s'enlève facilement. L'embryon offre une teinte jaune pâle et un aspect cireux.

STRUCTURE MICROSCOPIQUE. — Sous un spermoderme dont la structure rappelle exactement celle des autres graines de Légumineuses, la graine de Soja présente une assise protéique, formée d'une rangée de petites cellules quadrilatérales entourant les cotylédons, qui sont composés d'un tissu de longues cellules polygonales, renfermant une matière organique azotée et des globules de matière grasse.

[1] *Pharmac. Journal*, 10 sept. 1887.

Composition chimique. — H. Pellet[1], qui a fait l'étude chimique de ces graines, en a retiré 6,40 p. 100 de matières amylacées et sucrées, 36,67 de matières protéiques et 17,60 de matières grasses.

Deux faits intéressants se dégagent des analyses de M. Pellet; d'une part, la proportion d'amidon qui est généralement considérable dans toutes les graines du groupe des Phaséolées, se trouve extrêmement réduite et peut même être nulle dans la graine de Soja; Stingl et Morawski ont attribué cette particularité à la présence dans cette graine d'un ferment diastasique qui transformerait en sucre et en dextrine la plus grande partie de l'amidon qui y est primitivement contenu. D'autre part la quantité considérable de principes protéiques contenus dans cette graine lui donne des vertus nutritives de beaucoup supérieures à celle des autres graines de Légumineuses, et qui ne devaient pas tarder à trouver leur application soit dans la thérapeutique, soit dans l'hygiène alimentaire.

Usages. — Employées depuis fort longtemps déjà en Chine et au Japon pour préparer la sauce la plus habituelle de tous leurs mets et une émulsion laiteuse assez nourrissante, les graines de Soja constituent dans ce pays l'aliment le plus ordinaire de la classe pauvre; elles y sont consommées sous forme d'un fromage, qu'on mange tel quel ou après l'avoir fait frire dans la graisse. Après de nombreux essais répétés sur leur valeur alimentaire, Haberlandt les a depuis plusieurs années préconisées en Autriche pour la préparation des saucissons de légumes, destinés à l'alimentation des troupes. — On a proposé en France de les substituer au pain de gluten pour l'alimentation des diabétiques; leur farine, comme d'ailleurs celle des autres graines de Légumineuses, ne se prête malheureusement guère à la panification. On les emploie aussi, après torréfaction, comme succédané du café.

Quant à l'huile de Soja, elle possède à la dose de 20 à 30 grammes des propriétés laxatives, qui ne permettent pas de l'utiliser dans l'alimentation.

GRAINE DE JÉQUIRITY

Origine. — Sous le nom de **Jéquirity** on désigne les graines de l'*Abrus precatorius* L., arbrisseau qui est très communément répandu dans les Antilles, l'Inde, l'Afrique, et qu'on a classé tantôt dans le groupe des Viciées, tantôt dans celui des Dalbergiées.

[1] Comptes rendus Ac. des sc., mai 1880, p. 1177.

DESCRIPTION. — Ces graines, que leur grosseur uniforme avait fait choisir comme poids dans l'Inde, sont arrondies ou légèrement ovales, et mesurent de 3 à 3,5 millimètres de diamètre. Leur spermoderme, d'un rouge assez vif, est marqué sur l'ombilic d'une tache noire qui en occupe le tiers environ.

STRUCTURE MICROSCOPIQUE (fig. 1085). — Ce spermoderme est caractérisé par la forme et la disposition toute spéciale des cellules en sablier qui sont très allongées et fortement ramifiées en différents sens. Sous une rangée de petites cellules représentant l'assise protéique, on remarquera la structure des cotylédons qui sont formés d'un tissu de cellules beaucoup plus larges, polygonales, à parois fort épaisses, dont la cavité est remplie de granules de matière azotée.

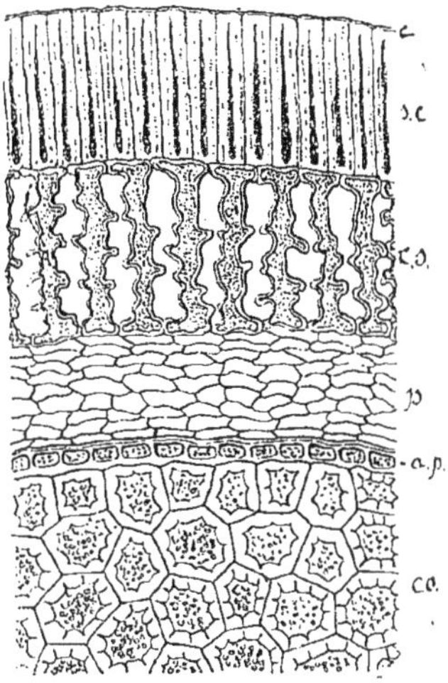

COMPOSITION CHIMIQUE. — Les graines de Jéquirity renferment une substance albuminoïde très toxique l'*abrine*, qui appartient comme la *ricine* à la classe des ferments solubles. Cette substance se présente sous forme d'une poudre brun jaunâtre, soluble dans l'eau ; elle peut être employée à la place du Jéquirity à la dose de 1 p. 500,000 d'eau.

USAGES. — Les graines de Jéquirity sont employées avec succès en macération contre la conjonctivite granuleuse chronique. — Le macéré est préparé à la dose de 3 à 5 p. 100, et doit toujours être récent.

Fig. 1085.
Graine de Jéquirity.

Nous avons dit plus haut déjà que les racines de l'*A. precatorius* sont employées communément dans l'Inde et à Java comme succédané de la réglisse, sous les noms de *Liane réglisse* ou *réglisse d'Amérique*.

A la Guadeloupe on prépare avec les feuilles de cette plante des infusions pectorales, et un extrait qui remplace celui de réglisse.

C'est dans le groupe des Viciées que l'on range les *Vicia, Lens, Lathyrus, Pisum* et *Cicer* dont quelques espèces fournissent des aliments extrêmement répandus : Lentilles, Pois, Pois-chiches. Les propriétés alimentaires de quelques-uns d'entre eux ont été mises à profit pour préparer des poudres de légumes destinées au gavage de malades extrêmement affaiblis et pour la confection de saucissons destinés à nourrir les troupes en campagne.

TÉRÉBINTHACÉES

Arbres ou abrisseaux *résineux*, à feuilles généralement alternes, rarement opposées, dépourvues de stipules, simples ou composées. — Fleurs hermaphrodites, polygames ou dioïques, petites, disposées en grappes. Calice à 3 ou 5 sépales parfois réunis à leur base. Corolle régulière, à 3 ou 5 divisions, parfois nulle. Étamines en nombre égal ou double des pétales, insérées sous un disque hypogyne généralement développé. Pistil formé de 3 à 5 carpelles dont plusieurs avortent ; ovaire ordinairement uniloculaire, renfermant tantôt deux ovules pendants avec raphé interne et micropyle supère (*Burséracées*), tantôt un ovule pendant avec raphé externe et micropyle supère (*Anacardiacées*). Fruit sec ou drupacé renfermant une seule graine pourvue ou dépourvue d'albumen.

Caractères anatomiques. (*Feuilles*.)—Stomates entourés par 4 ou 5 cellules n'offrant rien de régulier dans leur forme ni dans leur direction. Poils tecteurs unicellulaires ou pluricellulaires coniques ; poils glanduleux pédicellés. Cristaux généralement étoilés. Mésophylle hétérogène asymétrique. Système libéro-ligneux représenté par plusieurs faisceaux, tantôt nettement séparés les uns des autres et formant dans leur ensemble une ellipse très allongée (*Bursera*), tantôt plus ou moins rapprochés et soudés (*Mangifera, Rhus*). Chacun de ces faisceaux est caractérisé par la présence d'un large canal sécréteur localisé dans la région libérienne.

Tige. — La tige des Térébinthacées est *toujours caractérisée par la présence de canaux sécréteurs développés dans le liber : ces canaux sont protégés par des fibres péricycliques.* — Ce caractère est tellement fixe qu'il peut être considéré comme un des plus importants de la famille [1]. Dans quelques espèces ces canaux s'observent aussi dans la moelle.

La disposition de l'appareil sécréteur des Térébinthacées a été étudiée par M. Trécul [2] qui a constaté que les canaux sécréteurs sont localisés pour la tige tantôt dans l'écorce seulement, tantôt dans l'écorce et la moelle, et parfois se trouvent à la fois dans l'écorce, le bois et la moelle (*Rhus viminalis*). Les racines ne présentent des canaux sécréteurs que dans leur écorce.

[1] Jadin. *Contribution à l'étude des Térébinthacées.* Thèse. Pharm. Supérieur, Ecole de Montpellier, 1894.

[2] Comptes rend. de l'Ac. des sc., LXV, 17, 1867.

Le mode de formation de ces canaux a été étudié par M. Van Tieghem[1], J. Chatin[2] et par Mlle Leblois[3] qui ont constaté que leur origine est lysigène.

Les Térébinthacées sont abondamment répandues sous la zone intertropicale des deux continents et diminuent rapidement en dehors de cette zone ; elles sont peu abondantes dans la région méditerranéenne, l'Afrique australe et l'Amérique septentrionale ; on n'en rencontre pas en Australie.

A côté d'un grand nombre d'espèces utilisées en médecine, cette famille en renferme quelques-unes qui se recommandent par les qualités alimentaires de leurs fruits ; l'industrie en utilise aussi un certain nombre comme matières tinctoriales et bois d'ébénisterie.

MYRRHE

Attribuée d'abord au *Balsamodendrum Myrrha* Nees, la **Myrrhe** est rapportée aujourd'hui au *B. Ehrenbergianum* Berg. (*B. Opobalsamum* Kunth., *Balsamea Opobalsamum* H. Bn.) qui croît des deux côtés de la mer Rouge, en Arabie, en Nubie, dans le pays des Somalis, dans le pays de Téhama et sur les montagnes voisines de Djara.

D'après Vaughan, les principaux centres de production de la Myrrhe sont le pays des Somalis, et les environs de Hurrur, d'où elle est apportée sur le grand marché de Berbera, où les *Banians* de l'Inde l'achètent pour la transporter à Bombay.

RÉCOLTE. — Ce sont les Somalis qui se livrent généralement à la récolte de la Myrrhe, en pratiquant des incisions assez profondes dans l'écorce du tronc et des principales branches. Cette gomme résine est contenue dans de larges canaux sécréteurs localisés dans toute l'épaisseur du liber et disposés dans des couches de parenchyme, qui alternent régulièrement avec des faisceaux fibro-libériens disposés en couches parallèles. Au moment où elle s'écoule des incisions la Myrrhe est un liquide huileux, assez épais, d'un blanc jaunâtre, qui prend peu à peu une teinte d'ocre, devenant rougeâtre à mesure qu'elle se dessèche.

DESCRIPTION. — Elle arrive dans le commerce sous deux formes différentes :

[1] *Ann. des sc. naturelles*, [5], XVI, 1872 et [7], I 1885.
[2] *Ann. des sc. natur.*, 6e sér., t. II, 1875, p. 208.
[3] Thèse Facult. Scienc. Paris, 1888.

La **Myrrhe choisie,** en morceaux arrondis, ou mamelonnés, dont la grosseur varie depuis celle d'un pois jusqu'à celle d'un œuf. Elle a une couleur brun opaque rougeâtre ; sa surface toute crevassée et bosselée est recouverte d'une poussière efflorescente ; sa cassure est rugueuse ou cireuse, brillante et huileuse ; elle est onctueuse au toucher, demi-transparente et montre des taches blanches caractéristiques et dans certains morceaux des sortes des stries jaunâtres en forme de croissant, qu'on a comparées à des coups d'ongle ; d'où le nom de *Myrrhe unguiculée.*

La **Myrrhe en sortes** est une qualité inférieure formée de masses irrégulières, de couleur foncée, presque opaques, souvent agglutinées entre elles ; ces parties sont mélangées de débris ligneux et d'impuretés, parmi lesquelles on distingue souvent des fragments de gomme arabique et de Bdellium d'Afrique.

La Myrrhe exhale une odeur toute particulière, qui est douce, agréable et légèrement résineuse; elle a une saveur amère, âcre et aromatique. Elle ne peut être réduite en poudre qu'après avoir été desséchée préalablement pour lui enlever une partie de son huile essentielle; elle forme avec l'eau une émulsion d'un brun clair; elle est incomplètement soluble dans l'alcool.

D'après Parker, la myrrhe peut être caractérisée de la manière suivante : on fait une teinture avec 1 partie de myrrhe et 6 parties d'alcool ; on fait absorber ce liquide par du papier à filtre blanc, on laisse l'alcool s'évaporer complètement, on enroule une feuille de papier autour d'une tige de verre qu'on a préalablement plongée dans l'acide azotique à 1,42 de densité. Si la Myrrhe est pure, le papier prend de suite une couleur d'un jaune brun foncé, puis noire, et les bords du papier deviennent d'un rouge pourpre foncé.

Le Bdellium d'Afrique et le Bissabol ne donnent cette réaction qu'à un faible degré; les autres résines qui servent à la falsification ne produisent rien de pareil.

Composition chimique. — L'étude chimique de la myrrhe a été faite par Ruickholdt et par Brückner qui ont publié sur ce point des résultats peu concordants; elle a été reprise récemment par Köhler [1] qui en distillant la myrrhe à la vapeur d'eau, puis en traitant le résidu séché par l'alcool absolu, en a retiré 7 à 8 p. 100 d'huile essentielle, 33 à 35 p. 100 de matières solubles dans l'alcool et 57 à 59 p. 100 de matières insolubles dans ce véhicule. — La partie insoluble purifiée à plusieurs

---

[1] Köhler. *Beiträge zur chemischen Kenntniss der Myrrhe.* (Arch. der Pharm., XXVIII, p. 311, 1890.)

reprises par dissolution dans l'acide chlorhydrique dilué et précipitation par l'alcool se présente sous forme d'une poudre blanche, inodore et insipide, contenant de la dextrose, de la galactose et de l'arabinose.

La partie soluble dans l'alcool est constituée presque entièrement par une résine molle indifférente, fusible au-dessous de 100°, soluble dans l'éther, et par deux autres résines acides.

L'huile essentielle est un liquide jaune clair possédant une odeur agréable de myrrhe, d'une densité de 0,962; elle est lévogyre; c'est un mélange de divers composés qui distillent entre 120 et 325°.

L'huile volatile est jaunâtre, visqueuse, neutre au tournesol; soumise à la distillation elle donne une petite quantité d'acide formique.

Usages. — La Myrrhe est employée comme un tonique stimulant, expectorant, antispasmodique et emménagogue. Elle entre dans la préparation des pilules de Rufus et de la teinture de myrrhe du Codex.

Sous les noms de **Bissa-bôl**, *Hebbackhade*, *Myrrhe des Indes orientales*, on désigne dans le commerce une variété de myrrhe dont l'origine botanique est attribuée au *Balsamea erythrœa* Engler. Elle est exportée de toute la côte de Somali à Jidda, à Aden, dans le golfe Persique, l'Inde et la Chine. Elle arrive dans le commerce européen par la voie de Bombay. C'est une matière impure qui est considérée comme une sorte foncée et très inférieure de myrrhe; elle diffère de la vraie surtout par son odeur.

BAUME DE LA MECQUE

Baume de Judée. — Baume égyptien. — Baume oriental.
Baume de Constantinople ou de Giléad.

Origine. — Le **Baume de la Mecque** est fourni par le *Balsamodendrum Gileadense* Kunth (*Amyris Gileadensis* L.) et par le *B. Opobalsamum* Kunth qui croissent dans l'Arabie heureuse, du côté de Médine et de la Mecque. Récolté d'abord en Judée, puis aux environs du Caire, ce produit arrive dans le commerce par la voie de Constantinople. Mais il est bien rare d'en trouver aujourd'hui d'authentique.

Récolte. — Abd Allatif [1] a ainsi décrit au commencement du xiiie siècle le procédé employé autrefois dans les environs du Caire pour la récolte de ce produit :

[1] Abd-Allatif. *Relation de l'Egypte*, traduite par Sylvestre de Sacy. Paris, 1810.

On pratiquait dans les Baumiers des incisions qui n'intéressaient que l'écorce ; on recueillait avec le doigt le suc qui s'écoulait des incisions, et on le rassemblait au fond d'une corne. Quand l'arbre était épuisé de tout le suc qu'il pouvait donner, on enfermait le produit de la récolte dans des bouteilles, qu'on mettait en terre jusqu'au milieu de l'été. On exposait ces bouteilles à l'ardeur du soleil et on recueillait l'huile qui venait surnager à la surface. Le produit obtenu après plusieurs opérations de ce genre constituait le *Baume du Caire*.

D'après d'autres auteurs, le baume s'obtenait en faisant bouillir dans l'eau les feuilles et l'écorce des baumiers et en recueillant l'huile qui surnageait. Les premières parties obtenues étaient les plus aromatiques, et réservées spécialement pour les indigènes ; l'huile plus épaisse qu'on recueillait ensuite était destinée au commerce.

DESCRIPTION. — Le Baume de la Mecque pur, tel que le possèdent quelques rares droguiers, se présente sous l'aspect d'un liquide sirupeux, d'une couleur gris fauve, ou d'un blanc jaunâtre, qui se sépare souvent en deux couches, l'une inférieure opaque et épaisse, l'autre supérieure, fluide, et presque transparente. Respiré en masse, il exhale une odeur forte, mais sous un faible volume, il a une odeur douce et suave. Sa saveur est aromatique, âcre et amère. Il est incomplètement soluble dans l'alcool.

COMPOSITION CHIMIQUE. — D'après Bonastre, le Baume de la Mecque renferme :

Huile essentielle 30 parties; résine sèche 64 parties; résine molle 4 parties ; substance colorante amère 4 parties.

USAGES. — Cette oléo-résine n'est plus guère employée en pharmacie ; elle est surtout utilisée chez les Orientaux comme fortifiante.

FALSIFICATIONS. — Comme le prix de cette drogue est assez cher, il est très rare de la trouver pure dans le commerce ; elle est presque toujours remplacée en totalité ou en partie par de la *térébenthine de Chio*, du *baume de Canada* qu'on aromatise avec de l'essence de citron, ou mélangée de *benjoin*, de *baume de Tolu*, de *Storax*, de *térébenthine*, d'*huiles* ou de *résines*.

D'après Guibourt une goutte de baume de la Mecque pure projetée dans l'eau pénètre d'abord dans le liquide, remonte à sa surface où elle forme une couche très ténue, homogène, à contour très net, et qu'on peut enlever d'une seule pièce avec un poinçon. Si le baume a été additionné d'huile, la goutte forme une couche peu homogène, à contour imparfaitement limité, et présente des points miroitants et transparents. Si on essaie de la soulever avec un poinçon, elle se divise en plusieurs parties.

Sa solubilité incomplète dans l'alcool, la propriété qu'il possède de ne point se solidifier au contact de la magnésie et de laisser à la distillation une résine molle et non cassante permettront de distinguer le baume de la Mecque des térébenthines de Chio et du baume de Canada.

BDELLIUM D'AFRIQUE

Cette gomme résine est fournie qar la *Balsamodendron africanum* Arn. (*Heudelotia africana* Guill, et Perrot), qu'on rencontre en Afrique depuis le Sénégal jusque sur les côtes orientales, dans le pays des Somalis, et dans l'Abyssinie.

Description. — Le **Bdellium d'Afrique** se présente en larmes arrondies plus ou moins irrégulières, mesurant 25 à 30 millimètres de longueur.

La surface est lisse ou légèrement chagrinée, d'un gris jaunâtre, rougeâtre ou verdâtre. Les larmes anciennes sont généralement recouvertes d'une efflorescence farineuse. La cassure est terne, cireuse, demi-transparente sur les lames minces, légèrement opaque dans les couches extérieures. Ce bdellium se ramollit facilement à la chaleur; il se dissout dans l'alcool et les solutions alcalines. — Sa teinture alcoolique ne prend pas, au contact de l'acide nitrique, une coloration rouge violacé comme cela se produit avec la teinture de myrrhe. Son odeur est faible, spéciale, faiblement résineuse. Sa saveur est plus amère que celle de la myrrhe.

Composition chimique. — Flückiger en a retiré environ 70 p. 100 de résine soluble dans l'alcool, une gomme soluble dans l'eau et différente de l'arabine, une gomme insoluble qui y existe en moins grandes proportions et des traces d'huile essentielle.

Usages. — Le Bdellium d'Afrique n'est employé en pharmacie que pour la préparation de quelques masses emplastiques (*Emplâtre de Vigo, Diachylon gommé*).

<hr>

' Flückiger. *Gummi und Bdellium von Senegal.* (*Schweiz. Wochenschrife für Pharm.*, 1869, n°ˢ 6, 7, et 8.)

BDELLIUM DE L'INDE

L'origine du **Bdellium de l'Inde** est attribuée à plusieurs espèces de *Balsamodendron* parmi lesquelles nous citerons le *B. Roxburghii* Arnott (*Amyris commiphora* Roxb) et le *B. Mukul* Hooker. — Désignée parfois sous le nom de *Myrrhe de l'Inde*, cette gomme résine ne doit pas être confondue avec la myrrhe vraie, qui ne se récolte qu'en Afrique et en Arabie.

Le *Bdellium de l'Inde* se présente en masses noires, poisseuses, mélangées de terre et de débris végétaux, parmi lesquels dominent des fragments d'une écorce feuilletée et papyracée. — En brisant ces masses, on y découvre de petites larmes résineuses brillantes, qui deviennent transparentes quand on les voit en lames minces. — Cette gomme résine a une saveur âcre et amère, une odeur particulière, forte et résineuse, qui ne rappelle que de loin celle de la myrrhe.

OLIBAN

Encens.

ORIGINE. — Le **véritable Encens** ou **Oliban** est fourni principalement par le *Boswellia Carterii* Birdwood (*B. sacra* Flück. — *B. thurifera* Cart. *non* Coleb.), petit arbre qui croît dans le pays des Somalis, près du cap Gardafui, où on le désigne sous le nom de *Mohr madow* et dans le sud de l'Arabie près de Merbat et sur la côte d'Hadramand. Oliver et Birdwood ont recueilli dans ces régions un certain nombre d'autres espèces du genre *Boswellia* et notamment le *B. Bhau-Dajiana* Birdw., qui passent pour fournir de l'encens, mais il est encore impossible aujourd'hui d'affirmer si ces plantes sont des variétés du *B. Carterii* ou si elles constituent des espèces distinctes.

RÉCOLTE. — D'après Cruttenden, la récolte de l'encens dans le pays des Somalis se fait de la façon suivante : vers la fin de février ou au commencement de mars, les Bédouins font dans l'écorce des arbres une incision assez profonde au-dessous de laquelle ils enlèvent une bande d'écorce assez étroite et longue de 10 centimètres; en avril et en mai, ils pratiquent dans le même point une deuxième et une troisième incision plus profonde. Au bout de quinze jours, ils recueillent séparément dans des paniers les larmes de gomme résine qui se sont solidifiées autour de la plaie et le produit inférieur qui s'est amassé au pied de l'arbre. Cette récolte se renouvelle de quinzaine en quinzaine jusqu'à la saison des pluies, qui commence vers le milieu de septembre et arrête la récolte de l'année.

D'après Carter, dans le sud de l'Arabie, les incisions se font dans les mois de mai et décembre quand la cuticule de l'arbre est luisante et gonflée par l'accumulation de la gomme-résine dans les tissus sous-jacents. Au moment où elle s'écoule des incisions, cette gomme résine appelée *Lubân* (qui signifie lait) est blanche ; suivant son degré de fluidité, elle s'écoule jusque sur le sol ou se concrète sur le tronc et les branches depuis le voisinage des incisions jusqu'au pied de l'arbre. D'après Miles, cette récolte est généralement faite non par les habitants du pays mais par les Somalis, qui viennent de la côte opposée et leur paient un tribut. L'encens d'Afrique est en général plus estimé que celui d'Arabie.

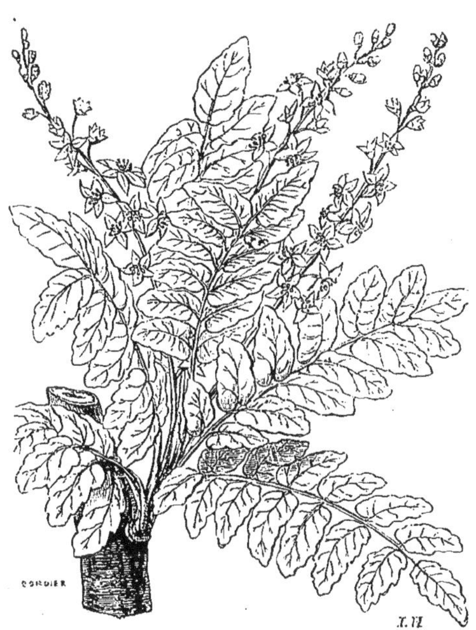

Fig. 1086. — *Boswellia Carterii.*

DESCRIPTION. — L'encens se présente sous forme de larmes oblongues, pyriformes, ou irrégulièrement arrondies.

Leur couleur est d'un jaune pâle ou jaune rougeâtre ; elles portent souvent des débris d'une écorce blanche papyracée provenant de l'arbre sur lesquelles elles ont été recueillies. Elles sont plus ou moins fragiles ; elles ont une cassure cireuse, et donnent une poudre blanche. Quand on les mâche, elles se ramollissent sous la dent et laissent dans la bouche une saveur aromatique résineuse, légèrement âcre. Elles ont une odeur qui rappelle à la fois celle de la Tacamaque et de la térébenthine ; elles dégagent en brûlant un parfum aromatique. Au milieu de ces larmes régulières, on trouve fréquemment des fragments plus volumineux, d'une couleur plus foncée, désignée sous le nom de *marrons*; ces fragments rougeâtres, d'une consistance plus molle, ont une saveur plus fortement résineuse, et sont recouverts par une poussière cristalline.

On distingue dans le commerce deux variétés d'encens qui sont :

L'Encens de l'Inde qui nous arrive par la voie de Bombay, et par le commerce anglais; il se distingue à sa belle apparence, à ses larmes régulières, choisies, d'un jaune pâle, demi-transparentes, mondées de toute espèce d'impuretés.

L'Encens d'Afrique qui nous arrive directement par la voie de l'Égypte ou de la mer Rouge; il est moins estimé que le précédent et contient beaucoup de marrons et de larmes de qualité inférieure, opaques, de couleur plus foncée, d'une odeur plus résineuse et moins aromatique. On y trouve très fréquemment des impuretés et de nombreux débris de végétaux.

COMPOSITION CHIMIQUE. — L'encens renferme de la gomme, de la résine, de l'huile volatile.

La gomme possède les mêmes caractères que la gomme arabique. La résine étudiée par Hlasivetz, uniforme dans sa composition ne l'est pas dans sa distribution : en cassant quelques larmes d'encens traitées par l'alcool dilué, on constate que la résine s'y trouve en couches stratifiées et concentriques.

L'huile essentielle a une odeur qui rappelle celle de la térébenthine, mais qui est plus agréable.

Soumis à la distillation, l'encens ne donne pas d'ombelliférone. Traité par l'acide nitrique, il produit de l'*acide camphrésinique*.

COMMERCE. — La plus grande partie de l'encens est fournie par le pays des Somalis dans l'Afrique orientale. Elle est amenée à Leyla, Berbera, Bunder Murayah, d'où elle est expédiée à Aden ou à Bombay. Ce dernier port est l'entrepôt principal de la drogue.

USAGES. — L'encens partage les propriétés stimulantes des résines et des oléo-résines et peut être utilisé dans les affections des voies respiratoires. Il remplace avec succès dans la médecine vétérinaire le baume de Tolu dont le prix est toujours élevé. Il entre dans la préparation de la thériaque, du baume de Fioraventi. Il est surtout employé dans les églises, où ses fumées odorantes répandent un agréable parfum.

Le *Boswellia papyrifera* Rich. (*Amyris papyrifera* Del. — *Plœslea floribunda* Endl.) est une espèce qui croît au Sennaar et dans l'Abyssinie, où elle produit une gomme-résine semblable à l'encens mais qu'on ne recueille pas.

Le *B. thurifera* Col. (*B. glabra* Roxb.) auquel on a attribué l'origine de l'Oliban est un arbre de l'Inde qui donne une résine molle, d'odeur agréable, employé sous le nom de *Salaï* comme encens, mais qui n'est pas l'encens du commerce.

ÉLÉMIS

Le nom d'**Elémi** a été suivant les époques appliqué à des produits d'origine différente. L'élémi que les anciens recevaient de l'Ethiopie, et qu'ils comparaient à la scammonée et à la gomme ammoniaque était un produit bien différent de l'oléo-résine décrite sous ce nom par Pison et Marcgraff et rapportée à un arbre du Brésil, l'*Icica Icicariba* DC. Cette substance, qui est devenue le type des Elémis actuels, ne vient plus guère elle-même dans le commerce et se trouve remplacée par des oléo-résines, découlant soit d'autres *Icica*, soit d'arbres appartenant à un genre voisin, les *Canarium*. Quoi qu'il en soit, ces produits possèdent un certain nombre de caractères communs qui permettent de les reconnaître.

A l'état récent, ils sont tous plus ou moins mous et faciles à pétrir dans les doigts ; ils ont une couleur d'un jaune pâle ou d'un blanc verdâtre ; leur cassure est cireuse ; ils renferment dans leur masse une certaine quantité de débris végétaux de couleur brune : ils ont une odeur aromatique qui rappelle à la fois celle des Ombellifères et des Térébenthines, une saveur balsamique et amère. Imparfaitement solubles dans l'alcool froid, ils se dissolvent aisément dans l'alcool bouillant, dans l'éther et dans l'essence de térébenthine.

Les Burséracées qui donnent les Elémis actuels habitent les régions chaudes du globe, et surtout l'Amérique tropicale, les îles de l'archipel indien, de la Malaisie, et les environs de la Nouvelle-Guinée.

De nombreuses sortes ont été décrites par les divers auteurs ; nous ne parlerons que de celles qui ont pour nous un véritable intérêt :

1° **Résine d'Elémi du Brésil**. — Ce produit est obtenu en faisant des incisions au tronc de plusieurs arbres appartenant au genre *Icica* et notamment à l'*I. Icicariba* DC. — A l'état récent, il est mou et facile à pétrir, mais avec le temps il se solidifie et se présente en morceaux irréguliers, secs et solides, cassants, d'une teinte jaune uniforme ; la cassure irrégulièrement conchoïdale laisse voir un assez grand nombre de débris végétaux interposés dans la masse. L'odeur fine et agréable rappelle celle du Macis; la saveur est amère et aromatique. Cette oléo-résine se ramollit facilement à la chaleur ; exposée à la flamme d'une bougie, elle fond et coule en répandant une odeur qui se rapproche de celle de l'encens ; traitée par l'alcool chaud, elle donne une solution qui, par le refroidissement, laisse déposer un précipité cristallin blanc formé d'*élémine*.

Bonastre en a retiré : résine transparente soluble dans l'alcool 60 ; élémine 24 ; huile essentielle 12,50 ; extrait amer 2 ; impuretés 1,50.

2° Elémi en pains ou **Elémi en roseaux.** — Cette oléo-résine vient de la Nouvelle-Grenade, où elle est retirée de l'*I. Carana* H. B. K. Elle se présente en masses triangulaires ou aplaties, recouvertes d'une feuille de palmier, et pesant de 500 à 1.000 grammes ; elle a une consistance molle, un aspect homogène, une teinte blanche ou d'un jaune pâle verdâtre. Quand on la mâche, elle s'attache fortement aux dents, et laisse dans la bouche une saveur amère et parfumée ; elle a une odeur très prononcée qui rappelle celle du Fenouil.

3° Elémi du Mexique. — Cette drogue, qui a presque complètement disparu du commerce, est fournie par l'*Elaphrium elemiferum* Royle (*Amyris elemifera* Willd.) qui croît au Mexique dans les environs d'Oaxaca. Elle se présente en masses irrégulièrement arrondies, solides, cassantes, luisantes à la surface et comme onctueuses, ou le plus souvent sombres et opaques. Elle a une teinte jaune blond, marquée çà et là de taches verdâtres. Elle porte à sa surface des débris de feuilles brunâtres, qu'on retrouve dans l'intérieur des morceaux. Son odeur est très prononcée, un peu térébinthacée ; sa saveur est légèrement amère.

Ces divers produits qui n'arrivent plus qu'accidentellement dans le commerce sont remplacés par ceux qui sont récoltés à Manille, dans les Philippines et retirés de plantes appartenant au genre *Canarium*.

4° Elémi de Manille. — Cet élémi est rapporté par MM. Bentley et Trimen au *C. commune L.*, qu'ils identifient avec l'*Icica Abilo*. Il se présente en masses molles, d'un blanc jaunâtre, d'une consistance granuleuse, qui lui donne quelque ressemblance avec le vieux miel. Quand il est pur et récent, il est incolore, mais il est plus généralement souillé par des matières charbonneuses, qui lui donnent une teinte grise ou noirâtre et par des débris végétaux bruns. Il se laisse facilement pétrir entre les doigts auxquels il adhère légèrement. Exposé à l'air, il durcit et prend une teinte jaune. Son odeur est assez forte et rappelle à la fois celle du citron, du fenouil et de la térébenthine. Il laisse dans la bouche une saveur piquante et très parfumée. Traité par l'alcool chaud, il abandonne par le refroidissement environ 20 p. 100 d'élémine.

Cette oléo-résine se rapproche beaucoup par son apparence extérieure et ses caractères microscopiques de la résine que Perrottet rapporta des îles Philippines et qui découlait de l'arbre à Brai (*arbol à Brea*), grand arbre du genre *Canarium*.

Composition chimique. — Baup a retiré de cet Elémi une résine très soluble dans l'éther (l'*Amyrine*); une deuxième résine soluble dans l'alcool froid et dans l'éther, cristallisable en prismes rhomboïdaux (la *Bréine*); une troisième résine également soluble dans l'alcool et l'éther, cristallisant en aiguilles soyeuses (la *Bryoïdine*); une matière cristallisant en prismes rhomboïdaux transparents, solubles dans l'eau, l'alcool et l'éther (la *Bréidine*) et enfin une huile essentielle incolore.

Usages. — L'Elémi entre dans la préparation d'un certain nombre d'onguents et de masses emplastiques.

On peut rapprocher de l'*Elémi de Manille* une autre oléo-résine qui arrivait autrefois dans le commerce par la voie d'Amsterdam sous le nom d'**Elémi des Indes Orientales** et qui était recueillie aux Moluques, du côté d'Amboine, sur le *C. commune* L. ou sur une espèce très voisine le *C. zephyrinum* Rumph. — C'est également un *Canarium*, le *C. edule* Hook qui fournit l'**Elémi d'Afrique**. Le *C. strictum* Roxb. fournit une résine d'un jaune ambré connue sous le nom de *Dammar noir* noircissant sur l'arbre et employée dans l'Inde pour remplacer la Poix de Bourgogne.

TACAMAQUES

On a décrit sous le nom de **Tacamaques** des produits oléo-résineux, qui sont fournis par des plantes appartenant à des familles différentes: les unes que nous aurons l'occasion de décrire plus loin sous les noms de *Baume vert* et de *Baume Marie* sont retirées des *Calophyllum*, plantes du groupe des Guttifères; les autres, dont nous allons nous occuper, sont fournies par des *Térébinthacées* se rapportant aux genres *Icica* et *Elaphrium*.

Les principales variétés commerciales sont :

1° La **Tacamaque des Indes Occidentales,** ou *Tacamaque rougeâtre*, de Guibourt, qui est produite par l'*Elaphrium tomentosum* Jacq. (*Amyris tomentosa* Spreng.) et qui ne vient qu'accidentellement dans le commerce. Cette sorte, qui par son apparence extérieure rappelle l'Oliban ou le Bdellium et diffère notablement des autres Tacamaques, se présente en fragments dont la grosseur varie depuis celle d'un pois jusqu'à celle d'une noix. Ces larmes ont une couleur jaune rougeâtre ou brune :

leur surface est irrégulière, bosselée, recouverte d'une poussière jaune ou grise ; leur cassure est brillante, translucide, et présente des taches ternes et blanchâtres ; elles sont sèches et cassantes ; mais se ramollissent facilement par la chaleur ; elles sont solubles dans l'alcool, douées d'une odeur forte et d'une saveur amère.

2° La **Tacamaque jaune huileuse,** qu'on rapporte avec quelque doute à l'*Icica decandra* Aub., se présente en morceaux demi-cylindriques, ou plus souvent irréguliers, bosselés sur leur surface, qui est recouverte d'une poussière blanchâtre et retient souvent des fragments d'une écorce jaunâtre, papyracée. La cassure présente sous une mince croûte opaque une surface brillante, huileuse, jaune, parsemée çà et là de taches blanchâtres et mates. Cette drogue a une odeur aromatique qui rappelle un peu celle de l'encens. Quand on la mâche, elle se réduit d'abord en poudre, puis se ramollit, adhère aux dents comme le mastic ; elle a une saveur douce et aromatique, à peine amère ; elle se dissout presque complètement dans l'alcool.

3° La **Tacamaque huileuse incolore,** qui est produite par plusieurs *Icica* de la Guyane et surtout par l'*I. Guianensis* Aubl. Elle se présente en bâtons demi-cylindriques, amincis à leurs extrémités ; on la trouve aussi en morceaux et en grains blancs ou d'un blanc jaunâtre, transparents, possédant une odeur forte et agréable, et une saveur d'abord parfumée, puis amère. Cette oléo-résine, soluble dans 53 parties d'alcool, peut être considérée comme un mélange de trois résines, dont deux cristallisables sont la *Bréane* et l'*Icicane* et l'autre incristallisable, la *Colophane.*

4° La **Tacamaque jaune terreuse** de Guibourt. Cette espèce fournie par l'*I. heptaphylla* Aubl. est celle qu'on rencontre le plus souvent dans le commerce ; elle se distingue aisément à l'efflorescence terreuse qui recouvre sa surface ; elle se présente en morceaux généralement aplatis, retenant sur une de leurs faces des débris d'écorce. Quand on la brise, elle présente, sous une croûte extérieure d'un gris noirâtre, une surface jaune ou verdâtre, ondulée de zones d'un blanc mat ou de teinte grisâtre sale. — Elle a une odeur résineuse et térébinthacée et une saveur amère et âcre, elle se dissout complètement dans l'alcool.

CARAGNE ET AUTRES PRODUITS ANALOGUES

Le nom de **Caragne** ou **Résine Caragne** a été appliqué, suivant les époques, à des substances différentes. La Caragne primitive n'es pas autre chose que l'*Élémi en pains*, que nous avons décrit comme provenant de l'*Icica Carana* H. B. K.

Mais on trouve dans les anciens droguiers d'autres substances, en masses irrégulières verdâtres, presque noires, de saveur aromatique térébinthacée, que l'on désigne aussi sous ce nom de *Caragne*. Ces produits que l'on rapporte avec doute à l'*Aniba Guianensis* Aublet, ont disparu complètement du commerce. Leur origine est fort incertaine et nous n'y insisterons pas autrement.

L'*I. heterophylla* DC. (*Amyris heterophylla* W., *Protium Aracouchili* L. M.) fournit la résine comme sous les noms d'*Alouchi* ou d'*Aracouchili*.

Quant aux *résines de Gommart* qui ont pris dans l'industrie une importance si considérable pour la préparation des vernis, elles sont fournies par le *Bursera gummifera* Jacq. (*Elaphrium integerrimum* Tul.). C'est le même arbre qui fournit les produits commerciaux désignés sous les noms de résine de *Gommart d'Amérique*, *Gomme chibou*, *Élémi des Antilles*, *Tacamaque jaune terne*, *Tacamaque de Guatémala*. En Amérique, le bois et l'écorce de cet arbre sont utilisés comme diurétiques et diaphorétiques.

L'*Hedwigia balsamifera* Sw. (*Bursera balsamifera* Pers.) ou *Sucrier des Antilles* est un arbre originaire de l'Amérique tropicale qui est souvent confondu avec le *B. gummifera* Jacq. Il fournit une substance oléo-résineuse rougeâtre, ayant la consistance du baume de Copahu, dont il possède faiblement l'odeur et la saveur. Cette oléo-résine a été vantée comme antiblennorrhagique, anthelmintique et résolutive. On l'utilise encore en Amérique pour hâter la cicatrisation des plaies et des ulcères. — C'est la *résine de Gommart balsamifère* de Guibourt.

C'est au *Bursera Delpechiana* Pois. qu'il faudrait, d'après M. Poisson [1] rapporter le bois et l'essence de *Linaloe*, qui sont au Mexique l'objet d'un commerce assez important.

NOIX D'ACAJOU

Origine. — L'Anacardier d'Occident ou Acajou à Pomme (*Anacardium occidentale* L., *Cassuvium pomiferum* Lam., — *Acajuba*) est un arbre originaire d'Amérique et qu'on rencontre aujourd'hui dans presque toutes les régions tropicales. Il fournit à la matière médicale son fruit qui est désigné sous les noms de **Noix d'acajou,** et d'**Anacarde occidental**.

[1] *Assoc. franc. pour l'av. des Sc.* Congrès de Blois, 1884.

DESCRIPTION. — La *Noix d'Acajou* est un fruit réniforme, mesurant 4 à 5 cent. de long sur 3 cent. de large et 1 cent et demi d'épaisseur. Sa surface extérieure est lisse, d'un gris un peu brunâtre ; elle porte sur sa face inférieure une large cicatrice arrondie correspondant au point d'attache du pédoncule. Le bord dorsal est convexe ; le bord ventral présente une forte échancrure qui s'enfonce entre deux lobes inégaux, dont le supérieur porte la trace du style. Sur une section longitudinale du fruit (fig. 1087) on observe un péricarpe dur et coriace recouvrant un mésocarpe bien développé et creusé d'alvéoles assez larges, renfermant un suc brun transparent, caustique, très âcre, qui se concrète avec le temps ; sous l'endocarpe épais et résistant, existe une graine blanche, réniforme, formée de deux cotylédons plan-convexes blancs, renfermant de l'amidon et une huile fixe.

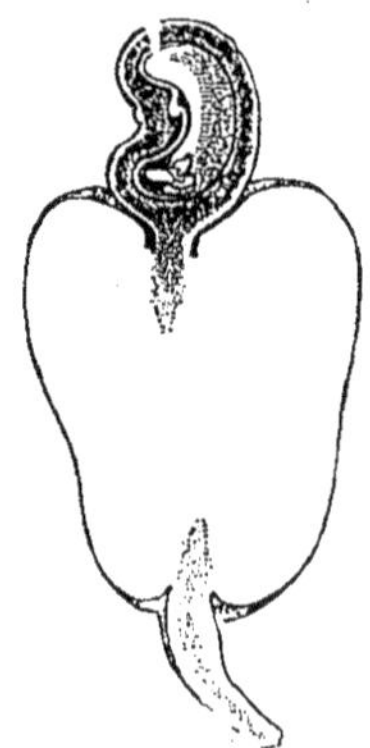

Fig. 1087.
Noix d'Acajou.
Coupe longitudinale.

Quand elle est fraîche, cette amande est très agréable à manger ; mais elle rancit avec le temps et peut devenir nuisible.

Tel qu'il existe sur l'arbre, ce fruit est supporté par un pédoncule charnu, hypertrophié, pyriforme, qu'on désigne sous le nom de *pomme d'acajou* ; on l'en sépare lors de la récolte.

COMPOSITION CHIMIQUE. — Le péricarpe de la noix d'acajou renferme de l'acide anacardique, du cardol, du tannin, de l'acide gallique, une gomme résine, une matière colorante.

L'*acide anacardique* est blanc, cristallisé, inodore, d'une saveur âcre et brûlante, aromatique ; il est insoluble dans l'eau et donne avec l'acide sulfurique une couleur rouge de sang.

Le *Cardol* est un liquide oléagineux, jaune, très altérable, insoluble dans l'eau, soluble dans l'éther ; il est vésicant.

L'amande renferme une huile fixe, d'un jaune pâle, d'une saveur douce.

USAGES. — Le suc de la noix d'acajou possède des propriétés caustiques, qu'on utilise pour détruire les verrues et les cors. — La graine se mange avec du sel ou légèrement torréfiée. L'huile qu'on en retire est employée dans l'alimentation à la Guyane, sous le nom d'*huile de Caraïbes*. Le réceptacle du fruit est également comestible quand il est bien mûr ; sa pulpe sucrée est employée comme rafraîchissante ; on en prépare des confitures.

Le tronc de l'*A. occidentale* laisse exsuder, quand on l'entaille, une gomme qui se concrète en masses stalactiformes, d'une couleur jaune ou rougeâtre, et qui se dissout incomplètement dans l'eau. Cette gomme, qui est employée dans certains pays comme succédané de la gomme arabique, est un mélange de gomme ordinaire et de bassorine.

ANACARDE ORIENTAL

ORIGINE. — L'**Anacarde oriental** est fourni par le *Semecarpus Anarcadium* L. f. (*Anacardium longifolium* Lam.) qui croît sur les montagnes de l'Inde.

DESCRIPTION. — Ce fruit arrive dans nos droguiers, presque toujours enchâssé dans le réceptacle spongieux qui le supportait ; il est ovale ou cordiforme, aplati, mesure 2 cent. de long, presque autant de large et un demi-cent. d'épaisseur. Sa surface est lisse, brillante, de couleur noire. Le réceptacle est ovoïde, plus petit que le fruit, fortement ridé, et appliqué contre la base élargie du fruit. La section transversale du fruit montre un péricarpe assez développé, compris entre deux enveloppes coriaces et perforé d'assez larges lacunes renfermant

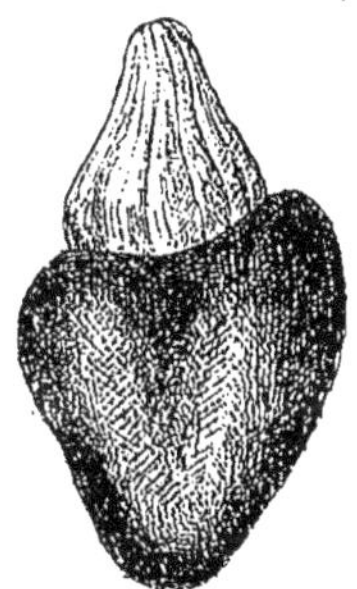
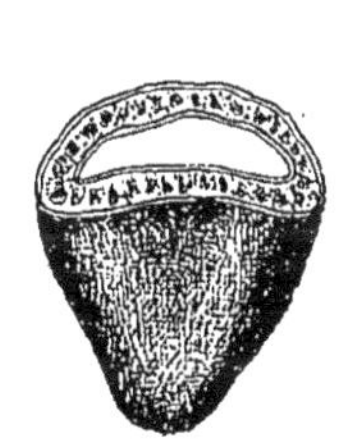

Fig. 1088, 1089.— Anacarde oriental.

Fruit entier.   Fruit coupé transversal.

un suc abondant, brun rougeâtre, concret, d'une odeur fade, d'une saveur caustique. Le péricarpe recouvre une amande blanche sous une pellicule rougeâtre.

USAGES. — Le suc contenu dans le péricarpe de l'Anacarde oriental est employé pour ronger les excroissances charnues, vénériennes ou autres, calmer la douleur des dents cariées.

L'amande se mange fraîche ou confite, ou après avoir subi une légère torréfaction.

Les fruits entiers et verts renferment une matière tinctoriale et sont employés pour préparer de l'encre.

MASTIC

ORIGINE. — Le **Mastic** est une résine qui est donnée par le Lentisque (*Pistacia Lentiscus* L.), arbrisseau qui croît dans toute la région méditerranéenne, le Portugal et les îles Canaries. Il est principalement recueilli dans l'île de Chio où l'on cultive une variété arborescente du Lentisque (*P. Lentiscus var.* γ *Chia* DC.), qui se distingue par la largeur de ses folioles.

SÉCRÉTION. — Comme dans les autres Térébinthacées, l'appareil sécréteur du Lentisque est localisé dans la partie libérienne de l'écorce ; les canaux qui renferment la résine sont disposés dans des bandes de parenchyme étroites, qui alternent régulièrement avec les faisceaux fibro-libériens et sont disposées en séries régulièrement parallèles. Ces canaux se retrouvent aussi dans les feuilles ; en faisant une section transversale dans le pétiole ou la nervure médiane d'une feuille de Lentisque, on découvre un large canal sécréteur occupant presque toute la surface du liber, qui recouvre la portion ligneuse du faisceau. (Voir t. II, fig. 1035, p. 464.)

RÉCOLTE. — La récolte du mastic dans l'île de Chio se fait en pratiquant des incisions longitudinales très rapprochées dans l'écorce du tronc et des principales branches. De ces incisions, qui se font au mois de juin, s'écoule un suc résineux clair et aromatique, dont une partie se concrète rapidement en larmes arrondies ou légèrement allongées : l'autre partie s'écoule le long de la tige, et se répand sur de larges pierres plates, qui ont été préalablement disposées au pied de l'arbre pour recevoir la résine. Au bout de 15 à 20 jours, on recueille dans des paniers garnis de papier blanc ou d'un sac de coton les larmes qui se sont desséchées au voisinage des incisions, ainsi que celles qui exsudent spontanément des petites branches ; elles constituent la sorte commerciale la plus estimée qui est désignée sous le nom de *mastic en larmes* ; on récolte séparément la résine qui s'est écoulée jusqu'à terre et qui est moins appréciée sous le nom de *mastic en sortes.*

DESCRIPTION. — Le **mastic en larmes** se présente en larmes arrondies, oblongues ou pyriformes grosses comme un pois et pouvant parfois atteindre 1 centimètre de longueur. Ces larmes sont luisantes ou recouvertes d'une fine poussière blanchâtre provenant du frottement des morceaux les uns contre les autres ; leur cassure est brillante et transparente, d'un jaune très clair, un peu verdâtre dans les larmes récentes. Leur odeur est balsamique, faiblement térébinthacée. Leur densité est un peu supérieure à celle de l'eau.

Les larmes de mastic se ramollissent à la température de 90° et fondent vers 108°. Lorsqu'on les mâche, elles forment une masse adhérente entre les dents ; ce caractère les distingue nettement des larmes de sandaraque qui se pulvérisent dans ces conditions.

Mastic en sortes. — Cette variété se présente en morceaux irréguliers, plus gros, moins transparents, mêlés fréquemment d'un certain nombre de larmes brunes ou presque noires, et souillés d'impuretés, de terre, de débris végétaux. Les larmes qui constituent ce mastic se ramollissent à une température un peu plus basse que celles de la sorte précédente.

Le mastic est soluble dans l'éther, l'essence de térébenthine, incomplètement dans l'alcool froid, peu dans la benzine et l'acide acétique cristallisable.

Composition chimique. — Il est composé de deux résines et d'huile volatile. — La première résine, appelée *alpha-résine* ou *acide masticique*, est soluble dans l'alcool et forme 90 p. 100 du poids de la drogue ; la seconde, *bêta-résine* ou *masticine*, qui reste comme résidu du traitement du mastic par l'alcool, est neutre, insoluble dans les solutions alcalines, soluble dans l'éther et l'essence de térébenthine. — Schimmel a retiré du mastic environ 2 p. 100 de son poids d'une huile essentielle qui se rapproche beaucoup de l'essence de la térébenthine de Chio et qui, d'après Fluckiger (1881), renferme du terpène. Cette essence a une odeur forte et agréable qui rappelle celle du térébène.

Usages. — Le mastic, qui entrait autrefois dans la composition d'un grand nombre de médicaments, n'est plus guère utilisé aujourd'hui en pharmacie que pour la préparation du mastic dentaire. En Orient, il constitue un masticatoire fort employé pour fortifier les gencives, et parfumer l'haleine. On s'en sert parfois comme excipient des pilules mercurielles. Il entrait autrefois dans la confection d'un grand nombre de vernis qu'on prépare plus économiquement aujourd'hui avec les résines de Dammar.

Falsifications. — On substitue parfois au mastic la résine de Sandaraque. Celle-ci se présente en larmes d'un jaune pâle plus longues que celles du mastic, et recouvertes d'une poussière très fine ; leur cassure est éclatante et vitreuse ; elles se pulvérisent sous la dent au lieu de s'y ramollir ; elles sont insolubles dans l'essence de térébenthine et très peu solubles dans l'éther ; le mastic au contraire est très soluble dans ces deux véhicules.

On trouve dans tous les bazars de l'Inde sous le nom de *Mustagi-rumi* une sorte de mastic qui arrive parfois dans le commerce sous le nom de *Mastic de Bombay* et qui est fourni dans les environs de Kabul et dans le Beloudchistan par les *Pistacia Khinjuk* Stocks et *P. Cabulica* Stocks.

Les tribus arabes du Nord de l'Afrique utilisent comme mastic le produit résineux qui s'écoule du *Pistacia atlantica* Desf., espèce voisine du *P. Terebinthus* L.

PISTACHES

ORIGINE. — Ce sont les amandes du *Pistacia vera* L. qui est originaire de l'Asie Mineure et qu'on cultive dans toute la région méditerranéenne.

DESCRIPTION. — Les **pistaches** se présentent parfois dans les pharmacies, encore recouvertes par le péricarpe, brou assez mince entourant un noyau blanchâtre qui se sépare facilement en deux valves.

L'amande qui est seule utilisée, est oblongue, trigone : elle mesure 1 centimètre de longueur et 1/2 centimètre de largeur. Son angle externe est généralement plus saillant que les angles latéraux qui sont mousses et arrondis. La face ventrale présente un hile assez gros, cordiforme, d'où se détache un raphé qui aboutit sur la face dorsale à une grosse chalaze de couleur rouge. Le spermoderme, d'une teinte brun rougeâtre, entoure un gros embryon de couleur verte, exalbuminé, constitué par deux gros cotylédons plan-convexes, appliqués l'un contre l'autre par leur face plane et réunis à la base par la radicule. — Les Pistaches ont une saveur faiblement aromatique, douce et huileuse. La teinte verte qu'elles présentent quand elles sont récentes, pâlit avec l'âge et disparaît à mesure qu'elles rancissent. Elles contiennent de l'huile fixe, du sucre, de l'albumine.

USAGES. — Les pistaches n'étaient guère employées en pharmacie que pour la préparation du looch vert : elles sont surtout utilisées dans la confiserie et comme condiment,

TÉRÉBENTHINE DE CHIO

La **Térébenthine de Chio** est produite par le Térébinthe (*Pistacia Terebinthus* L.) qui est très abondamment répandu dans toute la région méditerranéenne, dans l'Asie Mineure, la Syrie, la Palestine, le Nord de l'Afrique et les îles Canaries.

PRODUCTION. — C'est uniquement dans les contrées chaudes et particulièrement dans le Levant et l'île de Chio qu'on recueille cette oléorésine, qui exsude spontanément à travers l'écorce ou par des incisions qu'on pratique sur l'arbre au printemps. L'exsudation qui est lente et peu abondante se continue pendant tout l'été; un arbre de grande taille n'en founit guère plus de 300 à 330 grammes par an. On la recueille habituellement sur des pierres plates, que l'on a déposées au pied de l'arbre et on la purifie en la laissant passer à travers de petits paniers, qu'on expose au soleil pour la ramollir.

DESCRIPTION. — La térébenthine de Chio, telle qu'on la trouve dans les pharmacies, présente une consistance assez épaisse ; vue en masse elle a une couleur verdâtre ou jaune verdâtre ; elle est à peine translucide et a le plus souvent une apparence *nébuleuse* ou opaque. Vue sous une faible épaisseur entre deux lames de verre, elle est transparente, d'un brun jaunâtre et paraît souillée d'impuretés, qui s'y trouvent très divisées. — Exposée à l'air, elle s'épaissit et devient cassante avec le temps. — Elle possède une odeur peu prononcée, agréable, qui rappelle celle de la térébenthine et de certaines ombellifères ; elle a une saveur douce, parfumée, faiblement amère, dépourvue de l'âcreté propre aux térébenthines des Conifères. Elle se dissout à peu près complètement dans l'alcool et dans l'éther.

COMPOSITION CHIMIQUE. — Cette térébenthine est formée d'un mélange de résine et d'huile essentielle. La résine paraît identique avec l'*alpharésine* (*acide masticique*) du mastic ; l'huile essentielle vivement attaquée par le sodium, présente après l'action de ce métal et une nouvelle rectification, une odeur assez agréable qui rappelle celle d'un mélange de cajeput, de muscade et de camphre, et une composition identique à celle de l'essence de térébenthine.

USAGES. — Elle partage les propriétés stimulantes, aromatiques et diurétiques des térébenthines de Conifères auxquelles elle a été pendant longtemps préférée. Elle a été vantée dans ces derniers temps contre les cancers utérins. A cause de son prix assez élevé elle est sujette à être falsifiée et bien souvent on lui substitue la térébenthine de Venise.

Le Térébinthe est fréquemment attaqué par les pucerons du genre *Aphis*, dont la piqûre détermine sur ses branches des galles corniculées, qui ont parfois plus de 30 à 40 centimètres de longueur.

SUMACS

Les **Sumacs** (*Rhus*) sont des arbres et des arbustes à suc résineux, qui habitent les pays chauds et tempérés des deux mondes. Parmi les espèces qui intéressent plus particulièrement la thérapeutique, nous citerons :

Le **Sumac des corroyeurs** (*Rhus coriaria* L.), qui croît dans nos provinces méridionales, dans le midi de l'Europe et au nord de l'Afrique.

Les feuilles de cette espèce sont assez longues, imparipennées, composées de 5 à 7 paires de folioles qui sont sensiblement égales, assez largement elliptiques, crénelées sur les bords, velues sur les deux faces. Ces feuilles ont une saveur astringente bien prononcée ; elles deviennent très cassantes en se desséchant.

L'épiderme de la feuille de *Rhus coriaria* est recouvert par une cuticule assez épaisse, striée (fig. 1090) ; il est garni de stomates, de poils tecteurs et de poils glanduleux. Les stomates sont entourés par 4 à 5 cellules n'ayant pas de direction régulière et existent sur la face inférieure seulement ; les poils glanduleux sont formés d'une glande ovale pluricellulaire supportée par un pédicelle court ; les poils tecteurs sont coniques, uni ou pluricellulaires. Le mésophylle est hétérogène asy-

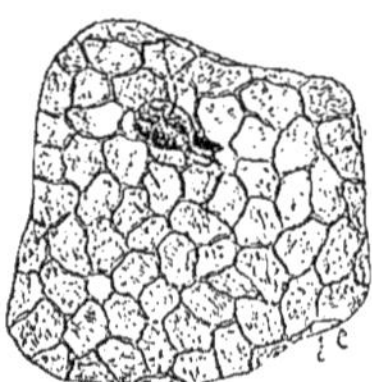
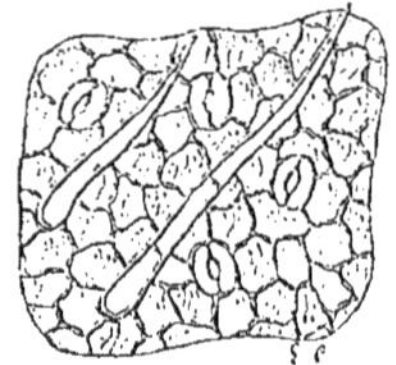

Fig. 1090. — Feuille de *Rhus coriaria*.

Épiderme supérieur.   Épiderme inférieur.

métrique, dépourvu de poches secrétrices, pourvu de cristaux localisés en dessous de l'épiderme inférieur. La nervure médiane (fig. 1091) est biconvexe ; un massif collenchymateux assez épais recouvre sous chaque proéminence le tissu fondamental, qui est très riche en cristaux étoilés. Le système libéro-ligneux est formé d'un faisceau supérieur transversal assez large et de plusieurs faisceaux inférieurs plus ou moins disjoints formant un cordon arqué. Chacun de ces faisceaux est recouvert par un liber mou contenant un canal sécréteur plus ou moins large et par un péricycle non lignifié.

Ces feuilles ont été vantées comme fébrifuges. On les employait en Grèce, dans le Levant et même en France, pour tanner le cuir. Les graines étaient employées comme condiment.

Le **Sumac vénéneux** (*Rhus Toxicodendron* L., *Toxicodendron pubescens* Mill), qui croît communément au Canada et aux États-Unis. Ses feuilles, alternes, longuement pétiolées, sont composées de trois folioles ovales, atténuées à la base, acuminées au sommet. Les folioles latérales sont presque sessiles, inégales ; la foliole terminale, longue-

ment pétiolée, symétrique, plus grande que les autres, atteint de 6 à
10 centimètres de longueur et 4 à 5 centimètres de largeur. Le limbe
sinué-denté sur les bords, est vert sur la face inférieure, marquée çà
et là de taches de latex, qui deviennent noires sur les feuilles desséchées. Leur saveur est astringente.

A certaines époques de l'année, cette plante laisse dégager des éma-
nations qui produisent chez quelques personnes une sorte d'affection
érysipélateuse, caractérisée par des démangeaisons, du gonflement, de

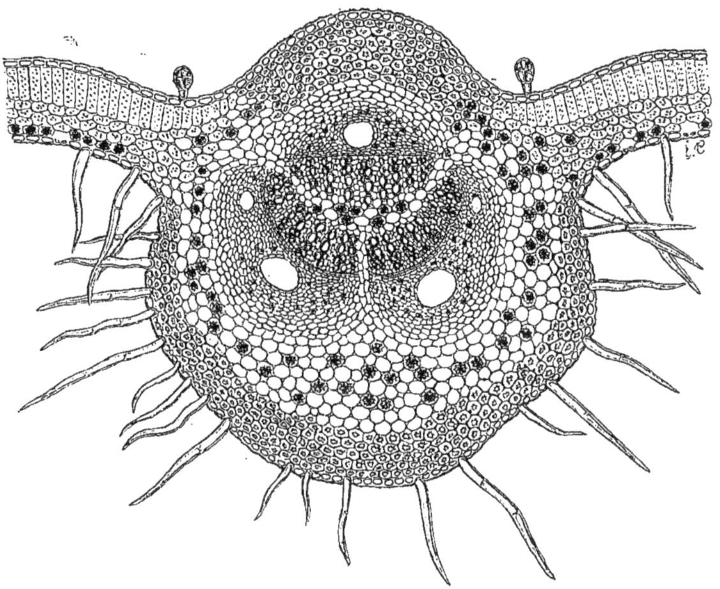

Fig. 1091. — Feuille de *Rhus coriaria*.
Structure de la nervure médiane.

la rougeur, de la douleur, et l'éruption de pustules plus ou moins
vésiculeuses, sur la région qui a été en contact avec les parties du
végétal et même sur celles où il n'y a eu aucun attouchement, comme
le visage, les paupières [1]. Il en résulte ordinairement de la fièvre, un
malaise qui peut durer plusieurs jours et qu'on combat au moyen
de purgatifs salins et d'applications d'eau blanche, de lotions alcalines
ou de teinture de lobélie :

D'après Maisch, le *R. Toxicodendron* doit ses propriétés toxiques
à un acide volatil appelé *acide toxicodendrique;* Pfaff et Orr (*Pharmac.*

[1] L. Planchon. *Accidents causés par le contact du Rhus Toxicodendron.* (*Montpellier
médical,* juillet et sept. 1887.)

Zeit., XL, p. 339) considèrent cet acide comme inactif et attribuent la toxicité de cet arbre à un principe analogue au *Cardol.*

Les feuilles sont inscrites dans la Pharmacopée des États-Unis sous le nom de *Poison oak*, comme médicament rubéfiant et employées contre la paralysie à la dose de 12 à 30 centigrammes, sous forme de poudre ou de teinture.

Le *R. radicans* L. (*Toxicodendron vulgare*, Mill.), espèce américaine, également vénéneuse, qui ne diffère de l'espèce précédente que par ses folioles presque entières et glabres, sa taille peu élevée et son apparence buissonneuse.

Le *R. vernicifera* DC., qui croît en Chine et au Japon. C'est cette espèce également très vénéneuse, qui donne par incision l'*Urushi*, cette matière que les Japonais emploient pour préparer le vernis à la laque du Japon. La substance a été étudiée au point de vue chimique par Hikorokuro Yoshida [1].

Le *R. glabrum* L., dont on emploie, en Amérique, l'écorce comme fébrifuge et les fruits comme rafraîchissants et diurétiques.

Le *R. Cotinus* L., *Fustet ou arbre à perruque*, qui croît dans le midi de la France et en Hongrie, et qu'on cultive dans les jardins pour la beauté de ses feuilles et la singularité de ses inflorescences, dont les fleurs avortent, tandis que les pédoncules s'étendent en longueur, se couvrant de longs poils et forment une sorte de perruque, d'où le nom caractéristique de la plante. Son écorce a été employée comme fébrifuge en Hongrie et en Serbie. Dans la Cappadoce, on l'utilise pour teindre les peaux en jaune maroquin.

Le *R. Metopium* L., qui croît aux Antilles, où il est employé comme astringent dans les diarrhées et contre les hémorroïdes.

Le *R. aromatica* L. ou *Sumac odorant*, qui croît au Canada et dans les États-Unis. Son écorce possède une odeur agréable, surtout quand elle est fraîche, et une saveur astringente, aromatique et faiblement amère; elle est préconisée en Amérique comme un remède fort utile dans le traitement du diabète et surtout contre l'incontinence d'urine. On l'administre sous forme de teinture alcoolique à la dose de 20 à 50 gouttes par jour.

CIRE DU JAPON

ORIGINE. — La **Cire du Japon** est un corps gras fourni par les fruits du *Rhus succedanum* L., originaire du Japon.

[1] *J. de Ph. et de Ch.*, 5ᵉ sér., t. XI, 1884, p. 320.

EXTRACTION. — C'est dans le mésocarpe qu'est localisée la matière grasse. Pour l'obtenir, on broie les fruits, on les fait bouillir dans une petite quantité d'eau, on débarrasse la solution des corps étrangers qu'elle tient en suspension et on sépare la graisse qui vient nager à la surface du liquide. D'après d'autres auteurs, on peut encore obtenir la cire en soumettant le mélange à l'expression. La cire recueillie est coulée en forme de gâteaux circulaires ou oblongs. On prépare aussi ce produit dans les Indes orientales et occidentales.

DESCRIPTION. — La cire du Japon se présente généralement sous forme de grosses masses arrondies ou de pains mesurant 10 centimètres de long sur 2 à 3 centimètres d'épaisseur. Sa surface est recouverte d'une efflorescence blanche cristalline ; à l'intérieur, elle a une légère teinte jaunâtre et l'apparence de la cire d'abeilles ; elle est seulement plus molle et plus grasse que cette dernière ; elle a une odeur peu marquée quand elle est récente, mais elle rancit facilement ; sa densité est de 0,97 à 0,98 ; son point de fusion varie entre 50 et 52°. Elle se dissout dans 3 parties d'alcool bouillant ; elle est très soluble dans l'éther. Traitée par la potasse, elle donne de la glycérine et un savon dur ; c'est un vrai corps gras, constitué principalement par de la palmitine.

GALLES DE CHINE

Galles du Japon.

ORIGINE. — Les **Galles de Chine** nous viennent de la Chine et du Japon, où elles sont produites sur le *Rhus semialata* Murray et sur le *Rhus japonica* Sieb., par la piqûre de l'*Aphis Chinensis* Doubleday.

DESCRIPTION. — Ces galles varient autant dans leurs formes que dans leurs dimensions ; elles sont souvent oblongues ou ovoïdes, rétrécies à leur base, par laquelle elles étaient fixées à la plante ; elles mesurent de 3 à 7 centimètres de longueur sur 2 à 4 centimètres de largeur. Généralement elles portent des protubérances noueuses et sont parfois ramifiées ou constituées par plusieurs lobes graduellement atténués jusqu'à leur base. Elles sont creuses, munies de parois peu épaisses, rougeâtres, translucides et cornées. Leur surface extérieure est striée vers le bas, couverte dans le reste de son étendue d'un duvet grisâtre, court et épais qui se détache facilement par le frottement. La cassure est luisante, lisse et d'apparence cornée, plus claire dans les couches internes que dans la partie extérieure. La cavité considérable que limitent les parois est tapissée intérieurement d'une substance blanche crétacée ou laineuse et contient presque toujours des débris de pucerons.

Les Galles de Chine se recueillent généralement avant les premières gelées ; les paysans chinois font mourir les insectes renfermés dans ces excroissances en exposant pendant quelque temps les galles à la vapeur d'eau bouillante.

STRUCTURE MICROSCOPIQUE.—L'épiderme est garni de poils tecteurs unicellulaires coniques, munis de parois assez épaisses.

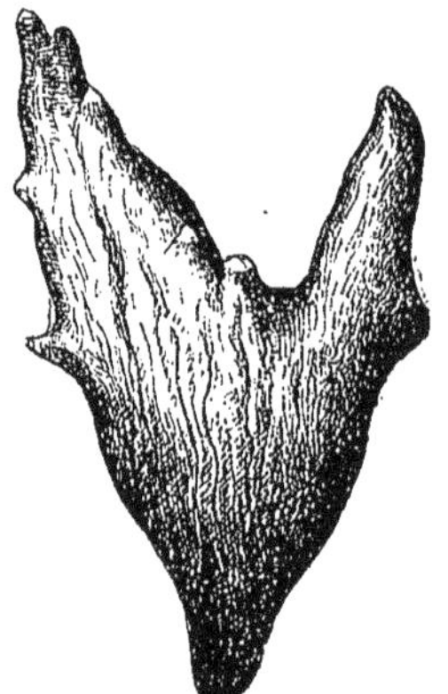

Fig. 1092. — Galle de Chine.

Il recouvre un parenchyme très développé formé, dans ses parties extérieure et interne, de cellules allongées dans la direction tangentielle et dans sa partie moyenne de cellules larges, polygonales, n'ayant pas de direction déterminée. Dans l'épaisseur de ce parenchyme on observe de nombreux faisceaux fibro-vasculaires, formés de quelques vaisseaux recouverts par un liber volumineux, dans lequel se trouve localisé un canal sécréteur très large, renfermant des larmes de matière résineuse. Les faisceaux sont

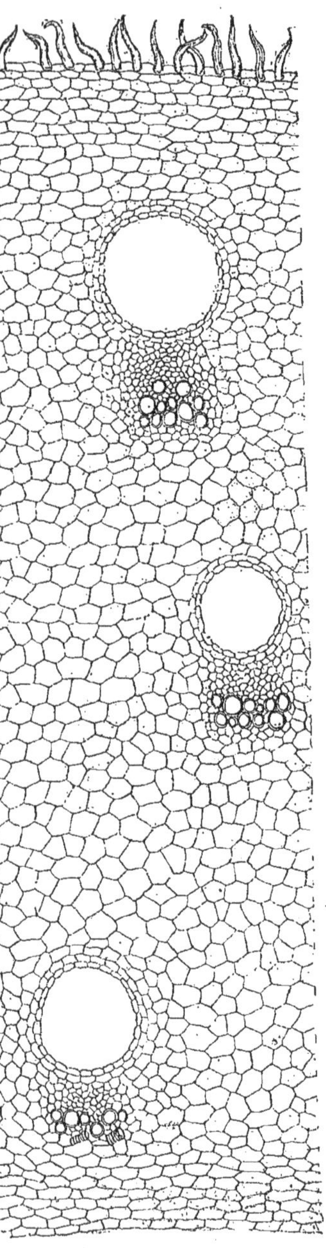

Fig. 1093. — Galle de Chine.
Structure anatomique.

plus confluents dans les couches internes et dispersés irrégulièrement dans le reste de l'épaisseur. Les cellules du parenchyme renferment une matière vitreuse qui s'aperçoit distinctement sur les préparations trempées dans la glycérine ; celles qui avoisinent les parois renferment une matière granuleuse verdâtre et de petits grains d'amidon.

Usages. — Les galles de Chine contiennent une proportion notable de tannin qui permet de les utiliser au même titre que la noix de galles, les bablahs, le libidibi, le cachou et le gambir.

SCHINUS MOLLE

Le **Molle** ou **Poivrier d'Amérique, du Pérou, des Espagnols** (*Schinus Molle* L.), est un arbrisseau originaire de l'Amérique méridionale, qui est naturalisé dans les parties abritées du midi de la France.

Le fruit, disposé en belles grappes, a la grosseur d'un grain de poivre. C'est un petit drupe globuleux, dont l'épicarpe rose, très friable à la maturité, entoure une pulpe au milieu de laquelle se trouve un noyau dur, marqué de côtes saillantes, et très riche en canaux sécréteurs. Ce fruit qui renferme une gomme résine, de l'huile essentielle et peut-être de la pipérine possède une saveur piquante, qui l'a fait parfois employer pour remonter l'âcreté du poivre allongé par des substances féculentes. Il a été préconisé aussi contre la blennorrhagie. Après macération dans l'eau, il donne par la fermentation une boisson alcoolique, qu'on utilise contre les maladies des reins.

La tige donne par incision un suc résineux qui constitue le *mastic d'Amérique*, la *résine de Molle*, qu'on emploie au Pérou et au Chili comme masticatoire et purgative.

Le *S. Aroeira* L. (*S. terebinthifolius* Raddi, *Duvaua dependens* DC.) est un arbre élevé qui croît au Brésil, où l'on utilise son écorce comme astringente et fébrifuge.

QUEBRACHO COLORADO

Origine. — L'écorce de **Quebracho colorado** ou de **Quebracho rouge de Tucuman** est produite par le *Quebrachia Lorentzii* Gris (*Loxopterygium Lorentzii* Gris) qui croît dans la République Argentine et surtout dans la province de Tucuman.

Description. — Elle se présente en gros fragments aplatis ou légèrement cintrés, assez lourds, larges de 7 à 8 centimètres, longs de 9 à 12 centimètres et épais de 1 à 1 centimètre 1/2. La surface extérieure est constituée par un périderme très épais, d'un brun rougeâtre ou brun noirâtre, parsemée de plaques subéreuses grises : elle présente des crevasses longitudinales et transversales assez profondes. La face interne, d'une couleur gris brun, bien moins foncée que la face extérieure, porte des crêtes longitudinales assez saillantes. Sur la section transversale on distingue très nettement le périderme, qui est très foncé en couleur, le parenchyme cortical un peu plus pâle, un liber très épais qui se distingue nettement à sa teinte blanchâtre sur laquelle se détachent une multitude de lignes brunes concentriques plus ou moins larges et inégalement espacées. Ce liber est marqué de

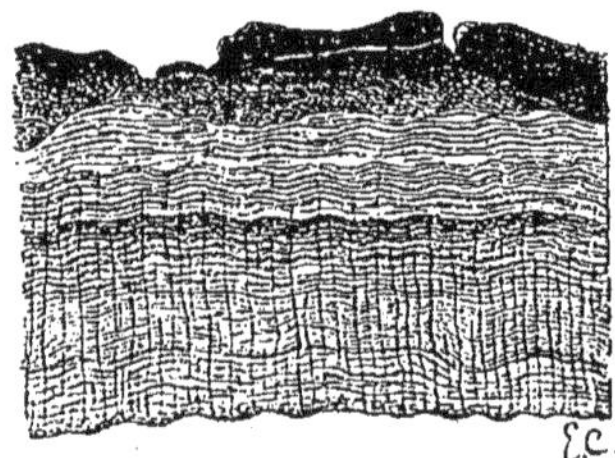

Fig. 1094. — Ecorce de *Quebracho colorado.*

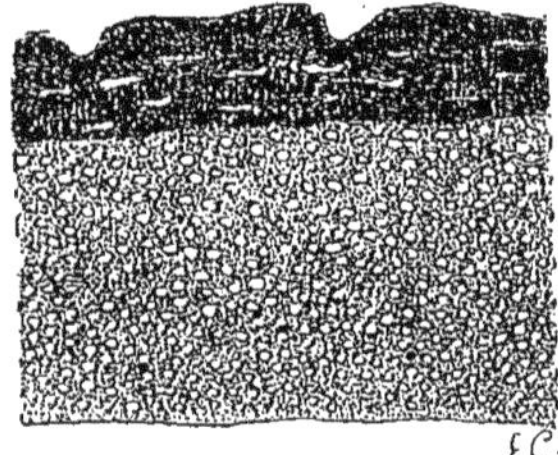

Fig. 1095. — Ecorce de *Quebracho blanc.*

fines stries radiales. Cette écorce est très dense ; elle est inodore et a une saveur amère et astringente.

Structure microscopique. — Examinée au microscope, elle présente de dehors en dedans : un périderme très épais formé de cellules polyédriques, allongées dans la direction tangentielle et remplies d'une matière colorante brune : ce périderme renferme une très grande quantité de cellules scléreuses à parois relativement peu épaisses, entourant un lumen ponctué ; la couche libérienne (fig. 1096), qui est très épaisse, est formée d'un tissu plus dense de cellules assez régulièrement superposées en files radiales ; il est caractérisé par la présence de canaux sécréteurs, de fibres, de cellules scléreuses et de vaisseaux grillagés, qui, dans leur ensemble, sont disposés en séries assez régulièrement parallèles, alternant avec des bandes plus ou moins larges d'un parenchyme libérien très riche en cristaux d'oxalate de chaux. Les canaux sécréteurs (*cs*) sont assez larges, arrondis, bordés d'un grand nombre de cellules remplies d'oléo-résine ; les fibres (*fl*) sont petites, munies de parois peu épaisses et réunies en groupes plus ou moins volumineux ; les cellules scléreuses (*sc*) sont beaucoup plus grosses, munies de parois fort épaisses et canaliculées : elles forment des amas assez larges ; les vaisseaux grillagés (*vg*) forment des traînées

épaisses, qui s'étendent régulièrement entre les rayons médullaires ; les cristaux (*cr*) sont prismatiques. Cette écorce riche en amidon est sillonnée dans toute son épaisseur par des rayons médullaires étroits, formés de deux rangées de cellules qui se sont sclérifiées en certains points.

COMPOSITION CHIMIQUE. — L'écorce de Quebracho rouge a été analysée par Hesse [1], qui en a retiré deux alcaloïdes. L'un d'eux, très instable, a été à peine étudié ; l'autre, désigné sous le nom de *Loxoptérygine*, se présente en flocons amorphes, peu solubles dans l'eau froide, se colorant en rouge au contact de l'acide nitrique et prenant avec l'acide sulfurique une teinte jaune qui passe au violet. Outre ces deux

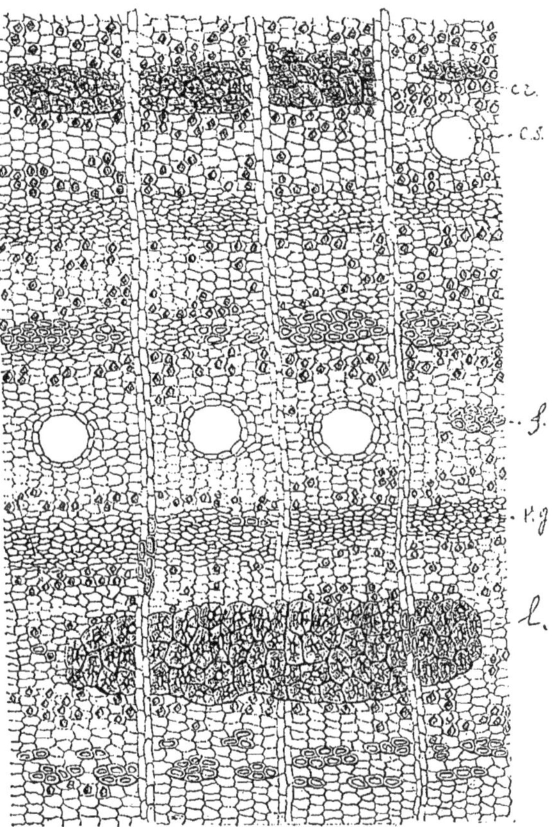

Fig. 1096. — Écorce de *Loxopterygium Lorentzii*.
Structure anatomique.

alcaloïdes, cette écorce renferme une matière astringente ayant toutes les propriétés du kino.

USAGES. — Elle est employée comme astringente, en lotions, gargarismes et collyres. On l'a vantée pour le traitement des brûlures.

[1] *Annal d. Chem. und Pharm.*. CCXI, p. 249.

SAPINDACÉES

Arbres ou arbustes dont les tiges à suc aqueux, dressées ou grimpantes portent des feuilles alternes ou souvent opposées, généralement composées. Fleurs régulières, polygames-dioïques, disposées en grappes ou en panicules. Corolle tantôt nulle, tantôt composée de 4 à 5 pétales, imbriqués, insérés en dehors d'un disque glanduleux, circulaire, à peu près régulier. Étamines insérées en dedans du disque, en nombre double de celui des pétales, ou en nombre égal; ovaire central ou excentrique généralement formé de trois loges, uni ou bi-ovulées, rarement pluri-ovulées. Fruit capsulaire ou samaroïde, drupacé ou baccien. Graine ascendante exalbuminée. La plupart des botanistes rattachent aux Sapindacées, les Hippocastanées et les Acérinées (*Erables*).

CARACTÈRES ANATOMIQUES. — *Feuilles*. Poils tecteurs uni-cellulaires, coniques, à parois épaisses; poils glanduleux formés d'une glande ovale pluricellulée supportée par un court pédicelle; stomates localisés sur l'épiderme inférieur et entourés par 4 ou 5 cellules qui n'ont rien de régulier dans leur forme ni dans leur direction. Mésophylle hétérogène asymétrique. Cristaux d'oxalate de chaux prismatiques (*Æsculus*) ou en forme de mâcles (*Cardiospermum*). Système libéro-ligneux représenté par un grand nombre de faisceaux qui se réunissent entre eux pour former deux cordons opposés : l'un inférieur arqué ; l'autre supérieur transversal. Ces deux cordons sont recouverts extérieurement par un liber mou et par un péricycle libreux qui parfois existe aussi sur leur face interne. L'espace compris entre les deux cordons est occupé par une moelle dans laquelle on observe de nombreux faisceaux intramédullaires (*Cupania*, *Æsculus*). Des glandes oléifères unicellulaires s'observent dans le mésophylle et dans le tissu fondamental de quelques espèces (*Æsculus*).

Les Sapindacées sont très communément répandues dans la région intertropicale, et surtout en Amérique; on en trouve très peu au delà du Capricorne. Quelques espèces se rencontrent dans le nord de la Chine et dans l'Australie.

Elles possèdent des propriétés très diverses : plusieurs d'entre elles renferment des principes astringents et amers associés parfois à une matière résineuse et à une faible proportion d'huile volatile. L'arille qui entoure la graine de quelques espèces possède une saveur sucrée qui les fait rechercher comme aliment. D'autres renferment des principes narcotiques qui leur donnent des propriétés très vénéneuses. La graine de beaucoup d'entre elles donne par expression une certaine quantité d'huile fixe. Presque toutes renferment dans tous les organes un principe particulier, la *Saponine*, qui leur donne la propriété de mousser avec l'eau et qui les fait utiliser pour le blanchissage des toiles.

GUARANA

ORIGINE. — Le **Guarana** appartient au groupe des substances dites *caféiques*, dont l'introduction en Europe est relativement récente. De même que le Maté dont nous avons parlé précédemment, il est originaire de l'Amérique du Sud, où il est employé depuis un temps immémorial par les nombreuses tribus indiennes qui habitent le bassin de l'Amazone. Il est préparé avec les semences du *Paullinia sorbilis* L., liane grimpante qui croît communément dans la région tropicale de l'Amérique du Sud, et principalement dans l'Uruguay et dans les provinces brésiliennes du Para et des Amazones.

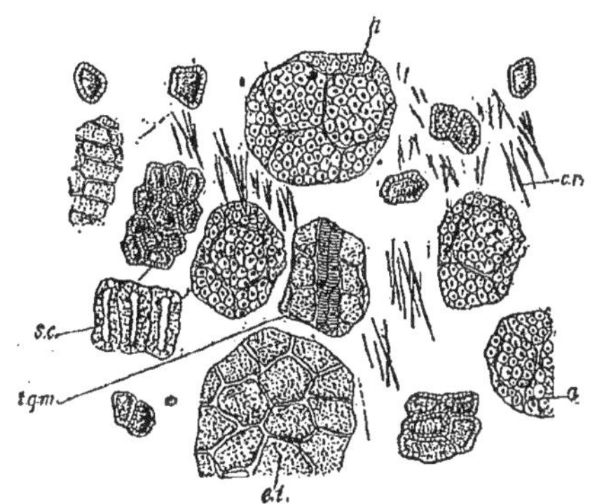

Fig. 1097. — Poudre de Guarana.

sc, cellules de l'enveloppe scléreuse. — *tgm*, tégument moyen. — *ei*, tégument interne. — *a*, albumen. — *cr*, cristaux aiguillés.

PRÉPARATION. — Les graines de *Paullinia sorbilis* L. ont la grosseur de petites noisettes ressemblant beaucoup pour la forme à celles du maronnier d'Inde ; elles ont un testa lisse, brillant, d'un brun noirâtre et présentent à leur base un arille court, cupuliforme ; elles sont dépourvues d'albumen. Pour préparer le Guarana, les Indiens Guaranis lavent d'abord les graines, puis les soumettent à une torréfaction légère pour séparer l'amande de son testa ; ils complètent cette séparation en frappant avec un bâton les graines placées dans des sacs. Celles-ci sont ensuite écrasées sur une pierre chaude et réduites avec de l'eau en une pâte, à laquelle on associe parfois de la poudre de Cacao et de la farine de Manioc. Cette pâte, moulée en pains ou en cylindres, est ensuite exposée au soleil ou soumise, pendant plusieurs semaines, à une douce chaleur.

Description. — Le Guarana du commerce se présente généralement en cylindres ressemblant à des saucissons longs de 10 à 30 centimètres, épais de 4 à 5 centimètres, plus rarement en petits pains aplatis, qui sont lourds et presque aussi durs que la pierre. A l'extérieur il est d'un rouge brun foncé ; intérieurement sa cassure est d'un brun rouge clair uniforme ou montre par places des enfoncements d'un gris blanchâtre, d'un aspect amygdaloïde. Son odeur est peu marquée. Sa saveur, légèrement astringente, laisse dans la bouche un parfum agréable, qui rappelle un peu celui du cacao et qui est suivi d'une légère âpreté.

Structure microscopique. — Examiné au microscope (fig. 1097), le Guarana présente une grande quantité de débris cellulaires, des cellules isolées ou groupées, polygonales, munies de parois minces, et renfermant des grains d'amidon plus ou moins gonflés.

Ces grains d'amidon sont parfois entassés et très serrés dans toute la cavité cellulaire ; parfois ils y sont disséminés en plus petit nombre au milieu d'une masse rouge pâle, amorphe, qui au contact du perchlorure de fer, donne les réactions du tannin.

A côté de ces cellules représentant l'embryon, on aperçoit beaucoup de grains d'amidon isolés ou groupés, des cristaux assez fins de matière grasse, des cellules polygonales plus petites, représentant des débris de l'enveloppe interne de la graine, des trachées provenant de faisceaux localisés dans le spermoderme, et enfin des cellules scléreuses du testa, munies de parois plus ou moins épaisses et ponctuées.

Composition chimique. — Le Guarana renferme de la caféine combinée avec de l'acide tannique, une huile fixe, de l'huile volatile, de la gomme, de l'amidon. La caféine s'y trouve dans des proportions qui varient de 3,72 à 5 ou 6 p. 100, comme cela résulte des analyses faites par Kremel, Feemster, Squibb et Flückiger. La composition du Guarana, de même que la structure anatomique, est sujette à varier, car les Indiens ne préparent pas toujours cette substance d'une manière identique et lui associent d'autres poudres.

Usages. — Comme toutes les substances riches en caféine, le Guarana peut être rangé dans la catégorie des aliments d'épargne ; tel est d'ailleurs l'usage qu'en font beaucoup de tribus indiennes du Brésil, qui l'emploient encore broyé dans l'eau sous forme de boisson rafraîchissante.

C'est encore à la caféine qu'il faut rapporter les propriétés antiné-vralgiques qu'on attribue au Guarana.

Sous le nom de *Timbo*, on désigne au Brésil un certain nombre d'écorces qui sont employées pour empoisonner les cours d'eau et qui sont fournies par des Sapindacées (*Serjania cuspidata* Camb., *S. lethalis* A. S. H., *S. curassavica* Radk, *Paullinia jurinata* L.) ou par des Légumineuses (*Tephrosia toxicaria* Pers.). L'écorce la plus fréquemment employée dans ce but est, d'après Martius, celle du *Serjania curassavica*, (*P. Senegalensis* Jus., *P. Africana* Don.), qui croît au Brésil, au Mexique, à la Guyane, aux Antilles et dans l'Afrique occidentale.

Cette écorce a une odeur légèrement musquée, et quand on la mâche, elle produit sur la langue un fourmillement qui persiste assez longtemps. Pfaff[1] en a retiré un principe bien défini, non azoté, la *Timboïne*, qu'il n'a pu obtenir nettement cristallisé ; ce principe est soluble dans l'éther, l'alcool, le benzol, l'acide acétique, très peu soluble dans l'éther de pétrole et presque insoluble dans l'eau. Sous l'influence d'agents déshydratants, la timboïne donne un anhydride, l'*anhydrotimboïne,* corps cristallisé en aiguilles. Le Timbo renferme, en outre, une matière huileuse toxique, le *timbol,* qui possède la composition du camphre.

On l'emploie encore au Brésil sous forme de cataplasmes contre les affections du foie. Martius lui attribue des propriétés âcres et narcotiques analogues à celles de l'aconit. Les feuilles fournissent par expression un suc employé comme vulnéraire par les Indiens du Brésil.

Le *P. Cupana* H. B. K. est une espèce qui croît sur les bords de l'Orénoque, où l'on utilise ses feuilles pilées et mélangées avec de la farine de manioc pour préparer une boisson tonique.

Le *P. Mexicana* L. (*Serjania Mexicana* W.) est une espèce très active et même dangereuse, que l'on utilise au Mexique dans le traitement des affections rhumatismales et syphilitiques.

Le *Serjania nodosa* W. (*Paullinia Cururu* L.), dont le suc est employé par les sauvages de la Guyane pour envenimer leurs flèches.

Les *Sapindus* sont des arbres ou des arbustes qu'on rencontre dans les régions tropicales et sous-tropicales des deux mondes. Presque tous les organes renferment une certaine proportion d'un principe particulier, qui leur donne la propriété de blanchir le linge et qui, pour cette raison, a reçu des chimistes le nom de *Saponine*. Les principales espèces de ce genre sont :

Le *Sapindus Saponaria* L. ou *Savonnier*, qui croît aux Antilles. Ses

---

[1] *Archiv. der Pharmacie,* 1891, p. 31.

fruits, du volume d'une grosse cerise, sont âcres et verts avant leur maturité, puis, ils deviennent transparents et rouges en mûrissant. Leur chair visqueuse, amère, forme une sorte de savon naturel ; elle fait mousser l'eau dans laquelle on la fait tremper ; l'écorce de cet arbre a été employée comme fébrifuge. On utilise pour le même usage, à la Guyane, les fruits du *S. arborescens* Aubl. et, aux îles Mascareignes, ceux du *S. rigida* Pois.

Le *S. emarginata* Vahl., dont le fruit est employé dans l'Amérique du Nord comme expectorant.

Le *S. senegalensis* Cambess., dont le fruit est recherché par les nègres du Sénégal pour sa saveur sucrée et vineuse.

Le genre *Nephelium* renferme plusieurs espèces qui figurent parmi les bons arbres fruitiers de l'Asie tropicale ; ce sont le *Nephelium Litchi* Cambess. (*Litchi communis* Sonner., *Euphoria Litchi* Desf.), dont la graine est entourée d'un arille acidulé, sucré, qui a un arrière-goût de muscat et qui est employée pour préparer des conserves et des boissons rafraîchissantes.

Le *Cardiospermum halicacabum* L. est une plante originaire de l'Inde, où l'on utilise ses racines comme émétiques, laxatives et rubéfiantes, et les feuilles comme antirhumatismales.

ÉCORCE DE MARRONNIER D'INDE

ORIGINE. L., Cette écorce est fournie par l'*Æsculus Hippocastanum*, arbre originaire de la Perse et des parties septentrionales de l'Inde, cultivé dans tous nos jardins et sur nos promenades.

CARACTÈRES. — L'écorce de **Marronnier d'Inde** se présente en morceaux aplatis, légèrement cintrés, pouvant mesurer 10 à 15 centimètres de longueur, 3 à 4 centimètres de largeur et 30 millimètres d'épaisseur. La surface extérieure est d'un gris brunâtre, dépourvue de stries longitudinales ou transversales ; elle est couverte de petites verrues subéreuses allongées tangentiellement, parfois garnie de lichens blancs ou jaunes, et marquée à la hauteur des nœuds de deux cicatrices opposées qui sont la trace des feuilles. La face interne est lisse et d'un blanc légèrement teinté de rose quand l'écorce est récente, mais qui prend une couleur jaune brun et paraît finement striée dans le sens longitudinal, quand l'écorce a été desséchée ou exposée pendant quelque temps au contact de l'air. La cassure est finement fibreuse et feuilletée dans les couches internes, grenue dans les couches extérieures. Dans les écorces un peu âgées la couche subéreuse se détache facilement, découvre le mésoderme qui est d'une couleur jaune rougeâtre. Cette écorce est inodore ; elle a une saveur très amère mélangée d'une certaine astringence.

STRUCTURE ANATOMIQUE. — Suber composé de 7 à 8 rangées de cellules tabulaires aplaties colorées en brun. — Parenchyme cortical à cellules polyédriques, tangentielles, dans l'épaisseur duquel on observe des groupes plus ou moins volumineux de cellules scléreuses à parois épaisses, canaliculées ; quelques-uns de ces groupes encadrent des faisceaux de fibres. — Liber (fig. 1098) assez développé, formé de cellules plus petites, caractérisé par la présence d'un grand nombre de faisceaux fibro-libériens irréguliers dans leur forme, et de quelques cellules scléreuses isolées ou groupées en petit nombre, et de cristaux d'oxalate de chaux. Les fibres (*fl*) sont relativement peu épaisses, mais assez résistantes, pour-vues d'un lumen bien apparent ; les cellules scléreuses (*sc*), glus grosses, ressemblent à celles du parenchyme cortical ; les cristaux sont octaé-driques. Le liber est sillonné par d'étroits rayons médullaires, formés d'une rangée de cellules.

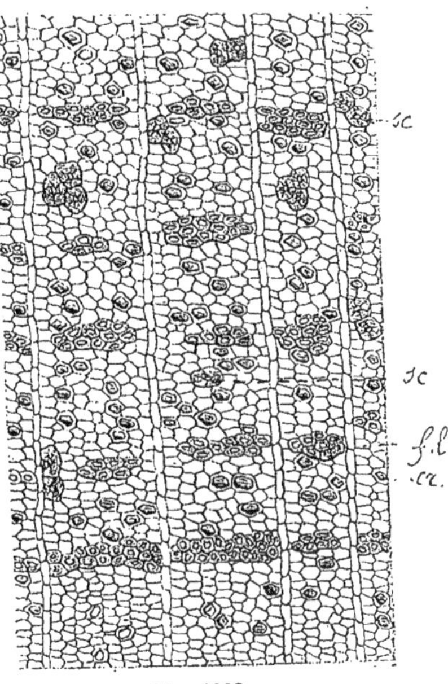

Fig. 1098.
Ecorce de Marronnier d'Inde.

COMPOSITION CHIMIQUE. — Cette écorce renferme de l'*æsculine*, de la *fraxine*, un tannin, l'*acide æsculotannique* et une résine.

L'*æsculine* est un glucoside qui se présente en cristaux prismatiques, blancs, inodores, amers, peu solubles dans l'eau froide et dans l'éther, beaucoup plus solubles dans l'eau bouillante et dans l'alcool. La solution aqueuse montre une fluorescence bleue, qui est rendue plus apparente par l'addition d'un alcali et disparaît par l'addition des acides. Au contact de l'acide sulfurique chaud et étendu l'æsculine se dédouble en glucose et en æsculitine.

La *fraxine* est aussi un glucoside, qui cristallise en aiguilles d'un blanc jaunâtre, inodores et astringentes. Peu soluble dans l'alcool et dans l'eau à froid, ce glucoside donne à chaud une solution possédant aussi une fluorescence bleue, que les acides font disparaître.

L'acide *æsculotannique* est soluble dans l'eau, l'alcool et l'éther : il donne avec le perchlorure de fer une coloration d'un vert intense et prend avec l'acide chlorhydrique une couleur rouge cerise.

Usages. — Vantée autrefois comme fébrifuge l'écorce de Marronnier d'Inde est aujourd'hui à peu près inusitée.

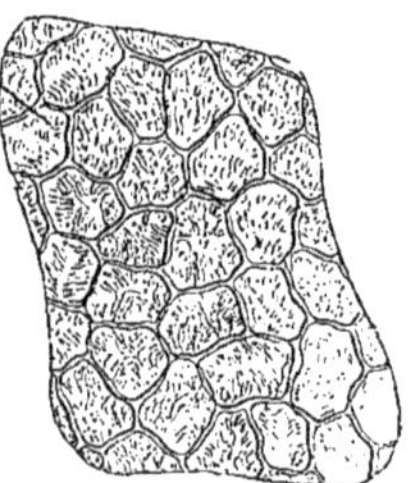

Fig. 1099, 1100. — Feuille de Marronnier d'Inde.

Epiderme supérieur.   Epiderme inférieur.

Les feuilles de Marronnier d'Inde longuement pétiolées, composées, digitées sont formées de 5 à 9 folioles lancéolées, obovées, acuminées au sommet, rugueuses et irrégulièrement dentelées. Ces feuilles qui dans la Pensylvanie sont employées en décoction, et à petites doses répétées, dans le traitement de la coqueluche, ne nous intéressent guère que parce qu'on a, à plusieurs reprises signalé leur introduction frauduleuse dans le Thé de Chine. — Elles sont caractérisées par les stries très apparentes qu'on observe à la surface de leur cuticule, par la disposition irrégulière de leur appareil stomatique et

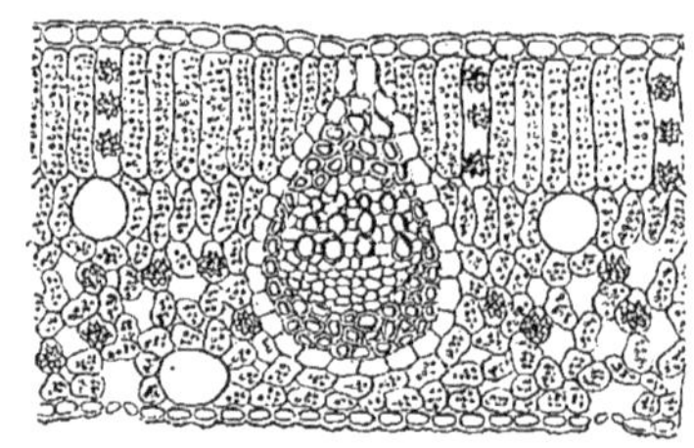

Fig. 1101.
Feuille de Marronnier d'Inde.

Limbe.

la présence de longs poils coniques, tuberculeux, qui sont enchâssés dans l'épiderme ; leur mésophylle hétérogène asymétrique présente des glandes oléifères unicellulaires (fig. 1101) analogues à celles qui existent dans les Laurinées et les Magnoliacées.

Les semences connues sous le nom de Marrons d'Inde renferment une grande proportion d'amidon, un principe amer qui a été étudié par Rochleder et désigné sous le nom d'*argyrescine*, de la saponine, et une petite quantité d'huile fixe. A plusieurs reprises, on a songé à utiliser pour l'alimentation la fécule que les marrons d'Inde renferment dans la proportion de 17 à 18 p. 100, et qu'on laisse perdre à cause

de l'amertume que leur communique l'*argyrescine*; on avait même
installé dans les environs de Paris des usines destinées à extraire cette
farine et à la rendre alimentaire, en la soumettant à plusieurs lavages
répétés à l'eau pure ou additionnée d'une faible quantité d'alcali ;
mais la difficulté d'approvisionner régulièrement ces fabriques, la
cherté des transports et le prix de la main-d'œuvre n'ont pas permis
à cette industrie de se développer avantageusement.

ÉRABLES

Les **Érables** (*Acer*) qui ont donné leur nom au groupe des Acérinées
sont des arbres ou de grands arbrisseaux, à feuilles opposées, simples
ou composées, pennées, à fleurs régulières, polygames ou dioïques,
d'un vert jaunâtre, disposées en grappes ou en bouquets à l'aisselle

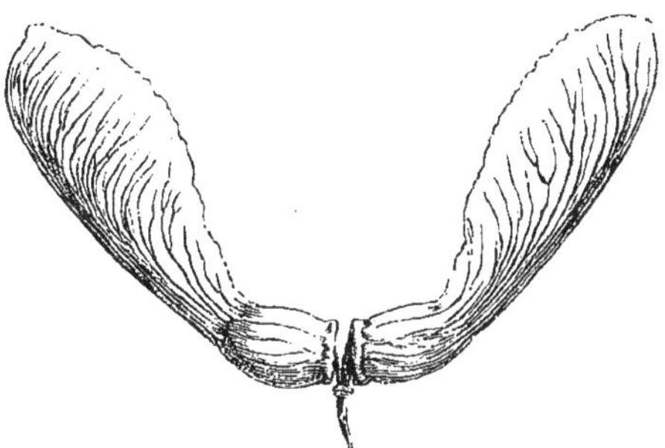

Fig. 1102. — Érable. Samare double.

des feuilles ou au sommet des rameaux. Le fruit samaroïde (fig. 1102) est
formé de deux capsules indéhiscentes, comprimées, réunies à leur
base et du côté interne, terminées du côté opposé par une aile membraneuse.

Ces arbres ont souvent une sève qui contient une notable proportion
de sucre ; il en existe une trentaine d'espèces qui habitent les parties
tempérées de l'Amérique et de l'Ancien Continent. Celles qui nous
intéressent le plus particulièrement sont :

L'*Érable à sucre* (*Acer saccharinum* L.) qui est originaire du nord
des États-Unis d'Amérique. La sève de cet arbre assez élevé fournit
le sucre d'érable qui est d'une grande ressource pour les peuplades
d'Amérique, qui vivent loin des ports de mer, dans des régions où
cette espèce abonde. La récolte de ce sucre a lieu ordinairement au

mois de mars. — On fait, avec une tarière de 2 centimètres de diamètre et à la hauteur d'un mètre au-dessus du sol deux trous parallèles obliques qui ne doivent pas pénétrer dans l'aubier au delà de 15 millimètres. Le suc qui s'écoule par ces deux ouvertures est amené par des tuyaux de tige de sureau dans des auges disposées au pied de l'arbre, d'où on le transporte dans des chaudières destinées à le faire évaporer. La concentration se fait à un feu très vif ; la liqueur écumée et réduite à la consistance sirupeuse est passée à travers une étoffe de laine, puis versée dans une autre chaudière où on la fait cristalliser.

Le plus souvent ce sucre est employé à l'état brut, mais on peut lui donner le degré de blancheur et de pureté que possède le sucre de betteraves quand il est raffiné. Chaque arbre peut donner par un temps sec et beau environ 8 à 13 litres de sève sucrée en vingt-quatre heures et cela pendant six semaines : 250 arbres pourraient ainsi fournir 500 kilogrammes de sucre et être exploités pendant une trentaine d'années, en prenant la précaution de ne pas perforer le tronc aux mêmes endroits.

L'*Érable noir* (*Acer nigrum* L.) qui croît également en Amérique sous une latitude plus méridionnale et qui peut être exploité comme l'espèce précédente.

L'*Érable blanc* (*Acer eriocarpum* Michx) et l'*Érable rouge* ou *É. de Virginie* (*Acer rubrum* L.), dont la sève, de moitié moins riche en sucre que celle des deux premières espèces, concourt également à la production du sucre d'érable.

L'*Érable sycomore* (*Acer Pseudo-platanus* L.) qui croît naturellement en France, dont on pourrait également retirer du sucre, mais qui est plus spécialement exploité chez nous à cause de la dureté de son bois ; on l'utilise pour des ouvrages faits au tour et les montures des armes à feu.

L'*Érable plane* (*Acer platanoïdes* L.) dont les feuilles glabres se couvrent pendant l'été de petits grumeaux blanchâtres, sucrés, miellats de pucerons où viennent butiner les abeilles.

L'*Érable champêtre* (*Acer campestre* L.) dont le bois très dur et très serré est surtout utilisé par les arquebusiers.

RHAMNÉES

Arbres ou arbustes à feuilles simples ordinairement alternes, munies de deux petites stipules caduques ou persistantes. Fleurs régulières, petites, verdâtres, solitaires ou réunies en sertules ou en grappes. Calice gamosépale à 4 ou 5 divisions valvaires. Corolle à 4 ou 5 pétales onguiculés très petits, voûtés et concaves; 4 ou 5 étamines introrses, généralement cachées dans la concavité des pétales. Ovaire libre ou adhérent, le plus souvent à trois loges uni-ovulées. — Fruit charnu indéhiscent renfermant trois nucules, ou capsulaire à coques. Graine dressée à cotylédons plans, charnus et à radicule courte, entourés par un albumen charnu parfois très mince.

CARACTÈRES ANATOMIQUES. — *Feuilles.* Stomates entourés par 4 ou 5 cellules n'ayant rien de régulier dans leur forme ni dans leur direction. Poils tecteurs unicellulaires coniques. Mésophylle hétérogène asymétrique. Cristaux prismatiques parfois très gros dans le mésophylle. Système libéro-ligneux représenté par un cordon arqué recouvert par un liber mou très riche en cristaux étoilés et par un péricycle plus ou moins lignifié.

L'appareil sécréteur des Rhamnées est représenté dans un grand nombre d'espèces par des *réservoirs à gomme*, dont l'existence a été signalée par M. Thouvenin[1] et par MM. Guignard et Collin[2].

Ces éléments gommeux sont tantôt de simples cellules, ordinairement plus grandes que celles du parenchyme ambiant, tantôt des poches assez larges formées par résorption des cloisons appartenant à un nombre variable de cellules adjacentes. Les cellules limitant une poche gommeuse font souvent saillie dans la cavité, comme si cette dernière avait été formée par dissociation ; parfois même elles présentent quelques cloisonnements tangentiels, comme les cellules de bordure des canaux sécréteurs.

Les poches mucilagineuses sont, dans la feuille, localisées dans le tissu qui entoure le système libéro-ligneux (fig. 1103). Dans la tige elles sont en dehors du péricycle et à la périphérie de la moelle : le liber et le bois secondaires n'en renferment pas

---

[1] Thouvenin. *Sur la structure des Rhamnacées.* Bull. de la société des sc. de Nancy, sér. 2, t. IX, 1888.

[2] Guignard et Collin. *Sur la présence des réservoirs à gomme chez les Rhamnées.* Bull. de la soc. bot. de France, t. XXXV, 1888.

et la racine n'en contient pas non plus. Dans le fruit on les trouve en grand nombre et sans disposition régulière dans toute l'épaisseur du péricarpe.

Les Rhamnées sont assez irrégulièrement distribuées à la surface du globe. Très peu abondantes sous la zone torride, elles sont communes dans les régions modérément chaudes des deux hémisphères.

Ces plantes sont riches en principes amers, âcres et astringents,

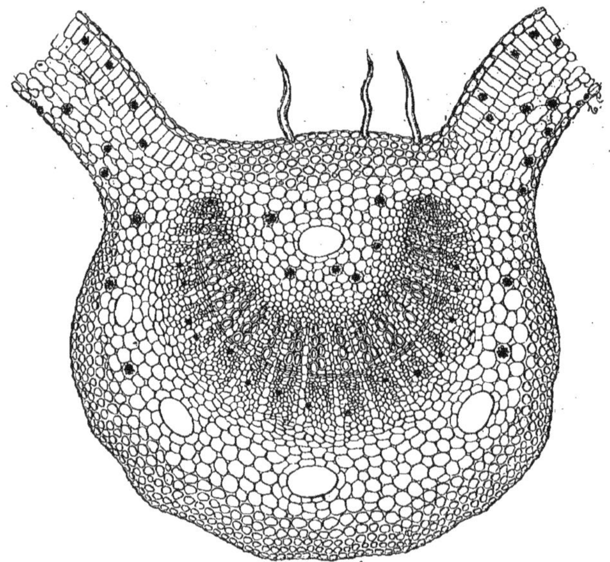

Fig. 1103. — Feuille de *Rhamnus Californicus.*
Nervure médiane.

auxquels se trouve associée parfois une substance purgative, comme dans le Nerprun et le *Cascara sagradra,* ou bien une matière mucilagineuse et un principe sucré assez abondants pour rendre leurs fruits alimentaires, comme dans le Jujubier. Elles renferment aussi souvent des matières colorantes dont plusieurs sont utilisées dans l'industrie.

BAIES DE NERPRUN

Origine. — Ce sont les fruits du *Rhamnus catharticus* L., arbuste épineux qui croît à l'état sauvage dans la plus grande partie de l'Europe, dans l'Asie moyenne et le nord de l'Afrique et qui a été naturalisé dans le nord de l'Amérique. On ne les emploie guère qu'à l'état frais.

DESCRIPTION. — Fraîches, les **baies de nerprun** sont globuleuses, de la grosseur d'un pois, noires et luisantes à leur maturité. Elles portent

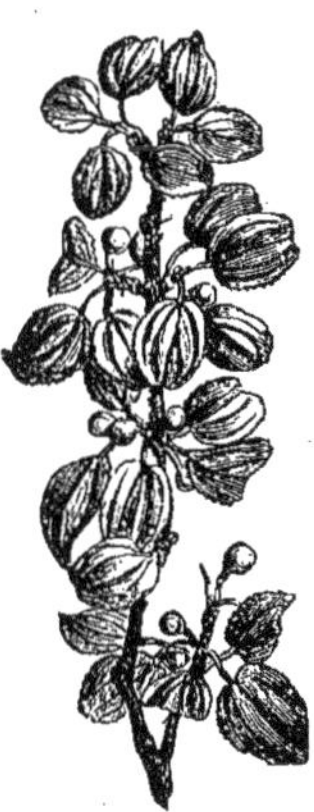

Fig. 1104.
Nerprun.

à leur sommet les restes du style et à leur partie inférieure un réceptacle discoïde, qui représente les traces du calice. L'épicarpe violet noirâtre recouvre un sarcocarpe pulpeux, rempli d'un suc brun verdâtre et qui entoure quatre noyaux monospermes, de consistance parcheminée. Ces noyaux convexes sur le dos, se réunissent au centre du fruit par des surfaces planes formant entre elles un angle très marqué. Chacun d'eux renferme une graine dressée et marquée d'un long sillon sur la face dorsale. Les baies desséchées qu'on rencontre parfois dans les droguiers sont obscurément quadrangulaires, ou irrégulièrement bosselées et profondément sillonnées à leur surface.

Au moment de sa préparation, le suc de nerprun est vert; il a une réaction acide, une saveur douceâtre d'abord, puis amère et désagréable, une odeur repoussante. Il prend une teinte rouge avec les acides, jaune avec les alcalis.

STRUCTURE MICROSCOPIQUE. — L'épicarpe est formé de petites cellules tabulaires renfermant une matière colorante violette; le mésocarpe montre : extérieurement plusieurs rangées de cellules allongées dans la direction tangentielle, remplies de chlorophylle et dans le reste de son épaisseur un parenchyme lâche à larges cellules renfermant, outre la chlorophylle, des vésicules d'un rouge violacé, qui sont colorées en bleu par les alcalis.

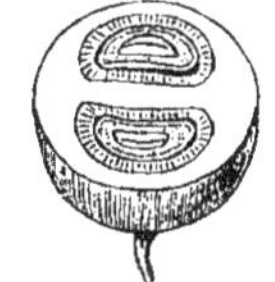

Fig. 1105.
Baie de Nerprun.
Coupe transversale.

COMPOSITION CHIMIQUE. — La plupart des travaux chimiques entrepris sur les baies de nerprun ont eu pour but principal d'isoler et de caractériser les matières colorantes qu'elles renferment. Winckler (1849) en a retiré une matière très amère, incristallisable, la *Rhamno-cathartine*. Outre la matière colorante jaune désignée sous les noms de *Rhamnine* (Fleury), *Rhamnétine* (Galletly), *Chrysorhamnine* (Schutzenberger), M. Lefort (1866) a isolé des baies de nerprun un isomère de cette substance qu'il a nommé *rhamnégine*. Après M. Lefort, M. Schutzenberger a repris l'étude chimique du suc de nerprun, sans toutefois se préoccuper de la nature du principe actif.

Usages. — Les baies de nerprun ne sont pas employées à l'état naturel : elles servent seulement à préparer le suc de nerprun qui, après fermentation, est transformé en sirop, qu'on prescrit fréquemment comme purgatif dans la médecine vétérinaire.

Les baies des *R. Frangula* L., *R. Alaternus* L., *R. alpinus* L. et *R. infectorius* L. pourraient sans inconvénient être substituées à celles du *R. catharticus* L. pour la préparation du suc de nerprun.

ÉCORCE DE CASCARA SAGRADA

Origine. — Cette écorce est fournie par le *Rhamnus Purshiana* DC. (*R. alnifolia* Pursh., *Frangula Purshiana* Coop.) qui habite les côtes américaines de l'océan Pacifique et surtout la Californie, où elle est désignée sous le nom de **Cascara sagrada** (écorce sacrée).

Description. — Elle se présente en fragments cintrés de longueur variable et mesure 2 millimètres d'épaisseur. La surface extérieure est constituée par un suber blanc grisâtre, généralement lisse, parfois assez rugueux, fréquemment recouvert par places de lichens foliacés. Ce suber peu adhérent découvre, en se détachant, le parenchyme cortical, qui offre une teinte brun violet, brun rougeâtre ou brunâtre. La face interne est brun jaunâtre, finement striée dans le sens longitudinal. La cassure, courte dans les couches externes, est fibreuse dans les couches internes ; la section transversale examinée à la loupe est striée radialement dans la partie libérienne, et présente dans la partie extérieure, qui est plus foncée en couleur, de fines ponctuations blanches. L'odeur de cette écorce est nulle : sa saveur est amère.

Structure microscopique (fig. 1106). — Suber (*s*) assez épais, formé de plusieurs rangées de cellules tabulaires aplaties et disposées en files radiales. Parenchyme cortical (*pc*) assez développé, à cellules allongées dans la direction tangentielle, riche en cristaux d'oxalate de chaux et en cellules scléreuses ; celles-ci sont munies de parois fort épaisses et canaliculées ; elles sont réunies en groupes irréguliers, plus ou moins volumineux ; les cristaux d'oxalate de chaux affectent deux formes distinctes : les uns prismatiques sont surtout localisés autour des groupes scléreux ; les autres étoilés sont dispersés sans régularité dans toute l'épaisseur du parenchyme cortical. — Liber (*l*) assez épais formé d'un tissu dense de cellules disposées régulièrement en longues files radiales ; ce liber est caractérisé par la présence d'un grand nombre de fibres à parois épaisses, qui sont réunies en faisceaux assez

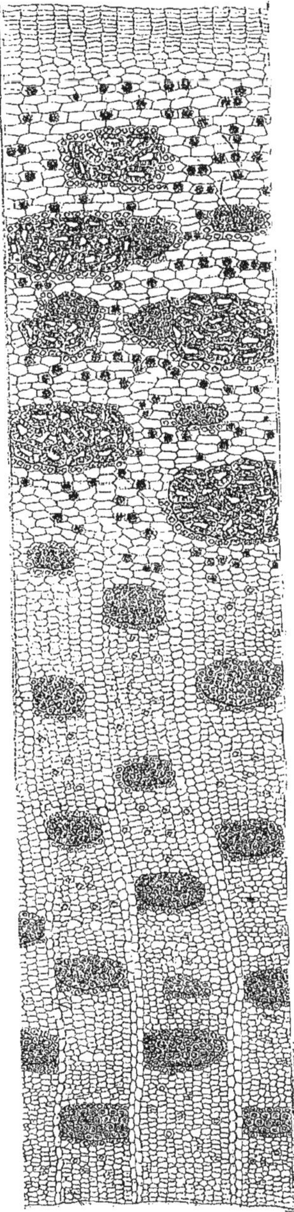

Fig. 1106.
Ecorce de *Cascara Sagrada*.

gros. Il est sillonné par des rayons médullaires étroits, formés d'une ou de deux rangées de cellules ; il contient des cristaux prismatiques qui sont surtout très nombreux autour des faisceaux fibro-libériens.

La présence de nombreuses fibres bordées de cellules cristalligènes, l'existence et la forme des éléments scléreux, et des deux espèces de cristaux, permettront de constater l'identité de la poudre de *Cascara sagrada* (fig. 1105).

Composition chimique. — Cette écorce a été analysée par Prescott (1879) qui en a retiré trois résines, l'une rouge, l'autre brune, la dernière jaune, un corps cristallisable, des acides tannique, oxalique et malique, une huile grasse, une huile volatile. Selon Limousin (1885) les résines signalées par Prescott ne sont que des dérivés de l'acide chrysophanique contenu en assez grande proportion dans cette écorce — Wenzel en a retiré un glucoside de couleur rouge orange foncé, qui diffère complètement de la franguline et de l'émodine. — Meyer et Leroy Webber (1888) en ont isolé un ferment, un glucoside et des résines.

D'après Leprince (1892) cette écorce doit ses propriétés physiologiques à un principe bien défini la *Cascarine*. Ce principe se présente sous forme d'aiguilles prismatiques, d'un jaune orange, variable suivant le degré d'hydratation ; il est inodore, insipide, soluble en rouge pourpre foncé dans la potasse, insoluble dans l'eau, soluble dans l'alcool pur, peu soluble dans le chloroforme ; sa formule est $C^{12} H^{10} O^5$. — Soumis à l'action de la chaleur il brunit vers 200°, fond en se décomposant à 300° et laisse un résidu charbonneux.

Usages. — L'écorce de Cascara sagrada est un médicament très utile pour combattre la constipation ; elle s'administre ordinairement en poudre, en pilules ou cachets, à la dose de 25 centigrammes. — En Amérique on l'emploie plus souvent sous forme d'extrait fluide, à la dose de 30 à 40 gouttes, comme fébrifuge.

Le *R. Californicus*, Eschs. est un petit arbre assez abondamment répandu en Californie, dans la vallée du Sacramento. Son écorce consti-tue chez les pâtres et les cultivateurs de cette région un remède populaire contre la constipation. L'écorce du *R. croceus*, qui croît dans les mêmes régions, y est uti-lisée comme tonique et un peu laxative ; à doses élevées, elle est cathartique, mais ne produit pas l'effet énergique des espèces précédentes.

Le *R. Wightii* W. et Arn. est un arbuste qui habite toutes les parties les plus élevées des mon-tagnes occidentales de Madras, de Bombay et de Ceylan. Son écorce, décrite et analysée par David Hooper (*Pharmac. Jour-nal*, [3], XVIII, p. 681, 1888)

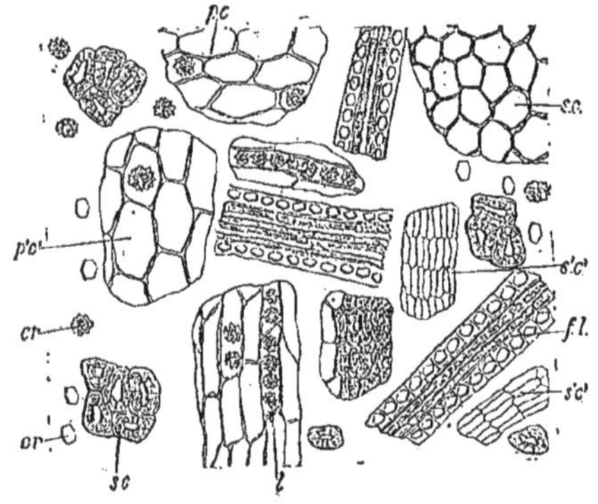

Fig. 1107. — Poudre de Cascara Sagrada.

sc, suber vu de face. — *s'c'*, suber vu en travers. — *pc.*, *p'c'*, parenchyme cortical. — *l*, liber. — *fl*, fibres libériennes. — *cr*, cristaux.

est fréquemment employée dans l'Inde comme tonique, astringente et désobstruante.

Le *Colletia spinosa* Lam (*C. horrida* W.) est un arbre épineux qui croît au Chili et au Brésil, où son bois est employé comme fébrifuge.

ÉCORCE DE BOURDAINE

C'est l'écorce du *Rhamnus Frangula* L., arbrisseau sans épines qui croît dans la plupart de nos bois.

DESCRIPTION. — **L'Écorce de Bourdaine** se présente en fragments cintrés ou en tuyaux de longueur et de largeur variables, et d'une épais-seur de 1/2 à 1 millimètre. La surface extérieure, d'une teinte gris brun ou gris noirâtre, est marquée de rides longitudinales peu profondes, parsemée d'un très grand nombre de lenticelles grises plus ou moins larges ; la face interne d'un brun cannelle est très finement striée dans le sens longitudinal ; la cassure est courte, peu fibreuse ; la saveur est amère et astringente.

STRUCTURE MICROSCOPIQUE (fig. 1107). — Suber assez épais, à cellules tabulaires colorées en brun ; parenchyme cortical à cellules polyédriques, dans lequel on observe des cristaux étoilés d'oxalate de chaux et des glandes mucilagineuses ; liber à cellules régulièrement disposées en files radiales, caractérisé par la présence d'un grand nombre de fibres à parois très épaisses, réunies en faisceaux allongés tangentiellement, de grosseur irrégulière.

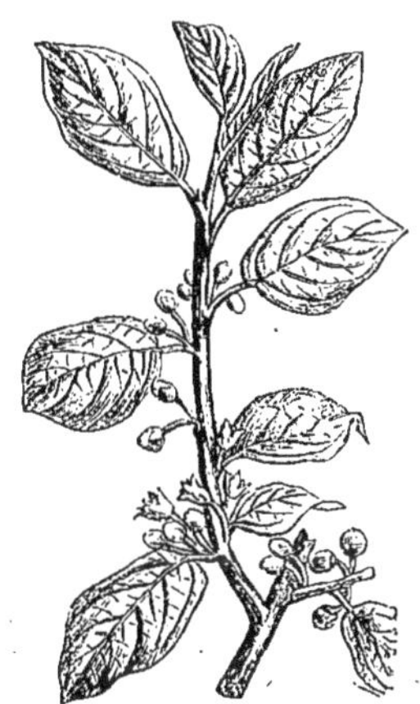

Fig. 1108. — *Rhamnus Frangula.*

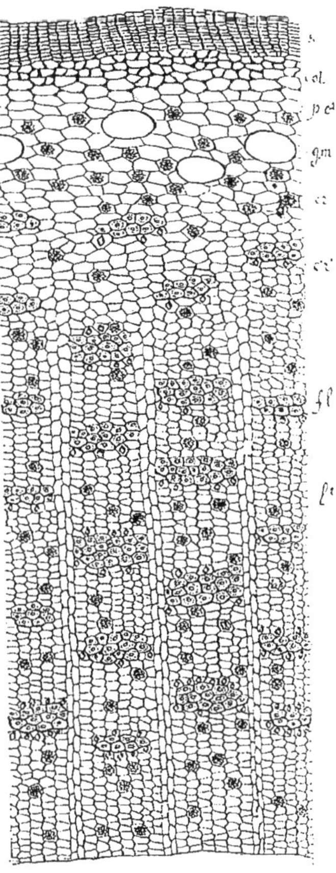

Fig. 1109. — Ecorce de Bourdaine.

Ce liber riche en cristaux étoilés est sillonné par des rayons médullaires étroits formés de 2 à 3 rangées de cellules.

COMPOSITION CHIMIQUE. — Binswanger (1850) avait extrait de l'écorce de Bourdaine une matière colorante jaune décrite par Buchner (1853) sous le nom de *rhamnoxanthine*. Cette matière a été étudiée successivement par Casselmann (1857) sous le nom de *franguline*, et par Kubly (1866) sous le nom d'*avornine*. Faust (1872) regarde ce dernier corps comme de la franguline impure et donne à l'acide qui résulte de son dédoublement le nom d'acide *frangulique*. Schwabe (1888) a repris l'étude chimique de la franguline et fixé sa composition : $C^{21}H^{20}O^9$. Suivant ce dernier, ce glucoside se dédoublerait en *rhamnodulcite* et en *émodine*, identique avec celle de la rhubarbe. — Thorpe et Bobinson[1] (1893) ont décrit un procédé qui permet d'obtenir la franguline pure et cristallisée.

Usages. — L'écorce de Bourdaine est employée comme purgative à la dose de 15 à 30 grammes en décoction dans 500 grammes d'eau. A l'état frais elle est éméto-cathartique. En Russie sa décoction constitue un remède des plus populaires contre le mal de dents.

JUJUBES

Origine. — Les **Jujubes** sont les fruits du *Zizyphus vulgaris* Lam. (*Rhamnus Zizyphus* L.), arbre d'origine syrienne, cultivé dans toute la région méditerranéenne. La Provence et les îles d'Hyères fournissent une grande partie des Jujubes des pharmacies.

Description. — Les Jujubes sèches sont ovoïdes ou oblongues ; elles ont en moyenne 2 centimètres de longueur et 1 centimètre de largeur. L'épicarpe rougeâtre ou brunâtre est coriace, résistant, profondément ridé ; il recouvre un sarcocarpe assez épais, pulpeux, dont la chair sucrée et légèrement mucilagineuse est jaunâtre et dépourvue d'odeur. Au centre de ce sarcocarpe existe un noyau oblong, allongé, terminé en pointe et divisé en deux loges inégales, dont une a d'ordinaire complètement avorté. Ce noyau contient une seule graine allongée ayant, sous un albumen charnu et huileux, un embryon assez gros. Les Jujubes ont une saveur douce et agréable.

Composition chimique. — Ces fruits renferment un acide cristallisable, appelé *acide zizyphique* par Latour, du tannin, de la gomme et du sucre.

Usages. — Les Jujubes sont employées comme émollientes et béchiques. Elles font partie des fruits pectoraux du Codex et servent à préparer la pâte de Jujubes.

En Orient et dans le Midi de la France on les mange à l'état frais ; elles ont alors une chair ferme, d'une saveur fort appréciée.

Les fruits du *Z. Lotus* Lam., qui est très répandu en Tunisie, sont parfois substitués à nos Jujubes, dont ils possèdent d'ailleurs toutes les propriétés.

En Chine et dans l'Inde on utilise comme pectoraux les fruits du *Rhamnus Jujuba* L. Les feuilles de cette espèce constituent à Maurice un remède populaire contre l'asthme et l'oppression.

[1] Thorpe et Bobinson. *La franguline.* Bull. Soc. Chim. Paris, avril 1893.

Le *Paliurus australis* Rœm. et Schult (*Rhamnus Paliurus* L., *Zizyphus Paliurus* W.) est un arbre qui croît dans le midi de la France. Ses feuilles y sont utilisées pour activer la sécrétion des vésicatoires.

Le genre *Ceanothus* renferme aussi quelques espèces utiles que nous devons mentionner : le *Ceanothus reclinatus* Lherit. (*Colubrina reclinata* Brong.) fournit l'écorce connue aux Antilles sous le nom de *Palo mabi* et au Brésil sous le nom de *Palo amargo*. Cette écorce, qui a été analysée d'abord par Stanislas-Martin [1] et plus récemment par MM. W. Elborne et Wilson [2] doit ses propriétés physiologiques à un glucoside de nature résineuse. Elle est employée dans les Antilles françaises comme fébrifuge et antidysentérique, et sert à préparer une bière antiscorbutique qu'on utilise communément en Amérique contre les maladies de foie. Le *Palo mabi* est réputé aux Etats-Unis astringent, expectorant et antispasmodique.

L'écorce de la racine du *C. americanus* L. est inscrite dans la pharmacopée des Etats-Unis comme médicament tonique et astringent, à la dose de 0,60 à 2 grammes. — Les Indiens Chérikoes l'emploient fréquemment contre la gonorrhée et la syphilis. Ils utilisent la décoction des feuilles comme antidysentérique et comme succédané du thé. — L'étude chimique de l'écorce du *C. americanus* a été faite tout récemment par Franck C. Gerlach [3]. Les feuilles ont été étudiées au même point de vue par John A. Buckner [4].

[1] *Journal de Ph. et de Chimie*, [4], XXX, p. 408, 1879.

[2] *Pharmac. Journal and Transact.*, [3], XV, p. 831, 1885.

[3] *Amer Journal of Pharm.*, 1891, p. 332.

[4] *Amer Journ. of Pharm.*, 1891, p. 428.

CÉLASTRINÉES

Arbustes ou arbrisseaux à feuilles alternes, rarement opposées, munies de deux stipules caduques. Fleurs axillaires disposées en cymes. Calice à 4 ou 5 divisions imbriquées. Corolle à 4 ou 5 pétales plans légèrement charnus. Étamines alternes avec les pétales. Ovaire toujours libre, à 3 ou 4 loges, contenant un ou plusieurs ovules superposés. Fruit capsulaire à 3 ou 4 loges, s'ouvrant au moyen de valves septifères sur le milieu de leur face interne.

CARACTÈRES ANATOMIQUES. — Pas de poils tecteurs ni de poils glanduleux. Stomates entourés par 4 ou 5 cellules n'ayant pas de direction ni de forme régulière. Cristaux étoilés. Mésophylle hétérogène asymétrique. Système libéro-ligneux représenté par un cordon arqué recouvert par un liber très riche en cristaux. Pas de glandes internes ni de vaisseaux laticifères.

Les Célastrinées ont à peu près la même distribution géographique que les Rhamnées. Les espèces du genre *Evonymus* occupent principalement les régions tempérées de l'hémisphère boréal ; celles du genre *Celastrus* sont répandues dans toute la zone tropicale et subtropicale ; les autres genres sont localisés pour la plupart dans l'hémisphère austral.

Ce sont des plantes généralement riches en principes amers et astringents, auxquels se trouvent associés parfois des substances âcres, qui leur communiquent des propriétés purgatives ou émétiques, dont la médecine européenne commence à tirer parti. Le groupe des Célastrées renferme des plantes actives et suspectes qui sont surtout employées dans l'Amérique septentrionale. Le Catha (*Catha edulis*) que les Arabes cultivent avec soin se distingue par ses propriétés excitantes, qui le rapprochent de la Coca.

ÉCORCE D'EVONYMUS ATROPURPUREUS

ORIGINE. — L'*Evonymus atropurpureus* Jacq. croît dans le nord-ouest de l'Amérique du Nord où il est connu sous les noms de *Wahoo, Burningbush*, *Spindle tree*. Il fournit à la matière médicale l'écorce de sa racine.

DESCRIPTION. — Cette écorce se présente en fragments plats, cintrés ou enroulés, irréguliers dans leur longueur et leur largeur, d'une épaisseur de 0^{mm},8 à 1 millimètre. La surface extérieure est

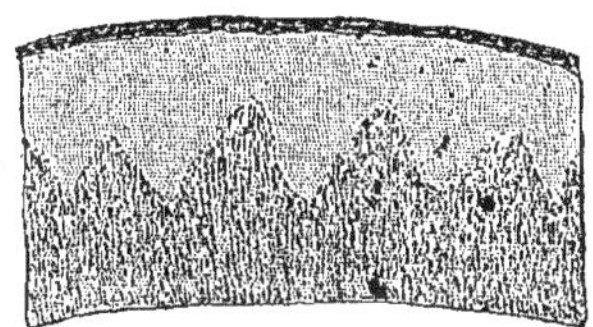

Fig. 1110. — Écorce d *Evonymus* (racine).
Section transversale.

constituée par un suber blanc grisâtre lisse, ou très largement striée dans le sens longitudinal, et d'apparence fongueuse ; aussi se laisse-t-elle facilement entamer par l'ongle. La surface interne, d'une teinte blanc grisâtre, est très finement striée. La cassure est nette. La section transversale (fig. 1110) présente en dessous du suber, qui est très épais, un parenchyme cortical blanc dans lequel le liber, d'une teinte brun jaunâtre, pénètre sous forme de coins très apparents et assez larges. Cette écorce est inodore ; elle a une saveur âcre et amère.

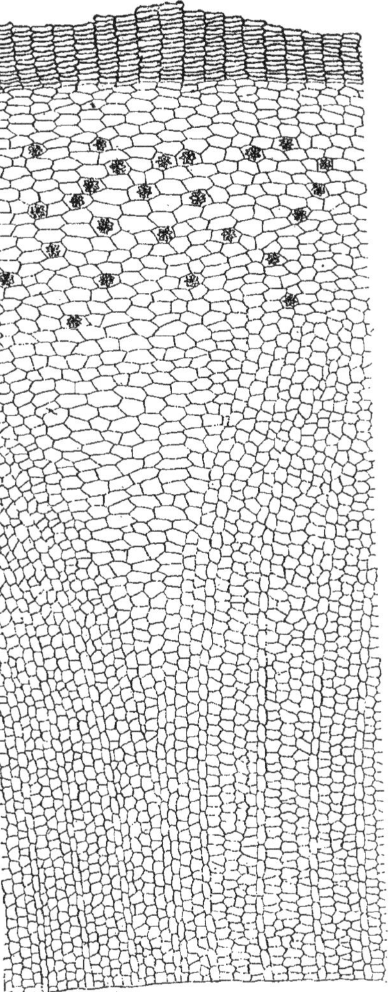

Fig. 1111.
Écorce d'*Evonymus atropurpureus* (racine).
Structure anatomique.

Structure anatomique (fig. 1111). — Suber très épais, formé d'une très grande quantité de rangées de cellules tabulaires aplaties, disposées en plusieurs couches. Parenchyme cortical, composé de cellules allongées tangentiellement, dont un grand nombre renferme des cristaux étoilés d'oxalate de chaux ; dans l'épaisseur de ce parenchyme on observe de nombreuses cellules renfermant une résine brune. Liber formé d'un parenchyme plus dense à cellules irrégulières, assez régulièrement superposées. Ce liber renferme aussi des cellules résineuses et ne contient que très peu ou même pas d'oxalate de chaux ; il est divisé en plusieurs faisceaux cunéiformes très larges qui sont à leur tour sillonnés par d'étroits rayons médullaires formés d'une seule rangée de cellules allongées radialement; quelques-unes de ces cellules contiennent aussi de la résine. Le liber et le parenchyme cortical de cette écorce sont gorgés d'amidon.

Composition chimique. — Wenzell a retiré de cette écorce : un glucoside particulier cristallisable (*évonymine*), de l'asparagine, de la pectine, de l'albumine, du glucose, de l'amidon, une huile fixe, de la cire, quatre résines différentes; des acides malique, citrique, tartrique et un acide particulier : l'acide *évonique*.

Les produits américains, désignés sous les noms d'*Evonymines brunes*, *Evonymines liquides*, *Evonymines vertes*, présentent entre eux beaucoup de différences dans leurs propriétés et leur aspect. Ce sont des extraits hydroalcooliques d'écorces de racines ou de tiges. M. Thibault[1], qui a eu fréquemment l'occasion de les examiner, a décrit leurs caractères et a proposé des moyens qui permettent d'obtenir des produits toujours identiques et qui ne le cèdent en rien pour l'activité et l'aspect aux extraits américains.

L'*évonymine brune*, qui est généralement la plus employée, se présente sous forme d'une poudre gris brunâtre, très hygrométrique, d'une saveur particulière, déterminant une salivation abondante. Elle est soluble dans l'eau, qu'elle colore en brun foncé, peu soluble dans l'alcool et l'éther ; elle se colore en brun foncé avec le perchlorure de fer et réduit fortement la liqueur cupro-potassique.

Usages. — L'évonymine brune provoque une notable hypersécrétion biliaire. Administrée à la dose de 5 à 15 centigrammes, répétée tous les soirs pendant quelque temps, elle paraît être un remède très efficace pour combattre la constipation opiniâtre et les affections morbides qui en sont la conséquence.

[1] P. Thibault. *De l'Evonymine et de sa préparation.* (J¹ de Ph. et de Chimie, août 1883.)

Ces propriétés physiologiques se retrouvent à des degrés différents dans l'*E. americanus* Jacq., autre espèce commune dans l'Amérique du Nord, et dans l'*E. tingens* Walt., qui est utilisé dans l'Inde contre les ophtalmies.

Le Fusain d'Europe (*E. Europœus* L.) est une espèce très commune dans nos jardins, où on le cultive pour son feuillage, toujours vert. La décoction de son écorce et de ses graines est d'un usage populaire comme parasiticide. Le bois calciné en vases clos est utilisé pour la préparation de la poudre et des crayons dits *fusains*.

CATHA EDULIS

ORIGINE. — Le *Catha edulis* Forskal (*C. Forskalii* Richard, — *Trigonotheca serrata* Hochst. — *Celastrus Tsaad* Ferret et Gal. — *C. edulis* Vahl) est une espèce qui constitue à elle seule le genre *Catha*. La première notion que l'on possède sur elle est due au botaniste suédois Forskal. Elle croît abondamment dans la région du caféier, dans les montagnes du sud de l'Yemen, dans les districts montagneux de Saber, en Abyssinie et dans le Shoa. Elle est désignée dans ces diverses régions sous les noms de *Cat*, *Tschat* et *Tsat*. Le docteur Quantin Dillon l'a fait connaître sous le nom de *Thé des Abyssins*.

RÉCOLTE. — Cette plante est, dans toute l'Arabie heureuse l'objet d'une culture très soignée. Plantée par boutures, on la laisse croître trois ans sans y toucher, en ayant seulement la précaution de nettoyer, de fumer et d'arroser le terrain. Au bout de ce temps, on la dépouille de toutes ses feuilles en réservant uniquement quelques bourgeons qui, l'année suivante, se développent en jeunes pousses, que l'on met en bottes, et qui sont vendues sous le nom de *Cat moubarreh;* c'est la qualité inférieure. L'année suivante, sur les branches ainsi tronquées poussent de nouveaux bourgeons qui sont cueillis et vendus sous le nom de *Cat methani*, ou de seconde année ; c'est la sorte la plus estimée. L'arbre se repose ensuite pendant trois années, après lesquelles on recommence de nouveau la taille.

Les indigènes de l'Yémen récoltent ordinairement les tiges avec les feuilles, les font sécher avec soin et les réunissent en petites bottes serrées de différentes grandeurs. La forme et la dimension de ces bottillons, sont pour les Arabes les signes de leur qualité ; les meilleurs ont, dit-on, 0^m,20 à 0^m,40 de longueur sur 0^m,07 à 0^m,08 de largeur. Chacun d'eux renferme une quarantaine de tiges minces portant leurs feuilles et attachées avec des lanières d'écorces.

C'est surtout à Aden, à l'entrée de la mer Rouge, que se fait le commerce de Catha, qui tend à prendre une extension considérable. Il en arrive chaque année, dans ce port, 1400 à 1500 charges de chameaux.

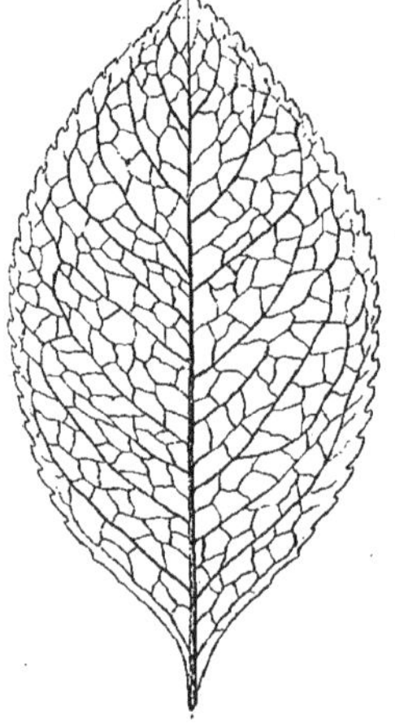

Fig. 1112.
Feuille de *Catha edulis*.

De là, le Catha est exporté dans le nord-est de l'Afrique et surtout sur la côte des Somalis.

DESCRIPTION. — Les feuilles (fig. 1112) sont opposées au sommet des rameaux, parfois aussi alternes à leur base, pourvues d'un pétiole de 5 à 10 millimètres de longueur. Le limbe est coriace, glabre, oblong, lancéolé ; il offre des dimensions très variables ; il mesure en moyenne de 8 à 11 centimètres de longueur sur 5 centimètres de largeur. Entier seulement vers la base, son bord présente sur le reste de son étendue de courtes dents mousses ; à l'état frais, ces feuilles sont d'un beau vert foncé, luisant sur la face inférieure. La nervure médiane, qui est très proéminente sur cette dernière, est rougeâtre ; elle donne naissance à des nervures secondaires qui se détachent sous un angle de 45° et se rejoignent en courbes douces à une faible distance du bord, après avoir donné naissance à des nervures tertiaires qui forment un réseau à mailles assez larges. Froissées entre les mains, ces feuilles n'exhalent aucune odeur ; quand on les mâche, elles produisent une sécrétion de salive assez abondante et laissent dans la bouche une saveur astringente.

STRUCTURE MICROSCOPIQUE. — L'épiderme (fig. 1113) est formé de cellules sinueuses ; il est dépourvu de poils, recouvert par une cuticule lisse et présente sur sa face inférieure seule des stomates et des cristaux. Les stomates sont entourés généralement par trois cellules. Les cristaux sont étoilés, rarement isolés, mais presque toujours groupés et renfermés dans deux ou trois petites cellules contiguës ;

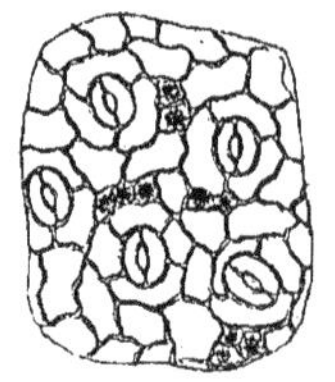

Fig. 1113. — Feuille de *Catha edulis*.

Epiderme inférieur.

l'importance de ce dernier caractère ne doit pas être négligée.

Le mésophylle est hétérogène, asymétrique, constitué dans sa partie supérieure par deux assises de cellules disposées en palissade et dans le reste de son épaisseur par un tissu lacuneux formé de cellules rameuses, présentant des formes variables. Ce mésophylle est dépourvu de glandes internes ; il contient des cellules cristalligènes qui sont abondantes surtout immédiatement en dessous de l'assise en palissade.

La nervure médiane est biconvexe; son épiderme est recouvert par une cuticule assez épaisse et lisse. Le tissu fondamental est formé de cellules arrondies contenant de la chlorophylle dans sa partie supérieure et très riche en cristaux localisés en dessous de l'épiderme inférieur.

Le système libéro-ligneux est représenté par un cordon ligneux arqué dont les extrémités se recourbent sans se rejoindre. Ce cordon formé de vaisseaux, de trachées et de fibres disposés en files radiales

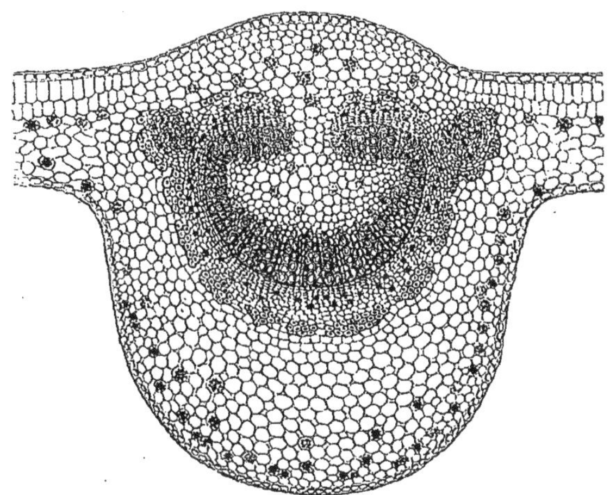

Fig. 1114. — Feuille de *Catha edulis.*
Nervure médiane.

est recouvert par un liber mou cristalligène et par un péricycle fibreux disposé en îlots. Dans sa partie supérieure ce cordon principal est bordé sur chacun de ses côtés par un petit faisceau libéro-ligneux qui a la même structure que lui. Ces faisceaux secondaires ne se montrent pas sur toutes les sections pratiquées dans la nervure principale ; et quand ils existent ils sont plus ou moins éloignés du cordon principal. Leur présence et leur écartement dépendent de la hauteur à laquelle on a pratiqué les sections dans la nervure médiane.

Les rameaux grêles qui accompagnent les feuilles de Catha présentent la structure suivante (fig. 1415) :

L'épiderme (*e*) est formé d'une rangée de cellules à paroi extérieure épaisse et colorée ; le parenchyme cortical (*pc*) est formé, dans sa partie extérieure, de trois ou quatre rangées de cellules polygonales allongées tangentiellement, assez serrées, et dans le reste de son épaisseur de cellules arrondies laissant entre elles des méats plus ou moins larges ; beaucoup de ces cellules contiennent des cristaux d'oxalate de chaux étoilés. En dessous de l'endoderme (*end*) existe le péricycle (*per*) représenté par des îlots de fibres à parois épaisses et nacrées ; viennent ensuite le liber (*l*) assez épais, cristalligène, formé de cellules disposées en files radiales, puis le bois (*b*) constitué à l'intérieur par des trachées et dans le reste de son épaisseur par des vaisseaux disséminés dans un tissu de fibres à parois épaisses ; ce bois est sillonné par des rayons médullaires étroits. Le centre de la tige est occupé par la moelle (*m*), qui contient des cristaux d'oxalate de chaux.

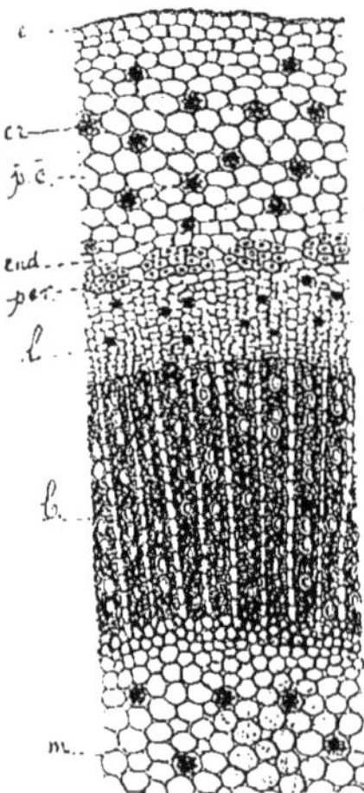
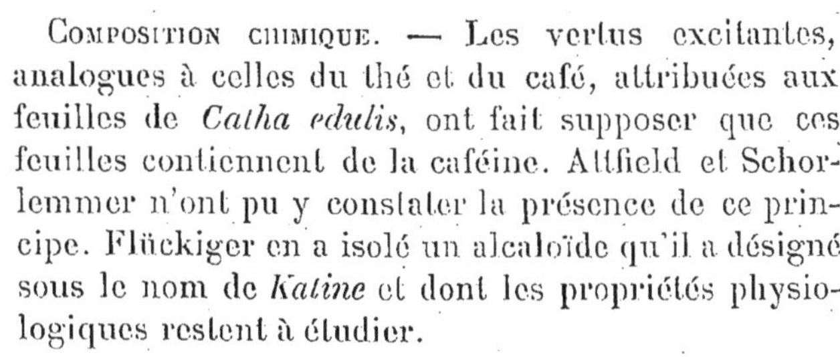
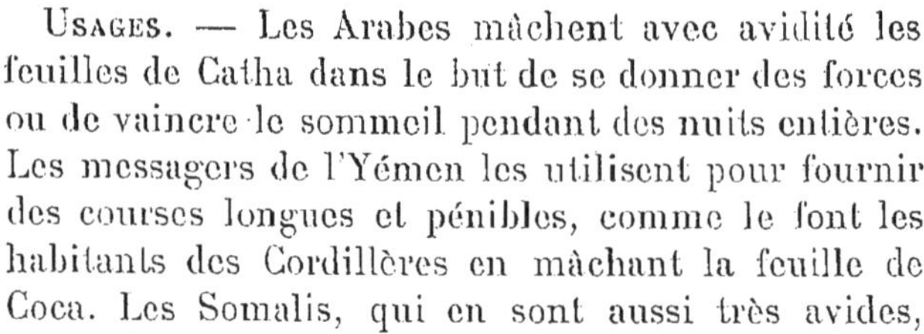
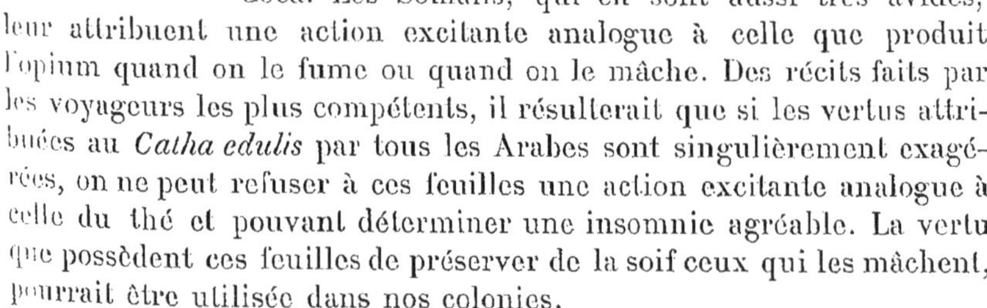

Fig. 1115.
Tige de *Catha edulis*.

Composition chimique. — Les vertus excitantes, analogues à celles du thé et du café, attribuées aux feuilles de *Catha edulis*, ont fait supposer que ces feuilles contiennent de la caféine. Attfield et Schorlemmer n'ont pu y constater la présence de ce principe. Flückiger en a isolé un alcaloïde qu'il a désigné sous le nom de *Katine* et dont les propriétés physiologiques restent à étudier.

Usages. — Les Arabes mâchent avec avidité les feuilles de Catha dans le but de se donner des forces ou de vaincre le sommeil pendant des nuits entières. Les messagers de l'Yémen les utilisent pour fournir des courses longues et pénibles, comme le font les habitants des Cordillères en mâchant la feuille de Coca. Les Somalis, qui en sont aussi très avides, leur attribuent une action excitante analogue à celle que produit l'opium quand on le fume ou quand on le mâche. Des récits faits par les voyageurs les plus compétents, il résulterait que si les vertus attribuées au *Catha edulis* par tous les Arabes sont singulièrement exagérées, on ne peut refuser à ces feuilles une action excitante analogue à celle du thé et pouvant déterminer une insomnie agréable. La vertu que possèdent ces feuilles de préserver de la soif ceux qui les mâchent, pourrait être utilisée dans nos colonies.

Le genre *Celastrus* fournit encore quelques espèces utiles parmi lesquelles nous mentionnerons :

Le *Celastrus paniculatus* W. (*C. nutans* Roxb. — *C. Rothianus* DC.), espèce indienne qui croît dans les montagnes du Mysore et du Cocan. Ses graines considérées comme stimulantes et aphrodisiaques, sont employées à l'intérieur et à l'extérieur contre les rhumatismes, la goutte, la paralysie. Distillées avec du benjoin, des clous de girofles et des muscades, elles donnent une huile empyreumatique employée pour combattre le *beriberi ;*

Le *C. Senegalensis* Lam., qui croît dans la Sénégambie, où l'on emploie son écorce et ses racines comme purgatives ;

Le *C. scandens* L., espèce grimpante qui croît dans l'Amérique du Nord, et dont l'écorce est employée comme émétique, évacuante et narcotique ;

Le *C. macrocarpus* R. et Pav., qui habite le Pérou ; ses bourgeons sont alimentaires et ses graines fournissent une huile comestible ;

Le *C. Fournieri* Panch. et Seb., espèce de la Nouvelle-Calédonie où l'on utilise le fruit comme aliment ; son bois très beau, d'un grain fin et serré, est employé dans l'ébénisterie ;

Le *C. obscurus* Rich. qui habite l'Abyssinie, où il est utilisé comme tonique amer. Dragendorff a retiré de ses feuilles un glucoside amer, la *Célastrine.*

Au groupe des Célastrinées se rattache : le genre *Elæodendron*, qui renferme plusieurs espèces intéressantes parmi lesquelles nous mentionnerons : l'*Elæodendron Roxburghii* W. et Arn. (*Nerveja dichotoma* Roxb.) qui est répandu dans toutes les régions tropicales et surtout dans l'Inde, où les naturels utilisent les feuilles sèches comme sternutatoires ; l'écorce de la racine est considérée comme un poison assez actif et employée souvent dans un but criminel ; l'*E. croceum* DC., espèce originaire du Cap où elle est utilisée comme alexitère.

ILICINÉES

Arbres ou arbrisseaux à feuilles alternes ou opposées, coriaces, persistantes, glabres, à dents quelquefois épineuses. Fleurs solitaires ou diversement groupées à l'aisselle des feuilles. Calice à 4 ou 5 sépales très petits, imbriqués. Corolle comprenant autant de pétales, parfois soudés à leur base. Étamines alterni-pétales insérées directement sur le réceptacle ou à la base de la corolle gamopétale. Ovaire libre épais, tronqué, à 2-6 loges uniovulées. Fruit charnu, renfermant de 2 à 6 nucules indéhiscents. Graine composée d'un petit embryon homotrope placé à la base d'un albumen charnu.

CARACTÈRES ANATOMIQUES. — Pas de poils tecteurs, ni de poils glanduleux. Stomates entourés de 4 ou 5 cellules sans direction régulière. Épiderme cristalligène, protégé par une cuticule très épaisse. Mésophylle hétérogène asymétrique. Cristaux d'oxalate de chaux généralement étoilés (*Ilex*), ou rhomboédriques (*Prinos*). Système libéro-ligneux représenté par un cordon ligneux, dont les deux extrémités se recourbent supérieurement sans se rejoindre, recouvert par un liber mou et par un péricycle fibreux disposé en étoiles. Pas de glandes internes, ni de vaisseaux laticifères.

Rares en Europe et en Asie, les Ilicinées sont assez abondamment répandues dans l'Amérique septentrionale et équatoriale et au Cap de Bonne-Espérance.

Toutes les plantes de cette famille renferment un principe amer, auquel se trouve associé une résine aromatique, qui, suivant sa nature et ses proportions, leur communique des propriétés diverses ; quelques-unes sont diurétiques, diaphorétiques et peuvent à haute dose remplacer l'ipécacuanha ; tel est *Ilex vomitoria*, le vomitif habituel des sauvages de l'Amérique septentrionale. — La présence de la caféine dans les feuilles du Maté leur communique des propriétés excitantes, qui sont depuis fort longtemps utilisées dans l'Amérique du Sud, où l'infusion de ces feuilles constitue la boisson chaude la plus habituelle.

MATÉ

Thé du Paraguay.

Origine. — Sous les noms de **Maté, Thé du Paraguay, des Missions, des Jésuites**, on désigne une poudre plus ou moins grossière qui au Paraguay, dans la République Argentine, au Chili, au Pérou, en Bolivie et dans les provinces brésiliennes du Sud, est employée depuis fort longtemps déjà pour préparer une boisson stimulante d'un usage journalier et devenu indispensable.

Cette poudre est préparée avec les feuilles broyées après un léger grillage et les sommités toutes jeunes de plusieurs espèces de Houx (*Ilex*), mais plus spécialement de l'espèce décrite pour la première fois en 1826 par Saint-Hilaire, sous les noms d'*Ilex Mate* ou de *I. Paraguayensis*. Dans les districts centraux du Paraguay, cette espèce est particulièrement abondante ; ce sont, d'après Martius, ses seules feuilles qui entrent dans la préparation du Maté. Il en est de même de celui qui est préparé dans la République Argentine.

L'origine du Maté brésilien est plus complexe. Les recherches de Miers et de Léandro, directeur du jardin botanique de Rio-de-Janeiro, confirmées par Bonpland, ont démontré que six espèces d'Ilicinées concourent à la préparation de cette sorte commerciale, ce sont : 1° l'*Ilex theezans* Bonpl. qui croît dans le Paraguay, dans l'Entre-Rio et au Brésil ; 2° l'*I. ovalifolia* qui croît dans les environs de Rio-Pardo ; 3° l'*I. amara* Bonpl., qui habite les montagnes de Santa-Cruz et les forêts de la province de Parana ; 4° l'*I. crepitans* Bonpl. qu'on rencontre dans l'intérieur de Santa Cruz et sur les bords du Para ; 5° l'*I. gigantea* Bonpl. qui croît sur les bords du Parana ; 6° l'*I. Humbolliana* Bonpl. qui habite la province de Rio Grande do Sul.

Récolte et préparation. — La récolte du Maté commence en décembre et se poursuit jusqu'en août.

Rassemblés en caravanes, les récolteurs de Maté établissent un camp dans un endroit favorable ; ils coupent les branches des *Ilex* et les passent à travers un feu flambant ; les feuilles et les jeunes pousses sont triées et étendues sur des tréteaux au-dessous desquels on entretient un feu fumeux pendant trente-six ou quarante-huit heures. Au bout de ce temps, on étend sur le foyer éteint une peau de bœuf, dans laquelle on reçoit les feuilles séchées que l'on sépare des rameaux et que l'on contuse en les frappant avec un bâton. On les réduit ensuite en poudre et on les emballe dans des troncs d'arbres creusés en forme de manchons ou dans des surons de cuir.

Dans le Parana, on emploie depuis quelques années un mode de torréfaction plus convenable. On se sert de poêles en fonte, comme on le fait en Chine pour la préparation du thé, et on concasse les feuilles à l'aide de moulins.

Tel qu'on le reçoit dans le commerce européen, le Maté se présente sous l'apparence d'une poudre grossière d'un vert brunâtre, dans laquelle on distingue de nombreux fragments plus gros, provenant des nervures des feuilles ou des rameaux. Il possède une odeur de tan. Son infusion aqueuse est d'un jaune brunâtre et possède un goût de brûlé bien accentué, qui lui donne une saveur moins agréable que celle du thé.

Description. — La feuille de Maté (fig. 1116), (*Ilex Paraguayensis* S. H.) est oblongue, lancéolée, cunéiforme à la base, légèrement obtuse au sommet ; elle mesure de 7 à 10 centimètres de longueur et 5 à 6 centimètres de largeur. Le limbe est glabre, lisse, coriace, d'un vert brunâtre quand il a été desséché : il présente sur son bord des dentelures très peu profondes et assez espacées. La nervure médiane est très proéminente sur la face inférieure. De cette nervure se détachent, sous un angle de 45°, des nervures secondaires qui se rejoignent vers le bord des feuilles et donnent naissance à des nervures tertiaires qui s'entre-croisent pour former un

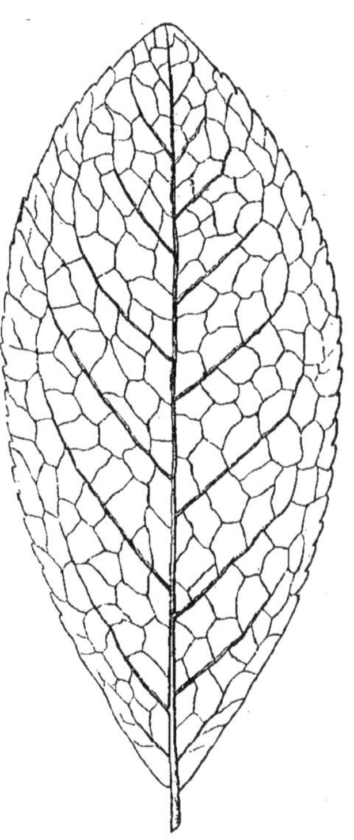

Fig. 1116. — Feuille de Maté.

réseau à mailles assez larges, qui sont saillantes et bien plus apparentes sur la face inférieure.

Structure anatomique. — Examinée au microscope cette feuille présente les particularités suivantes :

L'épiderme est glabre, formé de cellules polygonales, dont les parois sont droites ; il est recouvert par une cuticule très épaisse garnie de crêtes saillantes qui donnent aux cellules vues de face un aspect strié ; il est glabre et pourvu sur la face inférieure seule de stomates qui sont entourés et recouverts partiellement par trois ou quatre cellules (fig. 1118).

Le mésophylle est hétérogène, asymétrique, formé dans sa partie supérieure de deux rangées de cellules disposées en palissade et dans sa partie inférieure d'un parenchyme de cellules rameuses laissant entre elles des méats assez larges; plusieurs de ces cellules contiennent des cristaux étoilés d'oxalate de chaux.

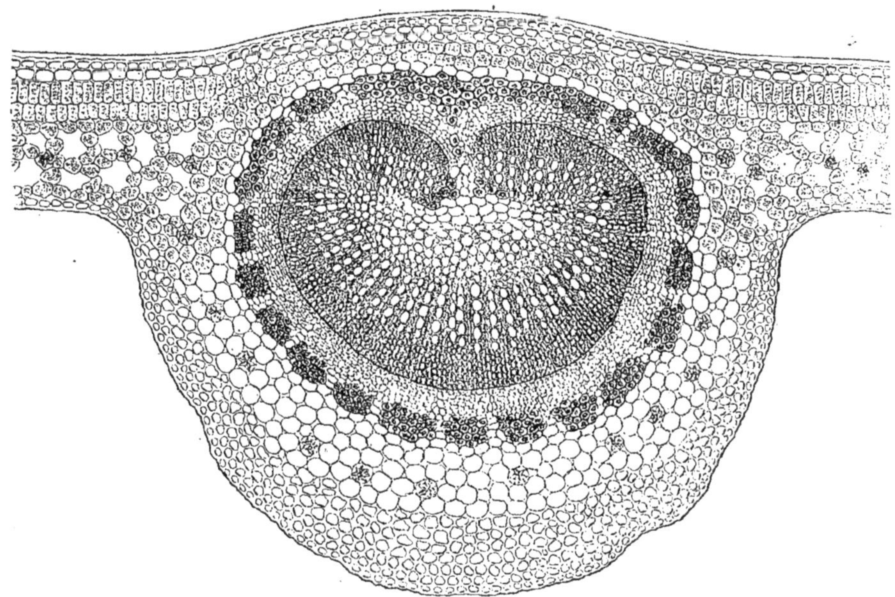

Fig. 1117. — Feuille de Maté.
Structure de la nervure médiane.

La nervure médiane est plan convexe. L'épiderme qui la recouvre est formé de cellules très régulières qui, vues de face (fig. 1118), sont polygonales, un peu plus longues que larges, et disposées en longues files superposées. En dessous de cet épiderme se trouve un hypoderme formé de 2 à 3 rangées de cellules à parois épaisses et qui recouvre le tissu fondamental à cellules arrondies et contenant des cristaux étoilés d'oxalate de chaux. Le système libéro-ligneux est formé d'un cordon ligneux fortement arqué et dont les deux extrémités se recourbent supérieurement sans toutefois se rejoindre. Ce cordon ligneux, formé de fibres, de vaisseaux et de trachées disposées en files radiales, est recouvert par un liber mou et par un péricycle fibreux, disposé en îlots (fig. 1117).

La connaissance de ces particularités permettra de constater l'identité du Maté commercial, qui est réduit en poudre et dont les éléments sont représentés dans la figure 1118.

Composition chimique. — Le Maté a été analysé par Tromsdorff (1836), par Stenhouse (1843), par Rochleder (1850) qui en a retiré de l'acide maté-tannique. L'étude chimique de ces feuilles a été reprise par Peckolt [1] qui en a retiré 1,675 p. 100 de caféine, 4,497 d'acide maté-tannique, une faible quantité d'huile volatile, de la résine, du sucre et 4,5 p. 100 de matières albuminoïdes. La proportion de

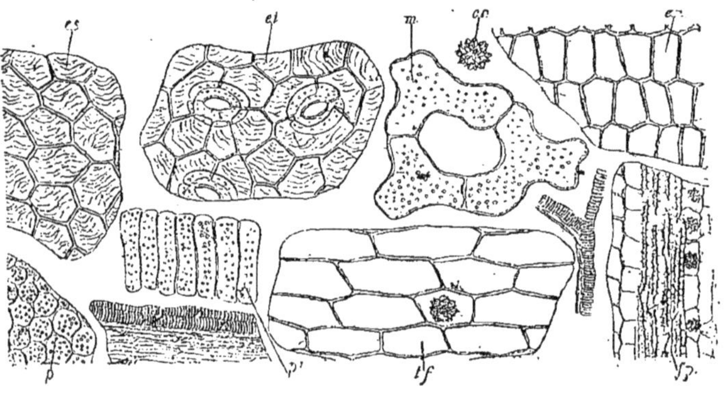

Fig. 1118. — Poudre de Maté.

es, épiderme supérieur. — ei, épiderme inférieur. — en, épiderme neural. — p, cellules en palissade vues de face. — p', cellules en palissade en long. — m, mésophylle. — cr, cristaux. — tr, trachées. — tf, tissu fondamental. — fp, fibres du péricycle.

caféine peut varier notablement dans ces feuilles et peut descendre jusqu'à 0,555 p. 100.

Usages. — Depuis un temps immémorial, les Indiens Guaranis utilisent le Maté, comme les Indiens du Pérou le font de la Coca, pour conserver leur vigueur et supporter pendant quelques jours les fatigues excessives que leur impose la conduite des troupeaux dans les pampas. On n'estime pas à moins de 100 millions de kilogrammes la quantité de Maté qui est consommé annuellement dans l'Amérique du Sud, où l'infusion de cette feuille remplace le vin, la bière et le thé.

La saveur de cette boisson, moins astringente que celle du thé, possède une légère amertume qui n'a rien de désagréable et calme la soif ; son arome très persistant rappelle à la fois ceux du thé, de la

[1] Pharmac. Journal, XIV, 121, 1883, d'après Zeils. allg. öster. apoth. Verein.

feuille d'oranger et de la fleur de tilleul. La bouilloire est en permanence au foyer de chaque maison et l'offre d'une tasse de Maté est la première politesse envers toute personne qui en franchit le seuil.

La composition chimique de cette feuille se rapproche beaucoup de celle du thé et du café et justifie les efforts qui ont été entrepris depuis un certain nombre d'années pour en vulgariser l'usage en Europe. En médecine, le Maté pourrait être utilisé comme dynamophore, au même titre que ces substances qui sont d'un prix bien plus élevé. L'infusion est le mode d'administration le plus rationnel; car l'ébullition entraînerait la dissolution d'une notable proportion de matières résineuses, qui provoqueraient de la diarrhée.

ÉCORCE DE PRINOS VERTICILLATUS

ORIGINE. — Le *Prinos verticillatus* L. (*Ilex verticillata* Gray) est une plante originaire des Etats-Unis, du Canada, de la Floride, où elle croît dans les endroits humides et sur le bord des cours d'eau. Son écorce figure dans la matière médicale des Etats-Unis sous le nom de *Black Adler*.

DESCRIPTION. — Cette écorce se présente en fragments irréguliers, aplatis, de longueur et de largeur variables, ne dépassant guère en épaisseur 1 millimètre. Un grand nombre de fragments ont leurs bords latéraux taillés en biseau. La surface extérieure est constituée par un suber gris ou gris noirâtre, maculé de taches noirâtres, parfois assez rugueux. La face interne est d'un brun pâle, légèrement chagrinée, marquée de fines ponctuations blanches. Elle retient souvent des plaques blanchâtres assez larges représentant des fragments de la couche ligneuse qui y sont restés adhérentes. La cassure est nette. La section transversale montre un suber très épais, d'un aspect vernissé et brillant, en dessous duquel existe un tissu mat, plus pâle, marqué de fines ponctuations et de stries blanches, qui sont tangentielles dans la partie extérieure et radiales dans la partie interne. Cette écorce est inodore ; sa saveur est astringente et amère.

STRUCTURE MICROSCOPIQUE (fig. 1119). — Suber (*s*) très épais constitué par un très grand nombre de cellules tabulaires aplaties, colorées en brun et munies de parois fort épaisses, sauf dans les rangées les plus extérieures. — Parenchyme cortical (*pc*) à cellules tangentielles, collenchymateuses dans les couches les plus externes, caractérisé par la

présence d'une multitude de cellules scléreuses à parois fort épaisses
et canaliculées, à lumen très rétréci,
presque punctiforme. Ces éléments
scléreux sont réunis en groupes plus
ou moins volumineux, souvent fort
allongés dans la direction tangentielle. — Liber (*l*) formé de cellules
disposées en files radiales et présentant aussi beaucoup d'amas scléreux
de forme irrégulière. — Le liber et
le parenchyme cortical renferment
une très grande quantité de cristaux,
qui sont généralement prismatiques ; quelques-uns sont agglomérés
et en forme de mâcles.

Composition chimique. — Cette
écorce a été analysée par L. C. Col-
lier (*Am. J. of Pharm.*, 1880, p. 437)
qui en a retiré du tannin, de la résine,
du sucre et un principe amer amorphe.

L'analyse en a été reprise par
J. Stewart Smith (*Am. J. of Pharm.*,
1890, p. 275).

Cette écorce est employée aux
États-Unis comme astringente, to-
nique, altérante et fébrifuge, à la dose de 2 à 4 grammes en décoction
ou sous forme d'extrait fluide.

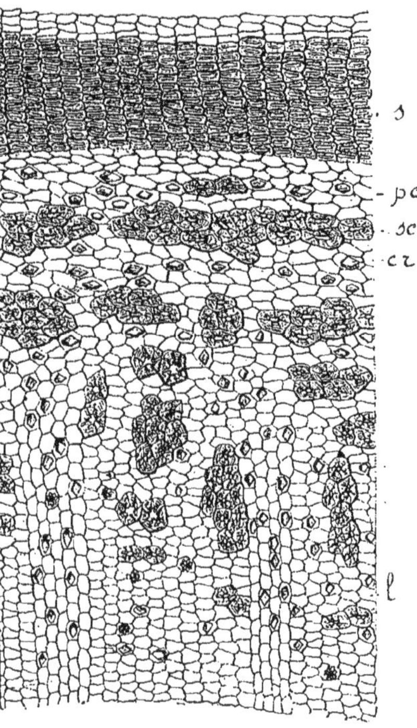

Fig. 1119.
Écorce de *Prinos verticillatus.*

RUTACÉES

Arbres, arbustes ou plantes herbacées à feuilles alternes ou opposées, simples ou composées, très souvent ponctuées. Fleurs généralement régulières, parfois irrégulières (*Cuspariées*) hermaphrodites, très rarement unisexuées. Calice à 3 ou 5 divisions soudées par la base. Corolle en général polypétale, à 5 pétales parfois soudés ensemble. Étamines au nombre de 5 ou de 10 ; parfois en nombre indéfini et affectant des formes variables. Ovaire composé de 3 à 5 carpelles plus ou moins soudés, supportés par un disque souvent volumineux, hypogyne ; styles fréquemment gynobasiques. Ovules au nombre d'un ou de deux dans chaque carpelle ou en nombre indéfini. Fruit charnu ou capsulaire, à endocarpe s'isolant en double valve ligneuse. Graine à embryon droit ou arqué, avec ou sans albumen.

CARACTÈRES ANATOMIQUES. — Poils tecteurs unicellulaires, coniques, ou pluricellulaires et unisériés ; pas de poils glanduleux. Stomates entourés par 4 ou 5 cellules n'ayant rien de régulier dans leur forme ni dans leur direction, quelquefois bordés par 3 ou 4 cellules allongées dans la direction tangentielle et plus petites que les cellules voisines (*Jaborandi, Oranger*). Mésophylle hétérogène asymétrique. Cristaux d'oxalate de chaux tantôt étoilés, tantôt en mâcles et en octaèdres (*Oranger*). Système libéro-ligneux représenté, dans beaucoup d'espèces herbacées, (*Rue*) par un petit cordon ligneux arqué recouvert par un liber et un péricycle mous ; dans les espèces ligneuses, (*Oranger, Jaborandi*) par un cordon inférieur arqué, très développé et un cordon supérieur transversal, qui sont recouverts par un liber mou et un péricycle fibreux. Des glandes oléifères dans le mésophylle et dans le tissu fondamental.

APPAREIL SÉCRÉTEUR. — L'appareil sécréteur des Rutacées est représenté par des poches qui sont localisées dans le parenchyme cortical de la tige, dans le limbe de la feuille et dans l'épaisseur du tissu fondamental qui entoure le système libéro-ligneux des nervures. Quelques espèces (*Zanthoxylum*), outre les poches sécrétrices réparties dans leur limbe, présentent dans l'angle de leurs dentelures, une très grosse glande oléifère, souvent visible à l'œil nu. Le mode de développement de ces poches sécrétrices a été expliqué de façons différentes par les observateurs. Mirbel, qui le premier s'occupa de cette question, attribue à ces poches une origine lysigène ; son opinion admise par Rauter (1871), Martinet (1871), J. Chatin (1875), de Bary, Kiénart (1885) a été réfutée par M. Franck (1868). Haberlandt, tout en admettant d'une façon générale le mode de formation lysigène, dit que dans beaucoup de cas la glande formée par voie schizogène s'agrandit par le procédé lysigène. M. Van Tieghem (1885) a établi que dans les Rutacées, comme dans les Hypericinées et les Myrtacées, les poches sécrétrices prennent naissance par écartement des cellules. L'opinion de Franck et de M. Van Tieghem a été justifiée par les observations que Mlle Leblois (1887) a faites sur des *Citrus, Boronia, Diosma*, appartenant à des tribus différentes de la famille des Rutacées. Les dernières observations sur ce sujet ont été faites par M. Willy Sieck [1], qui a constaté que dans les Rutées, les Toddaliées, les Aurantiacées, les Simarubées, le développement de ces poches sécrétrices débute par un écartement des cellules et s'achève par leur destruction ; il leur donne le nom de *Glandes schizolysigènes*.

FEUILLES DE RUE

Rue des jardins. — Rue commune.

La **Rue** (*Ruta graveolens* L., *Ruta hortensis* Mill) est une plante vivace, qui croît spontanément dans les départements méridionaux de la France, et dont la culture commune dans nos jardins a été introduite dans l'Inde et l'Amérique. On utilise en pharmacie ses feuilles récoltées avant la floraison.

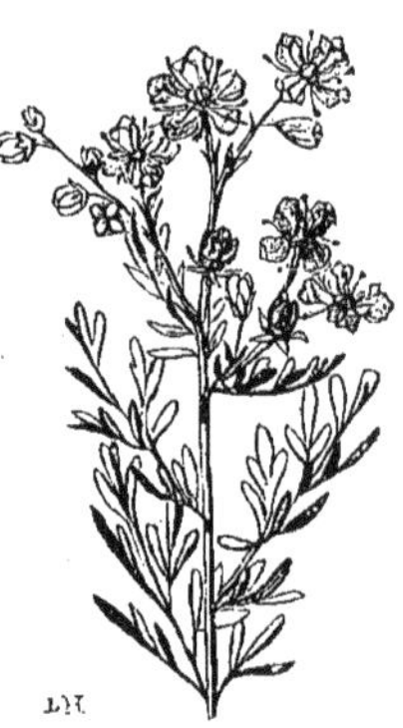

Fig. 1120.
Ruta graveolens.

DESCRIPTION. — La tige, haute de 1/2 mètre à 1 mètre, est ramifiée, garnie de feuilles alternes, épaisses, glabres, mates, d'un vert un peu glauque, d'une longueur de 10 à 15 centimètres. Les feuilles inférieures sont tripennées, les supérieures bipennées et celles qui avoisinent les fleurs, simples ; les divisions sont obovées ou spatulées, longues de 1 à 2 centimètres et présentent de nombreuses glandes internes qui par transparence leur donnent un aspect ponctué. Sous l'influence de la dessiccation ces feuilles perdent leur couleur verte et deviennent grisâtres : elles exhalent une odeur forte, désagréable et fétide, elles ont une saveur aromatique et amère.

STRUCTURE MICROSCOPIQUE. — L'épiderme glabre, à cellules sinueuses, recouvertes par une cuticule mince, porte sur la face inférieure seule des stomates entourés par 3 ou 4 cellules n'ayant rien de régulier dans leur forme ni dans leur direction. Mésophylle hétérogène asymétrique

---

[1] Willy Sieck. *Die schizolysogenen Secretbehälter vornehmlich tropischer Heilpflanzen,* (Arch. der Pharm., 232. Bd. 4 Heft, 1894, p. 309.)

composé dans sa partie supérieure de deux assises de cellules en palissade et dans sa partie inférieure de 2 à 3 rangées de cellules rameuses. Ce mésophylle renferme des glandes pluricellulaires dans ces deux zones ; la zone inférieure seule renferme des cristaux étoilés d'oxalate de chaux. La nervure médiane est concave sur la face inférieure, convexe sur la face supérieure. Le système libéro-ligneux est elliptique ; il est formé d'un cordon ligneux arqué qui est recouvert inférieurement par un liber mou et par un péricycle cellulosique ; la concavité de ce cordon est remplie par un amas de cellules prismatiques à section carrée ou polygonale, à parois faiblement épaissies. Le tissu fondamental qui entoure le système libéro-ligneux renferme aussi des poches sécrétrices.

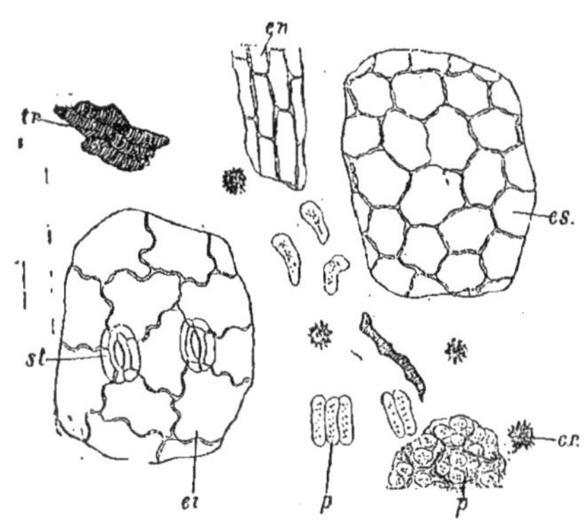

Fig. 1121. — Poudre de Rue.

es, épiderme supérieur. — *ei*, épiderme inférieur. — *en*, épiderme neural. — *st*, stomates. — *p*, cellules en palissade. — *tr*, trachées. — *cr*, cristaux.

COMPOSITION CHIMIQUE. — Les feuilles de Rue doivent leurs propriétés physiologiques à l'huile essentielle, qui est répartie dans toute leur épaisseur.

Cette huile essentielle est fluide, jaune pâle, d'odeur désagréable et de saveur amère, âcre ; elle cristallise à 1 ou 2° au-dessous de zéro et bout à 228°. Elle est formée d'*acétone méthylnonylique*, d'un hydrocarbure et d'une substance isomère du bornéol.

La *rutine* (*acide rutinique, phytoméline, méline*) est un glucoside qui cristallise en aiguilles fines, d'un jaune clair, soluble dans l'eau et l'alcool bouillants, auxquels il donne une coloration jaune. Elle se colore en vert foncé avec le perchlorure de fer et en rouge brun avec le sulfate de fer. Elle présente une grande analogie avec le *quercitrin* et se dédouble en sucre et en *quercitine*.

USAGES. — Les feuilles de Rue et l'essence qu'on en retire sont de puissants excitants de l'appareil utérin et peuvent à ce titre être employées comme emménagogues. La dose est de 10 à 15 centigrammes de poudre récente et de 5 à 10 grammes de feuilles fraîches en infusion dans l'eau ; à doses élevées elles peuvent produire des accidents mortels. On les utilise comme anti-hémorragique après les accouchements, et comme antispasmodique dans l'épilepsie, l'hystérie et la chorée. C'est une plante active qui doit être employée avec la plus grande prudence. Ses propriétés abortives ont été singulièrement exagérées. Administrée souvent dans une intention criminelle à des femmes enceintes, elles ont produit tous les accidents occasionnés par les poisons narcotico-âcres.

Les *R. montana* L., *R. divaricata* Ten., *R. angustifolia* Pers. partagent les propriétés physiologiques du *R. graveolens.*

RACINE DE DICTAMNE BLANC
Racine de Fraxinelle.

Le **Dictamne blanc** (*Dictamnus al-*

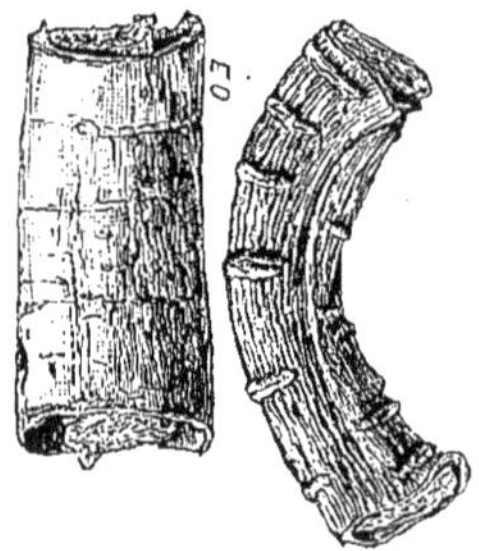

Fig. 1122. — Écorce de racine de Dictamne blanc.

bus L., *D. Fraxinella* Pers.) est une plante vivace qui croît dans l'Europe australe et l'Asie tempérée.

On utilisait assez souvent autrefois en pharmacie sa racine dépouillée de l'écorce extérieure et de la partie ligneuse.

DESCRIPTION. — Cette drogue se présente en fragments irréguliers, enroulés, de 1 à 2 centimètres de diamètre et de 2 à 3 millimètres d'épaisseur. La surface extérieure est blanc grisâtre, spongieuse, garnie à certaines places d'un suber très mince et de bourrelets cicatriciels assez régulièrement espacés ; la face interne est blanche ; la cassure est courte. L'odeur est aromatique et assez forte ; la saveur amère, légèrement aromatique, suivie d'une certaine âcreté.

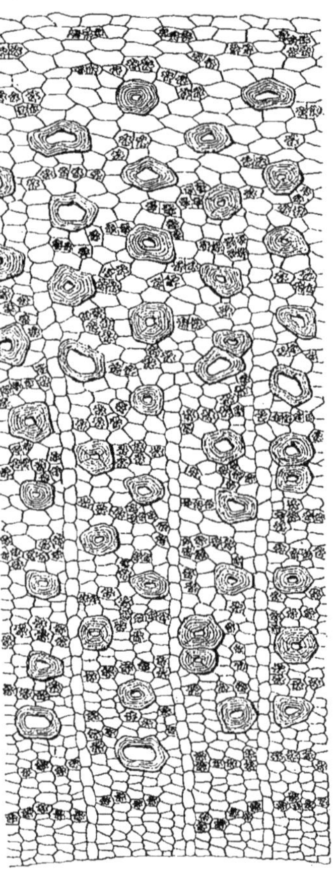

Fig. 1123.
Écorce de racine de Dictamne blanc.
Structure anatomique.

Structure microscopique (fig. 1123). — Cette écorce est nettement caractérisée par la présence d'une grande quantité de grosses fibres réparties dans la zone libérienne. Ces fibres sont courtes, très larges, fusiformes, munies de parois très épaisses ; elles paraissent formées de 2 ou 3 couches, emboîtées les unes dans les autres et marquées chacune de fines stries concentriques. A côté de ces fibres on observe une multitude de cellules renfermant des cristaux étoilés d'oxalate de chaux ; les autres cellules contiennent de l'amidon.

Composition chimique. — Cette écorce contient de l'huile volatile, une résine et une substance amère.

Usages. — Autrefois appréciée comme tonique et diaphorétique, elle entrait dans la préparation de l'orviétan et du baume de Fioraventi : elle est aujourd'hui abandonnée.

ÉCORCE D'ANGUSTURE VRAIE

Origine. — **L'écorce d'Angusture vraie** est fournie par le *Galipea Cusparia* A. Saint-Hilaire (*Galipea officinalis* Hancock, *Bonplandia tri-*

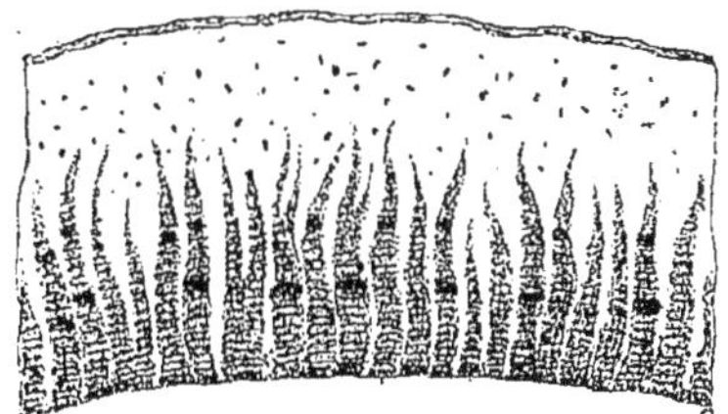

Fig. 1124. — Écorce d'Angusture vraie.
Coupe transversale.

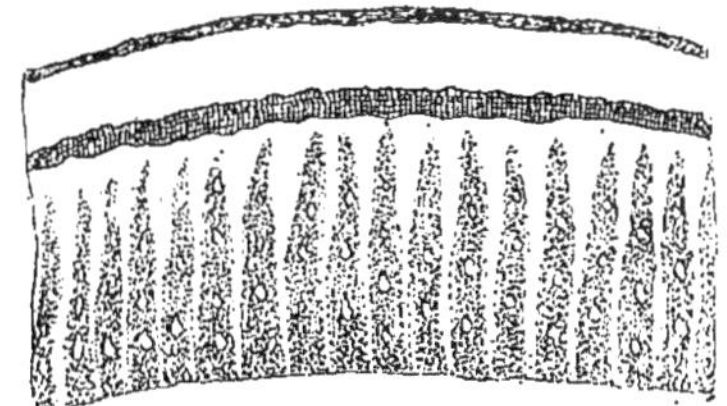

Fig. 1125. — Écorce d'Angusture fausse.
Coupe transversale.

foliata Willd.) qui croît en abondance sur les montagnes du Vénézuéla et sur les bords de l'Orénoque.

Description. — Cette écorce se présente en fragments parfois aplatis, plus souvent cintrés, ou en tubes, de longueur variable, de 2 à 3 millimètres d'épaisseur, à bords taillés en biseau. La surface extérieure est recouverte d'un suber plus ou moins épais, dense et fongueux, gris jaunâtre ou brun marqué de taches blanchâtres. En détachant ce suber, qui est peu adhérent, on découvre le parenchyme cortical qui présente un aspect résineux et une teinte brun noirâtre. La face interne est d'un brun clair, parfois unie ou marquée de stries longitudinales ; elle est quelquefois rugueuse et recouverte en certains points de lambeaux

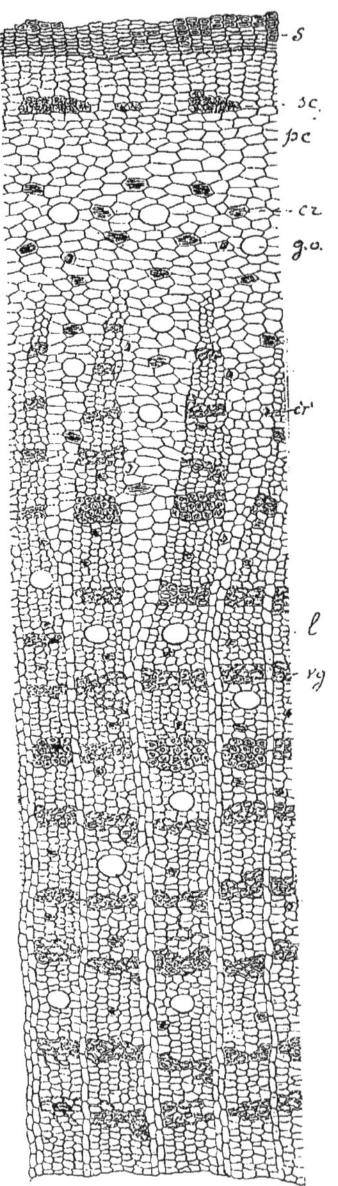

Fig. 1123. — Écorce d'Angusture vraie.

Structure anatomique.

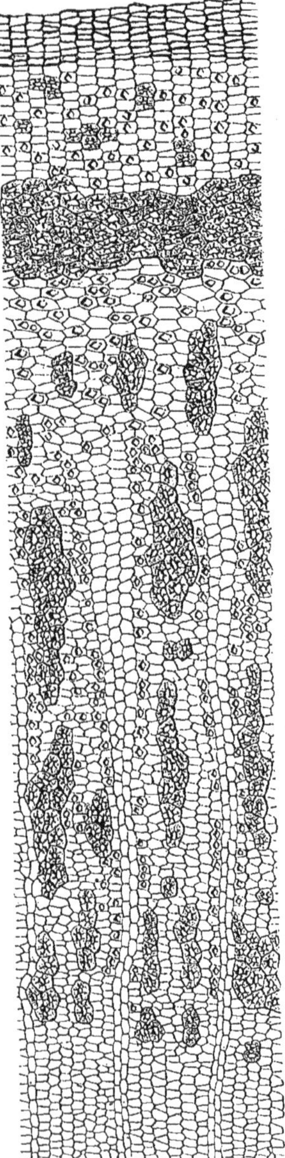

Fig. 1127. — Écorce d'Angusture fausse.

Structure anatomique.

de bois qui y sont très adhérents. La cassure est nette, résineuse sur la section transversale ; on observe en dessous d'une ligne blanchâtre représentant le suber une couche brune parsemée de points brillants, qui recouvre un tissu plus dense à structure feuilletée. Ce tissu qui est strié radialement se divise dans sa partie extérieure en faisceaux coniques plus ou moins inclinés qui se dirigent vers la périphérie. Cette écorce a une odeur nauséeuse et une saveur amère, piquante et aromatique.

STRUCTURE MICROSCOPIQUE. — Examinée au microscope elle présente de dehors en dedans (fig. 1126) un suber (*s*) formé de plusieurs assises de cellules tabulaires aplaties, qui, dans les rangées les plus extérieures sont munies de parois épaisses ; — un parenchyme cortical (*pc*) peu développé et formé dans sa partie extérieure de cellules assez régulièrement superposées en file radiale, et dans le reste de son épaisseur par de larges cellules polygonales allongées dans la direction tangentielle. Ce parenchyme est caractérisé par la présence de quelques petites cellules scléreuses réunies en groupes distincts et localisées vers la périphérie, de nombreux cristaux aiguillés, de quelques cristaux simples d'oxalate de chaux, et de glandes oléifères unicellulaires. Un liber (*l*) très développé et dense, formé d'un tissu de petites cellules assez régulièrement disposées en longues files radiales, renferme des cellules cristalligènes et des glandes oléifères ; il est très nettement caractérisé par la présence d'un grand nombre de cellules épaissies (*vg*) et réunies en groupes, qui affectent un parallélisme assez régulier et alternent avec des couches plus épaisses de parenchyme. Outre ces cellules épaissies qui représentent les vaisseaux grillagés, on observe dans le liber de cette écorce quelques faisceaux fibro-libériens assez volumineux et formés de fibres à parois fort épaisses. Des rayons médullaires assez étroits sillonnent cette partie interne de l'écorce et, arrivés à une certaine distance, ils s'élargissent brusquement et la divisent en faisceaux cunéiformes plus ou moins obliques.

COMPOSITION CHIMIQUE. — L'Écorce d'Angusture vraie a été l'objet de nombreuses recherches desquelles il paraissait ressortir qu'elle contient : 1° trois alcaloïdes l'*Angusturine* (Brandes), la *Cusparine* (Bohringer) et la *Galipéine* (Bohringer) ; 2° une huile volatile (Herzog) ; 3° une matière amère (Pfaff) ; 4° des résines (Oberlin et Schlagdenhauffen) ; 5° de la cire ; 6° enfin de l'acide tartrique libre (Pfaff) et des sels. Saladin prétendait même en avoir retiré un corps cristallisé non azoté qu'il avait nommé *Cusparine* et dont la présence n'a pu être signalée par Herzog. MM. Beckurts et Nehring [1] ont repris l'étude chimique de

---

[1] *Archiv. der Pharmacie*, XXIX, 591, 1891.

cette drogue et en ont retiré quatre alcaloïdes qu'ils nomment *galipine, cusparine, cusparidine* et *galipidine*.

La *Galipine* qui paraît identique à la *Galipéine* de Bohringer est cristallisée en aiguilles flexibles, blanches, fusibles à 115°, très solubles dans le chloroforme, l'acétone, le benzol, l'éther ; elle a pour formule $C^{20}H^{21}AzO^3$; elle donne avec les acides des sels cristallisés en aiguilles jaunes.

La *Galipidine* $C^{19}H^{19}AzO^3$ cristallise en lamelles soyeuses, blanches, fusibles à 111°, facilement solubles dans l'alcool, l'éther, le benzol, l'éther acétique, le chloroforme ; elle donne aussi avec les acides des sels cristallisés jaunâtres, solubles dans l'eau bouillante, d'une saveur amère.

La *Cusparine* $C^{20}H^{19}AzO^3$ est en aiguilles mamelonnées fusibles à 89° ; elle se dissout facilement dans l'alcool, le chloroforme, l'éther et difficilement dans l'éther de pétrole ; ses sels sont blancs difficilement solubles dans l'eau.

La *Cusparidine* $C^{19}H^{17}AzO^3$ cristallise en aiguilles disposées en rosettes fusibles à 78° et donne des sels cristallisés.

L'huile essentielle est jaunâtre et possède une odeur aromatique ; elle rougit le tournesol et ne renferme ni phénol, ni acétone, ni aldéhyde.

La matière amère (*Angusturine*) se présente sous la forme de cristaux microscopiques brun jaunâtre, solubles dans l'eau, l'alcool et l'acide acétique.

Usages. — L'Écorce d'Angusture vraie est employée comme tonique.

Substitutions. — Nous ne pouvons parler de l'Angusture vraie sans rappeler les accidents mortels produits à une certaine époque par un stock assez considérable d'*écorce de Vomiquier*, qu'un marchand hollandais crut pouvoir lui substituer sans inconvénient.

Nous avons déjà exposé en parlant des *Strychnées* les caractères qui permettent de distinguer l'*écorce de Vomiquier*, qui est fournie par le *Strychnos Nux vomica* et désignée sommairement sous le nom de *Fausse Angusture*. Nous les rappellerons brièvement ici :

Cette écorce qui se présente en fragments cintrés et aplatis a ses bords *coupés carrément*. Sa surface extérieure est constituée par un suber jaunâtre, marqué de *verrues blanchâtres* et offrant souvent une teinte *rubigineuse* ou *ocracée*. La face interne, d'une teinte gris sale est finement striée. — La cassure est nette. La section transversale présente à une faible distance du suber une *ligne blanchâtre continue*, qui divise l'écorce en deux zones d'épaisseur inégale et de teinte différente.

La zone externe peu développée est d'une teinte pâle ; elle ne présente pas de points brillants comme l'Angusture vraie ; la zone interne plus foncée en couleur est striée radialement, moins obliquement, et ne présente pas l'aspect feuilleté qu'on observe dans l'écorce de *Galipea*.

La comparaison des figures 1126 et 1127, qui représentent la structure anatomique de ces deux écorces, permettra de se rendre facilement compte des différences qu'elles présentent entre elles.

Nous ajouterons que si l'on touche la surface interne de l'Angusture fausse avec une goutte d'acide nitrique, elle prend rapidement une teinte rouge de sang, tandis que dans ces conditions l'Angusture vraie ne prend qu'une teinte jaune foncé. Le même acide produit sur la couche ocracée du suber une coloration d'un vert noirâtre.

Outre cette écorce, MM. Oberlin et Schlagdenhauffen ont eu l'occasion d'en rencontrer un certain nombre d'autres beaucoup moins dangereuses, qui avaient été introduites frauduleusement dans l'Angusture vraie, et qu'ils ont nettement caractérisées : ce

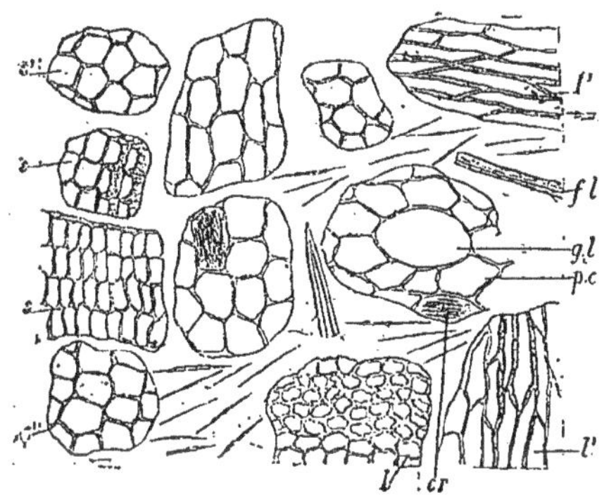

Fig. 1128. — Poudre d'Angusture vraie.

s, suber vu en travers. — *s'*, suber vu de face. — *pc*, parenchyme cortical. — *gl*, glande oléifère. — *fl*, fibres libériennes. — *l*, liber en travers. — *l'*, liber en long. — *cr*, cristaux aiguillés.

sont les Écorces d'*Angusture du Brésil* fournies par l'*Evodia febrifuga* ; celles de *Técamez* ou *Quinquina bicolore* fournies par le *Stenostomum acutatum* D.C., celles d'*Alstonia scolaris* A. Juss.

L'écorce d'*Esenbeckia febrifuga* A. Juss. (*Evodia febrifuga* A.S. Hil.) se distingue nettement à sa structure feuilletée, et à la présence d'une quantité énorme de cellules scléreuses réunies en paquets très volumineux, allongés tangentiellement et répartis aussi bien dans le liber que dans le parenchyme cortical.

L'écorce de Técamez ou de Quinquina bicolore se distingue à sa surface extérieure lisse, à sa structure feuilletée, à l'absence de cellules scléreuses, et à la présence dans toute son épaisseur de fibres lignifiées et disposées en groupes sensiblement parallèles. (Voir t. II, p. 456.)

Dans la partie de cet ouvrage consacrée à l'étude des Apocynées (t. I, p. 725) nous avons exposé en détail les caractères qui permettent de reconnaître l'Écorce d'*Alstonia scolaris* R. Br.

Les *Ticorea* sont des plantes américaines du groupe des Cuspariées, assez répandues dans les bois de Rio-de-Janeiro et dans la province de

Minas Geraes. Les espèces principales sont : le *Ticorea jasminiflora* A. S. H., dont on utilise les feuilles, et l'écorce au Brésil sous le nom de *Tres folhas brancas* comme succédané du Quinquina ou de l'Angusture ; le *Ticorea febrifuga* A. S. H., employé aussi comme tonique et fébrifuge.

Au même groupe se rattache encore le *Monnieria trifoliata* L., vulgairement employé au Brésil sous le nom d'*Alfavaca de cobra* comme sialagogue, diurétique et sudorifique : c'est une des plantes connues, dans l'Amérique tropicale, sous le nom de *Jaborandi*.

BUCHU

Sous les noms de **Buchu** ou **Bucco** on utilise depuis quelques années en pharmacie les feuilles de diverses espèces de Diosmées originaires de l'Afrique australe, appartenant au genre *Barosma*.

Ces feuilles ont un limbe plus ou moins large, denté en scie sur les bords, marqué sur toute la surface d'une grande quantité de glandes oléifères, et garni entre chaque dent d'une glande beaucoup plus grosse.

Les espèces qui donnent les feuilles de *Buchu* du commerce sont :

Les *Barosma crenulata* Hooker et *B. crenata* Sweet ;

Le *B. betulina* Bartl. (*Hartogia betulina* Berg.) ;

Le *B. serratifolia* Willd. (*Parapetalifera odorata* Wendl.).

Les trois premières qui croissent dans les districts de Clanwilliam et de Worcester, au nord et au nord-est de Cape-Town donnent le *Buchu large*. La troisième, qui donne le *Buchu long*, croît dans le Swellendam, plus au sud.

Les feuilles des *B. crenulata* et *B. crenata* sont courtement pétiolées, oblongues, ovales ou obovées, parfois allongées ou lancéolées, obtuses ou arrondies au sommet ; elles mesurent de 1 à 3 centimètres de long et 7 à 10 millimètres de large. Leur limbe coriace, glabre, crénelé, denté, présente à l'angle de chaque crénelure une grosse glande très apparente ; d'autres glandes plus petites sont réparties dans toute son épaisseur et lui donnent une apparence ponctuée. Des nervures assez fines se détachent de la nervure médiane sous un angle très aigu et se dirigent vers le bord du limbe.

Les feuilles de *B. betulina* sont obovées ou suborbiculaires, cunéiformes à la base, à sommet aigu recourbé ; elles sont presque aussi larges que longues ; leurs bords sont épaissis, dentelés en scie ; le limbe, 3-5 nerve, est plus épais et plus rigide que dans l'espèce précédente. Ce sont les moins estimées.

Les feuilles de *B. serratifolia* sont papyracées, linéaires lancéolées, longues de 3 centimètres en moyenne, et larges d'un demi-centimètre, atténuées aux deux extrémités, trinerviées ; le limbe a ses bords obtusément serrés et présente toujours une glande oléifère à son sommet qui est tronqué. — C'est le *Buchu long*.

Toutes ces feuilles sont lisses et glabres, d'un vert jaunâtre foncé, plus pâle sur la face inférieure, où les glandes oléifères sont plus apparentes. Elles ont une odeur forte, pénétrante, agréable quand elle

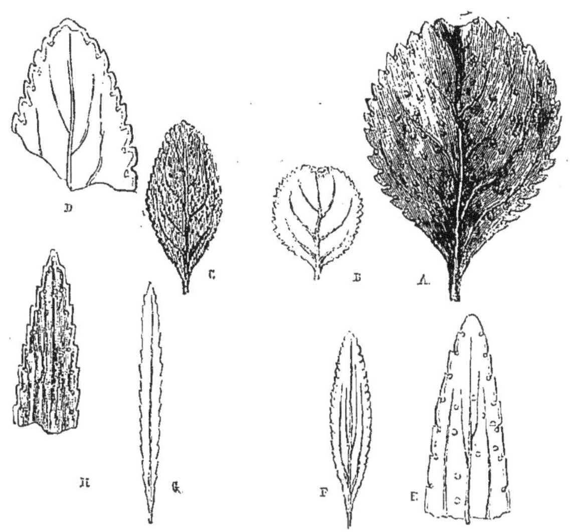

Fig. 1129.

A, feuille de *Barosma betulina* très agrandie, vue par la face supérieure. — B, la même, de grandeur naturelle et vue par la face inférieure. — C, feuille de *Barosma crenulata* de grandeur naturelle. — D, portion supérieure de la même, grandie. — E, feuille de *Barosma serratifolia*, portion supérieure grandie. — F, la même grandeur naturelle. — G, feuille d'*Empleurum serrulatum* grandeur naturelle. — H, portion supérieure grandie de la même.

est peu concentrée, mais qui, respirée en masse, rappelle celle de la Rue ; leur saveur est chaude, âcre et aromatique.

STRUCTURE ANATOMIQUE. — L'épiderme supérieur (*es*) dépourvu de stomates et recouvert par une cuticule très épaisse est formé d'une rangée de cellules tabulaires. Vues de face, ces cellules sont polygonales, à parois droites : elles sont remplies d'hespéridine, qu'on y voit en petites masses irrégulières et amorphes ou en sphéro-cristaux. L'épiderme inférieur (fig. 1130) est seul garni de stomates, qui sont entourés par 4 ou 5 cellules n'ayant ni forme, ni direction régulières. — Sous cet épiderme on observe (fig. 1131) une rangée de cellules aplaties dans la feuille sèche ou dans les préparations examinées dans l'huile d'amandes douces ou l'alcool, mais qui se gonflent considérablement au contact de l'eau et s'allongent dans une direction perpendiculaire à la surface épidermique. A mesure que ce gonflement se produit, les parois latérales se dissocient et deviennent de moins en moins apparentes. Cette particularité, identique à celle qui s'observe dans les graines de lin, de coing et de moutarde, révèle l'existence d'un mucilage dans cette couche sous-épidermique. — Le mésophylle est hétérogène, asymétrique, lacuneux, composé dans sa partie supérieure d'une rangée de cellules disposées en palissade et dans sa partie inférieure de 3 ou 4 rangées de cellules irrégulières dans leur forme et leur direction. La partie inférieure du mésophylle présente un nombre considérable de cristaux étoilés et de poches sécrétrices arrondies, bordées de 2 ou 3 rangées de cellules aplaties. Les

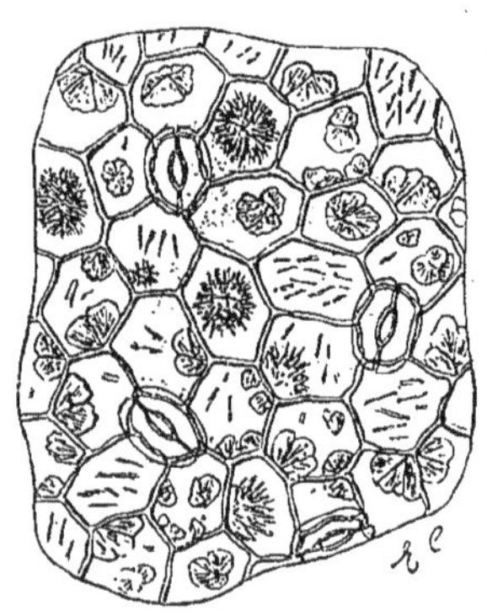

Fig. 1130. — Feuille de Buchu,
Épiderme inférieur.

glandes qui existent à la marge, dans l'angle des crénelures, sont plus développées et occupent presque tout l'espace compris entre les deux épidermes. La nervure médiane est légèrement concave sur sa face

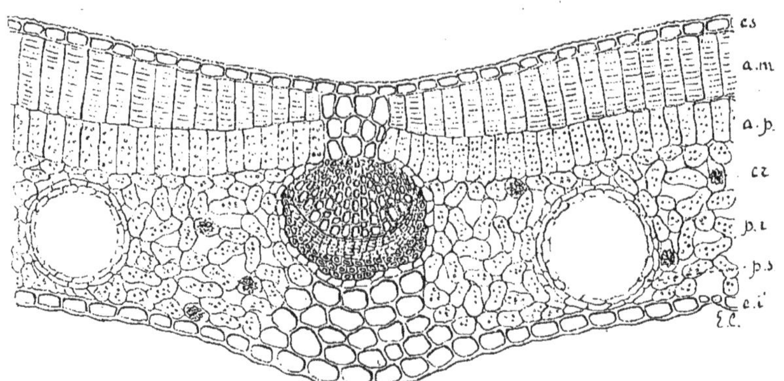

Fig. 1131. — Feuille de Buchu.
Structure de la nervure médiane.

supérieure et peu proéminente sur la face inférieure : elle présente un cordon ligneux arqué qui est recouvert inférieurement par un liber mou et un arc de péricycle dont les éléments sont lignifiées. Ce cordon est séparé des deux épidermes par un massif de cellules vides de chlorophylle, polygonales et munies de parois assez épaisses.

Composition chimique. — Les feuilles de *B. betulina* ont été analysées par Flückiger, qui en a retiré 1,56 p. 100 d'une huile volatile jaune verdâtre, dont l'odeur rappelle celles de la menthe et de la bergamote. Exposée au froid, elle laisse déposer un camphre (*Diosphénol*) qui cristallise en prismes incolores, d'une odeur de menthe pure, très solubles dans le sulfure de carbone.

Wayne a signalé dans ces feuilles la présence d'acide salicylique; mais les expériences de Flückiger et Maisch n'ont pas confirmé ce résultat.

Spica (1885) en a retiré une substance, qu'il a appelée *Diosmine* et qui est toute différente du produit isolé et désigné sous ce nom par Brandes en 1827.

Outre ces produits, les feuilles de Buchu renferment du mucilage, de la résine, de la rutine, dont nous avons déjà signalé la présence dans la feuille de Rue. L'existence de l'hespéridine dans l'épiderme des feuilles de Buchu peut être facilement décelée au moyen de l'acide sulfurique concentré qui la colore en rouge. — Brœmer (1893) a proposé de remplacer l'acide sulfurique concentré, qui dissout les parois cellulaires, par un mélange à volumes égaux d'alcool et d'acide sulfurique. Après macération des feuilles dans l'alcool faible contenant 5 p. 100 d'acide sulfurique, les sphéro-cristaux se transforment en grands cristaux en forme de feuilles de fougères rayonnantes et incolores.

Substitutions. — Les feuilles de Buchu renferment communément des débris de tiges, de fleurs et surtout de fruits des différentes espèces de *Barosma*. Ces fruits sont des capsules à 5 coques comprimées, auriculées au sommet, couvertes de ponctuations glanduleuses.

Sous le nom de Buchu long on trouve fréquemment dans le commerce les feuilles de l'*Empleurum serrulatum* Ait., petit arbuste qui croît aussi au cap de Bonne-Espérance. Ces feuilles se rapprochent un peu de celles du *B. serratifolia*; elles s'en distinguent par leur forme plus allongée, par leur extrémité terminée en pointe aiguë et dépourvue d'une grosse poche sécrétrice et par la direction de leurs dents qui sont fortement déjetées en dehors au lieu d'être tournées vers le sommet de la feuille. Le fruit, formé d'un seul carpelle comprimé, oblong, couronné par une corne aplatie en forme de glaive, diffère complètement de celui des *Barosma*.

Usages. — Les feuilles de Buchu sont employées comme diurétiques et diaphorétiques, dans le traitement des maladies des voies urinaires. Les Hottentots les utilisent comme excitantes et stomachiques. Elles sont inscrites dans la pharmacopée des Etats-Unis.

FEUILLES DE JABORANDI

ORIGINE. — Depuis fort longtemps on utilise au Brésil sous le nom de **Jaborandi** un certain nombre de plantes aromatiques, sialagogues, appartenant soit à la famille des Pipéritées, soit à la série des Cuspariées ou encore aux Zanthoxylées. C'est à ces dernières que se rattachent les *Pilocarpus* qui fournissent les *Jaborandi* introduits depuis une vingtaine d'années dans la thérapeutique européenne.

Les *Pilocarpus* sont des arbustes glabres ou rarement chargés de duvet, riches en glandes oléifères réparties dans tous leurs organes. Leurs feuilles sont alternes, imparipinnées, dépourvues de stipules ; les fleurs sont disposées en épis ou grappes, souvent très allongés. Le fruit est composé de 5 carpelles ovales, comprimés latéralement, d'un brun jaunâtre pâle. La graine est lisse, réniforme.

Les Jaborandis du genre Pilocarpus sont le *P. pennatifolius* Lem. et le *P. Selloanus*

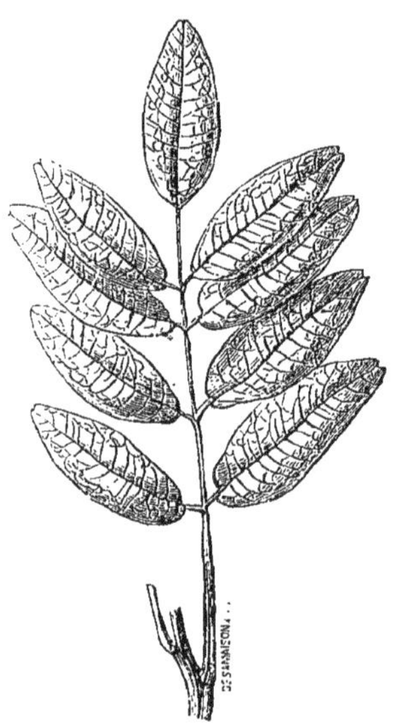

Fig. 1132.
Pilocarpus pennatifolius.

Engl., espèces très voisines l'une de l'autre. La première croît au Brésil dans les provinces de Mato Grosso, de Cujaba et de Saint-Paul : la seconde est originaire du Brésil méridional et se rencontre aussi au Paraguay.

DESCRIPTION. — Les feuilles de *P. pennatifolius* (fig. 1133) sont alternes, longuement pétiolées, imparipinnées, à 3, 4 ou 5 paires de folioles. Le pétiole principal un peu renflé à la base, presque cylindrique, marqué

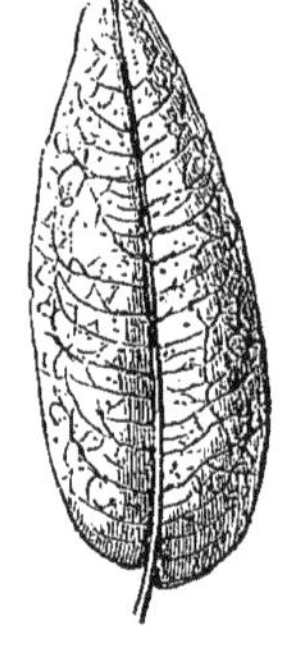

Fig. 1133.
Feuille
de Jaborandi.

d'un sillon étroit sur la face supérieure mesure 20 à 30 centimètres de longueur. Les pétioles secondaires sont très courts, sauf celui de la foliole terminale impaire qui mesure près de 2 centimètres. Les folioles ont des dimensions qui varient notablement non seulement d'une feuille à l'autre, mais même dans une feuille déterminée : elles ont en moyenne 8 à 12 centimètres de longueur et 2 1/2 à 5 centimètres de largeur ; elles sont ovales oblongues, souvent un peu asymétriques à la base, obtuses, émarginées ou un peu aiguës au sommet. Le limbe est entier, à bords légèrement réfléchis, glabre, coriace, d'un vert clair, marqué de ponctuations transparentes. De la nervure médiane se détachent sous un angle de 60° des nervures secondaires, qui se rejoignent à une faible distance du bord de la feuille et donnent naissance à des nervures tertiaires qui s'anastomosent en un réseau assez fin. Quand on les froisse entre les mains ces

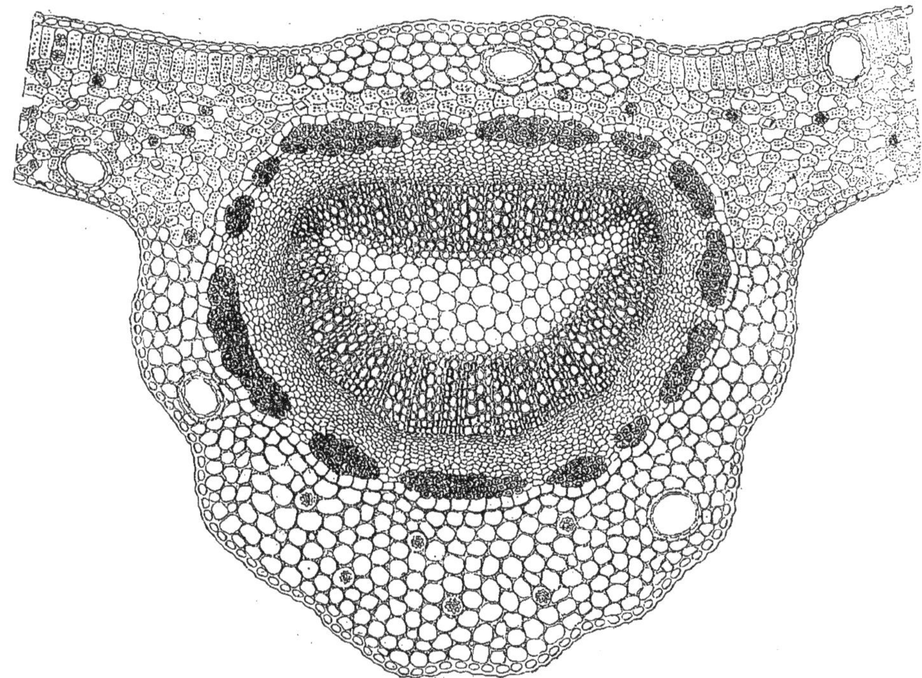

Fig. 1134. — Feuille de *Pilocarpus pennatifolius*.
Structure de la nervure médiane.

feuilles exhalent une odeur faible qui se rapproche un peu de celle de l'écorce d'orange sèche ; elles ont une saveur âcre, aromatique, accompagnée d'une sensation de chaleur parfois assez prononcée.

STRUCTURE MICROSCOPIQUE (fig. 1134). — L'épiderme glabre est recouvert par une cuticule épaisse garnie de crêtes assez saillantes ; il est formé d'une rangée de cellules tabulaires. Vues de face, ces cellules sont polygonales fortement striées et munies de parois droites. L'épiderme inférieur qui, dans les jeunes feuilles, est garni parfois de

poils unicellulaires. coniques, à parois épaisses, porte seul des
stomates entourés par 4 cellules allongées tangentiellement et moins
larges que les cellules voisines. Le mésophylle est hétérogène,
asymétrique, formé dans sa partie supérieure de deux rangées de
cellules disposées en palissade et dans sa partie inférieure d'une lame
de parenchyme à cellules irrégulières ; il renferme de nombreux
cristaux étoilés d'oxalate de chaux et des glandes oléifères entourées
par plusieurs rangées de cellules aplaties ; ces glandes sont en général
rapprochées des deux épidermes.

La nervure médiane très proéminente sur la face inférieure est recouverte par un épiderme garni de crêtes, et formé de cellules allongées
perpendiculairement à la sur-
face du limbe : sous cet épiderme existe un massif collenchymateux qui recouvre le tissu
fondamental riche en glandes
oléifères, en cristaux étoilés et
formé de cellules à section arrondie. Le système libéro-ligneux est représenté par deux
cordons ; l'un inférieur fortement arqué et l'autre supérieur
opposé, qui relie transversalement les deux extrémités du
cordon inférieur. Ces deux cordons sont recouverts par un
liber mou et par un péricycle

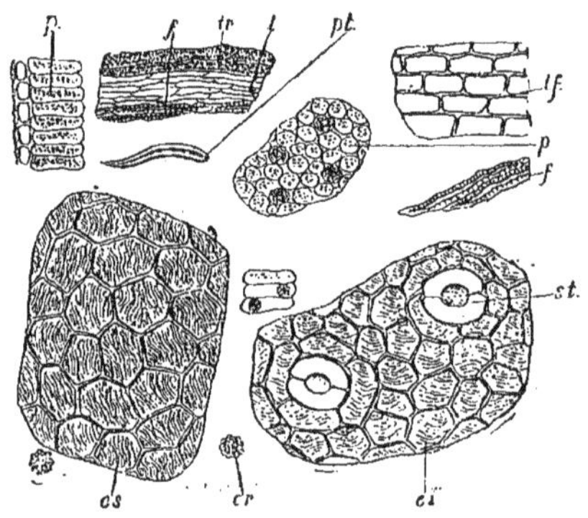

Fig. 1135. — Poudre de Jaborandi.

p, cellules en palissade. — *es*, épiderme supérieur. — *ci*,
épiderme inférieur. — *cr*, cristaux. — *pt*, poil tecteur. —
f, fibres. — *tf*, tissu fondamental.

fibreux continu. L'espace compris entre ces deux cordons est occupé
par un parenchyme qui ne contient pas de glandes.

COMPOSITION CHIMIQUE. — Les feuilles du *P. pennatifolius* renferment
de l'huile essentielle, de la *pilocarpine*, du tannin, de l'*acide jaborique*.
L'*huile essentielle* qui y entre dans les proportions de 5, 4 p. 1000 a
une odeur forte et une densité de 0,875. A 178°, elle donne un
hydrocarbure, le *pilocarpène*, qui est liquide, incolore, d'une odeur
particulière assez agréable.

La *pilocarpine* paraît avoir été isolée pour la première fois sous un
état impur par Byasson, qui la nomma *Jaborandine*. C'est un alcaloïde
liquide, incolore, soluble dans l'eau, plus soluble dans l'alcool, la
benzine, le chloroforme ; elle forme avec les acides chlorhydrique et
azotique des sels cristallisables qui sont inscrits au Codex.

Cet alcaloïde a été obtenu synthétiquement par MM. Hardy et Calmels. (*Comptes rend. de l'Ac. des Sc.*, CII, p. 1563.)

Le *P. Selloanus* Engl. que l'on emploie au Paraguay et qui parfois a été expédié en Europe se rapproche tellement du *P. pennatifolius* qu'on peut le considérer comme une simple variété de cette espèce.

Nous n'en dirons pas autant des autres plantes confondues et employées au Brésil sous le nom de *Jaborandi*. Sous cette dénomination Marcgraff et Pison désignaient quatre plantes dont une encore connue sous le nom d'*Alfavaca de Cobra* n'est autre que le *Monniera trifoliata* L. appartenant au groupe des Cuspariées. Des trois autres qui doivent être rapportées sans aucun doute à la famille des Pipéritées, la plus communément employée est le *Serronia Jaborandi* Gaud. Les *Piper reticulatum* L. et *P. mollicomum* Kunth sont aussi des Jaborandis brésiliens et à côté d'eux nous mentionnerons le *Zanthoxylum elegans* Engl., du groupe des Zanthoxylées.

L'*Herpestis gratioloïdes* Benth., l'*H. Monnieria* H. B. K. et l'*H. colubrina* H. B. K sont des plantes de la famille des Scrofulariacées, qui sont aussi employées au Pérou sous le nom de *Jaborandi*.

Le *Toddalia asiatica* H. Bn. (*Paullinia aculeata* L.) est une plante du groupe des Zanthoxylées, qui est répandue dans la péninsule Indienne, à Ceylan, à Java ; elle a d'assez nombreuses variétés telles que le *T. inermis* Commers. et le *T. aculeata* Sm. Cette dernière est très commune à Bourbon et à Maurice, où elle constitue un médicament populaire employé sous le nom de *Pied de poule*.

CLAVELIERS

Les **Claveliers** (*Zanthoxylum*, sont des plantes très aromatiques qui doivent leurs propriétés physiologiques à une huile essentielle, associée à une résine et à un principe cristallin amer, la *Zanthopicrine*, analogue à la *berbérine*. Ce genre renferme un grand nombre d'espèces dont quelques-unes figurent dans la matière médicale de nos colonies ; plusieurs autres sont employées en Asie et en Amérique soit comme médicaments toniques et fébrifuges, soit comme substance âcre et aromatique succédanée du poivre. Les espèces les plus intéressantes sont :

Le *Zanthoxylum fraxineum* Willd. (L. *americanum* Mill.) dont l'écorce est inscrite dans la pharmacopée des Etats-Unis sous les noms de *Prickly-Ash*, *Toothache tree*. Cette écorce se présente en fragments très irréguliers dans leurs formes et leurs dimensions : les uns sont aplatis ou légèrement cintrés, repliés sur un de leurs bords ;

d'autres sont incurvés en forme de gouttières ou de tuyaux ; ils ont en moyenne 1 millimètre à 1^{mm},5 d'épaisseur. La surface extérieure est légèrement rugueuse, d'une teinte gris-brun, marquée de sillons longitudinaux peu profonds, de taches blanches irrégulières et de nombreuses verrues peu proéminentes ; sur beaucoup de morceaux on observe de fines ponctuations noires. La face interne, d'une teinte jaune brun, porte des stries longitudinales très apparentes. Les écorces provenant de branches peu âgées sont blanchâtres, munies d'épines linéaires à la base, de 6 millimètres de longueur. La cassure est nette, non fibreuse. La section transversale laisse voir, sous un épiderme brun, une couche transparente peu épaisse, jaunâtre, qui entoure une zone interne plus développée, striée radialement et d'une teinte d'un gris jaunâtre foncé. Cette écorce est presque inodore, sa saveur est d'abord douceâtre et légèrement aromatique, puis amère, enfin âcre.

Structure microscopique. — Le suber est composé de 5 à 6 rangées de cellules tabulaires, régulièrement superposées, colorées en brun. Le parenchyme cortical est très épais, formé de cellules polygonales allongées dans la direction tangentielle ; il ne contient pas de cellules sclérenchymateuses, mais présente çà et là des glandes oléifères unicellulaires, ovales ou arrondies, plus larges que les cellules voisines ; il contient en outre des cristaux prismatiques d'oxalate de chaux : le liber (fig. 1136) est un tissu dense, formé de cellules assez régulièrement, disposées en files radiales et munies de parois légèrement épaisses ; il ne contient pas de cellules scléreuses ni de fibres mécaniques épaisses. Il est très riche en glandes oléifères et en cristaux ; il est en outre sillonné par de nombreux rayons médullaires étroits composés d'une ou de deux rangées de cellules et qui vont se perdre dans le parenchyme cortical à une faible distance de la périphérie. Cette écorce ne

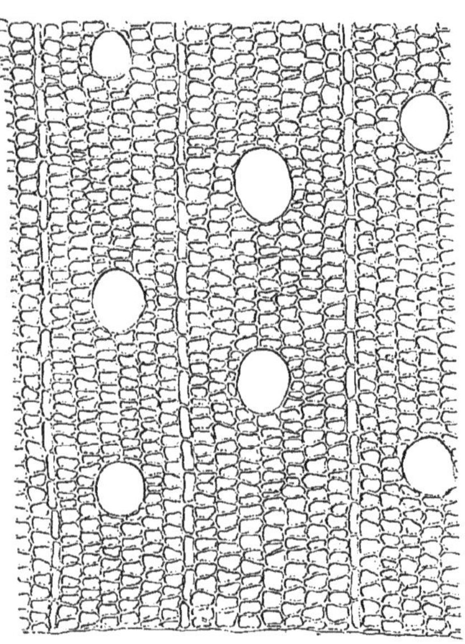

Fig. 1136.
Ecorce de *Zanthoxylum fraxineum*.
Couche interne.

contient pas d'amidon, mais elle renferme de l'huile fixe qui apparaît sous forme de globules très petits répartis dans toute son épaisseur.

Composition chimique. — Cette écorce renferme une huile volatile, une huile fixe verdâtre, de la résine, de la gomme, une matière colorante jaune et un principe désigné sous le nom de *Zanthoxyline*, qui paraît être identique avec la *Zanthopicrite* (Chevallier et Pelletan) et avec la *Berbérine* (Perrin).

Moffit (1886), qui a repris l'étude chimique de cette écorce, en a isolé une huile fixe verdâtre, une résine cristalline, du tannin, une matière colorante, une résine âcre et un alcaloïde en cristaux jaunâtres, amers, insolubles dans la benzine et l'éther, se colorant en jaune avec l'acide nitrique et en rouge foncé avec l'acide sulfurique. Lloyd (1890) s'est occupé aussi de l'étude chimique de cette drogue.

Usages. — Cette écorce est employée comme antirhumatismale, sudorifique et diurétique, sous forme de poudre à la dose de 60 centigrammes à 2 grammes, répétée trois fois par jour, ou en infusion à la dose de 10 grammes p. 500 d'eau. — Elle constitue en Amérique un remède populaire contre les maux de dents.

A côté de cette écorce figure dans les collections et la pharmacopée américaines l'écorce du *Z. Carolinianum* Lambert, qui croît dans le sud des Etats-Unis. Cette drogue se présente en fragments plus réguliers, cintrés ou repliés en forme de gouttières, moins épais que dans l'espèce précédente. — La surface extérieure est constituée par un suber gris, qui présente de fines ponctuations noires et de nombreuses crevasses transversales et sensiblement parallèles. Ce suber, très peu adhérent, se détache facilement des couches sous-jacentes qui ont extérieurement une teinte d'un brun plus ou moins foncé. La face interne de l'écorce qui au contraire est très adhérente au bois, en retient presque toujours des lambeaux plus ou moins épais ; privée de ces lambeaux fibreux elle a une teinte blanc jaunâtre, et montre des stries longitudinales apparentes. Cette écorce présente dans l'ensemble de sa structure une disposition identique avec celle de l'écorce de *Z. fraxineum* ; elle en diffère cependant par la rareté des cristaux et la présence de fibres péricycliques très épaisses, réunies en faisceaux assez volumineux dans la partie extérieure du liber. — Elle partage les propriétés physiologiques de l'espèce précédente. Son étude chimique a été faite récemment par Eberhardt (1890).

Les fruits du *Z. fraxineum* et *Z. Carolinianum* sont aussi inscrits dans la pharmacopée des Etats-Unis comme médicaments toniques et stimulants.

Le *Z. Caribœum* Lamk. (*Clavelier jaune* ou *Bois piquant épineux*) fournit à la matière médicale des Antilles françaises son écorce et ses feuilles. Cette écorce varie beaucoup dans sa forme et ses dimensions ; nous l'avons rencontrée en fragments tantôt irréguliers, aplatis, cintrés, tantôt assez réguliers et enroulés en tuyaux. Son épaisseur varie de 0^{mm},7 à 2 millimètres. La surface extérieure est parfois grisâtre, légèrement chagrinée, d'autres fois verruqueuse et d'une teinte gris brun ; la surface interne est jaunâtre, striée longitudinalement ; la cassure est fibreuse, la structure très nettement feuilletée. Cette écorce est très âcre, très amère et renferme une matière colorante jaune qui la distingue déjà à première vue des deux écorces précédentes.

Examinée au microscope (fig. 1137) elle est très nettement caractérisée par la présence dans la zone libérienne d'une multitude de faisceaux fibreux disposés très régulièrement en séries parallèles, alternant avec des bandes plus larges d'un parenchyme qui contient des glandes oléifères. C'est la disposition de ces éléments fibreux qui donne à la partie interne de cette écorce sa structure feuilletée. Ces faisceaux sont composés d'une ou de deux rangées de fibres à parois fort épaisses et bordés

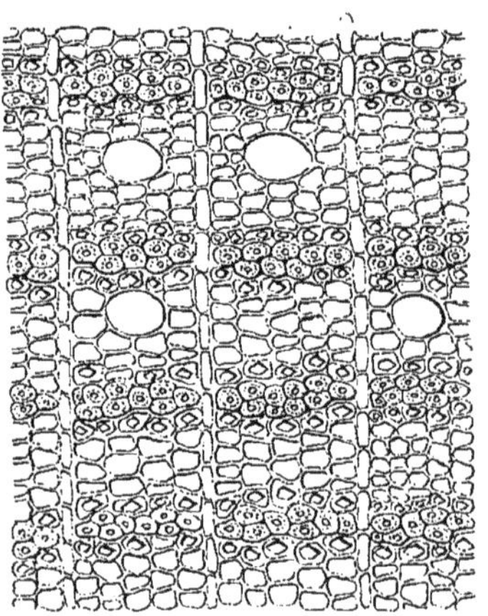

Fig. 1137.
Écorce de *Zanthoxylum Caribœum.*
Couche interne.

de chaque côté de cristaux prismatiques. — Le parenchyme cortical est caractérisé aussi par la présence de cellules sclérenchymateuses, réunies en petits groupes, très allongées dans la direction tangentielle et munies de parois fort épaisses. — Ces groupes scléreux sont entourés par une multitude de cristaux simples. — Cette écorce est employée aux Antilles comme tonique et fébrifuge. Elle a été analysée par MM. Heckel et Schlagdenhauffen[1] qui en ont retiré : 1° un principe cristallisé en aiguilles incolores, solubles dans l'alcool, qui n'est pas coloré par les acides sulfurique, chlorhydrique et nitrique ; 2° une petite proportion d'un alcaloïde qui se colore en rouge brique par l'acide nitrique : la solution nitrique évaporée au bain-marie ne se colore pas en violet au contact du chlorure stanneux ; elle prend une coloration bleue avec l'acide sulfurique concentré et une solution alcoolique de brome ; 3° une substance résineuse de nature alcaloï-

[1] Comptes rendus de l'Ac. des sc., t. XCVIII, 1884, p. 966.

dique. — Les feuilles de Clavelier jaune sont aussi utilisées aux Antilles comme diaphorétiques et antisyphilitiques.

Le *Z. Naranjillo* Griseb., qui croît à la République Argentine, se rapproche beaucoup du jaborandi par ses propriétés sialagogues, sudorifiques et stimulantes. Parodi[1] en a retiré une substance alcaline qu'il a appelée *Zanthoxyline*, un hydrocarbure (le *Zanthoxylène*) qui est analogue au *pilocarpène*, une huile essentielle à odeur de citron.

Le *Z. Pentanome* DC. est une espèce mexicaine dont l'essence est utilisée à la Vera-Cruz comme tonique, stimulante, antisyphilitique ; l'écorce est employée en infusion contre le *vomito negrito*.

Le *Z. Senegalense* DC. (*Fagara zanthoxyloïdes* Lam.) figure dans la matière médicale du Sénégal comme médicament sudorifique et stimulant. Il contient deux alcaloïdes qui ont été isolés et décrits par Giacosa et Monari (1887).

Le *Z. Rhetsa* DC. est utilisé aux Indes comme succédané du poivre. Plusieurs autres espèces de *Zanthoxylum* sont aussi employées pour le même usage en Chine, sous le nom de *Holsiao* ou *fleur de poivre*. Le *Poivre du Japon* est le fruit du *Z. alatum* Roxb. qui est communément employé dans l'Inde et en Chine comme stimulant, emménagogue et anthelmintique

Parmi les plantes utiles du groupe des Zanthoxylées nous mentionnerons l'*Evodia fraxinifolia* J. Hooker, dont le fruit fournit à la distillation une essence d'odeur extrêmement agréable et qui a été proposée par Helbing pour masquer l'odeur de l'iodoforme ; l'*E. rutæcarpa* Benth. et Hooker, espèce de Chine et du Japon, où les fruits sont très appréciés comme purgatifs, sudorifiques et excitants: l'*E. glauca* Miq., espèce du Japon, où elle est utilisée comme tonique et fébrifuge ; enfin l'*E. longifolia* A. Rich. des îles Fiji, où il est connu sous le nom d'*Ucisalusalu* et où ses fruits sont préconisés comme préservatif des avortements.

Le *Ptelea trifoliata* L. est une espèce américaine qui croît dans la Pensylvanie et le Wisconsin et qui est fréquemment cultivée en France sous le nom de *Trèfle de Virginie*. On utilise spécialement aux Etats-Unis, comme tonique, l'écorce de sa racine qui contient une oléo-résine amère et âcre, une matière colorante jaune et de la *berbérine*. Les feuilles très aromatiques sont employées comme anthelmintiques.

[1] *Rev. Farmac.* Buenos-Ayres, XVIII, 409.

GAYAC

La matière médicale utilise l'écorce, le bois et la résine du **Gayac** (*Guaiacum officinale* L.) qui croît à Cuba, à la Jamaïque, à Saint-Domingue, à Haïti, à la Trinité et sur la côte nord de l'Amérique du Sud. Nous allons étudier successivement ces trois drogues.

ÉCORCE DE GAYAC

Description. — L'**écorce de Gayac** se présente en fragments aplatis ou très légèrement cintrés, denses, d'une longueur et d'une largeur variables, d'une épaisseur de 3 à 4 millimètres. La surface extérieure offre une teinte gris brun ou verdâtre par places. La surface interne, de couleur jaunâtre, est lisse et montre à la loupe de fines stries longitudinales, entrecoupées assez régulièrement de lignes transversales. La cassure est nette, feuilletée ; la section transversale montre au-dessous du

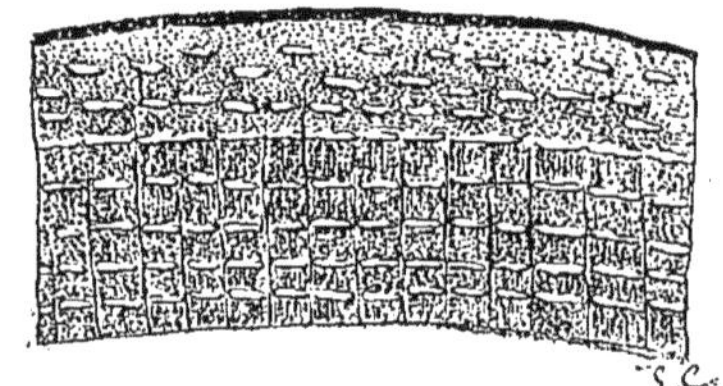

Fig. 1138. — Écorce de Gayac,
Section transversale.

suber une zone sillonnée de larges ponctuations blanches allongées tangentiellement, et qui se confond avec une zone plus épaisse offrant la même teinte, striée radialement et séparée en couches concentriques par des lignes blanches assez régulièrement superposées et alternant avec des bandes plus larges de tissu brun. La saveur de cette écorce est amère ; son odeur faiblement aromatique s'exalte par le frottement ou sous l'influence de la chaleur.

Structure microscopique. — Examinée au microscope (fig. 1139), l'écorce de Gayac présente : un suber (*s*) constitué par plusieurs rangées de cellules tabulaires, aplaties, colorées en brun ; — un parenchyme cortical peu épais (*pc*), formé de cellules polygonales allongées dans la direction tangentielle et renfermant de nombreux amas irréguliers de cellules pierreuses qui sont munies de parois fort épaisses et canaliculées : — un liber (*l*) beaucoup plus développé, à petites cellules disposées en files radiales. Ce liber est caractérisé par la présence d'une multitude de cellules scléreuses très grosses, et disposées en groupes qui, dans leur ensemble, forment des couches assez régulièrement parallèles et séparées par des bandes de parenchyme à peu près aussi larges ; dans l'épaisseur de ces groupes sclérenchymateux sont enchâssés des faisceaux fibro-libériens formés de 12 ou 15 fibres à parois épaisses. Des rayons médullaires fort étroits et formés d'une seule rangée de cellules divisent le liber et vont se perdre dans le parenchyme cortical. Cette écorce renferme beaucoup de cellules cristalligènes dans lesquelles on observe des cristaux prismatiques d'oxalate de chaux.

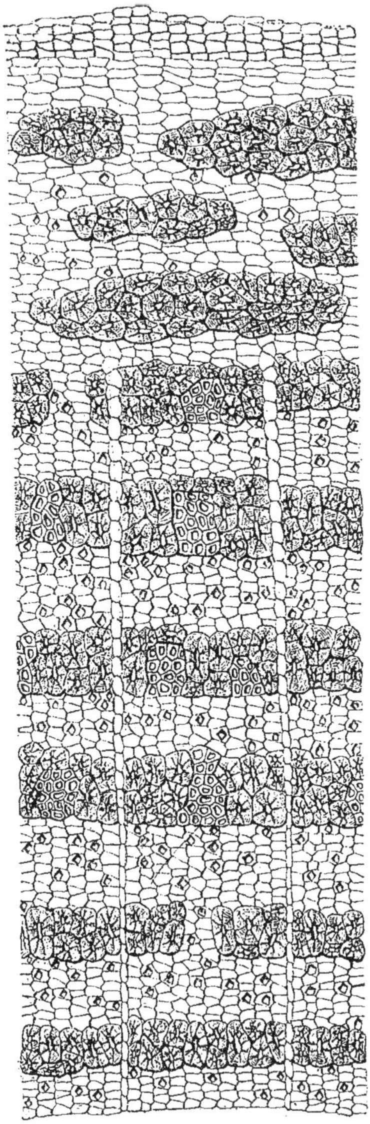

Fig. 1139. — Écorce de Gayac.
Structure anatomique.

BOIS DE GAYAC

Le **bois de Gayac** se présente tantôt en râpures, tantôt en morceaux provenant des tiges ou des grosses branches. Ces morceaux ont des formes, des dimensions et une teinte variables selon qu'ils ont été coupés longitudinalement ou transversalement ; leur densité et leur couleur varient également selon qu'ils sont formés uniquement par le cœur du bois, ou par le cœur recouvert de l'aubier. Sur une section transversale pratiquée dans une tige de Gayac de 15 à 20 centimètres on observe une couche d'aubier blanc jaunâtre de 2 centimètres d'épaisseur, qui entoure le duramen ou cœur du bois, d'une teinte brun verdâtre. Ces deux zones très finement striées dans la direction radiale par des rayons médullaires très rapprochés présentent de nombreuses couches concentriques alternativement claires et foncées et marquées de ponctuations qui représentent les vaisseaux. Ces dernières sont relativement plus nombreuses et plus rapprochées dans l'aubier que dans le duramen, mais elles sont plus foncées dans ce dernier — L'épaisseur de l'aubier diminue à mesure que les tiges sont plus grosses. — Les fibres ligneuses de deux zones voisines s'entre-croisent sous un angle de 30° environ suivant des directions inverses et donnent à la coupe longitudinale du bois un aspect irrégulier (structure santaline).

Les râpures du bois de Gayac qu'on trouve plus communément dans les pharmacies sont constituées par un mélange de débris plus ou moins volumineux et diversement colorés selon qu'ils proviennent de l'aubier ou du duramen.

Le bois de Gayac possède une odeur aromatique et une saveur légèrement âcre qu'il doit à la résine qu'il renferme.

STRUCTURE MICROSCOPIQUE (fig. 1140). — L'examen microscopique ne révèle que de faibles différences dans la structure du duramen et de l'aubier. Ces deux parties sont formées de fibres ligneuses dont les parois sont relativement peu épaisses dans l'aubier et complètement lignifiées

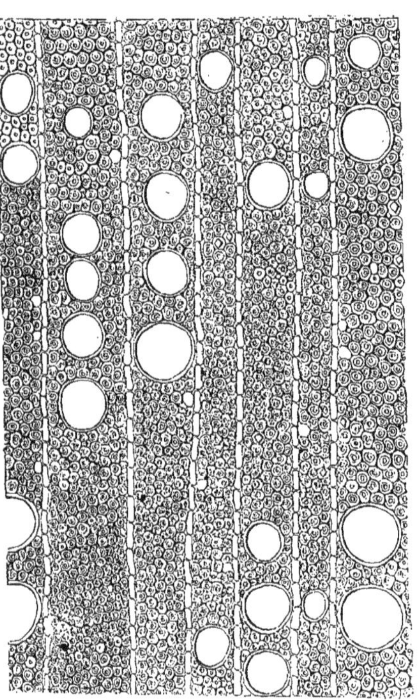

Fig. 1140. — Bois de Gayac.
Structure anatomique.

dans le duramen. C'est à cette particularité qu'il faut rapporter la densité considérable du cœur qui s'enfonce dans l'eau, tandis que l'aubier reste à la surface. Le tissu ligneux de ces deux zones est sillonné par des rayons médullaires étroits très rapprochés et formés d'une seule rangée de cellules contenant de la résine : il présente un nombre considérable de gros vaisseaux généralement isolés, dont le calibre dépasse parfois l'intervalle compris entre deux rayons médullaires. Ces vaisseaux ont des parois ponctuées et la plupart d'entre eux sont remplis de substance résineuse. — De distance en distance on distingue dans les faisceaux ligneux des rangées de cellules parenchymateuses perpendiculaires à la direction des rayons médullaires : ces cellules, qui sont très apparentes dans l'aubier, sont très peu visibles dans le duramen. Parfois on en observe quelques-unes qui sont isolées, et qui ont conservé leurs dimensions : plus généralement elles sont comprimées, détruites et remplacées par des fentes étroites qui sont remplies de résine.

Comme on le voit par cette description, le bois de Gayac est très riche en résine. C'est cette résine qui lui communique ses propriétés physiologiques, son odeur aromatique et sa couleur particulière, qui, d'abord brune, devient verdâtre sous l'influence de l'air et de la lumière.

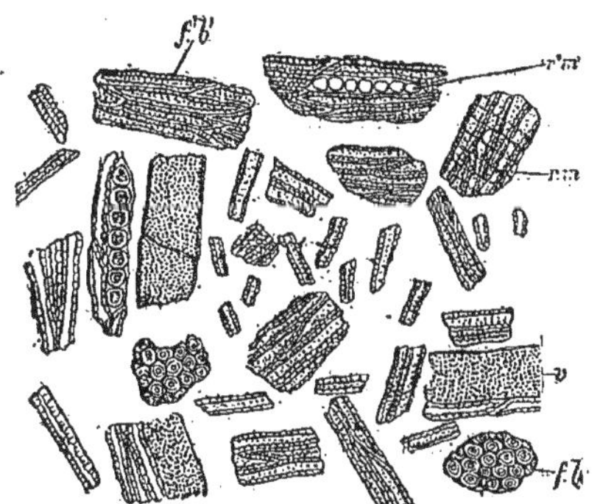

Fig. 1141. — Poudre de bois de Gayac.

v, vaisseaux. — *fb*, fibres ligneuses en travers. — *fb'*, fibres ligneuses en long. — *rm*, rayons médullaires en coupe longitudinale. — *r'm'*, rayons médullaires en coupe tangentielle.

Usages. — Ce bois est employé comme sudorifique et entre dans la préparation du sirop de salsepareille composé. On s'en sert aussi pour préparer des élixirs dentifrices.

RÉSINE DE GAYAC

La **résine de Gayac** s'obtient par différents procédés. A Saint-Domingue, elle exsude naturellement du tronc, ou s'écoule par les incisions pratiquées dans l'écorce. En cet état, elle constitue la **résine de Gayac en larmes.** A Port-au-Prince, on coupe le tronc en longues bûches que l'on tient suspendues horizontalement au moyen de pieux. On allume du feu en dessous de chacune des extrémités et on recueille dans des calebasses la résine qui s'écoule par un trou que l'on a pratiqué vers le milieu de ces bûches. — Souvent encore on coupe le tronc en menus fragments qu'on fait bouillir dans l'eau, et on recueille la résine qui s'est déposée au fond du liquide refroidi. — On obtient ainsi la **résine de Gayac en masses.**

Description. — La **résine de Gayac en larmes** se présente en larmes irrégulièrement globuleuses, de 1 à 3 cent. de grosseur, recouvertes d'une poussière gris verdâtre, brillantes et transparentes à l'intérieur qui est d'un jaune verdâtre. Ecrasées sur le papier et exposées à l'air, les lames minces prennent une teinte vert émeraude.

La *résine de gayac en masses*, plus commune, se présente en masses informes, irrégulières, homogènes ou fendillées, généralement recouvertes d'une poussière verte : les lames minces sont transparentes : la cassure est inégale, d'une teinte verdâtre ou brunâtre qui bleuit ou verdit au contact de l'air et de la lumière. Elle ne se ramollit pas par la chaleur de la main.

La résine de Gayac a une odeur aromatique qui rappelle celle du benjoin et s'exalte par le frottement ou la chaleur : sa saveur d'abord peu sensible est bientôt suivie d'une grande âcreté. Elle se dissout dans l'alcool, l'éther et le chloroforme et donne des solutions brunes. La teinture alcoolique prend une teinte vert bleuâtre avec l'acide nitrique.

COMPOSITION CHIMIQUE. — D'après Lucker (*Pharmac. Centralb.*, 1892, p. 19), la résine de Gayac est composée de trois acides : *gaïacinique*, *gaïaconique* et *résino-gaïacique;* elle doit renfermer en outre de petites quantités d'*acide gaïacique* et de *jaune de gaïac*, mais on ne connaît que fort peu de chose sur ces deux dernières substances.

Comme produits de la distillation sèche de la résine de Gayac, on a isolé de l'*aldéhyde tiglinique*, du *gaïacol*, du *créosol* et de la *pyrogaïacine*.

USAGES. — La résine de Gayac est employée comme diaphorétique et altérante.

Le *Tribulus terrestris* L. (*herbe terrestre, saligot terrestre, croix de Malte*) est une plante herbacée qui croît principalement dans le sud de l'Europe, le nord de l'Afrique, le sud de l'Asie et des Indes.

Ses fruits sont petits, secs et formés de cinq coques osseuses, garnies sur le dos d'aiguillons épineux. Ces coques se séparent les unes des autres et renferment sous leur paroi épaissie indéhiscente des graines à embryon dépourvu d'albumen. — Ces fruits qui renferment un corps gras et une résine, sont depuis longtemps employés en Chine et dans l'Inde comme diurétiques, toniques, aphrodisiaques. Dans le midi de la France on les utilise parfois, ainsi que les feuilles et la racine, comme toniques et apéritifs.

Dans ces derniers temps les fruits du *T. lanuginosus* L., qui croît dans l'Inde, ont été vantés en Europe et surtout en Angleterre, sous le nom de *burra gookeros*, comme un remède spécifique contre les pertes séminales et les troubles mentaux qui les accompagnent ; on les emploie à la dose de 4 à 7 grammes, sous forme d'extrait fluide.

Au groupe des Zygophyllées se rattachent :

Le *Fagonia arabica* L., plante originaire d'Orient, qui est utilisée dans l'Afghanistan comme fébrifuge et dans l'Orient contre les paralysies et les spermatorrhées :

Le *Larrœa Mexicana* Moric, qui croît abondamment dans certaines parties du Mexique, en Californie, dans l'Arizona et aussi dans l'Utha. Cette plante nommée *Balsamo divino* en Amérique est l'*Hildeondo des Mexicains*. Ses rameaux et ses feuilles sont employés en décoction chez l'homme et les animaux, contre les maladies de la peau. Elle donne une gomme astringente, une matière colorante; son bois contient une substance résineuse d'odeur forte qui lui a fait donner le nom de *Creasote wood* (bois créosote). Le professeur Stillmann a décrit la gomme connue dans le commerce sous le nom de *Shellac*. Il fait aussi observer que les rameaux sous l'influence de la piqûre des insectes peuvent fournir une certaine quantité de gomme laque :

Le *Peganum Harmala* L. (*Harmel ou Armel*) qui croît en Egypte, en Espagne, en Crimée et en Sibérie et que l'on cultive dans nos jardins pour la beauté de ses fleurs blanches. Cette plante exhale une odeur forte, désagréable qui rappelle un peu celle de la rue. Ses graines qui sont la seule partie usitée ont une odeur narcotique et une saveur amère. L'amande trempée dans la glycérine et dans l'eau communique à ces liquides une belle fluorescence verte. Ces graines renferment deux alcaloïdes, l'*harmaline* et l'*harmine*, qui ont été découverts par Göbel et étudiés par Fischer et Taeaber (1885). D'après Dymock, elles possèdent des propriétés emménagogues identiques à celles de la rue, de la sabine, de l'ergot ; elles produisent en même temps une sorte d'intoxication légère analogue à celle du *Cannabis indica* ; on les emploie aussi comme anthelmintiques :

Le *Zygophyllum Fabago* L. (*Fabago alata* Mœnch), plante originaire de la Syrie et de la Crimée et connue sous le nom de *Faux Câprier*. Ses boutons confits sont employés comme les câpres : la plante entière est employée en Syrie comme vermifuge.

BOIS DE QUASSIA

Avec les *bois de Quassia* nous entrons dans le groupe des Simaroubées.

Le **bois de Quassia** des pharmacies est fourni par deux espèces du genre *Quassia :* — La plus ancienne et la plus estimée, qui est peut-être la moins employée aujourd'hui est connue sous les noms de *Quassia amara* ou *Bois de Surinam ;* l'autre est désignée sous le nom de *Quassia* *de la Jamaïque.* Ces bois sont caractérisés par leur amertume excessive, leur teinte blanc jaunâtre, leur structure radiée et entrecoupée de stries concentriques plus ou moins apparentes.

QUASSIA AMARA

Bois de Surinam.

ORIGINE. — **Le Quassia amara ou Bois de Surinam** est fourni par le *Quassia amara* L , petit arbre originaire de la Guyane, dont la culture a été introduite dans la plupart des régions tropicales à cause de la beauté et de l'éclat de ses fleurs rouges.

DESCRIPTION. — Il se présente dans les Pharmacies sous forme de copeaux minces ou en bûches cylindriques mesurant parfois un décimètre de largeur et entourées d'une écorce qui, se détachant facilement du bois, forme autour de lui un manchon mobile.

Cette écorce qui est parfois employée isolément comme médicament tonique et fébrifuge est recouverte d'un suber blanc, mat, marqué de taches d'apparence micacée. En se détachant par places, ce suber découvre les couches sous-jacentes qui présentent une teinte gris noirâtre. La face interne de l'écorce a une couleur grisâtre ; elle est marquée de taches longitudinales d'un

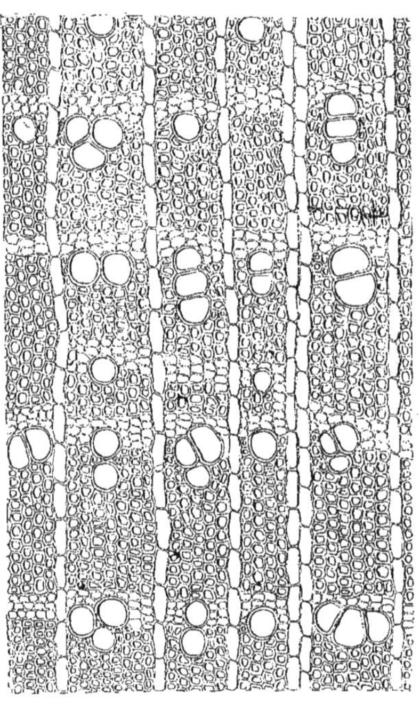

Fig. 1142. — Quassia de Surinam.
Structure anatomique.

bleu noirâtre, plus ou moins étendues et qui paraissent dues à la présence d'un mycélium.

Le bois a une couleur fauve et une saveur très prononcée. Coupé transversalement il présente de fines stries radiales et une multitude de couches concentriques. Les premières qui représentent les rayons médullaires sont peu apparentes ; les secondes qui correspondent aux différentes zones d'accroissement du bois sont rendues plus apparentes par des ponctuations représentant les vaisseaux.

STRUCTURE MICROSCOPIQUE. — Examiné au microscope (fig. 1142), ce bois paraît composé d'un tissu fibreux sillonné par des rayons médullaires assez étroits, formés d'une ou de deux rangées de cellules allongées radialement et munies de parois peu épaisses et ponctuées. Le tissu ligneux est formé de fibres à parois moyennement épaisses: il est entrecoupé assez régulièrement par des bandes peu épaisses de parenchyme ligneux qui, dans leur ensemble, sont disposées en séries concentriques. C'est immédiatement contre ces bandes parenchymateuses que sont localisés les vaisseaux, assez larges, inégaux, tantôt isolés, tantôt réunis au nombre de 2 ou 3.

COMPOSITION CHIMIQUE. — Le Bois de Surinam doit ses propriétés physiologiques à la présence d'un principe cristallisable désigné sous le nom de *Quassine* et isolé pour la première fois en 1834 par Winckler qui le considérait comme un alcaloïde. — Wiggers (1836) reprit l'étude de la *Quassine*, démontra que ce corps ne contient pas d'azote et lui donna le nom de *Quasside ;* il constata en outre qu'elle précipite par le tannin. Cette propriété fut utilisée par Enders (1868) et par Christensen (1882) pour préparer la

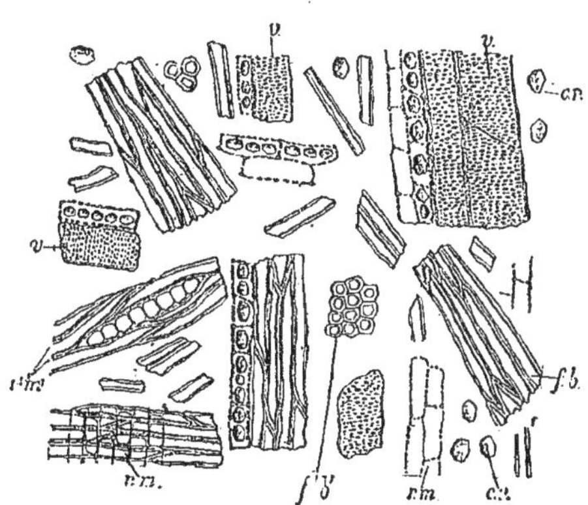

Fig. 1143. — Poudre de Quassia.

v, vaisseaux. — *fb* et *f'b',* fibres ligneuses.
rm et *r'm',* rayons médullaires. — *cr,* cristaux.

quassine. — Ce dernier l'obtint en lamelles rectangulaires fondant à 205°, facilement solubles dans le chloroforme et l'alcool chauds, peu solubles dans l'eau et dans l'éther. Oliveri et Denaro[1] ont soumis à de nouvelles études la quassine retirée du bois de Surinam et l'ont obtenue en aiguilles clinorrhombiques fondant à 240°, solubles dans l'alcool, l'*acide acétique*, le chloroforme, peu solubles dans l'éther. En traitant cette quassine par l'acide sulfurique dilué ils ont obtenu un anhydride fondant à 192°, qu'ils ont appelé *Quasside*. Ils ont préparé aussi avec la quassine deux produits de substitution ; 1° une quassine pentachlorée amorphe fondant vers 149° et une quassine tribromée fondant vers 155°. En la traitant par l'acide chlorhydrique étendu de son volume d'eau, ils ont obtenu un acide bibasique et de l'éther

[1] *Gazetta Chim. ital.,* t. XIV, p. 1, 1884.

méthylchlorhydrique, ce qui les a portés à considérer la quassine comme un éther diméthylique d'un acide particulier, l'*acide quassique*.

M. Massute[1] a réussi à extraire du bois de Surinam quatre corps cristallisés à points de fusion constants : 210-211°, 215-217°, 221-226°, 239-242°. Le premier de ces corps doit être considéré comme la quassine de Wiggers et d'Oliveri et Denaro ; le dernier n'a pas été étudié ; quant aux deux autres, M. Massute, qui en a fait l'analyse élémentaire, a constaté qu'ils représentaient des homologues supérieurs de la quassine.

QUASSIA DE LA JAMAIQUE

ORIGINE. — Le **Quassia de la Jamaïque** est fourni par le *Picrasma excelsa* Planchon (*Picrœna excelsa* Lindley., *Simaruba excelsa* DC., *Bittera febrifuga* Bélanger), qu'on trouve aussi à Antigua, à Saint-Vincent et dans quelques autres îles des Antilles.

DESCRIPTION. — Cette espèce, la plus généralement employée maintenant dans les pharmacies, s'y rencontre sous forme de copeaux enroulés, d'un blanc jaunâtre : elle arrive dans le commerce sous forme de bûches d'un ou plusieurs mètres de long, sur 20 à 30 centimètres de diamètre, généralement recouvertes de leur écorce qui est très adhérente. Cette écorce d'une teinte gris brun, marquée de larges taches noires et brillantes, est blanche à l'intérieur, à liber très fibreux ; elle est caractérisée par l'absence de l'anneau scléreux qui existe dans l'espèce précédente ; elle est d'ordinaire arrachée du bois et rejetée.

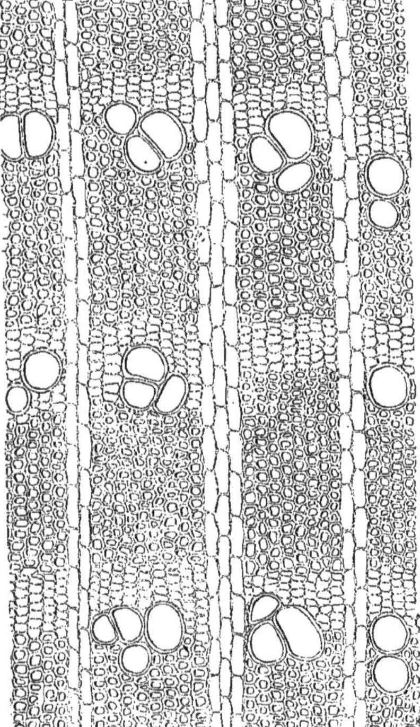

Fig. 1144. — Quassia de la Jamaïque.
Structure anatomique.

Le bois a une couleur blanchâtre nuancée de jaune verdâtre en cer-

[1] *Archiv. der Pharm.*, XXVIII, p. 147, 1890.

tains points. Sa coupe transversale examinée au microscope présente
une structure analogue à celle du Quassia amara : cependant on y observe quelques légères différences. Ainsi les rayons médullaires y sont
généralement plus larges et disposés sur deux ou trois rangées. Les stries
concentriques formées dans le tissu ligneux par les bandes de parenchyme sont plus larges que dans l'espèce précédente, les vaisseaux y
sont généralement plus gros, groupés de façon à occuper toute la longueur comprise entre deux rayons médullaires voisins. Le Quassia de
la Jamaïque a un goût amer franc et très prononcé : il est dépourvu
d'odeur.

COMPOSITION CHIMIQUE. — M. Massute a retiré du Quassia de la Jamaïque deux corps cristallisés qu'il désigne sous le nom de *Picrasmines;*
l'un fond à 204° et l'autre entre 209 et 212° La *Picrasmine* fondant à
204° traitée par l'acide chlorhydrique donne de l'acide *picrasmique*, qui
n'est pas identique avec l'acide *quassique* d'Oliveri et Denaro. Il cristallise en longs prismes, fondant à 203°, peu solubles dans l'eau et l'alcool froid : c'est un acide bibasique.

D'après M. Massute, il semble résulter que la matière amère des deux
bois de Quassia est constituée par une série de corps homologues mais
distincts toutefois dans les deux espèces.

USAGES. — Il est fréquemment employé en pharmacie comme tonique
amer; on l'utilise souvent sous forme de gobelets tournés, dans lesquels
on fait séjourner de l'eau qui acquiert très rapidement à leur contact une
très grande amertume. Les copeaux qu'on trouve dans les pharmacies
ont été faits au moyen d'un rabot ou proviennent des manufactures de
gobelets amers.

ÉCORCE DE SIMAROUBA

Cette écorce est produite par les racines du *Simaruba officinalis* DC.
(*S. amara* Aublet., *Quassia Simaruba* L. f.), qui habite la Guyane et le
Nord du Brésil.

L'écorce de Simarouba se présente en morceaux cintrés ou aplatis parfois très longs et mesurant 5 à 6 centimètres de largeur et 2 à
3 millimètres d'épaisseur. La surface extérieure est constituée par un
suber blanc jaunâtre ou grisâtre, rugueux, marqué de verrues et de crêtes
transversales régulièrement espacées. Ce suber se détache facilement
et découvre le parenchyme cortical qui offre une teinte fauve foncée
La face interne, de teinte jaunâtre, est constituée par une aggloméra-

tion de fibres plates appliquées les unes contre
les autres, mais qui se disjoignent facilement
et donnent à cette surface un aspect grossièrement fibreux. Cette écorce se déchire facile-

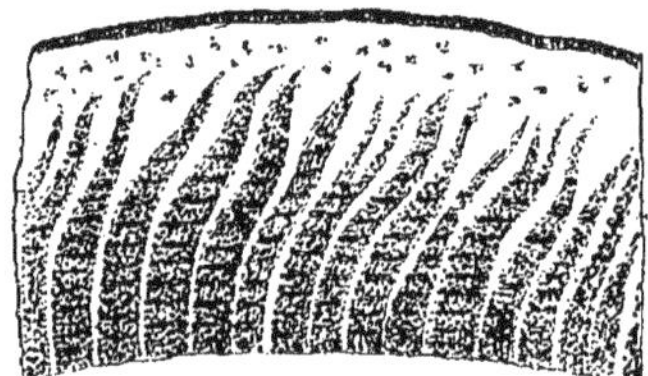

Fig. 1145. — Écorce de Simarouba.
Section transversale.

ment dans le sens de sa longueur; mais il est
impossible de la rompre transversalement à
cause de la ténacité de ses nombreuses fibres.
La section horizontale faite avec un rasoir ou
brusquement avec un couteau présente, au-

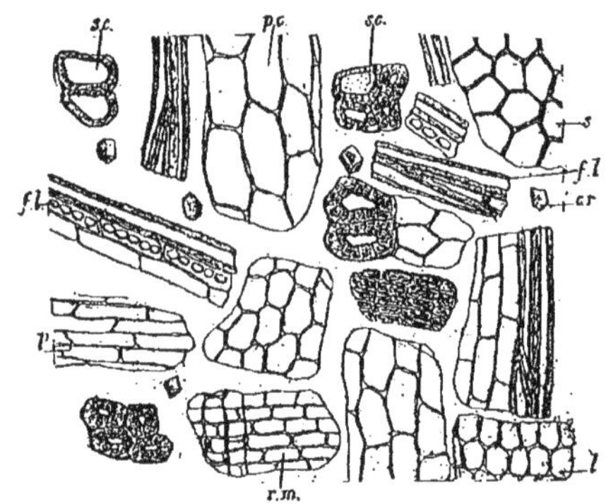

Fig. 1146. — Poudre de Simarouba.

s. suber. — pc, parenchyme cortical. — sc, cellules sclérenchymateuses. — fl, fibres libériennes. — l, l', liber vu en deux sens différents.
— cr, cristaux.

dessous du suber et du parenchyme cortical,
une zone libérienne très développée et divisée en faisceaux cunéiformes très obliques et
striés transversalement. (fig. 1145).

Cette écorce n'a pas d'odeur, mais elle a
une amertume très prononcée.

STRUCTURE MICROSCOPIQUE (fig. 1147). — Le suber (s) est formé de cel-

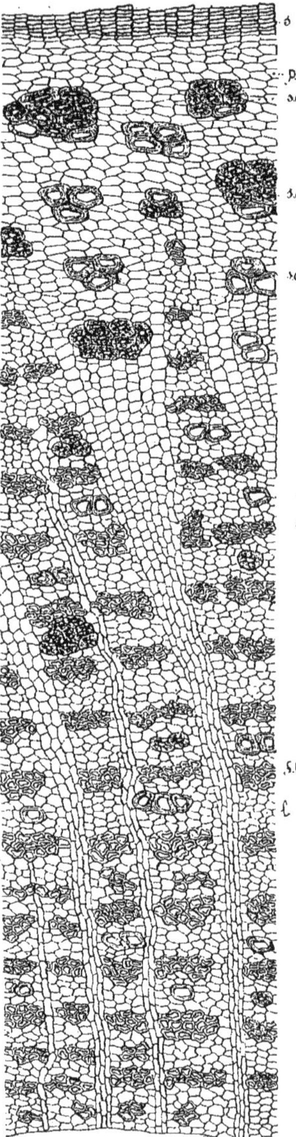

Fig. 1147.
Écorce de Simarouba.

Structure anatomique.

lules tabulaires-aplaties. Le parenchyme cortical (*pc*) est un tissu de cellules polygonales, irrégulières, allongées dans la direction tangentielle : il renferme des cellules à résine et des cellules sclérenchymateuses assez grosses, isolées ou groupées, à parois moyennement épaisses ou complètement lignifiées ; — le liber (*l*) plus dense et plus développé est formé d'un parenchyme à cellules irrégulières, divisé en faisceaux cunéiformes très inclinés par de nombreux rayons médullaires qui s'élargissent brusquement en se rapprochant de la périphérie. Ces faisceaux présentent une très grande quantité de fibres assez grosses, irrégulièrement aplaties munies de parois moyennement épaisses, réunies en bandes transversales, qui alternent avec des zones plus larges de parenchyme libérien. Ces amas de fibres sont souvent accompagnés de groupes plus ou moins épais de cellules scléreuses. Le liber de cette écorce renferme un grand nombre de cristaux polyédriques.

COMPOSITION CHIMIQUE. — L'écorce de Simarouba renferme de la quassine, une matière résineuse, une huile volatile, dont l'odeur rappelle celle du benjoin, des acides gallique et malique.

USAGES. — C'est un tonique amer, que l'on retrouve dans la formule de tous les élixirs anticholériques. Elle s'emploie généralement en infusion, à la dose de 4 grammes par litre ; à haute dose elle peut agir comme purgative et vomitive.

AILANTE GLANDULEUSE

ORIGINE. — L'**Ailante glanduleuse** (*Ailantus glandulosa* Desf. ; *A. procera* Salisb.) est un grand arbre du nord de la Chine, introduit en France où on le rencontre dans nos jardins, nos parcs et sur nos boulevards ; il est connu sous les noms de *Faux vernis du Japon* et de *Frêne puant*. Il fournit à la matière médicale l'écorce de sa tige.

DESCRIPTION. — Cette écorce se présente en fragments très irréguliers dans leur forme et leurs dimensions. La surface extérieure est d'un gris brunâtre, marquée d'un très grand nombre de verrues, et présente sur certains fragments de larges cicatrices triangulaires correspondant aux points d'insertion des feuilles. La face interne est striée longitudinalement. La cassure, nette dans les couches extérieures, est fibreuse dans la partie interne.

STRUCTURE MICROSCOPIQUE. — Le suber est très épais et composé d'un très grand nombre de rangées de cellules tabulaires régulièrement superposées. Le parenchyme cortical est formé de cellules polygonales allongées tangentiellement ; il présente beaucoup de cellules sclérenchymateuses réunies en groupes volumineux et munies de parois très épaisses et canaliculées. Des faisceaux de fibres sont enchâssés souvent dans ces amas scléreux qui sont fort allongés dans la direction tangentielle. Le liber est formé d'un tissu de cellules assez régulièrement disposées en files radiales ; il est divisé en plusieurs faisceaux par des rayons médullaires assez larges formés de cinq à six rangées de cellules allongées radialement ; il est caractérisé par la présence de nombreux faisceaux fibreux qui n'ont rien de régulier dans leur disposition et qui sont formés de petites fibres à parois fort épaisses et d'aspect nacré. A côté de ces faisceaux on observe quelques groupes scléreux moins volumineux que ceux du parenchyme cortical. Cette écorce renferme dans toute son épaisseur une quantité considérable de cristaux étoilés d'oxalate de chaux (fig. 1148).

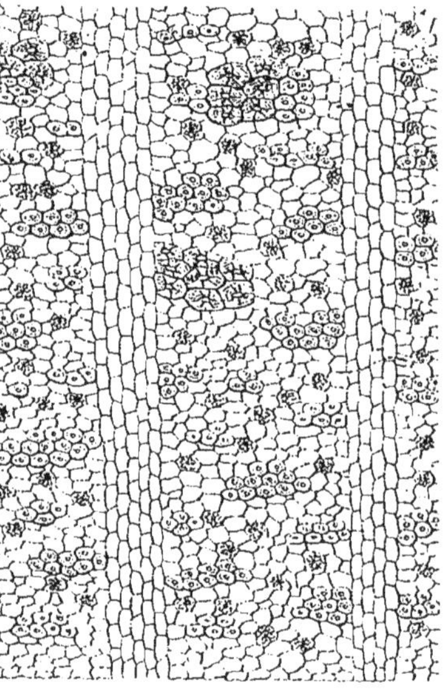
Fig. 1148. — Écorce d'Ailante.
Structure anatomique.

Composition chimique. — Elle contient de l'oléo-résine, une essence âcre, une essence aromatique vanillée, une résine et une grande quantité de mucilage (Payen).

Usages. — Elle a été préconisée comme anthelmintique, antidiarrhéique et antidysentérique. On l'emploie généralement sous forme de poudre, à la dose de 1 gramme. A dose plus élevée elle agit comme l'ipécacuanha et doit être employée avec circonspection. La résine âcre, qu'on retire des feuilles et des racines de cette plante au moyen de l'éther, peut être employée à l'extérieur comme révulsive.

L'*A. excelsa* Roxb. fournit à la matière médicale de l'Inde ses feuilles et son écorce, qui sont employées comme toniques.

L'*A. Malabarica* DC. donne par incision une résine qui est employée dans l'Inde et à Ceylan comme antidysentérique.

FRUIT DE CÉDRON

Origine. — Le *Fruit de Cédron* est fourni par le *Simaba Cedron* Planch. (*Quassia Cedron* H. Bn.), qui croît en Colombie, au Vénézuéla, à Costa-Rica et dans le nord du Brésil.

Description. — Ce fruit se présente parfois dans nos droguiers avant l'état de maturité complète et plus souvent mondé des parties extérieures du péricarpe. Des ovaires qui lui ont donné naissance, 4 sur 5 ont généralement avorté et il ne reste plus qu'un seul carpelle pyriforme, asymétrique, obconique à la base, obtus et arrondi au sommet, où l'on observe une empreinte cicatricielle correspondant au point d'insertion du style. Ce fruit mesure environ 7 centimètres de long sur 5 de large : coupé longitudinalement, il laisse voir quand il est complet un épicarpe mince, un mésocarpe peu développé, un noyau blanchâtre, inégalement ovoïde, de 4 à 5 millimètres d'épaisseur, de structure fibreuse et comme feutrée, limité intérieurement par une lame mince, sèche et brune, qui entoure la cavité du fruit. La graine unique qui remplissait probablement

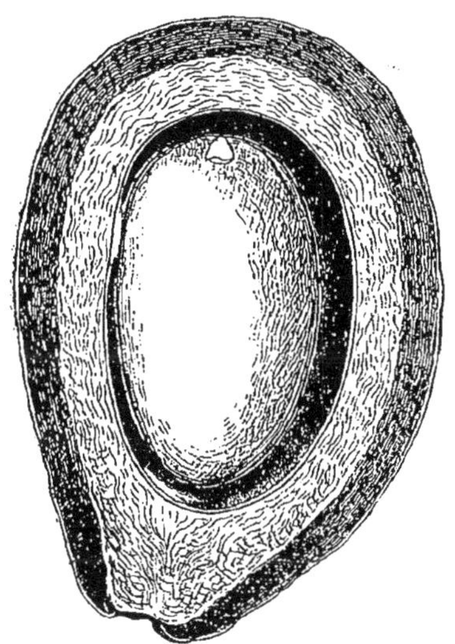

Fig. 1149. — Fruit de Cédron.

Coupé en long.

cette cavité avant la dessiccation du fruit, porte vers la partie supérieure de sa face ventrale une large cicatrice correspondant à son point d'attache avec le noyau. Elle est recouverte par des téguments minces, fragiles, se dédoublant en deux lames et constituée essentiellement par deux gros cotylédons qui se regardent par leur face ventrale et ne sont que faiblement retenus l'un contre l'autre par une masse cuboïde ou en tronc de pyramide, dont la grande base répond à la gemmule et la petite à la radicule. Ce sont ces cotylédons qu'on trouve habituellement dans les droguiers et le commerce sous le nom de **noix de Cédron** et qui sont seuls employés. Le plus souvent ils sont isolés, planconvexes, longs de 3 à 4 centimètres, larges de 1 et demi à 2 centimètres, convexes et un peu bosselés sur leur face dorsale, irrégulièrement aplatis sur la face interne, courbés sur un des bords. Fréquemment ils sont percés d'un trou par lequel passe un lien servant à les suspendre au cou des Indiens, qui en portent toujours avec eux en voyage pour les utiliser, après les avoir râpés, en cas de morsure d'animaux venimeux. — La surface extérieure de ces graines est d'un gris jaunâtre, noirâtre et comme salie par places, d'apparence légèrement grasse et amylacée : elles possèdent une odeur faible, qui se développe quand on les râpe, et rappelle un peu celle du cacao ; elles ont une saveur amère très prononcée ; leur cassure est lisse, jaune, compacte.

Composition chimique. — La noix de Cédron renferme une matière grasse, neutre, cristallisable, insoluble dans l'alcool, soluble dans l'éther et un principe particulier, la *Cédrine*, signalée par Lévy comme un alcaloïde cristallisable, très amer, soluble dans l'eau bouillante, qui constituerait le principe actif de cette graine. Tanret et Cloez n'ont pu isoler cet alcaloïde : ils ont seulement retiré une matière amorphe, très amère, qui se dissout dans l'eau en lui donnant une belle fluorescence vert jaunâtre, et qui possède les propriétés du Cédron.

Usages. — Les propriétés merveilleuses attribuées aux semences de Cédron pour le traitement des fièvres intermittentes n'ont pas été justifiées par les expériences faites d'abord par l'un de nous à Montpellier et répétées plus récemment par M. Burdel, dans la Sologne ; l'action de ces semences est plus lente et moins sûre que celle du sulfate de quinine.

Les Indiens considèrent la Noix de Cédron comme un remède des plus précieux et des plus sûrs contre la morsure des serpents venimeux. Les expériences entreprises en France pour contrôler ces propriétés, qui avaient été confirmées par le récit de quelques voyageurs, n'ont donné que des résultats négatifs.

Quelques autres espèces du même genre sont utilisées comme toniques et fébrifuges dans l'Amérique du Sud : tel est l'usage que l'on fait à la Guyane du *S. Guianensis* Aubl. et au Brésil, des *S. ferruginea* A. S. H. et *S. floribunda* A. S. H.

VALDIVIA

Attribué d'abord par M. Aguilar à une espèce du genre *Simaba*, le **fruit de Valdivia** a été rapporté par l'un de nous au *Picrolemma Valdivia* G. Planch., plante originaire de la Colombie, connue dans la vallée du Magdalena, une des régions les plus chaudes de l'Amérique tropicale.

DESCRIPTION. — Ce fruit, ordinairement solitaire sur l'inflorescence par suite de la chute de toutes les autres fleurs, est un drupe ovoïde, ou pyriforme, comprimé, atténué à la base en une portion rétrécie qui porte le point d'attache du pédoncule. L'épicarpe noirâtre dans les

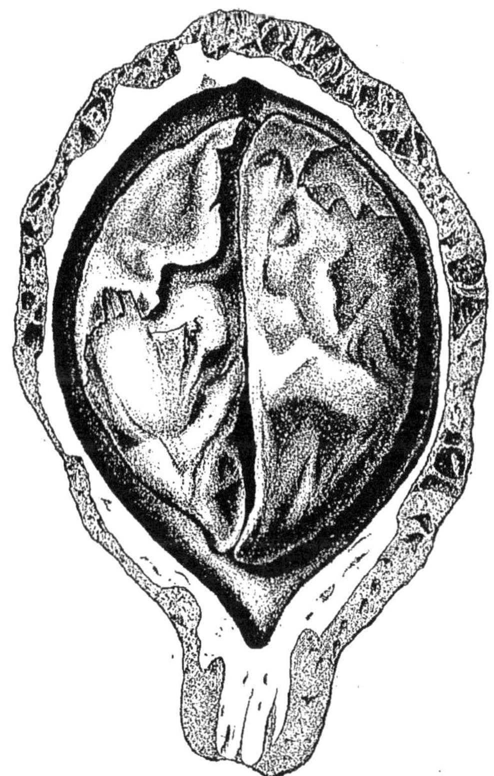

Fig. 1150. — Fruit de Valdivia.
Coupé en long.

échantillons secs est marqué de rides et de plis longitudinaux ; le sarcocarpe, épais de 3 à 4 millimètres, est sec, brun, lacuneux. Le noyau ligneux de couleur plus pâle que le reste du fruit varie en épaisseur de 2 à 4 millimètres ; il présente extérieurement de larges et profonds sillons obliques, séparés par des crêtes de même largeur ; sa surface interne est lisse, douce au toucher, d'un gris jaunâtre, luisante, marbrée de nombreuses macules punctiformes ou linéaires, irrégulières, de couleur plus foncée. La graine suspendue à la partie supérieure de la loge, marquée d'un hile étendu, est recouverte par des téguments membraneux, minces et fragiles, d'un brun rougeâtre. L'amande est composée d'un gros embryon à radicule supère. Les cotylédons sont très gros, semi-ovoïdes, élargis au sommet, à face dorsale fortement convexe, à face ventrale plane ou même concave ; ils mesurent 5 à 6 centimètres de longueur, 2 centimètres 1/2 de largeur et 2 à 3 centimètres d'épaisseur ; ils ne sont réunis que par une portion très peu étendue en haut de la face ventrale. La substance de ces cotylédons est dense, de couleur blanchâtre, recouverte d'une mince couche pulvérulente, qui, enlevée par le frottement, découvre une surface d'un brun sale.

COMPOSITION CHIMIQUE. — Les graines de Valdivia ont été analysées par M. Tanret [1] qui en a retiré un principe cristallisable, la *Valdivine*, soluble dans 600 p. d'eau froide et dans 30 p. d'eau bouillante, plus soluble dans l'alcool absolu, très soluble dans le chloroforme, et pas du tout dans l'éther. Sa solution aqueuse est extrêmement amère, précipite par le tannin et l'acétate de plomb ammoniacal, mais ne trouble pas l'acétate neutre, ni l'acétate basique de plomb ; elle est très facilement décomposée par les alcalis qui lui enlèvent son amertume et lui donnent une teinte jaune ; elle redevient incolore par l'addition d'un acide.

ACTION PHYSIOLOGIQUE. — La Valdivine est une substance éminemment toxique, dont l'action est très lente. Administrée contre la morsure des serpents venimeux, elle n'a produit que des résultats négatifs. M. Nocard l'a employée à Alfort à la dose de 4 milligrammes par jour en injections hypodermiques sur des chiens enragés, et il a constaté qu'elle détermine une sédation très remarquable des phénomènes convulsifs, sans toutefois empêcher la terminaison fatale ; elle pourrait à ce point de vue remplacer avantageusement le chloral. Son action contre les fièvres intermittentes est nulle.

IRVINGIA

Les *Irvingia* ont été rattachés avec quelque doute au groupe des Simarubées, bien qu'elles soient reliées aux Burséracées par d'étroites affinités. Ces plantes habitent la Malaisie et l'Afrique tropicale occidentale. Une des espèces les plus intéressantes est l'*O'Dika* des *Gabonais*,

[1] *Comptes rend. Ac. des sc.*, 1880, p. 886.

appelé par les colons *Manguier sauvage* : c'est l'*Irvingia Gabonensis* H. Bn. (*I. Barteri* J. D. Hooker ; — *Mangifera Gabonensis* Aubry-Lecomte), dont le fruit pulpeux, modérément apprécié des Européens à cause de sa saveur térébinthacée, fournit deux produits importants, étudiés par M. Heckel [1], le *Pain de Dika* et le *Beurre de Dika*, que l'on retire de son amande.

Le **Pain de Dika** est uniquement formé d'amandes broyées, puis agglomérées ensemble par l'action d'une douce chaleur ; il se présente à l'état frais sous l'aspect d'une masse assez analogue au benjoin amygdaloïde, tachetée de brun, onctueuse au toucher. Les Gabonais en font des pains pesant environ 3 kil. 500 auxquels ils donnent la forme de troncs de cône, et qu'ils suspendent dans leurs cases, où la fumée de leurs foyers les préserve des insectes qui en sont très friands. L'odeur de ces pains frais rappelle à la fois celle du cacao torréfié et de l'amande grillée ; leur saveur est agréable, légèrement amère et astringente. Ces pains constituent un des aliments ordinaires des Gabonais, qui les associent généralement à leurs différents mets.

Les parties blanches du pain de Dika sont formées d'une matière grasse qu'on peut retirer soit par une simple digestion dans l'eau, soit par l'action combinée de la chaleur et de la pression. Le rendement assez considérable peut s'élever à 75 ou 80 p. 100 ; le produit ainsi obtenu porte le nom de **Beurre de Dika**. Il se rapproche beaucoup du beurre de cacao par sa consistance, son aspect, son odeur, et sa saveur ; il fond à 30°. Pris d'abord pour une cire, il fut plus tard analysé et rangé parmi les corps gras. M. Oudemans a retiré du pain de Dika au moyen de l'éther environ 66 p. 100 de matière grasse parfaitement saponifiable, formée d'acide myristique et d'acide laurique. On a proposé d'employer ce beurre pour la préparation de parfumeries fines, de cérats, de savons à base de soude. Si son degré de fusibilité n'était pas aussi bas, cette graisse pourrait être appliquée à la confection de bougies, qui ont un éclat supérieur à celui des bougies stéariques.

Une autre espèce, qui n'est guère moins intéressante, est le **Cay-Cay** (*Irvingia Oliveri* Pierre), qui est très répandu dans l'est de la Cochinchine entre Saïgon et Tay-Ninh, et qui a été l'objet d'une étude anatomique assez approfondie de la part de M. Vignoli [2].

Les fruits de cet arbre atteignent leur maturité complète au mois de juillet, se détachent des rameaux et tombent sur le sol où les

[1] Ed. Heckel. *Sur les végétaux qui produisent le beurre et le pain de Dika*. 1890.
[2] J.-B. Vignoli. De *Cay-Cay ou Irvinga Oliveri*. Thèse Ec. de Pharm. Montpellier, 1886.

Annamites les rassemblent en tas. On les abandonne aussi sur les lieux mêmes pendant deux mois pour laisser aux parties molles le temps de se détruire ; ce n'est qu'en octobre que les fruits du Cay-Cay sont transportés dans les habitations et exposés aux rayons solaires pour hâter leur dessiccation. Les fruits desséchés sont ouverts à l'aide d'un fort couteau et les amandes qu'on en retire sont exposées au soleil pendant quelque temps, puis broyées dans un mortier. Ces amandes renferment environ 52 p. 100 de matière grasse qui pourrait être utilisée au même titre que celle qu'on retire des graines de l'*I. Gabonensis*.

Les graines de L'*I. Malaya* Oliver peuvent donner aussi du *beurre de Cay-Cay*.

Le genre *Soulamea* est représenté dans la matière médicale par le *S. amara* Lamk. (*Cardiocarpus amarus* Reinm.), qui croît à Java et le *S. tomentosa* Brong. et Gris, qui habite la Nouvelle-Calédonie. Ce sont des plantes extrêmement amères et qui sont utilisées dans leur pays d'origine comme toniques et fébrifuges.

Le *Brucea antidysenterica* Mill. (*B. ferruginea* Lher.) est un petit arbre qui croît dans l'Abyssinie, où l'on utilise son écorce, confondue autrefois avec celle du vomiquier, comme tonique et antidysentérique. Le *B. Sumatrana* Roxb. (*Gonus amarissimus* Lour.), qui croît en Cochinchine et aux Moluques, est employé aussi comme tonique amer et fébrifuge.

Le *Samandura Indica* L. (*Samadera Indica* Gœrtn.), qui habite l'Inde occidentale, le Malabar, Ceylan, fournit à la matière médicale de l'Inde son écorce et ses graines qui sont employées comme toniques et fébrifuges. Blunse en a retiré un principe amer, qu'il désigné sous le nom de *Samadérine*. Outre ce principe, les graines de cette espèce renferment une huile qui est utilisée aux Indes comme topique contre les rhumatismes.

Le *Balanites Roxburghii* Planch., le *Hingan* des Hindous, dont le fruit est connu en Egypte sous le nom de *Datte du Désert*, et avant sa maturité sous le nom de *Myrobolan d'Egypte*, donne une écorce qui est réputée anthelmintique.

Le *Picrasma ailantoïdes* Bl. est un arbre du Japon où l'on utilise son écorce comme tonique et amère sous le nom de *Nigaki*. MM. Shimajama et Hiramo (1891) ont retiré de cette écorce une substance cristallisée, la *picrasmine*, possédant tous les caractères de la quassine.

FEUILLES D'ORANGER

Feuilles de Bigaradier.

ORIGINE. — Les **Feuilles d'Oranger** des pharmacies sont fournies par le *Citrus vulgaris* Riss. (*C. Aurantium*, var. *amara* L., *Citrus Bigaradia* Riss.), c'est-à-dire par l'*Oranger à fruit amer*, dont toutes les parties sont plus sapides et bien plus aromatiques que celles de l'*Oranger à fruit doux* (*Citrus Aurantium* Riss.). Cette plante, encore connue sous

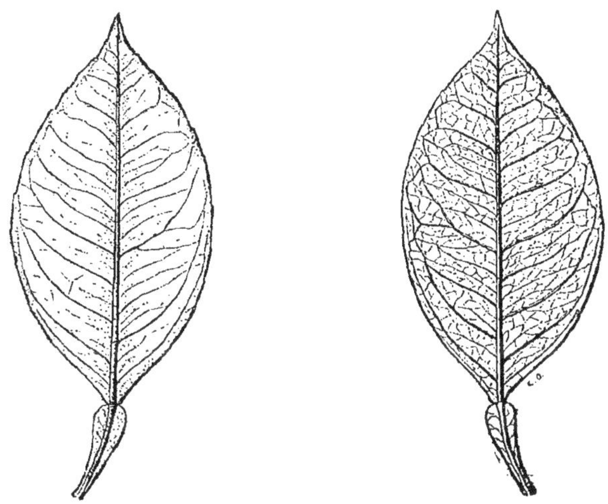

Fig. 1151. — Feuille d'oranger.

Face supérieure.　　　　　　　　Face inférieure.

les noms d'*Oranger de Séville, de Bigaradier*, est originaire du nord de l'Inde. Elle a été introduite en Europe par les Portugais vers le milieu du xv° siècle et elle s'est propagée en plein air dans le midi de l'Europe.

DESCRIPTION. — Ces feuilles (fig. 1151) sont vertes, coriaces, ovales lancéolées ou elliptiques-aiguës, acuminées au sommet. Leur limbe glabre, entier sur les bords, ou très rarement denté en scie, ponctué de glandes transparentes, mesure 3 à 4 centimètres de longueur et 2 à 3 centimètres de largeur; il est articulé sur un pétiole de 10 à 12 millimètres de longueur, largement ailé, qui forme au-dessous de lui, comme une seconde feuille obcordée, de 6 à 7 millimètres de longueur. La nervure médiane est assez proéminente.

STRUCTURE MICROSCOPIQUE (fig. 1152 à 1154). — L'épiderme glabre est recouvert par une cuticule assez épaisse et lisse. Les cellules qui le constituent, vues de face, ont une forme polygonale et des parois droites ; quelques-unes de ces cellules sont arrondies et renferment un gros cristal octaédrique d'oxalate de chaux. La face inférieure seule présente des stomates qui sont entourés par 4 ou 5 cellules. Le mésophylle est hétérogène asymétrique, formé dans la région supérieure de deux rangées de cellules disposées en palissade et dans sa partie inférieure de quatre à cinq rangées de cellules ovales, rectangulaires ou elliptiques ; il renferme de nombreuses glandes oléifères localisées dans le voisinage des épidermes et des cristaux d'oxalate de chaux pareils à ceux qui existent dans les cellules épidermiques. Sa nervure médiane, plane ou légèrement concave sur la face supérieure, est fortement convexe sur la face inférieure. Sous l'épiderme formé de cellules allongées parallèlement à la

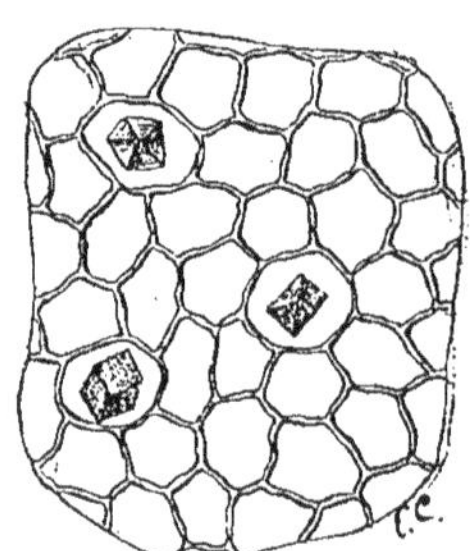 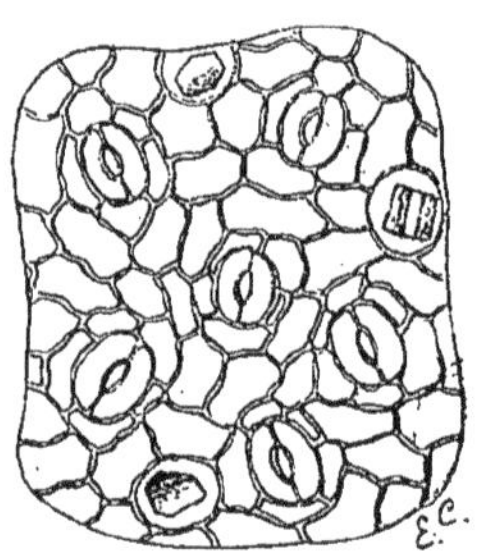

Fig. 1152, 1153. — Feuille d'Oranger.

Epiderme supérieur.   Epiderme inférieur.

direction de la nervure médiane, on observe un massif de collenchyme, puis le tissu fondamental, qui contient des glandes oléifères, et des cristaux d'oxalate de chaux octaédriques. — Le système libéroligneux comprend deux cordons opposés, l'un inférieur arqué, l'autre supérieur transversal ; chacun de ces cordons formé de trachées, de vaisseaux et de fibres disposés radialement est recouvert par un liber mou et par un péricycle fibreux disposé en îlots. L'espace compris entre ces deux faisceaux est rempli par un parenchyme dépourvu de glandes oléifères.

Composition chimique. — Les feuilles d'oranger renferment un principe amer et une huile essentielle. Cette dernière, désignée ordinairement sous le nom d'*essence de petit grain*, se rapproche beaucoup par son odeur et sa composition de l'essence de néroli ; elle s'en distingue par son amertume.

D'après M. Noël, ces deux essences peuvent être distinguées par le procédé suivant :

Si dans un tube à essai on mélange cinq gouttes d'essence de néroli avec 1 centimètre cube d'acide chlorhydrique concentré, on obtient une solution jaune orange qui, après addition d'alcool, prend une teinte rose persistante. — Traitée de la même façon, l'essence de petit grain donne une solution jaune citron, qui devient incolore après addition d'alcool.

Usages. — Les feuilles d'oranger sont employées communément en

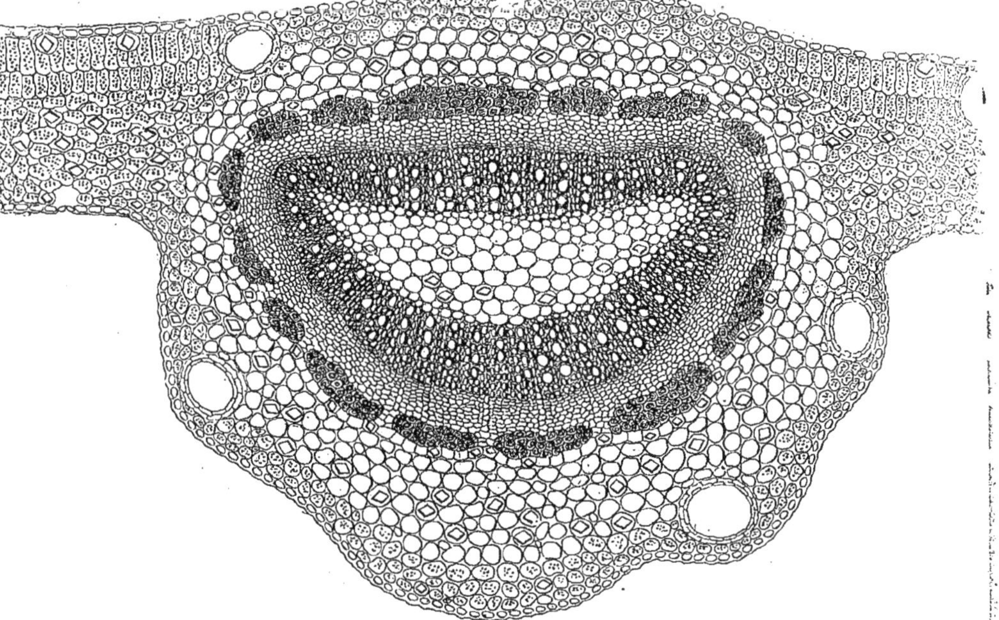

Fig. 1154. — Feuille d'Oranger.
Structure de la nervure médiane.

France sous forme d'infusion, comme diaphorétiques et sédatives. On les utilise aussi sous forme de poudre.

Substitutions. — On leur substitue communément les feuilles du *C. Aurantium* Riss. qui en diffèrent par leur pétiole moins largement ailé et leur saveur bien moins amère. Les feuilles des *Citrus Cedra* R. et *C. Limonium* R. qu'on vend parfois à leur place, se reconnaissent à l'absence complète dans les premières, et presque complète dans les secondes, des ailes du pétiole, qui existent constamment dans les feuilles d'oranger.

FLEURS D'ORANGER

ORIGINE. — On préfère aussi pour les usages de la pharmacie les fleurs du *Bigaradier* (*C. vulgaris* Riss.) qui sont bien plus aromatiques que celles du *C. Aurantium* Riss. On les emploie soit en boutons, soit complètement épanouies, le plus souvent à l'état frais ou conservées avec du sel, pour préparer *l'eau de fleurs d'oranger*, et *l'essence de néroli*, plus rarement à l'état sec pour préparer des infusions.

DESCRIPTION. — Les **fleurs d'oranger** (fig. 1155) sont composées d'un calice gamosépale cupuliforme, court, charnu, à cinq dents aiguës ; d'une corolle à cinq pétales, beaucoup plus longs que le calice, alternes,

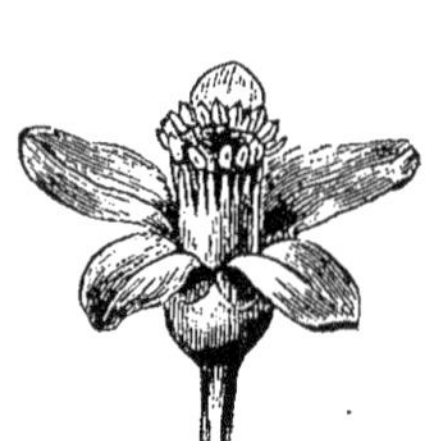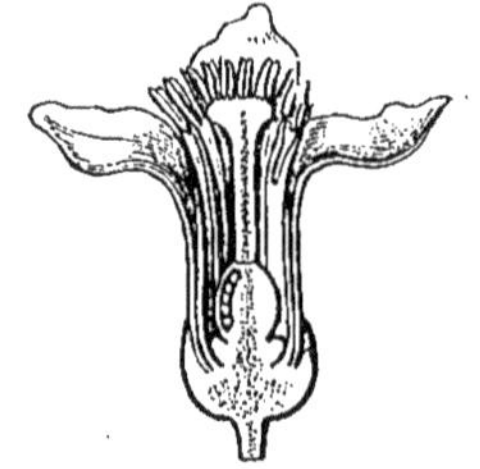

Fig. 1155. — Fleur d'Oranger.

Fleur entière. Fleur coupée en long.

oblongs, charnus, concaves en dedans, blancs sur les deux faces et remplis de glandes transparentes ; de nombreuses étamines dressées, plus courtes que les pétales, à filets soudés dans une notable partie de leur longueur en plusieurs faisceaux aplatis, et libres à leur partie supérieure qui porte une anthère biloculaire. — Au centre de ces fleurs se trouve un ovaire à huit ou dix loges pluriovulées, qui repose sur un disque hypogyne, annulaire, glanduleux, surmonté d'un style épais et d'un stigmate capité et globuleux. Ces fleurs exhalent à l'état frais une odeur suave. Par la dessiccation, cette odeur s'atténue et en même temps leur teinte blanche devient d'un jaune brun.

Les fleurs du *Cedratier* et du *Limonier* se reconnaissent à la coloration rouge violacée que présente la surface externe des pétales, et à leur odeur bien moins prononcée.

COMPOSITION CHIMIQUE. — Les fleurs d'oranger renferment une proportion notable d'huile essentielle, connue sous le nom d'*essence de néroli*.

Usages. — Elles sont employées en infusions contre les accidents nerveux, le hoquet, les crises hystériformes.

ESSENCE DE NÉROLI

Origine. — **L'essence de Néroli** s'obtient en soumettant à la distillation, en présence de l'eau, les pétales de la fleur d'oranger amer, préalablement débarrassés des autres parties, pistil ou ovaire.

C'est du 25 avril à la fin de mai que se fait d'habitude la cueillette de ces fleurs sur tout le littoral méditerranéen. C'est surtout à Vallauris que la culture de l'oranger a pris depuis quelques années un développement et une importance considérables. Le climat de cette localité toujours tempéré est très propre à la végétation du Bigaradier, aussi peut-on dire que Vallauris où fonctionnent plus de quinze usines pour la distillation de ces fleurs est devenu le principal centre de ce genre d'industrie. La cueillette n'y occupe pas moins de 2,000 personnes et la récolte est ordinairement d'un million de kilogrammes. Le rendement varie beaucoup selon l'époque à laquelle les fleurs sont cueillies. Celles qui sont récoltées au début de la saison ne rendent guère que 50 centigrammes d'essence par kilogramme de fleurs ; celles qui sont cueillies vers la fin de mai en donnent jusqu'à 1 gramme ; le rendement moyen d'une année est de 750 kilogrammes d'essence. Dans la région de Cannes on récolte annuellement 450.000 kilogrammes de fleurs d'oranger. — La culture des environs de Grasse est encore plus développée ; on y produit environ 2.000 kilogrammes d'essence de néroli chaque année.

L'eau qui a servi à obtenir l'essence de néroli constitue l'*eau de fleurs d'oranger du commerce*. Recueillie en poids égal à celui des fleurs, conformément aux prescriptions de la pharmacopée française, elle est désignée sous le nom d'*eau de fleurs d'oranger quadruple*. Vallauris pourrait donc à lui seul fournir annuellement 1.000.000 de litres de ce produit.

L'essence de néroli, presque incolore quand elle vient d'être préparée, prend rapidement une couleur jaunâtre, puis jaune brun ; elle a une odeur très forte et caractéristique, une saveur amère et aromatique ; une densité de 0,85 à 0,90. Neutre aux réactifs, elle dévie à droite la lumière polarisée ; elle détone au contact de l'iode et dissout la fuchsine. La solution saturée de bisulfite de soude lui donne une teinte cramoisie, foncée et permanente. Mélangée avec l'alcool, cette essence donne une solution fluorescente d'un violet brillant. Soumise à la distillation, l'essence de néroli passe en grande partie entre 185 et 190° ; la portion qui reste dans la cornue, traitée par volume égal d'alcool, laisse flotter à sa surface une matière cristallisée inodore, insipide, appelée *Camphre de néroli*.

Usages. — Cette essence est surtout employée dans la parfumerie.

ÉCORCES D'ORANGES AMÈRES

Origine. — L'espèce qui fournit les **Écorces d'oranges amères** de la pharmacie est encore le *C. vulgaris* Risso. Le fruit de cette espèce a la forme et les dimensions de l'orange douce ; il ne s'en distingue que par son écorce plus rugueuse et plus colorée. C'est au moment de la maturité ou un peu avant que cette écorce doit être détachée.

Description. — Les écorces d'oranges se présentent dans les pharmacies sous des formes qui varient avec la façon dont elles ont été détachées des fruits. Tantôt elles sont en petits quartiers losangiques, légèrement convexes, tantôt en rubans plus ou moins contournés, tantôt en petites bandelettes très étroites. Les premières proviennent de sections faites d'un pôle à l'autre dans l'écorce du fruit ; les secondes sont obtenues en le pelant circulairement ; les troisièmes ont été apparemment coupées avec une machine. Leur surface exté-

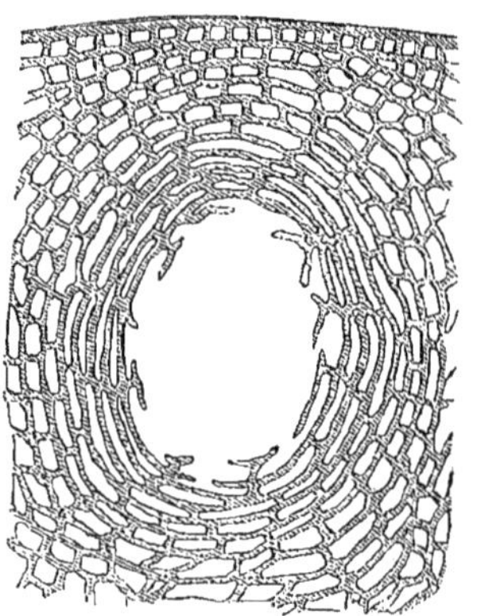

Fig. 1156. — Écorce d'orange amère.
Partie extérieure.

rieure est chagrinée, brillante, dure, verdâtre, d'un jaune brun ou rougeâtre ; la face externe est blanche et plus ou moins spongieuse. Elles sont d'autant plus estimées qu'elles sont plus minces et que leur mésocarpe est moins développé ; leur odeur doit être aromatique et leur saveur amère.

Structure microscopique. — Examinée au microscope (fig. 1156), l'écorce d'orange amère se montre constituée par un tissu de cellules assez petites serrées et polygonales dans les couches extérieures, plus larges, irrégulières rameuses dans les parties les plus internes, où elles laissent entre elles des méats assez larges. Dans les couches extérieures de ce parenchyme qui est recouvert par un épicarpe mince on observe

une très grande quantité de glandes oléifères ovales, très grandes, atteignant parfois 1 millimètre dans leur plus grand diamètre ; ces
glandes sont très rapprochées les unes des autres, disposées sur deux ou
trois rangs et entourées par deux ou trois couches de cellules aplaties,
dont les plus intérieures sont dissociées ou en partie déchirées. C'est dans
ces glandes que se trouve accumulée l'essence qui communique à ces
écorces leur odeur aromatique. Les cellules du parenchyme renferment
de l'amidon et un principe amer ; aussi comprend-on facilement que
les écorces sont d'autant plus appréciées qu'elles sont plus minces, et
que les écorces divisées par un moyen mécanique qui a déchiré beaucoup de glandes, soient inférieures aux rubans d'une largeur moyenne.

COMPOSITION CHIMIQUE. — Les écorces d'oranges ont été analysées par
M. Tanret qui, outre l'huile essentielle qui leur donne leurs propriétés
aromatiques et le mucilage qu'elles renferment en abondance, en a
retiré les principes suivants :

1° L'*acide hespérique*, corps blanc insipide, non volatil, cristallisant
en fer de lance, insoluble dans l'eau et l'éther, peu soluble dans l'alcool
froid, plus soluble dans l'alcool chaud et le chloroforme. Ce corps, qui
y existe dans la proportion de 0,50 p. 1000, forme avec les alcalis des
sels incristallisables ;

2° L'*acide aurantiamarique*, corps résineux, incristallisable, très
amer, insoluble dans l'eau froide, soluble dans l'eau bouillante,
l'éther, l'alcool et le chloroforme. Les écorces d'oranges renferment
1 p. 1000 de cet acide, qui se dissout dans l'acide sulfurique en prenant
une teinte jaune ;

3° Un autre acide résineux, vert, incristallisable, très peu soluble
dans l'eau froide et doué d'une saveur amère et mordicante ;

4° De l'*hespéridine*, glucoside cristallisé en belles aiguilles blanches
inodores, insipides, insolubles dans l'éther, presque insolubles dans
l'eau et peu solubles dans l'alcool. Au contact des acides dilués et à
l'ébullition, l'hespéridine donne du glucose et de l'*hespérétine* ;

5° De l'*isohespéridine*, glucoside peu amer, cristallisant en aiguilles
microscopiques ;

6° De l'*aurantiamarine*, autre glucoside qui communique à l'écorce
d'oranges son amertume spéciale. Il est incristallisable, soluble dans
l'eau et l'alcool, insoluble dans l'éther et le chloroforme. Comme les
deux glucosides précédents, elle se colore en rouge au contact de l'acide
sulfurique : elle existe dans les écorces d'oranges dans la proportion
de 15 à 25 p. 1000.

USAGES. — L'écorce d'oranges s'emploie comme tonique, stomachique et carminative sous forme de sirop : elle entre dans la préparation du *sirop d'écorces d'oranges*, de l'*alcoolat vulnéraire*, de l'*alcoolat de mélisse* et du *baume de Fioraventi*. A l'état frais, elle sert à préparer l'alcoolat d'oranges, qui est très fréquemment employé pour aromatiser les limonades purgative et gazeuse.

ORANGETTES

Sous le nom d'**Orangettes** on désigne les jeunes fruits des Bigaradiers (*C. vulgaris* Risso) qui tombent d'eux-mêmes, au moment où ils commencent à grossir.

Description. — Ces fruits desséchés sont globuleux ou un peu oblongs ; ils ont un diamètre de 7 à 15 millimètres et portent à leur base une empreinte arrondie, correspondant à leur point d'attache avec le pédoncule ; ils sont couronnés à leur sommet par un petit tubercule portant la trace du style. Leur surface est chagrinée, tuberculeuse, d'une teinte gris verdâtre. Coupés transversalement, ces fruits présentent en dessous du péricarpe 8 à 10 loges, formées par des cloisons membraneuses qui pénètrent jusqu'à l'axe central ; ces loges, qui contiennent dans leur angle interne un certain nombre d'ovules, portent appliquées à leurs parois des papilles en massue qui s'enfoncent dans la cavité des loges et la remplissent complètement dans le fruit arrivé à maturité. C'est dans ces papilles que se forme la partie succulente de l'orange. Les orangettes ont une odeur aromatique agréable et une saveur amère et aromatique.

Structure microscopique. — L'orangette examinée au microscope présente de dehors en dedans :

L'épicarpe formé d'une rangée de cellules tabulaires recouverte d'une cuticule assez épaisse : le mésocarpe formé d'un tissu dense de petites cellules polygonales qui s'élargissent en s'éloignant de la périphérie pour former insensiblement un parenchyme lâche et lacuneux ; dans la partie extérieure de ce mésocarpe on observe une quantité très considérable de grosses glandes oléifères très rapprochées et limitées par des cellules aplaties ; ces glandes sont ovales et moins larges que celles de l'orange arrivée à maturité ; elles sont disposées sur plusieurs rangées concentriques. Le tissu dans lequel elles sont réparties renferme des cristaux d'oxalate de chaux et une matière granuleuse, jaunâtre, soluble dans les alcalis. Dans le fruit examiné à l'état frais les glandes sont complètement remplies d'huile essentielle : mais, sous l'influence de la dessiccation, cette essence s'infiltre en partie dans les tissus environnants qu'elle imbibe d'une espèce de baume brun rougeâtre. Les papilles qui se détachent de la paroi interne des loges sont formées de cellules à parois minces et tendres renfermant des masses arrondies et jaunâtres de matière mucilagineuse.

COMPOSITION CHIMIQUE. — Les orangettes renferment une huile essentielle désignée sous le nom d'*essence de petit grain*, de l'hespéridine, de la résine, de la gomme.

USAGES. — Elles sont employées comme stimulantes, stomachiques et toniques.

CITRONS

Limons.

ORIGINE. — Ce sont les fruits du *Citrus Limonum* Risso (*C. medica* var β L.), petit arbre originaire de l'Inde, qui est l'objet d'une culture industrielle sur les bords de la Méditerranée.

DESCRIPTION. — Les **Citrons** sont des fruits ovoïdes, terminés par un mamelon plus ou moins proéminent : ils mesurent 5 à 10 centimètres de longueur. Leur surface extérieure est d'un jaune pâle, mamelonnée, brillante. Ils se distinguent des *cédrats* par leurs dimensions plus petites, l'épaisseur moins grande de leur écorce et l'acidité plus marquée de leur suc. Ils fournissent à la matière médicale leur écorce, leur suc et leur essence.

ÉCORCE. — L'écorce présente dans sa structure la plus grande analogie avec celle de l'orange : elle est caractérisée par l'existence de grosses glandes oléifères localisées dans le parenchyme sous-épidermique, qui est constitué par un tissu dense. Cette partie extérieure de l'écorce renferme aussi de nombreux cristaux d'oxalate de chaux appartenant au système monoclinique, et une matière granuleuse très amère. La partie interne de l'écorce est constituée par un parenchyme de cellules rameuses, irrégulières, laissant entre elles d'assez larges méats. Cette écorce est employée principalement à l'état frais pour préparer l'alcoolat de citrons.

SUC. — Le suc de Citron est renfermé dans une masse de papilles pluricellulaires qui sont attachées à la partie interne de l'endocarpe et qui remplissent complètement la cavité des loges du fruit. Ce suc est d'un jaune pâle et possède une odeur forte particulière, différente de celle de l'écorce. Il a une saveur agréable, fortement acide, qu'il doit à la présence de l'acide citrique qui y entre dans la proportion de 9,5 p. 100. Ce suc constitue un agent thérapeutique précieux pour traiter les angines et pour prévenir le scorbut; il faut autant que possible l'exprimer au moment de l'utiliser : il est le complément indispensable de certains mets.

COMPOSITION CHIMIQUE. — Outre l'hespéridine et la limonine, les Citrons renferment de l'huile essentielle et de l'acide citrique qui sont

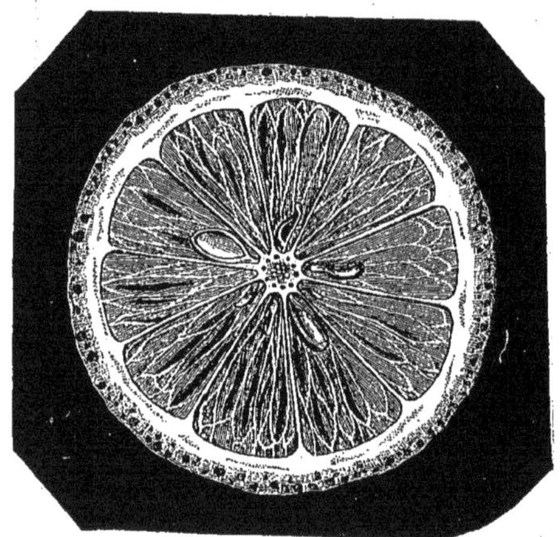

Fig. 1157. — Citron coupé transversalement.

l'objet d'un commerce important. Les caractères, les propriétés et le mode de préparation de l'acide sont exposés en détail dans tous les traités de chimie. Quant à l'essence, l'importance qu'elle a acquise dans le commerce du département des Alpes-Maritimes nous oblige à entrer dans quelques détails sur sa préparation et ses propriétés.

ESSENCE DE CITRON

ORIGINE. — **L'essence de citron** s'extrait principalement en Sicile, à Reggio en Calabre, à Menton et à Nice en France, par des procédés quelque peu différents. On emploie pour sa préparation les citrons encore verts qui sont plus riches qu'au moment de leur maturité parfaite, et on choisit de préférence ceux qui sont petits et trop irréguliers pour être exportés.

PRÉPARATION. — En Sicile et en Calabre on enlève l'écorce par quartiers au moyen d'incisions verticales et on met de côté la partie pulpeuse du fruit qui est réservée pour la préparation de l'acide citrique. Au bout de vingt-quatre heures, les fragments d'écorce sont mis en traitement. Des ouvriers tiennent d'une main une éponge et de l'autre une écorce appliquée et recourbée sur leurs doigts par sa face interne. En pressant celle-ci fortement, ils déchirent les glandes qui sont tout à fait superficielles et en font sortir l'essence qu'ils reçoivent sur l'éponge. Quand cette éponge est bien imbibée on la presse fortement; l'essence est reçue dans un bol en terre muni d'un bec, où elle se sépare du liquide mucilagineux qui s'est écoulé en faible partie des couches internes de l'écorce, puis elle est décantée. Avec ce procédé connu sous le nom de *procédé de l'éponge* on peut retirer de 100 citrons 80 à 100 grammes d'une essence excellente.

A Menton et à Nice on se sert d'un vase en étain muni d'un bec, au fond duquel sont fixées de nombreuses tiges de laiton, droites, fortes, terminées en pointe et dépassant d'un centimètre les bords supérieurs du vase. A la partie centrale du fond de ce vase se trouve adapté un tube de 2 centimètres de diamètre et de 12 centimètres de long fermé à son extrémité. L'appareil une fois fixé, on frotte le citron sur les aiguilles en le faisant tourner de façon à ce que toutes les glandes accumulées dans sa partie superficielle soient déchirées. L'essence mise ainsi en liberté s'écoule le long des aiguilles et se rend dans le tube inférieur. Quand celui-ci est plein, on vide l'essence dans un récipient où elle se sépare du liquide aqueux avec lequel elle était mélangée. On la filtre pour la débarrasser des fragments organisés qu'elle peut tenir en suspension. Recueillie par ce procédé elle constitue l'*essence de citron au zeste* qui est très aromatique et très appréciée.

En frottant sur une râpe grossière en fer étamé les citrons frais ou ceux qui ont été soumis à l'opération précédente, on en extrait un liquide qui, soumis à la distillation avec de l'eau, donne une essence bien moins fine, plus colorée, et moins estimée qu'on désigne dans le commerce sous le nom d'*essence de citron distillée*.

DESCRIPTION. — Obtenue par expression l'essence de citron est fluide, faiblement colorée en jaune, d'un aspect un peu louche, dû à la faible quantité d'eau et de principes fixes qu'elle peut retenir. A — 20°, elle laisse déposer un stéaroptène en cristaux incolores ; elle a un parfum très agréable et une saveur un peu amère et aromatique.

Obtenue par distillation, elle est incolore, très fluide, mais possède une odeur moins suave.

Elle a pour densité 0,84 à 0,86 : elle est dextrogyre et bout entre 160 et 175°. Elle est très soluble dans l'alcool absolu, l'éther et les huiles essentielles ou grasses. D'après Blanchet et Sell, elle est formée de deux hydrocarbures isomères, le *citrène* et le *citrylène*, qui, d'après Soubeiran et Capitaine, ne se formeraient que par l'action de l'acide chlorhydrique sur l'essence.

En soumettant cette essence à des distillations fractionnées, Oliveri (1894. *Gaz. chim. ital.*, xxi-318) en a retiré trois produits différents : du *Limonène* qui distille à 170° et donne avec le brome un tétrabromure fusible à 31°; un autre *Limonène* qui distille à 176-178° et qui donne un tétrabromure fusible à 102°; enfin entre 240 et 242° un *sesquili-monène* dont le tétrabromure est un liquide incristalisable à 20°.

Quand elle est tout à fait pure, l'essence ne donne aucune réaction avec l'iode, mais si elle est mélangée avec de l'essence de térébenthine, l'action est très vive : avec l'acide sulfurique elle donne un liquide trouble d'une couleur rouge brun, qui après addition d'alcool devient jaunâtre. Très souvent elle est mélangée d'*essence de Portugal*, retirée des zestes d'oranges douces.

USAGES. — L'essence de Citron n'est employée en pharmacie que pour aromatiser quelques préparations ; mais elle est d'un très grand usage dans la parfumerie. Le seul port de Messine en expédie environ 250.000 kilogrammes par an.

ESSENCE DE BERGAMOTE

L'essence de Bergamote est fournie par les fruits du *Citrus Ber-gamia*, var. *vulgaris* Risso. Ce petit arbre, qui n'est peut-être qu'un hybride du citronnier et de l'oranger, est cultivé industriellement en Italie et particulièrement à Messine et à Reggio.

PRODUCTION. — Depuis une trentaine d'années, le procédé de l'éponge, appliqué à la préparation de cette essence, a été remplacé par un pro-cédé mécanique qui est beaucoup plus rapide et qui permet d'exprimer l'essence de 7.000 fruits par jour avec une seule machine.

Ce procédé consiste dans l'emploi d'un vase métallique en forme de soucoupe mesurant 25 centimètres de diamètre, percé en son centre d'une ouverture dont les bords relevés forment avec les parois du vase une gouttière assez large. A ce vase s'adapte un couvercle très lourd de même forme. Ces deux calottes portent sur leur face interne un certain nombre de lames ou d'arêtes métalliques rayonnantes de

15 millimètres de hauteur. On dispose les fruits dans le récipient inférieur, qui est percé de petits trous et fixé dans un cylindre qui repose sur un vase destiné à recevoir l'essence. On adapte alors sur le récipient inférieur son couvercle que l'on soumet pendant 7 à 8 minutes à un mouvement de rotation très rapide au moyen de roues dentées mues par une manivelle. Sous l'action de ce mouvement les fruits perforés sur toute leur surface par les lames du récipient et de sa calotte laissent écouler leur huile essentielle, qui s'échappe par les trous pratiqués au fond de l'appareil et se rend dans le vase placé au-dessous de lui. — Ainsi obtenue l'essence de bergamote est plus verte que celle obtenue au moyen de l'éponge : elle laisse déposer pendant les six ou huit semaines qui suivent son extraction, une matière blanche grasse, qu'on presse et qu'on distille pour en retirer toute l'essence qu'elle contient. — Les fruits soumis à ce traitement sont pressés et servent à préparer de l'acide citrique.

DESCRIPTION. — L'essence de bergamote au moment où elle vient d'être préparée, a une couleur jaunâtre ou jaune brunâtre : mais elle arrive généralement avec une teinte verte prononcée, due à son séjour prolongé dans des estagnons de cuivre. Elle a une odeur très aromatique, toute particulière et une saveur amère. Elle a pour densité 0,86 à 0,88°, elle bout entre 183 et 195° ; elle a une réaction acide et dévie à droite la lumière polarisée. Elle est très soluble dans l'alcool, très peu soluble dans le sulfure de carbone. Au contact de l'iode elle produit une réaction très vive.

COMPOSITION CHIMIQUE. — Cette essence est composée d'un carbure d'hydrogène isomère de l'essence de térébenthine et d'une essence oxygénée, encore peu connue. La matière cristallisée, qu'elle laisse déposer après sa préparation, a reçu le nom de *Bergaptène :* elle est très soluble dans le chloroforme, l'éther et le sulfure de carbone.

USAGES. — Cette essence n'est employée en pharmacie que pour aromatiser quelques pommades ; mais la parfumerie en consomme des quantités très considérables.

Outre ces *Citrus* il en existe d'autres dont les fruits, se recommandent par leurs qualités alimentaires et sont devenus l'objet d'un commerce très considérable, ce sont :

Le *C. Aurantium*, var. *dulcis* L., qui donne les *Oranges douces de Portugal*, de *Valence*, de *Malte*, de *Chine*, appréciées à cause de la saveur douce et sucrée de leur pulpe ; l'écorce de ces fruits qui fournit l'*essence de Portugal* sert à préparer l'alcoolat et l'alcoolature d'oranges.

Le *C. medica* Risso, ou *Cédratier*, dont les fruits connus sous le nom de *Cédrats* se récoltent abondamment en Corse, en Sicile, sur la Corniche, aux Açores et en Chine. L'écorce de ces fruits sert à préparer l'*essence de Cédrat* et se mange confite. La pulpe relativement peu abondante sert à préparer l'acide citrique : de ses fleurs on extrait une essence analogue à celle du néroli.

A la série des Aurantiacées se rattachent encore :

L'*Ægle Marmelos* Corr. (*Cratæva Marmelos* L. — *C. religiosa* Ainsl.), arbre très communément répandu dans l'Inde, dans les forêts de Coromandel où il est désigné sous les noms de *Bel* ou *Bela*. La partie la plus employée est le fruit ou plutôt sa pulpe mucilagineuse, d'une saveur acide et sucrée et d'une odeur fort agréable, qui disparaît en partie par la dessiccation. Dans le commerce ce fruit se présente entier ou divisé en tranches, formées d'un péricarpe lisse, grisâtre, assez épais, recouvrant une pulpe gommeuse, dure, de couleur brun orangé, qui renferme surtout du mucilage et de la pectine ; ce fruit constitue une sorte de panacée chez les Indiens qui l'emploient à moitié mûr, contre le choléra et la dysenterie : les feuilles sont aussi utilisées contre l'asthme et la bronchite.

Le *Feronia elephantum* Corr., autre espèce de l'Asie tropicale, où elle est employée comme un astringent précieux. Le tronc de cet arbre laisse exsuder par des incisions une gomme particulière, que l'on trouve dans tous les bazars de l'Inde et qui remplace la gomme arabique, dont elle se rapproche d'ailleurs notablement par ses caractères extérieurs, sa solubilité et ses réactions chimiques.

FEUILLES DE REDOUL

Oigine. — Le genre **Redoul** (*Coriaria*) représente seul le groupe des Coriariées, dont les affinités sont encore douteuses. — Une espèce de ce genre nous intéresse particulièrement par l'usage que l'on a fait à plusieurs reprises de ses feuilles pour falsifier le séné. C'est le *Coriaria myrtifolia* L. (*Redoul commun, Corroyère à feuilles de myrte*) qui est très commun dans toute la région méditerranéenne.

Description. — Ces feuilles (fig. 1158) mesurent en moyenne 2 à 3 centimètres de longueur ; elles sont élargies à la base, acuminées au sommet : leur limbe glabre, légèrement coriace a des bords entiers. Il présente une nervure médiane et deux nervures latérales qui se détachent de la base de la feuille et se dirigent vers le sommet presque parallèlement aux bords. Cette nervation constitue un caractère de

première importance qui permet facilement de constater la présence
du redoul dans les feuilles de séné, même quand il a été concassé, car
il est peu de fragments sur lesquels ce caractère ne soit pas apparent.
Les feuilles de redoul ont une astringence très marquée, qu'elles doivent
à leur richesse en tannin.

STRUCTURE MICROSCOPIQUE. — L'épiderme glabre est formé d'une rangée
de cellules tabulaires recouvertes par une cuticule épaisse et garnie de
crètes saillantes. Vues de face ces cellules sont polygonales, à parois
droites, fortement striées. La face inférieure seule (fig. 1159) porte
des stomates elliptiques, qui sont entourés par deux cellules en croissant, allongées parallèlement à
l'ostiole ; ces deux cellules paraissent plus fortement striées
que les autres. Le mésophylle
(fig. 1160) est hétérogène, asymétrique, constitué en haut par
trois couches de cellules disposées en palissade et en bas par
3 à 4 rangées de cellules ovales
rectangulaires ou elliptiques ;
il ne contient pas de poches
sécrétrices. La nervure médiane
est biconvexe : sous l'épiderme

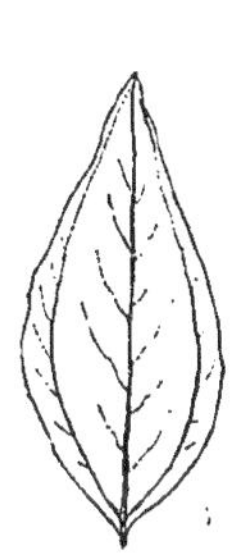
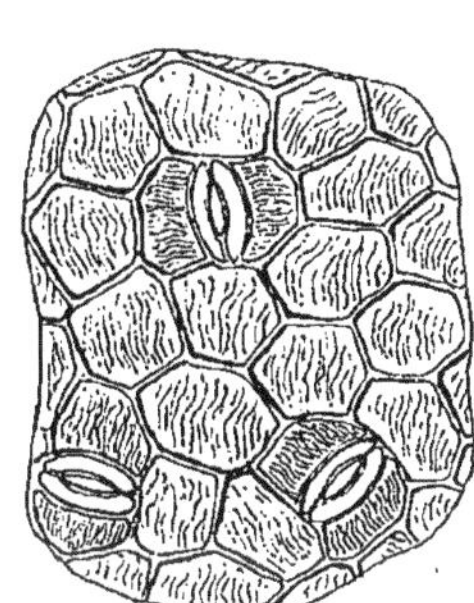

Fig. 1158, 1159. — Feuille de Redoul.

Aspect extérieur.   Épiderme inférieur.

on observe un massif de collenchyme reposant sur le tissu fondamental, qui contient des cristaux prismatiques d'oxalate de chaux.
Le système libéro-ligneux recouvert par un endoderme bien apparent a une forme arrondie : il est constitué par un cordon ligneux
arqué formé de trachées, de vaisseaux et de fibres disposées en files
radiales et recouvert extérieurement par un liber mou et par un péricycle, dont les éléments ont des parois faiblement épaissies. Une moelle
composée de cellules arrondies, à parois épaisses, recouvre le cordon
ligneux sur sa face supérieure.

COMPOSITION CHIMIQUE. — Les feuilles de Redoul ont été analysées par
M. Riban[1] ; il en a retiré un glucoside qu'il a désigné sous le nom de
Coriamyrtine. C'est une substance blanche cristalline, très amère et
toxique, peu soluble dans l'eau, très soluble dans l'alcool, l'éther, le
chloroforme et la benzine. — Sa réaction la plus caractéristique est
la suivante : 1 milligramme traité par l'acide iodhydrique à 100° laisse

[1] J. Riban. *Recherches expérimentales sur le principe actif du Redoul.* Th. Fac. Méd.
Montpellier, 1863.

déposer avec de l'iode réduit, une substance noire ; celle-ci lavée à l'eau, puis dissoute dans l'alcool, donne, avec quelques gouttes de soude caustique, une belle coloration rouge pourpre que l'eau fait disparaître.

En traitant la décoction des feuilles de Redoul par la magnésie et l'alcool, Peschier en a retiré une matière alcaline cristallisée, la *Coriarine* qui n'a pas de propriétés toxiques.

Usages. — Les feuilles de Redoul sont vénéneuses : aussi leur introduction frauduleuse dans le séné n'est-elle pas exempte de danger. —

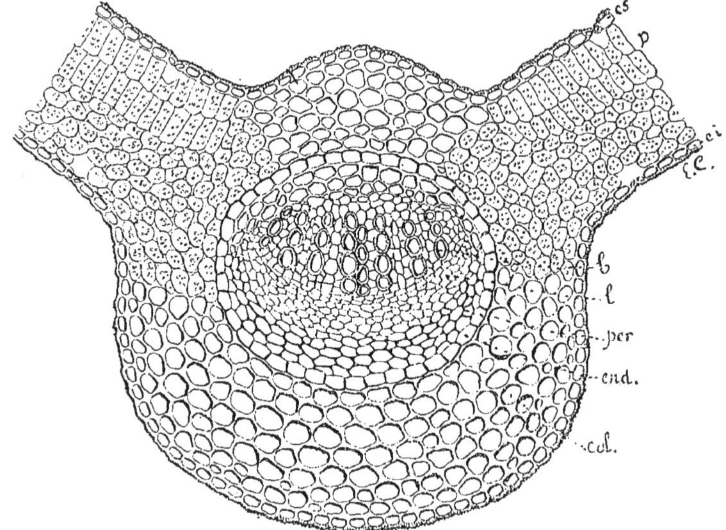

Fig. 1160. — Feuille de Redoul.
Nervure médiane.

Elles ne sont pas utilisées en médecine ; mais l'industrie de la teinture en tire quelque parti; on les emploie aussi dans la tannerie.

La Coriamyrtine, d'après Riban, se retrouve aussi dans les fruits de la plante et leur communique des propriétés toxiques.

Le *C. ruscifolia* L. est une espèce de la Nouvelle-Zélande, où l'on utilise ses fruits pour préparer une liqueur enivrante appréciée des indigènes.

Les habitants de Quito mangent les fruits du *C. thymifolia* Don, après avoir pris toutefois la précaution de rejeter les graines dont l'ingestion occasionnerait des accidents.

MÉLIACÉES

Arbres ou arbrisseaux, à feuilles alternes composées-pennées, non ponctuées, et non stipulées. Fleurs régulières disposées en grappes simples ou plus ou moins ramifiées. Calice gamosépale à 4 ou 5 divisions. Corolle de 4 ou 5 pétales, tordue ou imbriquée ; étamines en nombre double de celui des pétales, parfois en nombre plus considérable et toujours monadelphes, formant par la réunion de leurs filets un tube entier ou découpé à son orifice supérieur. Ovaire assis sur un disque hypogine et annulaire ordinairement à 5 ou 8 loges, rarement à une seule loge, contenant le plus souvent deux ovules collatéraux et superposés. Fruit tantôt sec et capsulaire s'ouvrant en quatre ou cinq valves septifères, tantôt charnu et drupacé. Graines dépourvues ou pourvues d'albumen.

CARACTÈRES ANATOMIQUES. — Poils tecteurs unicellulaires coniques. Poils glanduleux formés d'une glande ovoïde pluricellulaire supportée par un pédicelle court (fig. 1161). Stomates entourés par 4 ou 5 cellules qui n'ont rien de régulier dans leur forme ni dans leur direction. Mésophylle hétérogène asymétrique. Cristaux d'oxalate de chaux prismatiques et étoilés. Système libéro-ligneux représenté par deux cordons opposés (*Cedrela*), l'un inférieur arqué, l'autre supérieur transversal qui sont recouverts par un liber mou et un péricycle plus ou moins lignifié.

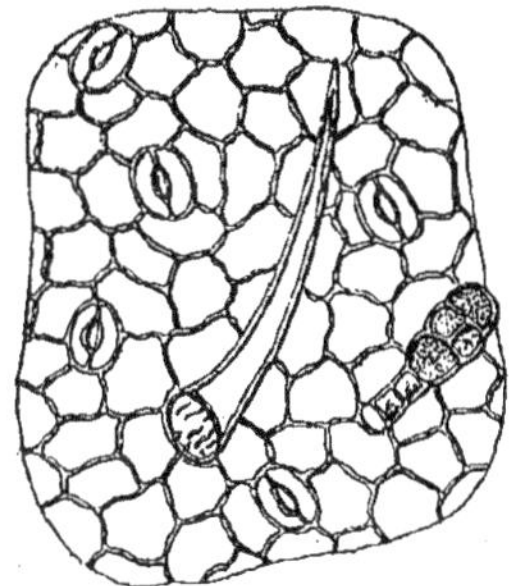

Fig. 1161.
Feuille de *Melia Azedarach*.

Les écorces de Méliacées présentent en général une structure feuilletée ; leur liber généralement très développé est caractérisé par la présence de fibres à parois épaisses qui sont, dans leur ensemble, disposées en files radiales et en séries parallèles, séparées par des assises plus ou moins larges d'un parenchyme qui est traversé par des bandes irrégulières de tissu grillagé (*Melia, Carapa, Cedrela, Soymida*). Si la plupart de ces écorces sont dépourvues de cellules scléreuses, d'autres (*Cail Cedra*) en renferment un très grand nombre et de très grosses réunies en groupes volumineux. Les cristaux sont quelquefois uniquement prismatiques (*Melia*), plus souvent ils affectent les deux formes : prismatique et étoilée.

M. Vesque[1] a signalé dans l'écorce de quelques Méliacées la présence d'organes sécréteurs représentés tantôt (*Carapa Touloucouna*) par des cellules sécrétrices de tannin qui accompagnent d'une manière constante les zones de fibres ; tantôt (*Ekebergia Capensis*) par de grosses glandes oléifères placées en dehors de chaque faisceau libérien.

Les Méliacées habitent principalement les régions tropicales de l'Asie et de l'Afrique. Les *Trichiliées* sont communes surtout dans l'Asie et dans l'Amérique : les *Swietinées* se rencontrent dans la partie tropicale des deux continents. Les *Cédrélées* croissent dans les régions chaudes de l'Asie et de l'Amérique ; on en rencontre quelques-unes dans l'Australie et aux îles Moluques.

Ce sont des végétaux riches en principes âcres, amers, astringents et aromatiques qui leur communiquent des propriétés toniques, stimulantes, purgatives ou émétiques. Quelques-unes ont des fruits sucrés et rafraîchissants qui servent à l'alimentation ; d'autres se recommandent par la dureté et la qualité de leur bois qu'on utilise dans l'industrie.

ÉCORCE DE MARGOSA

ORIGINE. — Cette écorce est fournie par le *Melia Indica* Brandis (*M. Azadirachta* L.) qui croît dans l'Inde, dans la Malaisie, à Java, à Ceylan.

DESCRIPTION. — **L'Écorce de Margosa** se présente en fragments aplatis ou légèrement cintrés, d'une longueur variable, et mesurant 5 à 7 centimètres de largeur et un demi-centimètre d'épaisseur. La surface extérieure est rugueuse, crevassée, d'une couleur de rouille et présente des plaques subéreuses grisâtres. La surface interne offre une teinte chamois clair ; elle est finement striée dans le sens longitudinal. La cassure est très fibreuse. Sur une section transversale de cette écorce on distingue : un suber brun ; un parenchyme cortical d'une teinte brun rougeâtre, séparé en deux zones inégales par une ligne blanche à peu près continue et rapprochée du suber ; un liber très épais, plus pâle que le parenchyme cortical et offrant une structure feuilletée. Cette écorce est inodore et possède une saveur amère et astringente.

STRUCTURE MICROSCOPIQUE. — Sous un suber très épais on observe un parenchyme peu développé et caractérisé par la présence de faisceaux

---

[1] J. Vesque. *Anatomie comparée de l'écorce.* Ann. des sc. nat., 6ᵉ série, t. II, 1875, p. 174-176.

fibreux, au-dessus desquels on observe des glandes oléifères : sous ce parenchyme, représentant l'écorce primaire, se trouve une nouvelle couche de suber, contre laquelle est appliquée une zone assez épaisse de cellules scléreuses régulièrement superposées en files radiales. Vient ensuite une zone peu développée d'un parenchyme à cellules irrégulières, allongées tangentiellement, au milieu desquelles sont dispersées quelques cellules scléreuses isolées, à parois peu épaisses et ponctuées. Le liber a un très grand développement; il est formé d'un parenchyme plus dense qui est sillonné transversalement par de nombreux faisceaux fibro-libériens occupant tout l'espace compris entre les rayons médullaires et disposés dans leur ensemble en séries parallèles. C'est à la présence de ces nombreux faisceaux que cette écorce doit sa structure feuilletée caractéristique : le parenchyme libérien est sillonné transversalement par des bandes ramifiées de tissu grillagé et radialement par d'étroits rayons médullaires formés d'une seule rangée de cellules ; il contient de nombreux cristaux prismatiques.

COMPOSITION CHIMIQUE. — Cette écorce a été analysée par Cornish (1856), qui en a retiré un alcaloïde appelé *Margosine*. Flückiger en a obtenu un principe amer, qui paraît localisé dans les couches les plus intimes de l'écorce. — D'après Broughton (1872), le principe amer serait de nature résineuse.

USAGES. — L'écorce de Margosa est employée dans l'Inde comme tonique et fébrifuge.

Les feuilles du *M. Indica* sont aussi utilisées par les indigènes dans le traitement de la petite vérole : l'huile retirée des graines est employée contre les céphalalgies provoquées par l'insolation.

A la tribu des Méliées se rattachent :

Le *Quivisia mauritiana* Baker (*Bois quivi*, ou *Café marron*) qui croît dans le sud de l'Afrique, à l'île Maurice, à la Réunion et aux îles Mascareignes, où l'on utilise son écorce comme emménagogue et ses feuilles comme sudorifiques et dépuratives :

Le *Naregamia alata* Wight et Arn. (*Turræa alata* Wight) qui croît dans les forêts du Travançore, à Goa, et qui se distingue par la beauté de ses fleurs. La racine, communément utilisée dans l'Inde, a été analysée par David Hooper [1] qui en a retiré : un alcaloïde, la *narégamine* qui est amorphe, peu colorée et donne avec les acides des sels cristallisés ; une huile fixe, une matière cireuse insoluble dans l'alcool, de la gomme et une substance cristalline analogue à l'asparagine. —

---

[1] *Pharmac. Journal and Trans.* [3], XVIII, p. 317, 1887.

Cette racine remplace habituellement l'ipéca dans la thérapeutique indienne ; elle est employée aussi comme antidysentérique à la dose de 1 gramme et comme expectorante dans les affections catarrhales.

ÉCORCE DE SOYMIDA

Origine. — Cette écorce est fournie par le *Soymida febrifuga* A. J. (*Cedrela febrifuga* Roxb., *Swietenia febrifuga* Roxb., *S. rubra* Rottl.), bel arbre du groupe des Swiéténiées, atteignant 60 pieds de hauteur et communément répandu dans les forêts du centre et du sud de l'Inde.

Description. — **L'écorce de Soymida** se présente tantôt en tubes droits ou un peu courbés, de 2 millimètres d'épaisseur, tantôt en fragments plus gros et légèrement cintrés. La surface extérieure est grise ou d'un brun de rouille, légèrement ridée ou crevassée, recouverte d'un grand nombre de petites verrues subéreuses ; la face interne est d'un brun rougeâtre clair, marquée de fines stries longitudinales. La cassure nette dans la partie extérieure est fibreuse dans les couches internes. Sur une section transversale de cette écorce on distingue un suber brun foncé, un parenchyme cortical ayant une couleur de rouille claire, un liber très développé à structure feuilletée et marqué de fines stries radiales. Cette écorce est inodore ; elle a une saveur amère et astringente. Les écorces provenant d'arbres âgés sont très épaisses ; leur surface extérieure a une teinte brun rougeâtre, aussi foncée que celle du quinquina rouge et présente des crevasses transversales et des fissures longitudinales assez profondes.

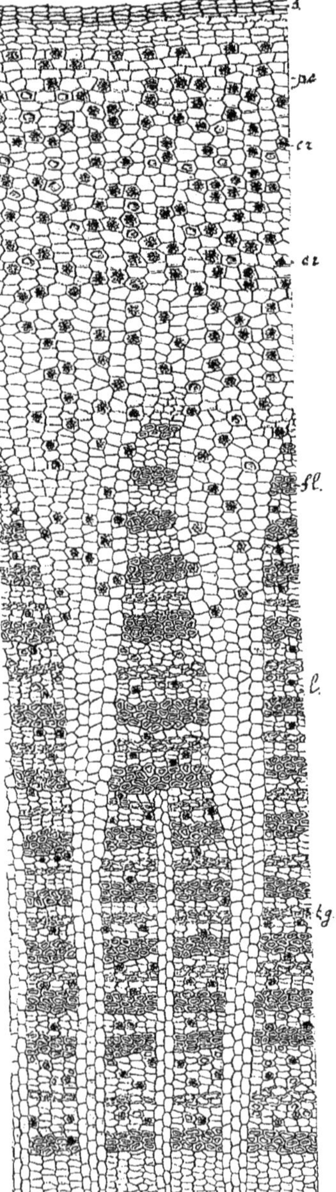

Fig. 1162. — Écorce de Soymida.
Structure anatomique.

Structure microscopique (fig. 1162). — Le suber est formé de plusieurs rangées de cellules tabulaires aplaties, colorées en brun. Le parenchyme cortical est un tissu de cellules polygonales allongées dans la direction tangentielle ; il ne contient pas de cellules scléreuses, mais présente beaucoup de cristaux étoilés d'oxalate de chaux. Le suber est très développé, formé de cellules régulièrement disposées en files radiales; il est caractérisé par la présence d'un grand nombre de faisceaux fibro-libériens qui sont dans leur ensemble disposés en séries parallèles; ces faisceaux qui occupent tout l'espace compris entre deux rayons médullaires voisins sont formés de fibres à parois épaisses, disposées sur deux à trois rangs. Les rayons médullaires sont formés de deux à trois rangs de cellules allongées radialement. Le liber contient aussi beaucoup de cristaux étoilés.

Composition chimique. — Cette écorce a été analysée par Broughton, qui en a retiré une substance résineuse presque incolore, peu soluble dans l'eau, plus soluble dans l'alcool et l'éther, douée d'une saveur très amère ; elle contient en outre une grande quantité de tannin et de l'amidon.

Usages. — L'écorce de Soymida est communément employée dans l'Inde comme astringente et surtout comme fébrifuge; elle s'administre en poudre à la dose de 4 grammes, deux fois par jour.

ÉCORCE DE CAIL CEDRA

Cette écorce est fournie par le *Khaya senegalensis* A. Juss. (*Swietenia Senegalensis* Desr.) qui croît dans la Sénégambie.

Description. — Elle se présente en gros morceaux plats ou cintrés, de longueur et de largeur variables, d'une épaisseur de 7 à 8 millimètres; la surface extérieure est constituée par un suber gris blanchâtre ; la face interne est brune, irrégulière, grossièrement striée dans le sens longitudinal : la cassure est grenue dans les couches extérieures, fibreuse dans les couches internes. La section transversale (fig. 1163) présente trois couches bien distinctes : un suber, un parenchyme cortical brun marqué de ponctuations blanches disséminées irrégulièrement, et un liber un peu moins foncé en couleur, marqué aussi de ponctuations plus régulièrement disposées et de stries concentriques : il est finement strié dans le sens radial. Cette écorce a une saveur amère et astringente.

Structure microscopique (fig. 1164). — Le suber est assez épais, à nom-

...reuses rangées de cellules tabulaires, aplaties, colorées ; le parenchyme cortical est formé de cellules irrégulières, sillonné en différents
sens par des bandes plus ou moins larges et sinueuses de tissu
grillagé ; il contient des groupes
assez volumineux de cellules scléreuses munies de parois fort épaisses et canaliculées. A mesure qu'on
s'éloigne de la périphérie, ces
groupes scléreux se disposent assez
régulièrement en files radiales et
sont séparés par de fines stries de
même direction ; dans les groupes
les plus internes les cellules scléreuses ont des parois moins épaisses
et un lumen plus large. Le liber
relativement peu développé forme
des bandes assez étroites de parenchyme libérien alternant régulièrement avec des bandes plus larges
de tissu grillagé : il ne contient pas
de fibres lignifiées.

Composition chimique. — M. E. Caventou[1] a retiré de l'écorce de Cail

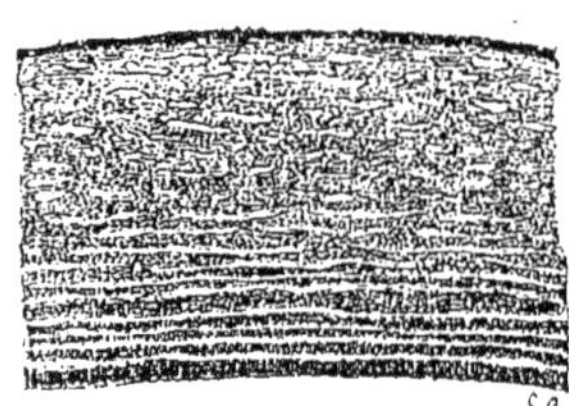

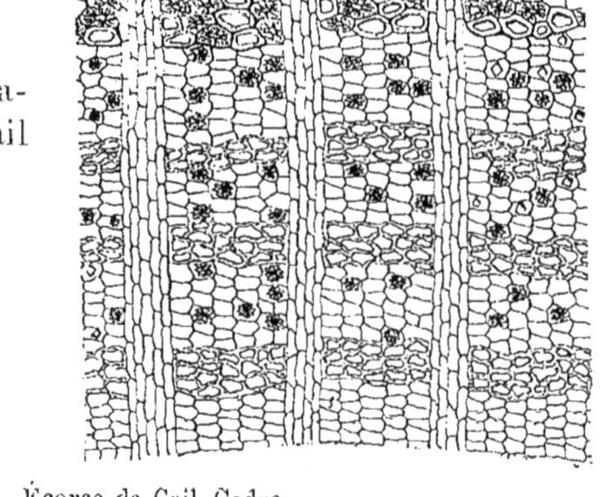

Fig. 1163, 1164. — Écorce de Cail Cedra.

Section transversale.　　　　　　Structure anatomique.

Cédra un principe particulier qu'il a désigné sous le nom de *Cail
Cédrin*, une matière grasse verte, une matière colorante rouge et une
matière colorante jaune, de la cire, de la gomme.

Le Cail Cédrin se présente sous l'apparence d'un extrait sec, jaunâtre, transparent, très amer, insoluble dans l'eau, soluble dans l'alcool, le chloroforme et l'éther.

[1] Eug. Caventou. *Sur l'écorce de Cail Cedra.* Thèse Ec. d. Ph. de Paris, 1849.

Usages. — Cette écorce, désignée sous le nom de *Quinquina du Sénégal*, a été préconisée comme un succédané du quinquina, mais les expériences physiologiques dont elle a été l'objet ont démontré que ses propriétés fébrifuges sont presque nulles et qu'elle ne possède qu'une action tonique qu'on peut tout au plus utiliser dans les fièvres légères.

Comme espèces intéressantes du groupe des Swiéténiées nous mentionnerons encore :

Le *Carapa Guianensis* Aubl. qui est répandu dans presque toutes les forêts de la Guyane. On retire des amandes de son fruit une huile connue sous le nom d'*huile de Carapa*, qui, à cause de sa consistance et de son amertume, ne peut être utilisée pour l'alimentation. Les Galibis et autres peuplades de la Guyane enduisent de cette huile leurs cheveux et toutes les parties du corps pour se préserver de la piqûre des insectes et surtout des chiques. — L'écorce riche en tannin est employée comme tonique et fébrifuge. Cette écorce se distingue par sa teinte brune homogène et par la structure feuilletée qu'elle présente dans toute son épaisseur ; le parenchyme cortical y est très réduit, tandis que la zone libérienne est extrêmement développée et caractérisée par la présence d'une multitude de gros faisceaux fibro-libériens, qui dans leur ensemble sont disposés en files radiales et en séries régulièrement parallèles,

Le *C. procera* DC. (*C. Guineensis* A. J., *C. Touloucouna* Guill. et Perr.), espèce bien distincte de la précédente et qui croît au Sénégal. Guillemin et Richard dans leur flore sénégalaise ont établi les rapports qui existent entre ces deux espèces de *Carapa*, et signalé les différences qui les séparent. M. Eug. Caventou [1], après avoir décrit les caractères qui distinguent ces deux écorces, a étudié comparativement leur composition chimique. L'écorce du *C. Guianensis* renferme un alcaloïde ; l'écorce de *C. Touloucouna* contient une matière résinoïde appelée *Touloucounin*, qui a une réaction légèrement acide. Ce principe se trouve associé dans l'écorce avec deux matières colorantes rouges, une matière colorante jaune, une matière grasse verte, un peu de cire, de la gomme. — Cette écorce est employée aussi comme tonique et fébrifuge. Ses graines plus grosses qu'un marron sont souvent aplaties par pression réciproque ; elles contiennent une notable proportion d'une huile amère, d'un jaune pâle, qui arrivait autrefois en assez grande quantité à Marseille où on l'employait à faire des savons.

Le *Swietenia Mahagoni* L., qui croît dans l'Amérique tropicale, aux

[1] Eug. Caventou. *Deuxième Mémoire sur les végétaux des familles Méliacées et Cédrélacées.* 1859.

Antilles où l'on emploie son écorce comme amère, astringente, fébrifuge et antiputride. C'est le bois de cet arbre qui constitue le véritable *bois d'Acajou* employé par les ébénistes.

Le groupe des Trichiliées renferme aussi quelques plantes, qui ont pour nous un certain intérêt. Nous citerons d'abord :

L'*Epicharis Loureiri* Pierre (*Santalum album* Lour.), qui est assez répandu dans la Cochinchine française et surtout dans la province de Bien Hoa. C'est le *Huinh Dan*, ou *Bach-Dan*, des Annamites ; son bois, qui donne le santal citrin de Cochinchine, se trouve dans tous les bazars de l'Indo-Chine et de la Malaisie ; il renferme une assez grande quantité d'huile volatile, qui est appréciée dans la thérapeutique indigène ; il répand en brûlant une odeur très aromatique qui rappelle celle du santal ; aussi est-il communément employé dans les temples ;

L'*E. Bailloni* Pierre, qui croît au Cambodge et qui donne le bois de santal rouge de la Cochinchine ;

Les *Trichilia emetica* Vahl. ; *Tr. cathartica* Mart, et le *Guarea purgans*, espèces américaines employées comme médicaments évacuants et émétiques.

Le groupe des *Cedrélacées* est représenté dans la matière médicale par :

Le *Cedrela odorata* L. (*Cedrel odorant*) qui croît aux Antilles où l'on utilise ses fleurs comme antispasmodiques. Son bois est désigné sous les noms d'*acajou femelle, cèdre acajou*, mais il est bien différent du véritable acajou ; il est très léger, tendre, très odorant, amer, inattaquable par les insectes. C'est lui qui sert à préparer les boîtes à cigares ;

Le *C. Toona* Roxb., espèce indienne dont l'écorce est employée par les indigènes comme tonique et antispasmodique ;

Le *C. febrifuga* Bl., qui croît à Java et dont l'écorce est employée contre les diarrhées et les dysenteries ;

Le *Chloroxylon Svietenia* DC., espèce de l'Inde orientale où l'on utilise son écorce comme tonique et antirhumatismale. Cette écorce laisse exsuder une oléorésine qu'on substitue souvent à la résine Dammar.

GÉRANIACÉES

Plantes herbacées ou sous-frutescentes, parfois charnues, à feuilles alternes ou opposées, simples, ordinairement palminerviées, munies de stipules à la base des pétioles ; fleurs axillaires ou terminales. Calice à 5 sépales égaux ou inégaux, parfois prolongés en éperon ; corolle à 5 pétales onguiculés, parfois inégaux, à préfloraison tordue. Étamines hypogynes, en général en nombre double de celui des pétales. Carpelles au nombre de 3 à 5, cohérents par leurs bords internes. Ovaire prolongé en bec, à 5 loges biovulées. Fruit capsulaire s'ouvrant avec élasticité de la base au sommet. Graines dépourvues d'albumen, à embryon plus ou moins recourbé, à cotylédons plissés ou enroulés.

Les Géraniacées se rapprochent des Lymnanthées, des Balsaminées, des Tropéolées et des Oxalidées par des affinités tellement étroites que Bentham et Hooker les ont toutes réunies en une même famille.

CARACTÈRES ANATOMIQUES. — Poils tecteurs nuls ou coniques, tantôt unicellulaires (*Oxalis*, *Pelargonium*), ou pluricellulaires et formés d'une série de cellules presque aussi larges que longues, terminée par une cellule plus longue et effilée (*Balsamine*). Poils glanduleux formés d'une glande cyathiforme ou en forme de coupe supportée par un pédicelle très court, unicellulaire ou très long et unisérié (*Geranium*). Mésophylle hétérogène, asymétrique. Cristaux étoilés. Système libéroligneux représenté par un cordon arqué recouvert par un liber et un péricycle mous.

Les Géraniacées sont localisées pour la plupart dans l'Ancien monde : l'Amérique n'en renferme guère qu'un sixième des espèces connues.

Leurs propriétés sont assez variées, mais se rapportent toutes à deux types : les unes sont odorantes et aromatiques, les autres possèdent une acidité et une âcreté piquantes. Toutes sont excitantes, stimulantes, chaudes et par suite digestives, apéritives et antiscorbutiques ; quelques-unes renferment du tannin qui les fait utiliser comme astringentes ; un certain nombre d'espèces sont employées comme aliments et comme matières tinctoriales.

GÉRAINES

Les **Géraines** (*Geranium*) sont caractérisés par leurs fleurs régulières et hermaphrodites, à 5 sépales égaux, 5 pétales réguliers et 10 étamines toutes fertiles dont 5 sont alternativement plus grandes.

L'espèce la plus intéressante est :

Le *Geranium maculatum* L., plante vivace, abondamment répandue au Canada et dans l'Amérique du Nord, où son rhizome est employé sous le nom de *Cranesbill*.

Il se présente en fragments irréguliers tuberculeux (fig. 1166), mesurant en moyenne 6 à 7 centimètres de longueur et 7 à 10 millimètres de largeur. Ces fragments, généralement un peu aplatis, ont une teinte brun foncé ; ils sont très profondément ridés par la dessiccation et marqués de sillons longitudinaux. La face supérieure présente de nombreuses cicatrices arrondies provenant de la section des tiges ; la face inférieure porte des tubérosités aussi nombreuses et parfois assez saillantes correspondant aux points d'insertion des racines. La section transversale, d'une teinte brun rougeâtre, montre, à une faible distance de la périphérie, une ligne qui sépare la région corticale du cylindre ligneux. La saveur de cette drogue est fortement astringente, son odeur à peu près nulle.

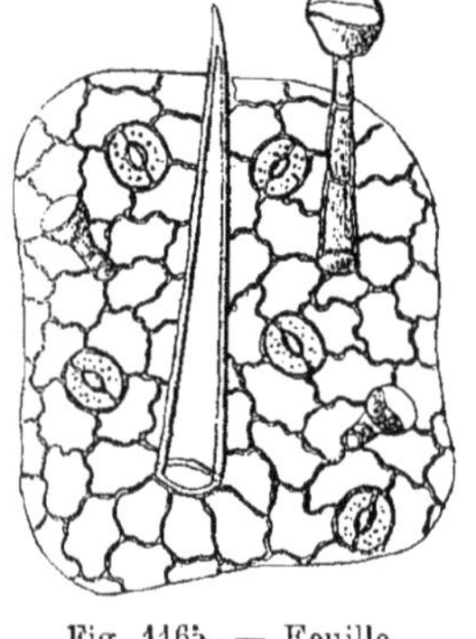

Fig. 1165. — Feuille de *Geranium maculatum*.

Examiné au microscope ce rhizome présente : un suber assez épais et coloré en brun : un parenchyme cortical formé de cellules polyédriques, dans lequel on n'observe ni cristaux ni cellules pierreuses ; le bois, séparé de l'écorce par un cambium bien apparent, est constitué par un nombre limité de larges faisceaux fibro-vasculaires nettement séparés les uns des autres et constitués par des groupes vasculaires qui sont entourés par un parenchyme ligneux dont les éléments munis de parois minces sont disposés en files radiales. Ces faisceaux sont recouverts par un liber bien apparent disposé en arc et par un péricycle faiblement lignifié. La moelle assez volumineuse envoie des prolongements assez larges entre chacun

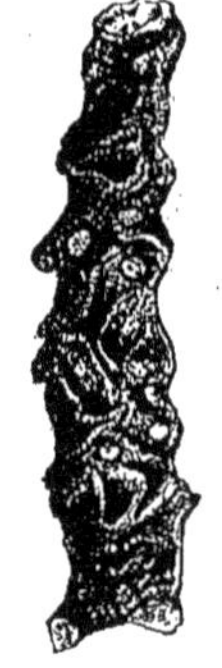

Fig. 1166. Rhizome de *Geranium maculatum*.

de ces faisceaux. — Le parenchyme cortical et la moelle sont remplis de grains d'amidon très volumineux, parfois triangulaires ou disposés en forme de massue.

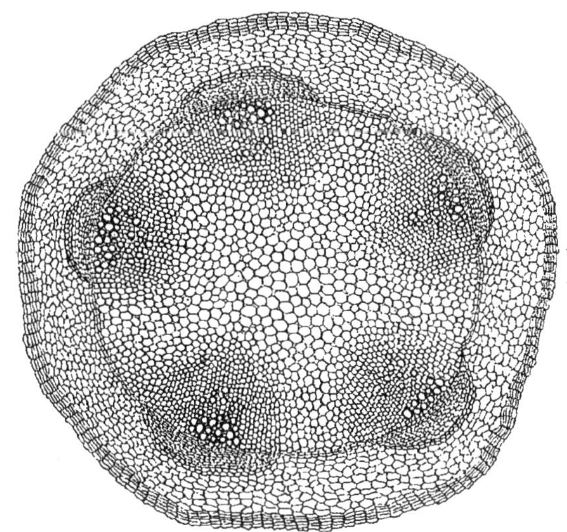

Fig. 1167. — Rhizome de *Geranium maculatum*.

Structure anatomique.

Ce rhizome contient 13 à 17 p. 100 de tannin, une matière colorante brun rougeâtre, de l'amidon, de la pectine et du sucre, des acides organiques.

Le rhizome de *G. maculatum* est considéré comme un des meilleurs astringents que possède l'Amérique du Nord et il doit cette propriété aux acides tannique et malique que Tilden y a trouvés en assez grande proportion. Il est employé aux États-Unis comme hémostatique et aussi contre la diarrhée et la dysenterie.

La médecine populaire utilise en France comme toniques, astringents et vulnéraires les *G. Robertianum* L., *G. sanguineum* L. et *G. rotundifolium* L.

En Australie on utilise pour l'alimentation les portions souterraines, renflées et succulentes du *G. parviflorum*, Willd.

Les *Erodium* ne diffèrent guère des *Geranium* que par leur androcée qui n'a que 5 étamines fertiles. L'*E. moschatum* L. est très aromatique et sert à préparer des infusions excitantes, digestives et diaphorétiques.

PÉLARGONIUMS

Les **Pélargoniums** sont des Géraniées irrégulières : leur calice a 5 divisions dont la supérieure se termine en un éperon tubuleux soudé avec le pédoncule ; les pétales sont plus ou moins irréguliers et au nombre de 4 ou 5 : leurs étamines au nombre de 10 sont monadelphes, inégales et 7 seulement sont fertiles. Ce sont des plantes frutescentes qui appartiennent presque uniquement à l'Afrique Australe ; quelques-unes se rencontrent dans la Nouvelle-Zélande et l'Australie.

Au nombre des espèces médicinales figurent les *P. antidysentericum* Kostel et *P. cucullatum* Sol., qui sont employés au Cap contre les affections nerveuses et intestinales : le *P. anceps* Sol., qui est préconisé aux Indes comme emménagogue. L'huile essentielle qui s'accumule dans les poils capités qui recouvrent les feuilles et les fleurs de certaines espèces les rend très odorantes, aussi quelques-unes d'entre elles sont-elles cultivées en grand pour l'extraction de cette huile essentielle. Les espèces les plus appréciées sous ce rapport sont les *P. roseum* W., *P. capitatum* Ait. et *P. odoratissimum* Ait., qu'on cultive en grande quantité dans les environs de Staoueli, à Grasse et en Algérie dans les environs de Boufarik. Une seule maison de Grasse distille annuellement plusieurs millions de kilogrammes de *Pelargonium* et produit de 6,000 à 7,000 kilogrammes d'essence. L'huile essentielle qu'on en retire est connue dans le commerce sous le nom de *Geranium rosat;* elle sert souvent à falsifier l'essence de roses, et ne doit pas être confondue avec celle qui est retirée des *Andropogon* et qui porte souvent aussi le nom d'*Essence de Géranium.*

Au Cap on mange les bourgeons et les feuilles acidules des *P. peltatum* Sol. et *P. acetosum* Sol.

CAPUCINES

Les **Capucines** (*Tropeolum*) sont des herbes ordinairement grimpantes, à fleurs irrégulières et hermaphrodites, axillaires, solitaires et pédonculées. Leurs feuilles sont alternes, peltées ou digitinerves, entières, lobées ou disséquées, dépourvues de stipules : elles sont originaires de l'Amérique australe. Les espèces principales sont les *T. majus* L., *T. minus* L., *T. pentaphyllum* L. Toutes ces plantes contiennent un principe âcre analogue à celui du Cresson et qui leur donne des ropriétés antiscorbutiques. Cloez (1848) trouva que l'huile volatile qu'on en retire contient du soufre comme celle des Crucifères. Hofmann (1874) établit que la majeure partie de cette essence est constituée par du nitrile alphatoluique qu'on retire aussi du cresson alénois ; toutefois, en la soumettant à la distillation fractionnée, il constata la présence du soufre dans les portions les plus volatiles.

M. L. Guignard[1] a démontré que tous les organes de la Capucine renferment de la myrosine, localisée dans des cellules spéciales et que l'essence qui se dégage de ces organes aussitôt qu'on vient à les rompre n'y préexiste pas, mais ne se forme que par la réaction du ferment sur un glucoside.

On cultive en Europe le *T. majus* et le *T. minus*, dont les fleurs sont recherchées comme condiment et se mangent dans la salade ; les boutons et les fruits verts sont confits dans le vinaigre et s'emploient en guise de Câpres.

BALSAMINES

La seule espèce du groupe des Balsaminées qui ait été utilisée en matière médicale est la **Balsamine** *(Impatiens Noli-tangere* L.) dont le nom rappelle la sensibilité extrême des fruits qui, lorsqu'ils sont mûrs, ne peuvent être touchés sans s'ouvrir avec élasticité et projeter au loin leurs semences. Cette plante était jadis employée comme diurétique et antihémorroïdale ; mais son usage est aujourd'hui tout à fait abandonné. Les autres espèces du genre sont d'ailleurs, comme la plupart des plantes de la famille des Géraniacées utilisées pour l'ornementation des jardins.

Bien qu'il ne compte pas de représentant dans la matière médicale, nous mentionnerons cependant ici le petit groupe des *Lymnanthées*, ne fût-ce que pour rappeler les observations intéressantes faites sur une espèce, le *Limnanthes Douglasii* R. Br. par M. Chatin et par M. Guignard.

En 1856, M. Chatin retira de cette plante une huile essentielle sulfo-azotée rappelant par les caractères organoleptiques celle qu'on retire du Cresson de fontaine et de la Capucine. — Tout récemment M. Guignard a démontré que cette essence n'est pas toute formée dans cette plante, mais qu'elle ne se produit que par la réaction de la myrosine sur un glucoside. Il a reconnu la présence de la myrosine dans tous les

[1] L. Guignard. *Recherches sur la nature et la localisation des principes actifs chez les Capparidées, Tropéolées, Limnanthées, Résédacées et Papayacées.* Paris, 1894, p. 20.

organes du *Limnanthes* et il en a décrit la localisation [1]. La disposition des cellules à myrosine est surtout curieuse à étudier dans les feuilles; ces cellules se présentent, sur la face inférieure de ces organes vue de face, sous forme de longs tubes parfois accolés latéralement ou placés bout à bout et rendus sinueux par la forme et la disposition des cellules épidermiques entre lesquelles ils sont placés.

Dans la feuille adulte ces cellules à ferment ont en moyenne de $0^{mm},5$ à $2^{mm},5$ de longueur. — Sur une section transversale, elles paraissent un peu plus grosses que les cellules voisines. Leur contenu, granuleux, incolore ou légèrement grisâtre dans la feuille fraîche, prend dans l'alcool fort une teinte jaunâtre qui s'accentue au contact du perchlorure de fer.

SURELLES

Les **Surelles** (*Oxalis*) sont des plantes herbacées ou des sous-arbrisseaux à fleurs régulières et hermaphrodites, pourvues d'un calice à 5 sépales imbriqués, et d'une corolle à 5 pétales tordus ; leurs étamines sont au nombre de 10 dont 5 alternes plus petites. — L'ovaire compte 5 loges oppositipétales : le fruit est une capsule loculicide. Les feuilles sont alternes, pétiolées, composées, pennées ou digitées, trifoliées, ou formées d'un plus grand nombre de folioles articulées, entières ou bilobées, qui présentent souvent le phénomène dit de *sommeil*. Les fleurs sont axillaires, solitaires ou réunies au sommet d'un axe commun en une ou plusieurs cymes unipares.

La tige des *Oxalis* présente une organisation et une configuration variables. Elle est parfois aérienne, cylindrique, ligneuse ou herbacée ; quelquefois elle est souterraine, renflée, charnue dans sa région corticale : elle peut ainsi devenir un réservoir de sucs et offrir une forme cylindrique, épaisse ou celle d'un bulbe globuleux ; parfois ce sont les racines qui se développent en forme de pivots coniques, ou certains bourgeons axillaires ou terminaux qui deviennent tout à fait charnus et comestibles.

Les espèces qui nous intéressent le plus dans le groupe des Oxalis sont : l'*Oxalis Acetosella* L. (*Surelle, Pain de coucou, Oseille à trois feuilles*) (fig. 1169) qui habite les bois de l'Europe.

Ces feuilles sont très nettement caractérisées par leurs trois folioles attachées à l'extrémité d'un long pétiole. Ces folioles sont membraneuses, d'un vert pâle, assez largement obcordées ; elles mesurent

[1] L. Guignard. *Loco citato*, p. 30.

1 centimètre de longueur sur presque autant de largeur à leur partie supérieure ; elles sont cunéiformes à la base et légèrement échancrées au sommet. Elles possèdent une saveur acide très marquée.

Les feuilles de l'*Oxalis Acetosella* L. renferment une notable proportion de sel d'oseille ; en Suisse et en Allemagne, elles concourent avec les *Rumex Acetosa* L. et *R. Acetosella* L. à la préparation industrielle de ce produit. Elles sont employées comme rafraîchissantes et antiscorbutiques. Elles sont quelquefois mangées comme l'oseille, cuites ou en salade, de même que celles de l'*O. corniculata* L. ; mais ce sont surtout les *Oxalis* exotiques qui fournissent des feuilles et des tubercules comestibles. Ainsi les *O. tetraphylla* Cav. et *O. esculenta* donnent à l'alimentation des Mexicains leurs tiges souterraines et renflées comme les pommes de terre ; au Pérou on utilise de la même façon les tiges des *O. Deppei* Lodd. et *O. crassicaulis* Zuc. Les tubercules de quelques espèces chiliennes, telles que les *O. crenata* Jacq., *O. tuberosa* Molina. et *O. carnosa* Molina. se mangent aussi comme légumes.

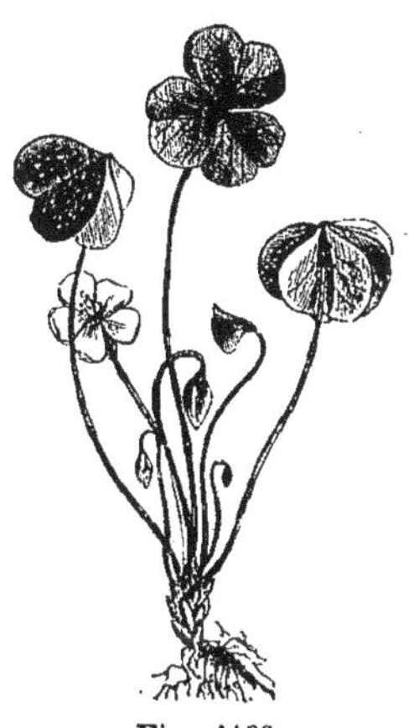

Fig. 1169.
Oxalis Acetosella.

L'*O. Sensitiva* L. est une plante qui, à cause de ses mouvements singuliers et de l'extrême irritabilité de ses feuilles, est considérée dans l'Inde comme une sorte de fétiche ; elle passe pour un spécifique des plus efficaces pour guérir l'asthme, la phtisie et la morsure des scorpions.

Dans la collection des fébrifuges qui abondent en Abyssinie, il faut placer l'*Oxalis Pes-Capræ* L. (*O. anthelmintica* A. Rich.), appelé *Tschookk*.

Quelques Oxalis américains, *O. rosea* Jacq. et *O. racemosa* Savigni sont utilisés dans la teinture.

Au groupe des Oxalidées se rattachent les *Caramboliers (Averrhoa)* dont les fruits charnus et riches en suc acide sont utilisés aux Indes comme aliments ; on les mange crus ou confits au sucre, au vinaigre et on les utilise aussi comme rafraîchissants dans les fièvres, et comme antiscorbutiques. On en distingue deux espèces qui sont d'origine indienne, l'*A. Carambola* L. et l'*A. Bilimbi.* L.

AMPÉLIDÉES

Arbustes ou arbrisseaux volubilés, sarmenteux, grimpants, pourvus de vrilles rameuses. Feuilles alternes, pétiolées, simples, palmées ou digitées, généralement munies à leur base de deux stipules. Fleurs verdâtres disposées en grappes ou en

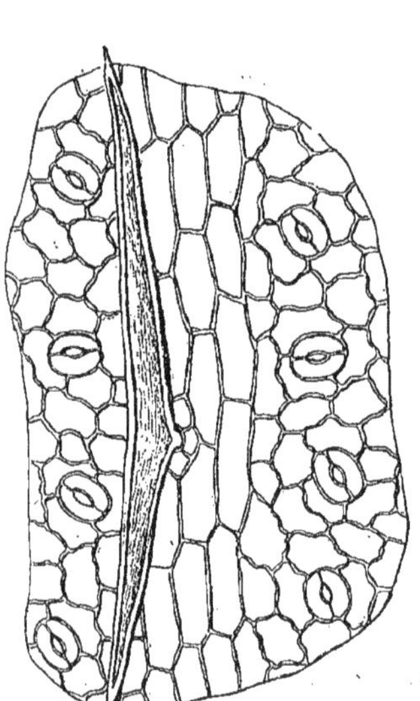

Fig. 1170. — Feuille de *Cissus antartica.*
Épiderme inférieur.

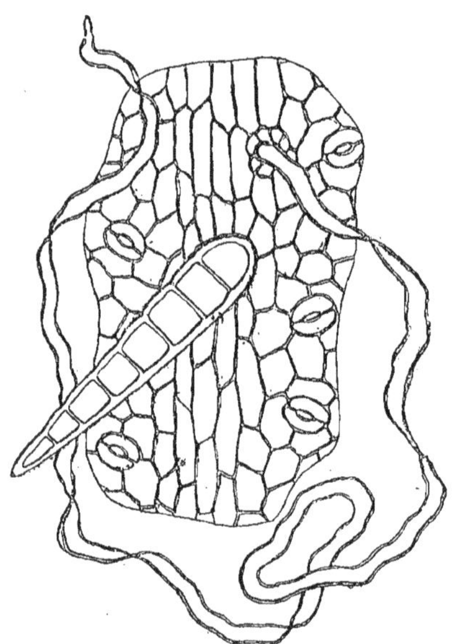

Fig. 1171. — Feuille de *Vitis vinifera.*
Épiderme inférieur.

panicules. Calice très petit, à 4 ou 5 dents, souvent entier. Corolle isostémone, à 5 pétales valvaires, parfois cohérents au sommet ; 5 étamines dressées, libres, opposées aux pétales et insérées avec eux. Ovaire à deux loges renfermant chacune deux ovules dressés et anatropes. Fruit baccien, globuleux, à 2, 3 ou 6 loges. Graines à épisperme épais, à embryon dressé recouvert d'un albumen corné.

CARACTÈRES ANATOMIQUES. — *Feuilles.* Poils tecteurs coniques, unicellulaires et disposés en long flagellum replié (*Vigne*) ou en navette (*Cissus*) et pluricellulaires, unisériés. Stomates localisés sur l'épiderme inférieur, entourés par 4 ou 5 cellules n'offrant pas de direction régulière (fig. 1170). Mésophylle hétérogène, asymétrique présentant de grosses glandes rondes renfermant du mucilage et de grandes cellules ovales dans lesquelles on observe des raphides réunis en paquets volumineux (fig. 1171) et des cristaux étoilés. Système libéro-ligneux fermé et représenté par plusieurs faisceaux qui se réunissent entre eux pour former un cordon ligneux, elliptique, ondulé, recouvert par un liber mou et un péricycle lignifié.

L'appareil sécréteur des Ampélidées est représenté par de nombreuses cellules à mucilage ovales ou arrondies qui sont dispersées aussi bien dans le limbe que dans

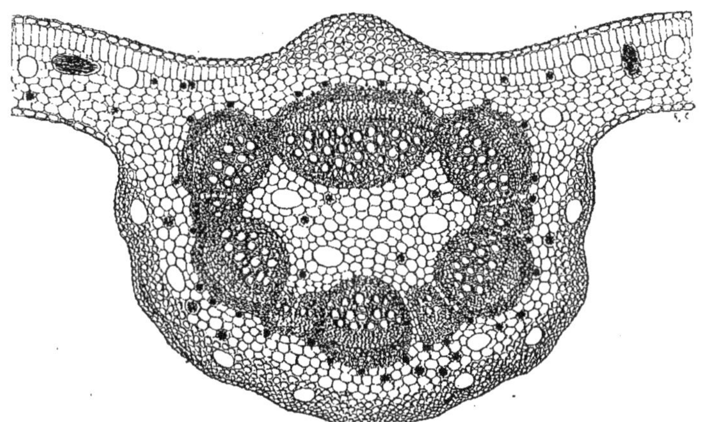

Fig. 1172. — Feuille de *Cissus antartica.*
Nervure médiane.

la nervure des feuilles. Dans le limbe, ces glandes sont localisées dans la partie supérieure du mésophylle, dans l'épaisseur de l'assise en palissade ; dans la nervure, elles sont localisées dans la moelle et dans le tissu fondamental (fig. 1172).

Les Ampélidées habitent la zone intertropicale des deux continents et les régions tempérées de l'Amérique du Nord. L'espèce la plus intéressante de cette famille est la Vigne, qu'on cultive aujourd'hui dans tous les pays où la température estivale ne descend pas en moyenne au-dessous de 19°.

RAISINS SECS

ORIGINE. — Les **Raisins secs** sont les fruits desséchés de la Vigne (*Vitis vinifera* L.) et de ses variétés que l'on cultive dans la région méditerranéenne depuis l'Asie Mineure jusqu'en Espagne.

DESCRIPTION. — Ces fruits se présentent sous forme de baies ovales ou arrondies, ridées, plus ou moins grosses, d'une couleur blonde ou noirâtre, dont la surface est recouverte d'une couche très fine de matière glauque et d'apparence cireuse ou blanche, sucrée, en cristaux mamelonnés. Sous l'enveloppe extérieure existe une pulpe plus ou moins abondante, douce, ou faiblement acidule, divisée en plusieurs loges peu distinctes renfermant d'une à quatre graines quelquefois atrophiées. Ces graines sont pyriformes, recouvertes d'une enveloppe coriace, sous laquelle on distingue un petit embryon albuminé.

Les raisins employés en pharmacie sont :

1° Les **Raisins de Corinthe** donnés par une variété cultivée autour du golfe de Corinthe ; ils nous viennent surtout de l'île de Zanthe. Ces raisins se présentent en grosses masses compactes, formées de grains arrondis, d'un brun noirâtre, mesurant de 6 à 8 millimètres de largeur, détachés de leurs grappes et pourvus de la plus grande partie de leurs graines ; ils possèdent un goût sucré et faiblement astringent.

2° Les **gros Raisins** provenant généralement de Raisins blancs, d'une couleur blonde plus ou moins foncée ; ils se caractérisent par leurs dimensions considérables ; on en distingue plusieurs formes.

La forme employée en pharmacie nous vient d'Espagne sous le nom de **Raisins de Malaga ;** elle est composée de grappes portant des fruits longs de 2 à 3 centimètres, larges de 15 à 20 millimètres, d'une teinte violacée, brune sur les parties saillantes. Dans le fond des sillons on distingue encore la matière cireuse qui recouvre ces fruits à l'état frais. Ils sont translucides à la lumière et renferment deux graines. Ils ont une saveur de muscat.

Outre les espèces officinales on emploie encore souvent :

Les **Raisins au soleil** qui viennent aussi d'Espagne et qui ont été séchés au soleil. Ils sont plus petits que les autres, privés de leur grappe et légèrement atténués du côté du petit pédoncule par lequel ils sont attachés à la rafle ; ils sont généralement recouverts d'une efflorescence sucrée. A ce groupe appartiennent les variétés désignées communément sous les noms de **Raisins de Provence** ou **Raisins de caisse** et de **Raisins au Jubis** qu'on prépare dans le midi de la France, en Calabre, en Sicile.

Les **Raisins de Damas** qui formaient autrefois la principale sorte officinale et qui sont assez rares aujourd'hui se présentent en grains aplatis, d'un noir bleuâtre, fermes, possédant un goût agréable. — Quelques auteurs les rapportent au *Vitis Rumphii* Dierbach, variété originaire de Java, d'Amboine, qu'on cultive sur plusieurs points de la région méditerranéenne, en Asie Mineure, au Maroc, en Espagne, en Sicile, à Lipari ; mais il est plus que probable qu'ils sont fournis comme les autres variétés de raisins par le *Vitis vinifera*.

La dessiccation des raisins s'opère de différentes façons ; tantôt on trempe les grappes dans l'eau bouillante ou dans une lessive préparée avec des cendres de bois ; tantôt on tord ou on détache partiellement le pédoncule. Ces opérations ont pour résultat de suspendre la vitalité des tissus. On active la dessiccation des raisins en les exposant au soleil ou à une chaleur artificielle.

COMPOSITION CHIMIQUE. — La pulpe du raisin renferme du glucose, de la crème de tartre qu'on peut trouver à l'état cristallisé dans des raisins conservés depuis longtemps ; elle renferme aussi de la gomme, et de l'acide malique. L'épicarpe renferme la matière colorante et du tannin. Ce dernier principe se retrouve aussi dans la proportion de 5 à 6 p. 100 dans les graines. Celles-ci renferment de 15 à 18 p. 100 d'une huile fixe douce qui, d'après Fitz, donne par la saponification de la glycérine, et des acides *Erucique*, stéarique et palmitique.

USAGES. — Les raisins sont peu employés en pharmacie ; ils entrent dans la composition des *fruits pectoraux*.

C'est surtout au point de vue industriel et commercial que la vigne a une importance considérable ; les vins que l'on en retire constituent depuis longtemps par leurs qualités et leur abondance une des principales richesses de la France. Soumis à la distillation ils donnent un alcool infiniment supérieur à ceux que l'on retire des céréales ou des pommes de terre, et qui n'en diffère pas seulement par son arome tout spécial mais encore par ses propriétés physiologiques. Cet alcool, qu'on trouvait communément dans le commerce sous le nom d'*esprit-de-vin* est devenu presque une rareté pendant les années qui ont suivi l'invasion de nos départements méridionaux par le phylloxera.

Les vins de la région des Charentes fournissent par la distillation l'eau-de-vie très appréciée et communément désignée sous le nom de *Cognac*.

C'est également avec le fruit de la vigne que l'on prépare le *vinaigre*. Nous n'insisterons pas sur la préparation industrielle de l'alcool, du vin, du vinaigre et de la crème de tartre ; ces opérations sont décrites minutieusement dans les traités de chimie organique.

Les *Cissus* sont des plantes qui croissent dans les régions tropicales, où l'on utilise leurs baies comme rafraîchissantes. Les feuilles de quelques-unes d'entre elles soumises à la cuisson sont employées aussi comme aliments.

LINÉES

Herbes ou plantes ligneuses à la base, à feuilles le plus souvent alternes. Fleurs hermaphrodites régulières. Sépales, 4 à 5, réguliers, imbriqués. Pétales en même nombre, souvent à préfloraison tordue. Étamines, 4 ou 5, avec des staminodes ou des glandules entre elles. Ovaire tri- ou quinquéloculaire. Fruit capsulaire à 3 ou 5 loges, contenant deux graines, à albumen peu abondant ou presque nul.

Les Linées croissent un peu partout sur le globe, mais particulièrement dans les régions tempérées de l'hémisphère austral.

GRAINE DE LIN

La **Graine de lin** est fournie par le *Linum usitatissimum* L. (fig. 1173), plante qui paraît originaire des provinces du Caucase et du Pont et qui est aujourd'hui cultivée dans beaucoup de contrées et notamment en Russie, en Belgique, en Angleterre, en Suède, de même qu'en Egypte et dans l'Amérique du Nord.

Description. — La graine de lin se reconnaît aisément à sa teinte brune luisante ; elle est ovale, comprimée laté-

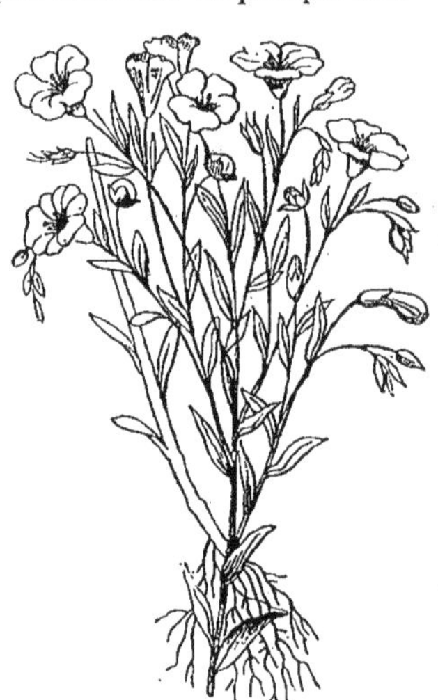

Fig. 1173. — *Linum usitatissimum.*

ralement, allongée, terminée à une de ses extrémités par une large pointe mousse arrondie ou légèrement oblique, au-dessous de laquelle on observe une petite cavité correspondant au hile. Ses dimensions varient suivant son pays d'origine ; celle qui est récoltée dans les pays chauds est un peu plus grande que celle qui est recueillie dans les régions froides. En moyenne elle mesure 4 millimètres de longueur sur 2 à 3 millimètres de largeur et 1/2 millimètre d'épaisseur. Les téguments peu résistants recouvrent un albumen huileux, assez mince surtout sur les bords et qui entoure deux cotylédons fixés par leur extrémité rétrécie à une radicule droite.

Plongée dans l'eau et surtout dans l'eau chaude, la graine de lin se recouvre presque immédiatement d'un mucilage abondant, qui lui fait perdre son aspect brillant. — Réduite en poudre elle a une odeur huileuse et une saveur à la fois douce, mucilagineuse et huileuse.

STRUCTURE MICROSCOPIQUE (fig. 1174). — Le spermoderme de la graine de lin est composé de quatre tuniques bien distinctes qui dérivent des deux enveloppes ovulaires et qui sont de dehors en dedans :

1° La couche mucilagineuse (*cm*) formée d'une rangée de cellules cubiques transparentes. La paroi interne de ces cellules est mince, tandis que la paroi externe est renforcée par un dépôt de mucilage qui est disposé en couches stratifiées ;

2° Une deuxième enveloppe parenchymateuse (*p*) formée de deux assises de cellules polygonales et provenant du dédoublement de la seconde assise du tégument externe de l'ovule ; — vues de face ces cellules sont arrondies ou légèrement polygonales ;

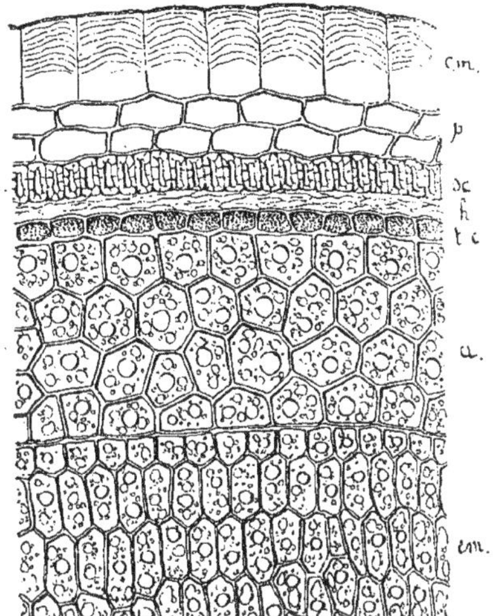

Fig. 1174. — Graine de Lin.
Structure anatomique.

3° Une enveloppe scléreuse (*sc*) formée d'une rangée de cellules cubiques, offrant une cavité linéaire entourée par des parois assez épaisses, et canaliculées : vues de face ces cellules sont fusiformes et fortement allongées parallèlement au grand axe de la graine ;

4° Une couche hyaline (*h*) formée de plusieurs assises de cellules fortement aplaties, allongées dans la direction tangentielle. Vues de face ces cellules sont arrondies ou polygonales ;

5° Une enveloppe colorée (*tc*) formée d'une rangée de cellules rectangulaires, munies de parois peu épaisses, et remplies d'un pigment brun qui donne à la graine de lin sa couleur spéciale. Vues de face ces cellules sont polygonales. Ces trois dernières assises dérivent du tégument interne de l'ovule.

L'albumen (*a*) est formé d'un tissu de cellules polygonales assez larges renfermant de l'aleurone et des globules d'huile fixe.

Les cotylédons (*em*) sont formés de cellules un peu plus petites assez régulièrement disposées, surtout sur les bords, et qui sont remplies aussi d'aleurone et d'huile.

COMPOSITION CHIMIQUE — La graine de lin renferme une huile fixe, du mucilage, de la gomme, une résine molle, âcre, une matière extractive jaune, une faible dose de tannin et de sucre et une grande quantité d'aleurone.

En 1884, M. Jorissen avait constaté qu'en distillant en présence de l'eau des plantules du *Linum usitatissimum*, il se produit une certaine quantité d'acide cyanhydrique — Poursuivant ses recherches en collaboration avec M. Hairs [1], il a retiré de ces plantules un glucoside, la *linamarine*, qui cristallise en aiguilles incolores, inodores, ayant une saveur fraîche et amère, solubles dans l'eau et l'alcool, insolubles dans l'éther. Ce glucoside diffère de l'amygdaline ; il reste incolore au contact de l'acide sulfurique qui donne avec l'amygdaline une belle coloration violette. La solution aqueuse de linamarine additionnée de poudre de graine de lin dégage une forte odeur d'acide cyanhydrique, mais ce phénomène ne se produit pas au contact de l'émulsine ; sous l'action des acides minéraux elle donne du sucre, de l'acide cyanhydrique et un troisième produit volatil possédant certaines propriétés des acétones.

USAGES. — La graine de Lin est employée en tisane comme émolliente. C'est un remède populaire contre la constipation. On choisit généralement pour cet usage la graine de Lin de Sicile qu'on a débarrassée de toutes les substances étrangères avec lesquelles elle est mélangée. On l'absorbe pure ou mélangée avec un peu d'eau. Réduite en poudre, elle sert à préparer des cataplasmes émollients dont l'emploi jadis si populaire a considérablement diminué depuis qu'on a adopté les pansements antiseptiques.

ALTÉRATIONS. — Tous les barils de graines de Lin provenant de Riga contiennent des graines de *Centaurea Cyanus* L. qui croît abondamment en Russie où l'on ne sarcle pas habituellement les plantations de lin. La présence de cette graine étrangère suffirait à elle seule pour permettre de constater l'origine de la graine de lin ; mais depuis la révélation de ce caractère, on additionne fréquemment de graine de bleuet, les graines de Lin récoltées dans le Nord de la France.

[1] *Bull. de l'Acad. royale de Belgique*, [3], XXI, n° 5, 1891.

HUILE DE LIN

L'huile de Lin est retirée par expression des graines du *Linum usitatissimum*, qui peuvent en renfermer jusqu'au quart de leur poids.

Quand cette huile est destinée aux usages industriels, on torréfie préalablement les graines sèches de façon à détruire le mucilage contenu dans leur enveloppe extérieure et on les pulvérise au moulin; on exprime à chaud pour en retirer l'huile qu'on abandonne au repos. Soumises à ce traitement les graines peuvent donner de 22 à 26 p. 100 d'une huile brune qui a une odeur et une saveur peu agréables. Exprimées à froid elles ne rendent guère que 17 à 20 p. 100 d'une huile moins colorée et d'une odeur moins prononcée : c'est celle que l'on doit employer pour les usages médicinaux et alimentaires.

Caractères. — Ainsi préparée, l'huile de Lin est un liquide un peu épais, d'une couleur jaune d'or, d'une densité de 0,93 à 0,94 : elle ne se solidifie qu'à la température de — 20°. Elle est très siccative. Au contact de l'air, elle se résinifie et donne rapidement un vernis transparent. Elle se dissout dans 5 parties d'alcool absolu, dans 32 parties d'alcool à 90° et dans 1 partie et demie d'éther ; elle prend une coloration verte au contact de l'acide sulfurique.

Usages. — L'huile de Lin est employée en pharmacie pour préparer des liniments destinés au traitement des maladies de peau. Administrée à l'intérieur, elle paraît jouir de propriétés vermifuges. Dans l'industrie on utilise ses propriétés siccatives pour la peinture, pour en recouvrir les tissus et les rendre imperméables.

Le Lin se recommande surtout par l'usage que l'industrie fait depuis un temps immémorial de ses fibres corticales. Ces fibres sont employées pour préparer du fil, des cordages, des tissus, des toiles auxquelles on est parvenu à donner une finesse et une beauté remarquables. Ces tissus, après leur usure, servent à préparer la charpie si précieuse pour le pansement des plaies et plus tard des papiers très appréciés ; aussi la culture du lin est-elle aujourd'hui répandue dans presque toutes les contrées du globe.

Avant d'être utilisées par l'industrie, les fibres de lin doivent être soumise au *rouissage* qui les débarrasse de la pectose qui les retenait agglutinées. On les sépare ensuite par une série de manipulations analogues à celles que l'on emploie pour le chanvre.

La teinte de la filasse de lin varie selon que le rouissage a été pratiqué avec des eaux courantes ou à la vapeur : blonde dans le premier cas, elle est blanche ou gris argenté dans le second.

Examinées au microscope, les fibres libériennes du lin sont groupées en faisceaux qui ne peuvent être dissociés que par l'ébullition dans une lessive alcaline. Ces fibres sont flexibles, striées longitudinalement et offrent assez de résistance. Elles mesurent de 3 à 7 centimètres de longueur sur $0^{mm},007$ à $0^{mm},024$ de largeur. Elles sont pleines, lisses, arrondies à leurs extrémités. Elles ont un lumen très rétréci, marqué par des lignes fines, nettes, tantôt continues, tantôt interrompues. Elles ont un diamètre presque uniforme : les renflements qu'elles présentent parfois sont déterminées uniquement par des froissements ou par une flexion violente de la fibre qui est comme fissurée à leur niveau. Vues sur une section transversale, ces fibres sont polygonales, à angles aigus, peu adhérentes, munies de parois très épaisses, colorées en bleu ou en violet, qui entourent un lumen linéaire ou ne dépassant jamais les deux tiers du dia-

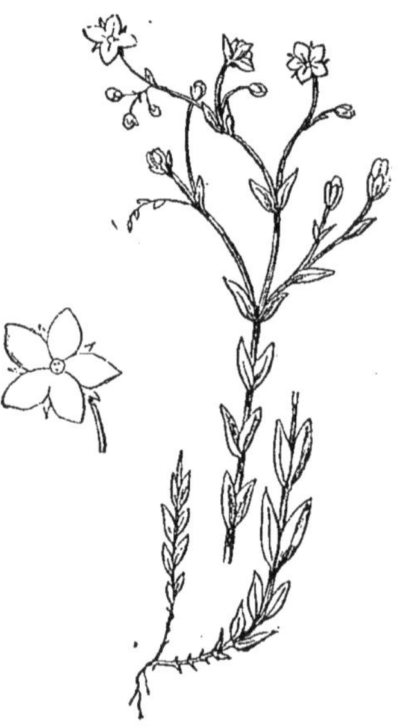

Fig. 1175. — *Linum catharticum.*

mètre de la cellule. Les fibres provenant de toiles usées, n'ont plus leur aspect polyédrique et présentent sur une section longitudinale des petites fibrilles disposées en pinceaux.

Parmi les autres espèces du genre Linum nous citerons :

Le *Lin Purgatif* (*Linum Catharticum* L.) (fig. 1175), plante annuelle d'un vert glauque et à fleurs blanches qui croît communément dans les allées des bois de toute la France et du Nord de l'Europe. Cette plante a une saveur très amère et nauséeuse. Pagenstecher en a isolé un principe particulier, la *linine* qui se présente en cristaux soyeux, très amers, peu solubles dans l'eau, très solubles dans l'alcool et l'éther. Elle est employée comme purgative à la dose de 6 grammes en poudre, ou de 15 grammes en infusion dans l'eau : en Irlande, en Angleterre et en Danemark on l'utilise comme anthelmintique.

Le *L. aquilinum* Mol. qui croît au Chili où on l'utilise comme stomachique et apéritif.

Le *L. Selaginoides* Lam. qui est employé au Pérou comme apéritif.

ÉRYTHROXYLÉES

Sous-arbrisseaux ou arbrisseaux, à feuilles alternes ou rarement opposées, simples, entières, glabres, penninerviées, pliées avant leur épanouissement. Stipules intra-axillaires, scarieuses. Fleurs régulières, solitaires ou géminées placées à l'aisselle des feuilles ou des stipules. Calice persistant, à cinq divisions imbriquées. Cinq pétales hypogynes à préfloraison imbriquée ou tordue. Dix étamines. Ovaire libre à 2 ou 3 loges uniovulées. Fruit drupacé. Graine inverse à tésta coriace. Embryon droit recouvert par un albumen cartilagineux peu abondant.

Les plantes de cette famille limitée au genre *Erythroxylon* habitent la région intertropicale de l'ancien et du nouveau Continent. L'espèce la plus intéressante du genre est l'*E, Coca* Lam., dont l'introduction dans la thérapeutique européenne ne remonte guère au delà d'une trentaine d'années. L'industrie utilise la matière tinctoriale contenue dans le bois de quelques espèces.

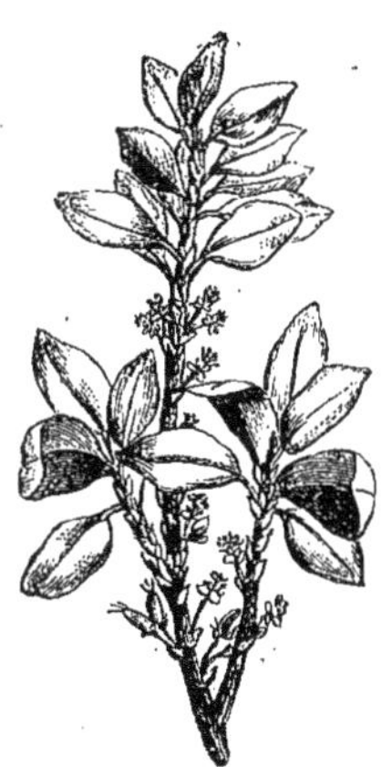

Fig. 1176.
Erythroxylon Coca.

COCA

ORIGNE. — L'*Erythroxylon Coca* Lam. (fig. 1176) paraît originaire des pays où il est actuellement cultivé. Il abonde dans certaines régions des Andes du Pérou, de la Bolivie et de la Nouvelle-Grenade, de la République Argentine, au Brésil et dans d'autres régions de l'Amérique du Sud, mais son principal centre de culture se trouve dans la province de la Paz en Bolivie. Sa culture a été introduite dans les Indes Hollandaises et paraît y avoir donné jusqu'à présent des résultats satisfaisants.

Description. — La **feuille de Coca** (fig. 1177-1178) est courtement pétiolée, mince, fragile, ovale, aiguë; elle mesure de 4 à 5 centimètres de longueur et 2 à 3 centimètres de largeur; son limbe est entier, courtement acuminé au sommet. Elle se distingue nettement de toutes les autres feuilles officinales par sa nervation et par la teinte plus ou moins brunâtre et terne que l'on observe sur la zone médiane de sa face inférieure. Cette zone qui, dans son point le plus large, atteint le quart de la largeur de la feuille, est séparée du limbe par deux lignes courbes à peu près parallèles aux bords, ressemblant à deux nervures, mais qui ne sont en réalité que les empreintes du bord de la feuille, disposées de cette façon à cause du mode de préfloraison.

La feuille de Coca a une saveur amère qui laisse dans la bouche une impression brûlante; elle possède une odeur faiblement aromatique.

Caractères anatomiques. — L'épiderme supérieur est formé de cellules polygonales qui sont assez régulières, et recouvertes

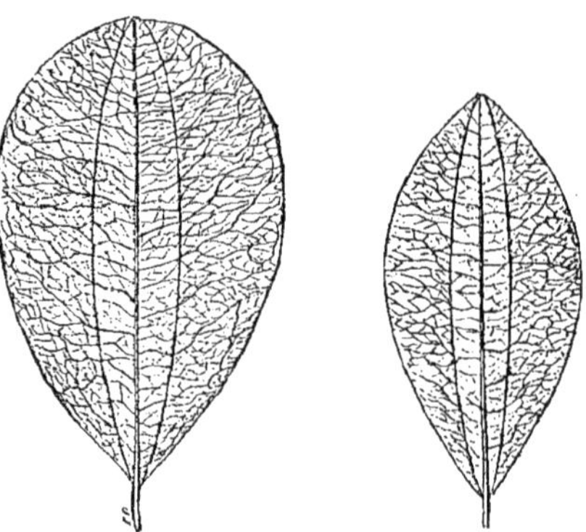

Fig. 1177, 1178. — Feuilles de Coca.

par une cuticule lisse assez épaisse. L'épiderme inférieur (fig. 1179) présente un caractère tout spécial; il est garni de protubérances, qui, sur une section transversale, lui donnent un aspect dentelé, et qui, vues de face, se projettent sous la forme d'un petit cercle apparaissant dans la partie médiane de ces cellules; beaucoup de ces cellules épidermiques contiennent des cristaux octaédriques. Les stomates localisés sur la face inférieure de l'épiderme sont constamment entourés par deux cellules disposées en croissant et allongées parallèlement à l'ostiole. Le mésophylle est hétérogène, asymétrique, formé dans sa partie supérieure d'une rangée de cellules en palissade et dans sa partie inférieure qui est plus développée, de cellules rameuses et irrégulières, contenant de la chlorophylle ou des cristaux.

La nervure médiane est biconvexe (fig. 1180). Sous l'épiderme on observe un massif collenchymateux qui est bien développé, surtout sur la face inférieure et qui recouvre le tissu fondamental, riche en cristaux. Le système libéro-ligneux est représenté par un cordon ligneux, arqué et formé de trachées, de vaisseaux et de fibres disposés en files radiales. Ce cordon, sillonné par des rayons médullaires bien apparents, est recouvert en bas par un liber mou et par un péricycle fibreux disposé en îlots. Ce péricycle se recourbe sur les extrémités du cordon ligneux et forme au-dessus de lui deux massifs fibreux latéraux assez déve-loppés. La concavité du cordon ligneux est remplie par une moelle dont les éléments sont munis de parois épaissies.

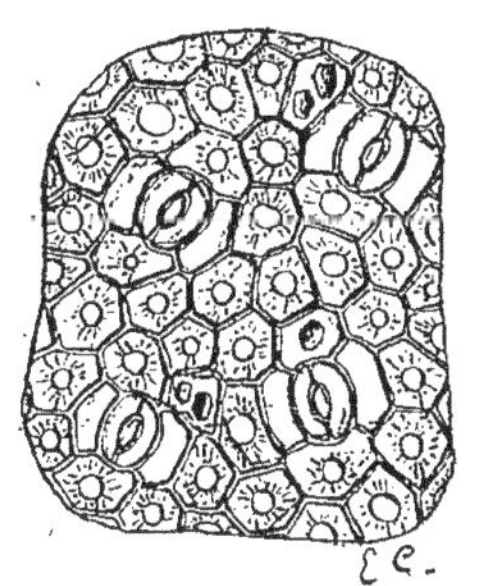

Fig. 1179. — Feuille de Coca.
Épiderme inférieur.

Tous ces éléments anatomiques se retrouvent dans un état de division plus ou moins grand dans la poudre de Coca (fig. 1181).

COMPOSITION CHIMIQUE. — Les feuilles de Coca renferment un alcaloïde cristallisable la *Cocaïne*, une substance odorante huileuse, volatile, l'*Hygrine* et deux alcaloïdes, la *Cocaïnine* et la *Cocaïdine*.

La *Cocaïne* $C^{17} H^{21} AzO^4$ existe dans ces feuilles en proportions qui varient suivant leur état de conservation. Les feuilles d'importation récente et bien conservées en renferment de 0,15

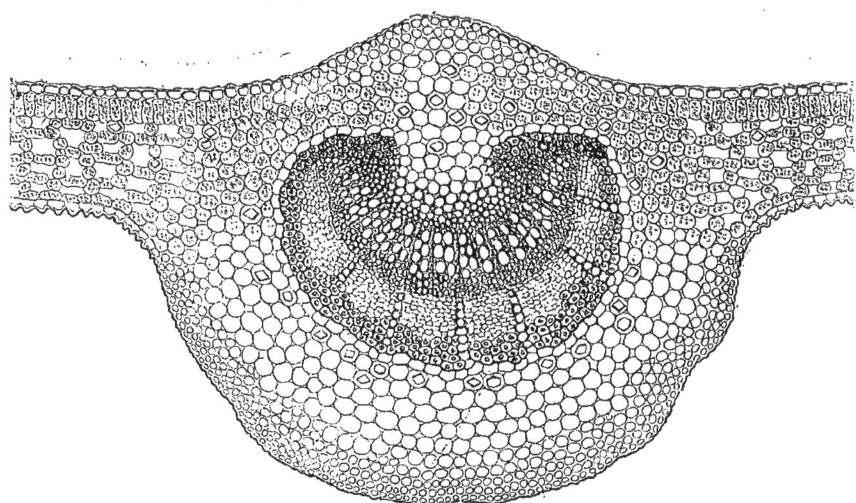

Fig. 1180. — Feuille de Coca.
Structure de la nervure médiane.

à 0,80 p. 100 dont la moitié environ peut s'obtenir à l'état cristallisé. Cet alcaloïde cristallise en prismes à six pans, inodores, blancs, amers, peu solubles dans l'eau (1/2000,) solubles dans l'éther, l'alcool, le chloroforme, le sulfure de carbone. Il forme avec les acides des sels cristallisables dont un, le chlorhydrate de cocaïne, occupe actuellement une place importante dans la thérapeutique. C'est un sel inodore, amer, non hygroscopique, soluble dans son poids d'eau, dans l'alcool et le chloroforme. Sa solution produit sur la langue une sensation de fourmillement, suivie d'insensibilité ; elle dilate la pupille.

La Cocaïne possède un certain nombre de réactions qui permettent de la caractériser :

1° En présence de l'acide chlorhydrique concentré, elle se dédouble en *acide benzoïque, ecgonine* et *alcool méthylique*.

2° En ajoutant à 1 centigramme de chlorhydrate de Cocaïne dissous dans 2 gouttes d'eau une quantité suffisante d'une solution de permanganate de potasse à 1/300, on obtient un sel d'alcaloïde violet, insoluble qui devient parfois cristallin.

3° Chauffés avec l'acide sulfurique, la Cocaïne et ses sels dégagent d'abondantes vapeurs blanches, âcres. Par le refroidissement il se dépose des cristaux d'acide benzoïque sur les parois du tube.

4° En traitant la Cocaïne dans une capsule de porcelaine par quelques gouttes d'acide azotique et en évaporant au bain-marie jusqu'à siccité, le résidu refroidi prend une belle coloration violette, si on le chauffe au bain-marie avec quelques gouttes d'une solution de potasse dans l'alcool éthylique ou plutôt dans l'alcool amylique.

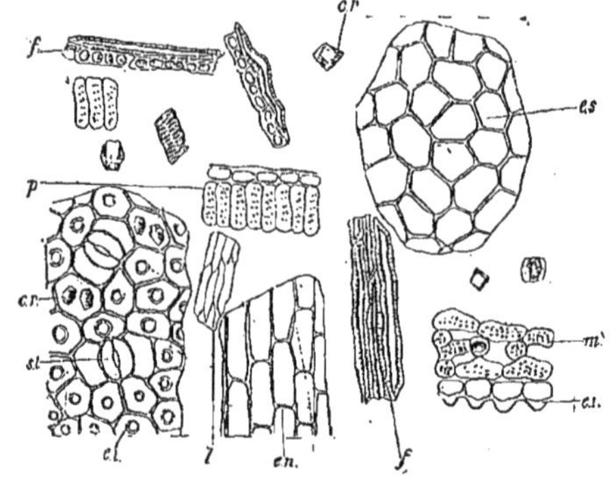

Fig. 1181. — Poudre de Coca.

es, épiderme supérieur. — *ei*, épiderme inférieur. — *en*, épiderme neural. — *l*, liber. — *m*, mésophylle. — *f*, fibres ligneuses. — *p*, cellules en palissade.

Greithew (1889) a indiqué les deux réactions suivantes comme caractéristiques :

Une solution aqueuse de Cocaïne placée dans un verre de montre et additionnée d'une goutte de perchlorure de fer, prend une coloration jaune qui, à l'ébullition, devient rouge par suite de la formation d'acide benzoïque. Cette coloration rouge rappelle celle du sulfocyanure de fer.

Si on mélange 2 à 3 gouttes d'une solution de Cocaïne avec 2 à 3 grammes d'eau de chlore et si on ajoute au liquide 2 à 3 gouttes d'une solution à 5 p. 100 de chlorure de palladium, il se produit un beau précipité rouge que l'eau décompose lentement. Ce précipité est insoluble dans l'alcool et l'éther, soluble dans l'hyposulfite de soude.

L'*Hygrine* est une substance huileuse, volatile, jaunâtre, d'une odeur particulière que présente parfois la Cocaïne impure, de saveur un peu brûlante, soluble dans l'alcool, l'éther, le chloroforme, peu soluble dans l'eau. Elle a une réaction alcaline et donne avec l'acide chlorhydrique un sel cristallisé. Ses solutions acides diluées sont fluorescentes et d'un beau bleu. On ne sait pas encore si l'hygrine existe naturellement dans les feuilles de Coca ou si elle résulte de la décomposition des alcaloïdes associés à la Cocaïne.

La partie amorphe dont on a isolé la Cocaïne et l'Hygrine renferme d'après Hesse (*Pharmac. Zeit.*, 16 juillet, 1887) une base amorphe qu'il a appelée *Cocaïnine*. Cette base n'existerait selon lui que dans la variété de Coca à petites feuilles. Elle est soluble dans l'alcool, l'éther, le chloroforme, peu soluble dans l'eau ; elle donne avec l'acide chlorhydrique un sel amorphe soluble dans l'eau.

La *Cocaïdine* a été séparée par Hesse (1887) des eaux mères qui avaient fourni la Cocaïne, l'Hygrine et la Cocaïnine. Elle se présente en lames brillantes, donnant une poudre blanche, inodore, d'abord insipide, puis amère et produisant sur la langue une sensation de fourmillement. Elle est soluble dans l'alcool, l'éther, le chloroforme, et peu soluble dans l'eau. Elle donne avec l'acide chlorhydrique un sel qui se présente sous forme de vernis incolore, inodore, très amer.

A côté de la Cocaïne on trouve encore dans les feuilles de Coca plusieurs autres principes moins importants qui sont l'*Isatropylcocaïne* et la *Tropacocaïne*.

L'*Isatropylcocaïne*, découverte par Liebermann, accompagne presque toujours la Cocaïne du commerce, du moins celle qui est retirée de la Coca ; on a même prétendu que les accidents observés après l'administration de ce médicament étaient dus pour la plupart à l'Isatropylcocaïne qu'il renferme.

Le *Tropacocaïne* ou *benzoyl-pseudotropéine* a été retirée par Giesel d'une variété de Coca originaire du Japon et préparée synthétiquement par Liebermann. D'après MM. Chabdourne (de Boston) et Liebreich (de Berlin) qui l'ont étudié, ce principe présente les mêmes propriétés thérapeutiques que la Cocaïne ; il agit même à plus faible dose, mais son action est de plus courte durée. Il offrirait sur la Cocaïne l'avantage d'être moins toxique ; de plus, grâce à ses propriétés antiseptiques, ses solutions se conservent intactes pendant longtemps, tandis que celles de Cocaïne sont rapidement envahies par les moisissures.

La valeur des feuilles de Coca étant en raison directe de la proportion de Cocaïne qu'elles renferment, il est essentiel de doser cet alcaloïde.

Mark (1889) préconise dans ce but le procédé suivant :

On délaie dans un peu d'eau 50 grammes de poudre de Coca et 20 grammes de magnésie calcinée ; on dessèche à la température de 60°, on épuise avec de l'éther qu'on recueille par distillation ; on traite le résidu par de l'acide chlorhydrique dilué à 2 p. 100, on filtre, on agite le liquide filtré avec de l'éther jusqu'à ce que ce véhicule n'enlève plus de matières colorantes. On alcalinise le liquide avec de l'ammoniaque et on l'agite de nouveau avec de l'éther. Cette dernière opération est répétée trois fois avec 25 grammes d'éther chaque fois. Les liquides éthérés sont rassemblés et débarrassés de la petite quantité d'eau qu'ils renferment par addition d'un peu de chlorure de calcium fondu. On chasse l'éther par évaporation, on dessèche le résidu et on pèse. Le poids obtenu indique la proportion de Cocaïne.

Liebermann et Giessel (1889) ont imaginé un procédé qui permet d'obtenir synthétiquement la Cocaïne, en quantités considérables. Cette cocaïne examinée au point de vue physiologique produit une anesthésie complète sans provoquer aucun accident, car elle ne renferme jamais d'*isatropylcocaïne*, ce poison du cœur qu'on retrouve à l'état de traces dans tous les sels de cocaïne obtenus par le traitement des feuilles de Coca.

Usages. — Jusque dans ces dernières années la feuille de Coca fut considérée comme un médicament d'épargne ou antidéperditeur et comme un succédané du café et du thé. Cette opinion reposait sur l'usage journalier que, bien avant la conquête du Pérou, les Indiens faisaient de cette feuille quand ils voulaient accomplir des travaux pénibles ou effectuer un voyage long et fatigant. Aujourd'hui encore tout Indien qui veut s'entraîner à de grandes marches ou qui porte de lourds fardeaux ne manque pas de se munir de son *chuspa* ou *hualqui*, dont on a pu voir à l'Exposition universelle de 1889 une collection complète dans le Pavillon de la Bolivie ; c'est une sorte de sac préparé avec des feuilles de roseau tressées, affectant des formes très variables, depuis celle d'un V jusqu'à celle d'un cheval ou d'un homme, dans lequel on entasse environ 120 grammes de feuilles de Coca. A côté de son *chuspa*, l'Indien suspend à sa ceinture une bouteille ou une calebasse qui renferme de la chaux ou des cendres de végétaux, c'est-à-dire la *chipta*, qu'il mélange à la Coca qu'il veut mâcher. Avec ou sans cette addition, qui rend la feuille plus sapide, l'usage de la Coca suspend la fatigue, la faim et la soif en même temps qu'il anesthésie les parois buccales pour un temps plus ou moins long.

L'emploi thérapeutique de la feuille de Coca qui fut d'abord assez restreint s'est considérablement développé depuis la découverte de la cocaïne et surtout depuis qu'on a mis en lumière les propriétés anesthésiques de cet alcaloïde. Après la publication des résultats merveilleux obtenus par l'usage de cette substance tant en France qu'à l'étranger, la consommation en devint excessive ; son prix exorbitant (25 francs le gramme) en interdit l'usage aux classes nécessiteuses. Aujourd'hui, grâce aux perfectionnements apportés dans son mode de préparation et à l'extension des cultures de Coca, cet alcaloïde est descendu à un prix raisonnable, qui le met à la portée de tous.

On emploie la Cocaïne contre les ulcérations douloureuses du pharynx et du larynx et pour pratiquer les opérations de peu de durée. Certains chirurgiens l'utilisent même actuellement dans les hôpitaux de Paris pour pratiquer des opérations longues et très douloureuses, sans recourir à l'emploi du chloroforme. — Celui-ci passant pour être le meilleur antidote de la Cocaïne, plusieurs praticiens emploient simultanément ces deux anesthésiques, en diminuant notablement la proportion du premier : les vomissements sont dans ce cas plus rares et la dépression moins considérable.

L'introduction de la sonde œsophagienne, si pénible pour certains malades, est singulièrement facilitée par l'emploi de la Cocaïne. C'est jusqu'à présent le seul anesthésique local des muqueuses, et cette propriété remarquable constitue une des plus précieuses découvertes thérapeutiques de notre époque. On l'emploie surtout à l'état de chlorhydrate et en injections hypodermiques.

Au genre *Erythroxylon* se rattachent :

L'*E. hypericifolium* Lam. *(Bois de balai)* qui croît à la Réunion, où ses petites feuilles coriaces sont employées comme calmantes et astringentes dans le traitement des hémorragies ;

L'*E. laurifolium* Lam. *(Bois de rose)*, dont les feuilles sont utilisées en décoction comme diurétiques, contre les coliques néphrétiques ou contre les maux de gorge.

TILIACÉES

Plantes généralement ligneuses, rarement herbacées, à feuilles alternes, simples, accompagnées de deux stipules caduques. — Fleurs disposées souvent en cymes composées. Calice à 4 ou 5 sépales à préfloraison valvaire. — Corolle de 4 ou 5 pétales souvent glanduleux à leur base. — Étamines libres ou à peine concrescentes, à anthère biloculaire, indéfinies, rarement polyadelphes. — Ovaire à 2 ou 10 loges pluriovulées. Fruit capsulaire ou charnu, hérissé de pointes ou de soies, ou lisse et garni de côtes ou d'ailes.

CARACTÈRES ANATOMIQUES [1]. — *Feuilles.* Poils tecteurs, peu allongés, tantôt simples, tantôt disposés en rosette ou en étoile. Stomates entourés par 2 ou 3 cellules réniformes. Mésophylle hétérogène asymétrique. Cristaux isolés et mâclés. Faisceaux bicollatéraux pétiolaires disposés à droite et à gauche du plan de symétrie dans le parenchyme interne. Des cellules mucilagineuses, qui, parfois très rapprochées ou contiguës, perdent leur paroi et, se confondent en une glande *lysigène*, servant de réservoir à la gomme. Ces cellules ou ces poches sont localisées dans le parenchyme fondamental, qui entoure le système libéro-ligneux, et à la périphérie de la moelle ; elles font défaut dans le limbe.

La tige des Tiliacées est nettement caractérisée : par la disposition du liber qui présente un grand nombre de faisceaux fibro-libériens disposés en couches nettement stratifiées ; par la structure de son bois formé de fibres à large lumen, dans lequel les vaisseaux sont disposés en séries radiales.

Les Tiliacées sont nombreuses entre les tropiques, quelques-unes habitent les régions tempérées de l'hémisphère Nord ; on n'en rencontre qu'un petit nombre d'espèces au delà du Capricorne.

Ce sont en général des plantes riches en mucilage et en tannin, ce qui leur communique des propriétés émollientes, toniques et astringentes ; quelques-unes renferment dans leurs fleurs une quantité notable

[1] On trouvera des détails très complets sur ce point dans la Thèse de M. Dumont : *Recherches sur l'anatomie comparée des Malvacées, des Bombacées, des Tiliacées, des Sterculiacées.* Ann. des Sc. nat. Bot., 7ᵉ série, t. VI, p. 138, 1887.

d'huile essentielle qui leur donne des propriétés antispasmodiques. Plusieurs espèces sont employées comme alimentaires.

FLEURS DE TILLEUL

ORIGINE. — Les **fleurs de tilleul** sont fournies par le *Tilia platyphylla* Scop. et le *T. sylvestris* Desf., qui croissent à l'état sauvage dans les bois ou sont cultivés sur nos promenades.

DESCRIPTION. — Ces fleurs sont réunies en grappes terminées par une fleur ou en grappes de cymes, terminales ou axillaires, portées par un

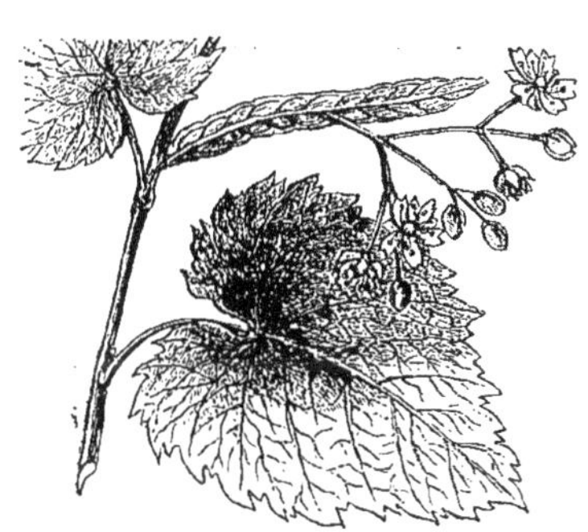

Fig. 1182, 1183. — Tilleul.

Rameau.   Groupe de fleurs et bractée.

pédoncule commun, mesurant de 2 à 5 centimètres de longueur et soudé dans sa moitié inférieure à la nervure médiane d'une bractée linéaire ou oblongue d'un vert jaunâtre et sillonnée par un réseau de nervures peu proéminentes. Les fleurs ont un calice à 5 sépales libres, ovales, caducs, une corolle à 5 pétales oblongs, des étamines en nombre indéfini, toutes à peu près libres ou obscurément réunies à la base en 5 faisceaux. Leurs filets, qui s'insèrent contre la corolle, se divisent à leur sommet en deux courtes branches divergentes, à chacune desquelles est soudée une loge de l'anthère. L'ovaire est libre, globuleux, divisé en 5 loges.

Le *Tilia platyphylla* Scop, ou *Tilleul à feuilles larges* se reconnaît à la dimension de ses feuilles vertes et mollement velues en dessous, à ses fleurs relativement grandes, d'un blanc jaunâtre, d'une odeur très suave, à ses bractées décurrentes jusqu'à la base du pétiole. Le *T. sylvestris* Desf. a des feuilles glabres, glauques en dessous, de petites fleurs d'un blanc sale, à bractées longuement pédonculées. On substitue souvent à ces espèces les fleurs du *T. argentea* Desf., qui croît abondamment dans la Macédoine, la Thessalie, la Hongrie. Les fleurs de cette espèce ont une odeur très suave qui rappelle celle de la jonquille ; elles différent du Tilleul ordinaire par leurs pétales, pourvus intérieurement d'un staminode ou d'une ligule staminifère.

Usages. — Les fleurs de Tilleul sont employées en infusion dans les indispositions légères qui suivent un refroidissement ou une indigestion ; elles servent à préparer un hydrolat qui sert de véhicule à beaucoup de potions, et qui, plusieurs fois cohobé, détermine une sorte d'ivresse gaie, due à la proportion notable d'huile essentielle dont il s'est chargé.

Les *T. americana* L., *T. Canadensis* Michx. et *T. Caroliana* Mill. sont utilisés pour le même usage dans leur pays d'origine.

Pendant les années sèches, les feuilles de Tilleul se recouvrent parfois d'une exsudation poisseuse qui peut devenir assez abondante pour s'écouler en gouttelettes sur le sol. Cette exsudation, qui a reçu le nom de *Miellée* ou *Miellat* à cause de sa saveur sucrée, paraît être liée à la présence d'un puceron qui vit sur ces feuilles ; elle a donc une origine semblable à celle des mannes. M. Maquenne (1893) a isolé une certaine quantité de ce principe et y a reconnu la présence d'une matière qu'il a trouvée identique à la *mélézitose* et au sucre découvert par Bertrand dans la *manne du mélèze*. Outre ce principe, la miellée contient encore un sucre réducteur qui a été signalé par Boussingault et qui paraît être formé de glucose ordinaire, et une matière gommeuse que l'alcool précipite sous forme de flocons bruns. Les graines de Tilleul renferment une proportion d'huile considérable (58 p. 100) et méritent à ce titre d'être classées parmi les plus riches. Par sa saveur et son aspect, cette huile se rapproche de la meilleure huile d'olives, elle est exempte de toute saveur amère ou aromatique ; elle appartient aux huiles non siccatives ; abandonnée à elle-même pendant cinq semaines dans une capsule ouverte, elle ne change ni de goût, ni de consistance ; elle ne rancit pas et ne se résinifie pas en présence de l'oxygène de l'air ; elle résiste sans se figer à des températures très basses (24° au-dessous de zéro).

L'*Aristotelia Maqui* Lhér. est un arbuste communément répandu au Chili, où l'on utilise la plupart de ses organes. L'écorce, outre sa richesse en tannin qui lui communique des propriétés astringentes, est utilisée pour faire des cordages : le bois sert à confectionner des instruments de musique. Les baies d'une saveur sucrée et acidule donnent une liqueur rafraîchissante qu'on emploie contre la fièvre ; elles servent aussi pour préparer une boisson alcoolique assez appréciée au Chili sous le nom de *Tuen* : leur matière colorante a même été utilisée pour rehausser la couleur des vins.

Les *Corètes* (*Corchorus*) sont des Tiliacées qui croissent abondamment dans les régions tropicales. Les fibres ligneuses détachées par le rouissage, donnent le fil de *jute* ou de *paat*, qu'on utilise pour préparer des cordages et des tapis communs. — Les feuilles des *C. olitorius* L., *C. acutangulus* Lamk., *C. capsularis* L. sont employées comme légumes; leurs graines sont utilisées comme purgatives.

MALVACÉES

Plantes herbacées ou sous-frutescentes, mucilagineuses ; à feuilles alternes entières ou palmées, munies de deux stipules à leur base. Fleurs axillaires, solitaires ou diversement groupées, régulières et complètes. Calice persistant, accompagné d'un calicule à divisions diversement et plus ou moins soudées : ce calice est gamosépale, à 3 ou 5 divisions. Corolle composée de 5 pétales réunis, à la base de l'onglet, entre eux et avec le tube staminal. Étamines indéfinies, monadelphes. Pistil composé de plusieurs carpelles uniloculaires, pluriovulés, tantôt verticellés autour d'un axe central et plus ou moins soudés. Fruit très variable, composé tantôt d'une capsule pluriloculaire, loculicide, à loges polyspermes ; tantôt d'une coque monosperme. Graine à embryon droit, à cotylédons repliés sur eux-mêmes et recouverts par un mince albumen.

CARACTÈRES ANATOMIQUES. — Poils tecteurs coniques unicellulaires, simples ou disposés en bouquet ou en pinceau (fig. 1185) parfois assez rares (*Urena, Hibicus*). Poils glanduleux, dont la glande supportée par un court pédicule et primitivement unicellulaire, se cloisonne tangentiellement et verticalement pour former une tête généralement ovale, rarement fusiforme. Stomates entourés par trois cellules réniformes dont une surtout est beaucoup plus petite que les cellules voisines. Mésophylle hétérogène asymétrique. — Cristaux d'oxalate de chaux, rarement en prismes rhomboédriques, plus généralement en mâcles radiés. Limbe à structure bifaciale. — Système libéro-ligneux, représenté en général par un cordon ligneux arqué, recouvert par un liber et un péricycle, qui est mou dans les végétaux herbacés, lignifié dans les espèces arborescentes. Pas de faisceaux bicollatéraux dans le parenchyme interne. L'appareil sécréteur de la gomme, dont le mode de formation et la disposition ont été étudiés et décrits par M. Van Tieghem [1] et par M. Dumont [2], est représenté par des cellules et des glandes lysigènes localisées dans les parenchymes, dans la moelle, dans les nervures et le limbe des feuilles.

Comme dans les Tiliacées, le liber des Malvacées est riche en éléments fibreux, disposés en couches nettement stratifiées.

La graine des Malvacées offre dans sa structure une grande homogénéité. Des

---

[1] Ann. des Sc. nat. Bot. (7), t. 1, 1885, p. 76.

[2] Ann. des Sc. nat. Bot. (7), t. VI, p. 138.

recherches qu'il a entreprises sur le développement de cette graine, M. Guignard[1] conclut qu'il n'y a pas de Malvacée qui soit totalement dépourvue d'albumen.

Les Malvacées habitent principalement la région tropicale et diminuent notablement à mesure qu'elles s'en éloignent : elles sont bien

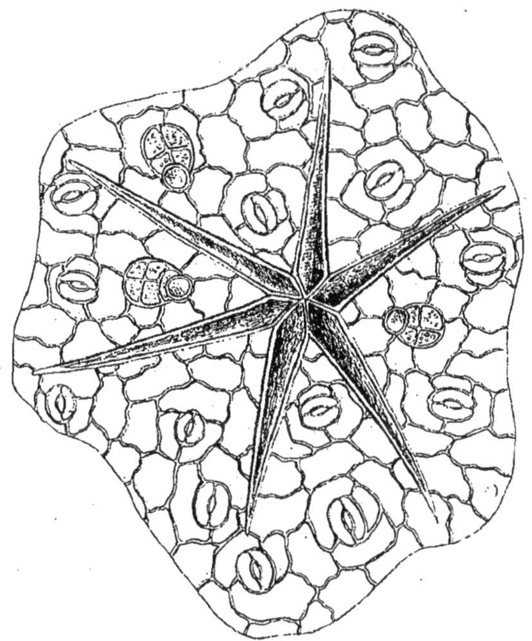

Fig. 1184. — Feuille de Guimauve.
Épiderme inférieur.

plus nombreuses en deçà du Cancer et en Amérique que dans l'ancien continent.

Ce sont des plantes généralement riches en mucilage, ce qui leur donne des vertus émollientes ; quelques-unes doivent à la présence d'une notable proportion de tannin ou à un acide libre des propriétés astringentes ou rafraîchissantes. Les fibres qui sont dispersées si régulièrement dans toute l'épaisseur de leur liber, sont assez longues et assez résistantes dans quelques espèces pour devenir textiles. La bourre soyeuse qui entoure les graines du Cotonnier, l'huile fixe que celles-ci renferment dans leurs cotylédons, font de cette plante une des plus précieuses et des plus utiles du règne végétal. Quelques-unes (*Baobab*) sont suscep-

[1] *Loco citato*, p. 55.

tibles d'acquérir des dimensions colossales, qui les ont fait désigner sous le nom de *Géants de la végétation*. A côté de quelques espèces utilisées pour leur principe colorant et leur huile essentielle, on en compte plusieurs autres qui sont employées pour les besoins de l'alimentation.

GUIMAUVE OFFICINALE

La **Guimauve officinale** (*Althœa officinalis* L.) (fig. 1186) est une plante vivace, couverte d'un duvet blanchâtre, qui croît communé-

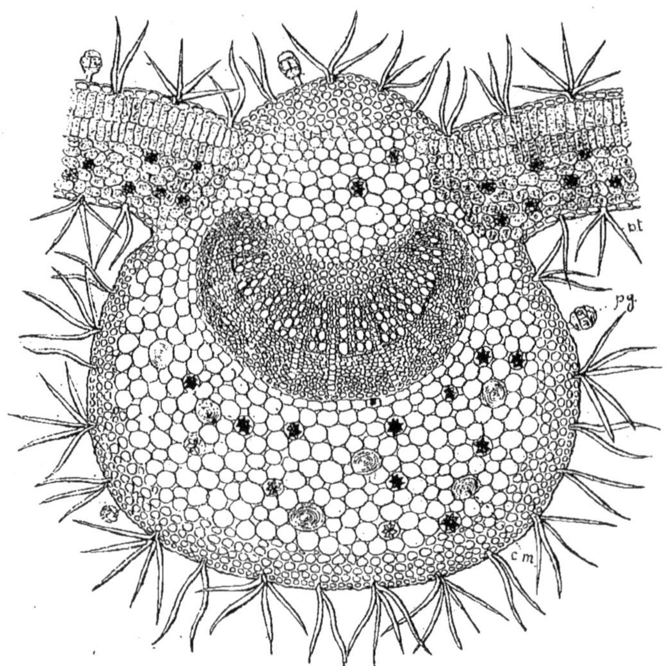

Fig. 1185. — Feuille de Guimauve.
Structure de la nervure médiane.

ment dans certaines localités de l'Europe et de l'Asie tempérée, dans le voisinage des marais salants ; elle fournit à la matière médicale ses feuilles, ses fleurs et ses racines.

FEUILLES

Les **feuilles de Guimauve** sont alternes sur la tige, garnies à leur base de stipules subulées, qui se détachent de bonne heure. Le limbe, qui atteint 4 à 5 centimètres de longueur et 3 centimètres de largeur, est blanc, tomenteux, largement ovale, tantôt simplement denté, plus souvent divisé en 3 lobes. A l'état frais, ces feuilles sont molles et douces au toucher, mais, quand elles sont desséchées, elles ont une teinte vert grisâtre et se brisent facilement ; elles ont une odeur fade.

Examinées au microscope (fig. 1186), ces feuilles sont caractérisées : par la disposition des stomates qui est celle des Malvacées ; par la présence d'une multitude de poils tecteurs étoilés, de poils glanduleux, pluricellulaires, courtement pédicellés et l'existence d'une grande quantité de glandes mucilagineuses, réparties aussi bien dans le limbe que dans la nervure.

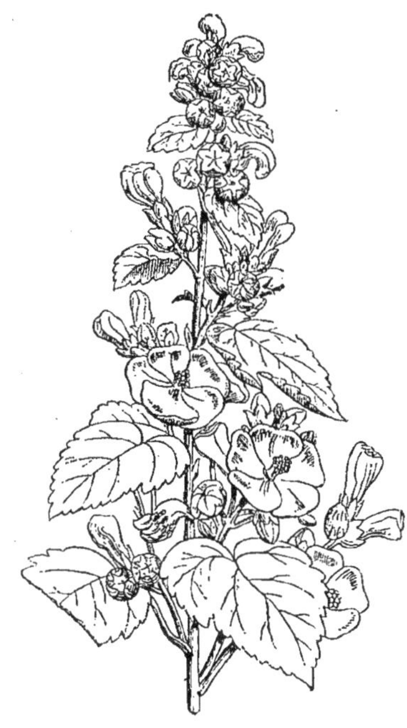

Fig. 1186. — *Althæa officinalis.*

FLEURS

Les **fleurs de Guimauve** (fig. 1187) sont composées : d'un calicule à 7 ou 9 divisions étroites, linéaires-lancéolées ; d'un calice à 3 lobes ovales, courtement acuminés, plus longs que les divisions du calicule ; d'une corolle à 5 pétales, d'un blanc rosé, cunéiformes, émarginés au sommet et deux fois plus longs que les divisions calicinales ; de nombreuses étamines monadelphes. Elles ont une odeur peu prononcée et une saveur mucilagineuse.

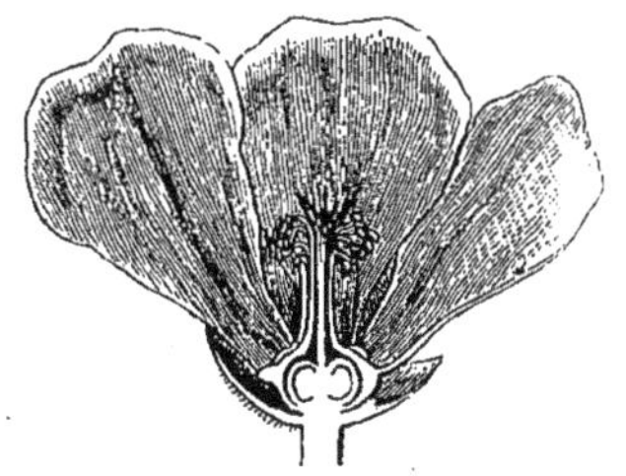

Fig. 1187. — Fleur de Guimauve.
Coupe longitudinale.

RACINES

La **racine de Guimauve**, destinée aux usages de la pharmacie, se récolte à la fin de la seconde année ; on la débarrasse du suber gris jaunâtre qui la recouvre et des ramifications latérales. En cet état, elle se présente sous forme de bâtons coniques, plus ou moins droits, d'une couleur blanche caractéristique. La surface extérieure est marquée de sillons longitudinaux assez profonds, qui sont dus à la dessiccation, et présente des cicatrices arrondies correspondant aux points d'insertion des radicelles. La section transversale (fig. 1188) présente une écorce à contour extérieur assez irrégulier, dont l'épaisseur atteint le quart du rayon total, et qui est séparée assez nettement du cylindre ligneux. Celui-ci a une structure radiée caractéristique; à quelque distance de la périphérie, il offre un ou deux cercles plus ou moins apparents dus à la disposition assez régulière des faisceaux fibro-vasculaires. Quand

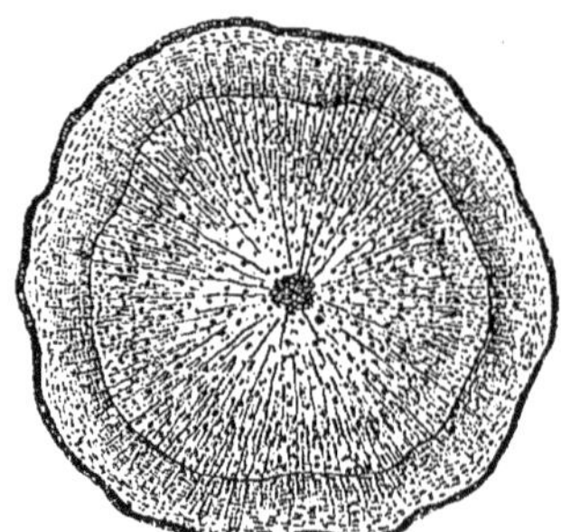

Fig. 1188. — Racine de Guimauve.

elle est très sèche, cette racine a une cassure grenue dans sa partie centrale, et manifestement fibreuse dans la zone corticale; elle possède une odeur fade et une saveur mucilagineuse.

STRUCTURE MICROSCOPIQUE (fig. 1189). — Le suber, (s) dont il ne reste plus que quelques vestiges, est formé de cellules tabulaires, régulièrement superposées; le parenchyme cortical (pc) est peu développé et constitué par des cellules ovales ou arrondies renfermant de l'amidon ou des cristaux étoilés d'oxalate de chaux; le liber (l), assez épais est formé de cellules qui deviennent de plus en plus petites en s'éloignant de la périphérie; il est caractérisé par la présence d'une multitude de fibres munies de parois moyennement épaisses et réunies en faisceaux, qui

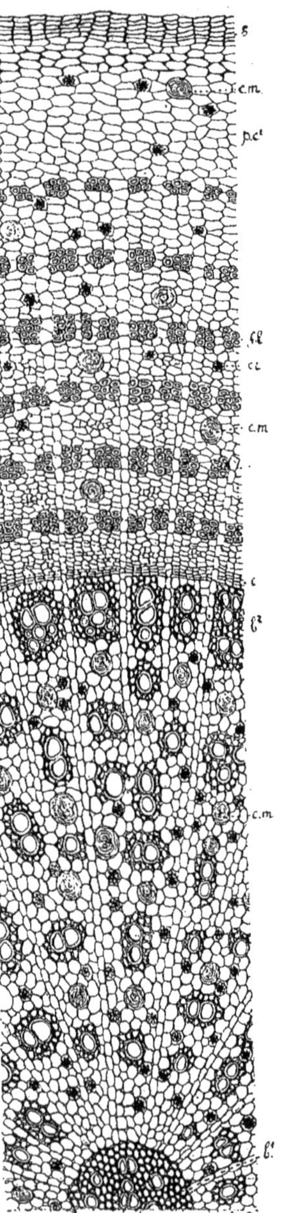

Fig. 1189.
Racine de Guimauve.
Structure anatomique.

alternent avec des bandes un peu plus larges de tissu libérien ; dans leur ensemble, ces faisceaux sont disposés en séries parallèles ; le cambium (*c*) est formé de plusieurs rangées de petites cellules régulièrement superposées; le bois secondaire (*b²*) est constitué par un parenchyme de cellules arrondies dans l'épaisseur duquel on observe des faisceaux fibro-vasculaires composés de plusieurs vaisseaux qui sont entourés par une couche plus ou moins épaisse de fibres à parois lignifiées. Dans leur ensemble les faisceaux sont assez régulièrement

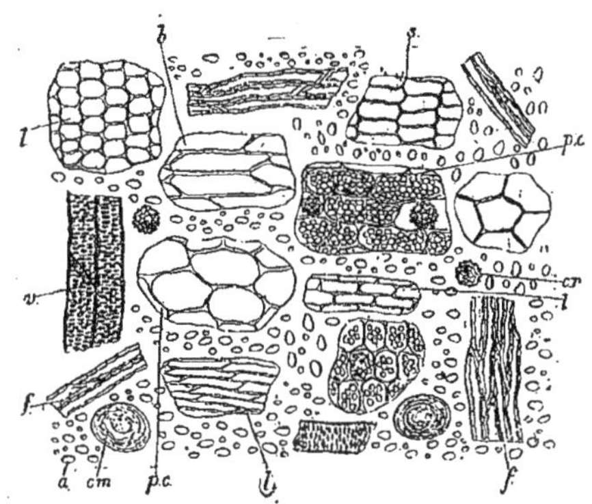

Fig. 1190. — Poudre de racine de Guimauve.

s, suber. — *pc*. parenchyme cortical. — *l*, liber. — *f*, fibres libériennes. — *b*, parenchyme ligneux. — *v*, vaisseaux. — *cm*, cellules mucilagineuses. — *cr*, cristaux.

disposés en un ou plusieurs cercles concentriques. Le parenchyme ligneux est sillonné par des rayons médullaires, plus ou moins longs, formés d'une seule rangée de cellules. Au centre de la racine on observe le bois primaire (*b¹*), représenté par de nombreux vaisseaux entourés d'une couche assez épaisse de fibres. La racine de Guimauve présente dans toute son épaisseur une notable proportion de grosses glandes mucilagineuses (*gm*), qui peuvent être rendues très apparentes en traitant les préparations par l'alcool, qui précipite le mucilage.

Composition chimique. — Cette racine renferme du mucilage, de l'amidon, de la pectine, du sucre, des traces d'une huile grasse, du tannin, de l'asparagine et une matière colorante jaune.

Usages. — Elle est émolliente. Réduite en poudre, elle est employée comme excipient pour la préparation des masses pilulaires ; elle est d'un usage assez fréquent dans la médecine vétérinaire, qui l'utilise sous forme d'électuaire.

Les fleurs sont employées comme pectorales et les feuilles servent à préparer des cataplasmes émollients.

ROSE TRÉMIÈRE

L'*Althœa rosa* L., qui fournit la **Rose trémière**, est une plante ornementale, originaire d'Orient, d'où sa culture s'est propagée dans la plupart de nos jardins.

Les fleurs de Rose trémière ont des couleurs extrêmement variées, mais celles qui sont destinées à la médecine appartiennent aux variétés brune et rouge; elles ont 6 à 7 centimètres de diamètre et sont composées d'un calicule à 6 divisions, plus courtes que celles du calice, de pétales grands, larges, échancrés au sommet, obcordés et réunis à leur base par un grand tube formé par la soudure du filet des étamines. Par la dessiccation, ces fleurs prennent une teinte noire. Elles possèdent une saveur mucilagineuse et un peu âpre : elles sont employées comme pectorales et émollientes. L'intensité de leur matière colorante les fait utiliser pour la préparation d'une laque employée pour la coloration des vins. La racine est employée dans l'Amérique du Sud à la place de la racine de guimauve; elle est plus ligneuse, plus grosse que cette dernière, jaunâtre, poreuse et recouverte d'une écorce plus rude et plus épaisse.

MAUVES

ORIGINE. — Les **Mauves** (*Malva*) sont des plantes très voisines des *Althœa* dont elles ne diffèrent guère que par leur calicule, qui ne compte que trois folioles libres. La matière médicale utilise les fleurs et les feuilles de quelques-unes d'entre elles.

FLEURS

Les fleurs de Mauve sont habituellement recueillies sur les *Malva sylvestris* L. et *M. rotundifolia* L., qu'on rencontre en assez grande abondance dans nos jardins et sur le bord des routes.

Celles du *M. sylvestris* sont assez larges ; elles ont à l'état frais une couleur rose violacé, striée de veines rouges, qui passe au bleu quand elles sont desséchées. Elles sont composées : d'un calicule de 3 folioles libres, oblongues, supportées par un pédicelle assez long; d'un calice gamosépale à 5 lobes triangulaires dressés après la floraison ; d'une corolle à 5 pétales violets, trois fois plus longs que les lobes du calice, fortement cunéiformés et échancrés sur leur bord supérieur: d'étamines réunies par les filets en un tube long, couvert de poils étoilés et surmonté de nombreuses anthères uniloculaires.

On cultive spécialement pour les usages de la pharmacie, dans les

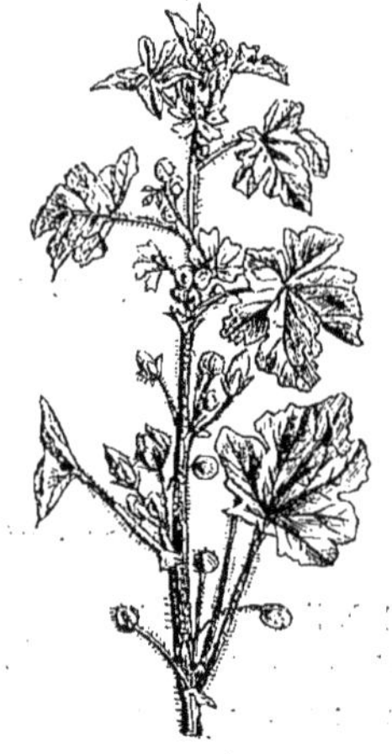

Fig. 1191.
Malva sylvestris.

environs de Paris et dans quelques départements de l'est de la France,
une forme de la Mauve sauvage, le *M. glabra* Desv., dont les fleurs bien
plus larges acquièrent par la dessiccation une magnifique teinte bleu
foncé. Ces fleurs doivent toujours être renfermées dans un endroit bien
sec, car, à l'humidité, elles perdent rapidement leur couleur bleue et
acquièrent une odeur désagréable.

Le *M. rotundifolia* donne des fleurs plus petites, d'une couleur blanchâtre veinée de rose, dans lesquelles les lobes calicinaux sont linéaires,
aigus.

FEUILLES

Ce sont les mêmes variétés qui fournissent les **feuilles de Mauve**
des pharmacies. Les feuilles du *M. sylvestris* L. sont alternes, longuement pétiolées, garnies à leur base de stipules ovales. Le limbe presque
orbiculaire dans sa forme générale, cordiforme à sa base, mesure de

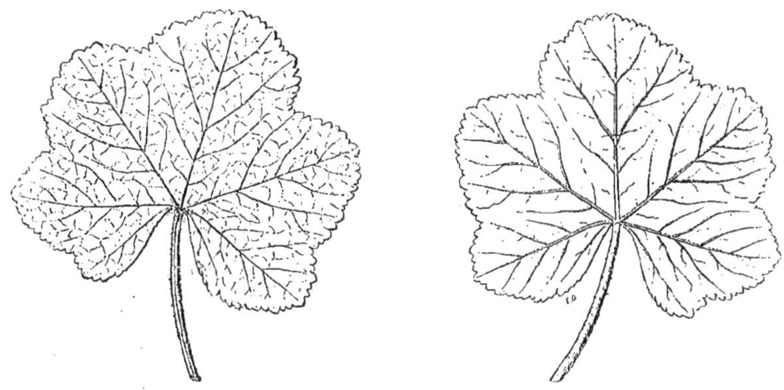

Fig. 1192, 1193. — Feuille de Mauve.

Face supérieure.   Face inférieure.

3 à 5 centimètres de long et 5 à 6 de large. Dans les feuilles supérieures, il est découpé en 5 ou 7 lobes peu profonds et obtus ; dans les
feuilles inférieures, il présente de 3 à 5 lobes plus profonds, plus
étroits et plus aigus dont les bords sont crénelés ; il a fréquemment
vers sa base des taches noirâtres, et porte sur ses deux faces de longs
poils étoilés. — A l'état frais, ces feuilles sont inodores, mais par la
dessiccation, elles acquièrent une odeur assez désagréable de moisi ;
elles ont une saveur mucilagineuse.

Les feuilles du *M. rotundifolia* L., connu sous les noms de *fromagère*
et de *petite mauve*, se distinguent des précédentes par leur forme beau-

coup plus petite, arrondie, profondément cordiforme à la base, à lobes moins profonds et arrondis.

La disposition toute particulière de l'appareil stomatique, l'existence et la forme des poils étoilés et des poils glanduleux, des mâcles d'oxalate de chaux et des cellules mucilagineuses rapprochent complètement les feuilles de *Malva* de celles des *Althœa* : la seule différence anatomique paraît résider dans la présence sur les feuilles de Mauves de longs poils simples, unicellulaires, coniques (fig. 1194), à côté des poils étoilés qui recouvrent seuls les deux faces de la feuille de guimauve.

USAGES. — Les fleurs de Mauve sont employées comme pectorales ; les feuilles sont réservées pour la préparation de cataplasmes émollients.

A la série des Malvées se rattachent les *Sida* dont plusieurs espèces présentent des propriétés physiologiques toutes différentes. Les *S. cordifolia* L., *S. acuta* Burm., *S. rhumbifolia* L., *S. spinosa* L., *S. carpinifolia* L., espèces originaires de l'Inde, donnent des racines

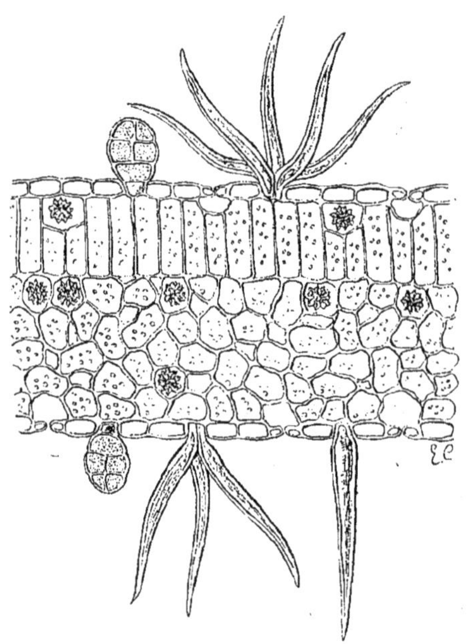

Fig. 1194. — Feuille de Mauve.
Structure anatomique du limbe.

qui sont communément employées comme astringentes, toniques et aphrodisiaques. Les *S. intermedia* S. Hil., *glomerata* Cav., dans la République Argentine et au Paraguay ; les *S. rostrata* Schum., *S. decagyna* Rhumb., dans la Sénégambie, sont employés comme émollients. L'action vermifuge qu'on attribue au *S. floribunda*, qui croît au Pérou, paraît être purement mécanique et devoir être attribuée à l'irritation produite sur les vers par les nombreux poils étoilés qui recouvrent les feuilles et les fleurs.

L'*Abutilon indicum* Don., qu'on rencontre dans beaucoup de nos jardins, est une espèce originaire de l'Inde, où l'on utilise son écorce comme diurétique et ses feuilles comme émollientes.

GRAINES D'AMBRETTE

ORIGINE. — Ce sont les graines de l'*Hibiscus Abelmoschus* L. (*Abelmoschus moschatus* Mœnch), plante herbacée originaire de l'Inde, qui est très communément répandue dans les Antilles et tous les pays tropicaux.

DESCRIPTION. — Les **graines d'Ambrette** sont réniformes, aplaties et mesurent 1,5 à 2 millimètres de longueur sur autant de largeur. Leur surface extérieure, d'un gris brunâtre, est sillonnée de nombreuses stries brunes, concentriques autour de l'ombilic. Leur spermoderme assez épais recouvre un mince albumen, qui entoure un embryon à cotylédons foliacés repliés deux fois sur eux-mêmes. Quand on les froisse entre les doigts, elles laissent exhaler une odeur musquée assez forte et caractéristique ; elles ont une saveur huileuse et aromatique.

STRUCTURE MICROSCOPIQUE (fig. 1195). — Le spermoderme est formé de quatre couches bien distinctes : 1° l'enveloppe extérieure (*t e*) est formée de deux rangées de cellules représentant le tégument ovulaire externe ; au milieu de ces cellules, on observe des éminences produites par l'agglomération de larges cellules remplies d'huile volatile ; 2° l'enveloppe scléreuse (*s c*) formée d'une rangée de grandes cellules cubiques disposées en palissade, munies de parois fort épaisses et d'un lumen linéaire élargi dans sa partie supérieure ; 3° une enveloppe colorée (*tp*) assez épaisse, formée de 7 à 8 rangées de cellules polygonales tangentielles, munies de parois épaisses et colorées ; 4° l'enveloppe interne (*ti*) formée d'une seule rangée de cellules polygonales. D'après M. Guignard, ces trois téguments dérivent du tégument ovulaire interne. L'albumen est un tissu de cellules polygonales renfermant de l'aleurone et de l'huile fixe. Les cotylédons sont formés de cellules plus petites renfermant les mêmes principes.

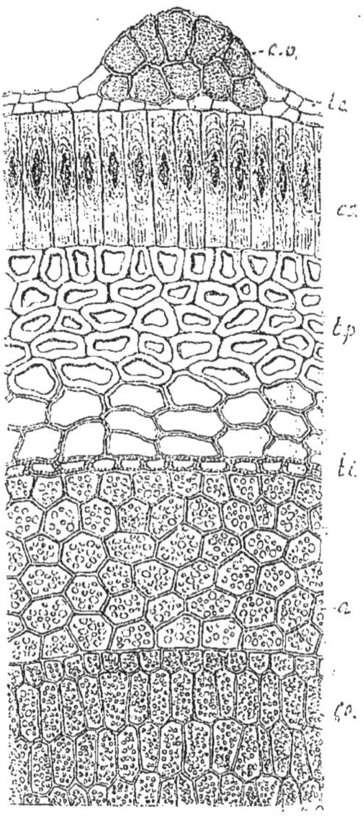

Fig. 1195. — Graine d'Ambrette.
Structure anatomique.

Composition. — Ces graines renferment une huile fixe, jaune verdâtre, qui se solidifie peu à peu au contact de l'air, une matière cristalline blanche, soluble dans l'éther, une matière odorante liquide d'odeur musquée, une résine et du mucilage.

Usages. — Employées autrefois comme antispasmodiques et stimulantes, ces semences ne servent plus guère qu'à parfumer certaines liqueurs.

Le groupe des Ketmies (*Hibiscus*) renferme encore un certain nombre d'espèces utiles parmi lesquelles nous citerons :

Le *Gombo* (*H. esculentus* L., *Abelmoschus esculentus* Guill. et Per.), qui, originaire de l'Afrique tropicale, est aujourd'hui cultivé dans tous les pays chauds. Sa racine très riche en mucilage remplace notre racine de guimauve dans la pharmacopée anglo-indienne. Ses fruits verts constituent un des aliments le plus communément employés dans l'Inde ;

La *Rose de Chine* (*H. Rosa Sinensis* L.), qui se distingue par l'éclat de ses grandes fleurs rouges employées comme emménagogues ;

Les *H. tiliaceus* L., *H. roseus* Lois., *H. palustris* Thore et *H. Syriacus* L., dont les feuilles partagent les propriétés émollientes de nos mauves. Les fibres corticales de toutes ces espèces sont utilisées pour la préparation de cordages et de tissus.

COTON

Origine. — Le **Coton** est un duvet blanc jaunâtre ou roussâtre qui recouvre le tégument superficiel des graines d'un certain nombre d'espèces du genre *Gossypium*.

Les *Gossypium* sont des plantes herbacées ou ligneuses, indigènes de toute la région intertropicale, mais dont la culture s'est peu à peu propagée vers le Nord jusqu'à des latitudes tempérées.

Il en existe un grand nombre d'espèces dont les principales sont :

Le *Gossypium Barbadense* L., (*G. vitifolium* Lam., *G. Peruvianum* D. C.), espèce très répandue dans l'Afrique tropicale, l'Asie et l'Amérique ;

Le *G. herbaceum* L. (*G. hirsutum* L., *G. punctatum* Guill. et Perr.) cultivé en Asie, en Afrique et dans l'Europe méridionale ;

Le *G. arboreum* L. ou *Cotonnier en arbre*, qu'on cultive parfois en grand dans l'Amérique, l'Asie et l'Afrique tropicales ;

Le *G. anomalum* Wawr. et Peyr., espèce buissonnante, d'origine nubienne, moins utile et moins répandue que la précédente.

Développement. — L'organe le plus intéressant des *Gossypium* est la graine, qui est presque globuleuse (fig. 1196) ou plus ou moins réniforme ou anguleuse ; son tégument superficiel est lisse au début ; mais, dans la plupart des espèces, un certain nombre des cellules qui le

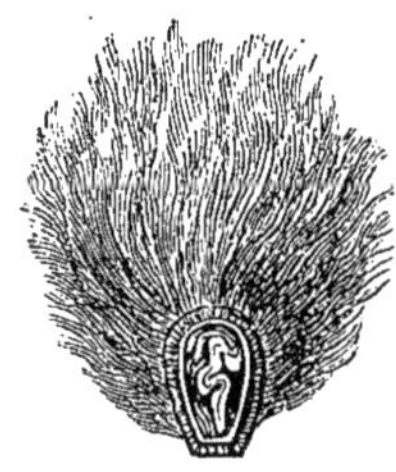

Fig. 1196.
Graine de cotonnier.

constituent s'accroissent rapidement avant la floraison et forment des saillies proéminentes qui, ne pouvant grandir latéralement ou inférieurement, prennent un grand développement dans leur partie libre ou extérieure. Celle-ci, d'abord légèrement bombée, représente une espèce de cæcum qui s'allonge considérablement et finalement ne renferme plus que des gaz. L'élongation de ces tubes se produit si rapidement que ceux-ci n'ont pas le temps de s'épaissir sur leurs parois et en raison de cette faible épaisseur, ils perdent leur forme cylindrique, s'aplatissent en certains points et se tordent plus ou moins.

Caractères. — A l'œil nu le coton apparaît comme une bourre soyeuse, blanche, grise ou jaune plus ou moins douce au toucher, composée de filaments isolés, qui varient beaucoup dans leurs dimensions, leur régularité, leur finesse et leur résistance.

Sur la plante fraîche, les filaments de coton ont l'aspect de tubes creux, cylindriques, fermés aux deux bouts ; sous l'influence de la dessiccation ils s'aplatissent, se tordent et se présentent sous l'aspect de fibres aplaties, rubanées, à direction plus ou moins tourmentée selon les variétés (fig. 1197). Ces fibres ne présentent aucune ouverture latérale, elles paraissent seulement bordées d'une sorte de lisière semblable à un ourlet. Leur surface est

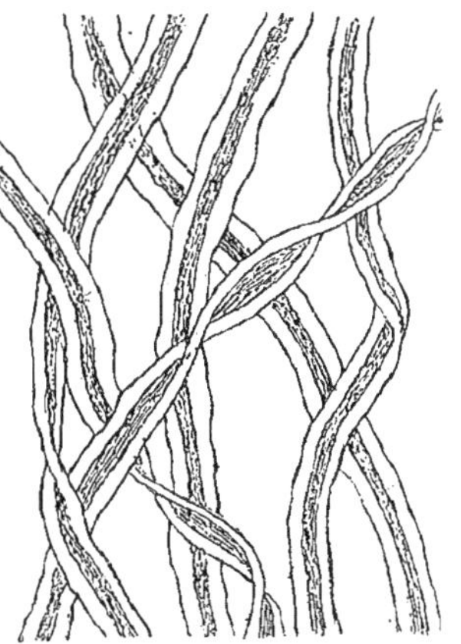

Fig. 1197. — Fibres de coton
examinées au microscope.

légèrement et irrégulièrement striée ; le canal central qui les traverse dans toute leur longueur a un diamètre un peu variable ; il diminue d'abord graduellement, puis reste le même jusqu'à l'extrémité des filaments qui est obtuse, arrondie ou spatuliforme. La section transversale est généralement circulaire ; elle est réniforme à l'endroit où les filaments sont étranglés et tordus ; le canal intérieur est étroit ; il mesure souvent à peine le quart du diamètre du filament et n'en dépasse jamais les deux tiers.

COMPOSITION CHIMIQUE. — Le coton est constitué par de la cellulose à peu près pure.

USAGES. — Il n'était autrefois employé en pharmacie que pour la préparation du *coton-poudre* ou *pyroxyline*, qui, dissous dans un mélange d'éther et d'alcool, constitue le collodion. On en fait aussi des moxas et du coton iodé. — Aujourd'hui son importance pharmaceutique s'est considérablement développée avec les progrès de la méthode antiseptique. Sous forme de coton cardé ou *ouate*, il est employé tantôt pur à l'état de coton hydrophile, tantôt imprégné de tous les agents antiseptiques (acides borique, salicylique, phénique, iodoforme, salol).

ÉCORCE DE GOSSYPIUM

ORIGINE. — Le *Gossypium herbaceum* L. est une espèce originaire de l'Asie subtropicale et de l'Afrique, dont la culture a été introduite aux États-Unis. Elle fournit à la matière médicale l'écorce de sa racine, qui a été inscrite dans la pharmacopée américaine sous le nom de *Bark of Cotton root*.

DESCRIPTION. — Cette écorce se présente en fragments très irréguliers, repliés plusieurs fois sur eux-mêmes ou entrelacées. Leur longueur est parfois assez grande, leur largeur est très variable et leur épaisseur ne dépasse guère 0^{mm},7 à 8. La surface extérieure est d'un brun rougeâtre, plus ou moins exfoliée ; la face interne a une teinte plus pâle ; elle est marquée de fines stries longitudinales et présente un certain nombre de fibres qui se sont désagrégées. La cassure se fait bien difficilement à cause de la résistance des fibres libériennes. Sur la section transversale, le parenchyme cortical recouvert par un suber peu épais, est peu développé ; le liber au contraire occupe presque toute l'épaisseur de l'écorce ; il est divisé en faisceaux cunéiformes bien apparents, entre lesquels s'enfonce le parenchyme cortical. Cette écorce a l'odeur désagréable des plantes mucilagineuses ; elle a une saveur âcre et astringente.

STRUCTURE MICROSCOPIQUE (fig. 1198). — Le suber (*s*), formé de quelques rangées de cellules tabulaires, recouvre une ou deux assises de cellules collenchymateuses (*co*). Le parenchyme cortical (*pc*) est peu volumineux, formé de cellules allongées tangentiellement, renfermant de l'amidon et une matière colorante brune ; dans l'épaisseur de cette zone, on observe de nombreuses glandes mucilagineuses (*gm*). Le liber (*l*), qui a pris beaucoup de développement, est formé d'un très grand nombre de faisceaux fibro-libériens, très nettement stratifiés, et alternant avec des bandes étroites de parenchyme riche en amidon ; il est sillonné par des rayons médullaires dont quelques-uns en s'élargissant brusquement en éventail le divisent en faisceaux cunéiformes très apparents.

COMPOSITION CHIMIQUE. — Cette écorce renferme une matière colorante rouge, de la résine, de l'huile fixe, du tannin, du sucre et de l'amidon.

USAGES. — Employée par les négresses comme abortive, elle est utilisée en Amérique sous forme d'extrait fluide à la dose de 3 à 4 grammes contre la dysménorrhée et la suppression des règles.

Le groupe des Bombacées fournit aussi à la matière médicale un certain nombre d'espèces fort utiles parmi lesquelles nous mentionnerons spécialement :

Les **Baobabs**, dont l'espèce la plus intéressante est l'*Adansonia digitata* L. (*Ophelus salutarius* Lois), arbre originaire

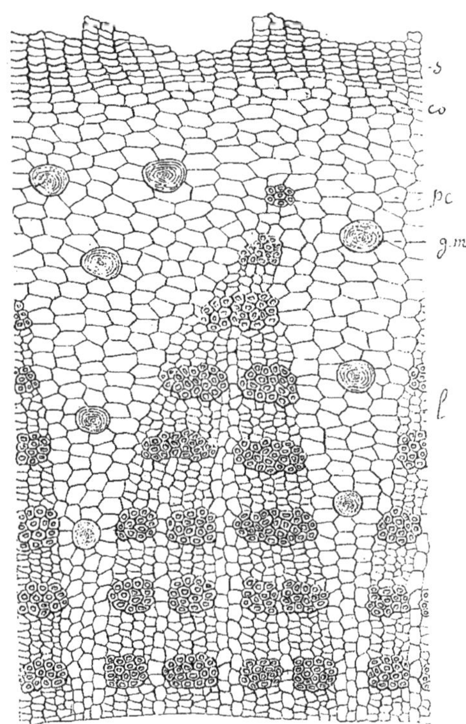

Fig. 1198. — Écorce de *Gossypium herbaceum*. Structure microscopique.

de l'Afrique et particulièrement du Sénégal, d'où il a été transporté dans l'Abyssinie et dans les Indes orientales. Cet arbre est considéré comme le plus colossal des végétaux connus. Son tronc, qui n'a guère plus de 4 à 5 mètres de hauteur depuis la terre jusqu'aux branches, peut atteindre jusqu'à 25 mètres de circonférence ; il se divise à son sommet en un grand nombre de rameaux fort gros qui ont 10 à 15 mètres de longueur. Toutes les parties de cette plante renferment un mucilage abondant. L'écorce, qui est le plus fréquemment employée, a une surface lisse d'un gris noirâtre, recouverte de nombreuses plaques de lichens; sa face interne, qui est d'un blanc pur, rougit très rapidement au contact de l'air ; son odeur est presque nulle et sa saveur est très mucilagineuse. — Les nègres de l'Afrique l'utilisent fréquemment comme émolliente. Avec les feuilles sèches, ils préparent une poudre, l'*alo*, qu'ils mêlent à leurs aliments pour leur donner du goût et qu'ils emploient aussi pour modérer l'excès de la transpiration. Les fruits ovoïdes, et de la grosseur d'une petite citrouille, ont une couleur brune foncée. La pulpe qui entoure les graines est rougeâtre, spongieuse, acidule, sucrée et rafraîchissante ; à l'état frais elle est employée par les nègres comme rafraîchissante dans les fièvres qui sont très fréquentes au Sénégal ; desséchée et pulvérisée, elle est usitée comme antidysentérique et astringente. C'est cette pulpe desséchée que l'on transportait autrefois en Europe sous le nom de *terre de Lemnos;*

Les **Fromagers** (*Bombax*), grands arbres de l'Amérique, de l'Asie et de l'Afrique tropicale. Les espèces les plus intéressantes de ce genre sont le *B. Ceiba* L. et le *B. Malabaricum* DC. dont l'écorce est employée aux Antilles comme vomitive ; le *B. pentandrum* L. qui laisse exsuder une gomme employée dans l'Inde contre les affections intestinales. Les graines de ces végétaux sont recouvertes d'une bourre, qui est employée dans les régions tropicales pour remplacer la charpie dans le traitement des plaies;

L'*Eriodendron anfractuosum* DC., qui est utilisé comme vomitif. Ses graines sont entourées aussi d'une bourre abondante difficile à tisser et à filer, mais qui peut être employée dans l'industrie au même titre que l'édredon;

Le *Durio Zibethinus* L. dont les graines sont entourées d'une pulpe charnue, à laquelle on attribue des propriétés aphrodisiaques, et qui, malgré son odeur d'ail et de concombre, est utilisée comme aliment dans l'Archipel indien.

STERCULIACÉES

Plantes arborescentes à fleurs assez souvent unisexuées, régulières ou un peu irrégulières. Calice coriace à 5 divisions, chargé en dehors de poils cotonneux étoilés. — Pétales nuls ou au nombre de 5. — Étamines indéfinies, soudées en un tube urcéolé ou en une colonne par leurs anthères biloculaires. — Ovaire à 5, plus rarement à 2 ou 3 carpelles indépendants, généralement multiovulés. — Fruits divers ayant souvent l'endocarpe muni de poils à l'intérieur. Graines avec ou sans albumen.

CARACTÈRES ANATOMIQUES. — Les Sterculiacées présentent un ensemble de caractères morphologiques qui les relie étroitement aux Malvacées et aux Tiliacées. Cette analogie se poursuit avec une telle constance dans les caractères anatomiques que beaucoup de botanistes considèrent ces trois groupes plutôt comme les tribus d'une même famille que comme trois familles distinctes.

Dans la racine et la tige, le liber secondaire est disposé en couches nettement stratifiées formées de faisceaux fibreux, alternant régulièrement avec des couches de tubes criblés : il est divisé en faisceaux cunéiformes par des rayons médullaires, qui s'élargissent brusquement en forme d'éventail, et qui contiennent des mâcles d'oxalate de chaux.

Les stomates ont même origine et même organisation que dans les Malvacées et les Tiliacées : les poils, quand ils existent, sont encriniformes et en écusson comme dans les *Sidées* ou les *Hibiscées*.

Les Sterculiacées sécrètent aussi de la gomme ou du mucilage, mais M. Van Tieghem[1] a constaté que leur appareil sécréteur diffère quant à son mode de formation de celui des Malvacées et des Tiliacées. Dans celles-ci, la gomme est sécrétée dans de grandes cellules, généralement isolées, parfois rapprochées côte à côte et ne pouvant se confondre, formant des glandes *schizogènes*, tandis que dans les Sterculiacées, la gomme se produit dans de larges canaux *lysigènes*, ou issus de dissociation.

Généralement les cellules qui bordent ces canaux ne diffèrent pas de celles qui constituent le parenchyme ambiant ; mais parfois et surtout dans les *Sterculia*, le canal se forme dans l'axe   un cordon longitudinal de cellules plus petites que celles du parenchyme, et ces cellules lui servent de bordure dans le jeune âge. Plus tard, ces cellules ne pouvant plus s'accroître tangentiellement, se dissocient et se retrouvent par petits groupes contre les parois du canal, qui paraît alors limité de tous côtés par le parenchyme ambiant.

[1] *Ann. des Sc. nat. Bot.* (7), t. I, 1885, p. 76.

Les canaux sécréteurs des Sterculiacées sont localisés principalement dans les tribus des Sterculiées, des Dombeyées et des Hélictérées. Absents dans la racine, ces canaux s'observent à la fois dans l'écorce et la moelle de la tige et dans les deux parenchymes du pétiole et des nervures.

Les Sterculiacées habitent les régions tropicales et sub-tropicales. Ce sont des plantes qui, comme les Malvacées et les Tiliacées, renferment un mucilage abondant, à côté duquel se développent avec l'âge et dans l'écorce des espèces ligneuses, un principe extractif, amer astringent, ou des substances douées de propriétés stimulantes et émétiques. A ce groupe appartiennent la *Noix de Kola* qui, par sa richesse en caféine, doit être rangée dans la catégorie des aliments d'épargne et le *Cacao* qui est devenu l'objet d'un commerce très important entre le Nouveau et l'Ancien Monde.

SEMENCE DE KOLA

Noix de Kola. — Gourou. — Ombéné. — Nangoué.

ORIGINE. — **La graine de Kola** est fournie par le *Sterculia acuminata* Pal. Beauv. (*Cola acuminata* Rob. Br., *Siphoniopsis monoica* Karst.), grand arbre dont le port rappelle celui du châtaignier et qui croît sur toute la côte occidentale d'Afrique, entre le 10ᵉ degré de latitude Nord et le 5ᵉ degré de latitude Sud.

MM. Heckel et Schlagdenhauffen [1], qui ont entrepris de nous faire connaître les principales richesses naturelles de nos colonies ont publié dès 1883 un mémoire très intéressant sur la distribution géographique, la composition chimique et les propriétés physiologiques de cette substance qui jouit d'une réputation considérable auprès des peuplades africaines. — C'est à la suite des communications faites à l'Académie de Médecine [2] par le premier de ces deux savants que la graine de Kola a pris définitivement une place importante dans notre thérapeutique.

DESCRIPTION. — Le fruit du *S. acuminata* arrivé à maturité a une teinte brune ; il est formé d'un nombre de follicules inférieur à celui des loges ovariennes. Chaque follicule (fig. 1199) est sessile, oblong, obtus ou rostré, coriace, semi-ligneux, bosselé à l'extérieur, lisse, long de 8 à 16 centimètres et large de 6 à 7 centimètres. Il renferme de 5 à 16 graines oblongues, obtuses, subtétragones, déformées par leur pres-

---

[1] *Journal de Ph. et de Chim.*, 1883, nᵒˢ de juin et juillet.
[2] Séances de l'Ac. de méd. de Paris des 8 et 22 avril 1889.

sion réciproque. — Ces graines (fig. 1200) sont recouvertes d'un testa membraneux, lâche, rouge ou blanc jaunâtre ; elles ont en moyenne de 3 à 3 centimètres et demi de longueur et 2 centimètres et demi de largeur ; elles pèsent de 5 à 25 grammes selon leur grosseur. Chacune d'elles est formée de 2 cotylédons charnus, divisés en segments irréguliers, parfaitement distincts, et dont la couleur varie dans la même graine du blanc jaunâtre au rouge rosé. A l'état frais les cotylédons, qui forment à eux seuls presque toute la graine, ont une saveur

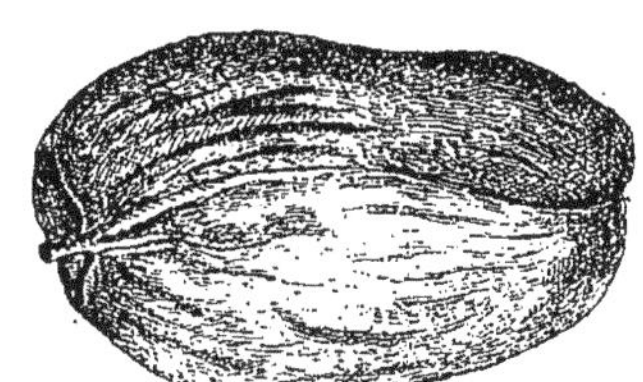

Fig. 1200. — Graine de Kola.

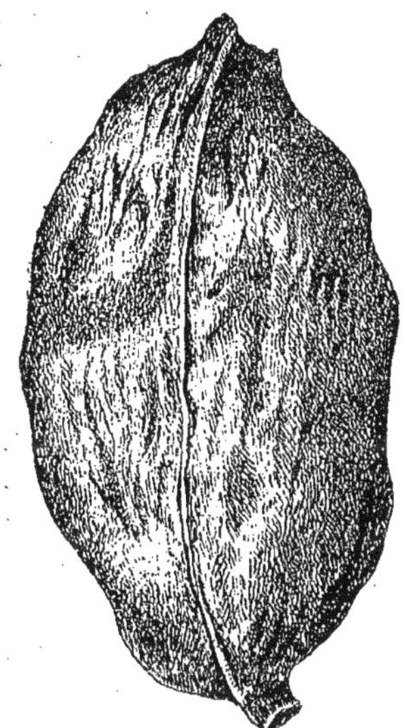

Fig. 1199.
Fruit de *Sterculia acuminata*.

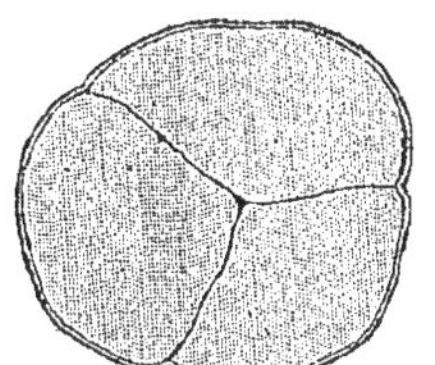

Fig. 1201, 1202. — Graine de Kola.
Coupée transversalement.

qui se rapproche de celle de l'écorce de grenade, mais un peu moins amère ; par la dessiccation, leur amertume s'atténue et leur saveur devient relativement douce ; leur couleur est d'un brun assez foncé à l'intérieur, et d'un brun rougeâtre à l'extérieur.

Examinée au microscope, la graine entière est recouverte d'un spermoderme assez épais, caractérisé par la présence de grosses poches mucilagineuses, et de cristaux étoilés d'oxalate de chaux ; la partie interne de ce spermoderme est sillonnée par des faisceaux fibro-vasculaires (fig. 1203). Les cotylédons sont constitués par un tissu de cellules polygonales munies de parois assez épaisses et renfermant, avec du tannin, de la protéine et de la graisse, une quantité considérable de grains d'amidon ovoïdes, à hile cunéiforme, mesurant de 16 à 25 centièmes de millimètre.

RÉCOLTE. — Parvenu à l'âge de dix ans, le *Sterculia acuminata* peut donner 45 kilogrammes de graines par récolte et celle-ci peut avoir lieu deux fois par an ; elle est faite par des femmes qui après avoir enlevé les graines des follicules, les débarrassent de leur spermoderme, et pour les conserver fraîches, les placent dans des paniers faits d'écorces d'arbres en les recouvrant de feuilles de *Bal* (*Sterculia cordifolia* Cav.), qui par leur dimension et leur épaisseur les préservent d'une évaporation rapide. En cet état elles peuvent se conserver pendant un mois. — Pour les conserver plus longtemps il est utile, une fois par mois, de procéder à une sélection et de laver dans l'eau fraîche les graines mortes.

Un procédé de conservation assez simple consiste à placer les graines saines dans du sable fin, légèrement humecté et contenu dans des pots de grès convenablement couverts et tenus dans un endroit frais.

C'est en Gambie et à Gorée que se tiennent les principaux marchés de la noix de Kola. La consommation sur place y est considérable et, depuis quelques années il s'en est fait un important commerce d'exportation pour l'Europe, le Brésil et les Indes hollandaises.

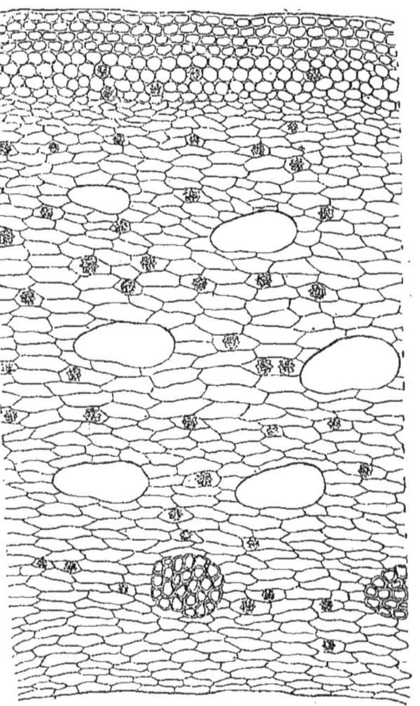

Fig. 1203. — Graine de Kola.
Structure du spermoderme.

Autant que possible cette graine se vend à l'état frais ; mais quand elle commence à se rider et à se dessécher, on achève sa dessiccation au soleil et on la réduit au moulin en poudre fine. Cette poudre est très recherchée des peuplades africaines, qui la mâchent comme on fait de la coca au Pérou, et du bétel dans la Malaisie.

COMPOSITION CHIMIQUE. — D'après MM. Heckel et Schlagdenhauffen, la graine de kola desséchée renferme :

Caféine 2,348	matières solubles	
Théobromine. 0,023	dans	2,983
Tannin 0,027	le chloroforme.	
Corps gras. 0,585		

Report.		2,985
Tannin	1,591	
Rouge de Kola.	1,290	
Glucose	2,875	
Sels fixes	0,070	5,826
Amidon		33,754
Gomme		3,040
Matières colorantes.		2,561
— protéiques.		6,761
Cendres.		3,325
Eau.		11,919
Cellulose dosée par différence.		29,8[illegible]
		100,000

Les propriétés physiologiques de la Kola ont été l'objet de discussions contradictoires de la part de MM. G. Séc et Heckel. D'après le premier, cette substance ne devrait ses propriétés physiologiques qu'à la présence de la caféine. M. Heckel assure qu'indépendamment des effets produits par la caféine, la Kola exerce sur la fatigue musculaire et l'essoufflement qui en résulte, une action modératrice évidente qu'il attribue à la présence du *Rouge de Kola*, corps complexe qu'il avait signalé dès 1883. Cette dernière opinion a été confirmée par la plupart des physiologistes dans les recherches qu'ils ont entreprises sur l'action comparée de la Caféine et de la Kola.

La nature et le rôle chimique du rouge de Kola ont été déterminés récemment par le docteur Knebel[2], qui a constaté dans la graine de Kola l'existence d'un ferment spécial qu'il a isolé et dont il a reconnu le pouvoir saccharifiant sur l'amidon. Cet expérimentateur a constaté en même temps que le *Rouge de Kola* de M. Heckel est constitué en majeure partie par un glucoside, qu'il a appelé *Kolanine*, et que le ferment en réagissant sur le glucoside le transforme en *caféine, glucose* et en un autre produit qu'il désigne sous le nom de *Rouge de Kola* terme que nous trouvons impropre, en ce sens qu'il s'applique à deux produits différents.

Les résultats constatés par M. Knebel ont été pour M. Heckel le point de départ de nouvelles recherches physiologiques qu'il a exposées dans le *Répertoire de Pharmacie*[1] et dans son ouvrage sur les Kolas africains. De ces recherches il conclut que l'ingestion du *rouge de Kola* (*Kolanine*) a pour résultat, de faire naître, le suc gastrique et la salive aidant, une certaine quantité de caféine, qui peut atteindre jusqu'à 0,83 p. 100 de matière employée, indépendamment de la quantité d'alcaloïde qui se trouve à l'état de liberté.

[1] *Repert. de Pharm*, 10 oct. 1892, p. 433.

Usages. — [...]ix de kola est aujourd'hui communément employée dans notre [...] seulement comme un tonique puissant du cœur et [...]ique, mais en même temps comme un aliment d'épargne. L'action modératrice qu'elle exerce sur la fatigue et l'essoufflement déterminés par les grandes marches et les travaux pénibles a été utilisée depuis quelque temps déjà par les alpinistes. Cette substance infiniment supérieure au Café, à la Coca et au Maté comme aliment d'épargne pourrait être employée avantageusement pour l'alimentation des soldats en leur permettant de lutter contre [la] fatigue des longues courses et des ascensions pénibles. Eu égard à sa richesse en tannin, elle permettrait encore de combattre ou de prévenir les diarrhées qui immobilisent toujours une trop grande partie des [trou]pes en campagne.

Substitutions. — Indépendamment de cette substance si précieuse, on désigne en Afrique sous le nom de Kolas un certain nombre de graines fournies par des plantes toutes différentes du *Sterculia acuminata* et appartenant soit au groupe des Sterculiacées, soit à la famille des Guttifères. Au nombre de ces graines figurent : le *Kola mâle* ou *Kola bitter* que M. Heckel a rapporté à une plante de la famille des Guttifères, le *Garcinia Kola* Heckel, qui croît aussi sur la côte occidentale d'Afrique.

Parmi les plantes africaines capables de donner des graines similaires de celles de la Kola, on peut citer le *Cola Duparquetiana* H. Bn., qui croît au Gabon ; les *C. ficifolia* Mart., *C. heterophylla* Mart. et *C. cordifolia* Cav. ; mais il est douteux que les graines de ces plantes contiennent de la caféine, car elles ne sont pas recherchées par les indigènes.

MM. Heckel et Schlagdenhauffen [2] ont aussi constaté dans les graines de Kola la présence des graines de l'*Heritiera littoralis* Ait. L'année suivante, ils y ont signalé celle du *Pentadesma butyracea* Don. La première de ces graines a été décrite dans le *Journal des Nouveaux Remèdes* [1] ; les caractères de la seconde ont été exposés dans le *Répertoire de pharmacie* [2].

La graine d'*Heritiera littoralis*, est recouverte d'un épisperme papyracé de couleur marron. Privée de son enveloppe, cette graine (fig. 1204-1205) est blanche, aplatie, orbiculaire, à bords sinueux sur quelques points. Elle représente un disque d'une épaisseur de $0^m,010$ à $0^m,015$ et d'un diamètre de $0^m,04$. Les deux faces de ce disque sont inégales ; l'une est

---

[1] *Nouveaux remèdes*, 1887.
[2] *Repert. de Pharm.*, 1888, n°ˢ de janv. et fév.

concave et l'autre convexe. Sur la face concave on voit la réunion des
deux cotylédons inégaux qui forment la graine. L'un de ces cotylédons
n'a guère que la moitié de la dimension de l'autre, qui semble le recevoir tout entier dans sa substance. Chacun d'eux est épais et charnu.
La radicule se trouve placée sur la ligne inférieure de confluence des
cotylédons : elle apparaît sous la forme d'une proéminence ovale acuminée. Cette graine pèse de 20 à 25 grammes. Quand on la mâche, elle
a une saveur d'abord astringente, puis légèrement douceâtre et enfin
un peu amère. Examinée au microscope, elle est composée d'un tissu
de cellules gorgées de grains d'amidon qui diffèrent notablement de

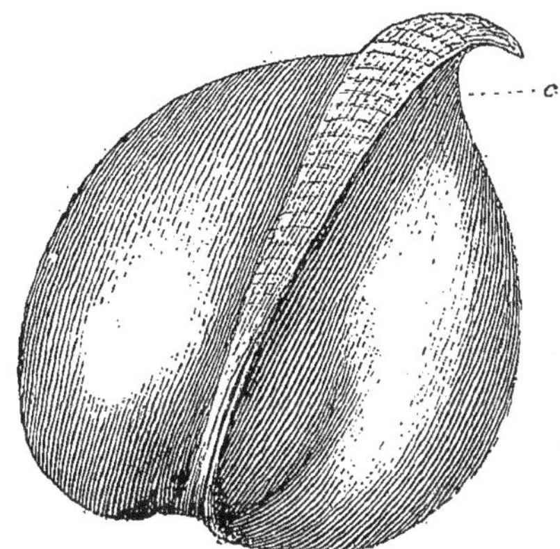
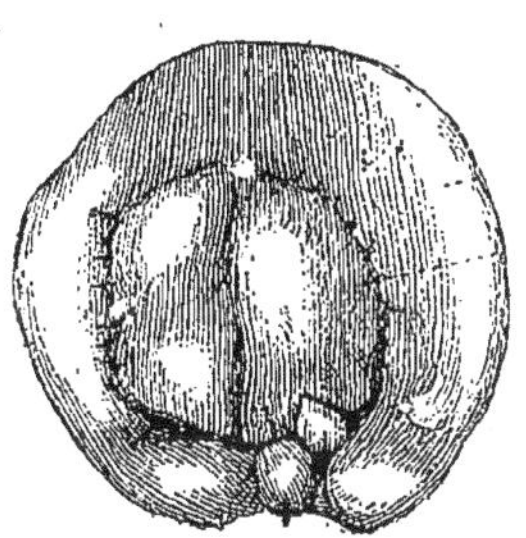

Fig. 1204, 1205. — Graine d'*Heritiera Littoralis*.

Face convexe.   Face concave.

ceux de la Noix de kola : ces derniers sont ovoïdes avec un hile cru-
ciforme et mesurent de 16 à 24 millièmes de millimètre, tandis que
ceux de l'*Heritiera littoralis* sont polygonaux, à hile rayonné et ne
mesurent que 8 millièmes de millimètre. — Au point de vue de leur
composition chimique, ces deux graines ne sont pas moins différentes,
celle de l'*Heritiera* ne renferme pas de Caféine et contient 10 fois plus
de graisse et 2 fois plus de sucre que celle du *Sterculia acuminata*.

Quant aux graines du *Pentadesma butyracea* Don., elles sont enveloppées d'un tégument qui fait suite au placenta : dépouillées de cette
tunique lâche et peu résistante, elles mesurent de 4 à 4 cent. 1/2 de
longueur sur 1 à 2 centimètres de largeur. Leur couleur est brun chocolat ; leur surface est rugueuse ; elles sont dures et formées par un
embryon macropode dépourvu d'albumen et de cotylédons. Elles sont
riches en graisse. Ce sont elles qui fournissent la matière grasse que
nous décrirons plus loin sous le nom de *beurre de Kanya*.

Le genre *Sterculia* renferme encore un certain nombre d'espèces utiles; les unes comme les *S. Carthagenensis* L., *S. fœtida* L., *S. platanifolia* L. ont des graines comestibles; d'autres se distinguent spécialement par leur richesse en mucilage; parmi ces dernières nous mentionnerons spécialement :

Le *Sterculia urens* Roxb. (*Cavallium urens* Schott.) qui habite les montagnes de la côte du Coromandel et l'Hindoustan. Cet arbre laisse exsuder pendant la saison chaude une gomme qui offre quelque ressemblance avec la gomme adragante et se présente comme celle-ci en lamelles minces ou en petits fragments allongés. Cette gomme donne avec l'eau froide un mucilage assez ferme, incolore, inodore, qui se dissout par l'ébullition ;

Le *S. Tragacantha* Lindl., espèce qui croît dans l'Afrique tropicale occidentale et donne aussi une gomme qui est parfois mélangée aux gommes d'Acacia récoltées dans la même région ;

Le *S. scaphigera* Wall. (*Scaphium scaphigerum* Schott et Endl.), espèce indienne dont les graines ont été préconisées sous le nom de *Tam-paiang* ou *Boa-tam-paiang* comme remède spécifique contre les angines, la diarrhée et la dysenterie. Ces graines sont ovoïdes ou courtement réniformes, longues de 20 à 25 millimètres, profondément ridées par la dessiccation, et ont une teinte gris brun plus ou moins verdâtre. Elles se gonflent considérablement au contact de l'eau. Elles ont été analysées par Guibourt qui a retiré de leur spermoderme 56 p. 100 de bassorine. Les expériences faites à l'hôpital Beaujon pour le traitement des diarrhées n'ont pas justifié la réputation dont ces graines jouissent dans l'Inde et ont démontré qu'elles étaient simplement émollientes.

Les mêmes propriétés mucilagineuses se retrouvent dans les graines du *S. alata* Roxb., qui croît aussi dans l'Inde, où on leur attribue à tort des vertus narcotiques.

Les graines de *S. fœtida* L. fournissent par expression une huile qu'on emploie aux Moluques comme comestible ou comme huile à brûler ; au Malabar, on utilise de la même façon l'huile des graines du *S. Balanghas* L.

CACAOS

Origine. — Sous le nom de **Cacaos** on désigne les semences d'un certain nombre d'arbres appartenant au genre *Theobroma* et au groupe des Byttnériacées. L'espèce la plus intéressante est le *T. Cacao* L. qui est originaire des côtes et des îles du golfe du Mexique. Un certain nombre d'autres espèces ou variétés qui croissent à l'état sauvage fournissent aussi des graines qui sont toutefois moins estimées que celles du *T. Cacao*. Parmi ces espèces nous citerons :

Les *T. leiocarpum* Bern., *T. pentagonum* Bern., *T. Salzmannianum* Bern., *T. bicolor* H. B. K. (*Cacao bicolor* Poir.), *T. glaucum* Karst., *T. geraniense* W., *T. ovalifolium* Sess. et Moc., *T. sylvestre* (*Cacao sylvestris* Aubl.), *T. angustifolium* Sess. et Moc., *T. subincanum* Mart., *T. speciosum* W., *T. microcarpum* Mart.

Les principaux centres de production du Cacao sont Soconusco dans le Mexique et Esmeralda dans l'Equateur, dont les produits supérieurs à tous les autres ne nous parviennent que rarement : Porto-Cabello et la Guayra, au Vénézuéla ; la Trinité et les Antilles ; Guayaquil dans le Pérou ; Popayan dans la Colombie ; Berbice et Surinam dans les Guyanes ; Para, le Rio-Negro et Bahia, au Brésil. De là un très grand nombre d'espèces commerciales, qui ne varient que dans des limites assez restreintes et que l'habitude seule permet de distinguer sûrement.

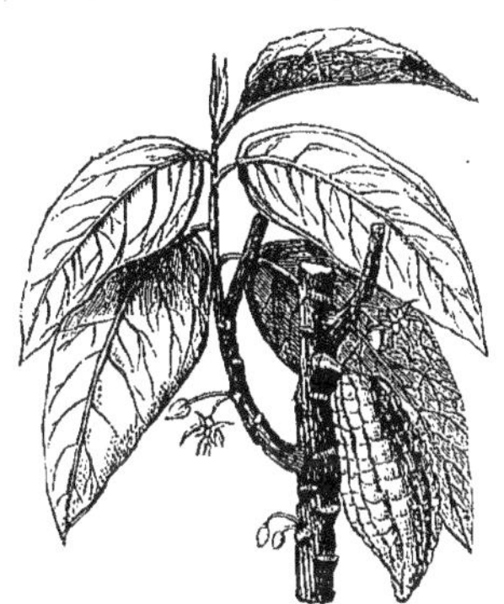

Fig. 1206. — *Theobroma cacao.*
Rameau fructifère.

DESCRIPTION. — Les graines de Cacao desséchées (fig. 1207) sont ovoïdes et plus ou moins aplaties ; elles mesurent 2 à 3 centimètres de longueur sur 15 à 16 millimètres de largeur. Leur surface extérieure, dont la teinte varie du brun grisâtre au brun rougeâtre, porte à son extrémité la plus large une dépression arrondie correspondant au hile. De ce point part un raphé qui, après avoir suivi un des bords de la graine, aboutit à l'extrémité opposée, où il se divise en faisceaux qui se répandent sur les deux faces. Le spermoderme adhère plus ou moins intimement à l'amande. Celle-ci, qui varie du brun rougeâtre au violacé ou au noir bleuâtre dans les graines sèches, est formée d'un embryon dont les deux cotylédons enferment la radicule. Ces cotylédons plan-convexes présentent à leur surface de nombreuses anfractuosités (fig. 1208) qui pénètrent plus ou moins profondément dans leur substance ; sur leur face plane on observe trois gros sillons irréguliers séparés par des crêtes saillantes qui sont disposées de façon à s'engrener les unes dans les autres. Vers le tiers inférieur et au point où convergent les trois sillons, on distingue la radicule (fig. 1209). En plongeant dans l'eau tiède une graine de cacao privée de sa coque, il se détache de sa surface une membrane transparente, peu épaisse, qui y adhérait intimement et qui tapisse intérieurement les anfractuosités des cotylédons.

Les graines de Cacao sont à peu près inodores ; quand on les mâche elles ont un goût légèrement amer et faiblement aromatique.

Structure anatomique. — Examinées au microscope (fig. 1210), ces graines présentent les particularités suivantes :

La surface extérieure est constituée par une couche plus ou moins épaisse de cellules (*mes*) variant considérablement dans leur forme et qui représentent les restes de la pulpe qui entourait les graines avant leur récolte. Les cellules (*en*) qui recouvrent immédiatement le sper-

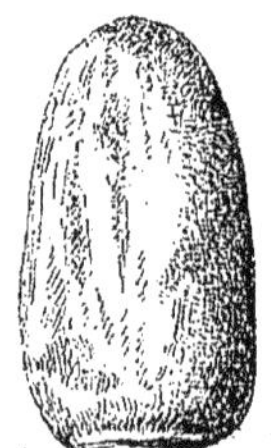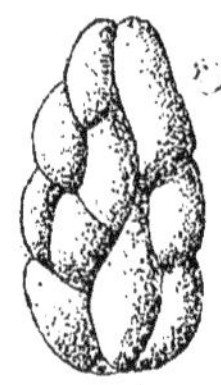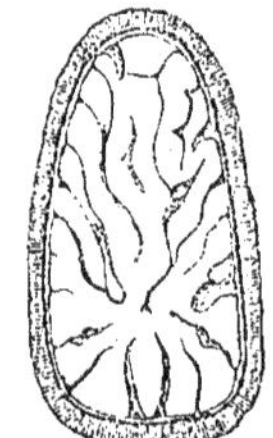

Fig. 1207, 1208, 1209. — Graine de Cacao.

Entière.   Décortiquée.   Coupée en long.

moderme sont régulières dans leur forme ; sur une section transversale elles sont rectangulaires ; vues de face, elles sont beaucoup plus longues que larges et étendues dans une direction transversale ou perpendiculaire au grand axe de la graine.

Le spermoderme présente de dehors en dedans :

1° Une enveloppe extérieure (*te*) composée d'une rangée de cellules ovales, recouvertes par une cuticule assez épaisse. Vues de face (fig. 1211), ces cellules sont polygonales, munies de parois droites, et sont allongées parallèlement au grand axe de la graine :

2° Une enveloppe moyenne (*tm*) très développée et formée de cellules aplaties, allongées tangentiellement et munies de parois épaisses et colorées en brun. Dans la partie extérieure de cette enveloppe et immédiatement au-dessous du tégument externe on distingue de très larges lacunes ovales (*gm*), formées par la fusion des cellules mucilagineuses, qui souvent ne sont séparées que par une paroi très mince. C'est aussi dans cette enveloppe que sont disposés les larges faisceaux libro-vasculaires, qui sillonnent le spermoderme.

3° Une couche scléreuse (*cs*) formée d'une seule rangée de cellules cubiques, dont la paroi extérieure reste mince, tandis que les parois latérales et interne sont notablement épaissies. Vues de face, ces cellules sont polygonales, munies de parois épaissies et ponctuées.

4° L'enveloppe interne (*li*), formée de 8 à 9 rangées de cellules fort aplaties et allongées dans la direction tangentielle.

Sous le spermoderme existe l'albumen (*a*) qui est représenté par 2 ou 3 rangées de cellules, sauf en regard des anfractuosités des coty-

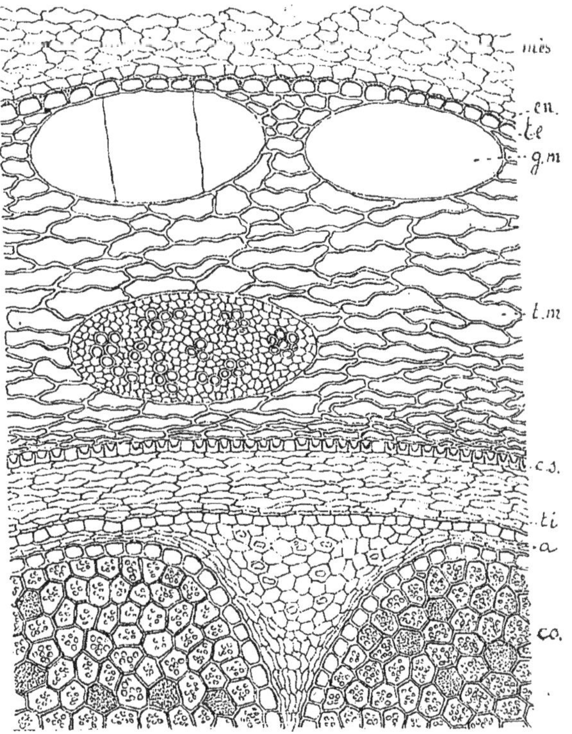

Fig. 1210. — Graine de Cacao.
Structure anatomique.

lédons, où il est plus développé et représenté par une masse triangulaire d'un tissu de cellules polygonales renfermant des cristaux de matière grasse et de théobromine. En pénétrant dans les anfractuosités des cotylédons l'albumen diminue d'épaisseur et constitue une membrane très ténue, composée de cellules très irrégulières dans leur forme. Ces cellules renferment beaucoup de cristaux aciculaires et de la matière grasse.

Les cotylédons sont recouverts par une membrane très mince formée d'une rangée de cellules polygonales irrégulières renfermant des granules de matière azotée. C'est sur cette membrane que sont insérés les poils (*pl*), que Mitscherlich a observés pour la première fois et qu'on a désignés sans connaître leur véritable nature sous le nom de *Corps de Mitscherlich*. Ces poils sont pluricellulaires, uni ou plurisériés, élar-

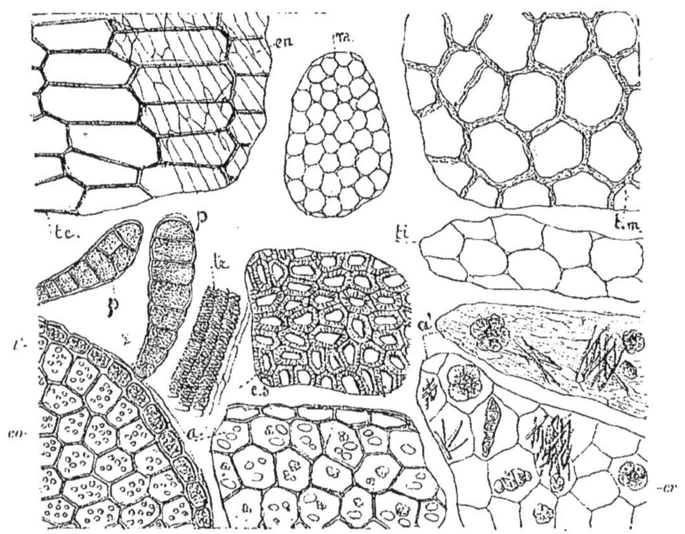

Fig. 1211. — Éléments de la poudre de Cacao.

en, cellules transversales de Cacao appliquées contre le tégument extérieur *te*. — *tm*, tégument moyen. — *ti*, tégument interne. — *a*, *a'*, albumen incrusté de cristallisations diverses. — *cs*, cellules scléreuses. — *tr*, trachées. — *p*, poils (corps de Mitscherlich) insérés sur l'enveloppe *t'* des cotylédons *co*. — *m*, radicule. — *tr*, trachées.

gis en certains points ; les cellules qui les constituent renferment une matière brune.

Les cotylédons (*co*) sont formés d'un tissu de cellules polygonales à parois minces. Un certain nombre de ces cellules se distinguent par leur coloration brune dans les cacaos terrés et violacée dans les cacaos non terrés. Cette teinte est due à un pigment particulier désigné sous le nom de *rouge de Cacao*. — Les autres cellules renferment de la matière grasse ou *beurre de Cacao*, des granules de substance protéique et une proportion notable d'amidon. — Cet amidon se présente en grains très petits (5 à 10 centièmes de millimètre) arrondis ou irrégulièrement ovoïdes ; ils sont rarement isolés, plus souvent réunis par 2, 3 ou 4.

Le professeur Bastin[1] qui a comparé entre eux les grains d'ami-

[1] *Americam Journal of. Pharm.*, 1894, p. 369.

don des différentes espèces de Cacao pense que l'on peut fonder sur les formes et les dimensions relatives de ces grains un mode de détermination des principales sortes commerciales.

La connaissance de ces diverses particularités anatomiques est nécessaire pour constater la pureté et l'identité de la *poudre de Cacao* et du *chocolat*, qui sont devenus l'objet d'un commerce très important.

COMPOSITION CHIMIQUE. — Les semences du Cacao ont une composition qui varie quelque peu selon leur origine, ainsi que le démontrent les tableaux suivants basés sur les analyses de Weigmann, et empruntés au *Traité des falsifications* publié par M. Burcker [1] :

I

COMPOSITION DES GRAINES

VARIÉTÉS COMMERCIALES	EAU p. 100	SUBSTANCE azotée THÉOBROMINE comprise.	THÉOBROMINE	MATIÈRE GRASSE	AMIDON	AUTRES HYDRATES de carbone.	CELLULOSE	CENDRES	SABLE
Caraque. . . .	7,77	14,13	1,48	45,54	19,40	»	6,19	4,91	2,06
Trinidad. . . .	7,87	14,06	1,31	44,62	25,39	»	4,55	3,48	0,10
Surinam. . . .	7,53	13,69	1,66	44,74	26,45	»	4,30	3,16	0,13
Port-au-Prince.	7,77	14,56	»	46,35	5,97	15,53	5,19	4,15	1,48
Machata. . . .	8,17	14,06	»	45,93	5,69	17,50	4,36	4,09	0,22
Puerto-Cabello.	8,08	13,50	1,51	46,61	22,92	»	4,43	4,28	0,18
Ariba.	8,27	15,37	»	45,15	5,83	16,96	4,48	3,88	0,14

Ces analyses se rapportent à des cacaos non torréfiés et non débarrassés des coques.

II

COMPOSITION DES COQUES D'APRÈS WEIGMANN

ESPÈCES COMMERCIALES	EAU	MATIÈRE azotée TOTALE	THÉOBROMINE	MATIÈRE GRASSE	MATIÈRE extractive PRIVÉE D'AZOTE	CELLULOSE	CENDRES	SABLE	AZOTE TOTAL
Caraque. . . .	12,49	13,18	0,58	2,38	40,30	16,33	9,06	6,26	2,11
Trinidad. . . .	14,64	14,62	0,74	3,45	44,89	15,79	6,19	0,42	2,34
Surinam. . . .	13,93	16,25	0,78	2,54	42,47	17,04	6,63	0,85	2,60
Puerto-Cabello.	14,89	16,18	0,75	2,01	43,32	15,25	8,08	0,27	2,59

Comme on peut s'en rendre compte par l'examen de ces deux tableaux, la *matière grasse* et la *théobromine*, qui sont les deux éléments

[1] E. Burcker. *Traité des falsifications des denrées alimentaires*, 1892. p. 382.

essentiels du Cacao, existeraient aussi bien dans la coque que dans l'amande.

La *Théobromine* est une substance blanche cristalline, d'une saveur faiblement amère ; peu soluble dans l'eau froide, elle se dissout plus facilement dans l'eau chaude : elle est encore moins soluble dans l'alcool et dans l'éther. Elle se sublime, sans se décomposer, à la température de 290°. Elle possède les propriétés physiologiques et la composition chimique de la Caféine.

Outre la théobromine, il existe, d'après Bell, dans le cacao un deuxième alcaloïde dont les propriétés se rapprochent de la caféine et auquel ce chimiste a donné le nom de *théine*. Ce corps, facilement soluble dans la benzine, existerait dans les semences et les coques de cacao dans la proportion moyenne de 0,16 p. 100.

VARIÉTÉS COMMERCIALES. — Nous n'entreprendrons pas de décrire ici toutes les variétés commerciales de Cacao [1] ; nous indiquerons seulement les différences qui distinguent les deux groupes de produits désignés sous le nom de **Cacaos terrés** et **Cacaos non terrés**.

Les premiers sont, après leur récolte, placés dans des tonneaux ou dans des caisses de bois, et enfouis en terre pendant quatre ou cinq jours. Ils subissent ainsi une sorte de fermentation, qui facilite la séparation des téguments de l'amande et enlève à celle-ci la saveur âpre et désagréable qu'elle possédait. L'enveloppe de ces Cacaos est recouverte d'une terre brun rougeâtre ou grisâtre ; elle est peu adhérente à l'amande ; le pigment des cotylédons est d'un brun rougeâtre et communique cette teinte à la masse entière de l'amande. — A la catégorie des **Cacaos terrés** appartiennent : le *Cacao Soconusco*, le *Cacao Esmeralda*, le *Cacao Maracaibo*, le *Cacao Colombie*, le *Cacao Caraque*, le *Cacao de Guatémala*, le *Cacao de la Trinité*, le *Cacao Martinique*, le *Cacao de Guayaquil* et les *Cacaos de Berbice et d'Eséquibo*.

Les **Cacaos non terrés** sont entassés dans de grands vases en terre et abandonnés à une fermentation qui détruit peu à peu la pulpe qui les recouvrait. Ils sont ensuite séchés au soleil sur des nattes ou exposés à une chaleur artificielle. Leur enveloppe, qui ne présente pas trace de terre, est très adhérente à l'amande, qui est d'une couleur violacée ou foncée plus ou moins bleuâtre ; ils ont une saveur âpre et amère. — A cette catégorie se rattachent les *Cacaos du Brésil* ou de *Maranham*, le *Cacao des Iles*.

USAGES. — Le Cacao est surtout employé pour la préparation du cho-

---

[1] Dans ses *Leçons sur les matières premières organiques* M. Pennetier a décrit en détail les caractères qui permettent de distinguer toutes les variétés commerciales de cacao.

colat qui, outre ses usages alimentaires, sert de véhicule à certains produits médicamenteux ; il sert aussi à préparer la *Théobromine*, qui depuis quelque temps a été introduite dans la thérapeutique comme succédané de la caféine, pour le traitement des affections cardiaques.

BEURRE DE CACAO

ORIGINE. — Le **Beurre de Cacao** s'obtient par l'expression à chaud des semences de Cacao. Ces graines, préalablement soumises à une légère torréfaction, sont débarrassées de leurs enveloppes extérieures, puis broyées et exprimées entre des plaques chauffées. On obtient dans ces conditions de 40 à 50 p. 100 de corps gras.

DESCRIPTION. — Le beurre de Cacao se présente généralement dans le commerce en plaques rectangulaires ayant la forme des tablettes de chocolat ; il est légèrement brillant, d'une couleur blanc jaunâtre ; il est onctueux au toucher et se laisse cependant diviser en fragments ; sa cassure est cireuse. Quand il est récent, il a une saveur très douce et agréable et une odeur qui rappelle celle du chocolat ; il fond assez facilement dans la bouche.

Examiné au microscope, à la lumière polarisée, il paraît formé d'un grand nombre de cristaux très petits.

Sa densité est de 0,89 à 0,91 ; il fond entre 29 et 34° et reprend l'état solide vers 25°. Il se dissout dans 28 parties d'alcool bouillant, mais à mesure que la liqueur se refroidit, elle laisse déposer le beurre et n'en conserve plus guère que 1 p. 100 à la température ordinaire. La benzine, à la température de 10°, en dissout la moitié de son poids, mais à la longue elle le laisse déposer en majeure partie sous forme cristalline.

COMPOSITION CHIMIQUE. — Le beurre de Cacao est constitué par un corps gras particulier, la *cacaostéarine*, qui par la saponification donne de la glycérine et de l'acide *cacaostéarique* ; il renferme aussi une petite proportion de *palmitine*.

USAGES. — Il est utilisé en pharmacie pour la préparation de suppositoires auxquels on incorpore des substances astringentes, purgatives ou fébrifuges.

Le *T. ulmifolia* L. (*Guazuma ulmifolia* Lam.) ou *Orme des bois de la Guadeloupe* est un arbre originaire du Brésil, où il est désigné sous le nom de *Mutamba*. Son écorce est fréquemment employée aux Antilles comme astringente et pour clarifier le sucre ; son fruit alimentaire est utilisé comme mucilagineux et astringent.

DIPTÉROCARPÉES

Grands arbres résineux à feuilles alternes parallélinerviées, à pétiole accompagné de deux stipules caduques. Fleurs généralement terminales, assez grandes, réunies en grappes ou en capitules. Calice gamosépale tubuleux, persistant à 5 sépales égaux soudés à leur base (*Dryobalanops*), ou inégaux et bien séparés (*Dipterocarpus*). Corolle à 5 pétales sessiles, entiers ou échancrés. Étamines en nombre indéfini. Ovaire libre, à 3 loges complètes ou incomplètes, contenant chacune deux ovules collatéraux anatropes. Fruit capsulaire s'ouvrant en trois panneaux triangulaires au sommet, entouré par le calice persistant dont deux divisions, prenant parfois un assez grand développement, se présentent sous forme d'ailes. Graine à embryon charnu formé de deux cotylédons inégaux.

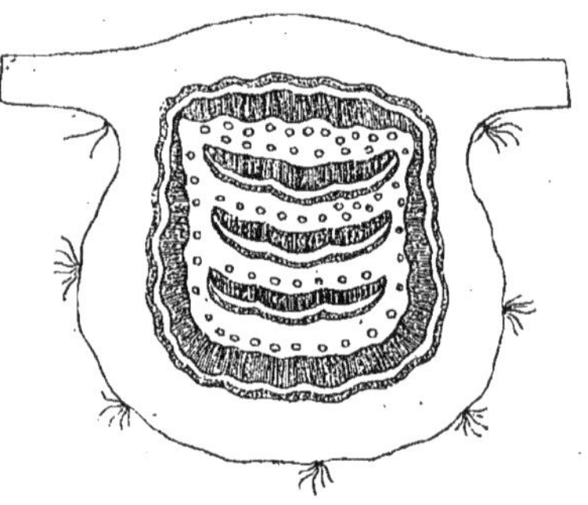

Fig. 1212.

Feuille de *Dryobalanops aromatica*.

Coupe schématique de la nervure médiane.

CARACTÈRES ANATOMIQUES. — Poils tecteurs disposés en rosette ou en étoile. Stomates entourés par 4 ou 5 cellules n'offrant rien de régulier dans leur forme ni dans leur direction. Cristaux d'oxalate de chaux en mâcles ou étoiles. Système libéro-ligneux représenté généralement par un très grand nombre de faisceaux groupés de façon à former un cordon inférieur fortement incurvé en forme de fer à cheval et un cordon supérieur transversal. Faisceaux intramédullaires. — Des canaux sécréteurs pluricellulaires. Ces canaux de même que les vaisseaux ligneux sont souvent caractérisés par la présence de thylles (fig. 1213-1214).

La disposition de l'appareil sécréteur des Diptérocarpées a été l'objet de plusieurs travaux. D'après Müller, les canaux sécréteurs appartiendraient à la moelle et chaque faisceau libéro-ligneux en émergeant dans la feuille entraînerait avec lui sur son bord interne un ou plusieurs de ces canaux médullaires. M. Van Tieghem ne partageait pas d'abord cette opinion et, d'après lui, ces canaux sécréteurs *seraient exclusivement localisés dans le bois primaire et secondaire et se retrouveraient dans la tige et dans les feuilles de toutes les Diptérocarpées*, à l'exception des genres

Lophira et *Ancistrocladus*. Dans la plupart des genres, comme dans les *Diptero-carpus*, tous les faisceaux libéro-ligneux du cylindre central ou du moins le plus grand nombre auraient un canal sécréteur dans leur bois primaire : il en résulte-rait que ces canaux ligneux forment au pourtour de la moelle un cercle où ils sont rapprochés parfois jusqu'au contact, en nombre variable, mais assez grand, pouvant aller jusqu'à 30 et 40. La même disposition s'observerait dans les feuilles ; les canaux y seraient disposés presque côte à côte dans le bois primaire des faisceaux de la nervure et ne se montreraient pas dans le parenchyme.

Après de nouvelles observations faites dans ces derniers temps, M. Van Tieghem est revenu sur cette opinion, qui avait été adoptée par M. Solereder[2], et il consi-

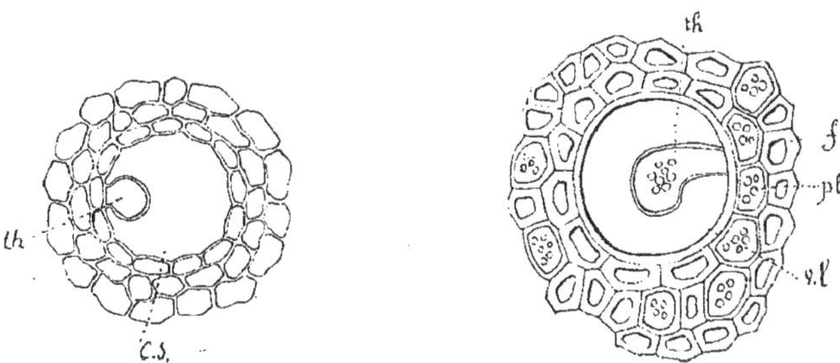

Fig. 1213, 1214. — *Dipterocarpus alatus.*

Thylle dans un canal sécréteur.   Thylle dans un vaisseau.

dère les canaux sécréteurs des Diptérocarpées comme appartenant exclusivement à la moelle dans la tige et la racine.

La structure anatomique des plantes de cette famille a été étudiée récemment par M. Heim[3].

Les Diptérocarpées sont de beaux arbres souvent très élevés qui habitent l'Asie et l'Océanie tropicales. Elles fournissent à la phar-macie plusieurs produits aromatiques et à l'industrie des bois très estimés.

CAMPHRE DE BORNÉO

ORIGINE. — Le **Camphre de Bornéo** ou **camphre Malais** est fourni par le *Dryobalanops aromatica* Gœrtn. (*D. Camphora* Coleb. — *Shorea camphorifera* Roxb.), arbre gigantesque dont la distribution géographique est limitée à quelques îles de l'archipel Malais, Sumatra, Bornéo, Java, Labuan, et la presqu'île de Malacca. Bien que ce pro-

[1] Journal de Botanique [5], 1891, p. 388.

[2] Solereder. *Ueber der systematischen Werth der Holzstructur bei den Dicotyledoneen,* p. 116, München, 1885.

[3] Heim. *Recherches sur les Diptérocarpées.* Thèse Fac. des sc. de Paris, 1892.

duit arrivant rarement en Europe n'y ait guère reçu d'application médicale ou industrielle, son étude est rendue intéressante aussi bien par le rôle chimique qu'il joue vis-à-vis du camphre du Japon, que par son origine et sa localisation dans l'espèce qui le fournit.

Outre le camphre ou *Bornéol*, le *D. aromatica* renferme encore une huile essentielle liquide qui domine dans les troncs jeunes et dans les feuilles.

M. Maisonneuve [1] a donné des détails très intéressants sur la récolte

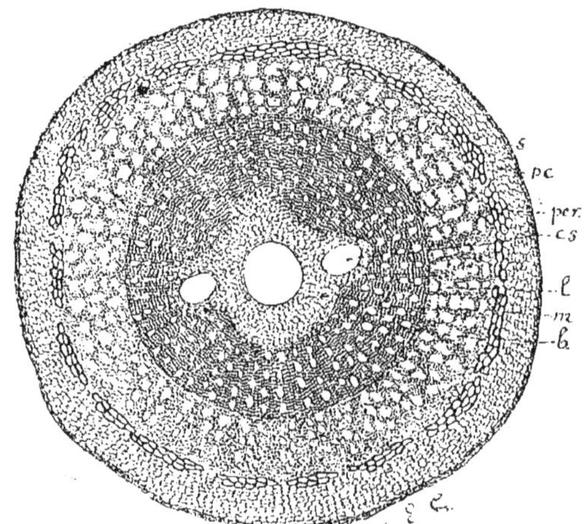

Fig. 1215. — *Dryobalanops aromatica.*
Coupe schématique d'un jeune tronc.

du camphre de Bornéo et sur la structure du *Dryobalanops aromatica*.

RÉCOLTE. — On commence par faire dans l'arbre une entaille assez profonde qui pénètre jusqu'au cœur. S'il y a de l'huile, on la recueille dans des demi-cylindres de bambou coupés longitudinalement et très étroits. Si l'on aperçoit des cristaux au fond de l'incision, on coupe l'arbre près de la racine et on l'abat ; on le scie ensuite par tronçons qui à leur tour sont fendus en un grand nombre de morceaux. Dans la partie centrale des tronçons se trouve rassemblé le camphre qui est tout formé et cristallisé. Les cristaux sont enlevés des fibres du bois auxquelles ils adhèrent avec de petits instruments en bois ou avec l'ongle. L'huile et les cristaux obtenus, on procède à leur purification. La première est séparée des fragments ligneux et des autres

[1] P. Maisonneuve. *Étude sur la structure et les produits du Camphrier de Bornéo.* Thèse Fac. méd. de Paris, 1875.

impuretés en la faisant passer à travers un tamis composé avec les fibres d'une feuille de palmier. Quant aux cristaux, ils sont séparés un à un de leurs impuretés et sont passés à travers des cribles de différents diamètres. On les sépare ainsi en plusieurs séries d'après leur grosseur. Plus ils sont volumineux, limpides et transparents, plus ils ont de prix. Pour donner au camphre une grande blancheur, les récolteurs ou *banianes* l'enveloppent dans un linge, le plongent dans l'eau chaude à laquelle ils ajoutent du jus de limon et du savon.

Un autre procédé d'extraction consiste à faire une décoction des branches et des débris du bois. On coupe à cet effet le bois en petits morceaux, on y ajoute les feuilles froissées et on fait bouillir le tout dans une marmite de fer. La partie huileuse monte à la surface du liquide, on l'enlève avec une coquille de noix de coco, munie d'un manche. La liqueur est versée dans un bambou qu'on ferme par un bouchon formé de feuilles de palmier et au retour de l'expédition, on la verse dans des bouteilles. La récolte de ce camphre dure environ trois mois, pendant lesquels chaque compagnie composée de vingt à trente hommes peut abattre une centaine d'arbres ; elle doit comme tribut le vingtième de sa récolte et le reste lui appartient. La quantité de camphre et d'huile retirée d'un arbre est extrêmement variable.

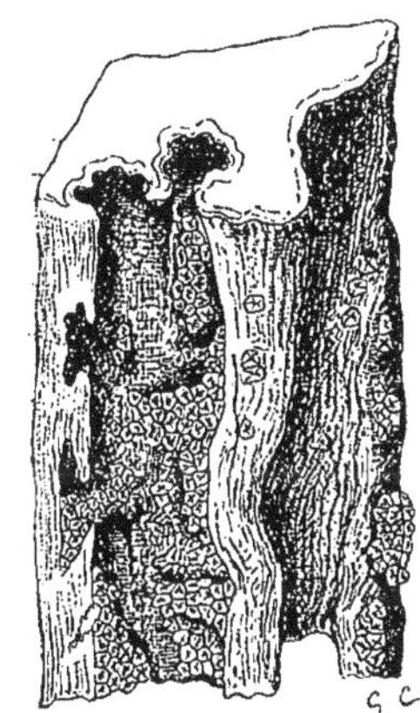

Fig. 1216.
Dryobalanops aromatica.
Disposition du camphre de Bornéo dans le tronc.

Le camphre de Bornéo est surtout importé en Chine, au Japon, dans la Cochinchine, le Cambodge, le Siam, la Perse et l'Arabie ; le prix en est fort élevé.

DESCRIPTION. — Ce produit se présente sous forme de petits cristaux ou plutôt en fragments de cristaux blancs transparents, d'une odeur spéciale, qui rappelle celle du camphre ordinaire mêlée à celle du patchouli et du poivre, d'une saveur chaude et brûlante ; il est plus dur que celui du Japon. Agité dans un flacon de verre, il rend un son plus clair et plus fort que celui de l'autre camphre ; il est aussi plus friable et plus lourd. Sa densité est d'environ 1.009. Très peu soluble dans l'eau, il se dissout en forte proportion dans l'alcool et dans l'éther. Il fond à 198° et bout à 212° ; à cette température, il distille sans s'altérer. Il est moins volatil que le camphre du Japon et ne se sublime pas, comme ce dernier, sur les parois du flacon où il est renfermé.

Le camphre de Bornéo a pour formule $C^{20}H^{18}O^2$; il est généralement désigné sous le nom de *Bornéol*, qui lui a été donné par Gerhardt.

En chauffant du camphre ordinaire pendant huit à dix heures à la température de 180 à 200° avec une solution alcoolique de potasse, M. Berthelot a obtenu du camphate de potasse et du *Bornéol*. Cette réaction indique que le camphre de Bornéo joue le rôle d'un alcool par rapport au camphre du Japon ($C^{20}H^{16}O^2$) ; celui-ci n'est qu'un aldéhyde du premier.

Chauffé avec un corps oxydant, tel que l'acide azotique, le camphre de Bornéo absorbe de l'oxygène et donne du camphre ordinaire.

Chauffé légèrement avec de l'acide phosphorique anhydre, il se décompose tout à coup et produit un carbure liquide, *huile de camphre*, isomérique avec l'essence de térébenthine ($C^{20}H^{16}$).

Cette huile, plus suave que l'essence de térébenthine, est incolore, plus légère que l'eau, elle se volatilise sans laisser de résidu ; elle bout à 160°. Abandonnée à elle-même dans un flacon mal fermé, elle s'oxyde rapidement. Traitée par une solution de potasse et distillée ensuite, elle donne une matière camphrée. Gerhardt a parfaitement établi que le camphre solide de Bornéo dérive du camphre liquide ou huile de camphre par l'absorption d'une certaine quantité d'eau.

Usages. — Le camphre de Bornéo est surtout employé en Chine, au Japon, au Cambodge, à Siam. Les médecins chinois l'utilisent surtout contre les ophtalmies et l'emploient comme tonique et aphrodisiaque. Ils ne préparent presque aucun cardiaque, diaphorétique ou alexipharmaque où ils ne fassent entrer ce médicament. Une très grande quantité de ce produit est encore consommée en Chine pour les cérémonies funéraires et l'embaumement des corps. L'huile de camphre est employée comme antirhumatismale et sert à préparer un vernis qui est très apprécié. Les grandes dimensions du *Dryobalanops*, son tronc droit dépourvu de branches jusqu'à une grande hauteur, en font un excellent bois de charpente très odorant, d'une belle teinte rougeâtre, et qui est surtout utilisé par les Malais pour la construction de leurs barques.

BAUME DE GURJUN

Origine. — **Le baume de Gurjun** ou *Wood oil* (*huile de bois*) est une oléo-résine produite par plusieurs espèces du genre *Dipterocarpus*, parmi lesquelles il faut citer : le *D. turbinatus* Gœrtn. (*D. lœvis* Ham., *D. indicus* Bedd.), le *D. incanus* Roxb., le *D. alatus* Roxb., le *D. Zey-

lanicus Thw., et le *D. trispidus* Thw. A côté de ces espèces, qui sont originaires de l'est du Bengale et de Ceylan, nous mentionnerons les *D. trinervis* Bl., *D. gracilis* Bl., *D. littoralis* Bl., et *D. retusus* Bl., qui fournissent un produit moins estimé.

Récolte. — La majeure partie de ce baume provient de la côte de Burma et des Détroits. Pour le recueillir, on pratique des incisions dans le tronc de l'arbre pendant la saison sèche, on y creuse une cavité assez large dans laquelle on fait du feu jusqu'à ce que le bois soit entamé jusqu'à sa partie centrale. Le baume qui s'écoule est recueilli dans des vases de bambou où il se sépare par le repos en deux couches, l'une liquide, claire, qui constitue le vrai baume ; l'autre épaisse, appelée *guad*. On peut pratiquer deux à trois cavités dans chacun de ces arbres, qui sont remarquables par leur beauté et leurs dimensions gigantesques. On peut aussi renouveler de temps à autre la surface brûlée et y mettre le feu à nouveau. Un seul arbre peut fournir par an 30 à 40 gallons de baume.

Description. — Le baume de Gurjun étant fourni par plusieurs espèces croissant en pays différents n'a pas toujours les mêmes propriétés. En général, il se présente sous la forme d'un liquide épais et visqueux, fluorescent. Vu à la lumière réfléchie, il paraît opaque et coloré en gris verdâtre sombre ; vu par transparence, il est d'un brun rougeâtre foncé ; il possède une odeur aromatique qui rappelle celle du Copahu et un goût amer et aromatique dépourvu d'âcreté. Sa densité est de 0.964. Il se dissout dans la benzine, le chloroforme, le sulfure de carbone, les huiles essentielles ; il est incomplètement soluble dans l'alcool, dans l'éther, l'acide acétique. Conservé pendant longtemps dans un vase fermé à 100°, il devient un peu trouble ; à 130° il se transforme en une gelée qui, par le refroidissement, ne reprend pas sa fluidité primitive. Chauffé à 220° dans un tube clos, il devient complètement solide, ce qui le distingue du baume de Copahu.

Composition. — Ce baume est constitué par un mélange de résine et d'huile essentielle.

L'essence est d'une couleur jaune pâle, peu odorante ; elle est peu soluble dans l'alcool absolu ou l'acide acétique, plus soluble dans l'alcool amylique ; elle a pour densité 0,915 et pour formule $C^{20}H^{32}$; elle se colore en beau bleu par l'acide chlorhydrique, sans donner de composés cristallins.

La résine dissoute dans l'alcool et additionnée d'ammoniaque donne un composé qui, traité par un acide, abandonne de l'acide *gurjunique*.

Usages. — Le baume de Gurjun est employé à la dose de 2 à 4 grammes par jour comme succédané du copahu.

À la famille des Diptérocarpées se rattachent les *Vatica*, arbres de l'Asie et de l'Afrique tropicales qui renferment un suc oléo-résineux. Les espèces les plus intéressantes sont le *V. Selanica* Wight et Arn., qui donne le **Dammar Selan** de la Malaisie; le *V. robusta* W. et Arn., qui produit une sorte d'encens appelé *Ral*.

Le *Vateria Indica* L. (*Elæocarpus copallinus* Retz.) fournit le copal de l'Inde et ses graines produisent une graisse végétale désignée sous le nom de **suif de Piney** ou de **Canara**. C'est également une Diptérocarpée du Gabon, le *Lophira alata* Gœrtn., qui fournit le **suif d'Ochoco**.

TERNSTRŒMIACÉES

Arbres ou arbrisseaux à feuilles alternes, glabres, coriaces, luisantes et persistantes. Fleurs parfois très grandes, axillaires et terminales. Calice à 5 sépales concaves, inégaux, imbriqués. Corolle formée de cinq ou de plusieurs pétales à préfloraison imbriquée ou tordue. Étamines indéfinies hypogynes. Ovaire généralement à 3 ou 5 loges pluriovulées. Ovules pendants ou ascendants. Fruit capsulaire indéhiscent, à plusieurs loges. Graines à embryon nu ou albuminé.

CARACTÈRES ANATOMIQUES. — *Feuilles*. Stomates localisés sur l'épiderme inférieur et entourés généralement par 3 cellules plus petites que les autres et allongées dans une direction tangentielle. Mésophylle hétérogène asymétrique. Cristaux d'oxalate de chaux en mâcles ou en étoiles ; système libéro-ligneux représenté par un cordon ligneux arqué, recouvert par un liber mou et par un péricycle fibreux qui se prolonge sur la face supérieure du cordon. Des sclérites volumineux et ramifiés dans le mésophylle et le tissu fondamental. Pas de glandes internes ni de vaisseaux laticifères, sauf dans quelques plantes des genres *Bonnezia* et *Archytxa* [1].

Les Ternstrœmiacées se rencontrent principalement dans l'Asie orientale et l'Amérique tropicale ; elles sont très rares dans l'Amérique du Nord. L'espèce de beaucoup la plus intéressante de cette famille est le Thé de Chine, dont l'usage est aujourd'hui universellement répandu et qui doit ses propriétés à la présence de la Caféine. A côté de quelques espèces riches en mucilage qui leur communique des propriétés émollientes, il y en a d'autres qui renferment une certaine proportion de tannin et qui sont utilisées comme astringentes ou pour le tannage des cuirs. Le Camélia, encore nommé Rose du Japon, se distingue par l'éclat de ses fleurs et de son feuillage, qui en font une de nos plus belles plantes d'ornement.

[1] *Ann. des Sc. nat. Bot.* [7], 1885, p. 43.

FEUILLE DE THÉ

ORIGINE. — La **feuille de Thé** est fournie par le *Thea Chinensis* Sims. (*Camellia Thea* Link.), (fig. 1217), plante originaire de l'Assam supérieur et du sud-ouest de la Chine, où elle croît sur les pentes de la chaîne de l'Himalaya. Cet arbuste est cultivé aujourd'hui sur une grande partie du territoire chinois, au Japon, dans l'Inde, l'Amérique du Sud, au Brésil et dans quelques colonies européennes. Depuis quelques années la culture du Thé s'est développée avec un succès remarquable à Java et le Thé qu'on y récolte soutient déjà la concurrence avec les produits si estimés de l'Empire du Milieu.

RÉCOLTE. — A l'état sauvage, l'arbre à Thé peut atteindre la hauteur de 10 mètres, mais quand il est mis en exploitation il ne dépasse guère 2 à 3 mètres et donne 3 à 4 récoltes par an. Ces cueillettes successives entraînent le dépérissement des arbres, dont la durée ne s'étend pas au delà de dix à douze ans. La première récolte se fait vers la fin de février ou au commencement de mars, quand les feuilles à peine épanouies sortent de leurs bourgeons et sont encore enroulées, petites, tendres, gluantes

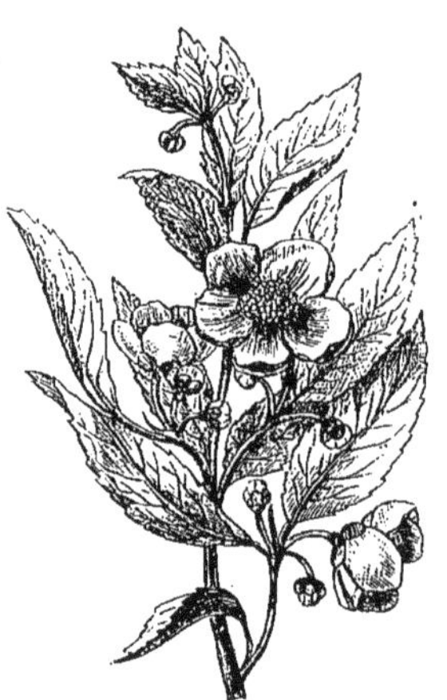

Fig. 1217. — Thea chinensis.
Rameau florifère.

et recouvertes d'un duvet soyeux. En cet état, elles fournissent la qualité la plus estimée et qui, désignée sous le nom de *fleur de thé* ou de *Thé impérial*, est réservée pour l'Empereur de Chine ou les grands de la Cour. La deuxième récolte se fait un mois plus tard. Sans avoir acquis tout leur développement, les feuilles sont plus grandes, très savoureuses et triées avec soin. Les autres récoltes se font à mesure que les feuilles se développent et quand elles ont acquis leur entière croissance, elles fournissent la plupart des sortes communes du commerce.

PRÉPARATION. — Après leur récolte, les feuilles de Thé sont portées sur des poêles en fer chauffées à un feu de charbon de bois et elles sont grillées pendant quatre à cinq minutes, pendant qu'on les remue constamment. Ensuite, elles passent sur des tables, où, avec les mains, on les réunit en petites pelotes, en les frottant et les enroulant de côté et d'autre. On leur enlève ainsi une partie de leur suc et on leur donne la forme de petits paquets coniques, où elles sont enroulées en spirale. Alors, on les étend sur des nattes, puis on les grille de nouveau à la poêle. Au bout d'une heure ou d'une heure et demie, elles sont complètement séchées et ont pris une teinte d'un vert mat. Ainsi préparé, le thé est criblé pour être débarrassé des matières étrangères et pour être séparé, d'après sa grosseur, en différentes qualités. Pendant le criblage on chauffe encore les feuilles, soit une seule fois pour les Thés de qualité inférieure, soit plusieurs fois pour les qualités supérieures. C'est ainsi qu'on obtient les **Thés verts**.

Les **Thés noirs** se préparent par un procédé unpeu différent. Avant d'être soumises au grillage et à l'enroulement à la main, les feuilles sont étendues sur des nattes pendant plusieurs heures et ensuite remuées par les ouvriers assez longtemps pour qu'elles soient fanées ; après quoi on les met en tas pour leur faire subir une espèce de fermentation qui altère leur couleur.

Les Chinois estiment avec raison que l'arome naturel du thé est plus agréable que tout autre ; aussi vendent-ils les qualités supérieures telles qu'ils les ont récoltées ; mais ils aromatisent les qualités inférieures avec les fleurs d'*Olea fragrans* Thunb., de *Gardenia florida* L., de *Chloranthus inconspicuus* Sw. et de *Jasminum Sambac* Ait.

Au Japon les feuilles de Thé ne sont pas abandonnées à la fermentation, mais après avoir été humectées et refroidies, elles sont de nouveau passées au four ; elles ne sont, en outre, jamais parfumées au moyen de substances odoriférantes.

A Ceylan, les feuilles de Thé recoltées avec le plus grand soin passent dans des magasins où elles subissent une dessiccation suffisante sous l'influence d'un courant d'air sec lancé par des machines ; puis elles sont placées dans un appareil qui les roule mieux que la main. Elles sont ensuite disposées en petits tas sur des tables où elles subissent une légère fermentation qui leur donne une teinte bronzée. Quand elles ont acquis cette couleur, on les place dans des appareils chauffés, où elles subissent la torréfaction nécessaire.

Suivant leur coloration, les Thés présentent des caractères physiques qui ne diffèrent pas moins que leurs propriétés organoleptiques.

Les Thés verts sont caractérisés par leur couleur vert foncé, plus ou moins teintée de bleu ou de brun. Leur odeur est légèrement aromatique, leur saveur est astringente, faiblement âcre, accompagnée d'une amertume agréable; ils donnent une infusion jaune verdâtre. Leur coloration verte n'est pas toujours naturelle : les Chinois savent parfaitement la développer au moyen d'un mélange de sulfate de chaux, de curcuma et d'indigo ; aussi en frottant pendant quelque temps la plupart des Thés verts sur du papier ou sur un linge, en détache-t-on une notable porportion de ce colorant artificiel.

Les principales variétés commerciales de Thés verts sont :

Le **Thé Hyson,** espèce des meilleures et des plus estimées, formée de grandes feuilles, roulées dans le sens de la longueur ;

Le **Thé Schoulang,** qui a sensiblement le même aspect et la même valeur commerciale ; il n'en diffère que par son odeur plus suave et qui a été développée au moyen des fleurs d'*Olea fragrans* ou de *Chloranthus inconspicuus ;*

Le **Thé Poudre à canon,** formé de feuilles très jeunes ou de feuilles coupées en morceaux et roulées sur elles-mêmes, de façon à ressembler pour la grosseur aux grains de l'ancienne poudre à canon ; c'est une variété assez estimée ;

Le **Thé Perlé,** doué d'un arome assez agréable et formé de feuilles jaunes et minces, d'abord roulées dans le sens de la longueur, puis repliées dans le sens de la largeur.

Le **Thé Tonkay,** espèce peu estimée, formée de feuilles jaunâtres et mal roulées en spirale.

Les Thés noirs se distinguent par leur coloration noire ou brun foncé ; ils sont en général moins bien roulés et plus légers que les thés verts ; leur odeur, bien qu'aromatique, est un peu différente ; leur saveur est astringente : leur infusion a une teinte brun foncé.

Leurs principales variétés commerciales sont :

Le **Thé Souchong,** d'une teinte brun noirâtre, constitué par des feuilles larges minces, concassées, roulées dans le sens de la longueur ; il a une saveur et un arome peu prononcés ;

Le **Thé Congo,** d'un noir grisâtre, formé de feuilles minces, courtes ; cette variété possède un arome assez agréable ; son infusion constitue en Chine et en Russie la boisson journalière des habitants ;

Le **Thé Bohea** ou **Bouy,** d'une couleur brunâtre, formé des feuilles les plus âgées de la récolte qui a fourni la variété précédente ;

Le **Thé Pekao à pointes blanches,** formé de feuilles très allongées, d'un noir argenté, couvertes d'un léger duvet blanc et soyeux ; ce thé, qui possède une odeur forte et suave, une saveur délicate, est l'espèce commerciale la plus estimée ;

Le **Thé Pekao orange** qui se distingue du précédent par sa couleur d'un noir foncé mélangé de jaune orange ; son arome ne paraît pas naturel et lui a été communiqué au moyen des *fleurs de l'oranger* ou du *Jasminum Sambac.*

Telles sont les principales variétés de Thé qui sont vendues et consommées en France sous le nom de **Thé de la Chine.**

Indépendamment de ces sortes commerciales, il existe sur les divers marchés de l'Europe une multitude de variétés de Thés qui diffèrent des Thés Chinois aussi bien par leur apparence extérieure que par leur dénomination : tels sont les *Thés du Japon*, de la *Corée*, de l'*Inde*, etc. Chacun de ces produits comprend un très grand nombre de variétés. Si quelques-unes d'entre elles rappellent par leur forme les diverses sortes commerciales de Thés Chinois, il en est d'autres telles que le *Thé du Brésil* qui se présentent sous un aspect tout à fait différent et à peine repliées sur elles-mêmes.

Pendant longtemps on a cru que les diverses variétés commerciales de Thé étaient fournies par des plantes différentes, mais cette opinion est abandonnée aujourd'hui et tous les auteurs admettent que les Thés du commerce sont fournis par la *Thea Chinensis*, type des trois variétés *T. Bohea* L., *T. viridis* L. et *T. stricta* Hayne, qui fournissent des feuilles identiques.

Les quelques différences que l'on peut observer dans les Thés commerciaux quand on les examine au point de vue anatomique ne peuvent être attribuées qu'à des différences d'âge.

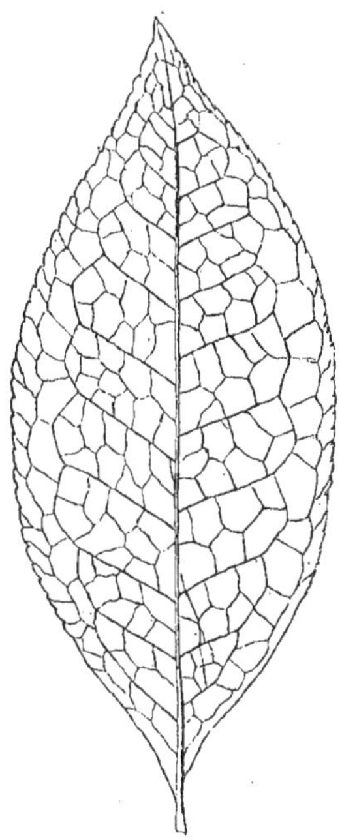

Fig. 1218.
Feuille de Thé de Chine.

DESCRIPTION. — La feuille de Thé de Chine (fig. 1218) est ovale oblongue ou ovale elliptique, atténuée à la base, acuminée au sommet. A partir d'une certaine hauteur, le tiers ou le quart inférieur, les bords de cette feuille portent des dents régulièrement espacées et d'une forme toute particulière. La dentelure fait une légère saillie en dehors du limbe, s'arrondit et du milieu de l'espèce de petit coussinet qu'elle forme ainsi, laisse sortir une toute petite pointe noirâtre qui se recourbe en dedans et qui ressemble à une petite griffe de chat. Une nervure médiane partage le limbe en deux parties sensiblement égales ; des nervures secondaires s'en détachent sous un angle d'environ 45° et vers les deux tiers de la distance qui sépare la nervure principale des bords de la feuille, elles forment, en s'anastomosant de larges lacets d'où partent des nervures tertiaires, qui se rejoignent comme

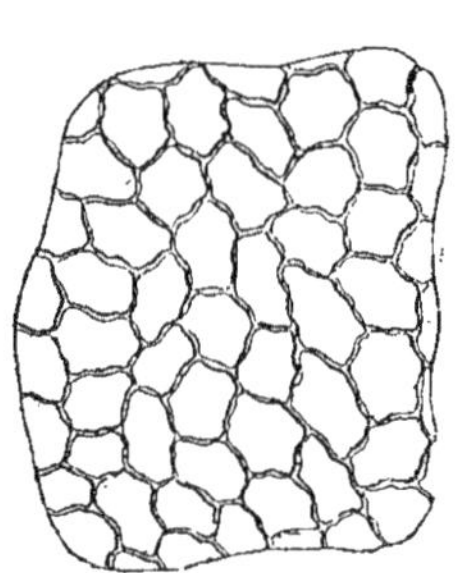
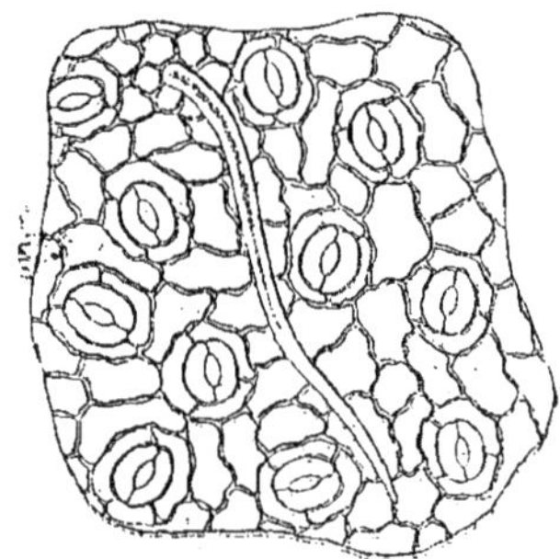

Fig. 1219, 1220. — Feuille de Thé de Chine.

Épiderme supérieur.   Épiderme inférieur.

les précédentes à une faible distance du bord. Ce sont seulement les ramifications de ces nervures tertiaires qui se portent vers les dents.

STRUCTURE ANATOMIQUE. — L'épiderme supérieur (fig. 1219) est formé de cellules polygonales, à parois faiblement ondulées ; il est recouvert par une cuticule assez épaisse et lisse. L'épiderme inférieur fig. 1220) est formé de cellules un peu plus irrégulières, il est garni de stomates et de poils. Les stomates sont entourés généralement par trois cellules plus petites que les autres et allongées tangentiellement. Les poils sont uni-cellulaires, coniques, généralement recourbés et munis de parois très épaisses.

Le mésophylle est hétérogène asymétrique, formé dans sa partie supérieure de deux rangées de cellules disposées en palissade et dans sa partie inférieure qui est plus épaisse, de cellules irrégulières, ovales

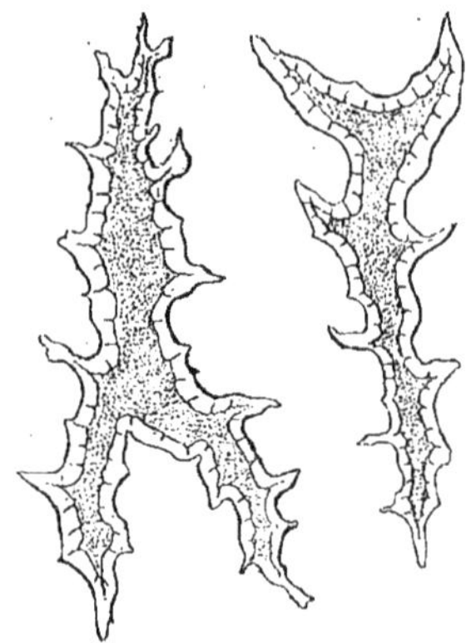

Fig. 1221.
Feuille de Thé de Chine.

Cellules scléreuses.

ou elliptiques, renfermant de la chlorophylle ou des cristaux étoilés d'oxalate de chaux. Cette partie de la feuille est caractérisée par la présence de cellules sclérenchymateuses dont les contours sont très irréguliers, tuberculeux, coniques, et dont les parois sont fort épaisses. Ces cellules s'étendent généralement d'un épiderme à l'autre ; quelquefois elles sont ramifiées (fig. 1221). Si elles ont des formes assez variables, elles se distinguent toujours nettement par les arêtes qui existent sur leur paroi extérieure (fig. 1222).

La nervure médiane est biconvexe ; elle est recouverte par un épiderme formé de cellules plus petites que celles du limbe et qui, vues de face, sont à peu près rectangulaires et allongées parallèlement à l'axe de la nervure. En dessous de cet épiderme, on observe deux à trois rangées de cellules arrondies, à parois épaisses, formant un hypoderme qui recouvre le parenchyme fondamental. Celui-ci est un

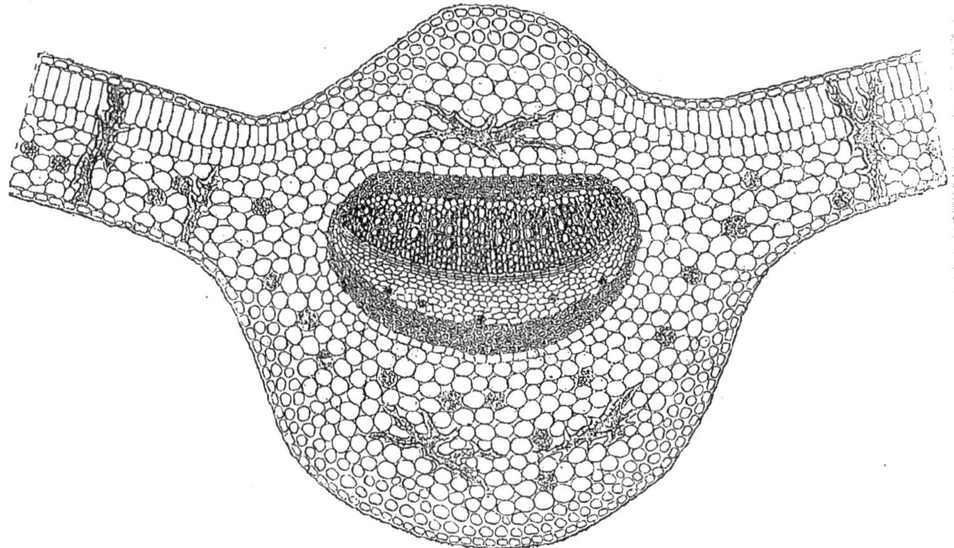

Fig. 1222. — Feuille de Thé de Chine.
Structure de la nervure médiane.

tissu de cellules arrondies, riche en cristaux d'oxalate de chaux ; il présente constamment dans son épaisseur des cellules scléreuses affectant la même forme que celles qui existent dans le mésophylle ; parfois, ces cellules sont coupées transversalement et affectent dans ce cas une forme un peu différente. Le système libéro-ligneux est représenté par un cordon ligneux, arqué, recouvert sur sa face inférieure par un liber mou et un péricycle fibreux. La face supérieure du cordon est également recouverte par une bande de péricycle plus ou moins lignifié.

Composition chimique. — La composition chimique du Thé a été étudiée par un grand nombre de chimistes.

Mulder[1] a retiré de cette substance les principes suivants :

	Thé Hyson noir.	Thé Congo vert.
Théine (caféine).	0,43	0,46
Huile essentielle.	0,70	0,60
Chlorophylle	2,22	1,84
Cire	0,28	»
Résine.	2,22	3,64
Gomme.	8,56	7,28
Tannin.	17,80	12,88
Matière extrative	22,80	20,60
— colorante	23,60	19,12
Albumine.	3,00	2,80
Cellulose	17,08	28,32
Cendres	5,56	5,24

La proportion de Théine varie considérablement dans les feuilles de Thé ; elle est en général supérieure à celle qui a été signalée dans l'analyse de Mulder.

D'après Stenhouse[2] la proportion de Théine contenue dans le Thé peut atteindre de 1 à 1,27 p. 100. M. Péligot[3] a retiré du thé Hyson 2,4 p. 100 de Théine et du Thé perlé 4,1 p. 100.

Weyrick[4], qui a analysé 23 sortes de thé, y a trouvé une proportion de Théine variant entre 1,36 et 3,09.

Paul et Cownley[5], qui ont répété leurs expériences sur 28 sortes de thé de provenance indienne y ont trouvé une proportion d'alcaloïde variant entre 3,43 et 4,96 p. 100. M. Riche[6] a analysé un grand nombre de variétés commerciales de thé et a constaté que leur teneur en théine varie entre 1,235 et 2,25 p. 100.

Les Thés du Japon sont aussi variables que les Thés de Chine dans leur composition, ainsi que cela résulte des expériences faites sur 9 espèces de Thé japonais par Schimoyama et Meyer (1885), qui en ont retiré de 1,30 à 2,96 p. 100 de Théine.

La quantité de Théine n'est nullement en rapport avec le prix du Thé. La force paraît déterminée surtout par la quantité et la nature des principes astringents dont l'étude est encore incomplète.

La valeur commerciale des Thés paraît surtout dépendre de leur

[1] *Archiv. der Pharm.*, t. XXVIII, p. 317.
[2] *Philosophical Magazine*, t. XXIII, 1843, p. 427.
[3] *Ann. de Phys. et de Chimie*, [3], t. XI, p. 138.
[4] Wiggers et Huseman. *Jahresber. der Pharmacogn.* (1873).
[5] *Pharmaceut. Journal.*, 19 nov. 1887.
[6] *J. de Ph. et de Chimie*, 1890, p. 1.

arome et de leur saveur, qui sont appréciés avec un degré surprenant de précision par les courtiers spéciaux.

L'huile essentielle qu'on retire du thé a une teinte jaune citron, une odeur forte qui rappelle celle de la plante ; exposée à l'air, elle se résinifie ; soumise à une basse température, elle se solidifie.

Péligot a constaté que l'albumine, signalée par Mulder n'est autre chose que de la caséine.

Le principe désigné par quelques auteurs sous le nom d'*acide*

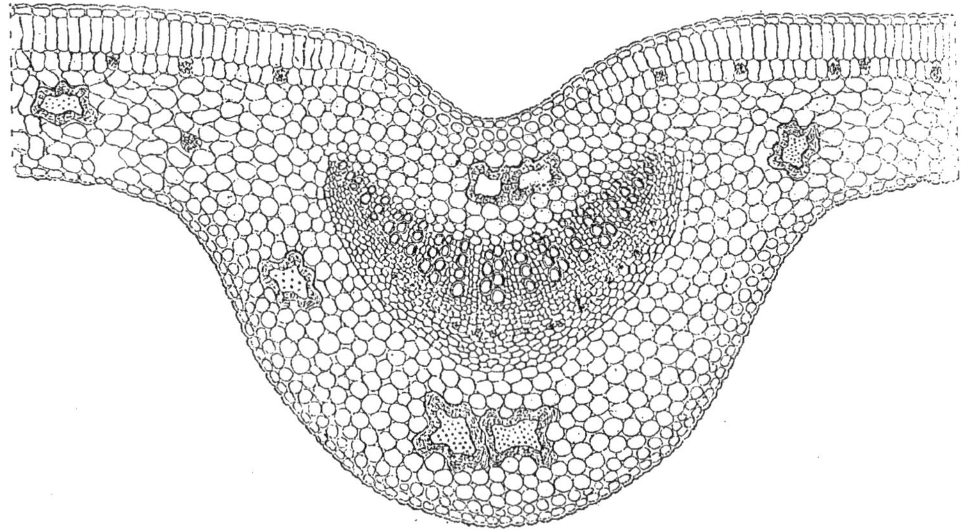

Fig. 1223. — Feuille de Faux Thé impérial chinois.
Structure de la nervure médiane.

bohéique est un mélange de tannin, d'acides gallique et oxalique et de quercitrin.

La proportion d'eau atteint en moyenne 10 p. 100 dans les thés noirs et 8 p. 100 dans les Thés verts.

Kossel[1] a retiré du Thé un nouvel alcaloïde, la *théophylline*, qui a la même composition que la théobromine, et n'en diffère que par sa plus grande solubilité dans l'eau, et surtout dans l'eau additionnée d'ammoniaque. Cet alcaloïde donne des sels cristallisables avec les acides nitrique et chlorhydrique.

Baginsky a constaté dans le thé la présence de la xanthine, dont la théophylline ne serait peut-être qu'un dérivé, d'après Kossel.

[1] *Bericht der Deutsch. Chem. Gesellsch.*, n° 11, p. 2164, 1er juillet 1888.

Usages. — Le Thé est employé depuis un temps immémorial en Chine où il constitue la boisson ordinaire du peuple. Son usage en Europe remonte au milieu du xvii° siècle, mais il s'y est propagé très rapidement.

L'infusion de Thé est une boisson agréable, aromatique, stimulante, digestive, diaphorétique et même stomachique.

En raison de la proportion notable de Caféine qu'il contient, le Thé est rangé dans la catégorie des dynamophores ou des aliments d'épargne, et peut être administré avec succès dans les affections cardiaques.

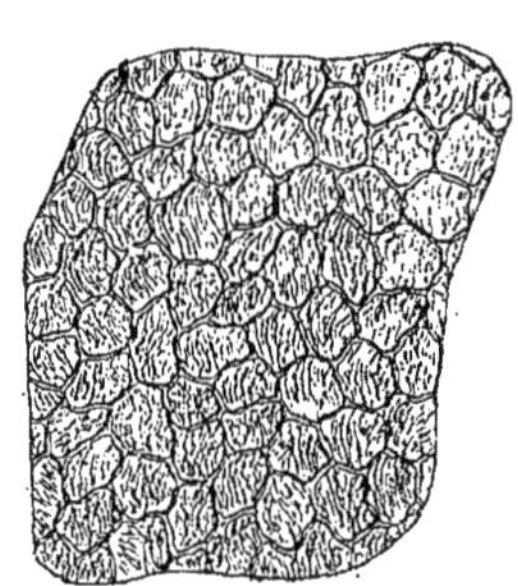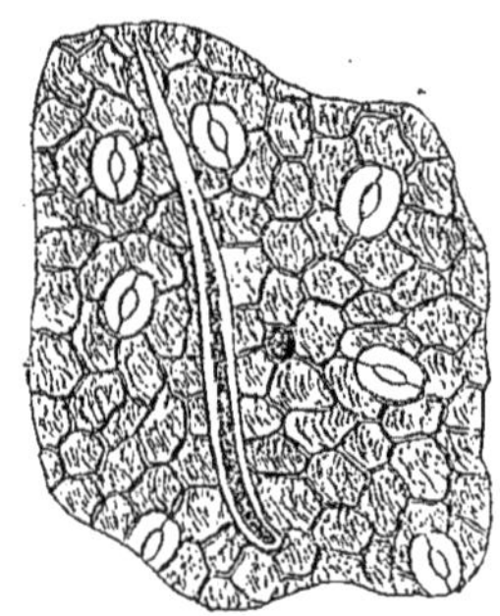

Fig. 1224, 1225. — Feuille de Faux Thé impérial chinois.

Épiderme supérieur.   Épiderme inférieur.

Falsifications. — Le Thé a été l'objet des falsifications les plus nombreuses et les plus diverses, pratiquées aussi bien par les Chinois que par les marchands auxquels il est expédié. La falsification la plus ordinaire consiste à remettre en circulation des feuilles de thé ayant déjà servi. Il existe dans certaines villes d'Europe des fabriques qui s'occupent exclusivement de cette industrie frauduleuse ; cette duperie peut être révélée par le dosage de la théine.

Une falsification aussi commune consiste à mélanger le Thé avec des feuilles étrangères qui s'en rapprochent par quelques-uns de leurs caractères extérieurs et par leur astringence.

Depuis qu'on a signalé la présence dans la feuille de Thé, d'éléments scléreux pouvant fournir un élément de détermination assez rigoureux, les fraudeurs, même en Chine, se sont appliqués à choisir, pour falsifier le thé, des feuilles possédant la même particularité anatomique et des éléments scléreux de forme à peu près analogue. Tel est le cas que nous avons eu à signaler dans ces dernières années avec un thé d'origine chinoise vendu sous le nom de *Thé impérial*[1] et qui est

[1] *J. de Ph. et de Chimie*, [5], XXI, p. 8, 1890.

presque entièrement composé de feuilles très riches en cystolithes.
Parmi les feuilles analogues adoptées pour ce genre de fraude, nous
citerons celles du *Camellia Japonica* L., de l'*Olea fragrans* Thunb.,
du *Phillyrea angustifolia* L.

Le pharmacien expert doit dans ce cas s'attacher à comparer bien
exactement les formes, la dimension, la localisation des sclérites et
compléter son examen par la comparaison des autres caractères anatomiques, tels que la *forme des poils*, la *présence ou l'absence et la forme
des cristaux*, la *disposition de l'appareil stomatique* et du *système libéro-
ligneux*.

L'examen attentif des figures 1219 à 1222 qui représentent les particularités anatomiques de la véritable feuille de thé et des figures

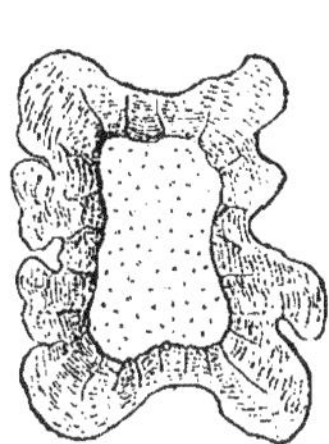
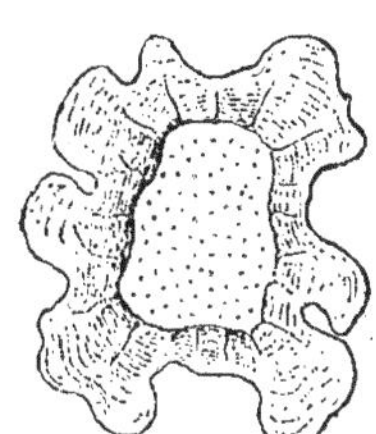
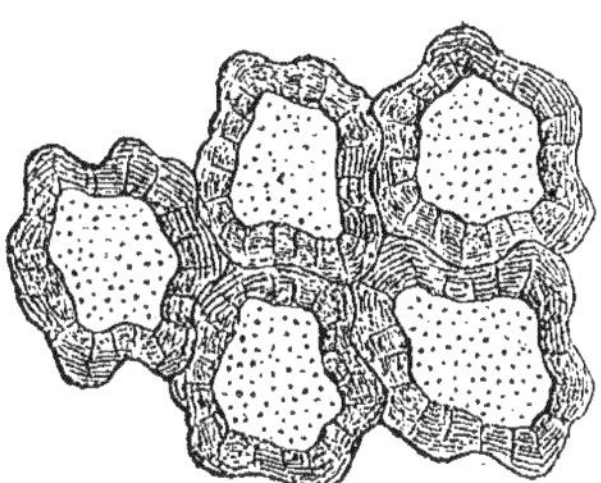

Fig. 1226, 1227. — Faux Thé impérial chinois.

Cellules scléreuses isolées.   Cellules scléreuses groupées.

1223 à 1227 qui représentent celles d'un faux Thé, permettra d'apprécier le parti que l'on peut tirer de la comparaison de ces divers
caractères.

Parmi les autres feuilles dont la présence a été signalée dans le thé
à plusieurs reprises, nous citerons celles des *Populus Tremula* L. et
P. nigra L., de l'*Epilobium angustifolium* L., du *Laurus nobilis* L., de
l'*Æsculus Hippocastanum* L., du *Fagus sylvatica* L., du *Rosa canina* L.,
du *Malus communis* L., du *Lithospermum officinale* L., du *Salix ca-
prœa* L., du *Cratœgus oxyacantha* L., du *Fraxinus excelsior* L., du
Sambucus nigra L.

L'étude de ces diverses falsifications a été l'objet d'un mémoire intéressant de la part de M. Brunotte[1].

---

[1] Brunotte. *De la détermination histologique des falsifications du thé*. Thèse Ec. de Ph.
de Nancy, 1883.

GUTTIFÈRES

Arbres et arbrisseaux quelquefois parasites, contenant tous un suc résineux jaune ou vert. Feuilles opposées, plus rarement alternes, coriaces, le plus souvent luisantes, penninerviées, dépourvues de stipules. — Fleurs hermaphrodites ou unisexuées et polygames réunies en grappes axillaires ou en panicules terminales. Calice formé de 2 à 6 sépales souvent colorés et imbriqués. — Corolle à pétales hypogynes, en même nombre que les sépales. — Étamines indéfinies ou rarement définies, libres. Ovaire formé d'une à cinq loges contenant un et plus souvent plusieurs ovules ascendants ou dressés. — Fruit capsulaire, drupacé ou baccien. Embryon exalbuminé parfois réduit à une grosse radicule.

CARACTÈRES ANATOMIQUES. — Les feuilles, dont l'anatomie complète a été faite par M. Vesque [1], sont le plus généralement glabres, parfois garnies de poils simples ou rameux, unicellulaires ou unisériés ; elles sont dépourvues de poils glanduleux. — Les stomates localisés sur la face inférieure seulement, sauf dans les *Garcinia*, sont bordés par deux cellules accessoires réniformes et allongées parallèlement à l'ostiole. Les cristaux très rarement nuls sont agglomérés et disposés en mâcles ou simples et en prismes obliques. Le système libéro-ligneux est souvent représenté par un cordon ligneux arqué recouvert en bas par un liber mou et un péricycle fibreux. Les deux extrémités de ce cordon sont souvent aussi recouvertes à leur partie supérieure par un massif fibreux ; parfois elles se recourbent sans toutefois se rejoindre. Dans quelques espèces héliophiles du genre *Calophyllum*, on observe de petits réservoirs vasiformes peu apparents et un hypoderme formé d'une à huit rangées de cellules. Les feuilles de Guttifères sont en outre caractérisées par l'existence d'un appareil sécréteur dont la structure, le développement et la localisation ont été étudiés par MM. Konrad Muller [2], Trécul [3] et Van Tieghem [4].

Cet appareil est représenté par des canaux sécréteurs et par des poches sécrétrices. Les canaux sont localisés dans le parenchyme qui entoure le cordon libéro-

[1] J. Vesque. *Epharmosis sive materiæ ad instruendam anatomiam systematis naturalis. Pars secunda. Garciniæ et Calophylleæ.* Vincennes, 1889.

Botanische Iahrbücher für Systematick, t. II, p. 430. Leipzig, 1882.

[3] *Ann. des Sc. natur.*

[4] *Ann. des Sc. natur.*, VIIe série, 1885, t. Ier, p. 37.

ligneux et dans le tissu qui remplit la concavité de ce cordon. Les poches sécrétrices sont localisées dans le parenchyme de la feuille. Ces canaux et ces poches n'ont pas de parois propres et sont d'origine schizogène.

Dans la racine, l'appareil sécréteur affecte, d'après M. Van Tieghem, trois dispositions différentes : 1° l'écorce seule renferme de nombreux canaux sécréteurs (*Clusia*) ; 2° l'écorce est dépourvue de canaux sécréteurs, qui sont remplacés par deux assises oléifères : l'une extérieure continue localisée dans le suber, l'autre intérieure discontinue, localisée dans l'endoderme ; en outre on observe un canal sécréteur dans chacun des faisceaux libériens primaires du cylindre central, et plus tard dans le liber secondaire (*Garcinia, Xanthochymus, Rheedia*) ; 3° les canaux sécréteurs existent à la fois dans l'écorce et dans le liber (*Calophyllum, Mammea*).

Dans la tige, les canaux sécréteurs sont localisés à la fois dans l'écorce et dans la moelle.

La graine des Guttifères renferme aussi des canaux sécréteurs localisés tantôt dans la tigelle (*Clusia*), tantôt dans les cotylédons (*Calophyllum, Mammea*).

Dans la tige les canaux sécréteurs sont localisés à la fois dans l'écorce et dans la moelle.

La graine des Guttifères renferme aussi des canaux sécréteurs localisés tantôt dans la tigelle (*Clusia*), tantôt dans les cotylédons (*Calophyllum, Mammea*).

Les Guttifères à l'exception de quelques espèces qui habitent les parties chaudes de l'Amérique septentrionale, sont localisées dans la zone intertropicale ; on en rencontre moins en Amérique qu'en Asie, et très peu en Afrique.

Elles sont presque toutes douées de propriétés purgatives qu'elles doivent à un principe résineux âcre, associé à un peu d'huile volatile ou à de la gomme, qui tempère son action irritante. Quelques espèces ont des fruits comestibles ; d'autres renferment dans leur embryon une huile fixe ou des graisses qui peuvent être utilisées dans l'alimentation. — A côté de la gomme-gutte, qui fournit une magnifique couleur jaune, d'autres résines sont utilisées dans l'industrie pour le calfatage des navires. — Toutes les espèces se recommandent par la qualité de leur bois, qui est incorruptible.

GOMME-GUTTE

La **Gomme-Gutte** est fournie par le *Garcinia Morella* Desr., var. *pedicellata* (*G. Hanburyi* Hook) (fig. 1228), qui croît spontanément au Cambodge, à Siam et dans le sud de la Cochinchine.

SÉCRÉTION. — Cette gomme-résine est contenue dans de nombreux canaux sécréteurs qui sont localisés dans toute l'épaisseur de l'écorce

(fig. 1229) et dans la moelle. On en trouve également dans les vaisseaux qui occupent la partie extérieure de la zone ligneuse. La présence de la gomme.résine dans ces derniers vaisseaux s'explique par
l'existence, au niveau des nœuds, de canaux transversaux qui traversent
le bois et établissent une communication entre les canaux de la
moelle et ceux de l'écorce. Cet appareil sécréteur étant dépourvu de
parois propres, son contenu liquide se répand dans les lacunes qui
séparent les éléments du bois et de là pénètre dans les vaisseaux par
leurs ouvertures ponctuées.

RÉCOLTE. — L'extraction de la gomme-gutte commence après la saison
des pluies, c'est-à-dire en février et mars, et se continue jusqu'en avril
et en mai. Elle se fait en pratiquant sur les
arbres des incisions spiralées qui s'étendent sur
la moitié de la circonférence du tronc ; on introduit dans la blessure ainsi pratiquée entre l'écorce
et le bois des entre-nœuds de bambou dans lesquels le suc coulant goutte à goutte se rassemble
lentement ; quand l'écoulement a cessé sur un
point on transporte le bambou sur une autre
incision et au bout de quinze à trente jours le
récipient se trouve rempli. Au moment où elle
s'écoule de l'arbre, la gomme-résine est liquide,
jaunâtre ; elle passe ensuite à l'état visqueux et
arrive dans le commerce à l'état solide. Pour la
retirer des bambous qui la contiennent, on expose
ceux-ci à la chaleur, et après l'évaporation de la
partie aqueuse, la gomme-gutte se détache faci-

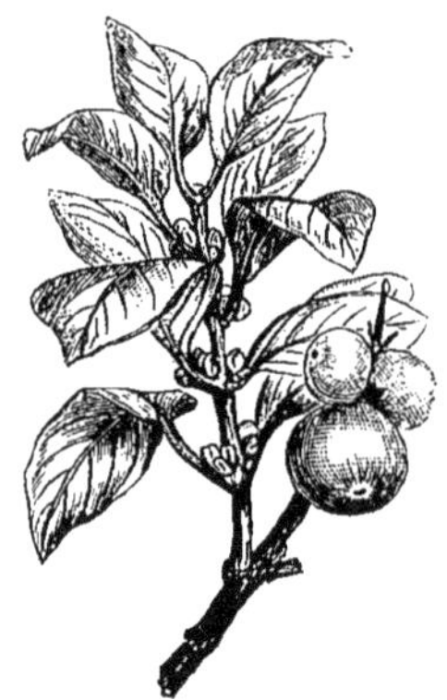

Fig. 1228.
Garcinia Hanburyi.

Rameau.

lement; on la livre au commerce sous le nom de *gomme-gutte en
canons.*

D'après des renseignements fournis à Murray, l'extraction de la
gomme-gutte se faisait à Siam en courbant les branches et en perçant
les feuilles et les jeunes rameaux au moyen d'un instrument tranchant.
Le suc, qui s'écoulait goutte à goutte, était recueilli dans des noix de
coco et versé ensuite dans des vases plus grands en argile. De là elle
passait entre les mains des Chinois et des Malais qui, après l'avoir
purifiée par un procédé spécial, l'aggloméraient en masses irrégulières
constituant la gomme-gutte en gâteaux, ou la coulaient dans des
cylindres creux en bambous où elle se solidifiait et formait la gomme-
gutte en canons ou en bâtons.

D'après Christison, on enlève sur le *Garcinia Morella* des lambeaux d'écorce assez larges. Le suc qui s'écoule est reçu dans des vases *ad hoc*, puis séché au soleil.

Suivant Mme Walker, on détache de l'arbre des lambeaux d'écorce de la largeur de la main. Cette opération se fait le matin. — La gomme gutte s'écoule alors des canaux tranchés ; elle se solidifie au soleil pendant la journée et on la recueille le lendemain matin.

Description. — La **gomme-gutte en bâtons** se présente dans le commerce en cylindres mesurant 15 à 20 centimètres de longeur et 3 à 6 centimètres de diamètres, et présentant sur leur surface extérieure des stries longitudinales produites par les parties saillantes qui existent à la partie interne des tuyaux de bambou. Parfois les bâtons sont agglutinés ou brisés et la drogue se présente en fragments irréguliers. La substance est d'une belle couleur orangé brunâtre ; elle est très dense et homogène, recouverte d'une poussière jaune verdâtre ou jaune doré ; elle se brise facilement ; la cassure est conchoïdale, unie et presque luisante ; vus en lames minces, les morceaux sont à peine translucides. Elle donne facilement avec l'eau une émulsion d'une belle couleur jaune ; elle a une odeur peu prononcée et une saveur âcre et désagréable.

A côté de cette sorte qui est la plus estimée, on trouve dans le commerce une sorte inférieure désignée sous le nom de **gomme-gutte en gâteaux** ou **en masses** et qui se présente en masses informes et irrégulières du poids de 1,000 à 1,500 grammes. Ce produit varie beaucoup dans son apparence extérieure, mais se distingue surtout

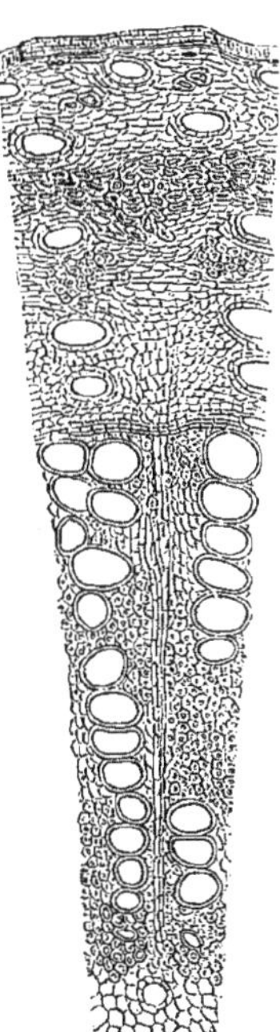

Fig. 1229. — Tige de *Garcinia Hanburyi.*

par le peu d'homogénéité de l'émulsion qu'il produit avec l'eau ; sa cassure est plus ou moins grossière et esquilleuse, sa couleur est brune ou grisâtre et les fragments les plus minces ne sont pas translucides. Christison a signalé dans cette gomme-résine la présence d'une quantité d'amidon qui varie de 6 à 19 p. 100 et diminue d'autant les proportions relatives de gomme et de résine.

Composition chimique. — La belle gomme-gutte en canons renferme environ 20 à 25 p. 100 de gomme et 75 à 80 p. 100 de résine.

La résine est d'une couleur jaune orangé presque rouge, transparente, d'une saveur extrêmement âcre à la gorge ; elle est insoluble dans l'eau froide et bouillante, soluble dans l'alcool, l'éther, le chloroforme, le sulfure de carbone, l'essence de térébenthine et la benzine ; elle a été désignée sous le nom d'*acide cambogique*, bien que sa réaction acide soit contestée par quelques pharmacologistes.

Elle a été étudiée au point de vue chimique par Gigon[1]. En la faisant fondre avec de la potasse, Hlasivetz et Barth en ont retiré de l'*acide acétique*, de la *phoroglucine*, de l'*acide pyrotartrique* et de l'*acide isuvilinique*.

La gomme soluble dans l'eau a été d'abord regardée comme de l'arabine, mais Flückiger a constaté qu'elle en différait en ce que sa solution ne donne pas de précipité avec l'acétate neutre de plomb, le perchlorure de fer et le borax.

Commerce. — La plus grande quantité de gomme-gutte qui se trouve dans le commerce vient de Siam et du Cambodge ; elle est vendue sur les marchés chinois et nous arrive principalement d'Angleterre par la voie de Canton et de Singapore.

Sous le nom de **Gomme-gutte de Ceylan**, on désigne le produit qui s'écoule des incisions pratiquées au tronc de l'espèce type, *Garcinia Morella* Desr. qui croît abondamment dans l'île de Ceylan. Le suc qui s'écoule de ces incisions se concrète sur le tronc même en larmes qu'on agglomère ensuite et qui laissent entre elles des intervalles nombreux remplis d'une matière terreuse pulvérulente. Les larmes sont homogènes, ne contiennent pas d'amidon et ne diffèrent de la belle gomme-gutte de Siam que par leur couleur moins belle et moins vive, et la difficulté avec laquelle elles s'émulsionnent dans l'eau.

La **Gomme-gutte de Mysore** est recueillie dans la partie occidentale du royaume de Mysore au moyen d'incisions faites au tronc du *Garcinia pictoria* Roxb. Sa couleur est assez vive, mais pas aussi fixe que celle de la Gomme gutte de Siam.

Le *G. Travancorina* Beddome, qui croît dans les forêts de Travancore et de Tinnevelly, peut fournir aussi une certaine quantité de gomme gutte.

Falsifications. — La gomme-gutte est parfois additionnée de *débris végétaux* qui y ont été introduits pour en augmenter le poids ; on y a constaté aussi la présence du *benjoin*, de *résines* et de *poudre de curcuma*, et d'*amidon*. L'existence de ces matières peut être révélée en traitant le produit suspect au moyen d'un mélange d'alcool et d'éther, qui ne dissout que la gomme-gutte.

---

[1] A. Gigon. *Etude de la gomme-gutte.* Thèse E. de Ph. de Paris, 1872.

Usages. — La Gomme-gutte est employée comme purgatif drastique, à la dose de 30 à 40 centigrammes ; on l'utilise rarement seule, mais généralement mélangée à d'autres substances ; on l'administre surtout sous forme pilulaire ; elle entre dans la préparation des *pilules écossaises* ou *d'Anderson* et des *pilules de Bontius*.

Cette gomme-résine fournit aux aquarellistes une magnifique couleur jaune.

Le *Garcinia Camboyia* Desr., qui croît à Ceylan et auquel on a pendant longtemps rapporté la véritable gomme-gutte, ne produit qu'une oléo-résine, d'un jaune citron clair, aromatique et limpide qui ne s'émulsionne pas avec l'eau et n'a pas d'effet purgatif. Christison en a retiré une huile volatile, colorée en jaune et possédant l'odeur de l'essence de térébenthine.

Le *Xanthochymus tinctorius* laisse aussi exsuder de son tronc un suc gommo-résineux qui se présente sous forme de larmes transparentes d'un vert pâle ou un peu jaunâtre, ne s'émulsionnant pas avec l'eau.

Le *Garcinia Mangostana* L. est un arbre originaire des Moluques, dont la culture a été propagée aux Antilles ; le fruit, recouvert par un épicarpe amer et astringent, a une pulpe sapide qui est employée comme rafraîchissante et antibilieuse.

BEURRE DE KOKUM

C'est aussi un *Garcinia*, le *G. indica* Chois. (*Brindonia indica* Dup. Th.) qui fournit la matière grasse désignée sous le nom de **beurre de Kokum** ou **d'huile concrète de Mangostan**. Cette graisse se présente en masses solides, moulées en forme ellipsoïdale, blanchâtres à l'intérieur, légèrement brunes extérieurement, d'une consistance plus ferme et plus résistante que celle du suif animal ; son odeur est presque nulle. Elle fond entre 43 et 45°. Bouis a constaté qu'elle est principalement formée de stéarine mélangée à une faible proportion d'oléine. Cette graisse est communément employée dans l'Inde pour faire des onguents, des suppositoires et des emplâtres.

BEURRE DE KANYA

Sous les noms de **Beurre de Kanya** ou **Oddjendjè** on désigne un autre corps gras fourni par le *Pentadesma butyracea* G. Don., qui croît sur la côte occidentale d'Afrique.

Ce beurre se présente sous un aspect tout différent de celui du beurre de Kokum ; il a la forme de larges gâteaux plats souvent enveloppés dans une feuille de palmier. Cette substance est très friable, brunâtre et légèrement rancie à l'extérieur, blanche et inodore à l'intérieur, onctueuse au toucher ; elle s'émiette facilement entre les doigts, se ramollit et exhale une odeur légèrement empyreumatique.

D'après Cauvet, Barbarin et Jacquet qui en ont étudié les caractères, ce beurre se dissout dans 3 parties de chloroforme, 4 parties de benzine, 12 parties d'éther, 145 parties d'alcool froid, 60 parties d'alcool à 90° bouillant. Il donne avec la soude un savon dur et blanc, dégage de l'acroléine quand on le soumet à l'action de la chaleur ; il renferme 88 p. 100 de palmitine, 12 p. 100 d'oléine et fond à 42°.

D'après MM. Heckel et Schlagdenhauffen[1], le beurre de Kanya ne renfermerait pas d'acide palmitique, mais seulement de l'oléine et de la stéarine et son point de fusion devrait être ramené de 42° à 36°.

Cette graisse n'a pas d'emploi pharmaceutique, mais pourrait être utilisée pour la fabrication des bougies et du savon.

BAUME VERT

Baume Marie. — Tacamaque des auteurs.

Sous le nom de **Baume vert** on a désigné deux substances oléo-résineuses fournies par des *Calophyllum* et qui arrivent l'une de Bourbon, l'autre des Antilles et des côtes septentrionales de l'Amérique du Sud, depuis la Nouvelle-Grenade jusqu'à la Guyane et au Brésil. Les espèces qui les produisent sont :

1° Le *Calophyllum Calaba* Jacquin, qui habite les Antilles où il est connu sous le nom de *Calaba* ou *Galba;*

2° Le *C. Mariæ* Planchon et Triana, qui croît dans la Nouvelle-Grenade et ne diffère guère de l'espèce précédente que par la finesse et le nombre plus considérable de ses nervures;

3° Le *C. Tacahamaca* Willd., qui croît spontanément dans l'île Maurice, à Bourbon et à Madagascar ;

4° Enfin le *C. inophyllum* L., qui croît aussi spontanément sur tous les rivages maritimes de la région indo-océanique, depuis les Indes Orientales et Madagascar jusqu'à la Nouvelle-Calédonie et Tahiti.

Les deux premières espèces fournissent le Baume vert d'Amérique ;

[1] *Bull. de la Soc. de Géogr. de Marseille*, 1889.

la troisième produit le Baume vert de Bourbon ; la quatrième, à laquelle on a rapporté la Tacamaque des Indes Orientales, fournit spécialement l'oléorésine désignée dans la Cochinchine et la Nouvelle-Calédonie sous le nom de *Baume de Tamanou*.

1° Baume vert de Bourbon (*Baume Marie de Bourbon, Résine Tacamaque de Bourbon*). — Tel qu'il existe dans les droguiers ce baume est solide et a pris la forme des récipients qui le contiennent. Vu en masse, il est d'un vert noirâtre ; en lames minces, il est d'un vert jaunâtre ou rougeâtre par transparence. La surface supérieure de la masse exposée à l'air est assez brillante, souvent recouverte d'une poussière jaunâtre ou blanc jaunâtre. Parfois, ce baume présente une consistance onctueuse et une teinte verte moins foncée ; certains échantillons tout à fait solides sont enveloppés par une feuille de monocotylédone ; ils ont une couleur vert noirâtre à la surface et présentent par transparence une teinte verte un peu plus claire, quelquefois un peu jaunâtre ; ils offrent un aspect granuleux et paraissent composés de petites larmes agglutinées au milieu desquelles on trouve des débris végétaux.

Sous quelque forme qu'il se présente, le Baume vert de Bourbon a une odeur assez marquée qui rappelle celle du mélilot ; il est incomplètement soluble dans l'alcool, qui en sépare une matière gommeuse soluble dans l'eau ou une matière grasse qui vient nager à la surface du liquide.

2° Baume vert de l'Amérique (*Baume vert des Antilles, Baume Marie des Antilles*). — Ce produit est fourni par les *Calophyllum Calaba* Jacq., et *C. Mariæ* Planchon et Triana. Certains échantillons ressemblent beaucoup par leur apparence extérieure au Baume vert de Bourbon et se présentent en masses visqueuses d'un vert noirâtre, d'un vert clair par transparence ; d'autres se présentent en masses molles et comme gluantes dont s'est séparée une partie presque liquide, qui, par transparence, offre une teinte vert bouteille. Ce Baume possède une odeur agréable de mélilot.

3° Baume vert des Indes Orientales (*Tacamaque des Indes orientales*). — Sous ce nom, les auteurs allemands ont décrit un produit qui, à sa sortie de l'arbre, est reçu dans des calebasses et se présente en morceaux d'un jaune brun, à moitié transparents, mous et gluants, à cassure d'aspect gras, à odeur de lavande et à saveur amère. Ils rapportent ce produit au *C. Inophyllum* L., mais MM. Heckel et Schlagdenhauffen[1] qui ont eu l'occasion d'examiner des échan-

---

[1] Heckel et Schlagdenhauffen. *De l'huile de l'oléorésine du Calophyllum Inophyllum.* Journ. de thérapeut., 1876.

tillons authentiques de l'oléorésine fournie par cette dernière espèce, pensent que cette description s'applique au produit recueilli sur une des trois espèces précitées.

4° Baume de Tamanou. — Ce produit est fourni par le *Calophyllum Inophyllum* L. Il est d'un vert foncé et se présente en masses à éclat vitreux, non transparentes, formées de larmes agglutinées, à odeur d'angélique et à saveur très légèrement amère. Il n'est jamais coulé en calebasses, car sa fluidité n'est jamais assez grande pour permettre ce genre de récolte. A sa sortie de l'arbre, il est épais : après quelques jours d'évaporation sous l'influence de l'ardent soleil des tropiques, il se solidifie sous forme de boules, sur les incisions faites à l'écorce : très souvent aussi, il forme autour de ces incisions des plaques qui restent toujours assez minces.

MM. Heckel et Schlagdenhauffen [1] ont constaté que cette oléorésine n'est pas seulement localisée dans les canaux sécréteurs du tronc et de l'écorce, mais encore dans les graines où elle est renfermée dans une multitude de poches sécrétrices, dispersées dans toute l'épaisseur des cotylédons, et qui vont en s'élargissant de la périphérie au centre de l'embryon. Le tissu qui entoure ces poches sécrétrices est constitué par des cellules renfermant de l'huile fixe et de l'aleurone. En soumettant ces graines à la pression, on en retire une huile dont la teinte, tantôt d'un beau vert, tantôt d'un jaune verdâtre sale, varie selon l'état de maturité des graines et les soins apportés à l'expression. Cette huile qui, en Cochinchine, jouit d'une grande réputation pour le pansement des plaies, sous le nom d'*huile de Tamanou*, n'est qu'une dissolution de l'oléorésine dans une huile fixe.

Usages. — Le Baume Marie est employé avec succès aux Antilles, comme vulnéraire. Les Annamites font usage du Baume de Tamanou contre les ulcères auxquels ils sont sujets. Les expériences entreprises avec cette oléorésine à l'hôpital maritime de Nouméa et dans les hôpitaux de Montpellier (1874-1875) ont fourni, dans le traitement des ulcères atoniques, des résultats plus satisfaisants et plus rapides que ceux obtenus avec la plupart des autres topiques. Pour la préparation du cérat destiné aux hôpitaux de la marine, on a proposé de substituer l'huile de Tamanou à l'huile d'amandes douces dans le pansement des plaies de mauvaise nature.

Administrée à l'intérieur, l'oléorésine de Tamanou a une action émétique très prononcée, à la dose de 25 centigrammes. Cette action est due exclusivement à la résine.

[1] *Journal de thérapeutique*, 1876

Le *Clusia rosea* L. ou *Figuier maudit*, qui croît aux Antilles, laisse exsuder de son tronc et de ses étamines une gomme-résine jaunâtre, épaisse, balsamique, amère qui est employée comme purgative, et que l'industrie utilise pour calfater des navires et enduire les cordes. Le suc qui découle du *C. alba* et du *C. venosa* Jacq., qui croissent à la Martinique, possède les mêmes propriétés et s'emploie pour les mêmes usages. Une autre espèce du même genre, le *C. Panapanari* Choisy, qui habite la Guyane, donne aussi un suc jaunâtre qui se rapproche de la gomme gutte par sa couleur et ses propriétés purgatives.

Le *Symphonia fasciculata* H. Bn. (*Hazigne* des Malgaches) est un des plus beaux arbres de Madagascar. Toutes ses parties contiennent un suc jaune, visqueux, qui, au contact de l'air, se prend en une masse résineuse dont on peut faire des torches et calfater les navires. L'embryon renferme une matière grasse comestible, que les Malgaches emploient à un grand nombre d'usages domestiques et médicaux. Cette huile, mélangée avec la résine des tiges, sert à préparer une pommade qui est d'un usage populaire pour le traitement des affections de la peau, de la gale, des ulcères.

La famille des Guttifères fournit encore à la matière médicale ou à l'industrie d'autres produits oléorésineux parmi lesquels nous citerons :

La *résine de Mani* ou *de Manil*, produite par le *Symphonia globulifera* L. f. (*Moronobœa coccinea* Aubl. *pro parte*) qui croît dans les endroits marécageux de la Guyane, du nord du Brésil, quelques îles des Antilles et surtout à Cuba. Cette oléorésine, qui est fluide et jaune au moment où elle s'écoule de l'arbre, s'épaissit à l'air et prend une coloration d'un vert noirâtre qui lui donne quelque ressemblance avec la résine Caragne. Elle est employée pour le calfatage des navires et sert à préparer des torches.

C'est également au *Symphonia globulifera* qu'il faudrait, selon le Dr Bancroft[1], rapporter la *résine de Cochon* (*Hog-gum* des Anglais) qu'on a attribuée à l'*Hedwigia balsamifera* Swartz. Cette oléorésine qui conserve l'état liquide, quand elle n'a pas été exposée à l'air, est épaisse, d'une teinte rouge foncé, et possède une saveur âcre et amère et une odeur forte qui rappellent celles du copahu.

La *résine de Mammi*, dont les nègres se servent pour faciliter la sortie des épines qui s'introduisent dans leurs pieds, est retirée du *Mammea americana* L., grand arbre originaire de l'Amérique, qui est cultivé aujourd'hui dans l'Asie tropicale. Les fruits de cet arbre, désignés

[1] *Hooker Journal of Botany*, IV, p. 136.

sous le nom d'*abricots de Saint-Domingue*, dont le poids peut atteindre huit livres, sont charnus et revêtus d'une double écorce, dont l'extérieure est grise, coriace, assez épaisse, crevassée ; l'intérieure mince et amère, adhère fortement à une pulpe d'un jaune abricot, assez agréable et aromatique, qui se mange crue ou cuite, et dont les Américains font grand usage comme digestive et pectorale. L'écorce de cet arbre est aussi utilisée en décoction aux Antilles contre les maladies parasitaires et pour le pansement des plaies phagédéniques.

L'*Ochrocarpus longifolius* Benth. et Hook. (*Calysaccion longifolium*, Wight, *Mammea longifolia* Pl. et Tr.) est un grand arbre qui croît dans les forêts indiennes du Cuncan. Ses boutons floraux renferment : une matière astringente qui les fait employer pour combattre les diarrhées ; un principe colorant qu'on utilise pour teindre la soie ; une huile essentielle qui leur donne des propriétés stimulantes et que les Indiens utilisent pour aromatiser le thé. Les fruits ont une saveur agréable et sont recherchés comme aliments. On mange également à Madagascar les fruits de l'*O. Madagascariensis* G. Don.

HYPÉRICACÉES

Plantes herbacées, arbustes ou arbres souvent résineux. Feuilles opposées, entières, ponctuées de glandes transparentes et dépourvues de stipules. Fleurs axillaires ou terminales disposées en cymes dichotomes. Calice à 4 ou 5 sépales un peu inégaux. Corolle à 4 ou 5 divisions, à préfloraison tordue. Étamines très nombreuses, hypogynes, monadelphes. — Ovaire libre, globuleux, à 3 ou 5 loges pluriovulées. Fruit baccien indéhiscent, ou capsulaire à déhiscence généralement septicide, rarement loculicide. Graines nombreuses, à embryon droit exalbuminé.

CARACTÈRES ANATOMIQUES. — Les Hypéricacées sont caractérisées par l'existence d'un appareil sécréteur dont la disposition a été étudiée et décrite par M. Van Tieghem [1]. Cet appareil est représenté *à la fois par des canaux sécréteurs et des poches sécrétrices* dans les feuilles, et par des *canaux sécréteurs seulement* dans la racine, le rhizome et la tige.

Ces canaux sécréteurs sont très étroits, bordés de 4 à 6 cellules sécrétrices ; dans la racine ils sont toujours localisés à droite et à gauche de chaque faisceau libérien, dans l'épaisseur du péricycle qui reste parenchymateux ; — dans le rhizome et la tige de quelques espèces on peut distinguer quatre systèmes de canaux sécréteurs : 1° dans la moelle, 2° dans l'écorce primaire, 3° dans le péricycle quand il est parenchymateux, ou immédiatement au-dessous de lui quand il est fibreux, et 4° enfin dans le liber secondaire ; la présence simultanée de ces quatre systèmes n'est toutefois pas constante.

Les canaux sécréteurs de la feuille sont localisés à la fois dans le liber et le péricycle de la nervure quand ce dernier est mou, et dans le liber seulement quand le péricycle est fibreux. Dans toutes les espèces, le limbe est rempli de poches sécrétrices dont l'origine schizogène a été parfaitement établie par MM. Franck, Wieler, Haberlandt et par Mlle Leblois, contrairement à l'opinion émise par MM. Martinet, Chatin, de Bary, qui les considèrent comme des glandes lysigènes.

Feuilles. — Poils tecteurs unicellulaires coniques. — Pas de poils glanduleux. Stomates entourés par 4 à 5 cellules n'ayant rien de régulier dans leur disposition. Mésophylle hétérogène asymétrique, renfermant des glandes oléifères pluricellulaires. Cristaux d'oxalate de chaux en mâcles. Système libéro-ligneux représenté par un cordon arqué recouvert par un liber mou et un péricycle plus ou moins lignifié.

[1] *Ann. des Sc. natur.*, 7° sér., t. I, 1885, p. 47.

Les Hypericinées habitent les régions tempérées et chaudes du globe et principalement l'hémisphère nord. Communes dans l'Amérique australe, elles sont plus abondantes encore dans l'Asie et l'Afrique équinoxiales. L'Europe et l'Asie renferment un moins grand nombre d'espèces que l'Amérique. Ces plantes possèdent des propriétés physiologiques diverses, qu'il faut rapporter à la présence de sucs résineux balsamiques, associés à une proportion notable d'huile volatile et à un principe extractif amer.

MILLEPERTUIS

Herbe de la Saint-Jean.

ORIGINE. — Le **Millepertuis** (*Hypericum perforatum* L.) est une plante commune dans toute l'Europe, où elle croît sur les talus et sur le bord des chemins et dans les clairières des bois.

DESCRIPTION. — La tige, haute de 2 à 4 décimètres, est glabre, rameuse, anguleuse ; elle porte des feuilles opposées, sessiles, ovales, oblongues ou linéaires, velues, marquées sur les bords de petits points noirs, et sur toute la surface d'un très grand nombre de ponctuations transparentes, dans lesquelles se trouve renfermée de l'huile essentielle. Les fleurs d'un beau jaune d'or forment au sommet de la tige une grappe corymbiforme : elles sont composées de 5 sépales linéaires lancéolés, aigus ; de 5 pétales plus grands que les sépales, ponctués de noir sur les bords ; de nombreuses étamines plus courtes que les pétales, et dont les filets capillaires sont réunis en trois faisceaux, et portent sur le connectif des anthères une glande noirâtre ; l'ovaire est supère, triloculaire, couronné par trois styles d'un rouge foncé. Cette plante a une odeur balsamique, une saveur aromatique, à la fois amère et astringente.

COMPOSITION CHIMIQUE. — Les sommités de Millepertuis contiennent deux matières colorantes : l'une jaune, soluble dans l'eau, localisée surtout dans les pétales, l'autre rouge, résineuse, soluble dans l'alcool, et renfermée dans les stigmates et le fruit ; elles renferment en outre de l'huile essentielle, du tannin et une résine molle.

Considérées autrefois comme une véritable panacée, les sommités de Millepertuis sont peu employées aujourd'hui.

USAGES. — Elles ont été utilisées dans le catarrhe vésical et comme vermifuges ; elles possèdent des propriétés balsamiques, stimulantes, qu'on pourrait mettre à profit dans les catarrhes pulmonaires chroniques ; elles servent à préparer l'*huile d'hypericum* qu'on a vantée contre les otites ; elles entrent dans la préparation du *baume du Commandeur* et de la *thériaque*.

Les *H. quadrangulare* L. et *H. androsæmifolium* L. partagent les propriétés physiologiques du *Millepertuis commun*.

L'*H. lanceolatum* Lam. est une plante qui croît dans l'Ile-de-France, où elle donne une liqueur résineuse, balsamique, très estimée, dans cette île, contre la syphilis.

L'*H. laxiusculum* S. Hil. est employé au Brésil contre la morsure des serpents.

Les *Vismia* sont des arbrisseaux du Brésil et de la Guyane, dont les divers organes laissent exsuder par des incisions un suc gommo-résineux rougeâtre safrané, qui les a fait désigner sous le nom d'*arbres de sang :* ce suc, qui a quelque analogie avec la gomme gutte et qu'on appelle parfois *gomme gutte d'Amérique*, est employé contre les dartres et la fièvre. L'espèce la plus connue est le *Vismia guianensis* Pers. (*Hypericum guianense* Aubl.) qui croît à la Guyane où son suc est utilisé comme drastique et contre les maladies de la peau. Le suc des *V. Cayennensis* Pers. ou *Bois de batiste*, *V. Caporosa* Kunth, *V. micrantha* Mart., *V. baccifera* Mart., partage ces propriétés physiologiques.

PORTULACÉES

Plantes herbacées, rarement frutescentes, à feuilles alternes ou opposées, de formes très variées, entières, sessiles ou subsessiles, souvent charnues, à nervure unique ou sans nervure, parfois stipulées. Fleurs généralement terminales. Calice formé le plus souvent de 2 et rarement de 3 à 5 sépales plus ou moins soudés, imbriqués. Corolle nulle ou composée de 4 ou 5 pétales, hypogynes, cohérents par la base, très mous et très fragiles. Étamines hypogynes en même nombre que les divisions du calice et alternes, ou en nombre double, triple ou multiple. Ovaire généralement libre, rarement infère, composé d'une à huit loges, indéhiscent ou à déhiscence pyxidaire ou loculicide. Graines réniformes à embryon périphérique, entourant un albumen farineux.

CARACTÈRES ANATOMIQUES. — *Feuilles.* Poils tecteurs parfois nuls, parfois affectant dans la même plante la forme unicellulée et la forme plurisériée. Stomates accompagnés de deux cellules latérales parallèles à l'ostiole. Cristaux généralement très volumineux et disposés en oursins ou en groupes à contour parallélogrammatique. Pas d'appareil sécréteur.

Les Portulacées se rencontrent sous tous les climats : elles sont toutefois plus nombreuses dans l'Amérique boréale que dans les régions tempérées de l'Europe et de l'Asie centrale ; la plupart d'entre elles habitent les régions sub-tropicales de l'hémisphère austral.

Elles renferment généralement un mucilage associé à des principes amers et astringents, qui leur communiquent des propriétés toniques et diurétiques.

POURPIER

Le **Pourpier cultivé** (*Portulaca oleracea* L.), plante originaire de l'Inde, depuis longtemps naturalisée en France, se reconnaît à ses tiges et à ses feuilles succullentes, d'un vert glauque ou un peu jaunâtre. Sa tige se divise à la base en nombreux rameaux étalés, arrondis, lisses et glabres, souvent rougeâtres, longs de 15 à 20 centimètres. Les feuilles éparses, opposées ou fasciculées à l'extrémité des rameaux, sont sessiles, charnues, cunéiformes à la base, obtuses au sommet, entières sur les bords. Les fleurs sont sessiles, jaunes, solitaires, géminées ou ternées à l'aisselle des feuilles : elles sont composées d'un calice comprimé à 2 divisions, d'une corolle à 5 pétales obtus, de 6 à 12 étamines et d'une capsule à déhiscence pyxidaire.

Cette plante a une saveur fraîche, un peu saline et mucilagineuse. Elle est employée comme rafraîchissante, antiscorbutique et diurétique. On la mange en salade, confite au vinaigre ou cuite dans la soupe.

Le *P. Meridiana* L. est une espèce indienne qu'on utilise à l'Ile-de-France contre les tumeurs et les ulcères malins des pieds. En Egypte, on emploie comme anticéphalalgique les feuilles contusées du *P. quadrifida* L.

CARYOPHYLLÉES

Plantes herbacées à tiges noueuses et articulées, à feuilles simples, opposées, généralement dépourvues de stipules. — *Fleurs*. Calice à 4 ou 5 sépales libres ou soudés. Corolle à 4 ou 5 pétales onguiculés. Etamines généralement en nombre double de celui des pétales et insérées avec eux sur un disque hypogyne. — Ovaire uniloculaire ou formé de 4 à 5 loges incomplètes. Ovules nombreux amphitropes

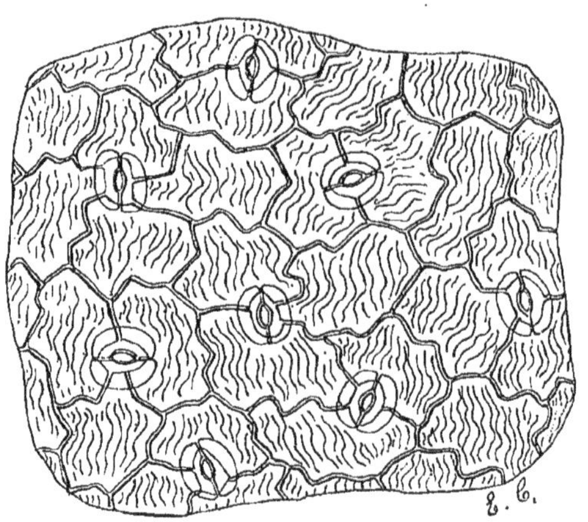

Fig. 1230. — Feuille de Saponaire.
Épiderme inférieur.

ou campylotropes, à placentation centrale ou basilaire. Fruit rarement charnu, plus souvent capsulaire et ouvert à son sommet. Graines souvent réniformes renfermant un embryon entouré d'un albumen mince.

CARACTÈRES ANATOMIQUES. — *Feuilles*. Poils tecteurs coniques, unisériés, dont la cellule terminale peut parfois se renfler et sécréter une matière colorée. Stomates entourés par 2 cellules et disposés perpendiculairement à la cloison qui sépare celles-ci, ou bien placés au point de jonction de trois cellules voisines (fig. 1230).

Cristaux en oursins parfois très gros (*Saponaire*). Mésophylle hétérogène asymétrique. Système libéro-ligneux représenté par un cordon ligneux arqué recouvert par un liber et un péricycle mous. — Pas d'organes sécréteurs [1].

Les Caryophyllées croissent principalement dans les régions extra-tropicales de l'hémisphère nord ; on en rencontre jusqu'au sommet des Alpes ; elles sont peu répandues dans l'hémisphère austral et encore ne les y trouve-t-on guère que sur les montagnes.

Cette famille ne fournit à la matière médicale qu'un petit nombre d'espèces qui sont employées comme fondantes et diurétiques ; l'industrie n'utilise que celles qui contiennent de la saponine.

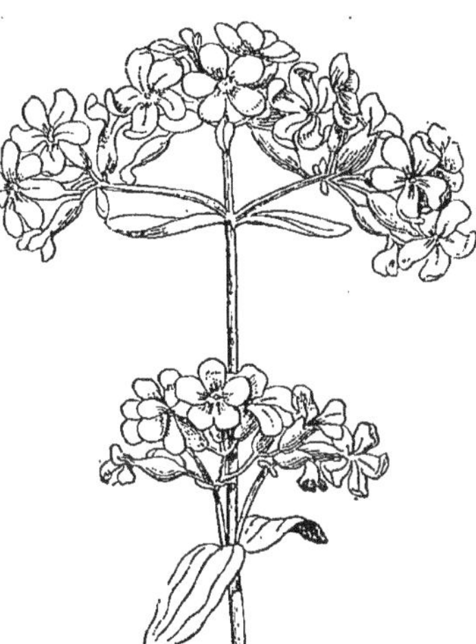

Fig. 1231. — *Saponaria officinalis.*

SAPONAIRE OFFICINALE

La **Saponaire officinale** (*Saponaria officinalis* L.), (fig. 1231) est une plante abondamment répandue dans les endroits frais ; elle fournit à la matière médicale ses feuilles et sa racine.

FEUILLES

DESCRIPTION. — Les feuilles, restées ordinairement attachées à la tige, sont opposées, elliptiques, lancéolées ; elles mesurent 4 à 5 centimètres de longueur et 1 et demi à 2 centimètres de largeur ; elles sont courtement pétiolées, glabres, entières sur les bords. De chaque côté et du bas de la nervure médiane se détache une nervure longitudinale recourbée qui se dirige vers le sommet de la feuille. Quand elles sont desséchées, ces feuilles ont une teinte vert grisâtre ; leur odeur est nulle, leur saveur est âpre et amère.

STRUCTURE ANATOMIQUE. — Epiderme glabre formé de larges cellules polygonales à parois faiblement ondulées et recouvertes par une cuticule légèrement striée. Les stomates existent sur les deux faces de l'épiderme. Mésophylle hétérogène asymétrique, composé dans sa partie supérieure d'une assise de cellules disposées en palissade et dans sa partie inférieure de cellules rameuses renfermant des cristaux

[1] Vesque. *Histologie systémat.* Ann. des Sc. nat. bot. [6], t. XV, 1883, p. 115.

étoilés d'oxalate de chaux. Nervure médiane concavo-convexe. Système libéro-ligneux représenté par un cordon ligneux recouvert par un liber et un péricycle mous.

COMPOSITION CHIMIQUE. — Les feuilles de Saponaire doivent leurs propriétés physiologiques à la présence d'un glucoside assez actif, la *Saponine*.

Quand elle est pure, cette substance est pulvérulente, blanche, inodore, d'une saveur d'abord douceâtre suivie d'une certaine âpreté ; elle provoque très rapidement l'éternûment ; elle est très soluble dans l'eau à laquelle elle communique la propriété de mousser très abondamment; elle est insoluble dans l'éther, le chloroforme, la benzine, peu soluble dans l'alcool. Elle possède la propriété d'émulsionner facilement dans l'eau des substances insolubles telles que le camphre, les résines, le goudron.

USAGES. — Ces feuilles sont employées comme fondantes et dépuratives.

SUBSTITUTIONS. — On leur substitue parfois les feuilles du *Lychnis dioica* L.

RACINE

La racine de Saponaire des pharmacies est constituée par un mélange de racines et de stolons mesurant 5 à 10 centimètres de longueur et 2 à 6 millimètres de diamètre. Leur surface extérieure est ridée longitudinalement, d'une teinte rougeâtre, marquée sur les stolons de nodosités circulaires portant deux bourgeons opposés et de petites cicatrices arrondies laissées par la base des tiges et la section des racines adventives. Sur la coupe transversale (fig. 1232) on distingue : un suber recouvrant le parenchyme cortical blanc, au-dessous duquel existe une couche brun jaunâtre et striée radialement, qui représente le liber ; la zone

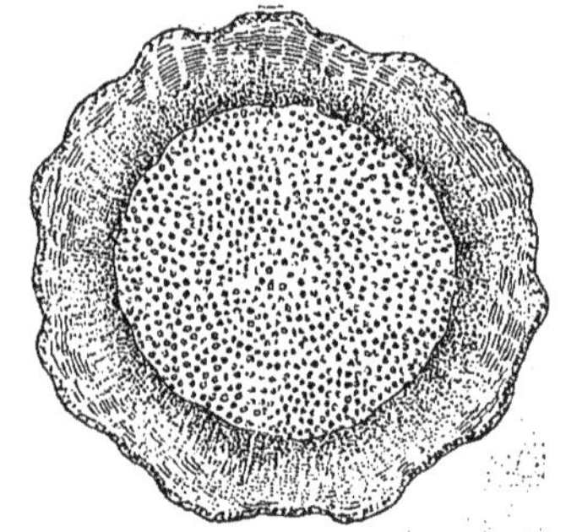

Fig. 1232.
Racine de Saponaire officinale.
Section transversaire.

ligneuse qui se distingue nettement à sa couleur jaune et qui présente des stries radiales et une multitude de pores, visibles à la loupe. Les stolons se distinguent des racines à la présence d'une moelle centrale. La racine de Saponaire a une odeur peu marquée, bien que sa poudre provoque l'éternûment. Sa saveur, d'abord douceâtre et nauséeuse, devient âcre au bout de quelque temps.

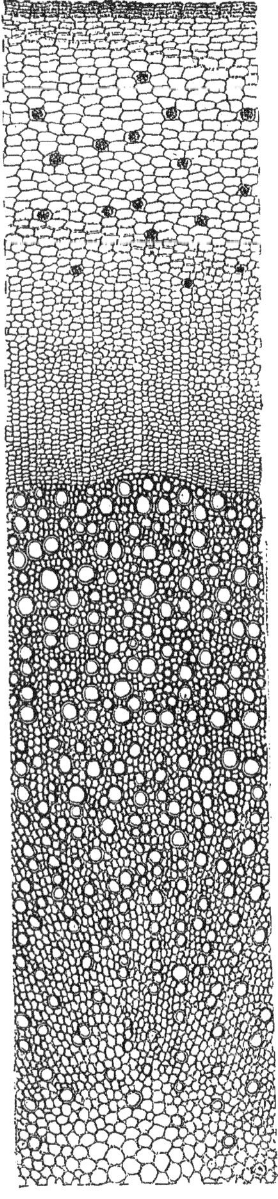

Fig. 1233.
Saponaire officinale.

Structure anatomique de la racine.

STRUCTURE MICROSCOPIQUE (fig. 1233). — Sous le suber à cellules aplaties, colorées en brun dans les couches extérieures, on distingue le parenchyme cortical composé de cellules polyédriques, vides d'amidon, mais renfermant des cristaux étoilés d'oxalate de chaux ; le liber est formé de cellules régulièrement disposées en files radiales. — Le bois, dans les jeunes racines, est formé d'un parenchyme ligneux dont les cellules ont des parois peu épaisses ; dans les racines plus âgées le tissu ligneux se trouve divisé en plusieurs couches concentriques, dont le nombre varie avec l'âge des racines ; il renferme un très grand nombre de vaisseaux d'un diamètre variable, généralement isolés.

La moelle, quand elle existe, est un tissu de cellules arrondies, riche en cristaux d'oxalate de chaux.

COMPOSITION CHIMIQUE. — La racine de saponaire renferme, d'après Christison, environ 4 à 5 p. 100 de saponine et une matière pectique. — Schiaparelli[1] en a retiré 8, 25 p. 100 de résine, et 33 p. 100 de gomme.

USAGES. — Elle s'emploie comme les feuilles contre la goutte, la syphilis, les engorgements ganglionnaires.

RACINE DE SAPONAIRE D'ÉGYPTE

Saponaire d'Espagne. Saponaire d'Orient.

ORIGINE. — Sous les noms de *Saponaire d'É-gypte*, *d'Espagne*, *d'Orient*, on désigne une racine rapportée avec quelque doute à une plante du genre *Gypsophila*, le *G. Struthium* L. qui croît en Espagne : Flückiger[2] a cons-

[1] *Gazetta chimica*, XIII, 422-430.
[2] *Archiv. der Pharm.*, 1890.

laté qu'elle est également fournie par le *G. Arrostii* Gussone qui croît en Italie, et par le *G. paniculata* L., qui habite l'Asie Mineure.

DESCRIPTION. — Cette drogue se présente dans le commerce en morceaux de 10 à 15 centimètres de long, de 1 à 3 ou 4 centimètres de large. Quelques morceaux sont simples, régulièrement cylindriques ; d'autres sont divisés en deux branches à leur partie supérieure (fig. 1234). La surface extérieure est d'un jaune fauve, profondément ridée dans le sens longitudinal, un peu moins dans le sens transversal ; les parties proéminentes présentent quelques taches blanches produites par la disparition du suber par suite du frottement des morceaux les uns contre les autres. Sur la section transversale (fig. 1235) qui a un contour irrégulier on distingue très nettement : un suber peu épais, recouvrant un parenchyme cortical blanc : le liber assez développé et caractérisé par la présence de larges

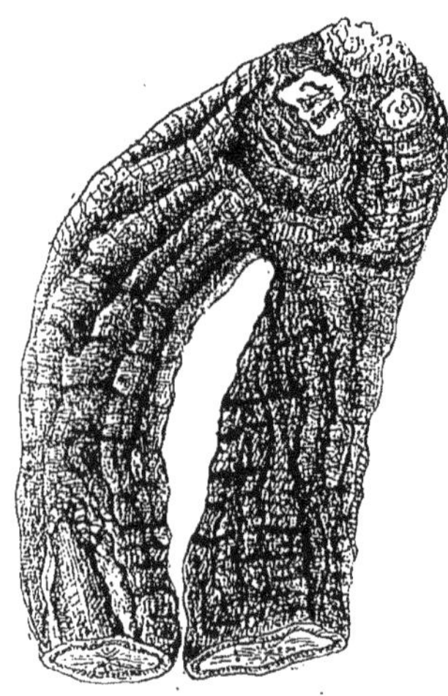

Fig. 1234.
Racine de Saponaire d'Egypte.
Aspect extérieur.

faisceaux bruns, coniques, pénétrant plus ou moins obliquement dans le parenchyme cortical : la zone ligneuse, d'un blanc grisâtre, très nettement marquée de stries radiales blanches faiblement ondulées, représentant les rayons médullaires et qui, partant du centre de la racine, vont traverser le liber pour se confondre avec le parenchyme cortical. La zone ligneuse présente en outre un certain nombre de stries concentriques foncées, représentant les différentes couches d'épaississement du bois.

Cette racine a une saveur d'abord amère qui est suivie d'une âcreté bien marquée ; elle a une odeur faible ; mais sa poudre est sternutatoire.

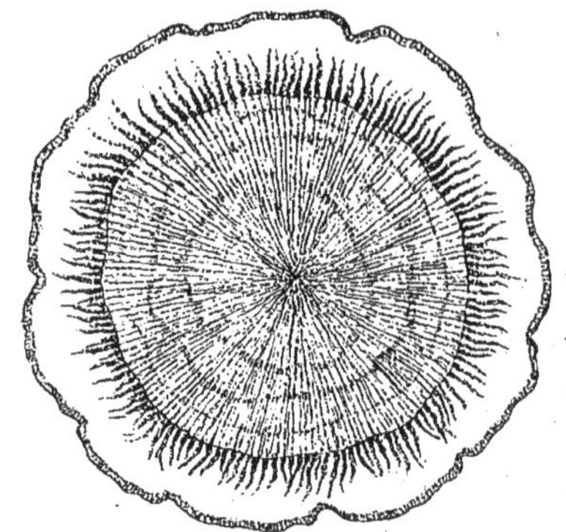

Fig. 1235.
Racine de Saponaire d'Egypte.
Section transversale.

STRUCTURE MICROSCOPIQUE (fig. 1236). — Suber formé de cellules tabulaires à parois colorées, disposé en couches plus ou moins épaisses

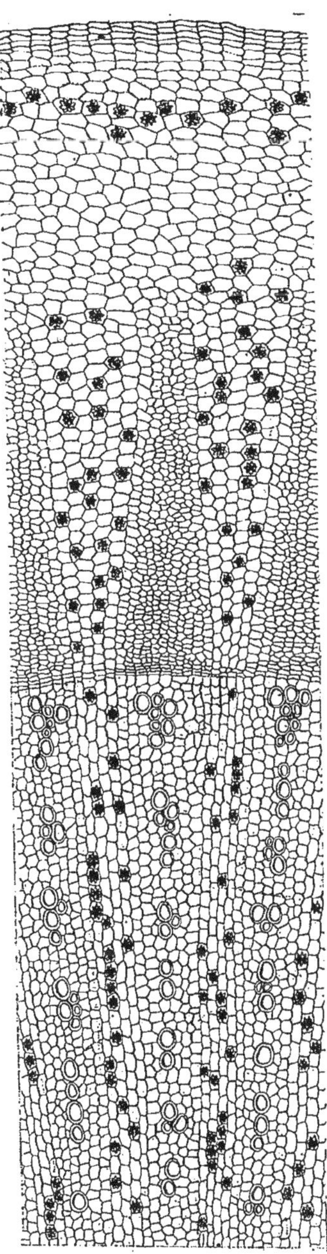

Fig. 1236.
Racine de Saponaire d'Egypte.
Structure anatomique.

suivant les points examinés. Parenchyme cortical composé de cellules polygonales, allongées tangentiellement, très riche en cristaux étoilés d'oxalate de chaux, et dépourvu de cellules scléreuses. Liber formé d'un tissu plus dense de cellules collenchymateuses, assez régulièrement disposées en file radiale et au milieu desquelles on observe des vaisseaux grillagés. Ce liber est divisé en faisceaux cunéiformes très longs, contenant rarement des cristaux d'oxalate de chaux. La zone ligneuse est formée d'un parenchyme dans lequel sont disséminés des vaisseaux tantôt groupés, tantôt isolés. Ce parenchyme à cellules légèrement épaissies est sillonné par de nombreux rayons médullaires composés de plusieurs rangées de cellules allongées radialement, munies de parois minces. L'accumulation de cristaux étoilés d'oxalate de chaux dans les rayons médullaires du bois et de l'écorce fournit un caractère assez important pour la détermination de cette racine.

Composition chimique. — La Saponaire d'Orient renferme 13 a 15 p. 100 de *Saponine* et une faible proportion de sucre.

Usages. — Elle est employée en pharmacie à cause de sa richesse en saponine, dont on utilise les propriétés émulsives pour faciliter l'administration de certains médicaments insolubles dans l'eau ; elle sert dans l'industrie au nettoyage des étoffes et au dégraissage des laines.

FLEURS D'ŒILLET ROUGE

Origine. — On utilise parfois en pharmacie les pétales de l'**Œillet rouge** (*Dian-*

thus Caryophyllus L.), plante de la région méditerranéenne, fréquemment cultivée dans les jardins.

DESCRIPTION. — Quand ils sont desséchés, ces pétales ont une couleur d'un rouge vineux ; ils sont cunéiformes, terminés à leur base en un onglet d'une teinte beaucoup plus pâle : ils ont environ 1 centimètre et demi de longueur, dont l'onglet occupe environ le tiers. Les bords latéraux sont crénelés, dentés, légèrement réfléchis en dessous ; le bord supérieur est denticulé ou déchiqueté en fines lanières, souvent ces pétales sont débarrassés de leur onglet et ont une teinte plus uniforme.

Très odorants au moment où on les récolte, ces pétales perdent en se desséchant la plus grande partie de leur parfum de girofle.

USAGES. — Les pétales d'œillet sont employés en pharmacie à l'état frais pour préparer un sirop et une eau distillée.

Comme plantes intéressantes de cette famille nous mentionnerons :

La *Nielle des blés* (*Lychnis Githago* L.), si commune dans les blés et dont les graines âcres peuvent communiquer à la farine, des propriétés vénéneuses, quand elles y existent en certaine proportion ;

La *Sabline rouge* (*Arenaria rubra* L., *Spergularia rubra* Pers.). C'est une petite plante qu'on trouve dans les champs sablonneux de l'Europe et qui est très abondante en Algérie ; elle a une odeur de foin coupé. M. F. Vigier en a isolé un principe résineux aromatique ayant l'odeur du benjoin. Par la distillation, on en a retiré un stéaroptène aromatique soluble dans l'éther. Soumise à la calcination, elle laisse une quantité considérable de sels alcalins, qui expliquent l'usage qu'on en fait en Algérie pour le traitement du catarrhe de la vessie et de la gravelle. Cette drogue s'administre sous forme d'extrait, qu'on peut prendre à la dose de 10 grammes en 5 doses, en le faisant dissoudre dans un liquide sucré.

Le petit groupe des Paronychiées est représenté dans la matière médicale par la **Herniaire** ou **Turquette** (*Herniaria glabra* L.), petite plante rampante qui croît chez nous dans les lieux sablonneux et en friche. Ses feuilles sont opposées, petites, obovales, oblongues, glabres, pourvues de petites stipules scarieuses. Les fleurs blanches disposées en glomérules opposés aux feuilles sont formées d'un calice à 5 sépales membraneux, d'une corolle à 5 pétales filiformes et de 5 étamines ; l'ovaire est libre, uniloculaire, uniovulé. Cette plante est inodore et un peu amère. Gobley[1] en a retiré un principe cristallisé auquel il a donné le nom d'*Herniarine* qui, d'après Barth et Herzig[2],

[1] *J. de Pharm. et de Chim.*, [4], XX, p. 270, 1874.
[2] *J. de Pharm. et de Chim.*, [5], t. XX, p. 325, 1889.

doit être considéré comme l'éther méthylique de l'ombelliférone. Les mêmes auteurs ont également isolé de cette plante un glucoside très voisin de la saponine et qui se dédouble en glucose et en *oxisapogénine*. L'étude chimique de la Turquette a été reprise par Schnegans[1], qui en a retiré un alcaloïde toxique, auquel il a donné le nom de *paronychine*.

Vantée autrefois contre les hernies et comme lithontriptique, la Turquette n'est plus guère employée aujourd'hui que comme un diurétique assez actif, contre l'ascite et l'anasarque.

L'*H. hirsuta* L. possède les mêmes propriétés physiologiques.

Comme plante intéressante de ce groupe nous mentionnerons encore le *Corrigiola telephiifolia* Pourr., dont la racine est parfois, d'après M. Holmes, substituée à celle du Pyrèthre d'Afrique. Comme toutes celles du groupe des Paronychiées, elle possède une structure anatomique toute spéciale, qui a été décrite plus haut (t. II, p. 43) et qui permet facilement de constater la substitution.

En Espagne on utilise comme diurétique l'*Illecebrum Paronychia* L. (*Paronychia argentea* Lam.)

[1] *J. de Pharm. d'Alsace-Lorraine*, août 1890, p. 206.

POLYGALÉES

Herbes ou arbustes à feuilles alternes, simples et entières. — Fleurs irrégulières solitaires, axillaires ou en épis. Calice à 4 ou 5 sépales dont les deux latéraux plus grands, pétaloïdes, forment les ailes. Corolle de 3 ou 5 pétales, tantôt distincts, tantôt réunis ensemble par les filets staminaux ; le pétale antérieur plus grand, concave, disposé en forme de carène. 8 étamines généralement monadelphes, à anthère uniloculaire ; ovaire libre et comprimé, à 2 loges uniovulées. Fruit capsulaire ou drupacé. Graines arillées pourvues ou dépourvues d'albumen.

CARACTÈRES ANATOMIQUES. — Poils tecteurs, unicellulés, cylindriques ou fusiformes très rarement cloisonnés. Stomates entourés par plusieurs cellules n'ayant pas de forme ni de direction régulière, parfois par 3 cellules dont une plus petite que les deux autres. — Cristaux simples clinorhombiques ou mâcles grossièrement agglomérées. — Pas de glandes internes ni de vaisseaux laticifères.

Les Polygalées du genre *Polygala* sont dispersées dans toutes les parties du globe, plus rares toutefois dans l'Amérique extra-tropicale et dans les contrées chaudes de l'Asie ; les autres Polygalées sont réparties dans la région inter-tropicale et dans les pays chauds situés au delà du Capricorne.

Elles renferment généralement un principe amer qui en fait des toniques et des astringents : à ce principe s'ajoute parfois une substance âcre, la *sénégine*, qui leur donne des propriétés expectorantes ou émétiques.

POLYGALA AMER

Le **Polygala amer** (*Polygala amara* L.) est une petite plante couchée qui croît chez nous sur les coteaux secs, découverts.

DESCRIPTION. — La souche qui ne mesure guère plus d'un milli-

mètre d'épaisseur et 2 à 6 cent. de longueur est munie de petites radicelles, entourée d'une écorce mince, jaune ou brune, qui recouvre une
zone ligneuse blanche et fibreuse ; du sommet de cette souche partent
plusieurs tiges aériennes dressées, garnies à leur base de feuilles disposées en rosettes, larges, obovées ou spatulées et sur les rameaux
de feuilles plus petites, oblongues, atténuées en coin. Les petites
fleurs bleues, sont disposées en une grappe assez serrée dans sa partie
supérieure : les sépales intérieurs sont elliptiques, et sillonnés par trois

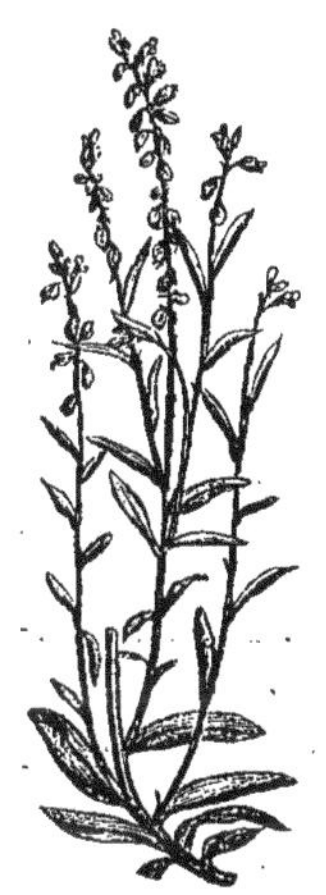

Fig. 1237.
*Polygala vul-
garis.*

nervures principales dont les deux latérales émettent des
divisions qui ne s'anastomosent pas entre elles, tandis
que la nervure médiane est simple et ne se subdivise
qu'à son sommet en deux branches qui ne rejoignent
que très rarement les nervures latérales. Le Polygala
amer a une saveur amère bien marquée, qu'il doit à
une substance désignée sous le nom de *Polygalamarine.*

USAGES. — Il est employé comme tonique, stomachique, diurétique.

On lui substitue communément le **Polygala vulgaire** (*Polygala vulgaris* L.) dont les tiges sont plus
élevées, les feuilles inférieures elliptiques, les feuilles
supérieures lancéolées. Les ailes des fleurs portent
aussi trois nervures, mais celles-ci se relient dans leur
partie supérieure par des veines transversales. Cette
plante a une saveur légèrement aromatique, un peu
âcre, sans amertume bien marquée.

Le *P. calcarea* D. partage les propriétés physiologiques des espèces
précédentes.

POLYGALA DE VIRGINIE

ORIGINE. — Le **Polygala de Virginie** est la racine du *Polygala
Senega* L. qui croît dans les forêts de l'Amérique du Nord, depuis le
Canada jusque dans le sud des États-Unis, et notamment dans le
Tennessée et la Caroline septentrionale.

DESCRIPTION. — Cette racine est renflée à sa partie supérieure en une
tête épaissie, et divisée en rameaux qui sont recouverts par la base
des tiges. De cette tête noueuse part une racine pivotante, dont le diamètre varie entre 5 et 10 millimètres et la longueur de 5 à 8 centimètres (fig. 1238). Cette racine porte des ramifications qui se divisent

elles-mêmes en plusieurs branches : elle est souvent tortueuse ou repliée en différents sens et caractérisée par l'existence d'une crête anguleuse et plus ou moins prononcée qui longe sa partie concave : la portion de la racine opposée à cette bride de la partie concave, présente des épaississements semi-annulaires qui sont séparés par des étranglements

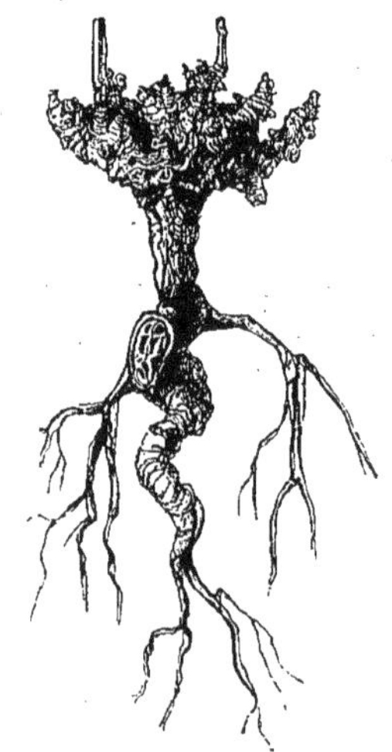

Fig. 1238.
Racine de Polygala de Virginie.

profonds s'enfonçant parfois jusqu'au bois. Ces épaississements sont très apparents surtout dans le haut de la racine. La surface extérieure a une couleur gris jaunâtre, ou gris rougeâtre ; elle porte des stries longitudinales bien apparentes et quelques petites cicatrices arrondies laissées par la section des radicelles ; la cassure est nette. La section transversale du Polygala de Virginie varie beaucoup dans son aspect ; rarement cette section est arrondie (fig. 1239) et normale, laissant voir alors, sous une écorce jaunâtre, translucide, cornée, régulièrement épaisse, une zone ligneuse blanche, arrondie, striée radialement ; plus souvent elle présente des particularités anormales qui affectent aussi bien le bois que l'écorce. La crête saillante, que nous avons signalée sur la partie concave de la racine, donne à sa section une forme ovoïde ou pyriforme ; la zone corticale n'est plus homogène (fig. 1240) : le liber qui se distingue à son apparence cornée prend au-dessous de la crête, un grand développement ; de son côté le bois se modifie beaucoup dans sa forme, de larges solutions de continuité, pénétrant jusqu'à son centre, s'y produisent tantôt sur un point opposé à la crête, tantôt sur plusieurs points à la fois.

Quelquefois même le bois ne s'est développé que sous la crête et prend la forme d'un éventail avec ou sans manche (fig. 1242) ; les solutions de continuité qui se sont produites dans la zone ligneuse sont toujours envahies par un tissu plus foncé et dont la teinte est celle du parenchyme cortical.

La racine de Polygala de Virginie a une odeur faiblement nauséeuse ; quand on la respire, elle irrite fortement la membrane olfactive ; elle a une saveur âcre qui provoque la salivation.

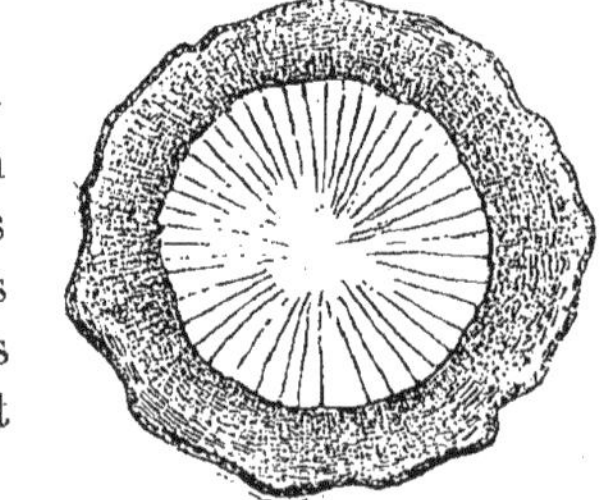

Fig. 1239.
Racine de Polygala de Virginie.
Section transversale.

Structure microscopique. — Les anomalies qui s'observent dans la section transversale de la racine de Polygala et se reproduisent dans sa structure anatomique sont dues à un fonctionnement irrégulier du cambium.

Quand ce fonctionnement s'opère régulièrement, ce qui est presque exceptionnel dans le Polygala de Virginie, la racine offre un contour arrondi (fig. 1239). Le cambium produit extérieurement une couche de liber homogène dans son épaisseur et intérieurement du bois secondaire. Le liber est toujours formé de petites cellules régulièrement superposées en files radiales, le bois secondaire de fibres plus ou moins lignifiées et de vaisseaux.

Plus généralement ce fonctionnement est irrégulier : alors la racine est sillonnée par une crête saillante et a une section transversale pyri-

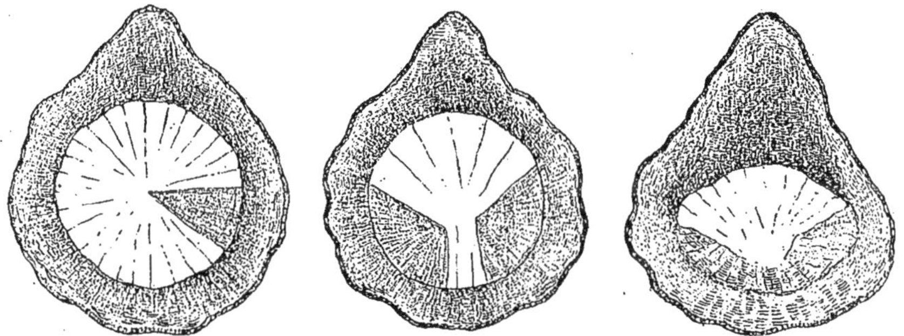

Fig. 1240, 1241, 1242. — Racine de Polygala de Virginie.

Sections transversales.

forme ou ovoïde ; à ce changement dans la forme correspondent des modifications profondes dans la structure du bois et de l'écorce ; modifications que nous pourrons observer nettement sur la figure 1243, qui représente la structure anatomique de la section.

Le suber (*s*) conserve en tous points la même épaisseur ; le parenchyme cortical (*pc*) est réduit à de très faibles dimensions dans la partie correspondant à la crête et un peu plus développé dans la partie qui lui est opposée. Le cambium (*c*) forme un anneau continu, fonctionnant très activement sur une grande partie de son étendue (de *b* à *b'*) ; il produit intérieurement un massif de bois secondaire ligneux disposé en éventail dont la pointe est occupée par du bois primaire (*b¹*) et extérieurement une couche extrêmement développée de liber (*l²*) qui occupe presque toute l'épaisseur de la crête. En d'autres points (*b'' b'''*) la zone génératrice moins active ne produit que de petits massifs libéro-ligneux ; enfin dans les parties (*p, p',*) elle ne pro-

duit plus qu'un parenchyme formé de cellules assez régulièrement
superposées. Cette disposition spéciale du parenchyme ligneux et la
continuité de la zone génératrice indiquent nettement que ce parenchyme a une origine toute différente de celle du parenchyme cortical

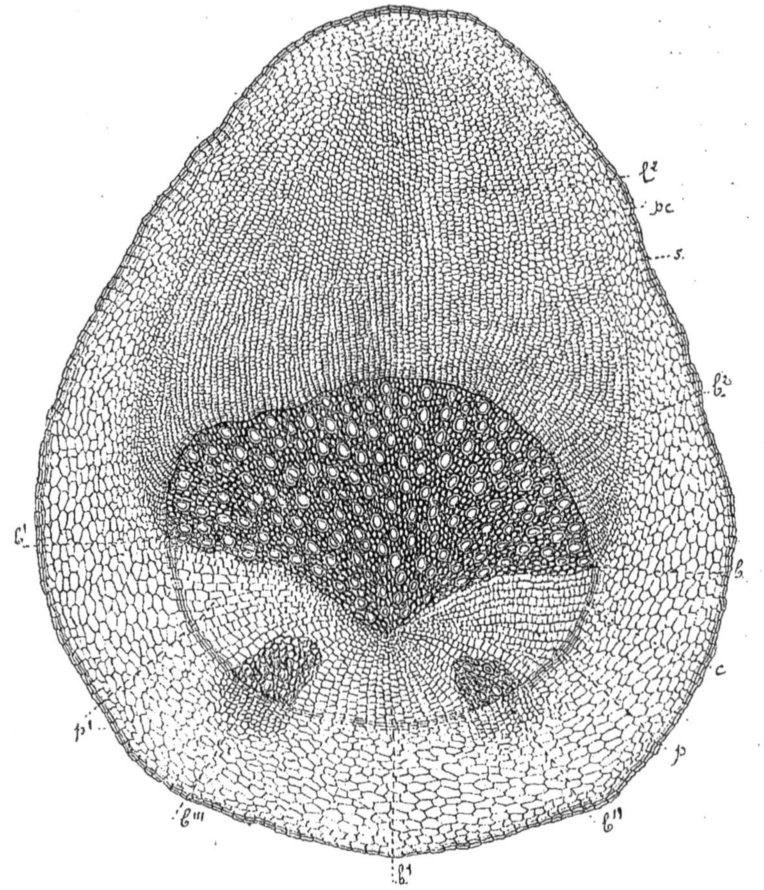

Fig. 1243. — Racine de Polygala de Virginie.
Structure anatomique.

et ne doit pas être considéré comme un prolongement de cette zone
corticale dans la région ligneuse.

COMPOSITION CHIMIQUE. — Gehlen (1804) a retiré de 100 parties de cette
racine : 7,5 d'une résine molle, 26,85 de matières extractives, 9,5 de
gomme et d'albumine et 6,15 d'une substance qu'il a appelée *sénégine*.
Plus tard Quévenne en a retiré une substance amorphe à réaction

acide, qu'il a appelée *acide polygalique*. Bolley (1855) a constaté
l'identité de ces deux substances avec la *saponine*, en se basant sur la
propriété qu'elles ont de se dédoubler au contact de l'acide sulfurique
dilué en glucose et en *sapogénine*.

L'étude chimique du Polygala de Virgine a été reprise dans ces dernières années par Reuter[1] qui en a retiré pour 100 grammes : 3,70 à
4,30 d'huile grasse, 0,36 à 0,40 de résine, 0,25 à 0,33 d'huile essentielle, 5,50 à 7,30 de sucre, 2,30 à 3,50 de sénégine. L'huile essentielle
est un mélange de salicylate de méthyle et d'éther valérianique. Sa
proportion est d'autant plus grande que la racine est plus fraîche et
on n'en trouve presque plus dans les racines âgées de quinze ans.
Reuter a aussi constaté l'identité de la sénégine avec la saponine.

Funard (1889) conteste l'identité de ces deux corps ; il prétend que
le produit résultant du dédoublement de la sénégine au contact des
acides est différent de la *sapogénine* et il propose de l'appeler *sénégénine*.

Usages. — Cette racine est employée comme expectorante contre la
bronchite et les affections catarrhales.

Substitutions. — On a signalé aux Etats-Unis sous le nom de *Polygala du Sud (Southern Senega)* une sorte différant du Polygala ordinaire par un certain nombre de caractères et surtout par l'absence de
la bride anguleuse qu'on observe habituellement sur ce dernier, et
par une proportion plus faible de *sénégine* (3 au lieu de 5,25 p. 100).
Thomas Greenish[2] crut pouvoir attribuer cette nouvelle sorte au
P. Senega L., dont les racines auraient été cueillies à l'état jeune et non
encore complètement développées, mais après une discussion approfondie, M. Maisch[3] pense qu'elle est fournie par le *P. Boykini* Nutt.

La racine du *P. alba* Nutt. qui croît sur les bords du Mississipi est
aussi communément employée aux Etats-Unis au lieu de l'espèce de
Virginie. L'étude de cette racine a été faite par John Maisch et par
E. Sayre (*Am. J. of pharm.*, 1892, p. 177 et 553).

Outre ces deux racines, on a signalé dans le Polygala de Virginie
la présence d'autres drogues qui y ont été introduites dans un but de
spéculation frauduleuse ; nous citerons notamment les rhizomes de
Ginseng américain, d'*Asclepiade dompte-venin*, de *Gillenia trifoliata*
Mœnch, de *Cypripedium parviflorum* L., de *Richardsonia scabra* L.,
de *Triosteum perfoliatum* L. et de *Ruscus aculeatus* L.

La racine de Ginseng américain (*Panax quinquefolium* Willd) se

[1] *Archiv. der Pharm.*, avril, mai et juin 1889.
[2] *Yarbook of Pharm.*, 1878, p. 52.
[3] *Proceedings of the Amer. pharm. Associat.*, t. XXVI (1878) et t. XXVII (1879), p. 613.

distingue aisément au moyen de la teinture d'iode, qui la colore fortement en bleu ; sa zone ligneuse n'est pas lignifiée, son écorce sillonnée par des rayons médullaires assez larges renferme de nombreux canaux sécréteurs bordés d'une rangée de cellules secrétrices et remplis d'une matière oléo-résineuse brune (voy. t. II, p. 240).

Le rhizome d'*Asclepias Vincetoxicum* L. contient également de l'amidon qui fait défaut dans le Polygala de Virginie ; le bois caractérisé par la présence d'un liber interne forme autour de la moelle un anneau ligneux continu ; l'écorce présente de nombreux vaisseaux laticifères disséminés dans un tissu très riche en cristaux étoilés d'oxalate de chaux (voy. t. I, p. 692).

La racine de *Gillenia trifoliata* se distingue à la présence d'amidon dans toute l'épaisseur de son écorce (voy. t. II, p. 412). Il en est de même de la racine du *Triosteum perfoliatum* dont on a constaté récemment[1] la présence dans le Polygala de Virginie (voy. t. II, p. 198) et de la racine de *Richardsonia scabra*, qui a été tout récemment signalée par M. Andrée[2], pharmacien à Hanovre.

Les rhizomes du *Cypripedium parviflorum*, du *Ruscus aculeatus* présentent la structure générale des rhizomes de Monocotylédones, qui est toute différente de celle du Polygala.

Nous en dirons autant du *faux polygala de Belgique* qui nous a été envoyé en 1889 par Flückiger ; il se distingue en outre par la présence de raphides dans son écorce, qui est formée d'un tissu de cellules à parois très épaisses surtout dans la région extérieure.

Une des plantes les plus intéressantes du groupe des *Polygala* est certainement le *Polygala butyracea* Heckel qui est abondamment répandu dans la Guinée supérieure au-dessous de Sierra-Léone, et qui est désigné dans son pays d'origine sous les noms de *Maloukang* et d'*Ankalaki*.

La partie importante de cette plante est la graine que fournit aux peuplades africaines un corps gras fort agréable pour l'assaisonnement de leurs aliments.

Cette graine est ovoïde, légèrement comprimée mais à faces bombées, recouverte d'un spermoderme dur, brillant, crustacé, noirâtre ou d'une teinte chamois : elle mesure 5 millimètres de long sur 3 millimètres de large. Le spermoderme se termine supérieurement par un bec recourbé dont la pointe s'insère au placenta ; ce bec porte sur sa partie convexe une houppe de poils fins, longs et

---

[1] *Pharmac. Centralb.*, XXXVI, p. 280.

[2] *Weisse Ipecacuanha zwischen Rad. Senegæ. Apoth: Zeitung*, IX, p. 23, 1894.

unicellulaires, qu'on retrouve groupés à l'autre pôle de la graine, seulement plus clairs et plus clairsemés. Le poids de ces graines est en moyenne de 0 gr. 13. Au-dessous de l'épisperme est un albumen peu épais, oléagineux, recouvrant de toutes parts l'embryon, qui a des cotylédons relativement volumineux et une radicule courte, tournée vers le hile.

D'après MM. Heckel et Schlagdenhauffen cette graine renferme 17,55 p. 100 d'une matière grasse qui a l'aspect d'une masse butyreuse jaunâtre, possédant une saveur très agréable, qui rappelle celle de la noisette ; elle commence à fondre à 35° ; complètement fondue à 52°, elle ne reprend que lentement sa consistance primitive. Elle est formée d'un mélange de *palmitine* (57,54 p. 100), d'*oléine* (31,5) avec un *peu de myristine* (6,165) et d'*acide palmitique* libre (4,795).

Parmi les autres espèces qui sont encore utilisées en thérapeutique nous mentionnerons : le *P. rubella* Pursh employé aux États-Unis comme nos amers ; le *P. Poaya* Mart., utilisé au Brésil comme vomitif et succédané de l'ipécacuanha. Quelques espèces sont employées comme anthelmintiques ; d'autres, comme le *P. venenata* Juss., cultivé à Java, sont douées de propriétés éminemment toxiques. Le *P. tinctoria* Vahl fournit, comme nous l'avons dit plus haut, une sorte d'indigo.

RACINE DE RATANHIA OFFICINAL

Ratanhia du Pérou. — Ratanhia de Payta

ORIGINE. — La racine du **Ratanhia du Pérou** est produite par le *Krameria triandra* R. et P., qui habite les Andes du Pérou et de la Bolivie, où il croît à une altitude de 1,000 à 2,500 mètres sur les pentes stériles. On la récolte surtout au nord, au nord-est et à l'est de Lima, Caxatombo, Huanuco, à Huarochiri, ainsi que sur les bords du lac Titicaca et on l'expédie en Europe par la voie de Callao et de Payta.

DESCRIPTION. — Tel qu'on le trouve dans le commerce, ce Ratanhia varie beaucoup dans sa forme, sa couleur et ses dimensions ; il se présente tantôt en fragments provenant du sommet de la racine et de la souche principale, relativement courts et épais, divisés en grosses ramifications (fig. 1244) ; ces ramifications parfois isolées et mesurant 25 à 30 centimètres de longueur sont toujours plus ou moins brisées, ce qui dénote les difficultés que présente leur extraction ; plus souvent il se présente sous forme de fragments pouvant atteindre jusqu'à 1 mètre de longueur et dont la grosseur varie depuis celle d'un tuyau de plume jusqu'à celle du doigt ; ces longues racines sont rarement droites, plus souvent légèrement tortueuses ou ondulées en différents sens. La surface extérieure des gros fragments, provenant de la souche principale a une teinte grise ;

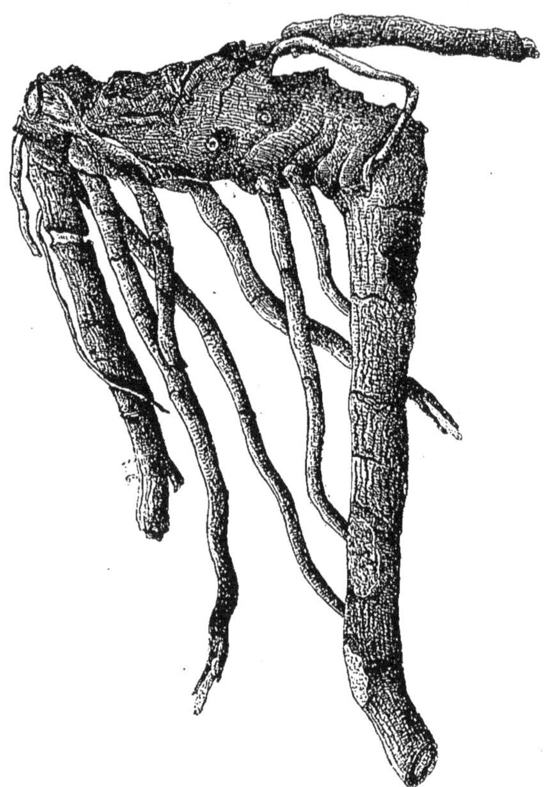

Fig. 1244. — Racine de Ratanhia du Pérou.
Aspect extérieur.

elle est rugueuse et marquée de fissures longitudinales et transversales peu profondes, ne pénétrant pas jusqu'au bois et résultant du développement qu'a pris l'écorce ; dans les longs fragments, provenant des ramifications horizontales de cette souche, la surface extérieure est plus unie, moins raboteuse, d'une couleur de rouille. L'écorce est peu adhérente au bois et s'en sépare facilement par larges plaques, quand on veut tordre ou ployer ces racines ; elle a une structure fibreuse et se pulvérise difficilement.

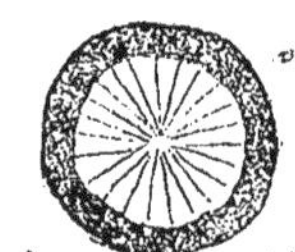

Fig. 1245.
Ratanhia du Pérou.
Section transversale.

Sur une section transversale de ce ratanhia (fig. 1245), l'écorce d'une teinte rouge brun brillant se distingue aisément du bois, qui a une couleur jaune brunâtre et une structure radiée ; elle est relativement peu épaisse et ne dépasse guère le sixième du rayon total dans les grosses racines ; dans les petits fragments elle est relativement plus épaisse. Cette racine est inodore et a une saveur astringente, qui est très prononcée dans la région corticale et suivie d'une certaine amertume.

STRUCTURE MICROSCOPIQUE. — La section transversale (fig. 1246) présente, de dehors en dedans : le suber (s) formé de plusieurs rangées de cellules tabulaires aplaties à parois jaunâtres, qui proviennent du dédoublement de l'assise péricyclique de la racine primaire ; le parenchyme cortical secondaire ($p\,c^2$) dépourvu d'éléments sclérenchymateux et dont les cellules polygonales, allongées tangentiellement, renferment des grains d'amidon *relativement petits* et de la matière colorante ; le liber secondaire (l^2) formé de cellules qui deviennent de plus en plus petites à mesure qu'on s'éloigne de la périphérie et caractérisé par la présence de fibres lignifiées ; ces fibres ont des parois *très épaisses, un lumen très rétréci* et sont *réunies en faisceaux plus ou moins étroits qui sont toujours allongés dans la direction radiale ;* le cambium (c) ; le bois secondaire (b^2) formé d'un tissu de fibres à parois fort épaisses, dans lequel sont dispersés de nombreux vaisseaux rayés et ponctués d'un diamètre variable, généralement isolés et qui dans leur ensemble sont disposés assez régulièrement en séries concentriques. La zone ligneuse est divisée en faisceaux cunéiformes par des rayons médullaires étroits formés d'une seule rangée de cellules et pénétrant jusqu'au cœur de la racine.

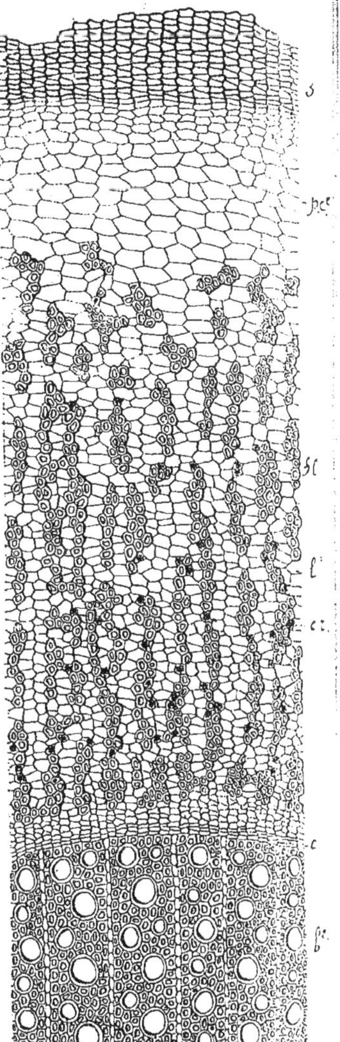

Fig. 1246.
Racine de Ratanhia du Pérou.
Structure anatomique.

Comme on le voit par cette description, la racine de ratanhia ne présente plus rien de sa structure primaire.

Composition chimique. — L'écorce de la racine de ratanhia renferme
20 p. 100 d'un tannin particulier auquel Wittstein (1854) a donné le
nom d'acide *ratanhiatannique*. C'est un glucoside amorphe, jaunâtre,
soluble dans l'eau, l'alcool, l'éther acétique, presque insoluble dans
l'éther sulfurique ; il prend avec le perchlorure de fer une coloration
vert foncé. En chauffant ce tannin à 100° avec de l'acide sulfurique
étendu, M. Cotton[1], en France, et M. Grabouski[2] en Allemagne en
ont retiré du sucre et du *rouge kramérique* ou *rouge de ratanhia*.
Outre ce glucoside, l'écorce de Ratanhia renferme de la cire, de la
gomme, un sucre incristalli-
sable et une petite quantité
d'un corps odorant volatil, la
ratanhine.

La racine de Ratanhia est
employée comme astringente
contre les hémorragies et les
diarrhées ; on l'administre en
décoction, ou sous forme d'extrait ou de teinture.

A côté du Ratanhia du
Pérou, qui constitue l'espèce
officinale, on trouve dans le
commerce de la droguerie
d'autres racines du genre *Krameria*, qui sont originaires

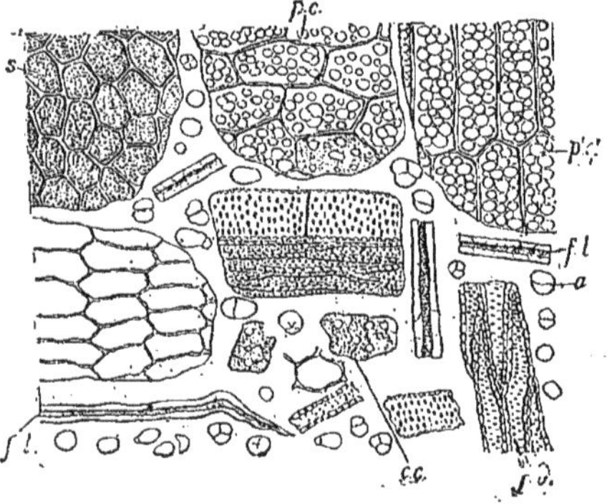

Fig. 1247. — Poudre de Ratanhia du Pérou.

s, suber. — *pc, p'c'*, parenchyme cortical. — *cc*, cellules
incrustées de pigment. — *fl*, fibres du liber. — *ft*, fibres
du bois. — *a*, amidon.

d'Amérique et qui sont désignées sous des noms qui rappellent leur
provenance : tels sont le *Ratanhia de la Nouvelle-Grenade*, le *Ratanhia
du Para*, et le *Ratanhia du Texas*, dont nous allons décrire les principaux caractères.

RATANHIA DE LA NOUVELLE-GRENADE

Le **Ratanhia de la Nouvelle-Grenade**, appelé encore **Ratanhia
de Savanille**, est fourni par le *Krameria Ixina* var. *Granatensis* Triana.
(*K. tomentosa* Saint-Hill., *K. grandifolia* Berg.) qui occupe de vas-
tes espaces arides dans la vallée de Jiron, entre Pamplona et la
Magdalena, à Socorro, près de Santa Martha et de Rio Hacha dans la
Nouvelle-Grenade, et qui se retrouve aussi dans la Guyane anglaise

[1] S. Cotton. *Etude comparée sur le genre Krameria*. Thèse Ec. de Ph. de Paris, 1868.
[2] *Ann. ch. ph.*, t. CXLIII, p. 271.

et au Brésil dans les provinces de Pernambuco et de Goyaz. — Cette drogue, qui était expédiée d'abord par le port de Savanille, est exportée aujourd'hui par ceux de Santa Martha et de Carthagène.

DESCRIPTION. — La racine de cette espèce est moins noueuse, plus courte que celle du ratanhia du Pérou ; les ramifications horizontales, qui s'en détachent et qui constituent la drogue qu'on rencontre dans le commerce, sont bien moins longues aussi. La surface extérieure de l'écorce est d'un gris violacé, mat, tout particulier ; elle est striée longitudinalement et présente des fissures transversales qui pénètrent jusqu'au bois, et qui sont dues au retrait éprouvé par l'écorce pendant la dessiccation. Cette écorce est assez adhérente au bois, sauf dans quelques morceaux, parmi les plus gros ; elle ne s'exfolie pas, garde son poli et n'est pas raboteuse comme celle du *K. triandra.* Sur une section transversale (fig. 1248) l'écorce offre une teinte rouge plus terne que dans cette dernière, une texture plus compacte et moins fibreuse ; une épaisseur bien plus grande relativement à la zone ligneuse ; dans quelques racines cette épaisseur atteint la moitié de la longueur du rayon. Le bois a une teinte moins foncée et une structure moins fibreuse que dans le Ratanhia officinal ; il se divise aussi moins facilement en couches concentriques.

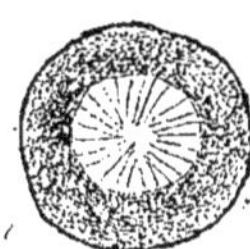

Fig. 1248.
Ratanhia de la
Nouvelle-Grenade.

Section transversale.

STRUCTURE MICROSCOPIQUE. — Outre son épaisseur moins grande, l'écorce de cette racine se distingue de celle du Ratanhia officinal par la disposition des faisceaux fibro-libériens. Ces faisceaux sont plus irréguliers dans leur forme et leur disposition ; ils sont en général bien moins volumineux, et ne sont plus régulièrement allongés et dirigés dans le sens radial ; ils forment plutôt des traînées transversales pénétrant entre les interstices cellulaires ; les fibres ont aussi un lumen un peu plus large. — La matière colorante qui remplit les cellules de l'écorce est plus foncée que dans l'espèce précédente. Le bois présente des rayons médullaires moins accentués, des vaisseaux plus courts et plus réguliers dans leur grosseur.

RATANHIA DU BRÉSIL OU DU PARA

ORIGINE. — Cette variété commerciale a été décrite sous le nom de *Ratanhia des Antilles* par M. Cotton, qui le rapporte au *K. Ixina* type ou à une espèce voisine, telle que le *K. spartioides.* Flückiger et

Hanbury la rapportent avec quelque doute au *K. argentea* Martius. — Elle arrive en grande quantité du Brésil et surtout de la province du Para ; il en vient aussi une notable proportion de plusieurs points du littoral américain voisins de Cumana et aussi du côté de la Guadeloupe.

DESCRIPTION. — Ce Ratanhia offre au premier abord une certaine ressemblance avec le Ratanhia de Savanille ; mais en l'examinant bien on voit qu'il offre des différences bien tranchées et constantes. La surface extérieure, au lieu d'être violacée, a une teinte sombre, brune ou noirâtre. Il se présente en longs fragments assez réguliers dans leur épaisseur, qui ne dépasse guère 6 à 8 millimètres ; il est ridé longitudinalement, marqué de fentes transversales profondes tantôt larges, tantôt très minces, et parfois à peine marquées. La section transversale (fig. 1249) présente une écorce brun noirâtre, plus épaisse relativement au bois que dans le ratanhia de Savanille et dont la largeur peut égaler le diamètre de la zone ligneuse. Celle-ci a une couleur jaune fauve pâle.

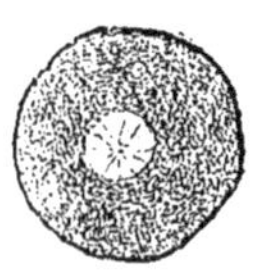

Fig. 1249.
Ratanhia du Brésil.

Section transversale.

STRUCTURE MICROSCOPIQUE. — L'écorce est formée d'un parenchyme de cellules plus larges que dans les deux espèces précédentes ; elle est en outre caractérisée par la grosseur des grains d'amidon qui remplissent ces cellules. Les fibres libériennes sont plus grosses, avec un lumen assez large et au lieu d'être disposées en gros et longs faisceaux cunéiformes dirigés radialement ou transversalement, elles sont dispersées irrégulièrement dans le liber. Les rayons médullaires du bois sont

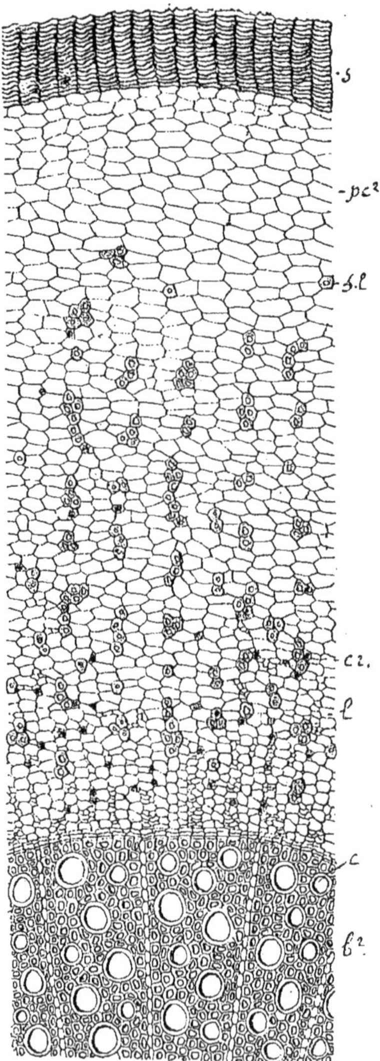

Fig. 1250.
Racine de Ratanhia du Brésil.

Structure anatomique.

moins apparents et moins colorés que dans les deux sortes précédentes.

Sous le nom de *Ratanhia du Texas*, Otto Berg[1] a décrit une variété de Ratanhia qui arrive du Mexique, du Texas et de l'Arkansas, où elle est produite par le *Krameria secundiflora* DC. Cette drogue, qui n'arrive pas sur le marché européen, se distingue par son écorce plus épaisse que le bois, noire à sa surface, fendue longitudinalement et transversalement, à la fois astringente et amère.

Enfin M. Holmes[2] a décrit une nouvelle espèce de Ratanhia importée de l'Equateur et que nous désignerons provisoirement sous le nom de *Ratanhia de Guayaquil*. C'est une racine ligneuse très contournée, dont la grosseur varie d'un demi à un ou deux pouces. L'écorce peu épaisse relativement à la zone ligneuse a une teinte rouge brun; elle est marquée de stries radiales noirâtres ; elle a une texture très fibreuse ; sa surface extérieure est striée longitudinalement et marquée de petites verrues. — Sa saveur est très astringente et son odeur à peu près nulle.

M. Feuilloux[3], qui a examiné cette racine au microscope, y a constaté la présence de cristaux étoilés d'oxalate de chaux qu'on ne trouve pas dans les racines de Ratanhia précédemment décrites. Dans les grosses racines les rayons médullaires sont plus apparents, formés d'une à trois rangées de cellules ; quelques-uns d'entre eux s'élargissent brusquement et divisent le liber en faisceaux cunéiformes, plus ou moins obliques. Les fibres du liber ont des parois fort épaisses ; elles ne sont jamais étoilées, mais toujours réunies par 4 ou 8 en faisceaux qui sont disposés le long des rayons médullaires. Le bois est formé de fibres à parois complètement lignifiées. — Les petites racines se distinguent des grosses par leurs fibres moins épaisses, leurs rayons médullaires plus étroits et leurs vaisseaux ligneux plus larges.

[1] Otto Berg. *Anatomischer Atlas*. Leipzig.

[2] *Pharmaceut. Journal and Trans.*, 17 avril 1886.

[3] J. Feuilloux. *Contribution à l'étude anatomique des Polygalacées*. Thèse Ec. de Ph. de Paris, 1890.

BIXACÉES

Les Bixacées, telles qu'on les circonscrit actuellement, constituent une vaste famille de plantes arborescentes ou frutescentes qui n'ont d'autres caractères communs que la consistance ligneuse des tiges, la placentation pariétale, le nombre non défini des ovules et la présence d'un albumen charnu dans les graines. Aussi paraissent-elles difficiles à bien classer. Quand leur calice est valvaire, elles représentent la forme à placentation pariétale des Tiliacées. Elles se rapprochent encore de ce groupe par leur port, la disposition stratifiée de leur liber et la propriété qu'elles possèdent de sécréter de la gomme.

Caractères anatomiques. — *Feuilles.* Poils tecteurs unicellulaires simples ou étoilés (*Pangium*), à parois lisses et très épaisses, parfois disposés en écusson à disque entier. Stomates souvent accompagnés de deux cellules latérales parallèles à l'ostiole. Cristaux simples, clinorhombiques ou agglomérés en mâcles. Mésophylle hétérogène asymétrique renfermant des cellules pigmentaires. Système libéro-ligneux représenté (*Bixa*) par un cordon ligneux arqué et deux cordons latéraux supérieurs très rapprochés l'un de l'autre ; ces cordons sont recouverts par un liber cristalligène et par un péricycle lignifié. — Des organes sécréteurs internes.

L'appareil sécréteur des Bixacées, qui a été décrit par Vesque[1] et par M. Van Tieghem[2], se compose de cellules isolées à latex coloré et de canaux à gomme. Les premières qui se rencontrent dans la plupart des espèces sont répandues dans tous les organes : dans la feuille on les observe dans le mésophylle, la partie libérienne des rayons médullaires, le collenchyme et autour des faisceaux des nervures. Elles sont très irrégulières dans leur forme et plus larges que les cellules voisines. Les seconds sont particuliers à un certain nombre d'espèces (*Bixa, Cochlospermum*). Dans le Rocouyer ils sont localisés dans la moelle de la tige et des nervures. Dans le *Cochlospermum*, ils existent dans l'écorce et à la périphérie de la moelle de la tige ; ils occupent la même situation dans les nervures des feuilles.

Les Bixacées habitent les régions tropicales des deux continents.

[1] N^les arch. du Muséum, 1882.

[2] *Ann. des sc. nat. Bot.* [7], t. I, 1889, p. 79.

A côté de quelques espèces riches en [matière colorante (*Bixa*, *Cochlospermum*), cette famille en renferme d'autres (*Lœtia*), qui donnent des produits résineux ou dont les fruits contiennent une pulpe douce et agréable qui les rend alimentaires (*Flacourtia*, *Gynocardia*) : certaines d'entre elles (*Pangium*, *Hydnocarpus*) se distinguent par la toxicité de leurs graines. La thérapeutique n'utilise qu'un petit nombre d'espèces (*Gynocardia*).

ROCOU

ORIGINE. — Sous le nom de **Rocou** on désigne une matière colorante d'un beau rouge vermillon, qui est fournie par les fruits et les graines du Rocouyer (*Bixa Orellana* L.), plante originaire des forêts de l'Amérique tropicale, dont la culture a été propagée dans les Indes orientales.

PRÉPARATION. — Les fruits du Rocouyer sont capsulaires, cordiformes, hérissés de gros poils mous ; ils s'ouvrent en deux valves qui contiennent une vingtaine de graines attachées sur des placentas pariétaux et recouvertes d'une masse gluante d'un rouge vif, qui constitue le Rocou.

Pour obtenir cette matière colorante, on broie les graines dans des auges en bois : on les délaie dans de l'eau chaude et on jette le mélange sur un tamis. L'eau qui passe tient en suspension la matière colorante et quelques débris végétaux. On laisse déposer et fermenter la liqueur. On décante le liquide, on recueille la pâte qui s'est déposée au fond des récipients et on en fait des masses plus ou moins grosses, qu'on laisse sécher à l'ombre avant de les livrer au commerce. On les enveloppe le plus souvent dans des feuilles de balisiers ou de bananiers.

Au lieu de broyer les graines, il est préférable de les laver directement avec de l'eau. On obtient un suc débarrassé de matières étrangères. Le Rocou est encore de meilleure qualité quand il est obtenu de graines fraîches : il est alors désigné sous le nom de *rocou vert*.

CARACTÈRES. — Le Rocou arrive dans le commerce soit en gâteaux de 5 à 8 kilogrammes, enveloppés de feuilles, soit en pains renfermés dans des boîtes de fer-blanc ou fortement comprimés dans des fûts, du poids de 200 à 250 kilogrammes.

Il se présente en pâte homogène d'un rouge de colcothar à l'extérieur et d'une teinte plus claire intérieurement ; il est gras au toucher, plus ou moins sec, et exhale quand il est récent une odeur de carotte : habituellement dans le commerce, on le maintient humide, en l'arrosant de temps à autre avec de l'urine, et on lui communique ainsi une odeur désagréable. A la suite de ce traitement il se recouvre par places d'une efflorescence blanche, due à la formation de sels ammoniacaux.

Le Rocou laisse sur le papier une tache d'une couleur jaune rougeâtre. Il ne fond pas par la chaleur et brûle avec une flamme fuligineuse. Il est peu soluble dans l'eau à laquelle il ne donne qu'une teinte jaune pâle; il est très soluble dans l'alcool et dans l'éther, qu'il colore en jaune orange. Il donne avec les alcalis caustiques et carbonatés des solutions d'un rouge foncé, ainsi qu'avec les huiles grasses et l'essence de térébenthine. Au contact de l'acide sulfurique, il prend une teinte bleu indigo, puis verte et enfin violette.

Sortes commerciales. — Il existe dans le commerce quatre sortes de Rocou qui sont :

1° Le **Rocou de Cayenne,** qui arrivait autrefois en pains rectangulaires de 1 à 4 kilogrammes, enveloppés de feuilles de balisier : on le reçoit maintenant en masses d'une pâte uniforme, tendre, d'une couleur jaune rougeâtre et d'une odeur urineuse.

2° Le **Rocou des Antilles** ou de **la Guadeloupe,** moins homogène, parsemé de nombreux points noirs et plus granuleux que l'espèce précédente, dont il a d'ailleurs l'odeur désagréable ;

3° Le **Rocou du Brésil,** qui arrive en tonneaux, sous forme d'une pâte molle, ayant une odeur agréable et une teinte brun rouge;

4° Le **Rocou des Indes Orientales,** qui est en gâteaux minces, secs, d'un rouge foncé.

Parfois aussi le Rocou se présente en cylindres du poids de 500 grammes, secs, durs, d'un rouge foncé extérieurement et plus clair intérieurement : C'est le **Rocou en rouleaux.**

Composition chimique. — M. Chevreul a retiré du rocou deux matières colorantes : la *Bixine* et l'*Orelline*. La première est une matière résineuse rouge peu soluble dans l'eau, soluble dans 90 p. 100 d'alcool froid, plus soluble dans l'alcool chaud, les alcalis et l'ammoniaque : elle prend avec l'acide sulfurique concentré une teinte bleu indigo. — L'*Orelline* est soluble dans l'eau et l'alcool, presque insoluble dans l'éther.

Altérations. — Quelquefois le rocou est fabriqué avec des graines altérées et pourries, brûlé pendant la cuisson, ou fermenté après la mise en pains. On en rencontre aussi qui est moisi intérieurement et inégalement nuancé. Ces produits défectueux doivent être rejetés.

On le falsifie parfois avec de l'argile, de l'ocre rouge, de la brique pilée, et de la poudre de garance. La présence de ces corps étrangers est révélée par l'alcool, qui dissout le Rocou sans agir sur eux.

Usages. — Le Rocou est employé pour teindre la soie en orangé et le coton en couleur chamois. — Il sert aussi à colorer les vernis, le beurre, le fromage et le cirage à parquet. Il constitue une branche importante de l'industrie dans notre colonie de la Guyane.

GRAINES DE CHAULMOOGRA

Origine. — Ce sont les graines du *Gynocardia odorata* R. Br. (*Chaulmoogra odorata* Roxb. — *Chaulmoogra dodecandra* Ham.), qui croît spontanément dans les forêts de la Malaisie et dans l'Inde orientale jusqu'à l'Assam, au Nord, et jusqu'au Sikkim, à l'ouest.

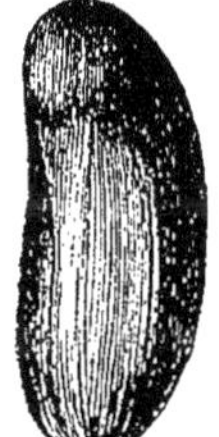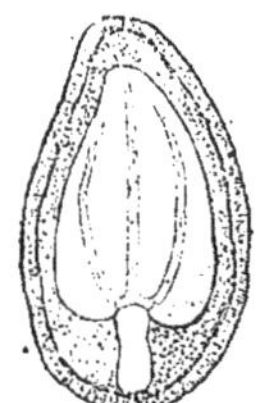

Fig. 1251, 1252.
Graine de Chaulmoogra.

Entière.   Coupée en long.

Description (fig. 1251). — Les **graines de Gynocarde** sont irrégulièrement ovoïdes, plus ou moins anguleuses et déformées par leur pression réciproque; elles mesurent de 2 à 3 centimètres de longueur et 10 à 15 millimètres de largeur. Le spermoderme est gris jaunâtre ou brunâtre, terne et terreux à la surface. L'amande est composée d'un albumen abondant qui entoure un embryon à grosse radicule claviforme, à cotylédons foliacés, plats, cordiformes.

Caractères microscopiques (fig. 1253). — Le spermoderme est composé de 5 tuniques : 1° une enveloppe extérieure formée d'une rangée de cellules cubiques : 2° une deuxième formée de 5 à 6 rangées de cellules polygonales à parois légèrement épaissies ; 3° la couche scléreuse très épaisse, formée de cellules polyédriques, disposées en différents sens, à parois épaisses et canaliculées ; 4° une enveloppe parenchymateuse mince, formée de cellules aplaties, allongées tangentiellement; 5° le tégument interne formé d'une rangée de cellules rectangulaires, à parois un peu plus épaisses. L'albumen est un tissu de cellules polyédriques contenant des globules de graisse et une matière organique azotée.

Composition chimique. — Les graines renferment un corps gras solide, brun, d'une odeur et d'une saveur désagréables, qui fond à 35° et mousse quand on l'agite avec de l'eau chaude. Cette graisse se dissout en partie dans l'alcool froid et à peu près complètement dans l'éther, le chloroforme, le sulfure de carbone et la benzine. D'après J. Moss, elle est composée *d'acide palmitique*, *d'acide hypogéique*, *d'acide coccinique*, *d'acide gynocardique*.

Usages. — Les graines de Chaulmoogra sont employées dans la médecine indienne comme toniques, altérantes ou comme vomitives. On les a administrées aussi jusqu'à effet nauséeux contre l'herpès, les scrofules et les rhumatismes.

L'huile de Chaulmoogra est un remède très populaire chez les Indiens qui l'emploient à la dose de 5 à 6 gouttes comme spécifique des maladies de peau, de la syphilis et de la scrofule. Les essais qui ont été faits en Europe justifient en partie la réputation dont ce médicament jouit contre les affections cutanées et surtout contre les eczémas anciens et le prurigo.

Le genre *Pangium* est représenté dans la matière médicale par le *Pangium edule* Reinw., arbre cultivé dans tout l'archipel indien, où l'on utilise ses divers organes comme anthelmintiques et le suc des feuilles contre les affections

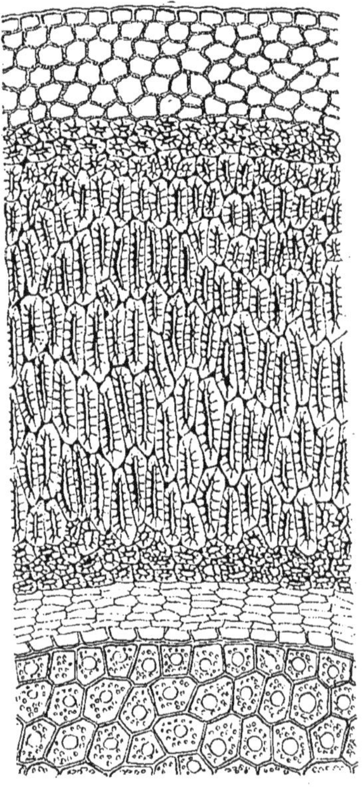

Fig. 1253. — Graine de Chaulmoogra. Structure microscopique.

de la peau. Toutes les parties de cette plante renferment, d'après Blume, un alcaloïde analogue à la ménispermine et une matière visqueuse ; elles produisent chez l'homme de la céphalalgie, de la somnolence et une ivresse qui peut se terminer par la mort. Les graines qui sont employées pour empoisonner les cours d'eau peuvent perdre leurs qualités nuisibles par une macération prolongée dans l'eau et devenir comestibles. On en retire par expression une huile fixe qui est comestible.

Les *Hydnocarpus* se rapprochent beaucoup des *Pangium* par leurs caractères morphologiques et leurs propriétés physiologiques. L'espèce la plus connue est l'*H. inebrians* Vahl. (*H. venenata* Gœrtn.) qui croît aux Indes et donne des fruits toxiques qu'on emploie pour empoisonner les rivières. L'absorption des poissons intoxiqués par ce procédé a occasionné maints accidents, suivis de mort.

Du groupe des Homaliées, nous ne mentionnerons que l'*Homalium racemosum* Jacq. (*Racoubea guianensis* Aubl.), qui croît à la Guyane, où les créoles utilisent sa racine sous le nom de *Mavémé* comme astringente et antiblennorrhagique.

Le groupe des Flacourtiées est représenté dans la matière médicale de l'Inde par le *Flacourtia Cataphracta* Roxb., qui est originaire des parties tropicales de l'ancien continent. Son fruit acide est utilisé dans l'Inde contre les affections bilieuses. Ses jeunes pousses sont consommées comme toniques, stomachiques et astringentes. On utilise également aux Indes les fruits comestibles des *F. sepiaria* Roxb., et *F. inermis* Roxb.

Au même groupe se rattachent les *Lœtia* dont deux espèces, les *L. apetala* L. et *L. resinosa* Lœfl., donnent des fruits employés aux Antilles comme purgatifs.

Les *Cochlospermum*, qui se distinguent par leur arille pileux et leur richesse en matière colorante, comptent aussi un certain nombre d'espèces utiles telles que le *C. tinctorium* Guill. et Perrot, qui est employé au Sénégal comme emménagogue et renferme une matière colorante jaune; le *C. Gossypium* D.C., espèce de l'Inde, remarquable par l'abondance de son duvet séminal; c'est à cette espèce qu'on attribue la production de la *gomme Kuteera*.

Le groupe des Samydacées que Baillon rattache à la famille des Bixacées renferme quelques plantes utilisées en médecine et appartenant au genre *Casearia* ; ce sont : le *C. ulmifolia* Vahl. (*Guidonia ulmifolia* H. Bn.), employé au Brésil contre les morsures des serpents ; le *C. ovata* W. (*Guidonia ovata* H. Bn.), utilisé à la Guyane comme antirhumatismal ; le *C. esculenta* Roxb. (*Guidonia esculenta* H. Bn.), espèce de l'Inde dont les feuilles sont comestibles et la racine employée comme amère et purgative.

VIOLARIÉES

Herbes ou arbustes à feuilles alternes, rarement opposées, munies de deux stipules persistantes. — Fleurs axillaires, soit solitaires, soit disposées en cymes, en grappe ou en panicule. 5 sépales distincts égaux ou inégaux, à préfloraison imbriquée. — 5 pétales hypogynes plus ou moins inégaux, dont l'inférieur se prolonge à la base en un éperon plus ou moins long. — 5 étamines insérées sur le réceptacle ou sur le fond du calice; les deux qui sont placées sur le pétale inférieur se prolongent en un appendice corniforme qui est logé dans l'éperon. Ovaire globuleux uniloculaire multiovulé, à placentation pariétale. Fruit capsulaire s'ouvrant en trois valves, qui portent chacune un trophosperme sur le milieu de leur surface interne. Graines albuminées à embryon droit.

Caractères anatomiques. — Poils unicellulaires, plus rarement unisériés, simples. Stomates entourés de trois cellules dont une plus petite que les deux autres ou accompagnés de deux cellules disposées en croissant et parallèles à l'ostiole. Cristaux simples clinorhombiques, à arêtes droites ou courbes, ou agglomérés sous forme de mâcles; cellules remplies d'une matière gommo-résineuse jaune, disséminées dans l'épiderme et dans le parenchyme d'un grand nombre d'espèces.

Les espèces herbacées de cette famille habitent principalement l'hémisphère boréal et sont assez rares dans l'hémisphère austral. Les espèces ligneuses habitent principalement l'Amérique.

Ces plantes renferment dans leurs racines et leurs rhizomes de l'inuline et un principe qui se rapproche de l'émétine et leur communique des propriétés vomitives. Les fleurs de quelques espèces sont employées comme pectorales ou dépuratives.

FLEURS DE VIOLETTES

Origine. — Les **fleurs de Violette** qu'on utilise ordinairement en pharmacie sont fournies par le *Viola odorata* L., qui croît spontanément dans les haies et les bois et qu'on cultive dans tous les jardins.

DESCRIPTION. — Ces fleurs qui ne se développent que la seconde année sur des rameaux radicants sont d'un beau violet, parfois blanches ou d'un pourpre terne ; elles sont solitaires et portées par un pédoncule accompagné de deux petites bractées ; elles sont formées : d'un calice à 5 sépales ovales-oblongs, obtus, prolongés en appendice à la base ; de 5 pétales irréguliers dont l'inférieur plus large est émarginé, échancré et prolongé à la base en éperon creux ; les deux pétales

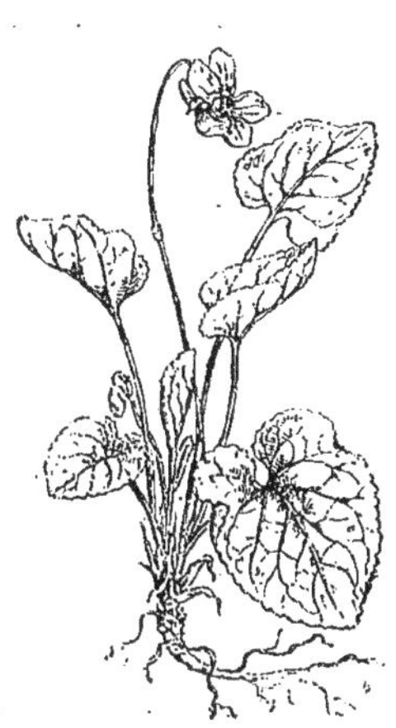

Fig. 1254. — *Viola odorata.*

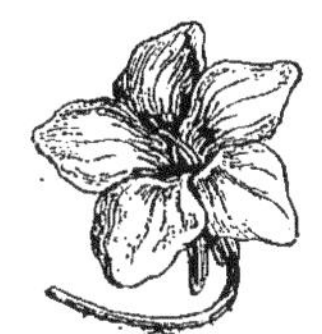

Fig. 1255. — Fleur de violette.

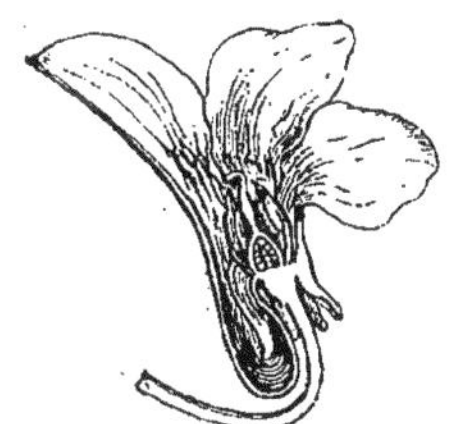

Fig. 1256. — Fleur de violette.
Coupée en long.

latéraux sont fortement barbus ; de 5 étamines à filets dilatés et à anthères libres et biloculaires. Le fruit est une capsule uniloculaire à placentas pariétaux s'ouvrant en trois valves, qui portent sur le milieu de nombreuses graines arillées. Ces fleurs ont une odeur très agréable et une saveur douceâtre et mucilagineuse.

Il existe plusieurs variétés de cette espèce : l'une, dite *violette des quatre saisons,* qu'on cultive beaucoup à Paris pour le commerce de ses fleurs très aromatiques ; une autre, à fleurs doubles, bleues ou lilas. D'après Guibourt, cette dernière variété est préférable à la première pour l'usage médical.

COMPOSITION. — Les fleurs de violette renferment un principe mucilagineux qui leur donne des propriétés béchiques et une matière colorante très altérable.

Usages. — Elles sont employées comme émollientes et pectorales : elles servent à préparer le sirop de violettes qu'on administre aux jeunes enfants comme purgatif. La sensibilité de la matière colorante de la violette à l'action des alcalis est tellement intense qu'on présente toujours dans les laboratoires et les cours de chimie le sirop de violettes comme le principal réactif des alcalis.

Les racines du *Viola odorata* étaient autrefois employées comme émétiques. Boullay y a constaté la présence d'un principe âcre et vireux, qui se rapproche beaucoup de l'émétine et auquel il a donné le nom de *violine*.

PENSÉE SAUVAGE

Herbe de la Trinité.

La **Pensée** (*Viola tricolor* L.) produit une multitude de variétés, qui diffèrent aussi bien par leurs dimensions que par l'éclat et la différence de leurs teintes. Une de ces variétés, très petite et très commune dans nos champs, a été désignée sous le nom de **Pensée sauvage** (*Viola tricolor arvensis* L., — *Viola agrestis* Jord., — *V. segetalis* Jord.). Elle fournit à la matière médicale ses tiges, ses feuilles et ses fleurs.

Description. — Les tiges de cette plante sont anguleuses, étalées, dressées, grisâtres, glabres ou légèrement tomenteuses, striées longitudinalement, flexueuses. Les feuilles, plus longues que les entrenœuds, sont sessiles, ovales, profondément crénelées, et garnies à leur base de grandes stipules palmatifides, dont le lobe médian plus développé ressemble aux feuilles.

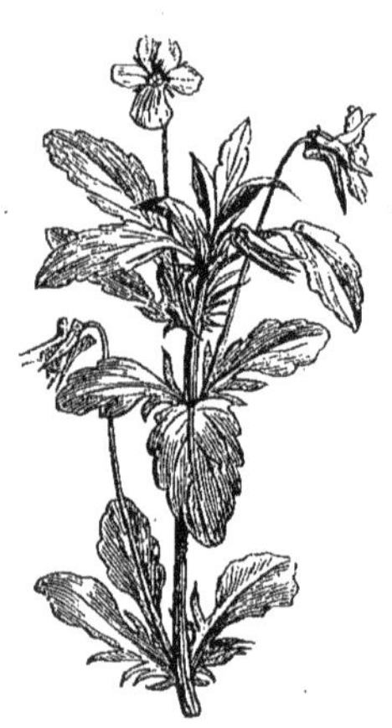

Fig. 1257.
Viola tricolor arvensis.

Les fleurs à corolle irrégulière, plus petite que le calice, ont les dimensions et la disposition des fleurs de la violette odorante ; elles n'en diffèrent que par la coloration de leur corolle qui est nuancée de lilas et de jaune pâle.

La Pensée sauvage a une odeur très faible ; une saveur mucilagineuse faiblement amère.

Composition chimique. — La pensée sauvage renferme une petite quantité de violine. Mandelin (1880, 1883) en a retiré de l'acide salicylique

et un glucoside cristallisé, coloré en jaune, qu'il a désigné sous le nom
de *violaquercitrine*.

Usages. — Ces fleurs sont employées comme dépuratives, tantôt
seules, tantôt accompagnées des feuilles.

RACINES D'IONIDIUM

Les *Ionidium*, désignés par Baillon sous le nom d'*Hybanthus*, sont
des plantes herbacées ou ligneuses qui habitent les régions tropicales

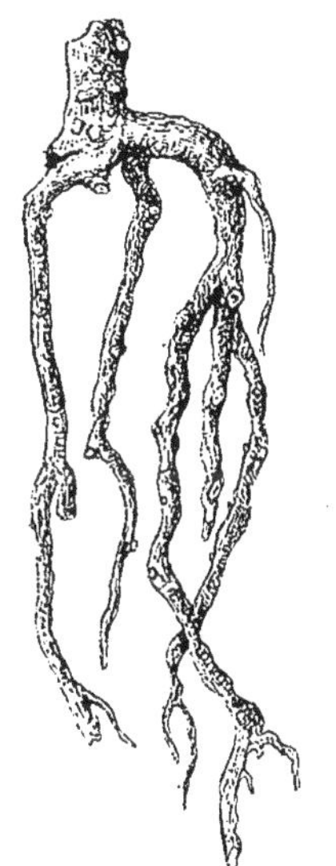

Fig. 1258.
Racine de *Viola Ipecacuanha*.

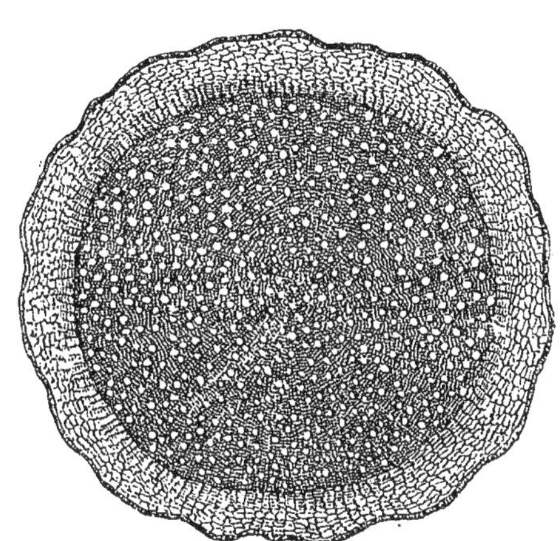

Fig. 1259. — *Viola Ipecacuanha*.
Coupe transversale de la racine.

des deux mondes, où ils sont communément employés comme vomitifs : aussi souvent sont-ils désignés dans la matière médicale sous le
nom de *faux Ipécacuanhas*.

Les principales espèces sont :

L'*Ionidium Ipecacuanha* A. S. K. (*Hybanthus Ipecacuanha* H. Bn. —
Viola Ipecacuanha L. — *Pombalia Ipecacuanha* Vandell.,) qui donne le
Faux *Ipécacuanha blanc du Brésil*. La racine de cette plante (fig. 1258)
mesure de 16 à 20 cent. de longueur, et n'est guère plus grosse
qu'une plume à écrire ; elle est légèrement tortueuse ou flexueuse,
ramifiée à sa partie supérieure et à sa partie inférieure ; certains morceaux présentent des fentes semi-circulaires qui leur donnent quelque

ressemblance extérieure avec l'Ipécacuanha ondulé. La surface extérieure est d'un gris jaunâtre, sillonnée de rides assez profondes ; elle présente un certain nombre de petites cicatrices arrondies laissées par la section des radicelles. Sa cassure est nette dans la région corticale, fibreuse dans la partie ligneuse. Sur une section transversale (fig. 1259) on distingue une écorce jaunâtre relativement peu épaisse, qui n'a pas l'apparence cornée de l'ipécacuanha, un méditullium ligneux très épais, criblé de nombreuses ponctuations. Les proportions relatives de ces deux zones permettent de suite de distinguer cette racine de celle des Ipécacuanhas. — Cette racine est insipide et presque inodore.

Examinée au microscope, cette drogue présente : un suber formé de plusieurs rangées de cellules aplaties ; un parenchyme cortical parfois assez réduit et constitué par un tissu dense de cellules bien moins larges que celles des Ipécacuanhas, caractérisé en outre par l'absence de raphides et la présence fréquente de petites cellules scléreuses, tantôt isolées, tantôt diversement groupées, à parois épaisses et canaliculées, localisées à la limite de la couche libérienne. Cette dernière est formée de petites cellules polyédriques, présentant souvent un épaississement interstitiel bien apparent : elle contient comme le parenchyme cortical des cristaux prismatiques isolés. — La zone ligneuse est séparée de l'écorce par un cambium bien apparent.

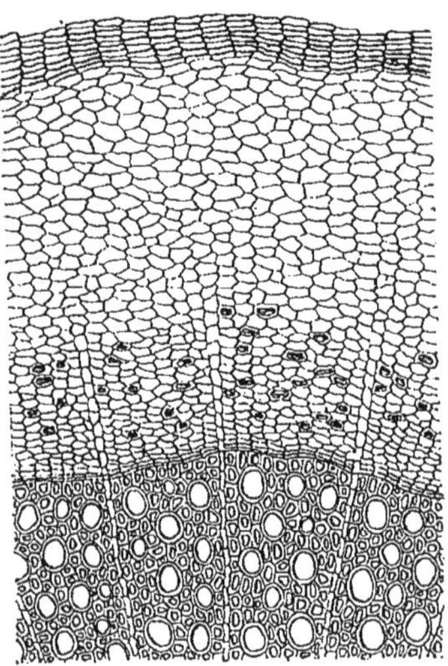

Fig. 1260.
Racine de *Viola Ipecacuanha*.
Structure anatomique.

Signalée seulement depuis plusieurs années par Grégor Kraus [1] et, par M. Barnes [2], la présence de l'inuline dans les *Ionidium* a été confirmée par M. Beauvisage [3] qui a fait ressortir en même temps l'inconstance des caractères anatomiques que présente la racine de l'*I. Ipecacuanha*. Il a établi que la proportion d'inuline varie dans cette racine en proportion inverse de celle des cristaux d'oxalate de chaux, ce

[1] Grégor Kraus. *Inulin bei Violaceen* (in *Sitzungsb. der Natur. Gesellsch. zu Halle*, Bd. XIV, *s. 6*).

[2] *Ionidium Ipecacuanha*. — Pharmac. Journ. and Trans., XV, p. 515.

[3] Beauvisage. *L'Inuline dans les Ionidium. Etude anatomique du faux Ipécacuanha blanc*. Bull. de la Soc. bot. de Lyon, 1889.

qui résulte de la présence ou de l'absence, du nombre et de la localisation des épaississements des membranes cellulaires. Ces épaississements se montrent sous deux formes différentes et indépendantes l'une de l'autre : ils sont dus à une transformation scléreuse d'un plus ou moins grand nombre d'éléments (sclérose localisée) et à une hypertrophie irrégulière des membranes, non localisée à certains éléments (épaississements interstitiels).

Les mêmes variations se produisent dans les divers *Ionidium* : elles résultent de l'influence immédiate du milieu sur chacune des racines. Si elles permettent de les distinguer nettement des *vrais Ipécacuanhas*, on ne peut en tirer aucun caractère spécifique pour la distinction des diverses espèces d'*Ionidium* :

L'*Ionidium microphyllum* H. B. K. (*Hybanthus microphyllus* H. Bn.) qui croît au Pérou. C'est cette espèce qui donne la *racine de Cuichunchilli*, qui est employée aussi comme vomitive et contre les affections cutanées rebelles.

L'*I. Poaya* A. S. H., qui croît au Brésil dans la province de Minas Geraes.

L'*I. Maytensillo* Feuill., qu'on emploie au Chili comme un purgatif énergique. Baillon a rapporté avec quelque doute à cette espèce l'*I. parviflorum* A. S. H., qu'il distingue du *Viola parviflora* Mut. ou *faux Ipécacuanha blanc du Chili*.

Les *Noisettia* et les *Anchietea* sont des plantes exotiques très voisines des *Ionidium*, dont elles partagent les propriétés émétiques et évacuantes. Comme espèces intéressantes de ces genres nous citerons :

L'*Anchietea salutaris* A. S. H. (*Noisettia pyrifolia* Mart.) qui croît au Brésil dans les environs de Rio-de-Janeiro, où l'on utilise communément sa racine comme purgative et comme antisyphilitique sous le nom de *Mercure végétal*. Peckolt a retiré de la racine de cette plante un alcaloïde, l'*anchiétine*, qui cristallise en aiguilles jaunâtres, inodores, d'une saveur très désagréable, solubles dans l'alcool, insolubles dans l'eau et l'éther.

Le *Noisettia longifolia* A. S. H. (*Viola longifolia* Poir.), qui croît dans la Guyane, où l'on utilise ses racines comme vomitives.

A la même famille se rattache le *Sauvagesia erecta* L., l'*Adima* des Galibis, l'*Yoba* des Caraïbes, qui habite la Guyane et les Antilles. Cette plante est communément employée comme diurétique dans les affections des voies urinaires et comme antidiarrhéique.

CISTINÉES

Arbustes ou herbes suffrutescentes, à feuilles opposées, entières, à fleurs terminales, solitaires, en épis ou en grappes. Calice à cinq sépales disposés sur deux rangs. Cinq pétales chiffonnés, très caducs, étalés en rose et sessiles ; étamines indéfinies et libres ; ovaire uni ou pluriloculaire à placentas pariétaux ; ovules orthotropes. Fruit capsulaire. Graines renfermant, sous un albumen quelquefois cartilagineux, un embryon courbé ou roulé en spirale.

CARACTÈRES ANATOMIQUES. — *Feuilles.* Poils tecteurs simples, unicellulés, plus souvent étoilés ou disposés en pinceau, à parois lisses et fort épaisses. Poils glanduleux unisériés, affectant des formes variables ; ces poils sont parfois très courts, ellipsoïdaux, formés d'une glande à 2 ou 3 cellules supportées par un pédicelle court ; tantôt ils sont presque sphériques et formés d'une glande quadricellulaire enchâssée dans une forte dépression de l'épiderme, la matière résineuse qu'ils sécrètent s'étale irrégulièrement à la surface du limbe ; plus fréquemment les poils glanduleux sont très allongés, renflés dans leur partie inférieure, et formés à leur base de cellules plus larges que longues. Vers le sommet ces poils s'effilent, les cellules s'allongent ; celle qui occupe l'extrémité s'arrondit en forme de massue. A une certaine époque de l'année ces poils présentent à leur sommet un renflement assez apparent, qui est dû à la présence de la matière résineuse que les cellules terminales ont laissé exsuder et qui y est retenue par capillarité. — Stomates entourés de plusieurs cellules, sans direction déterminée. Cristaux agglomérés en oursins. Système libéro-ligneux, représenté par un cordon ligneux arqué recouvert par un liber cristalligène et un péricycle mou. Pas de vaisseaux laticifères ni de glandes internes.

La plupart des Cistinées habitent la région méditerranéenne : quelques-unes d'entre elles croissent dans l'Amérique septentrionale, dans l'Europe centrale et dans l'est de l'Asie.

Ce sont des plantes aromatiques employées comme astringentes et qui produisent une résine balsamique employée surtout dans l'Orient.

LADANUM

Labdanum.

Sous le nom de **Ladanum** on désigne une matière résineuse qui exsude à la surface des feuilles de diverses espèces de Cistes et notamment des *Cistus Creticus* L., *C. Cyprius* L., *C. ladaniferus* L., qui sont abondamment répandus dans la région méditerranéenne, dans l'île de Crète et la Syrie.

FORMATION. — Les diverses glandes qui sont si abondamment réparties sur les deux faces des feuilles des *Cistus* laissent exsuder de leurs cellules terminales une substance gluante, résineuse, d'une odeur balsamique prononcée, qui parfume l'air pendant la saison chaude. C'est ce produit qui constitue le *Ladanum*.

Cette substance se récoltait autrefois en peignant la barbe des chèvres qui allaient brouter dans la région des Cistes. Aujourd'hui on emploie une autre méthode, qui consiste à promener des lanières de cuir sur les plantes au moment où la sécrétion est la plus active. Le Ladanum qui s'attache à ces lanières est raclé au moyen d'un couteau et rassemblé en masses d'aspect varié.

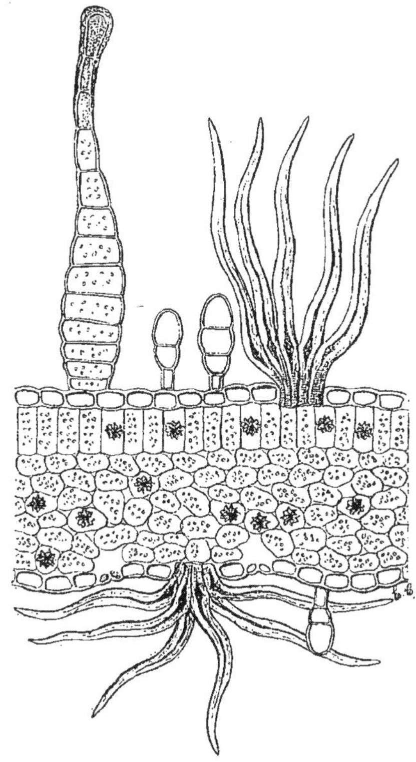

Fig. 1261. — Feuille de *Cistus ladaniferus*. Structure du limbe.

DESCRIPTION. — On distingue dans le commerce plusieurs sortes de Ladanum qui sont :

1° Le **Ladanum de Chypre** ou **Ladanum en masses**. Ce produit généralement assez pur, mais très rare, d'un rouge brun foncé ou presque noir, se ramollit entre les doigts. Sa cassure grisâtre, quand elle est fraîche, se fonce rapidement et devient noire. Ce Ladanum a une odeur très agréable qui rappelle celle de l'ambre : il a une saveur amère et balsamique ; il brûle avec une flamme claire. Insoluble dans l'eau, il se dissout presque entièrement dans l'alcool : il renferme 86 p. 100 de résine et d'huile essentielle et 6 p. 100 de cire;

2° Le **Ladanum in tortis.** Cette sorte, très impure, se présente en masses cylindroïdes, contournées en spirale : elle est très lourde et d'une teinte très foncée. L'odeur agréable des Cistes y est peu prononcée et masquée par une odeur térébinthacée, due à la présence des résines de Conifères avec lesquelles on l'a mélangée. Pelletier n'en a retiré que 20 p. 100 de résine et 73 p. 100 d'impuretés;

3° Le **Ladanum en bâtons.** Cette sorte est probablement préparée dans le midi de l'Europe en faisant bouillir dans l'eau les feuilles de *C. ladaniferus* et en rassemblant la matière résineuse qui tombe au fond de la liqueur. Elle se présente en bâtons cylindriques dont l'aspect extérieur rappelle celui du suc de réglisse. Il est mélangé de matières terreuses et de poils et a une faible odeur de Ladanum.

Usages. — Employé autrefois comme stimulant, le Ladanum n'est plus guère utilisé aujourd'hui que dans la parfumerie.

Au groupe des Cistinées appartiennent les *Helianthemum* dont les espèces officinales sont l'*H. vulgare* L., qui passe pour astringent et vulnéraire, et l'*H. Canadense* Michx., qu'on utilise comme antiscrofuleux et dépuratif. Les feuilles de ces plantes sont nettement caractérisées par la confluence des poils fasciculés qu'on observe sur leurs deux faces.

CRUCIFÈRES

Plantes herbacées, rarement sous-ligneuses, à feuilles alternes. — Fleurs hermaphrodites formées de 4 sépales en croix ; 4 pétales alternes avec les sépales ; 6 étamines tétradynames dont les quatre grandes sont disposées en deux groupes et les deux petites placées entre les groupes des grandes, et opposées l'une à l'autre. Glandules à la base des étamines, le plus souvent opposées aux sépales. Pistil formé de deux carpelles adhérents entre eux par leurs bords. Fruits composés de deux carpelles formant une sorte de capsule à placentation pariétale, séparée en deux par le développement des placentas en une fausse cloison. Ce fruit s'appelle *silique* ou *silicule* suivant sa longueur. Graine renfermant sous ses enveloppes un embryon dont l'albumen a presque totalement disparu.

Les cotylédons et la radicule ont des positions diverses suivant les graines. Quand la radicule se recourbe de manière à venir se placer sur le bord ou la commissure des cotylédons, ce qu'on représente par le signe (O =), on dit que les cotylédons sont *accombants* et les plantes sont *pleurorhizées*. Les cotylédons sont *incombants* si la radicule se place contre leur face ; mais cette disposition comporte quatre cas différents : les cotylédons peuvent être plans et parallèles à l'axe de la radicule qui se trouve appliquée sur le dos de l'un d'eux (O ||), les plantes sont alors *notorrhizées* ; les cotylédons peuvent être pliés sur leur nervure médiane et former une gouttière qui loge la radicule, ils sont alors *conduppliqués* (O ≫) et les plantes sont *orthoplocées*. Les cotylédons sont roulés en crosse ou en spirale (O || ||) et les plantes sont *spirolobées* ; enfin les cotylédons sont pliés deux fois transversalement (O || || ||) et les plantes sont *diplécolobées*.

Caractères anatomiques [1]. — *Feuilles*. Poils tecteurs unicellulés, simples (*Sinapis, Raphanus*), affectant tantôt la forme d'une navette ou diversement ramifiés et fourchus (*Erysimum*). Stomates entourés par trois cellules, dont une est en général plus petite que les deux autres et dont l'ostiole est ordinairement parallèle à la dernière cloison formée. Faisceaux pétiolaires disposés en croissant, largement ouvert en haut. Cristaux nuls. Pas de laticifères ni d'autres organes sécréteurs.

Graines. — Les graines de Crucifères arrivées à maturité présentent dans la

----

1 Consulter le Mémoire publié sur ce sujet par Vesque dans les *Nouvelles Archives du Museum*, 1882, p. 299.

structure de leur spermoderme une assez grande variabilité que M. Guignard[1] attribue à l'atrophie de l'enveloppe ovulaire primitive et à la différenciation plus ou moins grande que celle-ci présente dans ses diverses assises cellulaires pendant le développement et la maturation de la graine.

Presque toutes ces graines arrivées à maturité renferment dans leur assise superficielle un mucilage plus ou moins diffluent au contact de l'eau. La structure intime et le mode de formation de ces cellules à mucilage ont été étudiés par M. Max. Abraham[2] et par M. d'Arbaumont[3], qui ont établi que le contenu de ces cellules est essentiellement formé d'une assise de cellulose promptement gélifiable, amorphe dans certaines de ses parties, stratifiée dans d'autres, qui se dépose par couches partant du bord de la paroi interne et s'avançant progressivement vers l'intérieur de la cellule.

Les Crucifères sont dispersées sur toute l'étendue du globe et elles atteignent sur les montagnes et les régions polaires la limite extrême de la végétation phanérogamique. Leurs régions favorites sont le Midi de l'Europe et l'Asie Mineure ; elles sont plus rares sous les tropiques, dans l'Amérique extra-tropicale et boréale tempérée. Elles sont toutes remarquables par leurs propriétés antiscorbutiques, qui en font des médicaments précieux.

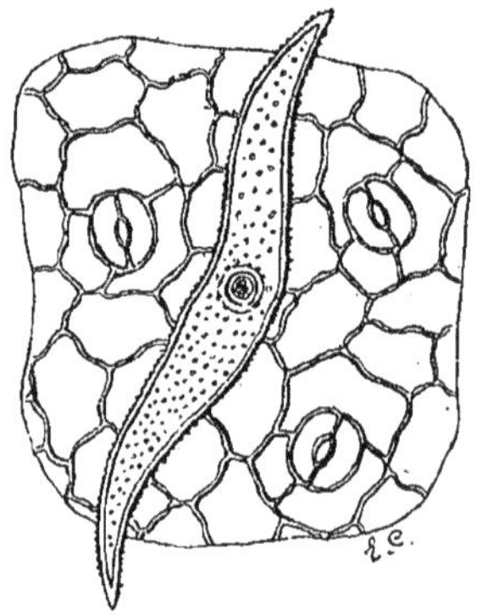

Fig. 1202. — Feuille d'*Erysimum*.
Épiderme inférieur.

Les Crucifères doivent leurs propriétés physiologiques à des essences sulfurées dont la composition chimique varie selon les espèces. Comme nous l'avons fait observer à propos de quelques Rosacées (*Amandes amères*, *Laurier-cerise*), ces essences ne préexistent pas dans les divers organes de ces plantes, mais résultent de l'action exercée par un ferment sur un glucoside. La localisation de ces deux principes restée inconnue jusque dans ces derniers temps, malgré les nombreuses recherches dont elle fut l'objet, a été mise en lumière par M. L. Guignard[4] dans un mémoire auquel nous emprunterons les conclusions suivantes :

1° Toutes les Crucifères contiennent dans des *cellules spéciales* un ferment particulier qui leur est propre, la *myrosine*. De tous les organes, c'est la graine qui en renferme le plus.

[1] L. Guignard. *Recherches sur le développement de la graine et en particulier du tégument séminal*. Journal de Botanique, 1893

[2] *Jahrb. f. wiss. Bot.*, XVI, 1885, p. 599.

[3] J. d'Arbaumont. *Observations sur les cellules à mucilage des Crucifères*. (Ann. des Sc. nat., 7ᵉ série, XI, 1890, p. 215.)

[4] L. Guignard. *Recherches sur la localisation du principe actif des Crucifères*. J. de Ph. et de Ch., 5ᵉ série, t. XXIII, p. 398, 475, 513, 571.

2° Dans la racine, à l'état secondaire, ces cellules sont localisées surtout dans le parenchyme cortical et dans le liber ; on en observe aussi dans le parenchyme ligneux des racines tubérifiées qui est relativement très développé. — Dans la tige aérienne et le rhizome toutes les parties peuvent en être pourvues, mais surtout le péricycle qui est parfois leur seul lieu d'élection. Dans la feuille elles sont réparties comme dans la tige. Les espèces qui en possèdent dans l'écorce et la moelle de la tige en renferment également dans le parenchyme du pétiole et du limbe ; quand elles sont localisées spécialement dans le péricycle, les cellules spéciales ne se trouvent plus que dans le péricycle des faisceaux foliaires. Il en est de même pour les carpelles. L'ovule en renferme parfois dans son tégument externe : dans les cotylédons, la localisation est la même que dans la feuille.

3° Les cellules à myrosine sont en général isolées les unes des autres, sauf dans le péricycle des faisceaux foliaires et cotylédonnaires : elles ont à peu près les mêmes dimensions que les cellules qui les avoisinent : parfois, dans les organes végétatifs surtout, elles sont un peu plus longues et moins régulières. Elles se distinguent spécialement par la nature de leur contenu, l'absence d'amidon, de chlorophylle, de cristaux, d'huile grasse et d'aleurone. Au contact de l'acide chlorhydrique pur et en présence de la chaleur, leur contenu albuminoïde se colore en violet.

4° Dans l'embryon en voie de développement, ces cellules se différencient un peu avant la maturité de la graine, quand les tissus commencent à se remplir de matériaux de réserve. Dans les organes végétatifs, leur différenciation se produit en même temps que celle des divers tissus dans le méristème primitif. A mesure qu'apparaissent les formations secondaires, elles prennent naissance, se développent comme les éléments du tissu qui les renferment.

5° Le glucoside (myronate de potasse) contenu dans les organes végétatifs et les graines ne peut être dédoublé qu'autant que ces organes renferment des cellules à myrosine. Quelle que soit sa localisation dans la graine, le ferment existe toujours en quantité bien supérieure à celle qui est nécessaire pour décomposer le glucoside. L'absence assez rare d'ailleurs de ferment dans les organes végétatifs ou la graine des Crucifères entraîne celle du glucoside (*Arabis, Berteroa incana*).

6° Le ferment paraît être identique dans toutes les espèces de Crucifères, bien que le glucoside sur lequel il agit soit variable.

7° Le glucoside peut être contenu dans toutes les cellules de réserve du parenchyme cortical, libérien, ligneux, médullaire (Raifort) et dans les cellules analogues de la graine (Moutarde).

MOUTARDE NOIRE

Sénevé.

ORIGINE. — La **Graine de moutarde noire** est fournie par le *Brassica nigra* Koch. (*Sinapis nigra* L.) qu'on rencontre à l'état sauvage dans presque toute l'Europe, le nord de l'Afrique, l'Asie Mineure, le Caucase, les Indes occidentales et le sud de la Sibérie. Sa culture, pratiquée dans quelques régions telles que l'Alsace, les Flandres, la Picardie, a été propagée dans l'Amérique.

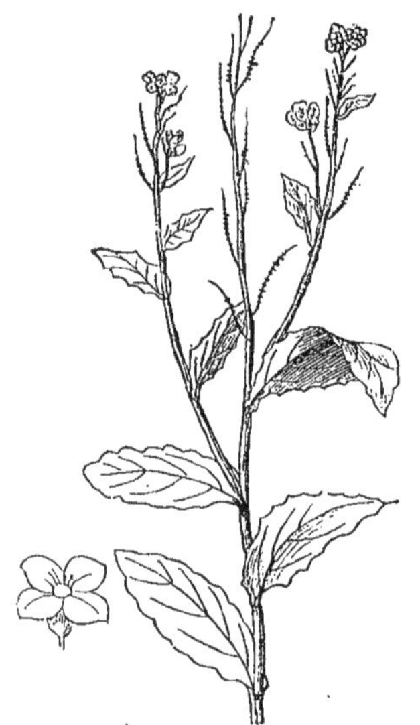

Fig. 1263. — *Sinapis nigra.*

DESCRIPTION. — Cette graine est globuleuse ou un peu oblongue, ombiliquée ; elle n'a guère plus d'un millimètre de diamètre. Sa couleur varie du brun rouge au brun noirâtre. Sa surface extérieure est chagrinée et marquée d'un fin réseau qui se distingue bien à la loupe ; elle est parfois recouverte d'un enduit blanc crétacé. Quand on la plonge dans l'eau, son enveloppe extérieure se gonfle légèrement et toute la graine se recouvre d'un mucilage transparent qui égalise toutes les saillies de sa surface. Le spermoderme mince, cassant et translucide recouvre un embryon jaunâtre, composé de deux gros cotylédons appliqués l'un contre l'autre, pliés longitudinalement et dont les bords se relèvent de chaque côté en formant une gouttière dans laquelle est logée la radicule. Quand on la mâche, cette graine laisse dans la bouche une saveur amère, qui est bientôt suivie d'une sensation âcre et brûlante. Triturée avec de l'eau, elle donne une émulsion jaunâtre qui dégage une odeur très piquante excitant le larmoiement.

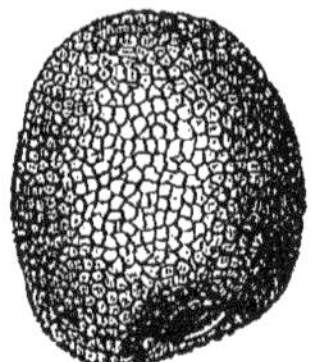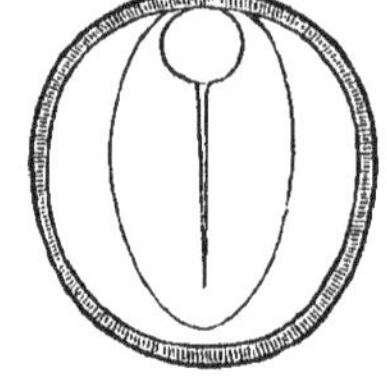

Fig. 1264, 1265. — Moutarde noire.

Graine entière.   Graine coupée en long.

STRUCTURE ANATOMIQUE. — Arrivée à l'état de maturité parfaite, la graine de moutarde noire présente sur sa section transversale (fig. 1266) :

Une couche extérieure mucilagineuse (*am*) formée d'une rangée de cellules allongées tangentiellement, munies de parois minces. C'est dans cette enveloppe qu'est renfermé le mucilage qui recouvre les graines de moutarde quand elles sont plongées dans l'eau depuis quelque temps ;

Une enveloppe moyenne (*b*), formée d'une rangée de cellules plus larges dont les parois latérales se sont disjointes dans leur partie inférieure : une enveloppe scléreuse (*sc*) formée d'une couche de cellules sclérenchymateuses, dont les parois interne et latérales, colorées en jaune brun, se sont épaissies notablement et entourent une cavité disposée en forme d'U très allongé. A des distances assez régulières, ces cellules s'allongent radialement, et leurs parois amincies forment des

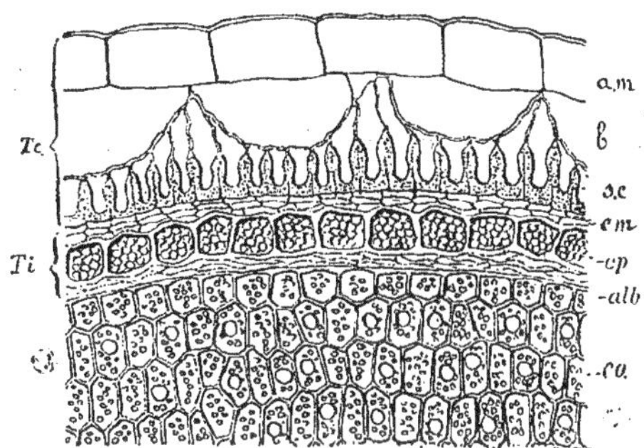

Fig. 1266. — Graine de moutarde noire.
Structure anatomique.

sortes de piliers qui s'enfoncent entre les cloisons de la couche précédente et atteignent presque la paroi inférieure des cellules à mucilage. C'est à la disposition assez régulière de ces piliers qu'est due la formation du réseau noirâtre hexagonal qui apparaît sur le spermoderme de la moutarde noire quand on l'examine de face (fig. 1267). En s'enfonçant dans les dépressions qui séparent ces piliers, les couches extérieures du spermoderme donnent à la graine de moutarde noire l'aspect chagriné qui la caractérise. L'assise mucilagineuse, la couche sous-jacente et l'enveloppe scléreuse représentent le tégument externe de l'ovule ;

Une *couche membraniforme* (*cm*) formée de 3 à 4 rangées de cellules tangentielles fortement aplaties, et qui représente le tégument interne ;

La *couche protéique* (*cp*) formée d'une rangée de cellules allongées tangentiellement, munies de parois assez épaisses et renfermant une matière granuleuse azotée ;

Une lame nacrée (*alb*) assez épaisse dont les cellules fortement aplalles sont souvent réduites à leurs membranes. M. d'Arbaumont[1] a établi que cette enveloppe de même que l'assise protéique provient exclusivement de l'albumen ;

Les cotylédons (*co*) formés d'un tissu de cellules polygonales renfermant de l'aleurone et une huile fixe, qui apparaît sous forme de gouttelettes.

COMPOSITION CHIMIQUE. — La graine de moutarde noire doit ses propriétés physiologiques à une essence sulfurée (*sulfocyanure d'allyle*) qui n'y préexiste pas, mais dont la formation résulte, d'après Will et Korner (1863) de la réaction réciproque en présence de l'eau, d'un ferment spécial (*myrosine*) découvert par M. Bussy en 1839, sur un glucoside (*sinigrine* ou *myronate de potasse*).

Des analyses de Piesse et Hansell[2], il résulterait que dans la graine de moutarde noire ces principes existent dans la proportion de 5,24 p. 100 pour le premier et de 1,69 pour le second.

La solution aqueuse de myrosine se coagule à 60 degrés et devient inactive ; aussi les graines soumises à la température de 100° ne donnent-elles plus d'essence. L'action de ce ferment est également paralysée par l'addition d'alcool, d'acides minéraux, de tannin ou de toutes autres substances qui coagulent l'albumine.

Pour obtenir l'*essence de moutarde*, on pulvérise les graines de moutarde noire, on les laisse macérer pendant quelque temps dans 3 à 6 parties d'eau froide, puis on les soumet à la distillation. En distillant à feu nu, on peut retirer de 5 à 7 p. 1000 d'essence. La distillation faite à la vapeur donne une quantité d'essence plus considérable.

Incolore quand elle vient d'être obtenue, cette essence prend avec le temps une couleur citrine. Elle a pour densité 1,01 à 1,02 ; elle bout à 148°. Elle a une odeur extrêmement piquante qui excite le larmoiement et une saveur âcre et caustique ; elle produit sur la peau une rubéfaction très intense.

Elle est soluble dans 50 parties d'eau et plus soluble dans l'alcool et l'éther. L'acide azotique l'attaque vivement. L'acide sulfurique ne produit pas d'élévation sensible de température et donne une solution claire, d'un jaune pâle, qui additionnée d'alcool reste claire et devient presque incolore.

La potasse la colore en brun et la décompose en carbonate et sulfure alcalins. Au contact du nitroprussiate de potasse, elle prend une

---

[1] J. d'Arbaumont. *Note sur les téguments séminaux de quelques Crucifères*. Bull. de la Soc. bot. de France, nov. 1890.

[2] *The Analyst*, sept. 1880.

belle coloration violette. Elle est souvent mélangée d'alcool, de sulfure de carbone, de benzine. L'alcool et la benzine diminuent la densité de cette essence qui est un peu supérieure à celle de l'eau ; on reconnaîtra l'addition de ces liquides étrangers en versant une goutte d'essence dans l'eau ; si l'essence est pure, elle tombe au fond de l'eau ; si elle est additionnée d'alcool ou de benzine, elle reste à la surface ; en l'agitant elle forme de petites gouttelettes qui flottent dans le liquide.

L'addition d'essences étrangères peut être reconnue par l'acide sulfurique qui les colore plus ou moins fortement.

La présence de sulfure de carbone peut être révélée par l'agitation avec de l'eau, dans laquelle ce corps, étant insoluble, se séparera en gouttelettes. La présence du sulfure de carbone dans l'essence de moutarde a été fréquemment signalée et considérée comme résultant d'une falsification, jusqu'au moment où Hoffmann a établi que l'essence de moutarde non falsifiée peut renfermer des traces de ce composé. Le myronate de potasse sous l'influence de la myrosine donne de l'huile essentielle, du glucose et du sulfate de potasse. Or Birkenwald[1] a démontré clairement que le bisulfate de potasse, en réagissant sur l'essence de moutarde produit du sulfure de carbone, dont la formation est favorisée par la température et la pression à laquelle on opère pour préparer l'essence.

Outre la myrosine et la sinigrine, les graines de moutarde noire renferment 23 p. 100 d'une huile fixe, inodore, non siccative, formée d'*oléine*, de *stéarine* et d'*érucine* et un mucilage dont la proportion atteint 19 p. 100 du poids de la graine.

Usages. — Ces graines, réduites en poudre, sont employées comme révulsives sous forme de sinapismes ou de pédiluves. Nous rappellerons encore que la température de l'eau employée pour ces préparations ne doit pas dépasser 35 à 36 degrés.

L'huile fixe qui est contenue dans les graines de moutarde communique à leur poudre la propriété de rancir assez rapidement et diminue ainsi ses propriétés rubéfiantes. C'est pour éviter cet inconvénient que Robiquet et Roggio ont proposé de débarrasser la poudre de moutarde de son huile. Cette idée a été réalisée par M. Rigollot qui, en répandant sur des bandes de papier imprégnées d'une solution de caoutchouc, de la poudre de moutarde débarrassée de son huile au moyen d'huile de pétrole, obtient des sinapismes d'un usage tellement commode qu'ils sont aujourd'hui presque exclusivement employés dans toutes les parties du monde.

[1] *J. de Ph. et de Ch.*, 1er mai 1891.

Ces sinapismes étant exposés à perdre de leurs propriétés avec le temps, ou à s'altérer quand ils sont conservés dans un endroit humide, on a proposé dans ces derniers temps, pour l'approvisionnement des ambulances militaires, de substituer à leur emploi celui de l'huile essentielle de moutarde.

Les essais entrepris par M. Bisscrié, pharmacien major ont démontré que cette huile volatile additionnée d'alcool dans la proportion de 1 p. 100 produisait des résultats aussi rapides que ceux des sinapismes en feuilles ; que cette solution était d'une conservation indéfinie, constante dans ses effets, et d'un prix moins élevé que celui des sinapismes, avantages qui, joints à son faible volume et à son inaltérabilité, font de cette essence un médicament précieux pour les approvisionnements de réserve.

Substitutions. — On trouve fréquemment dans les graines de moutarde noire celles de la *moutarde sauvage* ou *Sauve* (*Brassica arvensis,* — *Sinapis arvensis* L.) qui sont un peu plus grosses ($1^{mm},25$ de diamètre) d'un brun très foncé ou noirâtres à la maturité et beaucoup plus finement ponctuées. Ces graines possèdent à un plus faible degré les propriétés rubéfiantes de la moutarde noire.

Le *B. juncea* Hook. f. et Thomp. (*Sinapis juncea* L.) est l'espèce la plus communément cultivée dans l'Inde, dans le centre de l'Afrique et dans tous les pays chauds où ses graines remplacent celles de la moutarde noire. L'Inde anglaise en exporte chaque année une assez grande quantité qui arrive sur les marchés de l'Europe. Il est aussi l'objet d'une grande culture dans le sud de la Russie et dans les steppes qui avoisinent la mer Caspienne. C'est lui qui fournit la *moutarde de Sarepta*, qui est recueillie dans le gouvernement de Saratov et qui est employée aussi bien pour les usages médicinaux que pour la préparation de la moutarde de table. — L'huile qu'on en obtient par expression est en Russie d'un usage presque aussi fréquent que celui de l'huile d'olive.

FARINE DE MOUTARDE

La *Farine de moutarde* s'obtient en broyant au moyen d'un moulin les graines de la moutarde noire.

Cette poudre est nettement caractérisée par le réseau hexagonal qui s'observe sur la face extérieure du tégument coloré de la graine. A

[1] *J. de Ph. et de Ch.*, 5ᵉ série, t. XXV, 1892, p. 595.

côté des débris de cette enveloppe brune, on trouve des fragments de la couche mucilagineuse de l'assise protéique et des cellules des cotylédons remplies de matière granuleuse azotée et de globules d'huile fixe.

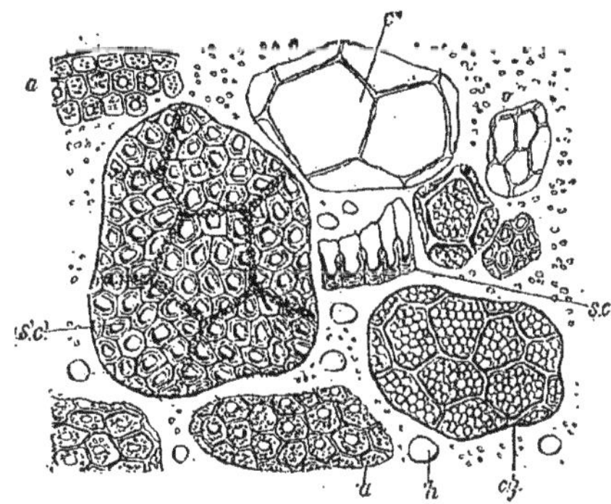

Fig. 1267. — Farine de moutarde noire.

c, épisperme (couche mucilagineuse). — *sc*, enveloppe scléreuse vue en travers. — *s'c'*, enveloppe scléreuse vue de face. — *cg*, assise protéique. — *a*, à cotylédons. — *h*, gouttelette d'huile.

Cette farine s'altère facilement ; aussi ne doit-elle être préparée qu'en faible quantité pour ne pas perdre de ses propriétés révulsives ; l'huile fixe qu'elle renferme en assez notable proportion lui communique la propriété de rancir très rapidement. M. David[1] a de plus constaté dans les farines vieilles de plusieurs mois la présence à peu près constante de la *mite du fromage* (*Tyroglyphus Siro* Gerv.) qui envahit rapidement aussi la farine de lin.

MOUTARDE BLANCHE

Senevé blanc. Plante au beurre.

ORIGINE. — **La Graine de moutarde blanche** est fournie par le *Brassica alba* Hook. f. et Thoms. (*Sinapis alba* L.), plante de l'Europe méridionale, qui est cultivée et croît à peu près spontanément dans l'Europe moyenne et jusqu'en Angleterre.

DESCRIPTION. — Cette graine est globuleuse, de 1,5 à 2 millimètres de diamètre, d'une couleur jaune rougeâtre : elle est recouverte par un spermoderme qui est si finement chagriné qu'il paraît lisse. Ce spermoderme cassant, presque transparent, recouvre une amande jaune, formée par un

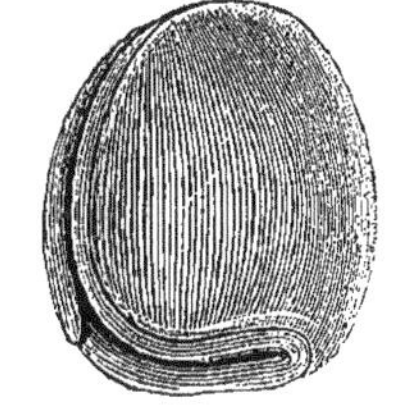

Fig. 1268. — Graine de moutarde blanche.

embryon qui affecte la même disposition que dans la moutarde noire. — Plongée dans l'eau froide cette graine se gonfle et se recouvre d'un mucilage assez abondant. Triturée avec ce liquide, elle donne une émulsion jaunâtre ayant une saveur âcre très prononcée, mais qui est

[1] *Répert. de Pharm.*, oct. 1890.

dépourvue de l'odeur piquante que dégage la moutarde noire dans les
mêmes conditions.

Structure microscopique. — La graine de moutarde blanche, arrivée
à maturité parfaite, présente de dehors en dedans (fig. 1269) :

L'assise mucilagineuse (*am*) formée d'une rangée de cellules cubiques
qui au contact de l'eau s'allongent radialement par suite du gonflement de la matière mucilagineuse qui y est renfermée en abondance.

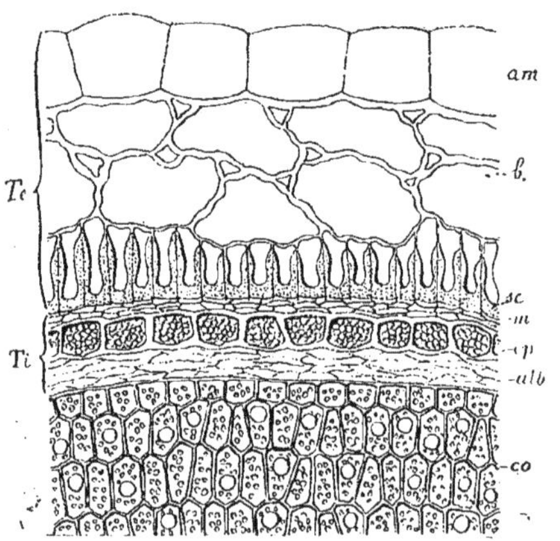

Fig. 1269. — Moutarde blanche.
Structure anatomique.

Vues de face, ces cellules sont polygonales, et présentent des stries
concentriques très apparentes quand on les examine sous l'eau ;

Deux assises parenchymateuses (*b*) formées de cellules polygonales, plus ou moins fortement comprimées, présentant dans leurs
angles des épaississements collenchymateux bien apparents ;

Une assise scléreuse (*sc*) formée d'une rangée de cellules allongées
radialement, dont les parois latérales et interne notablement épaissies
et colorées en jaune entourent un lumen ayant la forme d'un U très
allongé. Vues de face, ces cellules affectent une forme polygonale assez
régulière et présentent un lumen dont la largeur varie suivant les mouvements qu'on imprime à la vis micrométrique. — M. Guignard [1] a
constaté que ces quatre assises représentent le tégument externe de
l'ovule ;

Une couche membraniforme (*m*) représentant le tégument interne
de l'ovule et formée de 5 à 6 rangées de cellules fortement aplaties

[1] L. Guignard. *Recherches sur le développement de la graine et en particulier du tégument séminal.* Paris, 1893, p. 23.

et qui, dans la rangée extérieure, sont plus grandes que dans les autres ;

La *couche protéique* (*cp*), représentée par une rangée de cellules allongées tangentiellement, munies de parois épaisses et renfermant une matière granuleuse azotée ; vues de face, ces cellules ont une forme polygonale ;

Une épaisse lame réfringente (*alb*), formée par des membranes accolées et qui, comme l'assise précédente, dérive de l'albumen qui a disparu : enfin les cotylédons (*co*) formés de cellules polygonales renfermant de l'aleurone et de la matière grasse.

Composition chimique. — Les graines de moutarde blanche renferment de la *myrosine* et un glucoside la *sinalbine*, qui se dissout facilement dans l'eau et très peu dans l'alcool. — Ce glucoside peut être obtenu à l'état cristallisé en traitant par l'alcool bouillant la moutarde blanche pulvérisée et privée de son huile fixe. La sinalbine donne, d'après Will et Lautenheimer [1], en se dédoublant, une essence (isosulfocyanate d'orthoxybenzyle), du sulfate de sinapine et du sucre. Quand on fait réagir la myrosine sur une solution aqueuse et froide de sinalbine, le liquide se trouble et l'isosulfocyanate d'orthoxybenzyle se sépare sous forme d'un liquide huileux, insoluble dans l'eau, soluble dans l'alcool et l'éther et qui constitue le principe rubéfiant de la moutarde blanche.

La myrosine existe dans la moutarde blanche en plus forte proportion que dans la moutarde noire ; aussi peut-on relever l'âcreté de celle-ci quand elle est trop faible par l'addition de poudre de moutarde blanche.

Outre la myrosine et la sinalbine, la moutarde blanche renferme environ 25 p. 100 d'une huile fixe formée de glycérine combinée aux acides *stéarique*, *oléique*, *érucique* et *bénique*.

Le mucilage, localisé dans l'enveloppe extérieure du spermoderme, est soluble dans l'eau, dont on peut le précipiter par l'addition d'alcool, d'acétate neutre de plomb et de perchlorure de fer.

Usages. — La farine de Moutarde blanche, traitée par l'eau, possède aussi des propriétés rubéfiantes qui sont toutefois bien moins énergiques que celles qui sont produites par la Moutarde noire. Elle est surtout utilisée pour la préparation de la moutarde de table.

Ces graines sont employées entières à la dose de deux ou plusieurs cuillerées pour combattre la constipation. L'action mécanique qu'elles produisent en provoquant par leur présence les mouvements péristal-

[1] *Ann. Chem. Pharm.*, 1870, p. 150.

tiques de l'intestin est complétée par le gonflement du principe mucilagineux contenu dans leur enveloppe extérieure.

Quelques autres espèces du genre *Brassica* sont peut-être plus intéressantes au point de vue économique ou alimentaire qu'au point de
vue médicinal. Telles sont :

Le **Chou rouge** variété du *Chou pommé* (*B. oleracea* L., var. *capitata*), facilement reconnaissable à ses feuilles d'une couleur rouge
foncé ou sang de bœuf, qui sont parfois utilisées à l'état frais pour la
confection d'un sirop et de bouillons pectoraux ;

Le **Colza** (*B. campestris* L., var. *oleifera* D. C.) dont les graines,
beaucoup plus grosses que celles de la moutarde sont arrondies, noirâtres et si finement chagrinées qu'elles paraissent lisses à l'œil. Ces
graines fournissent par expression une huile qui est employée surtout
pour l'éclairage ;

La **Navette** (*B. asperifolia* L., var. *oleifera* D. C.) dont les graines
fournissent l'*huile de navette* employée pour l'éclairage, l'alimentation
et divers usages domestiques. Les tourteaux de ces deux dernières
graines ont été souvent employés pour la falsification du poivre ;

La **Roquette sauvage** (*Diplotaxis tenuifolia* D. C., *Sisymbrium
tenuifolium* L.), plante d'une odeur très forte, vantée comme antiscorbutique et qu'on a proposé de substituer à l'*Erysimum* contre les affections catarrhales.

ROQUETTE CULTIVÉE

Origine. — La **Roquette** (*Eruca sativa* Lam., *Brassica Eruca* L.) est
une plante qui croît spontanément dans le midi de la France, en
Espagne, en Suisse, en Autriche ; on la trouve dans les moissons et
dans les décombres.

Description. — Sa tige, haute de 50 à 60 centimètres, ramifiée dans
sa partie supérieure, est garnie de feuilles pinnatiséquées, dont les
segments sont incisés dentés, verts, presque glabres. Les fleurs assez
grandes sont blanchâtres ou jaunâtres, nuancées de raies violettes qui
sont anastomosées en réseau. Ses siliques sont courtement pédonculées, appliquées contre la tige et caractérisées par un bec en forme
de glaive. Cette plante exhale quand on la froisse une odeur forte et
désagréable ; elle a une saveur âcre et piquante.

Usages. — La Roquette cultivée est employée comme stimulante et
antiscorbutique ; on lui attribue aussi des propriétés vomitives. Dans
quelques pays méridionaux, on l'utilise comme condiment.

On a signalé souvent la présence de ses graines dans la farine de blé, à laquelle elles communiquent une certaine âcreté.

CRESSON DE FONTAINE

ORIGINE. — Le **Cresson de fontaine** est le *Nasturtium officinale* R. Br. (*Sisymbrium Nasturtium* L.) qui croît en quantité considérable dans les eaux de fontaine et les ruisseaux. On le cultive en grand dans les environs de Paris et surtout du côté d'Enghien. Il est généralement employé à l'état frais.

DESCRIPTION. — Cette plante atteint 15 à 30 centimètres de hauteur ; sa tige radicante, rameuse et fistuleuse est glabre, et d'un vert luisant ou rougeâtre. Les feuilles sont alternes, épaisses, pinnatiséquées, composées de folioles ovales ou elliptiques ; les folioles latérales sont inégales, sinuées, entières ou faiblement crénelées ; la terminale est plus grande que les autres et cordiforme à la base. Les fleurs sont petites, blanches, disposées en grappes terminales ou opposées aux feuilles.

Le Cresson a une saveur légèrement amère et piquante et une odeur caractéristique, qui ne se développe que par la contusion de la plante.

COMPOSITION CHIMIQUE. — Par la distallation on a retiré du Cresson une essence qui, d'après Hoffmann[1], est constituée en majeure partie par le *nitrile de l'acide phénylpropionique*. M. Chatin a constaté que cette plante, comme beaucoup de plantes d'eau douce, renferme de l'iode, d'ordinaire en quantité minime, mais parfois en proportion notable, surtout quand elle croît dans les eaux courantes.

USAGES. — Le Cresson de fontaine est employé comme diurétique, dépuratif et antiscorbutique. C'est un bon stimulant de l'estomac, et à ce titre, entre dans l'alimentation journalière. Il est employé à l'état frais pour la préparation du *suc d'herbes*, du *sirop* et du *vin antiscorbutiques*, du *sirop de Portal* et de l'*alcoolat de Cochlearia*.

Le **Cresson des bois** ou **Cresson sauvage** (*Nasturtium sylvestre*, R. Br.) (*Sisymbrium sylvestre* L.), que l'on substitue parfois au Cresson de fontaine en diffère par ses feuilles pinnatiséquées, à segments lancéolés, dentés et incisés et par ses fleurs jaunes : il croît sur le bord des ruisseaux et des rivières.

Le **Cresson amphibie** ou **Raifort aquatique sauvage** (*Nas-*

[1] *Berl. Ber.*, t. VII, p. 520.

turtium amphibium R. Br.) (fig. 1270) qui croît aussi sur le bord des ruisseaux, a des feuilles dissemblables ; les inférieures sont pinnatiséquées et les supérieures entières ou dentées : les fleurs sont jaunes ; il peut, comme le précédent, être substitué au Cresson de fontaine. On attribue à ses graines des propriétés anthelmintiques.

Le **Cresson des prés** ou **Cresson amer** est le *Cardamine pratensis* L. (fig. 1271), qui croît dans les marais et les prés humides : ses feuilles sont pinnatiséquées, à segments arrondis dans les feuilles radicales, linéaires ou lancéolés, entiers dans les feuilles de la tige ;

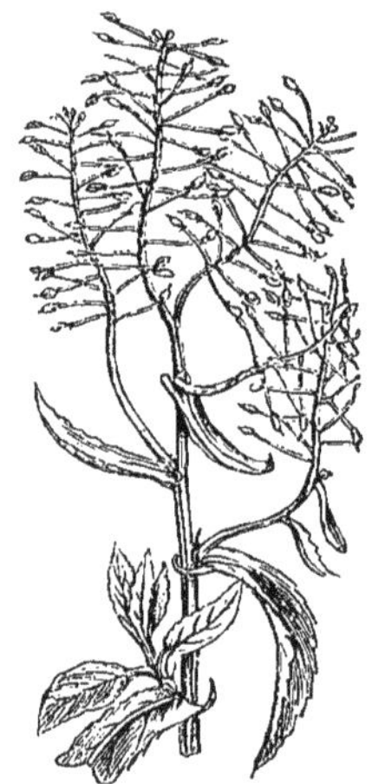

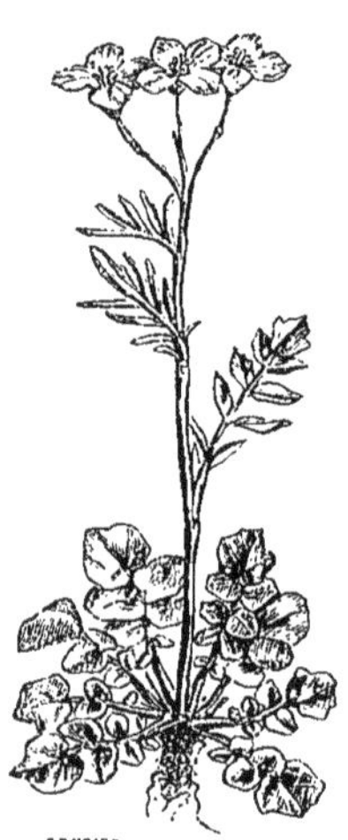

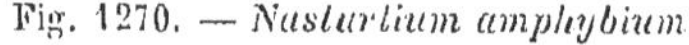

Fig. 1270. — *Nasturtium amphybium.*   Fig. 1271. — *Cardamine pratensis.*

les fleurs rosées ou lilas clair. Il partage les propriétés antiscorbutiques des autres cressons ; il est vanté contre l'asthme et la goutte.

Les **Barbarées** (*Barbarea*), qui se rapprochent beaucoup des *Nasturtium*, sont des plantes herbacées à tige anguleuse, à feuilles entières, lobées ou sinuées pinnatifides, à fleurs jaunes parfois accompagnées de bractées. Les principales espèces de ce genre sont le *B. præcox* Sm. ou *Cresson des vignes, Cressonnelle des jardins*, et le *B. vulgaris* D.C. (*Erysimum Barbarea* L.) appelé encore *Cresson de terre* : ces deux espèces se mangent en salade comme le Cresson de fontaine.

Les **Arabettes** (*Arabis*) partagent aussi les propriétés stomachiques et stimulantes des Cressons. Ce sont des herbes annuelles ou vivaces, souvent garnies de poils bifurqués ou rameux, dont les feuilles basilaires sont presque toujours spatulées et les fleurs disposées en grappes blanches, roses ou jaunâtres. La plus intéressante des espèces de ce genre est l'*A. Chinensis* Rottl., qui se vend dans tous les bazars de l'Inde sous le nom d'*Aliverie* et qui est communément employé comme un des meilleurs stimulants de l'estomac ; les médecins indiens lui attribuent aussi des propriétés abortives, quand on l'absorbe à haute dose.

La plante la plus curieuse du groupe des Arabidinées est la **Rose de Jéricho** ou **Jérose hygrométrique** (*Anastatica Hierochuntica* L.), qui croît dans les sables de l'Arabie, de la Syrie et de la Barbarie.

Quand cette plante a terminé sa végétation annuelle et que ses fruits ont mûri, elle perd ses feuilles ; ses rameaux se lignifient, se rapprochent, s'entrelacent en différents sens et forment une sorte de boule de la grosseur d'un œuf, que les vents d'automne détachent de la plante et balaient jusque sur les rivages de la mer. On la recueille en cet état et on l'apporte en Europe où on la vend dans tous les bazars orientaux. Quand on mouille cette boule, ou quand on l'expose à l'air humide, ses rameaux très hygrométriques s'étalent de nouveau : aussi les charlatans ont-ils profité de cette circonstance pour prédire un accouchement facile aux femmes, chaque fois que la rose de Jéricho placée dans un verre d'eau à côté d'elles s'étalera rapidement. En France, on a fait depuis longtemps justice de ces superstitions et on n'emploie la rose de Jéricho qu'à titre de plante barométrique.

ERYSIMUM

Vélar. Herbe aux chantres.

ORIGINE. — Sous ces différents noms on utilise en pharmacie les sommités de l'*Erysimum officinale* L. (*Sisymbrium officinale* Scop.). qui croît communément le long des murs et des chemins et au voisinage des habitations.

DESCRIPTION. — La tige de cette plante est dressée, haute de 40 à 60 centimètres, divisée en rameaux étalés qui portent des feuilles roncinées pinnatifides, à lobe terminal grand et hasté. Les fleurs petites et jaunes sont disposées en grappes terminales : les siliques qui leur succèdent sont appliquées contre la tige et forment des grappes fructifères effilées : elles portent une fausse cloison mince transparente, et renferment des graines finement ponctuées. Cette plante possède une saveur acerbe et astringente.

USAGES. — Elle est employée comme expectorante : elle entre dans la préparation du *sirop d'Erysimum composé* du Codex.

ALLIAIRE

C'est le *Sisymbrium Alliaria* Scop. (*Alliaria officinalis* Andrz.) qui croît en abondance le long des haies dans toute notre région.

Description. — L'**Alliaire** (fig. 1272) a une tige haute de 60 centimètres, dressée, ramifiée à sa partie supérieure, garnie de feuilles vertes, molles et glabres, cordiformes, pétiolées ; les inférieures sont arrondies, crénelées sur les bords ; les supérieures sont triangulaires, à dents aiguës. Les fleurs blanches, de grandeur moyenne, forment une grappe corymbiforme qui s'allonge à la maturité des fruits. Quand on la frotte entre les mains, cette plante exhale une odeur alliacée très caractéristique, due à la présence d'une essence sulfurée verte qu'on peut en retirer par distillation. — Cette essence est un mélange de sulfure et de sulfocyanate d'allyle. Les sommités fleuries de la plante ont été vantées contre l'asthme : les graines ont été employées pour préparer des sinapismes : on les a aussi utilisées comme antiscorbutiques et vermifuges.

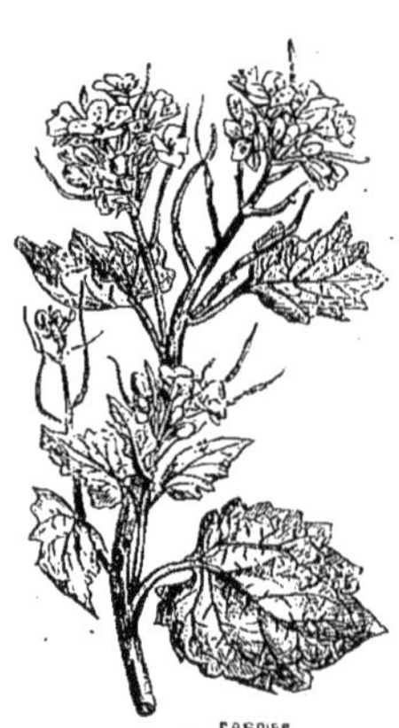

Fig. 1272.
Sisymbrium alliaria.

A côté de ces plantes, qui constituent la série des Cheiranthées, nous mentionnerons encore la **Giroflée jaune** (*Cheiranthus Cheiri* L.), dont les belles fleurs jaunes, parfois employées encore dans les campagnes comme détersives, antispasmodiques et diurétiques, sont surtout utilisées dans la parfumerie.

RACINE DE RAIFORT

C'est la racine du *Cochlearia Armoracia* L. qui est répandu dans les prairies humides de l'Europe septentrionale et occidentale et qu'on cultive communément dans les jardins ; elle s'emploie généralement à l'état frais.

Description. — **La racine de Raifort** peut atteindre 75 à 80 centimètres de longueur et 2 à 3 centimètres de diamètre : elle s'élargit à sa partie supérieure et se divise en plusieurs branches qui sont couronnées chacune par un bouquet de feuilles dentelées et qui présentent les cicatrices des feuilles tombées. Au-dessous de cette tête élargie, la racine est cylindrique ou faiblement tortueuse sur une assez grande longueur et émet de longues radicules grêles, puis se divise en plusieurs branches vers le bas. Sa surface est d'un gris jaunâtre ou d'un brun jaunâtre brillant ; sa cassure est blanche, courte et non fibreuse. Sur la section transversale de la racine principale, on distingue une zone ligneuse très épaisse, blanche, marquée de stries radiales et de lignes concentriques et séparée de l'écorce par un cercle grisâtre. Les ramifications supérieures, qui sont chargées de feuilles, présentent une moelle très apparente, limitée par quelques ponctuations blanchâtres réprésentant le bois primaire. Cette racine est inodore, mais dès qu'on la brise ou qu'on la pile, elle exhale une odeur très forte et caractéristique qui provoque le larmoiement.

STRUCTURE MICROSCOPIQUE. — La section transversale de la racine de Raifort présente de dehors en dedans (fig. 1273) :

Un suber (*s*) formé de quelques rangées de cellules aplaties ; deux ou trois rangées de cellules collenchymateuses (*cs*) ; un parenchyme cortical (*pc*) constitué par un tissu de cellules polygonales ou arrondies, dans l'épaisseur duquel on observe quelques cellules scléreuses (*sc*), isolées ou réunies en petit nombre ; un liber secondaire (*l*) disposé en faisceaux cunéiformes, séparés par des rayons médullaires assez larges et formé de petites cel-

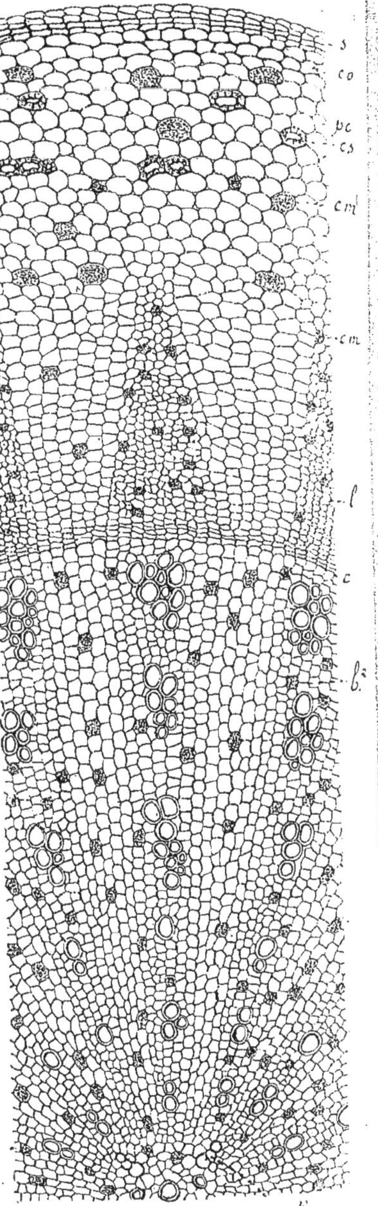

Fig. 1273. — Racine de Raifort.
Structure anatomique.

lules disposées en files radiales ; le cambium (*c*) ; la zone ligneuse qui présente une disposition différente selon qu'on observe les ramifications supérieures ou la partie cylindrique de la racine ; dans les premières elle forme autour d'une moelle assez développée un anneau de bois secondaire parenchymateux, limité intérieurement par quelques faisceaux de bois primaire. Le bois secondaire est constitué par un parenchyme divisé en faisceaux, séparés par de larges rayons médullaires ; ces faisceaux sont formés de vaisseaux de diamètre variable, généralement groupés, et disposés en séries radiales dans un tissu de cellules à peine plus petites que celles des rayons médullaires ; le bois primaire présente quelques îlots bien distincts placés au sommet des faisceaux ; dans la partie cylindrique de la racine on n'observe pas de moelle ; la zone ligneuse est représentée par des faisceaux cunéiformes et parenchymateux de bois secondaire qui se rejoignent vers le centre de la racine, où l'on observe les faisceaux de bois primaire (*b¹*) disposés en croix.

Composition chimique. — La racine de Raifort renferme de la myrosine et du myronate de potasse qui sont localisés dans des cellules spéciales, et qui par leur réaction réciproque en présence de l'eau donnent naissance à une huile volatile, d'une odeur extrêmement forte.

En traitant la racine de Raifort par l'alcool, Winckler (1849) en a retiré une certaine quantité de matière grasse et de sucre.

Usages. — Cette racine est employée à l'état frais pour préparer le *sirop* et le *vin antiscorbutiques*, le *sirop de Portal* et l'*alcoolat de Cochléaria*. C'est un des condiments les plus usités en Allemagne et en Angleterre.

COCHLÉARIA OFFICINAL

Herbe aux cuillers. — Herbe au scorbut.

Origine. — Le **Cochléaria** (*Cochlearia officinalis* L.) est une plante bisannuelle qui croît spontanément sur le rivage de la mer et sur le bord des ruisseaux dans l'Europe tempérée. On la cultive dans quelques jardins comme plante médicinale ; on l'emploie généralement à l'état frais et on la récolte au printemps de la seconde année quand elle est en pleine floraison.

Description. — La tige haute de 10 à 20 centimètres, d'un vert tendre, ramifiée dès la base, porte des feuilles charnues, lisses, luisantes, d'un vert foncé sur leur face supérieure ; les radicales, disposées d'abord en rosette assez serrée, sont longuement pétiolées, arrondies au sommet, cordiformes à la base, concaves ou creusées en forme de cuiller, entières sur les bords ; les caulinaires sessiles, anguleuses, allongées, dentées, et reliées à la tige par deux oreillettes. Les fleurs blanches forment au sommet des rameaux des grappes simples ou peu ramifiées d'abord, corymbiformes au sommet. Les fruits sont des silicules ovales ou elliptiques, à péricarpe mince et fortement veiné, à fausse cloison translucide. Les semences peu nombreuses ont une couleur brun clair et sont très finement rugueuses.

Cette plante a une saveur âcre et piquante ; quand on la contuse, elle exhale une odeur très prononcée qui rappelle un peu celle de la moutarde, et qui est due à la formation d'une essence sulfurée, très âcre, qui, d'après Hoffmann [1], est de l'*isosulfocyanate de l'alcool butylique secondaire*.

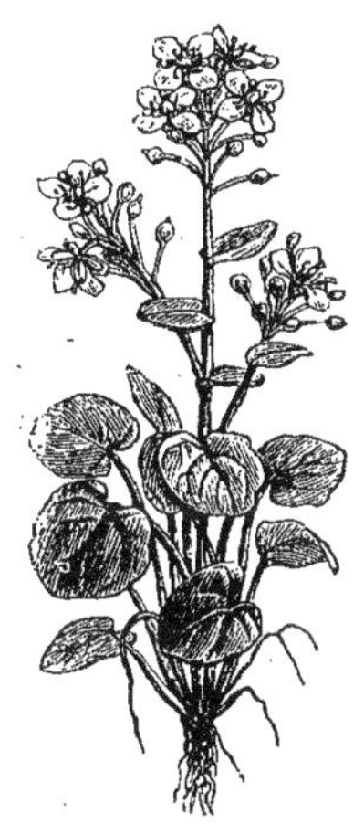
Fig. 1274.
Cochlearia officinalis.

USAGES. — Cette plante est, comme le Raifort, un antiscorbutique des plus précieux ; elle entre dans la préparation du sirop et du vin antiscorbutiques, du sirop de Portal et de l'alcoolat de Cochléaria.

Le *C. Anglica* L., qui croît sur toutes les côtes de l'Océan, se distingue de l'espèce précédente par ses touffes plus denses, ses feuilles radicales non cordées à la base et décurrentes sur le pétiole ; ses fleurs sont beaucoup plus grandes et ses silicules plus grosses et vésiculeuses.

Le *C. Danica* L., qui croît sur les côtes de Bretagne et de Normandie, en Angleterre et dans les parties septentrionales de l'Europe, est une espèce beaucoup plus petite. Ses feuilles caulinaires sont toutes pétiolées, deltoïdes, marquées de trois à cinq angles. Les silicules sont ellipsoïdes et à valves peu persistantes. Elle possède, comme la précédente toutes les propriétés physiologiques du Cochléaria officinal.

Au groupe des Alyssinées se rattache encore l'*Alyssum montanum* L., qu'on donne comme apéritif et qui a été employé, naturellement sans succès, contre la rage.

Du groupe des Camélinées nous ne citerons que la **Cameline** (*Camelina sativa* Cr.), plante cultivée dans le nord de la France et dont les graines fournissent par expression une huile utilisée pour l'éclairage.

La série des Thlaspidées ne comprend qu'un petit nombre d'espèces

' *Berl. Ber.*, t. XVII, p. 508.

qui ne sont plus guère employées que dans les campagnes : telles sont le **Thlaspi officinal** (*Thlaspi campestre* L.) ;

La **grande Passerage** (*Lepidium latifolium* L.) et le **Cresson alenois** (*L. sativum* L.) qu'on utilise comme antiscorbutiques et apéritifs et qu'on mange fréquemment en salade ;

Le *Capsella Bursa pastoris* Mœnch. qu'on a vanté dans plusieurs pays et notamment en Russie, comme médicament hémostatique ;

Les **Radis** (*Raphanus*) qui ont donné leur nom au groupe des Raphanées sont des plantes qui à leurs qualités alimentaires joignent des propriétés stimulantes, antiscorbutiques et diurétiques ; les principales espèces sont le **Radis rose** (*Raphanus sativus* L.) et le **Radis noir** (*R. niger* Mer.) qu'on cultive communément dans les jardins.

Dans la série des Cakilées figurent : le *Cakile maritima* Scop., plante annuelle, vantée comme diurétique et lithontryptique, et le *Crambe maritima* L., plante vivace qui croît comme la précédente sur le bord de la mer, et dont on utilise les feuilles comme vulnéraires, et les graines comme vermifuges. Cette dernière plante étiolée est très appréciée des Anglais, qui la mangent en salade sous le nom de *Sea-Kale*.

L'espèce la plus utile du groupe des Isatidées est le **Pastel** ou **Guède des teinturiers** (*Isatis tinctoria* L.) qui croît communément en France sur les décombres et les vieux murs. Cette plante tinctoriale qui acquit une certaine importance commerciale et servait à remplacer l'indigo au moment du blocus continental, n'est plus guère employée maintenant dans la teinturerie. — Dans le midi de la France, on l'utilise dans les campagnes comme antiscorbutique et contre la jaunisse.

Le *Bunias Erucago* L., qui appartient au même groupe, est une plante fourragère, qui a été vantée contre l'hydropisie. Ses graines, comme celles de l'*Eruca sativa* L., se trouvent fréquemment mélangées au blé et communiquent à la farine une saveur âcre et désagréable.

CAPPARIDÉES

Plantes herbacées ou ligneuses, à feuilles alternes, sans stipules, ou à stipules souvent petites. — Fleurs régulières ou un peu irrégulières, terminales, disposées en épis ou en grappes, ou axillaires et solitaires. Calice composé de 4 sépales libres ou plus ou moins connés. Corolle formée de 4, plus rarement de 8 pétales égaux ou inégaux. Etamines en nombre variable. Ovaire presque toujours stipité, uniloculaire, à placentas pariétaux. Fruit sec et siliquiforme, plus souvent charnu et baccien. Graines réniformes à embryon recouvert par un albumen très mince.

CARACTÈRES ANATOMIQUES. — *Feuilles* [1]. Poils tecteurs assez rares, unicellulés, ou disposés en navette, ou cloisonnés transversalement. Poils glanduleux beaucoup plus constants, affectant des formes très variables, souvent formés d'une glande arrondie ou élargie en écusson, supportée par un pédicelle plurisérié. Stomates répartis sur les deux faces, et ordinairement entourés de quatre cellules annexes, dont deux sont souvent parallèles à l'ostiole. — Epiderme souvent garni de crêtes saillantes, cristalligène. Mésophylle hétérogène symétrique ou asymétrique. Cristaux parfois nuls, souvent très nombreux et très volumineux et affectant des formes très variables. — Système libéro-ligneux représenté par un cordon arqué formé de plusieurs faisceaux très rapprochés et recouverts par un liber mou et un péricycle souvent lignifié.

L'écorce des Capparidées officinales [2] présente en général une structure identique et presque caractéristique ; soit qu'elle provienne d'une tige ou d'une racine, on y rencontre toujours disséminés dans un tissu parenchymateux deux sortes d'éléments mécaniques : des fibres très épaissies, à lumen punctiforme, très longues et des cellules scléreuses, épaissies aussi, à lumen allongé et à peu près isodiamétriques.

M. Guignard [3], qui a étudié le développement et la structure du tégument

Les caractères anatomiques des feuilles de cette famille ont été décrits minutieusement par Vesque dans son mémoire : *L'espèce végétale considérée au point de vue de l'anatomie comparée*. Ann. des Sc. nat. Bot. [6], t. XIII, p. 47.

[2] Consulter sur ce point le mémoire de M. J. Falcoz. *Etude sur les produits fournis à la matière médicale par la famille des Capparidées*. Thèse Ec. de Ph. de Paris, 1888.

[3] *Journal de botanique*, 1893.

séminal chez les Capparidées, a constaté que dans ces plantes l'albumen forme un sac complet, qui se réduit en moyenne à deux assises cellulaires sur la face convexe de l'embryon, au niveau du plan de symétrie de la graine.

Les Capparidées sont des plantes de l'Afrique tropicale et australe. Plusieurs d'entre elles habitent l'Asie tropicale et l'Amérique : quelques espèces se rencontrent dans la région méditerranéenne.

Beaucoup de plantes de cette famille rivalisent avec les Crucifères pour leurs propriétés stimulantes, qui sont dues à un principe âcre volatil. M. Guignard [1] a établi que ce principe ne se présente pas tout formé dans les organes des Capparidées, mais résulte, comme dans les Crucifères, de la décomposition d'un glucoside par de la myrosine, qui est renfermée dans des cellules spéciales dont il a étudié et fixé la localisation.

ÉCORCE DE CÂPRIER

ORIGINE. — Cette écorce est produite par la racine du **Câprier commun** (*Capparis spinosa* L.) que l'on croit originaire d'Asie ou d'Égypte et qui est cultivé dans la région méditerranéenne.

DESCRIPTION. — **L'Écorce de Câprier** se présente en fragments très irréguliers, généralement cintrés et mesurant 1 à 2 millimètres d'épaisseur. La surface extérieure est d'un gris cendré, plus ou moins fongueuse ; elle est marquée de rides longitudinales peu profondes et présente souvent des stries transversales plus pâles et assez rapprochées qui embrassent presque toute la surface des fragments. La face interne est d'un gris blanchâtre, assez finement striée dans le sens longitudinal. La cassure est esquilleuse et légèrement grenue. La saveur est faiblement amère.

STRUCTURE ANATOMIQUE. — Suber formé de plusieurs rangées de cellules tabulaires. Parenchyme cortical à cellules polygonales, irrégulières, présentant dans ses couches les plus extérieures des cellules scléreuses à parois fort épaisses et canaliculées, et dans ses couches intérieures des fibres assez grosses, réunies en petits groupes de 3 à 4. Le liber très développé est un tissu assez dense de cellules plus petites que celles du parenchyme cortical, disposées aussi irrégulièrement, sauf dans sa partie la plus interne : ce tissu sillonné par des bandes sinueuses de tissu grillagé présente des fibres épaisses, tantôt isolées, tantôt groupées en petit nombre : il est divisé en faisceaux cunéiformes par des rayons médullaires assez larges, composés de 4 à 5 rangées de cellules. Cette écorce renferme une grande quantité d'amidon et ne contient pas de cristaux.

Composition chimique. — L'écorce de Câprier renferme un principe neutre, amer, irritant, ressemblant à la sénégine.

Usages. — Elle a été employée comme diurétique contre la goutte et l'hydropisie.

Les boutons floraux du Câprier sont cueillis avant leur épanouissement, confits dans du vinaigre et vendus sous le nom de *câpres* pour les usages culinaires.

Le genre *Capparis* renferme un certain nombre d'espèces qui sont utilisées dans la thérapeutique de nos colonies des Antilles ; tels sont :

Le *C. Cynophallophora* L. dont on emploie l'écorce comme emménagogue et la racine comme excitante et aromatique ;

Le *C. ferruginea* L., qui partage les mêmes propriétés. A la Martinique on utilise en outre ses feuilles et ses fleurs comme anti-hystériques et anti-spasmodiques.

Les *C. brevispina* D. C. et *C. Rheedi* D. C., espèces de l'Inde, dont on utilise les feuilles et les racines contre les affections vermineuses.

Le *C. Dahi* Forsk., espèce africaine employée en Egypte contre la morsure des serpents.

Quelques espèces du genre *Cratœva* figurent aussi dans la matière médicale de nos colonies. Ainsi les feuilles du *C. religiosa* Forst., qui croît au Sénégal, à Haïti et dans l'Indo-Chine, sont employées communément par les naturels : à l'intérieur comme stomachiques et toniques, à l'extérieur comme résolutives ; le *C. Nurwala* Hamilt. est une espèce commune dans l'Inde où l'on utilise son écorce comme tonique et astringente, ses racines comme vésicantes ; les fruits qui ont une saveur vineuse sont comestibles, comme ceux du *C. magna* D. C., qui habite la Cochinchine.

Du genre *Niebuhria* nous ne mentionnerons qu'une espèce, le *N. oblongifolia* D. C. qui croît dans l'Inde. La racine, qui présente quelque ressemblance extérieure avec la racine de Colombo, est employée dans l'Inde contre les hémorragies passives.

Le genre *Cleome* renferme quelques espèces utiles parmi lesquelles nous citerons :

Le *Cleome pentaphylla* L. (*Gynandropsis pentaphylla* D. C.), qui habite les pays tropicaux et qui est parfois cultivé dans nos jardins ; il partage les propriétés antiscorbutiques du cresson et du cochléaria.

Le *C. speciosa* H. B. K., dont les feuilles, également antiscorbutiques, sont employées comme légume au Pérou.

Le *C. frutescens* Aubl., qui croît à la Guyane et qui possède des propriétés presque aussi irritantes que celles de la Cantharide; le *C. gigantea* L., qui habite l'Amérique du Sud a les mêmes propriétés ; il est employé comme rubéfiant dans les contrées intertropicales de l'Amérique.

Le genre *Polanisia* contient un petit nombre d'espèces croissant dans les régions tropicales et sub-tropicales des deux mondes. Les plus intéressantes d'entre elles sont :

Le *Polanisia graveolens* Rafin., qui croît dans l'Amérique du Nord. Cette plante, qui exhale une odeur d'une fétidité repoussante, possède les propriétés de la vulvaire et de l'ansérine anthelmintique ; on l'emploie en topique contre les affections des oreilles. Les graines sont utilisées comme celles de la moutarde.

Le *P. viscosa* D. C., plante d'origine indienne, dont les racines sont employées comme vermifuges ; les graines ont des propriétés rubéfiantes comme celles de la moutarde et sont aussi utilisées comme condiment.

Le genre *Gynandropsis* est représenté dans la matière médicale par le *G. triphylla* D. C., qui est employé à Saint-Domingue comme antiscorbutique diurétique, et par le *G. pentaphylla* D. C., qui est assez communément répandu dans l'Inde où on lui attribue des propriétés antispasmodiques. Le suc de ses feuilles est chez les Indous un remède populaire contre les otalgies ; les graines remplacent celles de la moutarde

SEMENCES DE BEN

Noix de Ben.

ORIGINE. — Ces semences sont produites par le *Moringa aptera* Gœrtn. qui habite les Indes Orientales. Elles sont enfermées dans un fruit très allongé, de forme prismatique triangulaire, s'ouvrant en trois valves.

DESCRIPTION. — Les **Semences de Ben** sont ovoïdes, trigones, mesurent 15 à 20 millimètres de long et 9 à 10 millimètres de large. Leur surface extérieure d'un blanc grisâtre porte à son extrémité élargie un hile fongueux ou subéreux, et le long d'un de ses angles un raphé, qui s'étend jusqu'à la chalaze située à l'autre extrémité. L'amande, recouverte par un spermoderme assez épais, est formée de deux gros cotylédons blanchâtres dans la graine récente, légèrement jaunâtres dans les graines anciennes et réunis par une radicule supère très courte. Les graines ont une saveur douce huileuse : elles n'ont pas d'odeur.

STRUCTURE ANATOMIQUE (fig. 1275). — Le spermoderme est composé de 4 tuniques bien distinctes : un épiderme, formé d'une rangée de cellules tabulaires ; une deuxième enveloppe, plus épaisse, à plusieurs rangées de cellules polygonales, dont quelques-unes plus grandes que les autres sont garnies d'épaississements spiralés ; une enveloppe scléreuse de 4 à 5 couches de cellules à parois épaisses et ponctuées ; une enveloppe interne comprenant plusieurs couches de cellules aplaties, épaissies aussi en plusieurs points. L'amande est formée de cellules polygonales renfermant de l'aleurone et de l'huile fixe.

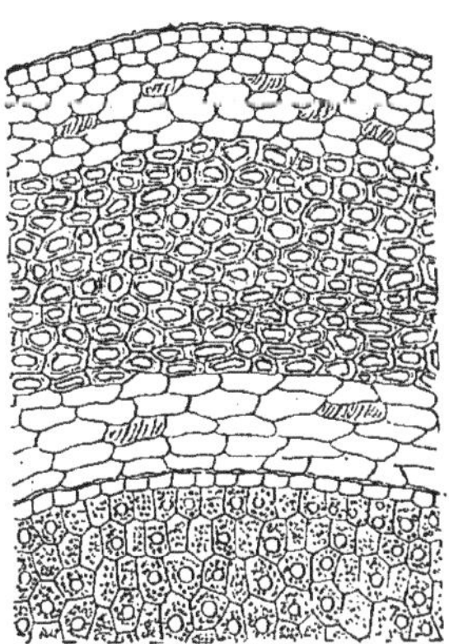

Fig. 1275. — Semence de Ben.
Structure anatomique.

COMPOSITION CHIMIQUE. — Les semences de Ben renferment une assez grande quantité d'huile grasse, appelée **Huile de Ben,** inodore, transparente, purgative, mais qui n'est utilisée que dans les arts ; elle se sépare en deux portions, dont l'une plus claire et plus légère est surtout utilisée par les horlogers, parce qu'elle a la propriété de ne pas se congeler. — Cette huile est utilisée aussi pour fixer les essences de quelques fleurs, telles que le jasmin et la tubéreuse.

Le *M. pterygosperma* Gœrtn. est une autre espèce qui croît aux îles Moluques, dans la Cochinchine, dans l'Inde, à Ceylan et dans les Antilles. C'est elle qui donne les **semences de Ben ailées** (fig. 1276), arrondies et trigones, se distinguant des autres par leur couleur gris noirâtre et par la présence d'une aile largement développée, blanche et papyracée, qui est fixée sur chacun de leurs angles (fig. 1276).

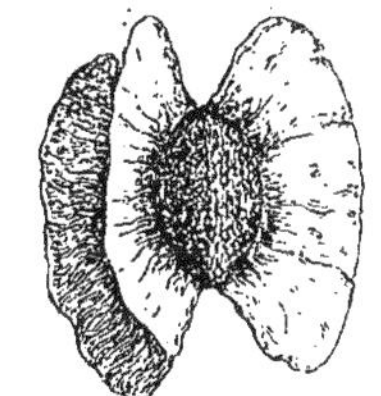

Fig. 1276. — Semence de Ben ailée.

Immédiatement après les Crucifères et les Capparidées vient se placer le groupe des Résédacées qui avec les deux familles précédentes constitue la classe des *Cruciférinées* de Brongniart. Ce groupe ne renfermant guère de plantes utilisées en médecine, nous n'en parlerons que pour rappeler les observations dont il a été l'objet de la part de M. Guignard. — Contrairement à l'opinion émise par la plupart des auteurs qui considèrent la graine des Résédacées comme exalbuminée,

M. Guignard[1] a établi qu'abstraction faite de l'assise protéique qui est très mince, il persiste une certaine quantité d'albumen sur la face concave de l'embryon.

Dans ses *recherches sur la nature et la localisation des principes actifs chez les Cruciférinées*[2], ce savant a constaté que les Résédacées, comme les Capparidées et les Crucifères, renferment dans leurs organes un ferment (myrosine) et un glucoside, renfermés dans des cellules spéciales dont il a établi la localisation et qui par leur réaction réciproque donnent naissance au principe âcre et volatil qui communique à ces plantes leurs propriétés physiologiques. Cette analogie complète celles qui existent déjà dans les caractères morphologiques et anatomiques de ces trois familles.

[1] *Journal de botanique*, 1893.
[2] *Journal de botanique*, 1894.

PAPAVÉRACÉES

Herbes ou plus rarement arbrisseaux remplis dans tous leurs organes d'un suc laiteux blanc ou diversement coloré. Feuilles alternes, sans stipules. Fleurs hermaphrodites, régulières, ayant 2, 3 ou rarement 4 sépales, très caducs, 4 ou 6 pétales chiffonnés dans le bouton, un nombre indéfini d'étamines libres, hypogynes; un pistil libre uniloculaire ou divisé en deux loges par une fausse cloison. Fruit tantôt capsulaire à nombreux placentas pariétaux charnus, surmonté par un disque stigmatifère, tantôt siliquiforme divisé par une fausse cloison en deux fausses loges. Semences petites, renfermant un tout petit embryon dans un albumen charnu et huileux.

CARACTÈRES ANATOMIQUES. — *Feuilles*[1]. Poils tecteurs, pluricellulaires, uni ou plurisériés. Stomates entourés par plusieurs cellules irrégulièrement disposées. Cristaux nuls ou très rarement agglomérés en oursins. — Mésophylle hétérogène, asymétrique. — Système libéro-ligneux représenté par plusieurs faisceaux arrondis, formés d'un cordon arqué largement ouvert en haut, et recouvert en bas par un liber et un péricycle mous. Des vaisseaux laticifères, disposés en arc dans le liber.

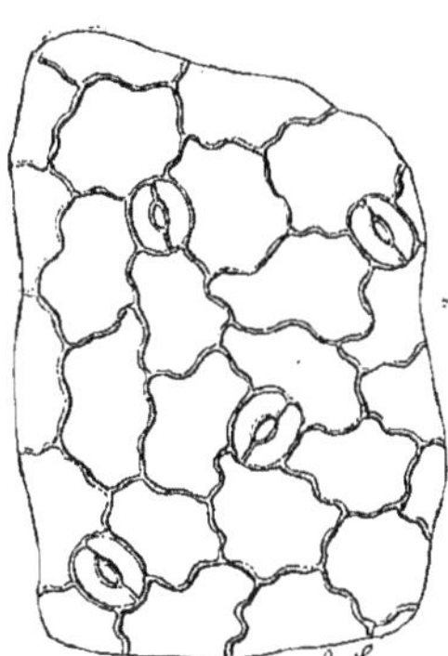

Fig. 1277.
Feuille de Chélidoine.

Epiderme inférieur.

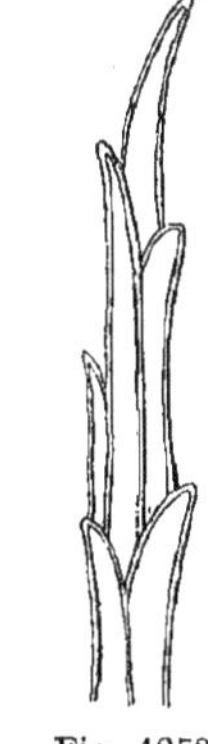

Fig. 1278.
Poil plurisérié
du Pavot.

D'après M. Trécul[2] qui a étudié la disposition et la localisation des vaisseaux laticifères chez les Papavéracées, il existe deux types de structure et de distribution de cet appareil sécréteur dans les plantes de cette famille. Dans le premier type les laticifères sont répartis surtout au pourtour des faisceaux fibro-vasculaires

[1] Consulter sur ce point le mémoire publié par Vesque dans les *Nouvelles Archives du Muséum*, 1882.

[2] Comptes rend. de l'Ac. des sc., LX, 1865, p. 522 et *l'Institut*, 15 mars 1866.

des tiges aériennes et des feuilles ; dans le deuxième type, ils existent seulement dans le tissu sous-libérien des faisceaux fibro-vasculaires des mêmes organes.

Dans l'un et l'autre cas, ce ne sont point exclusivement les fibres du liber qui renferment le latex. Les vaisseaux sécréteurs, suivant les parties qu'ils traversent, sont constitués par des éléments divers; c'est-à-dire que dans le parenchyme, ils sont formés de cellules semblables à celles de ce parenchyme (*Chélidoine*) ; au contact du liber, ils sont composés de cellules semblables à celles du liber et susceptibles de s'épaissir.

Les Papavéracées habitent de préférence les régions chaudes et tempérées de l'hémisphère boréal : quelques-unes se trouvent sous les tropiques et dans l'hémisphère sud ; mais elles y sont rares ; d'autres ont été largement disséminées sur tout le globe avec les cultures.

Elles sont remarquables par leur latex qui donne à beaucoup d'entre elles des propriétés narcotiques plus ou moins marquées.

FLEUR DE COQUELICOT

Pavot rouge sauvage. — Rose des blés.

ORIGINE. — Ce sont les fleurs du *Papaver Rhœas* L., plante annuelle qui croît en très grande quantité en Europe dans tous les champs où l'on cultive les céréales ; elles apparaissent en juin et juillet.

DESCRIPTION. — Les **fleurs de Coquelicot** sont solitaires, longuement pédonculées ; elles ont un calice à deux sépales caducs, et une corolle composée de quatre pétales d'un beau rouge écarlate. Ces pétales, qu'on récolte seuls pour l'usage de la pharmacie, sont elliptiques transversalement, et attachés au-dessous de l'ovaire par un onglet très court,

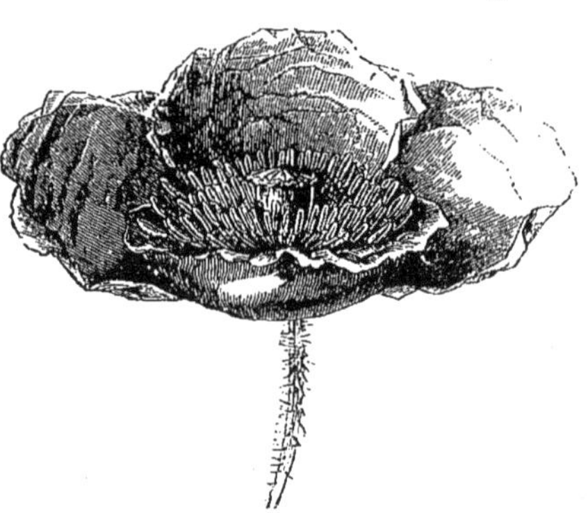

Fig. 1279. — Fleur de Coquelicot.

d'une teinte violet foncé. Irrégulièrement chiffonnés dans la fleur en bouton, ils sont étalés dans la fleur épanouie, lisses, lustrés et doux au toucher ; ils sont très caducs et prennent en se desséchant une teinte brun rougeâtre.

À l'état frais, ces fleurs ont une odeur légèrement narcotique, qui se perd par la dessiccation ; leur saveur est douce et mucilagineuse.

Composition chimique. — Les fleurs de Coquelicot renferment de la gomme, du sucre, un corps gras, de la matière colorante et une faible proportion d'un alcaloïde désigné sous le nom de *Rhœadine*.

Cet alcaloïde cristallise en aiguilles incolores, inodores, insipides, insolubles dans l'eau, peu solubles dans l'alcool, le chloroforme, la benzine; il n'est pas toxique. Il prend avec l'acide sulfurique étendu une couleur pourpre et avec l'acide concentré une couleur vert olive.

La matière colorante de ces fleurs est composée de deux substances amorphes : l'acide *rhœadique* et l'acide *papavérique*.

Usages. — Les fleurs de Coquelicot sont employées comme pectorales.

On leur substitue parfois les fleurs du *P. dubium* L., qui sont plus petites, d'un rouge un peu jaunâtre et celles du *P. Argemone* L., encore plus petites, également jaunâtres et beaucoup plus obovales.

CAPSULES DE PAVOT

Origine. — Les **Capsules de Pavot** sont fournies par le *Papaver somniferum* L., et quelques-unes de ses variétés parmi lesquelles nous citerons :

Le *P. somniferum α. setigerum* (*P. setigerum* D.C.), qui croît dans le Péloponèse, l'île de Chypre, les îles d'Hyères et la Corse. C'est une variété à feuilles très découpées, et couvertes de poils soyeux ;

Le *P. somniferum β glabrum*, cultivé surtout dans l'Asie Mineure et l'Égypte. Ses capsules sont à peu près globuleuses; ses lobes

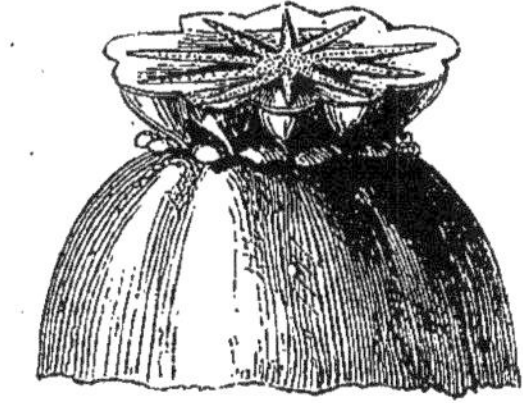

Fig. 1280. — Capsule de Pavot.
Sommet stigmatifère.

stigmatiques sont plus nombreux que dans l'espèce précédente ;

Le *P. somniferum γ album* (*P. officinale* Gmelin), variété cultivée en Perse et caractérisée par la forme ovoïde de sa capsule, qui est dépourvue de pores.

Description. — Les capsules de Pavot sont formées par la réunion d'un assez grand nombre de carpelles dont les bords indupliqués se dirigent sous forme de cloisons vers le centre du fruit, sans toutefois se rejoindre. Elles sont globuleuses, ovales ou arrondies : parfois assez allongées; elles sont fréquemment déprimées fortement sur leurs parties supérieure et inférieure; elles varient beaucoup dans leurs dimensions; leur hauteur moyenne ne dépasse guère 3 à 4 centimètres ; leur largeur varie entre 3 et 10 centimètres. Elles sont couronnées par un disque stigmatique déprimé à son centre et divisé en plusieurs lobes courts, obtus et relevés à leur extrémité (fig. 1280) : sous ce disque on observe à la maturité, dans les deux premières variétés seulement, un certain

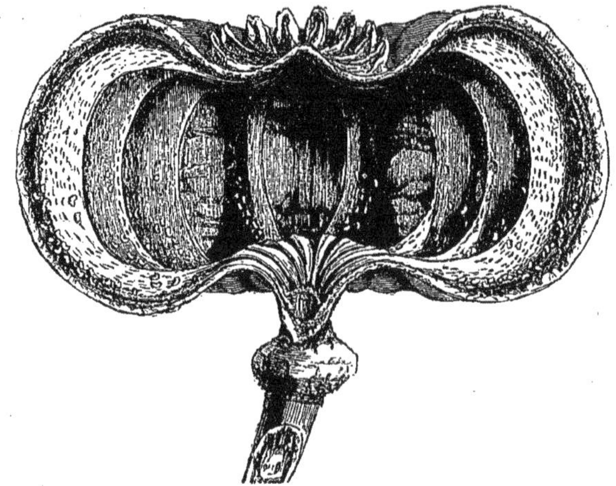

Fig. 1281. — Capsule de Pavot.
Section longitudinale.

nombre de pores qui laissent sortir les graines. — Inférieurement ces capsules se rétrécissent en une espèce de col au-dessus d'un anneau renflé correspondant à leur point d'attache sur le pédoncule. La surface latérale est plus ou moins lisse, d'une teinte brun jaunâtre mouchetée fréquemment de taches noires ; elle présente parfois des dépressions longitudinales peu profondes correspondant aux points de suture des carpelles. Les capsules sont peu épaisses et constituées par un tissu lâche, d'apparence fongueuse : elles sont tapissées intérieurement par un endocarpe rugueux, marqué de fines stries transversales. La section longitudinale (fig. 1281) et la coupe transversale (fig. 1282) pratiquées dans une capsule de Pavot permettent d'apprécier la disposition des placentas minces et cassants qui portaient les graines.

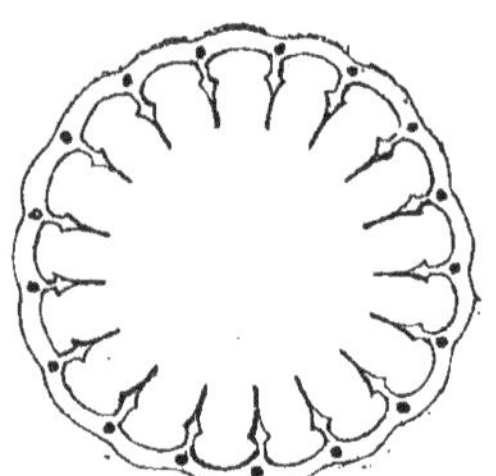

Fig. 1282.
Capsule de Pavot.
Section transversale.

Avant leur maturité, les capsules de Pavot ont une teinte d'un vert glauque ; elles laissent échapper par la plus légère piqûre un latex blanc et amer. Elles exhalent une odeur narcotique, qui disparaît par la dessiccation : leur saveur amère s'atténue aussi notablement à mesure qu'elles mûrissent.

STRUCTURE ANATOMIQUE (fig. 1283). — L'épicarpe (*ep*) est formé d'une couche de cellules tabulaires, au milieu desquelles on observe quelques stomates irrégulièrement disposés : vues de face, ces cellules sont polygonales, à parois droites et lisses. Sous l'épicarpe on observe 2 ou 3 rangées de cellules collenchymateuses (*co*), puis un tissu de cellules

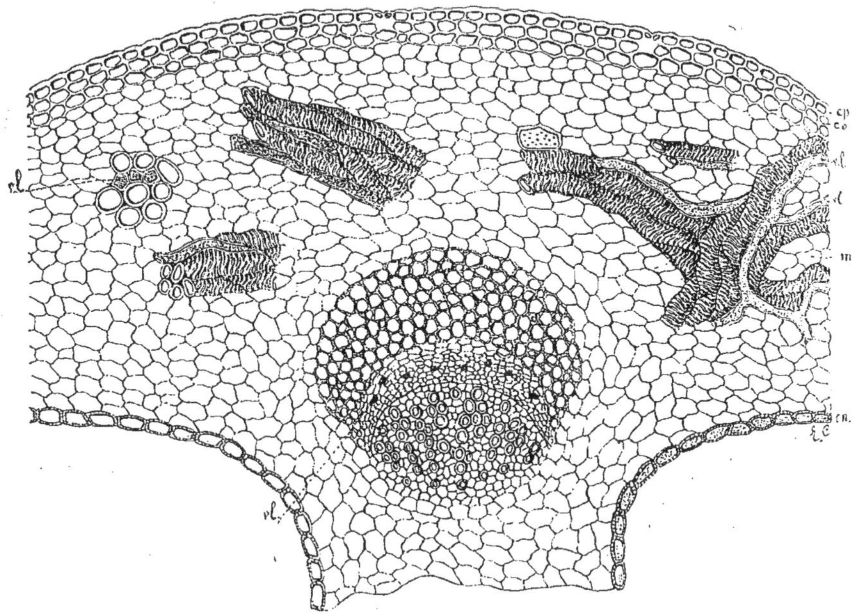

Fig. 1283. — Capsule de Pavot.
Structure anatomique.

polygonales (*m*), dans l'épaisseur duquel on observe de nombreux faisceaux fibro-vasculaires très petits, généralement accompagnés de vaisseaux laticifères ramifiés (*vl*). Dans le prolongement des lames minces qui constituent les placentas, le mésocarpe présente un faisceau fibro-vasculaire ovale très développé, formé d'un cordon ligneux arqué, recouvert par une épaisse couche de liber et par un arc de péricycle mou. Dans ce liber, on observe un certain nombre de vaisseaux laticifères. — L'endocarpe (*en*) est formé d'une rangée de cellules rectangulaires, assez larges, munies de parois épaisses et ponctuées.

COMPOSITION CHIMIQUE. — Merck et Winckler, Groves et Deschamps d'Avallon ont signalé la présence de la morphine dans les capsules de Pavot. Les expériences faites par Meurein et Aubergier ont toutefois démontré que la proportion de cet alcaloïde varie notablement selon le degré de maturité des capsules ; elles en renferment davantage avant qu'après leur complète maturité. C'est pourquoi les récentes pharmacopées recommandent de recueillir ces capsules avant qu'elles soient tout à fait mûres. Deschamps a constaté aussi dans ces capsules la présence de la narcotine et de deux autres corps cristallisés, la

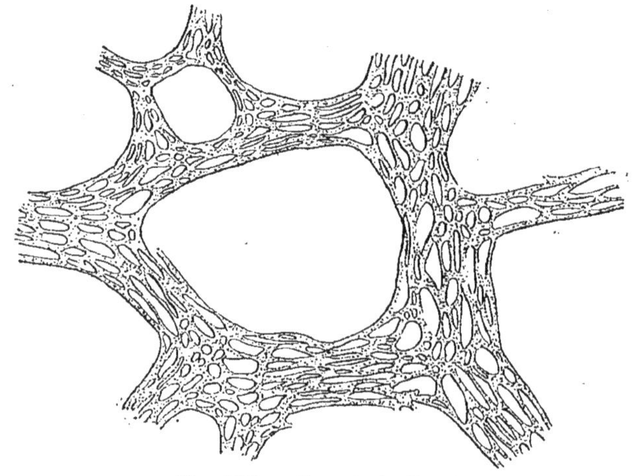

Fig. 1284. — Capsule de Pavot.
Vaisseaux laticifères.

Papavérine et la *Papavérosine*. Hesse (1866) en a retiré de la *Rhæadine*. La présence de la codéine y avait été signalée avec quelque doute par Groves (1854).

Usages. — Les capsules de Pavot ne sont guère employées que dans la médecine populaire et, sous ce rapport, elles constituent un médicament d'autant plus dangereux que leur teneur en alcaloïdes est des plus variables, et qu'elles ne servent généralement qu'à obtenir le sommeil ou calmer l'agitation des enfants en bas âge. Or, l'expérience a démontré depuis longtemps déjà que l'opium ne doit être administré aux enfants qu'avec la plus grande circonspection

GRAINES DE PAVOT

Origine. — Les **Graines de Pavot** sont fournies surtout par le *Papaver somniferum* var. *nigrum* D. C. et le *P. setigerum* D. C., qu'on

cultive beaucoup dans le nord de la France, en Belgique et en Allemagne.

DESCRIPTION. — Ces graines ont une teinte très variable, tantôt blanchâtre ou jaunâtre, tantôt bleu grisâtre ou brun noirâtre. Elles sont
très petites, réniformes et présentent
sur le milieu de leur concavité une
cicatrice correspondant au hile ; leur
spermoderme, assez épais, est marqué
d'un réseau proéminent assez régulier
qui lui donne un aspect légèrement
chagriné (fig. 1285) ; il recouvre un
albumen assez volumineux dans lequel on observe un embryon recourbé en forme de gouttière. Ces
graines ont une saveur huileuse qui n'est pas désagréable.

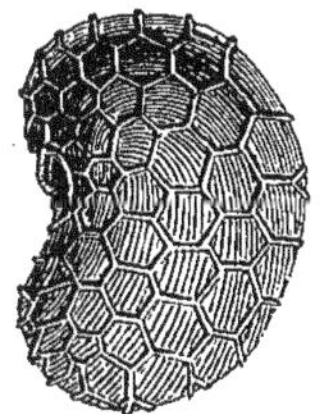

Fig. 1285.
Graine de Pavot
entière.

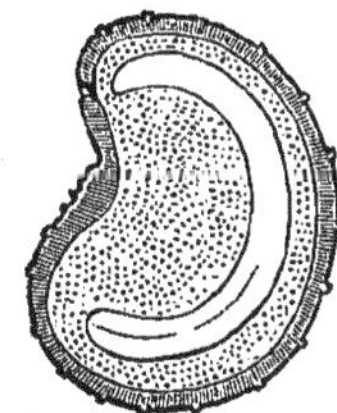

Fig. 1286.
Graine de Pavot
Coupée en long.

STRUCTURE ANATOMIQUE (fig. 1287). — Le spermoderme est composé de
six tuniques différentes : 1° l'enveloppe
extérieure (a), formée de cellules très
larges, aplaties, dont les bords relevés
produisent les alvéoles qu'on observe
à la surface de la graine ; la seconde
(b), faite de cellules aplaties, assez
larges et disposées sur un seul rang
vers le centre des cellules épidermiques, plus petites et disposées sur
plusieurs rangs vers leurs bords ; une
couche fibreuse (c), formée d'une rangée de cellules munies de parois notablement épaissies et allongées parallèlement au raphé ; la quatrième
enveloppe (d) est composée de deux à trois rangées de cellules allongées tangentiellement, et à parois plus minces ; la cinquième (e) comprend une rangée de cellules tabulaires fortement colorées en brun et
munies de parois épaisses et ponctuées ; le tégument interne (f) ne
compte également qu'une rangée de cellules aplaties, à parois minces,
flexueuses.

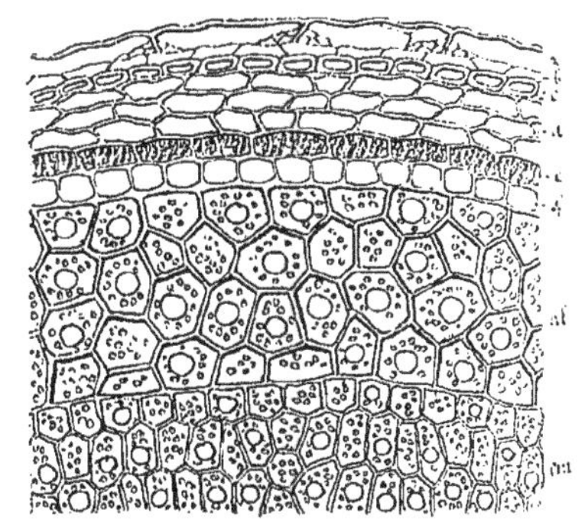

Fig. 1287. — Graine de Pavot.
Structure anatomique.

L'albumen est formé de cellules polygonales renfermant une
matière granuleuse azotée et des globules d'huile fixe.

USAGES. — Vantées autrefois comme narcotiques et calmantes, ces graines ne sont plus employées aujourd'hui en pharmacie. Dans quelques pays, on les utilise parfois pour recouvrir certains gâteaux, et on donne la préférence, pour cet usage, aux graines bleues.

Elles servent surtout à préparer l'*huile de Pavot*, plus communément désignée sous le nom d'**huile d'Œillette.**

Cette huile, qui existe dans les graines de Pavot dans la proportion de 33 à 50 p. 100, est fluide, d'un jaune d'or ou d'un jaune pâle. Sa densité varie entre 0,913 et 0,924 ; elle ne se solidifie qu'à la température de 18°. Elle a une odeur peu marquée et une saveur agréable et assez douce. Elle se dissout dans 25 parties d'alcool froid et dans 6 parties d'alcool chaud. Elle prend, au contact de l'acide nitrique et du réactif de Poutet, une teinte rouge abricot bien marquée. Elle donne avec les alcalis un savon blanc très dur.

Cette huile est, pour quelques départements du nord de la France, l'objet d'un commerce assez considérable. Elle y est communément employée à la place de l'huile d'olives aussi bien pour les usages alimentaires que pour les usages industriels.

OPIUM

ORIGINE. — **L'Opium** est le suc extrait par incision des capsules du *Papaver somniferum* L. Cette espèce, originaire de l'Orient et dont la culture s'est propagée dans toutes les régions chaudes et subtropicales, se retrouve dans les jardins et les champs de l'Europe, de l'Algérie et de l'Amérique du Nord ; elle pourrait même y être exploitée pour l'extraction de son latex, si les frais de culture et de main-d'œuvre, par trop élevés, ne mettaient un obstacle à la concurrence avec les opiums récoltés en Asie.

Les espèces qui concourent à la production de l'opium sont : le *Papaver somniferum α. setigerum* (*P. setigerum* D. C.) ; le *P. somniferum β glabrum* et le *P. somniferum γ album*. Le principal centre de production de l'opium consommé en Europe est l'Asie Mineure, qui fournit les produits désignés sous le nom d'*Opium de Smyrne* et d'*Opium de Constantinople*. On récolte aussi une notable proportion d'opium en Perse, en Egypte, dans l'Inde et en Chine. Au Japon même, la quantité recueillie dans ces dernières années a été presque suffisante pour répondre aux usages de la pharmacie.

CULTURE, EXTRACTION ET RÉCOLTE. — La culture de l'Opium exige un sol naturellement riche et humide, qui doit être amélioré par des engrais. Dans l'Asie Mineure, pour atténuer les pertes causées par les gelées du printemps, la sécheresse de l'été et l'invasion des sauterelles, on fait les semis de novembre à mars, en plusieurs fois. La plantation n'étant pas régulière dans son développement, la floraison dure de mai à juillet. L'extraction de l'opium commence quelques jours après la chute des pétales. Dans ce but, on pratique sur les capsules de pavot des incisions longitudinales, ou transversales, ou disposées en spirale.

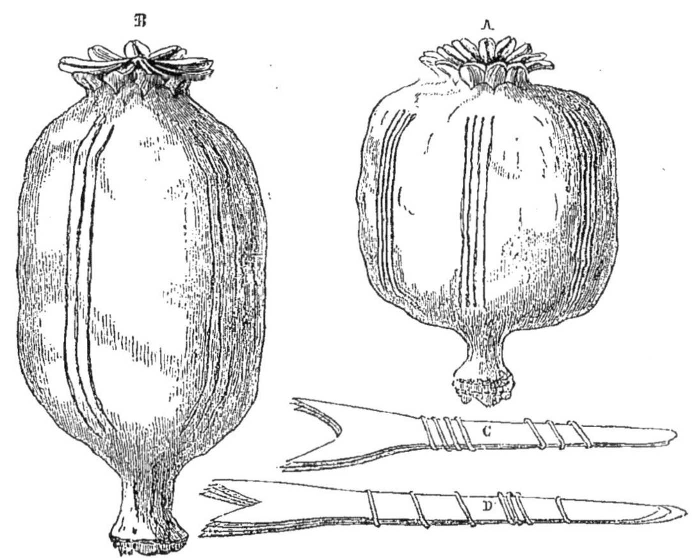

Fig. 1288. — Capsules de Pavot cultivées à Patna et instruments employés pour les inciser.

C, couteau à trois lames. — D, couteau à quatre lames.

Ces incisions sont faites dans l'après-midi au moyen de couteaux à trois ou à quatre lames et à deux pointes, qu'on enfonce très légèrement dans la capsule, de façon à ne pas la perforer intérieurement; le lendemain matin, les récolteurs enlèvent avec un couteau le suc qui s'est écoulé des incisions et le placent sur une feuille de pavot qu'ils tiennent dans la main gauche. Pour empêcher l'opium d'adhérer à la lame, ils imbibent chaque fois le couteau de salive; en Perse, ils le trempent dans l'huile. Les capsules ne sont incisées qu'une fois ; les plantes n'atteignant pas toutes leur maturité au même moment, les ouvriers peuvent, en parcourant à plusieurs reprises la plantation, recueillir le suc qui s'est concrété sur les capsules incisées les jours précédents. Quand la quantité d'opium recueillie est suffisante pour faire un gâteau, on l'enveloppe dans une feuille de Pavot et on le fait sécher à l'ombre pendant quelque temps. Les gâteaux ainsi préparés ont un poids très

variable et sont encore mous ; ils sont vendus en cet état aux marchands qui manipulent la drogue avec des pilons de bois pour lui
donner de la consistance, et la façonnent en masses plus volumineuses
qui sont enveloppées de feuilles de Pavot, puis réunies dans des sacs
de coton scellés. Pour éviter l'adhérence des pains les uns avec les
autres, on les entoure de fruits de *Rumex*.

DESCRIPTION. — Les procédés employés pour l'extraction de l'opium
sont sensiblement les mêmes dans les divers pays où l'on se livre à
cette exploitation. Le produit ainsi obtenu présente dans les diverses
formes des caractères communs que nous pouvons ainsi résumer :

La substance a une consistance d'abord molle, mais elle se durcit
et se sèche le plus souvent avec l'âge et au contact de l'air. Elle est
tantôt granuleuse, tantôt assez homogène ; elle est opaque et d'une
couleur qui varie du gris brun au rouge foncé et presque noirâtre.
Sa densité, légèrement variable suivant les sortes commerciales, est
en moyenne de 1,3. — Elle laisse sur le papier une trace plus ou moins
marquée, d'un brun clair ; elle se laisse couper au couteau et se
ramollit entre les doigts ; elle ne peut être pulvérisée qu'après avoir
été desséchée. Elle brûle avec flamme et laisse un charbon léger et
une certaine quantité de cendres. Elle a toujours une odeur narcotique
et une saveur amère.

L'opium se dissout en grande partie dans l'eau ; il est encore plus
soluble dans l'alcool. Ses solutions ont une réaction acide ; les alcalis
et la teinture de noix de galles en précipitent une matière blanchâtre
constituée par un mélange d'alcaloïdes, dans lequel prédomine la morphine.

ASPECT MICROSCOPIQUE. — Toutes les sortes d'opium présentent une
apparence cristalline quand on en examine un fragment bien desséché,
puis trituré dans de la benzine. La forme des cristaux varie quelque
peu suivant la provenance de l'opium examiné. Dans l'opium de
l'Asie Mineure, ce sont des aiguilles et des cristaux courts, imparfaits,
peu abondants. Dans les opiums de l'Inde et de la Perse les cristaux
sont bien plus abondants et plus variés ; leurs formes diverses se
révèlent surtout quand on examine la drogue à la lumière polarisée.
La forme et l'abondance de ces cristaux ne permettent pas de se prononcer d'une façon absolue sur la nature et sur la qualité de la drogue ;
seulement, quand, à côté d'eux, on en trouve de très volumineux, on
peut conclure à la présence du glucose, qui a souvent été introduit frauduleusement. Tous les opiums du commerce renferment
de nombreux débris des capsules de pavot et surtout des fragments

de l'épicarpe caractérisés par la présence et la disposition des stomates.

Composition chimique. — Comme tous les sucs végétaux, l'opium est un mélange de plusieurs substances qui y entrent en proportions très variables. Ces substances sont de nature alcaline, acide ou neutre. La composition et les propriétés de quelques-unes d'entre elles n'ont été définies nettement qu'au commencement de ce siècle. Les recherches entreprises depuis cette époque ont permis de découvrir dans l'opium une véritable source d'alcaloïdes, qui donne l'explication des effets divers et complexes observés à la suite de l'administration de cette drogue.

Nous ne nous occuperons d'une façon spéciale que des alcaloïdes, qui ont pris une place importante dans la thérapeutique ; nous ne ferons des autres qu'une simple mention accompagnée du nom de leur inventeur et de l'année de leur découverte.

La *morphine* ($C^{17} H^{16} Az O^3$, $H^2 O$), isolée en 1816 par Sertürner, cristallise en prismes rhomboïdaux droits, incolores, inodores, très amers, inaltérables à l'air ; elle contient 5,94 p. 100 d'eau de cristallisation qu'elle perd par la chaleur ; elle fond à 120° sans se décomposer. Elle se dissout dans 1000 parties d'eau froide et dans 500 parties d'eau bouillante ; elle est à peu près insoluble dans l'éther et le chloroforme. Son meilleur dissolvant est l'alcool à 82°, qui en dissout 5 p. 100 à la température ordinaire ; elle se dissout aussi dans les huiles grasses et essentielles, les solutions alcalines ; l'ammoniaque n'en dissout qu'une faible proportion. Sa faible solubilité dans l'eau la rend peu propre aux usages pharmaceutiques. Elle forme avec les acides des sels cristallisés très solubles, d'un usage journalier et dont le plus communément employé est le *chlorhydrate de morphine*.

La morphine et ses sels devient à gauche le plan de polarisation.

Elle possède plusieurs réactions caractéristiques qu'il est intéressant de connaître.

Avec l'acide iodique ou une solution d'iodate alcalin, la morphine et ses sels donnent une coloration rouge due à la présence de l'iode, rendu libre. Cette réaction s'accentue par l'addition de quelques gouttes d'ammoniaque.

Traitée par le réactif de Frohde (1 centimètre cube d'acide sulfurique concentré et 1 milligramme de molybdate de soude), elle donne une magnifique couleur violette, qui passe ensuite au vert brunâtre pour redevenir violette au bout de vingt-quatre heures.

Au contact de l'acide titanique dissous dans l'acide sulfurique, elle donne une couleur rouge brun passant au violet.

Chauffée entre 140 et 150° avec de l'acide chlorhydrique dans des tubes scellés, la morphine se convertit en *apomorphine* ($C^{17} H^{17} Az O^2$). Cette substance, isolée en 1871 par Matthiessen et Wright, est d'abord incolore, mais elle se colore très rapidement en vert. Elle est en partie soluble dans l'eau, très soluble dans l'éther et le chloroforme. Elle possède des propriétés émétiques très marquées et s'emploie en injections hypodermiques à la dose de 6 à 10 milligrammes dans certains cas où l'usage d'autres vomitifs par voie stomacale est rendue impossible.

La *codéine* ($C^{18} H^{21} Az O^3$), découverte en 1832 par Robiquet, se présente en cristaux blancs, efflorescents, inodores, amers. Chauffée à 120°, elle devient anhydre ; à 150° elle fond sans se décomposer. Elle se dissout dans 60 parties d'eau à la température de 15° et dans 17 parties d'eau bouillante ; elle est très soluble dans l'alcool, le chloroforme et l'éther, complètement insoluble dans la benzine ; elle donne avec les acides des sels cristallisés. La codéine pure est seule employée en pharmacie, à l'exclusion de ses sels ; elle donne avec le réactif de Frohde une coloration d'abord vert sombre, puis bleue et qui, au bout de quelques heures, est devenue jaune pâle. Elle sert à préparer le sirop de codéine du Codex.

La *narcéine* ($C^{23} H^{29} Az O^9$), découverte aussi en 1832 par Pelletier, cristallise en aiguilles prismatiques, incolores, inodores, soyeuses, réunies en masses légères, et très amères. Elle perd son eau de cristallisation à 110° et fond à 145°. Elle est insoluble dans l'éther, soluble dans 1285 parties d'eau et dans 945 parties d'alcool à 80°. Traitée par une solution d'iode à 2 p. 100, elle prend une belle coloration bleue, qui disparaît par la chaleur et l'action des alcalis. Elle ne réduit pas l'acide iodique et ne donne pas, comme la morphine, de coloration bleue avec le perchlorure de fer.

Claude Bernard considère la narcéine comme le principe le plus somnifère de l'opium. Elle y existe dans la proportion de 0,10 à 0,71 p. 100.

La *Narcotine* ($C^{22} H^{23} AzO^7$) a été découverte en 1803 par Derosne : c'est le premier alcaloïde dont on ait signalé la présence dans l'opium. Il y existe en proportion très variable, parfois nulle (*Opium de France*), généralement inférieure (*Opium de Smyrne*), souvent égale et même supérieure à celle de la morphine (*Opiums de Perse et d'Inde*). Elle se présente en cristaux prismatiques brillants, incolores, inodores, insipides, fondant à 115° et se volatilisant à 154°.

Elle est insoluble dans l'eau froide, soluble dans 100 parties d'alcool froid et dans 24 parties d'alcool bouillant. Sa solubilité dans l'éther la distingue de la morphine. — Elle donne avec les acides des sels amers assez instables.

Avec l'acide sulfurique concentré, additionné d'une trace d'acide nitrique, elle prend une coloration rouge sang.

Chauffée à 50° avec l'acide nitrique étendu, elle donne différents produits d'oxydation, de la *cotarnine*, de l'*acide opianique*, de l'*acide hémipinique*, etc. Malgré son nom, la narcotine ne possède pas de propriété narcotique.

La *Thébaïne* (C^{19} H^{21} AzO^3), découverte en 1835 par Thibouméry, cristallise en lamelles d'un éclat nacré, insipides, d'une saveur âcre et styptique, fusibles à 193° ; elle est très peu soluble dans l'eau, soluble dans l'alcool, plus à chaud qu'à froid, dans le chloroforme, la benzine, peu soluble dans l'éther : elle est insoluble dans les solutions alcalines et forme avec les acides des sels non cristallisables dans l'eau. Elle se colore en rouge au contact de l'acide sulfurique concentré. D'après Freund[1], qui en a repris tout récemment l'étude chimique, la Thébaïne renferme deux groupes méthyle liés à l'oxygène et se rapproche beaucoup de la morphine et de la codéine. Elle diffère de la première en ce qu'elle ne rougit pas par l'acide nitrique et qu'elle ne donne pas de coloration bleue avec les sels de fer au maximum : elle se distingue de la seconde, en ce qu'elle ne donne pas de sels cristallisables dans l'eau et qu'elle est toujours précipitée de ses solutions acides par l'ammoniaque : de plus, elle ne donne pas de gouttelettes huileuses par la fusion.

Outre ces alcaloïdes, l'opium en renferme encore plusieurs autres qui n'ont pour nous qu'un intérêt scientifique et parmi lesquels nous mentionnerons :

La *Pseudo-morphine* ($C^{17}H^{19}AzO^4$), isolée en 1835 par Pelletier et Thibouméry, étudiée plus tard par Hesse, qui fit connaître son mode d'extraction et la caractérisa comme un alcaloïde bien défini ;

L'*Hydrocotarnine* (C^{12} H^{15} AzO^3), découverte en 1871 par Hesse dans les eaux-mères dont on a extrait la morphine : elle semble ne pas préexister dans l'opium, mais résulter du dédoublement de la narcotine. Comme cette dernière, elle se colore en violet rougeâtre avec l'acide sulfurique pur ;

La *Laudanine* (C^{20} H^{25} AzO^4), isolée par Hesse en 1870 ;

La *Laudanosine* (C^{21} H^{27} AzO^4) retirée en 1871 par Hesse des eaux-mères de la thébaïne ;

[1] *Pharmac. Centralhalle*, 1895, p. 154.

La *Codamine* ($C^{20} H^{25} AzO^{4}$), isolée en 1870 par Hesse. Ces trois derniers alcaloïdes chauffés avec l'acide sulfurique pur donnent une coloration vert rougeâtre ;

La *Cryptopine* ($C^{21} H^{23} AzO^{5}$), découverte par T. et H. Smith, en 1864, dans les eaux-mères du chlorhydrate de thébaïne ;

La *Protopine* ($C^{20} H^{19} AzO^{5}$), retirée par Hesse en 1871. Comme la thébaïne, la cryptopine et la protopine chauffées avec l'acide sulfurique prennent une coloration vert foncé passant au violet ;

La *Papavérine* ($C^{21} H^{21} AzO^{4}$), découverte par Merck en 1848, et se colorant en violet foncé par l'acide sulfurique.

La *Lanthopine* ($C^{23} H^{25} AzO^{4}$) et la *méconidine* ($C^{21} H^{23} AzO^{4}$), découvertes par Hesse en 1870.

A côté de ces alcaloïdes on a signalé dans l'opium l'existence de plusieurs principes non basiques parmi lesquels nous citerons spécialement : la *Méconine* (Dublanc), la *Méconoiosine* (T. et H. Smith), la *Porphyroxine* (Hesse), l'*acide méconique* (Sertürner) et l'*acide thébolactique* (T. et H. Smith). — On y a encore constaté la présence de matières résineuses, de caoutchouc, de gomme, d'albumine, de sucre et de plusieurs sels.

Ces divers principes existent dans l'opium dans des proportions extrêmement variables. Le plus intéressant d'entre eux, aussi bien au point de vue de ses propriétés physiologiques que de son abondance et de la facilité de son dosage, est la *morphine :* c'est cette substance qui sert à fixer la valeur commerciale et thérapeutique de l'opium. — Eu égard au prix relativement élevé de cette drogue et à l'activité des propriétés de la morphine, le dosage de cet alcaloïde s'impose rigoureusement au pharmacien, chaque fois qu'il achètera de l'opium. La pharmacopée française a fixé à 10 p. 100 la proportion minimum de morphine, que devra renfermer l'opium destiné aux préparations pharmaceutiques.

Variétés commerciales. — Il existe dans le commerce plusieurs variétés d'opium qui diffèrent aussi bien par leur orgine que par leur aspect extérieur et la structure de leur substance. Nous allons décrire les principales en insistant particulièrement sur celles qui arrivent le plus souvent dans nos pays occidentaux.

1° **Opium de l'Asie Mineure, Opium turc** (*Opium de Smyrne et de Constantinople*). — Cette sorte la plus communément employée en Europe est recueillie sur les capsules du *Papaver Somniferum β glabrum* Boissier. — Les principaux centres de production de cet opium sont : les districts nord-ouest de Karahissar Sahib, Balahissar, Kutaya

et Geiveh, qui envoient leurs produits par la voie d'Ismid, à Constantinople ; on a aussi dirigé vers cette ville l'opium récolté à Angora et
à Amasia, dans le nord de l'Asie Mineure. Afium Karahissar et Ushak,
dans le centre de la Péninsule, Isbarta, Buldur et Hamid plus au sud,
expédient leurs produits à Smyrne. — A son arrivée dans cette ville
et au moment de sa mise en vente, l'opium est soumis en présence
du vendeur et de l'acheteur à l'examen d'un expert officiel, qui base
son appréciation sur la couleur, l'odeur, l'apparence et le poids de la
drogue. Bien qu'il n'ait pas à beaucoup près la précision des méthodes
scientifiques, cet examen offre assez de garantie pour donner une valeur
relative considérable à l'opium vendu sous le nom d'**Opium de
Smyrne.**

Cette sorte se présente en masses primitivement arrondies, mais qui,
par suite de leur consistance molle, ont été plus ou moins déformées
et aplaties par leur pression réciproque dans les caisses ou les sacs
d'emballage. Leur poids varie le plus ordinairement entre 300 et
1.000 grammes. Leur surface, qui porte des restes plus ou moins larges
de feuilles de Pavot, est recouverte d'une quantité variable de fruits
de *Rumex* qui pénètrent dans les interstices des pains et empêchent
leur adhérence. D'abord mou, cet opium durcit peu à peu à l'air et se
fonce en couleur ; sa teinte varie du marron clair au brun noirâtre. Il
offre une structure généralement granuleuse, très rarement homogène.
Il a une odeur forte et vireuse, une saveur amère, âcre et nauséeuse.
Il renferme une proportion considérable de morphine, qui est en
moyenne de 9 à 12 p. 100 et peut exceptionnellement atteindre jusqu'à
21 p. 100.

Les opiums qu'on récolte dans le nord de l'Asie Mineure et qu'on
envoie à Constantinople ont sensiblement la même valeur que ceux de
Smyrne, mais comme ils ne sont pas soumis au même contrôle que
ces derniers, ils sont moins appréciés.

L'**Opium de Constantinople** se présente en pains analogues à
ceux de Smyrne ; seulement les pains sont plus propres, complètement
recouverts par une feuille de pavot qui est restée entière ; assez rarement
on trouve des fruits de *Rumex* attachés à leur substance ou dans les
anfractuosités. — Cet opium est formé, comme la sorte précédente, de
petites larmes agglutinées ; il est plus sec et les morceaux adhèrent
moins facilement entre eux. La proportion de morphine qu'il contient est assez variable. D'après les analyses de Guibourt, elle peut
s'élever à 15 p. 100 et descendre au-dessous de 7 à 8 p. 100.

2° L'**Opium d'Egypte** est beaucoup moins répandu dans le commerce que les Opiums de Smyrne et de Constantinople : c'est d'Egypte

que l'on tirait autrefois l'*opium thébaïque*, qui était recueilli dans la
Thébaïde ; mais cet opium avait disparu depuis longtemps déjà du
commerce : la culture du Pavot a été reprise dans la haute Egypte,
et s'étend dans les environs d'Esneck Kenneh
et Siout, sur un espace de 10 000 acres.

L'*Opium d'Egypte* se présente en pains arrondis ou aplatis, très propres, ayant 8 à 10 centimètres de diamètre, assez durs, et portant simplement la trace d'une feuille de pavot qui a laissé
sur la substance l'impression de ses nervures.
Ces pains assez réguliers ne sont pas chargés de
fruits de *Rumex ;* leur substance est assez homogène, finement poreuse, d'une couleur rougeâtre, hépatique, parsemée de points brillants de
quartz ou de gomme. La consistance de cet opium
est un peu poisseuse : son odeur est moins vireuse que celle des opiums d'Asie Mineure, et
fréquemment mêlée d'odeur de moisi. La proportion de morphine qu'il renferme est en moyenne
de 6 à 7 p. 100 et descend fréquemment à 4 p. 100.
Il est donc de beaucoup inférieur aux sortes
précédentes et moins fréquemment employé.

3° Opium de Perse. — La culture de l'O-
pium en Perse remonte à une époque déjà recu-
lée, et l'on peut trouver indiqués dans les *Amœnitates exoticæ* de Kœmpfer, les divers modes de
récolte qui y étaient employés au milieu du
XVIIᵉ siècle. La variété de Pavot qui y est cultivée est le *Papaver somniferum* γ *album* (*P.
officinale* Gmelin). Les principaux centres de
production sont : Dizful et Shuster, à l'est du
bas Tigre ; Sari et Balfarus dans les provinces
de Mazandéran et de Kerman. L'opium récolté

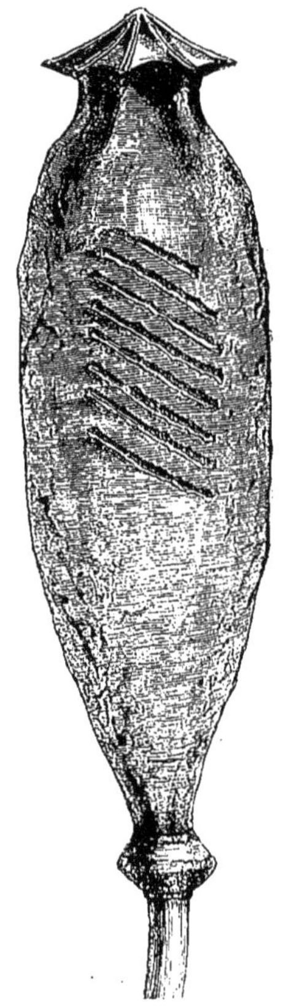

Fig. 1289. — Capsule de
Papaver officinale inci-
sée, provenant de Kashan.

dans ces régions est très énergique et désigné en Perse sous le nom de
Teriak-e-Arabistani : celui qu'on récolte à Kashan et Kum, dans le
Khokan et dans le Turkestan est de qualité inférieure.

La plus grande partie de l'opium recueilli en Perse est expédiée en
Chine par Bokhara, Khokan et Kashgar ; une quantité moins importante passe par la voie de Trébizonde à Constantinople, où elle est
manipulée de façon à pouvoir être mélangée avec les opiums d'Asie
Mineure ; — on n'en trouve guère dans le commerce européen.

Dans les droguiers, cet opium se présente sous forme de bâtons cylindriques ou légèrement prismatiques, mesurant 10 centimètres de longueur sur 12 à 15 millimètres de largeur ; ces bâtons enveloppés d'un papier lustré, maintenu par un fil de coton, rappellent certains bâtons de cire à cacheter. Ils ont une couleur brune hépatique et une structure homogène. Cette drogue est très hygrométrique et se ramollit à l'air ; elle a une odeur qui rappelle celle de l'opium d'Egypte et une saveur très amère. L'examen microscopique y révèle fréquemment l'existence d'amidon et de gros cristaux de glucose à côté des cristaux ordinaires de l'opium de Smyrne.

La quantité de morphine contenue dans cet opium en bâtons est très variable. Merk en a analysé qui ne contenaient que 1 p. 100 de morphine. Réveil a retiré d'autres échantillons jusqu'à 8,15 p. 100 de morphine.

Depuis une vingtaine d'années il arrive de Perse en Europe des sortes meilleures, se présentant soit en cônes arrondis, soit en gâteaux circulaires, portant la trace de feuilles imprimées à leur surface. Ces opiums ont une consistance assez ferme et laissent suinter quand on les casse des gouttelettes d'huiles introduites par le couteau qui a servi à inciser les capsules. : leur couleur est terne et leur pâte assez uniforme. A l'analyse, ils ont donné une proportion de morphine variant de 8 à 10,75 p. 100.

4° **Opiums de l'Inde.** — La récolte de l'opium dans l'Inde est centralisée dans plusieurs régions, dont la plus importante s'étend sur les bords du Gange dans la partie moyenne du cours de ce fleuve. Cette région qui embrasse une étendue de 600 milles en longueur et de 200 milles en largeur, comprend les districts de Behar et de Benarès. La récolte et la préparation de l'opium se font sous le contrôle et la direction du gouvernement. : le produit obtenu est envoyé à Calcutta où il prend le nom d'**Opium du Bengale**.

Un autre centre de production important comprend les vastes plateaux de Malwa, au nord de la Nerbuddah, et les pentes des montagnes de Vindhya dans la province d'Holkar. En dehors de ces deux centres importants, on récolte encore de l'opium, dans les plaines du Punjab et dans la vallée du Bias, à l'est de Lahore. Comme à Malwa, la récolte n'est pas soumise à la surveillance du gouvernement des Indes.

La variété de Pavot cultivée dans les Indes est la même qu'en Perse, c'est-à-dire le *Papaver somniferum γ album*. L'opium s'extrait au moyen d'incisions et se recueille dans des vases de terre. A Malwa, le suc est recueilli avec un instrument de fer dont on humecte la lame avec un peu d'huile de lin ; les larmes réunies sont soumises à une opération assez compliquée qui a été décrite par Fluckiger et Hanbury[1]. On en fait ensuite de grosses masses qui, convenablement desséchées, sont enveloppées d'une couche de pétales de pavot, puis roulées dans une poudre préparée avec les débris de la capsule et les feuilles de la plante. C'est là l'*Opium de Bénarès, de Patna* ou *du Bengale*. Sa substance est généralement molle et renferme 25 à 30 p. 100 d'eau. Il a une couleur brun foncé, une odeur vireuse et une saveur nauséeuse et amère.

Il contient de 5 à 9 p. 100 de morphine.

L'**Opium de Malwa** n'est pas enveloppé de pétales de pavots, mais tantôt entièrement nu, tantôt recouvert par places de débris de feuilles. La substance est ferme et d'une couleur foncée ; l'odeur vireuse mêlée d'une odeur de fumée assez caractéristique. Cet opium est moins estimé que celui de Bénarès ; il renferme 4 p. 100 de morphine et 3 p. 100 de narcotine.

Les opiums de l'Inde n'arrivent qu'exceptionnellement en Europe : une faible partie est consommée sur place ; la plus grande quantité est envoyée en Chine et produit un revenu de 265 millions de francs, plus d'un septième du revenu de l'Inde.

5° **Opiums d'Europe, Opiums indigènes.** — Depuis longtemps la culture du Pavot est introduite dans diverses régions de l'Europe et notamment dans le nord de la France et la Belgique pour la préparation de l'huile d'œillette. On a tenté aussi à plusieurs reprises de l'utiliser pour la production de l'opium et les résultats obtenus ont été des plus satisfaisants, si l'on n'envisage que la proportion d'alcaloïdes renfermés dans les produits obtenus. C'est ainsi que M. Petit, de Corbeil, a retiré 16 à 18 p. 100 de morphine d'un opium recueilli dans les environs de Provins. — Un opium recueilli dans les Landes par le général Lamarque renfermait 14 p. 100 de morphine. Les essais les plus sérieux ont été entrepris en Auvergne par M. Aubergier de Clermont-Ferrand, qui a cultivé diverses variétés de pavot et, entre autres, le *Pavot pourpre*, dont il a retiré un opium contenant en moyenne 10 p. 100 de morphine. — Les résultats obtenus dans les environs d'Amiens ont été encore plus satisfaisants. M. Decharme, qui a analysé des opiums recueillis dans cette région a retiré de l'un d'entre eux près de 20 p. 100 de morphine ; il a pu en même temps constater que la proportion de morphine diminuait quand on faisait dessécher le suc très lentement. Les observations qu'il a faites

---

[1] Flückiger et Hanbury. *Pharmacographia,* p. 48.

sur ce point, lui permettent de supposer que l'odeur particulière de l'opium d'Orient est due à une sorte de fermentation. Adrian pense aussi que la production de la morphine dépend d'une cause analogue; car en épuisant par l'alcool des capsules de Pavot fraîches, il ne put en recueillir de morphine, tandis que les capsules du même champ soumises au mode d'extraction habituel fournirent un opium riche en morphine.

Des essais analogues ont été entrepris en Italie, en Suisse, en Allemagne et en Angleterre. Les résultats obtenus dans ces diverses régions démontrent que, partout où il peut croître et fructifier, le *Papaver somniferum* L. donne un suc riche en principes actifs : seulement les frais de main-d'œuvre, infiniment plus élevés qu'en Asie Mineure font ressortir les produits obtenus en Europe à un prix bien supérieur à ceux des opiums de Smyrne.

Il en a été ainsi des résultats tentés en Algérie et aux États-Unis. Le Japon est actuellement la seule région où cette exploitation soit devenue avantageuse.

Falsifications. — L'opium est très fréquemment falsifié par l'addition des matières les plus diverses : on y trouve du *sable*, de la *pulpe d'abricots* et de *figues*, de la *gomme adragante*, de la *térébenthine*, des *morceaux de plomb*, des *pierres* et de *petites masses d'argile*. La quantité et la composition des cendres laissées par l'incinération de l'opium permettront de constater la nature et l'importance de la fraude. L'opium naturel ne renfermant ni tannin ni amidon, la présence de ces deux principes sera un indice de fraude. La présence de gros cristaux rhomboédriques, à côté des cristaux aiguillés qu'on observe habituellement dans l'opium, sera l'indice de l'addition de glucose.

Usages. — L'opium est à juste titre considéré comme le narcotique par excellence ; il possède aussi des propriétés excitantes qui doivent être attribuées aux divers alcaloïdes qui accompagnent la morphine. Cette dernière lui est communément substituée chaque fois qu'il s'agit de calmer la douleur et de donner du sommeil. C'est un des médicaments les plus utiles dans le traitement des névralgies, du rhumatisme, des névroses de l'estomac et du délire alcoolique. Dans la fièvre intermittente, il est l'auxiliaire précieux du sulfate de quinine, comme il est celui du sous-nitrate de bismuth dans la diarrhée accompagnée de coliques.

Il entre dans la préparation du *Laudanum de Sydenham* et du *Laudanum de Rousseau*, de la *teinture d'opium*, de l'*Elixir parégorique*, de l'*extrait d'opium*, des *sirops diacode et d'opium*, de l'*électuaire diascordium*, de la *Poudre de Dower* et des *gouttes noires anglaises*.

GRANDE CHÉLIDOINE

Grande Eclaire.

La **Grande Chélidoine** (*Chelidonium majus* L.), (fig. 1290) est une plante très communément répandue dans notre pays, où elle croît dans les haies, le long des murs et dans les décombres.

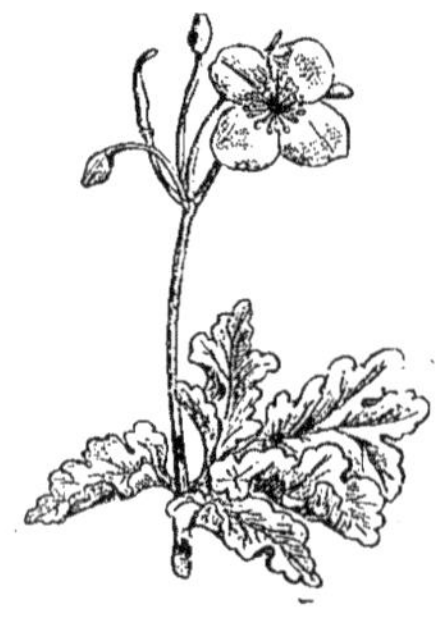

Fig. 1290. — Chélidoine.

DESCRIPTION. — C'est une plante dressée, dont les tiges rameuses, hautes de 50 à 60 centimètres, et noueuses aux articulations, sont garnies de poils mous. Les feuilles, insérées sur les nœuds, sont alternes, molles, vertes sur la face supérieure, glauques sur la face inférieure ; la plupart d'entre elles sont ovales, pinnatiséquées, à 5-11 segments inégaux, obovales, incisés-crénelés, rétrécis en pétiolule inégalement bordé à la base. Le segment terminal est plus développé que les autres et cunéiforme. Les fleurs jaunes et réunies en cyme ombelliforme, sont composées d'un calice à **2** sépales caducs, d'une corolle à 4 pétales, d'étamines très nombreuses, d'un ovaire uniloculaire pluriovulé. Le fruit est capsulaire, siliquiforme, uniloculaire. Cette plante renferme dans toutes ses parties un suc amer d'un jaune safrané, qui s'écoule à la moindre incision : elle a une odeur vireuse désagréable et une saveur amère, âcre et caustique.

STRUCTURE MICROSCOPIQUE (fig. 1292). — Epiderme formé de cellules sinueuses recouvertes par une cuticule mince, garnie sur les nervures de poils tecteurs souvent repliés, formés d'une longue série de cellules superposées à parois minces. — Stomates répartis sur les deux faces de la feuille et entourés par 3 ou 4 cellules n'ayant pas de direction déterminée. Mésophylle hétérogène asymétrique, ne contenant pas de cristaux. Nervure médiane biconvexe, très proéminente sur la face inférieure. Système libéro-ligneux représenté par des faisceaux bien distincts, de largeur inégale, composés d'un cordon arqué recouvert inférieurement par un liber et un péricycle mous. Dans l'épaisseur de ce liber on observe un certain nombre de vaisseaux laticifères ramifiés. — Ces trois cordons sont dis-

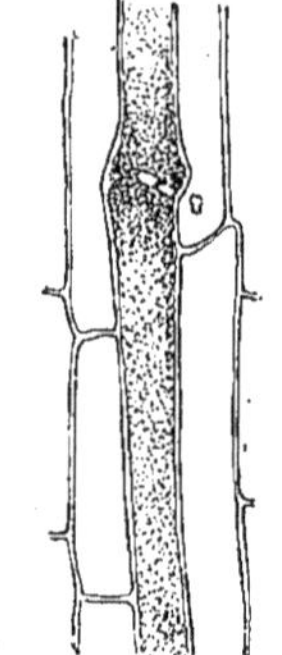

Fig. 1291. Vaisseaux laticifères de la Chélidoine.

posés en arc, dans le tissu fondamental qui présente un certain nombre de cellules laticifères remplies d'un suc coloré en jaune.

Composition chimique. — La Chélidoine renferme de la *chélidonine*, de la *chélérythrine*, de l'*acide chélidonique* et une matière jaune amère à laquelle Probst a donné le nom de *Chélidoxanthine*.

La *Chélidonine* cristallise en aiguilles incolores, amères, brillantes, insolubles dans l'eau, solubles dans l'alcool et l'éther. Elle donne avec

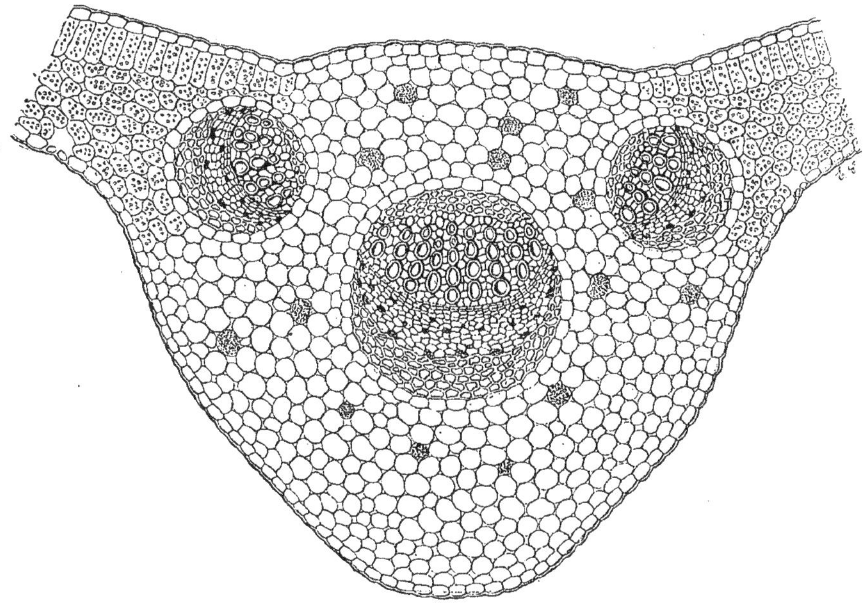

Fig. 1292. — Feuille de Chélidoine.
Structure de la nervure médiane.

l'acide sulfurique nitreux une coloration verte. Mise en suspension dans l'eau sucrée et additionnée d'acide sulfurique, elle se colore en rouge violacé.

La *Sanguinarine* ou *Chélérythrine* est amorphe, insoluble dans l'eau, peu soluble dans l'alcool froid, plus soluble dans l'alcool chaud, le chloroforme, l'éther et la benzine. Elle prend avec l'acide sulfurique froid une teinte jaune, qui passe au brun verdâtre par la chaleur.

Usages. — La Chélidoine n'est guère employée que dans les campagnes pour détruire les verrues. — C'est une plante dangereuse, qui agit à la façon des poisons narcotiques.

SANGUINAIRE DU CANADA

Origine. — La **Sanguinaire du Canada** (*Sanguinaria Canadensis* L.) est une petite plante très répandue dans l'Amérique du Nord, le Canada, où elle croît dans les bois. Son rhizome, qui est inscrit dans la pharmacopée des Etats-Unis sous le nom de *Puccoon* ou *Blood-root*, est la seule partie officinale.

Description. — Ce rhizome se présente en fragments irréguliers, tantôt à peu près cylindriques, amincis aux deux extrémités et atténués dans leur partie médiane (fig. 1293) tantôt aplatis, tortueux et repliés sur eux-mêmes, accompagnés de gros tubercules et de fibres courtes. Leur longueur varie entre 3 et 8 centimètres et leur largeur entre 6 et 12 millimètres. La surface extérieure est d'un brun noirâtre ou rougeâtre obscurément annelée ou garnie de rides transversales plus ou moins larges : elle porte à sa partie inférieure des cicatrices arrondies correspondant au point d'attache des racines qui ont été coupées au moment de la récolte. La cassure est spongieuse, d'une teinte brun rougeâtre foncé dans la partie extérieure, et orangée dans la partie centrale. Ce rhizome a une odeur narcotique, une saveur amère, âcre et persistante ; il colore fortement l'eau dans laquelle on le fait infuser.

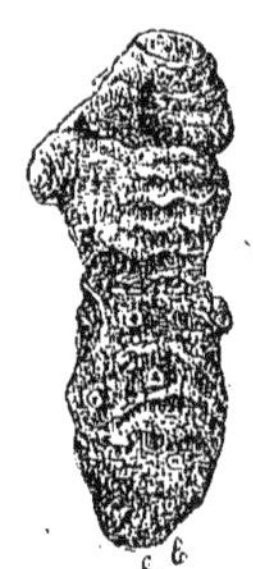

Fig. 1293.
Rhizome de
Sanguinaire du
Canada.

Structure microscopique (fig. 1294). — Suber (*s*) formé de quelques rangées de cellules aplaties, à parois faiblement épaissies. Parenchyme cortical (*pc*) peu développé et formé de cellules polygonales parmi lesquelles on en trouve un grand nombre (*cl*) remplies d'un latex granuleux coloré en brun. Bois (*b*) représenté par un certain nombre de faisceaux fibro-vasculaires un peu plus longs que larges, qui sont recouverts extérieurement par un liber renfermant des vaisseaux laticifères (*vl*), reliés entre eux de manière à donner lieu à un réseau, et par un péricycle mou. Dans leur ensemble ces faisceaux sont assez nombreux et disposés en un anneau entrecoupé par de larges bandes d'un parenchyme, qui se détache de la moelle et qui renferme une notable proportion de cellules à latex. La moelle très développée est un tissu de cellules arrondies ou polygonales renfermant de l'amidon et rarement du latex.

Composition chimique. — Dassa a isolé de ce rhizome un alcaloïde, la *sanguinarine*, qui est identique avec la *chélérythrine*, retirée par Probst de la grande Chélidoine.

Riegel y a constaté la présence d'un second alcaloïde, qu'il a appelé *porphyroxine*, le croyant identique avec le corps isolé de l'opium sous ce nom par Merck.

Quant à l'alcaloïde retiré de ce rhizome par Wayne et désigné sous le nom de *puccine*, par Gibb, il est établi aujourd'hui qu'il n'est autre qu'un mélange de sanguinarine et de résine.

Outre ces principes, le rhizome de Sanguinaire renferme du sucre, de l'albumine, une résine, de l'huile fixe, de la gomme et de l'*acide chélidonique*, qui serait combiné avec la Sanguinarine.

Usages. — Ce rhizome possède des propriétés émétiques, âcres et narcotiques. Il est employé comme vomitif à la dose de 50 centigrammes et comme expectorant à la dose de 6 à 30 centigrammes. — On l'a vanté aux Etats-Unis comme emménagogue ; on lui a même attribué les propriétés sédatives de la digitale.

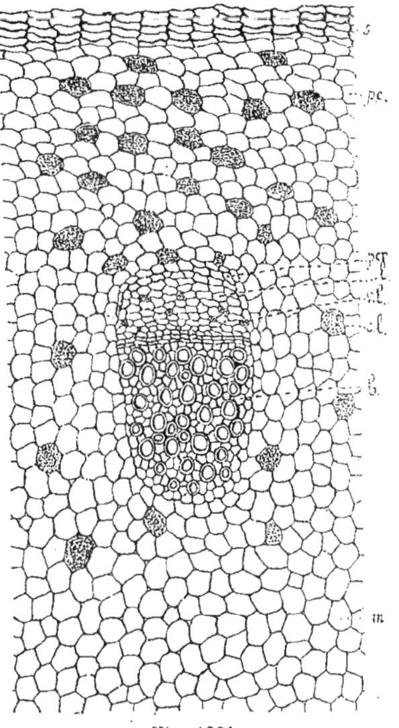

Fig. 1294.
Rhizome de Sanguinaire du Canada.
Structure anatomique.

ARGÉMONE DU MEXIQUE

L'Argémone du Mexique (*Argemone Mexicana* T.) habite les plaines montagneuses du Mexique, des Etats-Unis, du Brésil. Elle croît communément à Java, dans l'Inde et aux îles Sandwich. Sa culture s'est propagée dans le midi de la France. Comme toutes les Papavéracées, elle renferme dans ses organes un suc laiteux.

M. Charbonnier[1] a appelé l'attention sur cette plante et signalé dans ses feuilles et ses capsules la présence de la morphine, dont l'existence y a été confirmée par Dragendorff.

[1] Charbonnier. *De l'Argémone du Mexique*, Thèse Ec. de Ph. de Paris, 1868.

L'Argémone se recommande surtout par la quantité et la qualité
de l'huile fixe contenue dans ses graines. Cette huile, qui y existe
dans la proportion de 36 p. 100, est d'un jaune clair : elle a une
saveur douce, elle ne se solidifie pas à la température de 5°, est très
peu siccative et se dissout dans son volume d'alcool à 90°. A la dose
de 2 à 4 grammes, elle possède des propriétés purgatives et pourrait à
ce titre remplacer avantageusement l'huile de ricin dont elle n'a pas
la saveur désagréable. Elle ne détermine pas de coliques et agit d'autant plus efficacement qu'elle est plus récente. Elle est utilisée en
Amérique comme huile à brûler. Les graines d'Argémone sont
employées dans l'Inde comme succédané de l'ipécacuanha. Les
nègres du Sénégal utilisent les racines en décoction contre la gonorrhée.
Le suc laiteux qui s'écoule de la tige est employé au Mexique
contre les ulcères syphilitiques et contre les verrues ; aux Indes on
l'emploie à l'intérieur comme antisyphilitique.

ESCHSCHOLTZIA CALIFORNICA

ORIGINE. — L'*Eschscholtzia Californica* Cham. est une plante originaire de l'Amérique du Nord, très commune dans la Californie et cultivée dans beaucoup de nos jardins.

DESCRIPTION. — C'est une plante herbacée, glabre, à feuilles
alternes, pétiolées, divisées en un grand nombre de segments, à lobes
linéaires et privés de stipules. Les fleurs terminales ou oppositifoliées sont solitaires, portées sur un long pédoncule très régulier.
Le calice a 4 sépales, dont deux sont unis entre eux et se détachent
circulairement par leur base. La corolle, qui se distingue par l'éclat
de sa couleur jaune d'or, a 4 pétales sessiles, orbiculaires, caducs,
à préfloraison tordue. Les étamines sont très nombreuses et libres.
Le fruit est une capsule étroite, allongée, sillonnée de côtes longitudinales saillantes : il s'ouvre jusqu'à sa base en deux valves rigides
recourbées dont les bords sont garnis de petites graines brunes albuminées.

COMPOSITION CHIMIQUE. — Walz (1844) a constaté dans la racine de
cette plante l'existence de la *sanguinarine* et de deux autres alcaloïdes
imparfaitement étudiés.

MM. Adrian et Bardet (1888) en ont retiré un alcaloïde ayant tous
les caractères de la morphine et une notable proportion d'un glucoside dont l'étude est incomplète.

M. Battandier[1] a constaté que la racine de cette plante est très riche en *chélérythrine*.

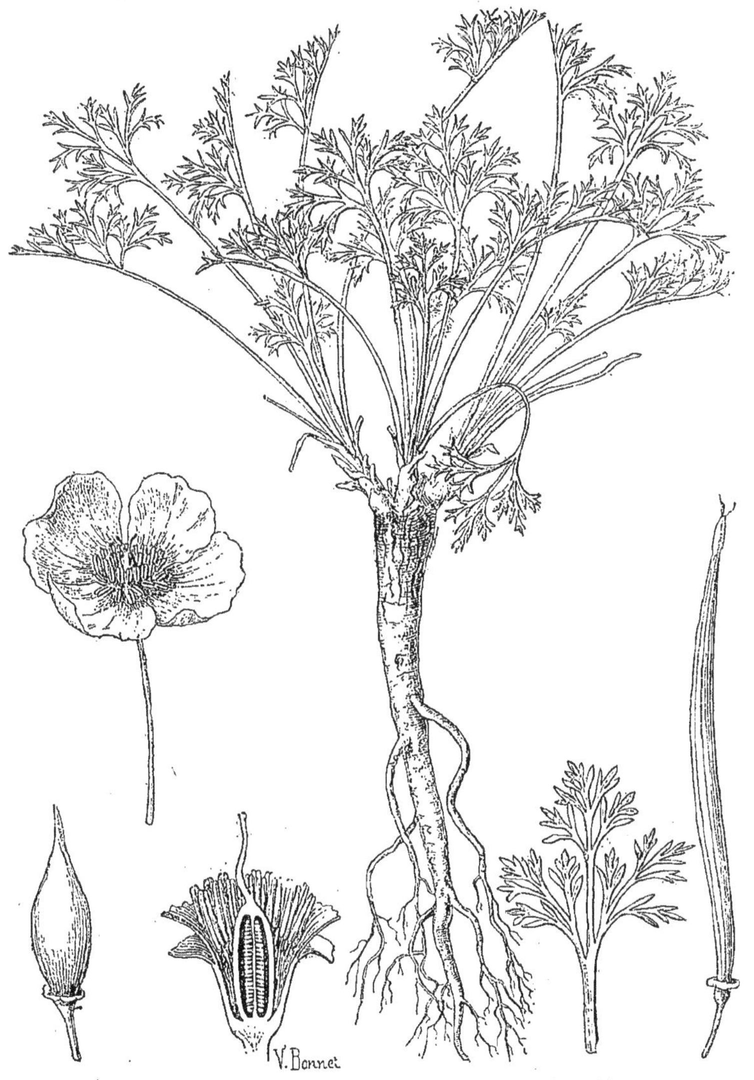

Fig. 1295. — *Eschscholtzia Californica.* Plante jeune.
Racine. — Fleur. — Fruit.

USAGES. — Cette drogue a été étudiée au point de vue physiologique

[1] Comptes rend. de l'Ac. des sc., CXX, 1276.

par le D' Terzacharian (1888), qui la considère comme un soporifique précieux, inoffensif et un analgésique très utile dans certains cas. Elle peut être administrée sous forme d'extrait aqueux à la dose de 3 à 12 grammes par jour.

Le *Bocconia frutescens* L. est un petit arbrisseau des Antilles et du Mexique, où l'on utilise son suc comme purgatif et vermifuge. M. Battandier en a retiré : de la *fumarine* identique à celle des Fumeterres ; un autre alcaloïde se colorant en rose fleur de pêcher avec l'acide sulfurique et qu'il désigne sous le nom de *bocconine ;* des traces d'un troisième alcaloïde, ayant des réactions semblables à celles de la *chélidonine,* et enfin beaucoup de *chélérythrine.*

FUMARIACÉES

Les Fumariacées diffèrent des Papavéracées dont elles sont très voisines : par l'irrégularité de leurs fleurs, dont les pétales inférieurs ne sont pas semblables aux extérieurs ; par la disposition de leurs étamines en nombre défini, libres ou diadelphes, et par la nature de leur suc aqueux.

Ces plantes, qui habitent surtout les régions tempérées de l'ancien monde et de l'Amérique du Nord, ne donnent qu'un petit nombre d'espèces à la matière médicale.

FUMETERRE

Ce sont les somnités fleuries du *Fumaria officinalis* L. qui croît abondamment dans nos cultures : on les emploie généralement à l'état frais.

DESCRIPTION. — La **Fumeterre officinale** a des tiges anguleuses, à rameaux plus ou moins diffus. Ses feuilles sont bipinnatiséquées, à segments cunéiformes, divisés en lobes oblongs, linéaires, obtus, aigus ou mucronulés. Les fleurs d'un rose pourpre sont disposés en inflorescences terminales ou oppositifoliées, ; — elles sont formées de deux sépales ovales-lancéolés plus étroits que la corolle qui est double ; la rangée extérieure se compose de deux pétales alternes avec les sépales, dont l'un se prolonge en un éperon obtus ; l'intérieure de deux folioles égales, dépourvues d'éperons et superposées aux pétales. L'androcée comprend deux faisceaux d'étamines superposés aux pétales extérieurs. Le fruit est une silicule arrondie plus large que longue, monosperme, tronquée et comme échancrée au sommet.

Toute la plante est glabre, molle, inodore ; elle est remplie d'un suc légèrement visqueux qui lui donne une saveur amère, salée et désagréable.

Composition chimique. — Winckler (1833) a retiré du suc de fumeterre un acide cristallisable, en aiguilles étoilées, volatil, soluble dans l'eau, l'alcool et l'éther, et qu'il a nommé *acide fumarique*. Peschier et Hannon ont constaté en outre dans cette plante l'existence d'un alcaloïde, la *fumarine*, soluble dans le chloroforme, l'alcool, la benzine, l'éther, peu soluble dans l'eau et doué d'une saveur amère. Cet alcaloïde, au contact de l'acide sulfurique, prend une belle couleur violet foncé, qui passe au brun sous l'action d'un corps oxydant ; avec l'acide sulfovanadique, il prend une couleur vert émeraude intense. — Reichwald [1] en a étudié la composition et les propriétés chimiques.

Usages. — La Fumeterre est employée comme dépurative, antidartreuse et antiscrofuleuse. On l'administre généralement sous forme de sirop ou d'extrait.

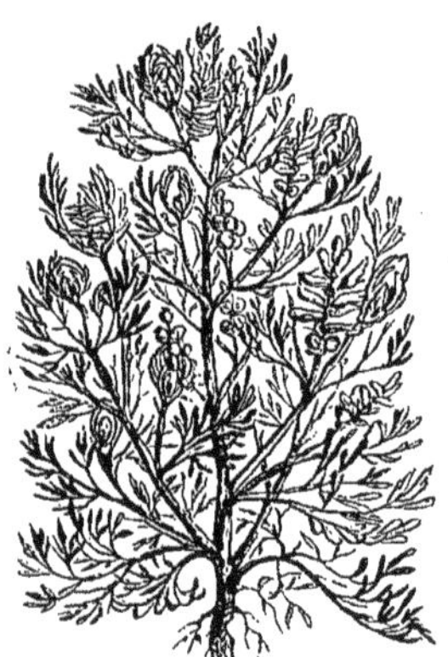

Fig. 1296.
Fumaria officinalis.

La **Fumeterre grimpante** (*F. capreolata* L.) est une espèce qui croît dans le midi de la France et de l'Europe. Elle atteint 60 à 90 centimètres de hauteur et sa tige rameuse s'attache aux plantes voisines par les pétioles de ses feuilles qui s'enroulent en forme de vrilles ; ses fleurs sont blanchâtres, nuancées de pourpre noirâtre à leur extrémité.

Le *F. media* Lois., qui croît dans les mêmes parages que le *F. officinalis*, tient le milieu pour la hauteur entre les deux espèces précédentes : — il a même une tendance à s'entortiller autour des corps environnants ; — il partage les propriétés physiologiques de l'espèce officinale et peut lui être substitué sans inconvénient ; il n'en est pas de même du *F. Vaillantii*, qui est dépourvu d'amertume et qui se reconnaît à ses courtes grappes de fleurs roses, à ses feuilles surdécomposées, à lobes linéaires et planes complètement glauques.

Les **Corydales** (*Corydalis*) se distinguent des Fumeterres à leurs fruits siliquiformes, uniloculaires, bivalves, polyspermes. Plusieurs espèces ont une tige simple, des feuilles plus ou moins découpées et une racine bulbeuse. Parmi ces dernières, nous mentionnerons le *Corydalis*

---

[1] *Pharm. Zeitschr. für Russland*, XXVIII, 1889, p. 28-209-225.

bulbosa D.C., qui croît dans la région méditerranéenne. Le bulbe de cette espèce, aplati sur ses deux pôles, mesure 6 à 12 millimètres de diamètre. Il est d'un gris noirâtre et présente, à sa partie supérieure, une petite cicatrice arrondie correspondant à l'insertion de la tige, et à sa base, les vestiges des radicelles. Il est très dur, d'apparence

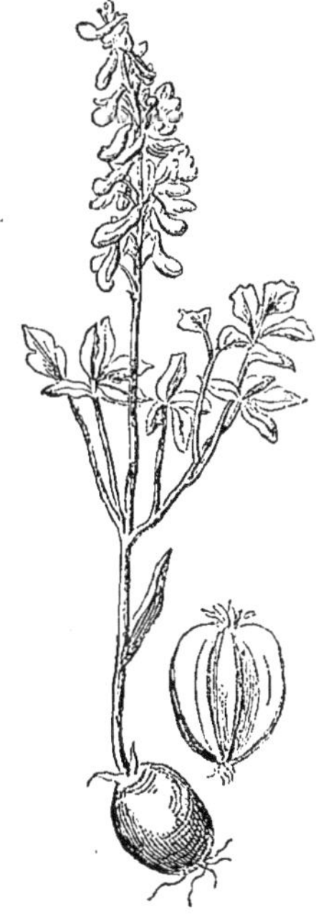

Fig. 1297.
Corydalis bulbosa.
Plante et fruit.

cornée, et a une saveur très amère. Wackenroder a retiré de ce bulbe un alcaloïde, la *corydaline*. D'après Wicke [1], qui en a repris l'étude chimique, cet alcaloïde cristallise en prismes incolores, inodores, très amers, insolubles dans l'eau, solubles dans l'alcool, le chloroforme et la benzine. Il prend au contact de l'acide sulfurique une couleur jaune orange. D'après Reichwald [2], l'acide sulfurique n'agirait pas immédiatement sur la corydaline ; ce n'est qu'après quelques heures seulement qu'il se développerait une coloration violette très pâle, tandis qu'avec la fumarine la coloration violette est très intense et instantanée. Outre cet alcaloïde, on a retiré du bulbe du *Corydalis bulbosa* de l'*acide fumarique*, une huile volatile, une résine insipide — Ce bulbe est employé dans les affections scrofuleuses et cutanées.

Le *C. Canadensis* Goldie (*Dicentra Canadensis* D.C.) est une espèce commune dans les montagnes du Canada et des États-Unis, au sud du Kentucky. — Son bulbe est inscrit dans la pharmacopée des États-Unis sous les noms de *Turkey Corn*, *Squirrel Corn*, comme médicament tonique, diurétique et altérant. On utilise aussi de la même façon le bulbe du *C. formosa* Pursh. (*Dicentra eximia* D.C.). Ces médicaments s'administrent sous forme de poudre ou d'extrait à la dose de 60 centigrammes à 2 grammes.

[1] *Annal Chem. und Pharm.*, t. CXXVI, p. 274.
[2] *Pharm., Zeitsch. für Russl.*, XXVIII, 1889, p. 227.

NYMPHÉACÉES

Herbes aquatiques, pourvues d'un rhizome submergé. Les feuilles qui flottent à la surface de l'eau sont généralement peltées. Les fleurs grandes et brillantes ont des sépales rangés par trois, qui passent insensiblement aux pétales indéfinis et aux étamines également nombreuses. Réceptacle charnu supportant ou enveloppant les carpelles. Fruit charnu à plusieurs loges polyspermes. Graines munies d'un double albumen : l'un externe farineux, l'autre interne charnu et souvent pourvues d'un arille sacciforme pulpeux.

CARACTÈRES ANATOMIQUES. — *Feuilles*[1]. Poils simples, unisériés, souvent caducs, formés d'un petit nombre de cellules, qui, à la base, sont plus larges que hautes. Stomates localisés sur la face supérieure seule et entourés par 3 à 4 cellules n'ayant pas de direction bien déterminée. Mésophylle hétérogène asymétrique. Parenchyme lacuneux caractérisé par la présence de poils rameux ou étoilés, à parois très épaisses et tuberculeuses, insérés sur une des cellules qui constituent les parois des lacunes (fig. 1300). Cristaux nuls ou en oursins. Pas de glandes oléifères. M. Vesque[1] signale avec quelque doute l'existence de laticifères dans le parenchyme fondamental qui entoure les nervures.

Les Nymphéacées font l'ornement des eaux douces dans toutes les régions du monde. Leurs usages médicinaux sont, en somme, restreints et de peu de valeur.

RHIZOME DE NYMPHŒA

Ce rhizome est fourni par le *Nuphar luteum* Sm. (*Nymphœa lutea* L.), plante aquatique de nos régions.

DESCRIPTION. — **Le rhizome de Nymphœa** se présente en gros fragments cylindriques aplatis mesurant de 3 à 5 centimètres de largeur

[1] *Nouvelles Archives du Muséum*, p. 1881, p. 52.

et 2 à 3 centimètres d'épaisseur ; souvent ce rhizome a été divisé longitudinalement, lors de sa récolte, en deux tronçons présentant une face extérieure convexe et une face interne plane ou légèrement concave. La face extérieure est marquée de larges cicatrices triangulaires ou semi-lunaires laissées par la chute des pétioles ; ces cicatrices, de couleur noirâtre, présentent des ponctuations représentant les faisceaux fibro-vasculaires, qui se détachaient du bois pour se rendre dans la feuille. On observe encore sur la face extérieure des saillies oblon-

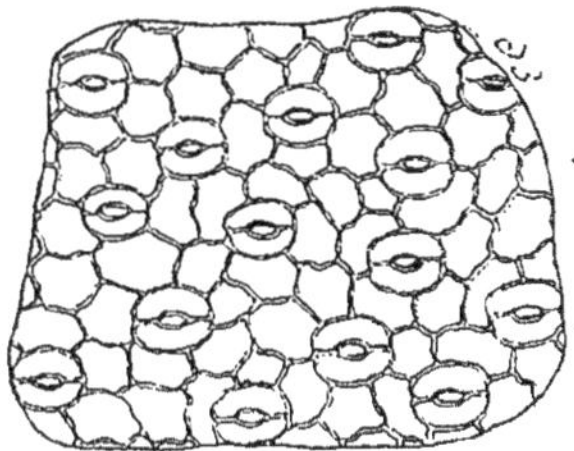

Fig. 1298. — *Nymphœa alba*.
Épiderme supérieur.

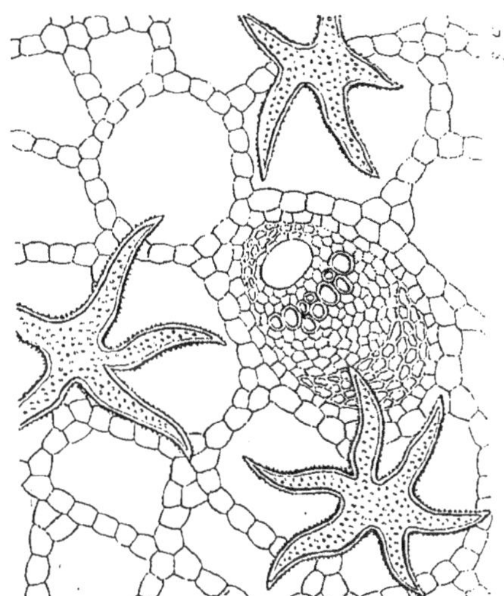

Fig. 1300. — Feuille de *Nymphœa alba*.
Section dans la nervure médiane.

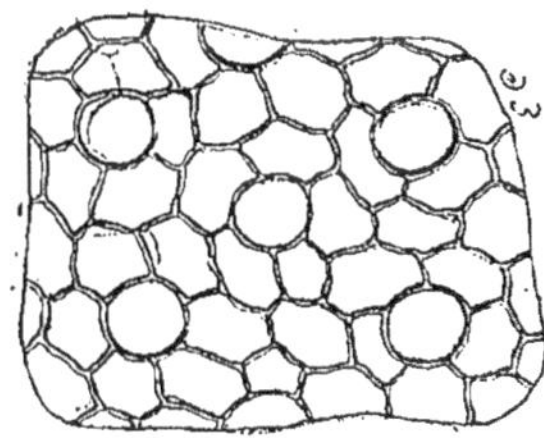

Fig. 1299. — *Nymphœa alba*.
Épiderme inférieur.

gues, d'une teinte plus claire, de 5 à 10 millimètres de longueur, correspondant aux points d'insertion des racines adventives. La face interne est disposée en forme de gouttière par suite de l'inflexion des bords latéraux du rhizome, qui se sont repliés en dedans ; elle a une teinte blanc jaunâtre et présente de fines séries longitudinales.

Ce rhizome a une saveur douceâtre, légèrement âcre et amère ; il est dépourvu d'odeur.

STRUCTURE MICROSCOPIQUE. — Sous un suber qui est formé de quelques rangées de cellules polyédriques colorées en jaune brun, on distingue le parenchyme cortical, formé d'un tissu relativement dense de cellules arrondies. A une faible distance des bords du rhizome on observe une série de petits faisceaux fibro-vasculaires assez rapprochés, puis dispersés irrégulièrement dans un tissu spongieux et caractérisé, comme dans tous les végétaux aquatiques, par la présence de très larges lacunes polygonales ou arrondies, séparées par des files de cellules disposées sur un seul rang. Ces cellules sont remplies de gros grains d'amidon pyriformes, marqués d'un hile étoilé à leur extrémité la plus élargie.

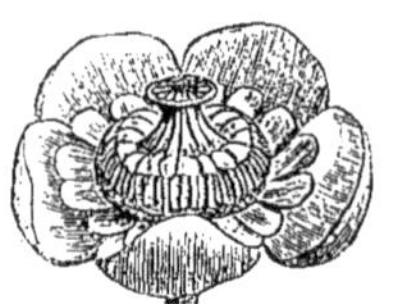

Fig. 1301. — Fleur de *Nuphar luteum.*

COMPOSITION CHIMIQUE. — W. Gruning[1] a retiré de ce rhizome un alcaloïde, la *nupharine*, qui se présente sous l'aspect d'une masse blanche friable, soluble dans l'alcool, le chloroforme, l'acétone, insoluble dans l'éther de pétrole. Les solutions acides de cet alcaloïde ont une saveur très amère et une odeur particulière. Avec l'acide sulfurique, la *nupharine* prend une teinte brune qui passe au vert foncé. — Outre ce principe, le rhizome de Nymphœa renferme de la matière grasse, une résine soluble dans l'éther, une résine insoluble et du phlobaphène, du tannin, du glucose, du saccharose.

USAGES. — Le rhizome de Nymphœa encore jeune contient une notable proportion de matières féculente et mucilagineuse, qui en font un aliment apprécié des paysans russes et finnois; dans le rhizome adulte, ces principes sont en partie remplacés par de l'acide tannique, qui lui communique des propriétés astringentes; c'est à ce titre qu'on l'utilise contre la dysenterie, la blennorrhagie et les autres écoulements.

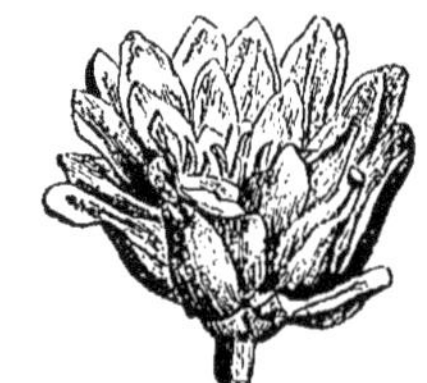

Fig. 1302. — Fleur de *Nymphœa alba.*

Le **Nénuphar blanc**, appelé à tort **Nénuphar officinal** (*Nymphœa alba* L.), est une magnifique plante aquatique qui se distingue par l'éclat de ses grandes fleurs blanches, qui apparaissent à la surface des eaux tranquilles vers 7 heures du matin et qui se referment et se dissimulent vers 4 heures du soir. Nous ne rappellerons que pour mémoire les prétendues propriétés sédatives et anaphrodisiaques attribuées depuis la plus haute antiquité au rhizome de cette plante et qui faisaient de cette drogue, aujourd'hui justement abandonnée, un médicament des plus populaires, célébré à l'envi par les poètes et les naturalistes. Dragendorff a retiré de ce rhizome un alcaloïde semblable à la *nupharine*, dont il se distingue toutefois par ses réactions colorées. Les fleurs du *N. alba* sont employées pour pré-

---

[1] *Archiv. der Pharm.,* XX, 582-605, 736-761.

parer un sirop, auquel on attribue des propriétés calmantes et narcotiques.

Dans la pharmacopée des Etats-Unis, le rhizome du *Nymphæa odorata* Aiton est inscrit sous le nom de *Water-lily* comme médicament astringent et émollient. On y attribue les mêmes propriétés au *Nuphar advena* Nuttal.

Dans l'Inde, on utilise aussi comme astringents les rhizomes du *Nymphæa edulis*, et du *N. rubra*.

Le **Lotus sacré** des Egyptiens (*Nelumbium speciosum* W., *N. Asiaticum* Rich.) fournit à la matière médicale des Chinois : ses racines, qu'on administre en décoction dans les inflammations d'intestin ; ses étamines, qui sont considérées comme astringentes, et ses graines, qui sont employées contre les indigestions et pour rétablir les forces des convalescents.

On utilise encore en Chine les graines de l'*Euryale ferox* Salisb., contre les maladies de peau et les rhizomes comme alimentaires.

SARRACENIA

A la famille des Nymphéacées on a rattaché celle des Sarracéniées qui, dans la matière médicale des États-Unis, se trouve représentée par le *Sarracenia purpurea* L. et le *S. flava* L.

La première de ces espèces, désignée sous le nom d'*Indian Cup*, *Pitcher plant*, croît en abondance dans les marais de l'Amérique du Nord, depuis la baie d'Hudson jusqu'aux Etats de la Caroline du Nord ; elle a été fortement vantée par le docteur Morris[1] comme préservative et curative de la variole ; mais les expériences qui ont été faites en Angleterre et en France n'ont pas justifié ces merveilleuses propriétés.

Le *Sarracenia flava* L., qui croît dans la Caroline du Sud, où son rhizome constitue un remède populaire contre la dyspepsie, la migraine, la gastralgie, est journellement prescrit aux Etats-Unis en teinture comme amer et astringent, pour combattre la diarrhée.

Ce rhizome se présente en fragments allongés, tortueux, d'une teinte brun noirâtre, qui sont marqués de stries transversales très apparentes sur la face supérieure ; de la partie inférieure se détachent de nombreuses racines mesurant 15 à 16 centimètres de longueur, et s'enchevêtrant les unes dans les autres. La cassure de ce rhizome est nette ; la section transversale est d'un brun rougeâtre et présente sous un suber assez épais un tissu dans lequel on observe un certain

---

[1] Bouchardat. *Ann. de Thérapeut.*, 1863.

nombre de faisceaux fibro-vasculaires assez rapprochés et disposés dans leur ensemble en un cercle régulier. Ces faisceaux sont séparés les uns des autres par de larges rayons médullaires. Le parenchyme qui constitue le rhizome n'offre pas de lacunes comme dans les *Nymphæa :* il est formé de cellules irrégulières contenant de l'amidon et une matière colorante brune.

D'après l'analyse du docteur Sheppard[1], ce rhizome renferme du ligneux, une matière colorante, de la résine, des sels et probablement un alcaloïde.

[1] *The Dispensat. of the Unit. States*, p. 1483.

BERBÉRIDÉES

Herbes ou arbrisseaux, à feuilles alternes simples ou plus souvent composées. Fleurs à sépales pétaloïdes et à pétales, établis sur le type 2 ou 3, au nombre de 4 ou de 6. Étamines indéfinies, munies d'anthères s'ouvrant par des valvules. Carpelles 3 ou solitaires, à ovule anatrope. Fruits bacciformes ou secs, contenant une semence à albumen abondant, corné ou charnu. Embryon petit, à cotylédons généralement courts.

CARACTÈRES ANATOMIQUES. — *Feuilles*[1]. Poils nuls ou unisériés, simples, munis de parois plus ou moins épaisses, dont les cellules basilaires sont élargies, tandis que la cellule terminale est très allongée. Stomates localisés à la face inférieure de l'épiderme, rarement bordés de deux cellules réniformes, plus généralement entourés par 4 ou 5 cellules n'ayant pas de direction régulière. Cristaux clinorhombiques, diversement modifiés ou agglomérés, à angles arrondis. Mésophylle hétérogène asymétrique. Système libéro-ligneux représenté par plusieurs faisceaux plus ou moins rapprochés, assez distincts, recouverts par un liber mou et un péricycle fibreux continu et assez épais.

Les Berbéridées habitent principalement les régions tempérées de l'hémisphère nord et de l'Amérique australe. Un petit nombre de genres, les *Berberis*, les *Podophyllum*, les *Caulophyllum* et les *Jeffersonia* sont employés en médecine. Quelques espèces, comme l'Épine-vinette, donnent une matière colorante jaune.

ÉPINE-VINETTE

L'Épine-vinette (*Berberis vulgaris* L.) est une plante très communément répandue dans les haies et sur la lisière des bois.

[1] Vesque a publié dans les *Nouvelles Archives du Muséum*, 1881, p. 48, une étude complète sur la structure anatomique des feuilles de cette famille.

Elle fournit à la matière médicale ses feuilles, ses fruits et ses racines.

FEUILLES

Les feuilles d'Epine-vinette mesurent de 3 à 4 centimètres de longueur : elles sont obovales ou oblongues, obtuses au sommet, rétrécies à la base en pétiole très court et articulé ; leur limbe glabre présente sur ses bords des dentelures terminées chacune par une petite épine, raide, sétiforme, non vulnérante. De la nervure médiane se détachent des nervures secondaires qui, donnant naissance à de fines ramifications, forment un réseau bien marqué sur la face dorsale. Ces feuilles sont inodores et possèdent une saveur fraîche et acidule.

Usages. — Elles sont quelquefois employées en décoction comme antiscorbutiques et antidysentériques.

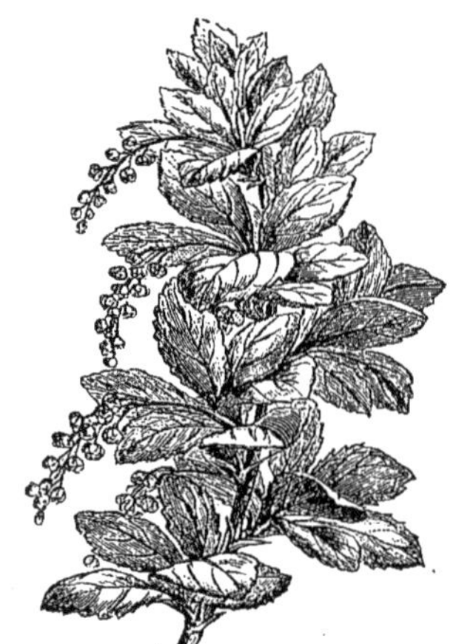

Fig. 1303. — *Berberis vulgaris.*
Sommité fleurie.

FRUITS

Les fruits d'Epine-vinette sont de petites baies ovoïdes ou oblongues, mesurant 7 à 8 millimètres de longueur sur 3 millimètres de largeur, qui, à l'époque de leur maturité, ont une belle couleur rouge : ils por-

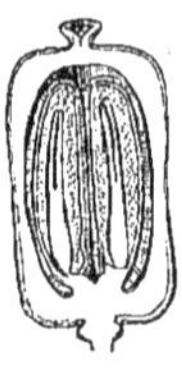
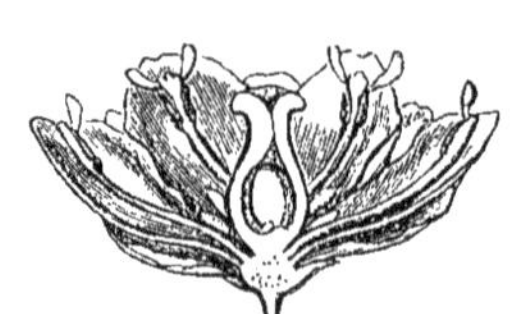
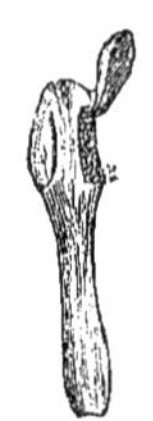

Fig. 1304 à 1306. — *Berberis vulgaris.*
Fruit.   Fleur.   Étamine.

tent à leur sommet un petit disque circulaire déprimé à son centre et représentant les restes des stigmates, et à leur base la trace du pédoncule. L'épicarpe recouvre un mésocarpe charnu à pulpe incolore, fraîche et acidule. L'endocarpe mince tapisse une cavité renfermant deux graines oblongues, longues de 4 à 5 millimètres, légèrement déprimées au sommet et attachées sur un placenta placé à la base de la loge. Le spermoderme de ces graines, brun et chagriné, recouvre un albumen charnu blanc dans lequel est logé un embryon assez gros, à radicule infère. Ces baies sont disposées sur l'arbre en longues grappes d'un très joli aspect ; dans les pharmacies elles sont généralement isolées ; elles ont une saveur acidule et légèrement amère ; elles renferment du sucre et des acides malique et tartrique.

Usages. — Elles sont employées pour préparer des gelées, des limonades et des sirops rafraîchissants. Soumises à la fermentation avec du miel, elles donnent une espèce d'hydromel de saveur assez agréable.

RACINE

La racine se présente en fragments de dimensions très variables pouvant atteindre parfois 15 à 16 centimètres de diamètre. Les petits fragments sont en général cylindriques ; les plus gros sont très irréguliers, couverts de grosses protubérances correspondant aux points d'attache des racines qui ont été coupées au moment de la récolte de la drogue. Sur une section transversale on distingue nettement : l'écorce, qui est relativement mince, d'un gris jaunâtre, assez foncé dans sa partie interne : une zone ligneuse très développée, offrant une couleur jaune bien caractéristique, et marquée de stries radiales et de couches concentriques bien apparentes. Cette racine a une saveur très amère.

Composition chimique. — On a retiré de l'écorce de racine de l'Epine-vinette plusieurs alcaloïdes : la *berbérine*, l'*oxyacanthine*, la *berbamine*.

La *berbérine* qui donne à l'écorce et au bois d'épine-vinette sa couleur jaune, cristallise en aiguilles soyeuses, d'un jaune clair, inodores, insolubles dans l'éther, peu solubles dans l'eau et l'alcool. A 200° elle produit des vapeurs jaunes ; elle forme avec les acides, même avec l'acide carbonique, des sels cristallisés, d'une couleur jaune. — Si on verse dans une solution alcoolique et chaude de berbérine une faible quantité d'iode dissous avec de l'iodure de potassium, il se produit un précipité formé de paillettes vertes brillantes, dont l'éclat rappelle celui des ailes de Cantharides ; il se forme en même temps des cristaux d'un sel rouge. L'hydrogène naissant transforme la berbérine en une nouvelle base cristallisée, l'*hydroberbérine*.

L'*oxyacanthine*, découverte par Walker, est un alcaloïde amorphe, blanc, se colorant en jaune à la lumière : elle est amère et âcre, presque insoluble dans l'eau, soluble dans l'alcool et surtout dans le chloroforme : elle forme avec les acides des sels cristallisables.

La *berbamine* a été isolée par Hesse[1], qui prétend que ces trois alcaloïdes ne sont pas les seuls existant dans l'écorce d'Épine-vinette.

USAGES. — Cette écorce, en raison de son amertume, agit comme
tonique ; à haute dose elle est purgative, et employée parfois contre
la jaunisse. — Son extrait a été proposé aussi comme fébrifuge, mais
ne paraît pas produire d'effets comparables à ceux du sulfate de quinine. On emploie parfois la berbérine comme tonique et l'oxyacanthine comme fébrifuge.

La racine et le bois sont utilisés comme matière colorante jaune
pour teindre la soie, le coton et la laine.

Nous rappellerons que si l'Épine-vinette est employée pour faire
des haies, il faut éviter avec le plus grand soin d'en entourer les
champs de blé, de seigle et d'avoine, car c'est sur ses feuilles que se
développent pendant l'automne et l'hiver les œcidies du *Puccinia graminis*, champignon qui produit la maladie connue sous le nom de
rouille des céréales.

Le *Berberis aquifolium* Pursh., qui est originaire de la Californie et
croît abondamment sur les Montagnes Rocheuses, jouit en Amérique
d'une grande réputation pour combattre les fièvres bilieuses. Il est
inscrit dans la pharmacopée des États-Unis sous le nom d'*Orégon
Grape*, à côté des *B. nervosa* Pursh. et *B. repens* Lindley. L'analyse
de cette drogue a été faite par Schmidt[2], qui en a retiré de la *berbérine*,
de l'*oxyacanthine*, de la *berbamine* et de la *physostérine*.

Dans la pharmacopée des Indes anglaises figurent les *B. Lycium*
Royl., *B. Asiatica* Roxb. et *B. aristata* D. C., qui croissent sur l'Himalaya, dans le Népaul et dans l'Afghanistan, où l'on emploie leur écorce
comme tonique, digestive et antidiarrhéique. C'est avec le bois et
l'écorce du *B. Lycium* que les Indiens préparent l'extrait qu'ils désignent sous le nom de *Rusot* et qu'ils emploient communément en
applications externes contre les ulcères, les inflammations des jointures, et contre la conjonctivite. Déjà connue du temps de Dioscoride,
cette espèce se retrouve au nombre des substances les plus communément employées par les Chinois, qui, avec les fruits et l'écorce de
la racine, préparent une teinture tonique et fébrifuge.

Le genre *Berberis* est encore représenté dans la collection des
drogues de la République Argentine par la racine du *B. flexuosa* R.
et P., qui est très appréciée comme astringente et considérée comme

[1] *Berichte dei Pharm. Gesellsch.*, XIX, 3196.
[2] *Amer. Journ. of Pharm.*, 1890, p. 12.

un des meilleurs toniques. La forte proportion de berbérine qu'elle renferme la fait utiliser pour teindre la soie en jaune.

Au genre *Leontice* appartient le *L. thalictroides* L. (*Caulophyllum thalictroides* Michx.), qui croît en Amérique, dans le sud du Kentucky. Le rhizome est inscrit dans la pharmacopée des Etats-Unis sous le nom de *Blue Cohosh*.

RHIZOME DE PODOPHYLLE

Le rhizome de Podophylle est fourni par le *Podophyllum peltatum* L., plante vivace qui croît dans l'Amérique du Nord depuis la baie d'Hudson jusqu'à la Nouvelle-Orléans et la Floride. — Quoique bien connu des Indiens, qui depuis longtemps avaient apprécié ses qualités émétiques, il ne fut introduit dans la pharmacopée des Etats-Unis

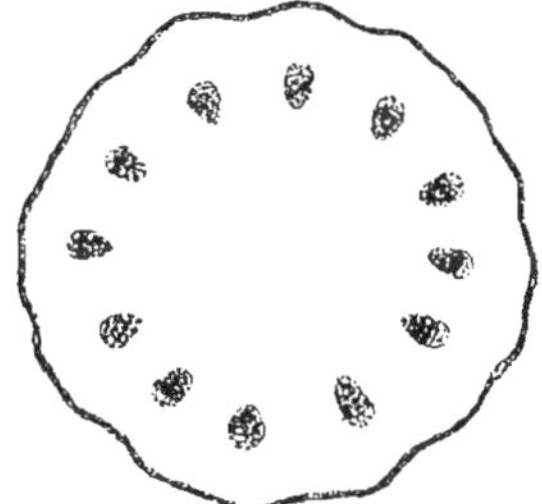

Fig. 1308. — Rhizome de *Podophyllum pellatum*.
Section transversale.

qu'en 1820 et c'est seulement vers 1872 qu'on en fit usage en France.

Description. — La drogue qu'on trouve dans les pharmacies sous le nom de Rhizome de Podophylle est constituée par un mélange de racines et de tiges souterraines. Ces tiges, qui atteignent parfois plusieurs pieds de longueur, arrivent en Europe sous forme de fragments aplatis, de 3 à 20 centimètres de longueur et de 5 à 10 millimètres d'épaisseur, présentant à

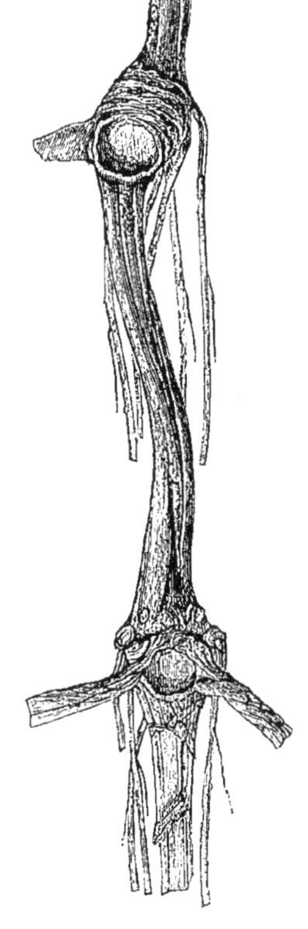

Fig. 1307. — Rhizome de *Podophyllum pellatum*.

des intervalles assez réguliers des articulations noueuses. Ces nodosités, dont chacune représente la pousse annuelle, sont bordées de stries annulaires et portent à leur partie supérieure une large cicatrice arrondie laissée par la base de la tige, et à la partie inférieure de petites éminences circulaires correspondant aux points d'attache des racines : parfois les nodosités sont bi ou trifurquées. La partie qui les

relie l'une à l'autre offre une teinte brun rougeâtre ; elle est marquée de rides longitudinales plus ou moins profondes. Les racines qui restent parfois attachées aux nodosités n'ont guère plus d'un millimètre d'épaisseur ; elles sont assez fragiles et plus pâles que le rhizome ; leur cassure est nette et blanchâtre. Sur la section transversale du rhizome on distingue un suber brun jaunâtre, entourant une surface blanchâtre, dans laquelle on distingue un grand nombre de ponctuations grises assez rapprochées et disposées dans leur ensemble en un cercle, placé à 1 millimètre de la couche subéreuse. Cette drogue a une odeur désagréable, une saveur amère, âcre et nauséeuse.

Structure anatomique (fig. 1309). — Sous un suber peu épais on distingue : le parenchyme cortical formé de cellules arrondies contenant de l'amidon et des cristaux d'oxalate de chaux étoilés : une zone ligneuse représentée par des faisceaux libéro-ligneux ovales ou arrondis qui sont formés de nombreux vaisseaux spiralés disséminés dans un parenchyme ligneux et recouverts par un liber mou, disposé en arc à convexité supérieure ; ce liber est bordé d'un arc de péricycle

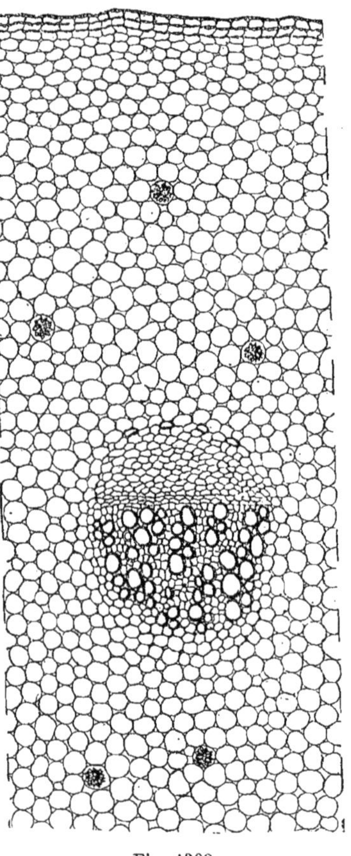

Fig. 1309.
Rhizome de *Podophyllum peltatum*.
Structure anatomique.

mou dont quelques éléments sont imparfaitement lignifiés. — Ces faisceaux sont nettement séparés les uns des autres par des bandes de parenchyme assez larges, qui établissent communication entre le parenchyme cortical et la moelle qui est très développée.

Composition chimique. — On a attribué les propriétés purgatives du rhizome de *Podophyllum peltatum* à une résine, obtenue en versant une teinture alcoolique concentrée de ce rhizome dans une grande quantité d'eau, additionnée d'une faible proportion d'acide chlorhydrique (1 partie d'acide pour 70 parties d'eau), et en faisant dessécher à une température de 30 à 32° le précipité résineux qui s'est formé. On obtient ainsi de 3 à 5 p. 100 d'une poudre brillante, d'un brun verdâtre, d'une saveur légèrement amère, qui est suivie d'une âcreté particulière. Cette poudre désignée sous le nom de *Podophylline* ou de *Podophyllin*, est un produit complexe. Podwyssotzki[1], qui en a fait l'analyse chimique, en a retiré, ainsi que du rhizome lui-même :

1° De la *Podophyllotoxine*, corps amorphe ;

2° De la *Picropodophylline*, cristallisée ;

3° De l'*acide picropodophyllique*, amorphe ;

4° De l'*acide podophyllique*, amorphe ;

5° De la *podophylloquercétine* cristallisée ;

6° Une huile grasse de couleur verte ;

7° Un corps cristallisé incolore se déposant dans l'huile.

Le même auteur a constaté que c'était surtout à la *Podophyllotoxine* et un peu aussi à la *Picropodophylline* qu'il fallait rapporter les effets purgatifs de cette drogue.

Kürsten, qui a repris récemment l'étude des principes immédiats contenus dans le rhizome de *Podophyllum peltatum*, a imaginé un mode opératoire qui permet d'obtenir la *Podophyllotoxine* ou principe actif à l'état cristallisé.

Pour cela, le rhizome pulvérisé et débarrassé de sa matière grasse, au moyen d'éther de pétrole, est lessivé avec du chloroforme dans un appareil à déplacement. La teinture chloroformique soumise à la distillation donne un extrait qu'on traite par le benzol bouillant. La solution chaude est reçue dans des cristallisoirs. Au bout de cinq à huit jours, le benzol s'est évaporé et il reste au fond des récipients une masse cristalline, qu'on purifie par cristallisation dans l'alcool à 45° bouillant.

Ainsi obtenue, la *Podophyllotoxine* se présente en cristaux prismatiques, très peu solubles dans l'eau froide, plus solubles dans l'eau chaude, qui par refroidissement la laisse déposer à l'état amorphe : elle est peu soluble dans l'éther et le benzol froids, assez soluble dans l'alcool et l'acétone. Au contact de l'acide sulfurique concentré, elle prend de suite une couleur rouge cerise, qui devient lentement bleu verdâtre, puis violette.

[1] *Pharmaceut. Zeitsch. für Russland.*, 1882, t. XV, p. 43-140-298.

[2] R. Kürsten. *Ueber die Betandtheile von Rhizome Podophylli. Archiv der pharm.*, 5, XXIX, p. 220, 1891.

D'après Podwyssotzki, la *picropodophylline* et l'*acide picropodophyllique* représentent les corps composants de la *podophyllotoxine* qui se dédoublerait sous l'influence des alcalis. Kürsten ne partage pas cette opinion et considère la *picropodophylline* comme un isomère de la *podophyllotoxine* et l'*acide picropodophyllique* comme un produit d'oxydation analogue ou identique à l'*acide podophyllique*, qu'il a obtenu en traitant la *podophyllotoxine* par une solution de permanganate de potasse.

Usages. — Le rhizome de podophyllum agit comme purgatif à la dose de 50 centigrammes à 1 gramme. On emploie de préférence sa résine ou le podophyllin qui, à la dose de 3 à 4 centigrammes, donne d'excellents résultats contre la constipation opiniâtre, surtout si on lui associe 1 centigramme d'extrait de belladone ou de jusquiame, qui empêche les coliques.

Carter[1] a signalé dans les feuilles de *P. peltatum* la présence d'une résine amère, moins active que celle du rhizome.

Le *P. Emodi* Wall. est une espèce asiatique qu'on rencontre dans l'Himalaya, le Kunawin et le Cachemire. Elle a été analysée par Dymock[2], qui en a retiré 22 p. 100 d'une résine amorphe, d'un brun orange pâle, soluble dans l'alcool, l'éther, le chloroforme et l'eau ammoniacale. Cette résine, à la dose de 3 centigrammes, possède les propriétés du Podophyllin américain.

CAULOPHYLLUM THALICTROÏDES

Le *Caulophyllum thalictroïdes* Michx. (*Leontice thalictroïdes* L.) est une plante vivace qui croît dans l'Amérique du Nord. Son rhizome est inscrit dans la pharmacopée des Etats-Unis.

Description. — Ce rhizome se présente en fragments rendus très irréguliers par la quantité considérable de longues racines assez grosses qui partent de sa face inférieure et la recouvrent dans tous les sens; il a environ 6 à 7 millimètres d'épaisseur et 3 à 4 centimètres de longueur; les racines sont parfois très longues, et ont un 1/2 millimètre de diamètre; leur surface extérieure est d'un brun jaunâtre; elles sont très friables et ont une cassure nette. La section transversale du rhizome offre une structure qui rappelle celle du rhizome de podophylle. A quelque distance du suber, on observe un grand nombre de faisceaux

[1] *Amer. Journal of Pharmac.*, 1866, p. 449.
[2] *Pharmac. Journal*, 16 janvier 1889, p. 585.

libéro-ligneux cunéiformes assez rapprochés et séparés par des rayons médullaires, qui établissent la communication entre le parenchyme cortical et la moelle. Ce rhizome est inodore ; il a une saveur douceâtre, un peu amère et même âcre.

Composition chimique. — Il renferme deux résines solubles dans

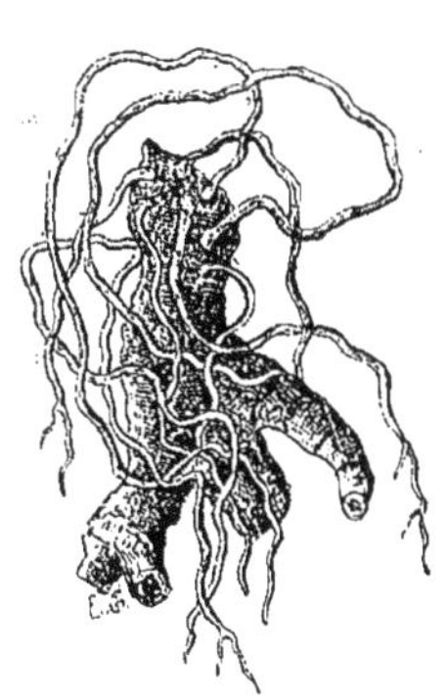

Fig. 1310.
Rhizome de *Caulophyllum thalictroïdes*.

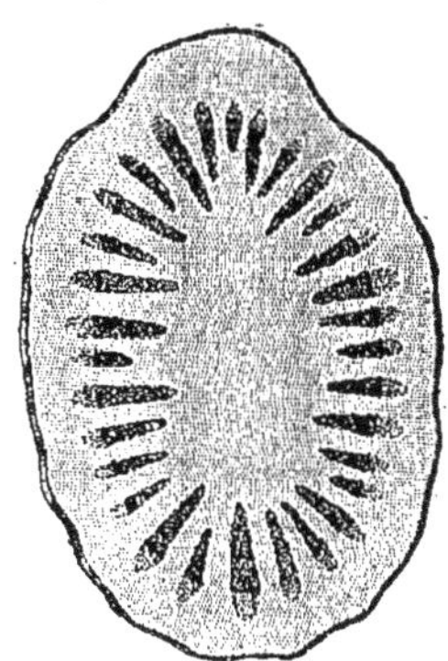

Fig. 1311.
Rhizome de *Caulophyllum thalictroïdes*.
Section transversale.

l'alcool, dont l'une est soluble et l'autre insoluble dans l'éther, de la saponine et de la gomme.

Usages. — Ce rhizome est employé comme antispasmodique, tonique, diurétique. Les médecins américains le regardent comme supérieur à l'ergot de seigle pour hâter l'accouchement.

MÉNISPERMÉES

Curieuse famille de plantes ligneuses, rarement herbacées dans leurs parties aériennes, souvent grimpantes et s'enroulant autour des autres végétaux. Feuilles alternes et palmatinerviées, entières ou palmatilobées. Fleurs en général dioïques, petites, établies sur le type 3 ou 4. Les pétales manquent parfois ; ils sont, quand ils existent, sur 2 rangées et paraissent opposés aux sépales. Etamines oppositipétales. Carpelles variant de 1 à 6, le plus souvent 3, devenant drupacés à la maturité et contenant, dans leur cavité courbe ou arquée en fer à cheval, une graine qui s'attache par sa face ventrale à une saillie hémisphérique ou peltée. Cette graine est formée d'un albumen plus ou moins copieux, enveloppant un embryon à cotylédons souvent écartés l'un de l'autre, à cheval sur la saillie du carpelle.

CARACTÈRES ANATOMIQUES. — *Feuilles.* Poils tecteurs uni ou bicellulaires ; pas de poils glanduleux. Stomates entourés par 4 cellules dont deux latérales sont parallèles à l'ostiole. Cristaux très petits, aciculaires, aiguillés, prismatiques ou maclés. Vesque[1] a constaté que, dans les grosses nervures et le pétiole, les faisceaux présentent un caractère spécial et assez constant, qui consiste dans la présence d'un parenchyme incolore, à grandes cellules situées entre le liber mou et les fibres péricycliques : ce tissu très apparent dans les *Menispermum* et les *Cocculus* a reçu de quelques auteurs le nom de péricycle parenchymateux.

Dans la tige et la racine des Ménispermées les faisceaux restent toujours isolés et ne se fusionnent pas en une zone continue comme dans la plupart des autres dicotylédones. Ces faisceaux sont protégés du côté de la périphérie par une série continue d'arcs fibreux ou scléreux appartenant au péricycle : du côté du liber la concavité de ces arcs péricycliques est occupée par un tissu non épaissi, se distinguant du liber par l'absence de vaisseaux grillagés. La moelle est presque toujours sclérifiée vis-à-vis les faisceaux et cette sclérose, parfois continue, forme une espèce de péricycle médullaire.

Dans plusieurs espèces (*Pareira Brava*) la moelle est tout à fait excentrique et la zone ligneuse subit dans son développement des anomalies dont la genèse a été étudiée par Rabdkofer[2], Nägeli[3] et par M. Hérail[4].

---

[1] *Nouvelles Archives du Muséum*, 1881, p. 44.

[2] *Ann. des Sc. Nat. Bot.*, 4ᵉ série, t. X, p. 16.

[3] *Beiträge zür Wiss. Bot.*, 1858.

[4] *Ann. des Sc. nat. Bot.*, 7ᵉ série, t. II, 1886.

Baillon a signalé la présence de vaisseaux laticifères dans les faisceaux libéro-ligneux des *Anamirta*.

Les Ménispermées sont des plantes actives, répandues surtout sous les tropiques : un petit nombre se rencontre en dehors de cette zone, dans l'Amérique du Nord, l'Asie occidentale, l'Afrique australe et la Nouvelle-Hollande. Nous n'en avons aucun représentant en Europe.|

RACINE DE COLOMBO

ORIGINE. — La **racine de Colombo** est produite par le *Chasmanthera palmata* H. Bn. (*Cocculus palmatus* D.C., *Jateorhiza palmata* Miers),

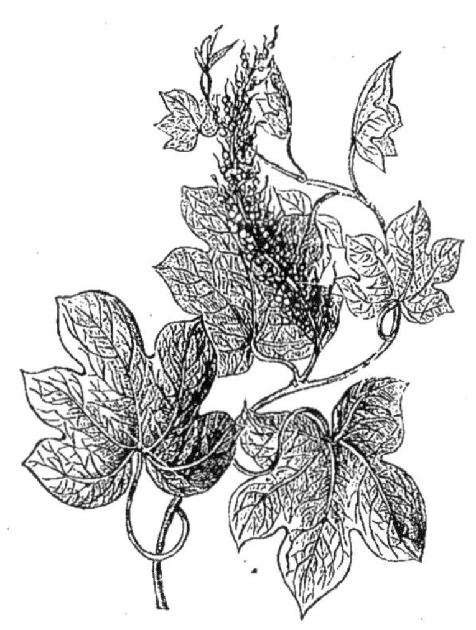

Fig. 1312. — *Chasmanthera palmata.*

plante originaire de la côte orientale d'Afrique, et qui est abondamment répandue sur les rives du Zambèze, dans les îles d'Oibo, de Mozambique et de Madagascar. — Elle nous arrive de Bombay et de quelques autres ports de l'Inde, de Zanzibar.

DESCRIPTION. — Cette racine se présente dans le commerce sous forme de rouelles arrondies ou ovales, plus ou moins épaisses, mesurant de 3 à 7 centimètres de largeur, déprimées à leur centre. Les surfaces latérales sont rugueuses et d'une teinte gris brun. Sur les faces planes (fig. 1313), qui ont une teinte jaune sale ou jaune verdâtre, on distingue une écorce dont l'épaisseur égale le quart du rayon total, légèrement striée dans sa partie interne et séparée du bois par une ligne grise très apparente. Le bois, dépourvu de moelle, présente des stries radiales plus ou moins longues, plus apparentes dans sa partie extérieure. Cette racine a une odeur faible dans les morceaux isolés et secs, mais qui devient nauséeuse et désagréable quand la drogue est respirée en masse ; cette odeur se développe aussi en raison de l'état hygrométrique de l'air ; la saveur est très amère, tenace et un peu piquante ; la cassure est rugueuse et courte.

STRUCTURE MICROSCOPIQUE (fig. 1314). — Suber assez épais, à cellules aplaties, allongées tangentiellement, en dessous duquel on observe une zone incomplète de cellules scléreuses (*sc*), munies de parois épaisses, ponctuées, dont la cavité assez large renferme des cristaux simples d'oxalate de chaux ; — parenchyme cortical (*pc*), formé de cellules polygonales irrégulières. — Liber (*l*) disposé en faisceaux cunéiformes, très étroits et très longs, dépourvus d'éléments ligni-fiés, séparés les uns des autres par des rayons médullaires très larges. Zone ligneuse (*b*) sépa-rée du liber par un cambium et formée d'un parenchyme lâche dans lequel on observe des faisceaux fibro-vasculaires, très espacés, dispo-sés en files radiales, et composés de vaisseaux assez larges entourés par une couche plus ou

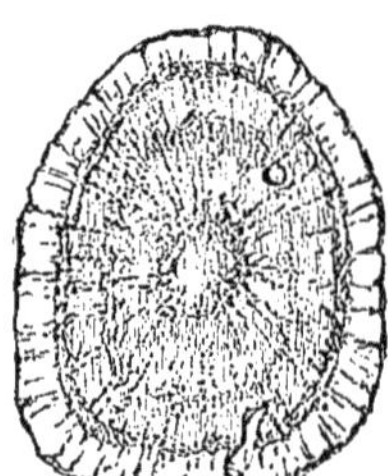

Fig. 1313. — Racine de Colombo.
Section transversale.

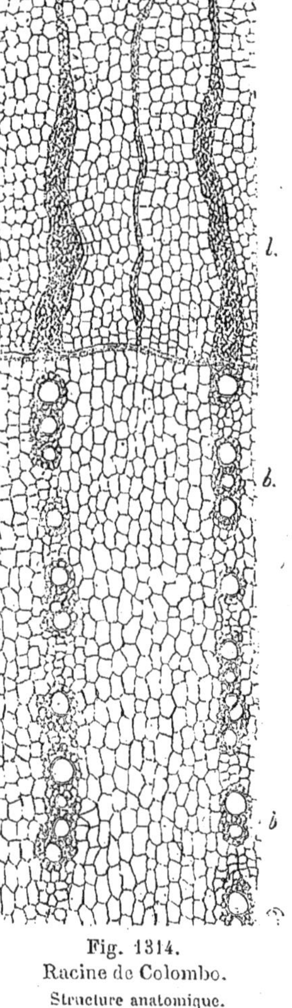

Fig. 1314.
Racine de Colombo.
Structure anatomique.

moins épaisse de fibres lignifiées. Au centre de la racine existe le bois primaire représenté par de larges trachées. — Les parenchymes cortical et ligneux de cette racine renferment de gros grains d'amidon atteignant $0^{mm},08$ à $0^{mm},09$, ovoïdes arrondis, à hile fissuré.

COMPOSITION CHIMIQUE. — Cette drogue doit son amertume et ses propriétés physiologiques à trois substances différentes : la *Columbine*, *l'acide columbique* et la *berbérine*.

La *Columbine*, découverte en 1830 par Witts-tock, est une substance incolore, inodore, cris-tallisée, neutre, très amère, peu soluble à froid dans l'alcool et l'éther ; elle se colore en rouge au contact de l'acide sulfurique.

L'acide columbique, découvert par Bödecker, se présente en flocons blancs, cristallisables, très acides, presque insolubles dans l'eau, peu solubles dans l'éther, très solubles dans l'alcool.

La Berbérine constitue, d'après Bödeker, le principe colorant de la racine de Colombo. Elle se présente en petites aiguilles soyeuses d'un jaune clair, d'une saveur amère.

USAGES. — La racine de Colombo est employée en Europe comme tonique, amère, contre la dyspepsie, les affections scrofuleuses et scor_butiques. Les indigènes de l'Afrique en font un fréquent usage comme antidysentérique.

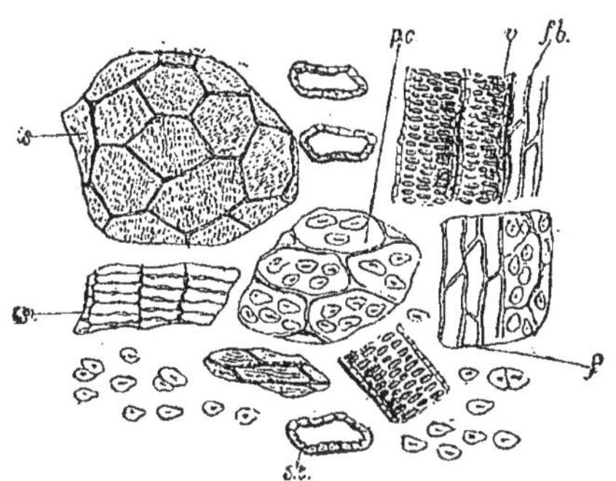

Fig. 1315. — Poudre de Colombo.

s, suber vu de face. — pc, parenchyme cortical. — sc, cellules scléreuses. — v, vaisseaux ligneux. — fb, fibres ligneuses.

SUBSTITUTIONS. — On a parfois substitué à la racine de Colombo celle du *Frasera Walteri* Michx, plante de la famille des Gentianées, qui croît dans l'Ohio, au voisinage de la Marietta, la Caroline et la Pensylvanie. Cette drogue, inscrite dans la pharmacopée des Etats-Unis, sous le nom d'*American Columbo*, se distingue nettement du Colombo africain : elle est moins régulière dans ses formes, possède une couleur d'un jaune orangé, assez uniforme ; son suber d'un gris fauve est marqué de sillons circulaires parallèles et assez rapprochés ; la ligne qui sépare l'écorce du bois est peu apparente. Etant dépourvue d'amidon, cette racine ne prend pas de coloration bleue au contact de l'iode.

Le *Cocculus Bakis* Guill. et Perr. (*Chasmanthera Bakis* H. Bn.) est une espèce de l'Afrique tropicale qui jouit auprès des nègres du Sénégal d'une grande réputation comme amer et diurétique et pour combattre les fièvres intermittentes et rebelles.

Nous mentionnerons encore :

Le *C. villosus* D. C. dont la racine est employée dans l'Inde sous forme de décoction comme antirhumatismale ;

Le *C. cinerescens* D. C., qui est utilisé journellement au Paraguay comme médicament diurétique, emménagogue et fébrifuge ;

Le *C. Thunbergii* D. C., originaire du Sze-Chuen, dont la racine est employée en Chine comme carminative.

Parmi les plantes que les Pébas et les Ticunas ajoutent au *Strychnos Castelneana* Wedd. pour préparer le curare, la plus connue et la plus importante est celle qu'on nomme *Pani* chez les Yaguas et *Nobougo* chez les Orégons. M. Crévaux a rapporté la même espèce des mêmes régions et aussi du côté de Yapura, de chez les Indiens Kuere-tous, où elle porte le nom de *Yané* et de chez les Miranhas où son nom vulgaire est *Nedjememmo*.

En parlant du Curare du Haut Amazone nous avons eu l'occasion de parler de cette plante que Weddell a rapportée au *Cocculus toxiferus*.

A la série des Chasmanthérées se rattachent encore :

Le *Coscinium fenestratum* Coleb. (*Menispermum fenestratum* Gœtn.), originaire de Ceylan et de Malabar. La racine de cette plante est employée dans l'Inde comme tonique et sert souvent à falsifier le Colombo, dont elle diffère complètement, au point de vue anatomique, par sa structure radiée, par la disposition du système libéro-ligneux, analogue à celle des *Cissampelos* et par la multiplication des éléments sclérenchymateux dans toute l'épaisseur de l'écorce :

Le *Menispermum Canadense* L., qui est originaire de l'Amérique du Nord et se cultive aujourd'hui en Europe. Le rhizome de cette plante a été analysé par M. Barber [1], qui en a retiré deux alcaloïdes : la *Berbérine* et la *Ménispermine*. Il est employé dans la Virginie et le Canada comme succédané de la Salsepareille dans le traitement des affections syphilitiques. Il a été introduit en Europe sous le nom de *Salsepareille du Texas*.

Le *M. rimosum* Blanco, qui croît aux îles Philippines où sa racine est employée sous le nom de *Macahubay*, comme spécifique contre les fièvres intermittentes. Si cette drogue ne peut comme antipériodique rivaliser avec le quinquina, elle doit, d'après le Dr Lacalle, être considérée comme un excellent tonique : elle est très efficace contre les ulcères atoniques et de longue durée, dont elle active rapidement la cicatrisation.

RACINE DE PAREIRA BRAVA

ORIGINE. — La **Racine de Pareira Brava** est fournie par le *Chondodendron tomentosum* R. et P. (*Cocculus Chondodendron* D. C. — *Bothryopsis platyphylla* Miers) qui croît au Pérou et au Brésil, dans les environs de Rio-de-Janeiro et de San-Sébastian, où on le désigne sous le nom d'*Abutua* ou *Butua*.

DESCRIPTION. — Cette racine se présente en fragments très irréguliers,

[1] *Amer. Journ. of Pharm.*, août 1884.

ramifiés, tortueux, dont la grosseur, qui parfois est inférieure à celle d'une plume à écrire, peut atteindre de 4 à 6 centimètres. La surface extérieure, constituée par un suber qui s'exfolie très facilement, est d'une teinte brun noirâtre foncé ou tout à fait noire ; elle est marquée de rides transversales et présente des étranglements et des crevasses plus ou moins visibles, et des sillons longitudinaux assez profonds. Sa cassure est grossière et fibreuse, d'une teinte brun jaunâtre ou brun verdâtre.

La section transversale (fig. 1317) montre une série de zones assez épaisses, emboîtées les unes dans les autres, autour d'un point généralement excentrique. Ces zones, séparées l'une de l'autre par une ligne ondulée de couleur brune, sont formées d'un nombre constamment croissant de faisceaux libéro-ligneux cunéiformes, criblés de pores et bien nettement séparés par des rayons médullaires ; la plus extérieure est recouverte par une écorce peu épaisse. Quoique assez dure, cette racine se laisse facilement entamer par le couteau et offre une consistance plutôt cireuse que fibreuse ; elle n'a pas d'odeur particulière, sa saveur est d'une amertume très prononcée et passagère.

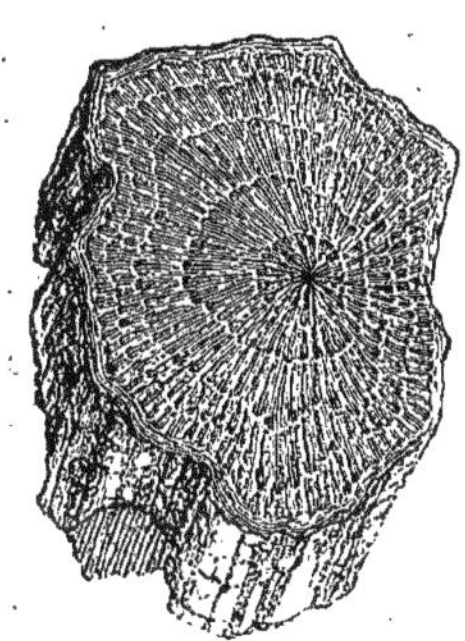

Fig. 1316.

Tige de Pareira Brava.

STRUCTURE MICROSCOPIQUE (fig. 1318). — Le parenchyme cortical, recouvert par un suber noir assez épais, qui s'exfolie facilement, est peu développé et constitué par des cellules polygonales allongées dans la direction tangentielle : il présente un certain nombre de cellules scléreuses à parois peu épaisses et ponctuées ; il est limité intérieurement par une assise continue de cellules scléreuses, disposées sur 4 ou 5 rangs, et munies de parois fort épaisses et canaliculées. Sous cette assise scléreuse, on observe la zone la plus extérieure des faisceaux libéro-ligneux, qui sont très nombreux et nettement séparés les uns des autres par des rayons médullaires assez larges. Chacun de ces faisceaux est cunéiforme, constitué par un massif de fibres à parois très épaisses et de larges vaisseaux généralement isolés, recouvert extérieurement par un liber mou, un péricycle parenchymateux incolore et un arc de péricycle lignifié de couleur jaune. En raison de la disposition excentrique de l'axe de cette racine, les différents faisceaux de la même zone n'ont pas tous la même longueur. Cette disposition se reproduit dans chacune des zones concentriques qui constituent le cylindre ligneux ; la ligne ondulée qui les sépare les unes des autres est formée d'une assise plus ou moins épaisse de cellules scléreuses, présentant la même structure que celle que nous avons décrite plus haut. Ces assises scléreuses ont en général un contour extérieur assez régulier, mais en certains points de leur face interne, la sclérose est plus active et il se produit des prolongements cunéiformes qui s'enfoncent dans les rayons médullaires qui séparent les faisceaux libéro-ligneux.

La tige du Pareira Brava ne diffère de la racine que par l'existence d'une moelle peu développée dans l'axe du cylindre

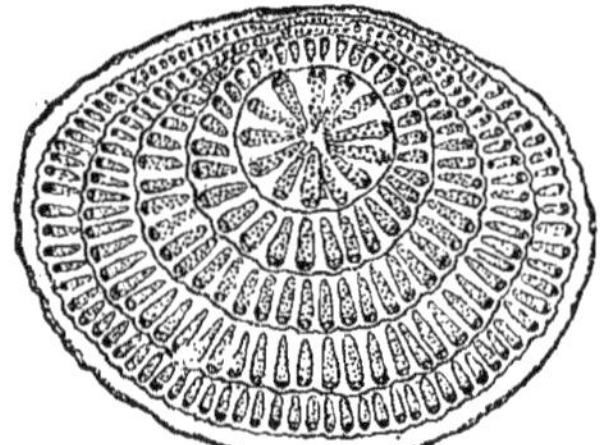

Fig. 1317. — Racine de Pareira Brava.
Section transversale.

ligneux. Cette moelle est constituée par un tissu de cellules arrondies ou polygonales sclérifiées en certains points et notamment en face des faisceaux. — Dans la partie des racines qui est la plus rapprochée du collet, on constate aussi l'existence d'une moelle excentrique.

Le parenchyme cortical, les rayons médullaires et la moelle du Pareira Brava sont remplies de corpuscules amylacés.

COMPOSITION CHIMIQUE. — Flückiger a constaté dans cette racine la présence de la *Pélosine*, découverte par Wiggers dans la racine de faux Pareira Brava. Ce corps possède les propriétés chimiques de la *Bébéérine* retirée de l'écorce de *Bebééru* et

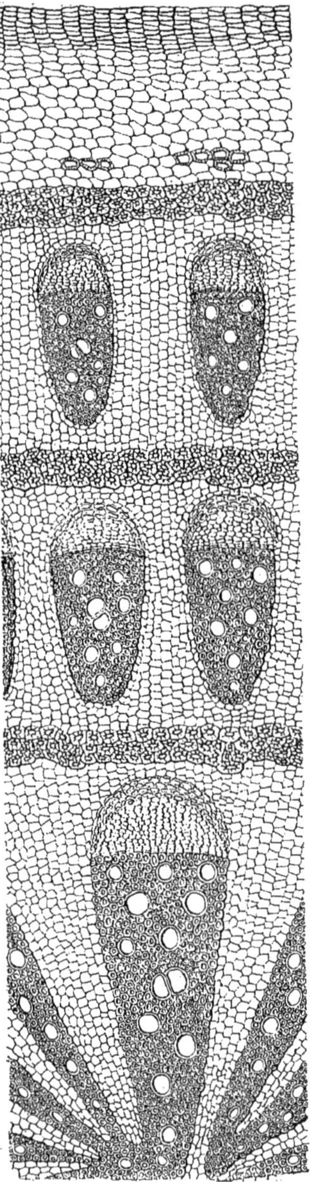

Fig. 1318.
Racine de Pareira Brava.
Structure anatomique.

de la *Buxine* retirée de l'écorce de Buis ; il en a aussi isolé une substance neutre, cristalline, la *deyamittine* qui, au contact de l'acide sulfurique, prend une teinte bleu foncé qui passe au vert, puis au rouge et disparaît ensuite.

Usages. — La racine de Pareira Brava est employée comme diurétique, emménagogue et fébrifuge. Elle a été vantée contre le catarrhe de la vessie et la gravelle urique.

Substitutions. — Sous le nom de Pareira Brava, on a rencontré dans le commerce un certain nombre de produits qui diffèrent complètement de la véritable drogue aussi bien dans leur apparence extérieure que dans leur structure anatomique : parmi ces succédanés, nous mentionnerons spécialement :

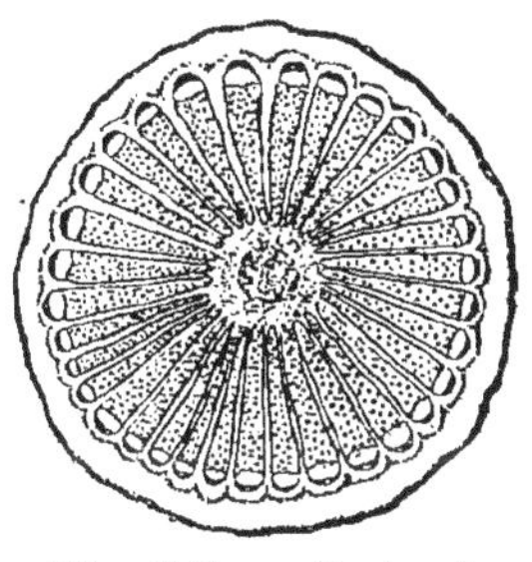

Fig. 1319. — Racine de
Cissampelos Pareira.

Section transversale.

1° La racine et la tige de **Cissampelos Pareira** L., qui se présentent en morceaux pouvant atteindre 2 centimètres de diamètre, et recouverts d'une écorce d'un brun brillant, marquée de sillons et de rides peu profondes, affectant parfois une direction spiralée. Les tiges présentent des nodosités ou des ramifications distantes de 30 à 40 centimètres ; la cassure des unes et des autres est fibreuse et grossière. Leur section transversale (fig. 1319) diffère de celle du Pareira Brava par l'absence de zones concentriques dans le cylindre ligneux, qui est formé d'une vingtaine de faisceaux libéro-ligneux très poreux, séparés par de larges rayons médullaires et recouverts par une écorce peu épaisse. La tige se distingue de la racine par l'existence d'une moelle qui n'est pas excentrique comme dans le Pareira Brava.

2° Le **faux Pareira Brava commun**. — L'origine de cette drogue, qui constitue encore généralement le *Pareira Brava* des officines, a été rapportée à tort au *C. Pareira*; elle n'a pu encore être déterminée. On peut cependant l'attribuer sans aucun doute à une plante de la famille des Ménispermacées. Elle se présente en fragments cylindriques, quadrangulaires ou aplatis, pouvant atteindre 30 centimètres de longueur et 2 à 10 centimètres de diamètre. La surface latérale est recouverte d'une écorce assez mince, brunâtre, un peu fongueuse. La cassure est d'un brun jaunâtre tirant sur le noir; elle est fibreuse et non cireuse. Sur la section transversale, on observe, sous une écorce peu épaisse, un cylindre ligneux divisé en un certain nombre de couches concentriques bien distinctes, ayant parfois en tous points la même épaisseur ; d'autres fois, par suite du développement anormal des couches concentriques, l'axe de la racine se trouve rejeté sur un des côtés, hors du plan de symétrie.

M. de Lanessan [1] qui a étudié la structure anatomique de cette racine, a constaté que la disposition des faisceaux du centre y est toute différente de celle qu'on observe dans le vrai Pareira Brava.

Le centre de la racine est traversé par une bande *ininterrompue* de parenchyme, verticale dans la figure 1320. — Cette bande est croisée perpendiculairement par deux autres, l'une droite, l'autre gauche, ayant la forme de cônes à base très large et à sommet terminé par un faisceau ligneux primaire. En alternance avec ces quatre bandes parenchymateuses, sont disposés quatre faisceaux fibro-vasculaires dont chacun est d'abord divisé jusque près de son sommet en deux faisceaux plus petits, qui sont eux-mêmes subdivisés chacun en deux autres vers la base. La disposition des autres couches est la même que celle observée dans le Pareira Brava vrai.

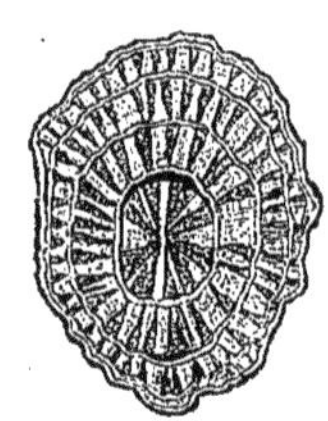

Fig. 1320.
Faux Pareira
Brava commun.
Section transversale.

3° Les tiges de **Chondodendron tomentosum** qui se présentent en fragments rugueux, noueux, assez réguliers, de 40 centimètres de longueur sur 3 à 10 centimètres d'épaisseur ; sur la section transversale, le cylindre ligneux est divisé en un certain nombre de couches à peu près concentriques autour d'une moelle qui a disparu dans un certain nombre de morceaux (fig. 1316).

4° Le **Pareira Brava blanc**, qui est constitué par les tiges et les racines de l'*Abuta rufescens* Aublet.

5° Le **Pareira Brava jaune** qui paraît être fourni par l'*A. amara* Aublet.

La section transversale de ces deux dernières drogues présente un certain nombre de couches assez régulièrement concentriques qui, dans la dernière, ont une coloration d'un jaune brillant, due probablement à la présence de la berbérine.

COQUE DU LEVANT

Origine. — La **Coque du Levant** est le fruit de l'*Anamirta Cocculus* Wight et Arnott. (*Cocculus suberosus* D. C.), qui croît sur les côtes de Malabar, à Ceylan et dans les îles de la Malaisie.

---

[1] *Hist. des drogues simples d'origine végétale,* par Flückiger et Hanbury, traduite par M. de Lanessan, t. II, p. 75.

DESCRIPTION. — Ces fruits se présentent généralement sous forme de petits drupes secs, globuleux, ovoïdes ou subréniformes ayant 7 à 8 millimètres de diamètre. Leur surface extérieure est d'un gris noirâtre, chagrinée ; la face dorsale est sillonnée par une crête foncée ; la face ventrale porte un petit pédoncule latéral ou une cicatrice laissée par ce pédoncule, et un petit tubercule conique correspondant à l'insertion du style. Le péricarpe est formé d'un brou mince et d'un endocarpe ligneux qui se replie en dedans au niveau de la concavité du fruit, de façon à constituer un placenta renflé à son sommet. La graine disposée en forme de fer à cheval est formée d'un albumen qui enveloppe deux cotylédons minces, divariqués, et une radicule cylindrique supère. La graine est amère et huileuse : le péricarpe est insipide.

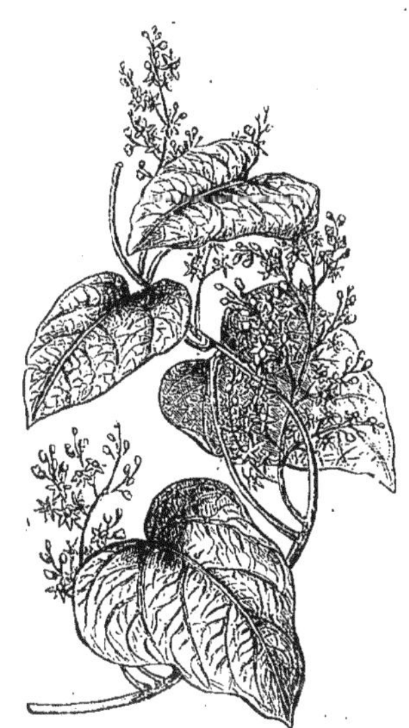

Fig. 1321.
Anamirta Cocculus.

COMPOSITION CHIMIQUE. — La coque du Levant doit ses propriétés toxiques à un principe cristallisable, la *picrotoxine*, observée par Boullay (1812). D'après Barth et Kretschy[1], la picrotoxine commerciale n'est pas une espèce chimique bien définie, mais un mélange de plusieurs principes, la *picrotoxine*, la *picrotine* et l'*anamirtine*. Cette opinion a été confirmée par Schmidt et Löwenhardt[2] qui, en traitant à 5 ou 6 reprises la picrotoxine du commerce par 50 à 60 fois son poids de benzine bouillante, en ont séparé un composé toxique correspondant à la picrotine. Les solutions benziniques distillées laissent pour résidu un principe toxique, la *picrotoxinine*, qui serait identique avec le corps auquel Barth et Kretschy ont laissé le nom de picrotoxine.

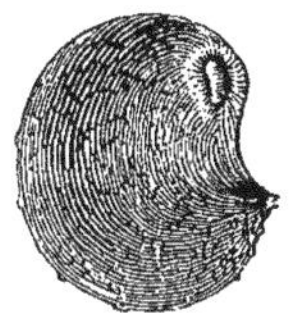
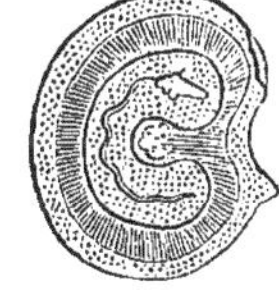

Fig. 1322, 1323. — Coque du Levant.
Fruit entier.
Fruit coupé en long.

Pelletier et Couerbe ont retiré du péricarpe du fruit de la *ménispermine*, de la *paraménispermine* et de l'*acide hypopicrotoxique*.

[1] *J. de Ph. et de Chim.*, 5e sér., t. IV, p. 182.
[2] Liebigs. *Annal. d. Chem.*, t. CCXXII, p. 313, 1884.

Usages. — La coque du Levant est utilisée comme parasiticide. Les paysans l'emploient pour empoisonner les cours d'eau. La picrotoxine a été essayée comme antiépileptique.

RACINE DE GULANCHA

Origine. — Le **Gulancha** (*Tinospora cordifolia* Miers, *Cocculus cordifolius* D. C.) est un arbuste élevé, qui croît dans l'Inde tropicale, à Assam et Burme et à Coucan dans l'île de Ceylan.

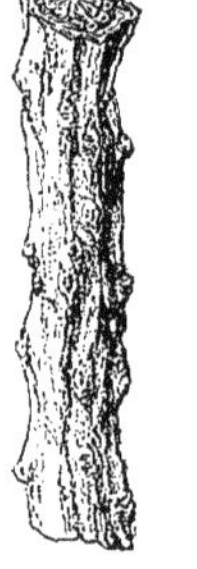

Fig. 1324. Tige de Gulancha.

Description. — Les tiges de cette plante qui sont inscrites dans la pharmacopée de l'Inde se présentent en fragments courts (fig. 1324), anguleux, mesurant 4 à 5 centimètres de longueur et marqués de sillons longitudinaux assez profonds. La surface extérieure lisse, translucide et ridée dans les jeunes tiges prend avec l'âge un aspect rugueux et foncé : elle présente un certain nombre de verrues saillantes et des cicatrices arrondies laissées par la section des racines adventives. Le suber s'exfolie facilement et découvre le parenchyme cortical qui est contracté. Sur la section transversale (fig. 1325) on observe, en dessous de l'écorce, un cylindre ligneux formé de douze à quinze faisceaux cunéiformes poreux, inégaux, séparés par de larges rayons médullaires et dont quelques-uns se rejoignent vers l'axe de la tige, qui est occupée par une moelle plus ou moins développée. Cette drogue est inodore et a une saveur très amère.

Structure anatomique. — Sous le suber on découvre un parenchyme cortical formé de cellules polyédriques allongées dans la direction tangentielle et renfermant de l'amidon. Les faisceaux libéro-ligneux sont cunéiformes, inégaux, assez volumineux, formés d'un bois lignifié, très poreux, qui est recouvert extérieurement par un liber renfermant des vaisseaux laticifères, par une couche assez étroite de

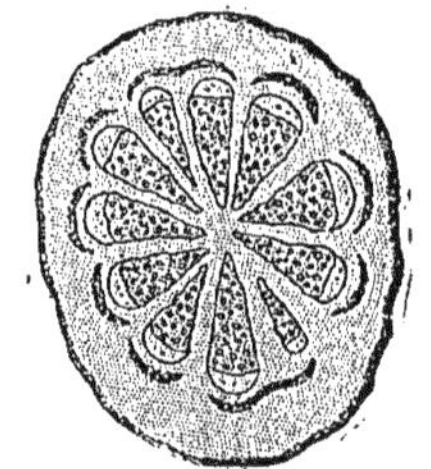

Fig. 1325. — Tige de Gulancha.

Section transversale.

cellules plus larges, représentant le péricycle parenchymateux et par un péricycle lignifié disposé en arc assez épais. Ces faisceaux sont très nettement séparés les uns des autres par de larges rayons médullaires, qui renferment de l'amidon et se détachent de la moelle.

Dans les tiges jeunes, on observe cinq faisceaux moins développés que les autres et qui correspondent aux cinq formations primaires de la racine.

Sauf la présence de ces cinq formations primaires, la structure de la racine du *Tinospora cordifolia* diffère peu de celle de la tige. Les rayons médullaires sont légèrement sinueux ; on observe en outre dans le parenchyme cortical des paquets de cellules scléreuses, canaliculées et disposées circulairement autour des faisceaux. Le liber renferme aussi des laticifères comme celui de la tige.

COMPOSITION CHIMIQUE. — Cette tige a été analysée par Flückiger, qui en a retiré de la *berbérine* et un principe amer qu'il n'a pu obtenir à l'état cristallisé.

USAGES. — Elle est employée depuis fort longtemps par les Indiens comme antipériodique, tonique, altérante et aphrodisiaque.

Le *T. crispa* Miers (*Cocculus crispus* D. C., *Menispermum crispum* L.) est une plante qui croît à Java, à Sumatra et aux îles Philippines, où elle est employée comme antipériodique, contre l'ictère et les vers intestinaux. Suivant le capitaine Whigt, cette plante passe en Malaisie pour être aussi active que le quinquina.

ANONACÉES

Arbres ou arbrisseaux à feuilles alternes, simples, dépourvues de stipules. Fleurs hermaphrodites, régulières, en général axillaires, parfois terminales. Calice persistant à 3 sépales. Corolle à 6 pétales disposés sur 2 rangs, à préfloraison valvaire. Étamines en nombre indéfini. Ovaires nombreux, uniloculaires, renfermant un ovule dressé ou plusieurs ovules ascendants. Fruit souvent charnu et pulpeux, en forme de cône écailleux (*Anona*), s'ouvrant parfois en deux valves (*Xylopia*). Graines ordinairement accompagnées d'un arille charnu et cupuliforme, à albûmen corné et ruminé.

Caractères anatomiques. — *Feuilles*. Poils tecteurs, unisériés, paucicellulés, dont la cellule basilaire est incolore, tandis que la cellule terminale est souvent remplie d'un pigment brun. — Stomates accompagnés par deux cellules parallèles à l'ostiole. Cristaux simples, octaédriques ou prismatiques, droits, à base carrée ou agglomérés en oursins. Mésophylle hétérogène asymétrique. Système libéro-ligneux représenté par un cordon ligneux arqué recouvert en bas par un liber mou et un péricycle scléreux : ce péricycle se continue sur la face supérieure du cordon ligneux.

L'appareil sécréteur des Anonacées est représenté par des glandes oléifères unicellulaires, semblables à celles qu'on observe dans les Laurinées et les Magnoliacées. Les glandes s'observent dans le parenchyme de la feuille et dans le tissu qui entoure le système libéro-ligneux des nervures.

Si cette famille ne compte pas de représentants dans notre pharmacopée, elle fournit à la matière médicale de nos colonies un certain nombre de produits utiles.

Les *Anona*, qui sont cultivés dans la plupart des régions tropicales, y donnent des fruits alimentaires désignés sous les noms de *Corossols* ou *Cachimans*. Ce sont de grosses baies, ovoïdes ou presque globuleuses, dont le poids peut atteindre deux kilogrammes.

Les principales espèces sont l'*A. reticulata* L., qui produit les **Cachimans réticulés** ou **petits Corossols** et l'*A. muricata* L., qui donne les **Cachimans épineux** ou **grands Corossols**. Ces fruits sont employés avant leur maturité comme astringents contre la diarrhée et la dysenterie. Quand ils sont mûrs, ils ont un parfum aromatique et une

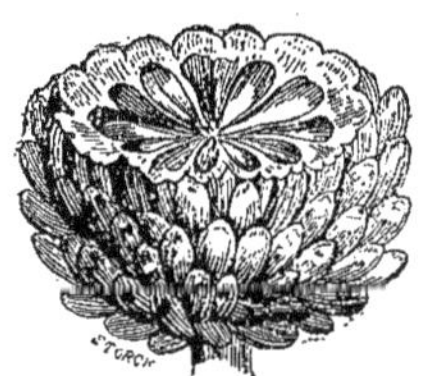

Fig. 1326.
Anona squamosa.
Fruit. Coupe transversale.

saveur agréable, qui sans égaler le goût de nos poires, les fait rechercher comme aliments dans toutes les régions tropicales.

Le fruit de l'*A. Cherimolia* L. est usité dans la Colombie sous le nom de *Chirimoya* comme un remède précieux contre le catarrhe de la vessie : celui de l'*A. palustris* L. y est considéré comme un excellent pectoral.

Les *A. reticulata* L., *A. glabra* L., *A. Cherimolia* L. sont inscrits dans la pharmacopée mexicaine. Leurs graines sont employées à l'intérieur comme éméto-cathartiques et à l'extérieur comme insecticides. La décoction des écorces, des feuilles et des fruits verts sert à combattre la diarrhée.

Le fruit de l'*A. palustris* L. se distingue par son odeur fétide, qui rappelle celle du fromage pourri.

L'Asiminier (*Asimina triloba* Dun., *Anona triloba* L.) est un arbre de l'Amérique du Nord. Son fruit, quoique comestible, est peu estimé. Les feuilles contusées sont employées pour cicatriser les plaies. Les graines sont utilisées en Amérique comme parasiticides : elles doivent cette propriété à la présence d'un alcaloïde, l'*Asiminine*, qui a été isolé par Lloyd.

Le Poivre de Guinée, que les Nègres du Sénégal utilisent aussi bien comme médicament stimulant que comme condiment, est le fruit multiple du *Xylopia Æthiopica* A. Rich. (*Habzelia Æthiopica* A. D. C., *Uvaria Æthiopica* Guill. et Perrot.)

Au Brésil on utilise aussi comme

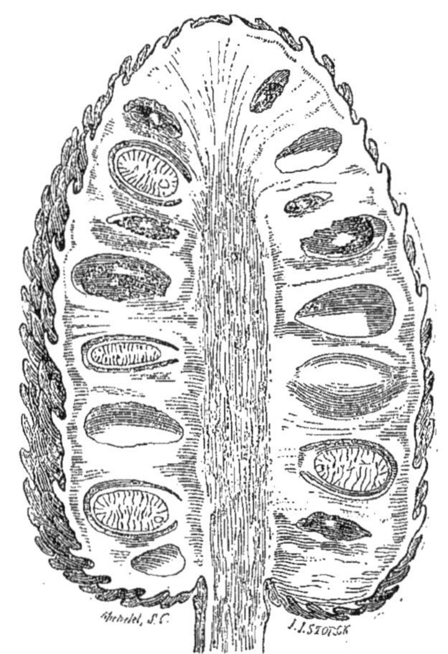

Fig. 1327. — *Anona muricata.*
Fruit. Coupe longitudinale.

toniques, stimulants et fébrifuges les fruits des *X. frutescens* Aubl. et *X. Brasiliensis* Aubl., sous le nom d'*Ibira* ou d'*Embira*.

Les fleurs du **Canang des Moluques** (*Unona odorata* Dun.,

Cananga odorata Roxb.) ne servent pas seulement à préparer le *dorri-bori*, cette fameuse pommade avec laquelle les Malais se frictionnent les cheveux et la peau pour prévenir et guérir les fièvres ; ce sont elles qui fournissent encore l'essence d'*Ylang-Ylang* que l'on prépare en grande quantité dans les îles Philippines.

Parmi les produits intéressants qui nous viennent du Gabon figurent les graines aromatiques du *Monodora grandiflora* Benth. (*M. Myristica* Dun.), vulgairement connues sous les noms de **Muscades de Calabash**. (*Calabash Nutmeg*).

Fig. 1328, 1329.
Graine de *Monodora grandiflora*.

Coupée en travers.   Entière.

Ces graines appelées encore *Poussa* par les Gabonais sont légèrement aplaties (fig. 1329), mesurent 2 centimètres de longueur et 8 à 10 millimètres de largeur : marquées d'un sillon peu profond, à une faible distance de leurs bords latéraux et inférieurs, elles sont rétrécies et terminées en pointe à leur extrémité supérieure et élargies à leur extrémité inférieure, sur laquelle on observe une large cicatrice représentant le hile. Sur une section transversale de ces graines, on observe un albumen brun, ruminé, recouvert par des téguments qui prennent un assez grand développement près des deux bords latéraux.

Examinée au microscope (fig. 1330) la graine du *Monodora Myristica* présente sous l'épisperme deux couches de cellules, qui sont disposées perpendiculairement l'une à l'autre. La couche extérieure est formée de cellules transversales fusiformes à parois faiblement épaisses et ponctuées ; la couche interne est constituée par des cellules irrégulières, polygonales, à parois colorées. Vues de face, ces cellules sont allongées parallèlement au grand axe de la graine. L'enveloppe interne qui pénètre dans l'albumen pour lui donner son apparence ruminée, est formée d'une

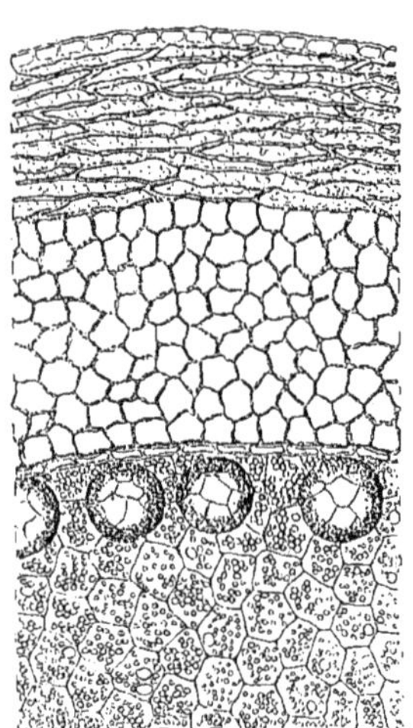

Fig. 1330. — Graine de
Monodora grandiflora.

Structure anatomique.

couche de cellules à parois minces, faiblement pointues. L'albumen est un tissu de cellules polygonales irrégulières renfermant de l'aleurone et de la matière grasse. Le principe aromatique est contenu dans de grosses glandes unicellulaires, colorées en jaune et localisées dans la partie extérieure de l'albumen.

MAGNOLIACÉES

Arbres ou arbrisseaux à feuilles alternes, parfois pourvus de stipules. Fleurs hermaphrodites composées de sépales et de pétales libres, rangés souvent en spirale et passant insensiblement des uns aux autres ; étamines nombreuses insérées à la base d'un torus court ou plus fréquemment longuement convexe et portant de nombreux carpelles, qui à la maturité deviennent des sortes de follicules déhiscents en deux valves, charnus ou ligneux et parfois indéhiscents. Graines à testa crustacé ou charnu à la surface ; albumen abondant autour d'un petit embryon.

CARACTÈRES ANATOMIQUES. — *Feuilles.* Poils nuls ou formés d'une série de cellules très courtes terminée par une cellule beaucoup plus longue, représentant parfois à elle seule toute la partie libre du poil. — Stomates accompagnés de deux cellules parallèles à l'ostiole : cristaux généralement en oursins, mélangés parfois de cristaux simples ou réunis en petits groupes. Système libéro-ligneux représenté par une grande quantité de faisceaux réunis de façon à constituer un cordon inférieur en fer à cheval, dont les extrémités sont reliées par un cordon transversal supérieur. Ces 2 cordons à contour ondulé sont recouverts par un liber mou et un péricycle lignifié. — Des glandes oléifères unicellulaires dans le mésophylle et dans le parenchyme fondamental des nervures et même dans l'épiderme.

Ces glandes oléifères se retrouvent constamment dans le liber et le parenchyme cortical de toutes les écorces de Magnoliacées utilisées en pharmacie.

Les Magnoliacées sont encore caractérisées par la présence dans leur moelle blanche de diaphragmes transversaux d'une teinte jaunâtre ou verdâtre, formés de cellules scléreuses, à parois épaisses et canaliculées. Ces diaphragmes présentent dans leur disposition des différences caractéristiques, qui ont été décrites par Baillon [1].

Les Magnoliacées qui intéressent la matière médicale se rapportent ou au groupe des Magnoliées, dont les carpelles sont imbriqués sur un torus saillant, ou à celui des Illiciées dont les carpelles sont verticillés sur un seul rang.

[1] *Recherches histologiques sur la moelle, le pollen et les graines des Magnoliacées,* Adansonia, t. VIII, p. 155.

Toutes sont plus ou moins aromatiques. Elles habitent l'Asie tropicale ou orientale et l'Amérique du Nord. Elles fournissent à la pharmacologie des feuilles, des écorces, des fleurs et des fruits.

ÉCORCE DE TULIPIER DE VIRGINIE

ORIGINE. — Le **Tulipier de Virginie** (*Liriodendron tulipifera* L.) est un bel arbre originaire des Etats-Unis, qui est cultivé dans un grand nombre de nos jardins. Il fournit à la matière médicale son écorce, qui est inscrite dans la pharmacopée américaine sous le nom de *Tulip tree bark*.

DESCRIPTION. — Telle qu'elle existe dans les droguiers, cette écorce est généralement privée de sa couche subéreuse ; elle se présente en longs fragments aplatis mesurant 3 à 4 millimètres d'épaisseur. La surface extérieure est légèrement rugueuse, irrégulière, d'une teinte jaune brunâtre ; elle est marquée de sillons longitudinaux peu profonds ; la surface interne est blanchâtre, striée dans le sens de la longueur ; un certain nombre de fibres fines se détachent de ses couches sous-jacentes. La cassure est très fibreuse : la section transversale est marquée de fines stries radiales et présente une structure feuilletée. Cette écorce est inodore ; sa saveur est amère et astringente.

STRUCTURE MICROSCOPIQUE. — L'écorce est presque toujours réduite à sa partie libérienne, qui est caractérisée par l'abondance et la disposition régulière de ses fibres, complètement lignifiées. Ces fibres sont réunies en faisceaux assez volumineux, allongés tangentiellement, et disposés dans leur ensemble en rangs parallèles alternant avec des bandes étroites de parenchyme. Les glandes oléifères sont localisées dans les rayons médullaires assez larges, composés de 3 à 5 rangées de cellules ; le parenchyme cortical, qui est en général réduit à de très faibles dimensions, présente un nombre plus considérable de ces glandes et des cellules scléreuses munies de parois très épaisses et canaliculées ; ces éléments scléreux sont généralement réunis en groupes assez volumineux. Dans les écorces pourvues de leur suber, celui-ci est séparé du parenchyme cortical par une zone scléreuse continue, formée de plusieurs rangées de cellules régulièrement superposées et munies de parois fort épaisses. Le suber très développé est généralement séparé en plusieurs couches par des rangées de cellules épaissies offrant la même structure que celles de l'anneau scléreux.

COMPOSITION CHIMIQUE. — Cette écorce a été analysée par MM. Lloyd, qui en ont retiré : une résine âcre, qui semble correspondre à la *liriodendrine* isolée par le professeur Emmet; une matière colorante jaune, une huile volatile et un alcaloïde, la *tulipiférine*.

USAGES. — L'écorce de Tulipier est employée en Amérique comme tonique, fébrifuge et vermifuge, à la dose de 4 à 8 grammes, en infusion ou sous forme d'extrait fluide.

La thérapeutique utilise aussi un certain nombre d'espèces du genre *Magnolia*, parmi lesquelles nous citerons :

Le *Magnolia glauca* L. ou *Quinquina de Virginie*, qui est originaire des parties méridionales des Etats-Unis ;

Le *M. acuminata* L., qui habite les régions montagneuses qui s'étendent le long des Alleghanies, de New-York à la Georgie, où il est désigné sous le nom de *Cucumber-tree* ;

Le *M. tripetala* L., autre espèce répandue depuis New-York jusque dans le sud des Etats-Unis : il est désigné sous le nom d'*Umbella tree*. Les écorces de ces trois espèces sont inscrites dans la pharmacopée des Etats-Unis sous le nom unique d'*Ecorces de Magnolia* ; elles présentent des caractères extérieurs qui varient avec l'âge des arbres qui les ont produites ; elles ont une cassure nette dans leur partie intérieure, fibreuse dans les couches internes ; quand on les mâche, elles laissent dans la bouche une saveur piquante et aromatique, qui est due à la grande quantité d'essence qu'elles renferment dans des poches unicellulaires, localisées aussi bien dans la partie libérienne que dans le parenchyme cortical. Elles sont employées comme stimulantes, toniques et diaphorétiques, dans le traitement des rhumatismes chroniques ;

Le *M. grandiflora* L. qui se distingue de toutes les espèces du genre par la beauté et l'éclat de ses fleurs blanches et de son feuillage luisant, d'un beau vert en dessus, d'une teinte ferrugineuse en dessous. Il s'est acclimaté en France où on le cultive dans beaucoup de jardins. Comme celles des espèces précédentes, son écorce est employée comme tonique et fébrifuge ; ses fleurs sont utilisées à la Martinique pour la préparation de liqueurs aromatiques ; ses graines s'emploient au Mexique contre la paralysie ;

Le *M. Yulan* L., espèce de la Chine, où elle est cultivée avec le plus grand soin. Ses magnifiques fleurs blanches y sont employées parfois pour parfumer le thé ; ses boutons floraux se mangent confits dans le vinaigre ; les fruits sont utilisés comme pectoraux et les graines comme fébrifuges ;

Le *M. hyposteum* Sieb. et Zuc., qui croît également en Chine, où
son écorce aromatique et amère, désignée sous le nom d'*How-potz*, est
fort appréciée pour ses propriétés toniques.

BADIANE DE CHINE

La **Badiane** ou **Anis étoilé** du commerce est le fruit de l'*Illicium
anisatum* Lour., plante originaire de la Cochinchine, qui croît naturellement dans la partie septentrionale de la Chine, dans les montagnes

Fig. 1331. — Badiane de Chine.

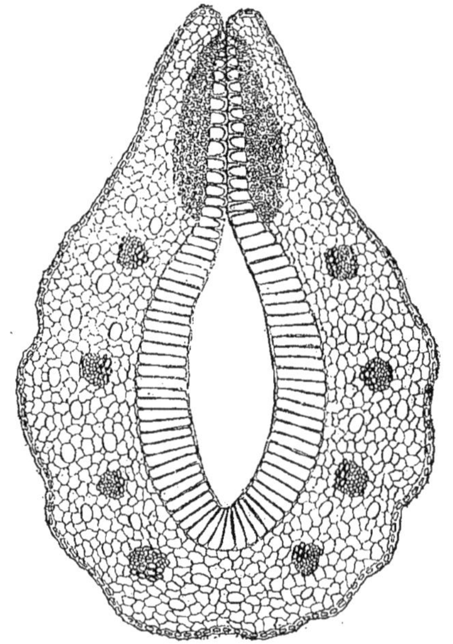

Fig. 1333. — Badiane de Chine.

Section transversale du péricarpe.

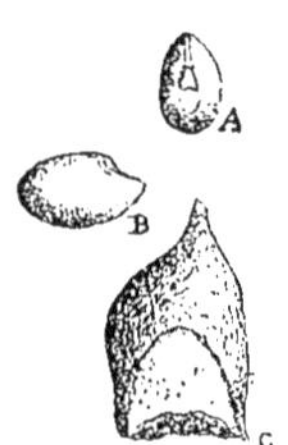

Fig. 1332. — Badiane de Chine.

A, graine vue de côté du hile. — B, graine vue
sur une face latérale. — C, carpelle détaché.

du Yunnan et à l'ouest de Canton, au Japon, et qui est cultivée à
Java et dans les îles Philippines. Elle est très abondamment répandue
au Tonkin.

Description. — L'Anis étoilé est facilement reconnaissable à sa
forme. Il se compose de 8 à 12 carpelles ligneux, caréniformes, d'une
couleur brune ou gris rougeâtre, disposés en étoile autour d'un axe
central (fig. 1331). Ces carpelles, comprimés latéralement, plissés irrégulièrement, s'ouvrent sur leur bord supérieur (suture ventrale) par une

large fente qui laisse voir dans chacun d'eux une graine ovale, rougeâtre ou marron. Chacun d'eux (fig. 1332 c) est coupé carrément à sa base, par laquelle il est attaché à l'axe central ; le sommet est terminé en pointe obtuse, le bord inférieur est épais et rugueux, relevé vers la pointe ; le bord supérieur est à peu près droit, ouvert en deux lèvres minces et lisses de chaque côté de la fente ; les faces latérales rugueuses présentent vers leur base une partie plus lisse, semi-elliptique, par

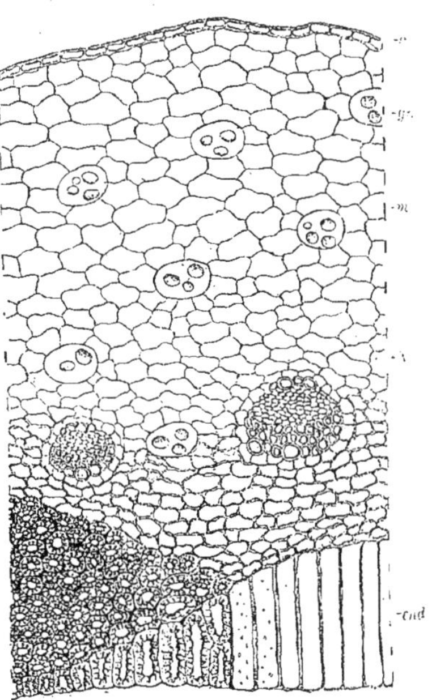

Fig. 1334. — Badiane de Chine.
Structure anatomique du péricarpe.

laquelle les carpelles étaient en contact l'un avec l'autre. La face interne est lisse et luisante, d'une couleur marron. La graine renfermée dans chacun des carpelles est ovale elliptique, tronquée à sa base où l'on distingue le hile et le micropyle assez rapprochés l'un de l'autre. Elle renferme sous une enveloppe fragile un albumen huileux, qui entoure un petit embryon.

L'Anis étoilé a une odeur et une saveur très aromatiques, qui rappellent tout à fait celles de l'anis vert, et qui sont dues à la présence d'une huile essentielle localisée dans les carpelles, à l'exclusion de la graine qui a une saveur fade et huileuse.

STRUCTURE MICROSCOPIQUE. — La section pratiquée transversalement dans un carpelle de Badiane présente les particularités suivantes (fig. 1234).

L'épicarpe (e) est formé d'une rangée de cellules aplaties recouvertes par une cuticule garnie de crêtes saillantes, vues de face ces cellules sont polygonales et striées irrégulièrement : — les stomates sont entourés par 4 à 5 cellules.

Le mésocarpe (m) est formé de cellules polygonales irrégulières, allongées tangentiellement ; très larges dans la partie extérieure où elles forment un tissu lâche, elles deviennent beaucoup plus petites, dans les couches internes où elles forment un tissu plus serré, en même temps que leurs parois s'épaississent. Ce parenchyme contient beaucoup de glandes oléifères (go) ; il est sillonné par de nombreux faisceaux fibro-vasculaires ovales ou arrondis, il ne contient pas de cristaux.

L'endocarpe (*end*) est formé d'une rangée de cellules affectant différentes formes selon l'endroit où on les observe. Dans la partie qui entoure la cavité du fruit ces cellules sont rectangulaires, fort allongées, munies de parois relativement minces, et disposées en forme de palissade. Dans la partie correspondante à la suture elles sont plus petites, et se rétrécissent jusqu'à la pointe du fruit, mais leurs parois deviennent subitement très épaisses et canaliculées ; dans toute cette partie, l'endocarpe est renforcé par un massif de cellules scléreuses polygonales, munies de parois très épaisses.

La graine est recouverte par un spermoderme formé de deux tuniques distinctes : une enveloppe extérieure scléreuse formée de cellules sclérenchymateuses, allongées radialement et munies de parois très épaisses et canaliculées. Vues de face (fig. 1336), ces cellules pré

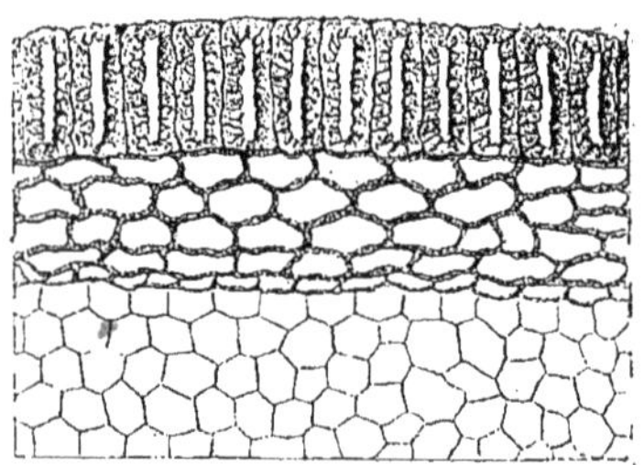

Fig. 1335. — Badiane de Chine.

Structure anatomique de la graine.

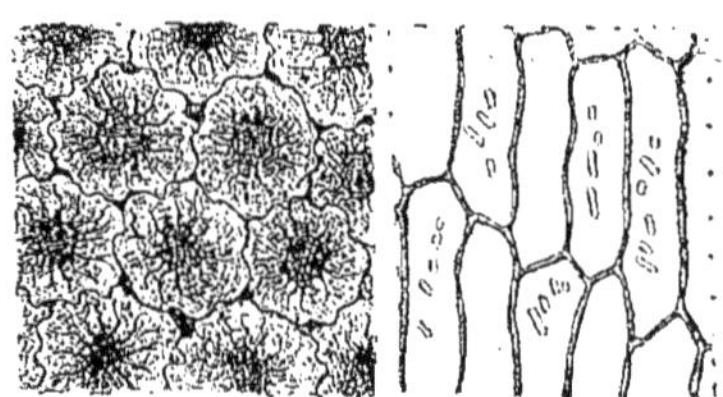

Fig. 1336, 1337.
Graine de Badiane de Chine.

Tégument externe   Tégument interne
vu de face.   vu de face.

sentent des replis sinueux par lesquels elles s'engrènent les unes dans les autres ; — une enveloppe interne formée de 3 à 4 assises de cellules polygonales, dont les parois brunes sont faiblement épaissies. Vues de face (fig. 1337), ces cellules sont allongées dans une direction parallèle au grand axe de la graine ; elles renferment des cristaux aciculaires, isolés ou groupés.

L'albumen est formé de cellules polygonales renfermant de l'aleurone et des globules d'huile fixe. L'embryon présente la même structure et ne diffère que par la dimension plus petite de ses éléments constituants. Les grains d'aleurone de la Badiane de Chine sont relativement assez gros et très irréguliers dans leur forme aussi bien que dans leur dimension. Leur contour est sinueux, ondulé ou hérissé de tubercules : leur largeur est en moyenne de 8 à 15 millièmes de millimètre et leur longueur peut atteindre jusqu'à 22 millièmes de millimètre dans les grains les plus volumineux.

Composition chimique. — Les fruits de Badiane renferment, d'après

Schlegel [1], de l'huile volatile, une matière cireuse verte, une résine, de la gomme et de la saponine.

L'huile volatile, qui y existe dans la proportion de 4 à 5 p. 100, est identique à celle que l'on retire de l'Anis vert, et presque uniquement composée d'un mélange d'anéthol solide et d'anéthol liquide : elle a seulement une odeur plus suave et se solidifie à 1° ou 1° 5 ; elle prend une coloration rouge avec l'hydrate de chloral.

La matière cireuse verte possède les propriétés de l'acide gallique.

La graine renferme surtout de l'aleurone et de l'huile fixe.

Usages. — La Badiane est employée comme carminative et stomachique. Les Indiens en aromatisent leurs mets : en Europe, elle entre parfois dans la fabrication de la bière.

L'essence est employée aux mêmes usages que celle de l'Anis vert, pour la préparation de liqueurs fines, surtout de l'anisette et de l'absinthe.

BADIANE DU JAPON

Skimmi. — Anis du Japon.

Le **Skimmi** décrit par Kœmpfer dans ses *Amœnitates exoticæ* est une plante qui a été introduite de la Chine au Japon, dans les temps les plus reculés, par les prêtres bouddhistes : il y est encore aujourd'hui considéré comme un arbre sacré et cultivé dans les environs des temples. Siebold établit que cette plante, à laquelle on rapportait à tort la Badiane du commerce, ne fournit qu'un fruit inusité, qui diffère de la Badiane de Chine par son odeur fade et désagréable. Il en fit une espèce distincte qu'il désigna sous le nom d'*Illicium religiosum* Sieb. Baillon [2] la considère comme une simple variété de l'*I. anisatum*. Cet arbre fournit la **Badiane du Japon**, qui possède des propriétés toxiques.

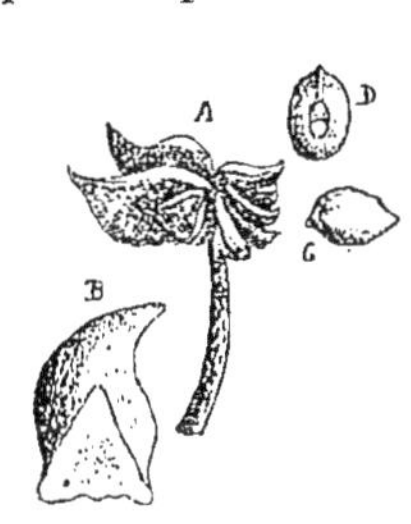

Fig. 1338.

Badiane du Japon.

A. fruit. — B. carpelle détaché. — C. graine vue sur une face latérale. — D, graine vue du côté du hile.

La substitution de la Badiane du Japon à la Badiane de Chine, signalée pour la première fois en Hollande, s'est reproduite à plusieurs reprises vers 1884 en France, où elle a occasionné des accidents très sérieux. Vers la même époque, MM. Lang-

---

[1] *Amer. Journal of Pharm.*, sept. 1885.

[2] Baillon. *Sur l'origine botanique des Badianes ou Anis étoilés*, [Adansonia, t. VIII, 1867-68, p. 1.

gaard, Eykmann, Geerty et Langfurt signalaient plusieurs empoisonnements mortels survenus à la suite de l'absorption de cette drogue.

Les fruits de l'*I. religiosum* sont en général d'un tiers moins gros que ceux de l'*I. anisatum*. Très fréquemment il n'y a qu'un petit nombre de carpelles qui arrivent à maturité complète, aussi les étoiles formées par la réunion des carpelles sont-elles très rarement régulières (fig. 1338, A). Le bord supérieur des carpelles n'est presque jamais horizontal, mais presque toujours caractérisé par la présence d'une courbure assez prononcée près du sommet, qui est fortement relevé et qui acquiert ainsi une forme de griffe. La dépression occasionnée sur les faces latérales par le contact réciproque des carpelles est généralement conique, tandis que dans l'*I. anisatum* elle a une forme semi-ellipsoïdale. La graine est un peu plus petite et présente à son sommet une pointe obtuse due au développement du raphé. La Badiane sacrée n'a ni l'odeur ni la saveur aromatique et sucrée de la vraie Badiane, mais bien plutôt celles du Laurier ou du Poivre cubèbe. Elle n'est pas employée comme épice au Japon, où elle est considérée comme toxique.

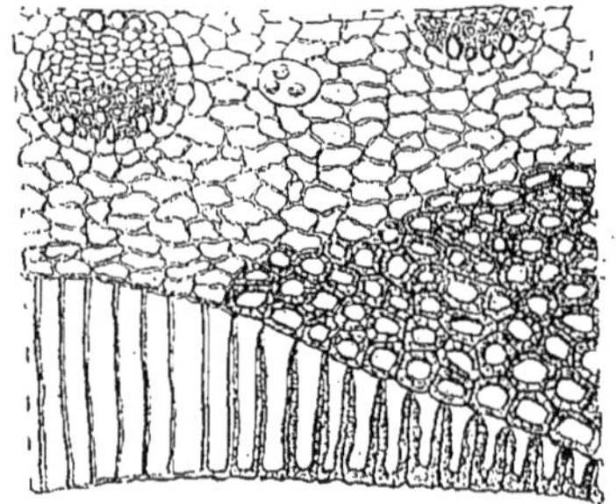

Fig. 1339. — Badiane du Japon.

Structure anatomique du fruit.

Dans son ensemble le fruit de l'*I. religiosum* présente une structure anatomique, qui rappelle exactement celle de l'*I. anisatum*. Cependant, en comparant attentivement les diverses zones de ces fruits, ainsi que la nature ou la forme des éléments constituants, M. Vogl[1] a constaté que la couche sclérenchymateuse qui recouvre l'endocarpe dans la partie correspondante à la suture ventrale est moins dure et formée de cellules, dont les parois sont en général moins épaisses que dans la Badiane de Chine; il a remarqué en outre que les cellules de l'endocarpe y sont moins longues que dans cette dernière espèce. La matière contenue dans ces cellules prend, au contact d'une solution chaude de potasse, une teinte d'un brun noirâtre sale.

D'après M. Godfrin[2], c'est dans la graine qu'il faut chercher la diagnose de ces deux espèces. Il a constaté que la graine de Badiane de Chine n'a au-dessous de la couche externe scléreuse de son enveloppe

[1] A. Vogl. *Anat. Atlas zur Pharmacog.*, IV, taf. 26 und 27.

[2] *Congrès de l'assoc. pour l'avanc. des Sciences*, Nancy, 1886, p. 142.

[3] *Journal of the Chemical Society*, janvier 1886.

que des cellules parenchymateuses, tandis que la Badiane sacrée présente à la même place de nombreuses cellules scléreuses.

D'après Rud. Pfister, on peut fonder un mode de détermination plus
rigoureux de ces deux fruits, sur la forme et les dimensions relatives
des grains d'aleurone qui sont renfermés dans leur amande.

Les grains d'aleurone de la Badiane du Japon au lieu d'être irréguliers, sinueux, ou tuberculeux comme ceux de la Badiane de Chine
sont généralement arrondis, ovoïdes. Les grains les plus volumineux
mesurent de 15 à 20 millièmes de millimètre ; les plus petits ne
dépassent guère 4 à 5 millièmes de millimètre. Ils renferment un
cristalloïde et un ou deux globoïdes. Dans l'*I. religiosum* les globoïdes
sont très petits et se présentent sous forme de ponctuations arrondies ;
dans l'*I. anisatum*, il sont plus gros et très irréguliers.

D'après M. Holmes, l'Anis du Japon mouillé et placé sur un papier
bleu de tournesol produit immédiatement une vive coloration rouge,
tandis que la Badiane de Chine placée dans les mêmes conditions ne
donne qu'une teinte rouge très faible.

Composition chimique. — La Badiane du Japon renferme une huile
essentielle, qui diffère complètement de celle qu'on retire de la Badiane
de Chine aussi bien par ses propriétés chimiques que par ses effets
physiologiques. Cette essence est plus lourde que l'eau et a pour densité 1.006 ; elle ne se solidifie pas à — 20° ; elle possède une odeur
toute différente, qui rappelle à la fois celles du laurier, du camphre,
du cajeput et de la muscade.

D'après Eykmann [1], elle renferme : 1° un terpène, le *Shikimène*,
liquide assez limpide, ayant l'odeur de citron, une densité de 0,865,
bouillant à 170°, se colorant en rouge orangé avec l'acide sulfurique
et détonant violemment quand on le chauffe avec l'iode ou l'acide
nitrique ; 2° de l'*eugénol ;* 3° un hydrocarbure oxygéné, le *Shikimol*
bouillant à 220°, paraissant identique avec le Safrol de l'essence de
sassafras ; 4° plusieurs composés non définis, qui paraissent être des
polymères des hydrocarbures précédents ; 5° de l'*acide shikimique*, qui
se présente en cristaux blancs, solubles dans l'eau et dans l'alcool
étendu, insolubles dans l'alcool concentré, le chloroforme, l'éther ;
6° de la *shikimipicrine* cristallisant en plaques blanches, transparentes,
extrêmement amères, solubles dans l'eau et l'alcool ; 7° de la *shikimine*,
alcaloïde cristallisé, incolore, peu soluble dans l'eau froide, plus soluble
dans l'alcool, le chloroforme, l'éther. C'est à ce dernier composé qu'il

____

1 Sur les principes constituants de l'*Illicium religiosum* Sieb. Recueil des trav. chim.
des Pays-Bas, IV, 32, 1885.

faudrait, d'après Eykmann, rapporter les effets toxiques de la Badiane du Japon.

La graine renferme 30 p. 100 d'une huile fixe, épaisse, jaunâtre, inodore, prenant à — 20° la consistance du beurre.

L'*Illicium Griffithii* Hook. et Thomp., encore appelé *faux Anis étoilé de Bombay*, est une espèce originaire de l'Inde ; on le rencontre au Bengale et sur les montagnes de Bothan et de Khasia. D'après M. Holmes[1], son fruit possède la couleur de la Badiane de Chine, sauf sur les sutures qui sont plus foncées ; il est formé de 13 carpelles dont le bord supérieur présente une dépression peu marquée et se termine par un bec court et recourbé. La cicatrice, formée sur les faces latérales par la pression réciproque des carpelles, est très développée. La saveur d'abord peu sensible devient amère, âcre et aromatique ; elle rappelle celle des feuilles de laurier et de cubèbe. — Le péricarpe de ce fruit est en général peu épais ; les cellules du massif scléreux ont des parois relativement peu épaisses ; les cellules de l'endocarpe sont plus allongées que dans l'*I. anisatum*.

L'*I. parviflorum* Michx. est une espèce américaine, originaire de la Géorgie et de la Caroline. Il a huit carpelles à bec court, une odeur et une saveur de sassafras. Barral[1] en a retiré un principe différent de la *shikimine*, mais presque aussi vénéneux et qui est réparti en plus forte proportion dans la graine que dans le péricarpe.

L'*I. floridanum* Ellis, qui croît dans la Floride occidentale, est fréquemment employé aux États-Unis. Ses feuilles passent pour être toxiques et sont connues sous le nom de *poison-bay* (laurier-poison). D'après Maisch[2], qui en a fait l'étude anatomique, le caractère distinctif de cette espèce paraît résider dans la présence d'un seul faisceau fibro-vasculaire sillonnant la partie charnue du péricarpe du côté de la suture dorsale.

L'*I. majus* habite principalement la chaîne de *Thuang-gain* dans le Tennasserim. Son fruit est formé de 11 à 13 carpelles qui se distinguent par leur couleur foncée presque noire. La courbure du bord supérieur en avant du bec est peu prononcée, ce qui fait paraître cette pointe peu recourbée. Ce fruit a une saveur qui rappelle celle du Macis.

L'*I. San-Ki* Perr. est considéré par M. Baillon comme une simple forme de l'*I. anisatum :* c'est lui qui paraît fournir l'Anis étoilé qui vient des Philippines.

[1] Barral. *Sur une Badiane toxique, l'I. Parviflorum (Province médicale*, 14 août 1889).

[2] Maisch. *Histological and chemical examination of Illicium floridanum (Amer. Journ. of Pharm.*, 1885, 1er mai, p. 225).

ÉCORCE DE WINTER

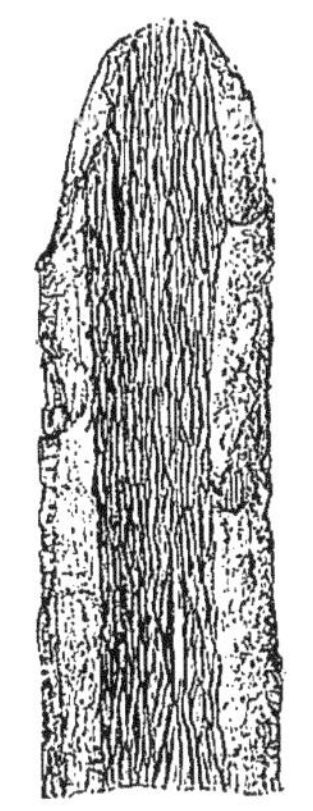

Fig. 1340.
Ecorce de Winter.

Face interne.

ORIGINE. — La véritable **Ecorce de Winter** est produite par le *Drimys Winteri* Forst., qui croît dans l'Amérique du Sud et principalement dans la Patagonie ; elle est assez rare dans le commerce. Il existe cependant plusieurs écorces de *Drimys* que l'on pourrait utiliser ; ce sont celles du *Drimys Chilensis* D. C., des *D. Mexicana* Moç. et Sesse et *D. Granatensis* L. f., que quelques auteurs ont identifiées avec celles du *D. Winteri*, dont elles présentent d'ailleurs les caractères anatomiques.

DESCRIPTION. — Ces écorces se présentent en fragments enroulés ou cintrés de longueur variable de 2 à 3 centimètres de largeur et de 3 à 4 millimètres d'épaisseur. Tantôt elles sont munies de leur couche subéreuse qui offre une teinte gris cendré avec de petites taches brunes ; tantôt elles en sont dépourvues et leur surface extérieure offre une teinte d'un brun de rouille foncé. La face interne d'une couleur brune est fortement striée, parfois crevassée dans le sens longitudinal. La cassure est courte, grenue, légèrement fibreuse. Sur une section transversale de ces écorces (fig. 1342), on distingue un suber gris dont la présence n'est pas constante : un parenchyme cortical (*pc*) d'un brun de rouille dans lequel on observe de larges îlots blanchâtres et quelques fines ponctuations brunes : ce parenchyme n'est pas limité extérieurement par une ligne blanche continue, comme cela s'observe dans quelques écorces improprement désignées sous le nom d'*Écorces de Winter* : un liber (*l*) assez développé, d'une teinte brune plus foncée, finement strié et caractérisé par la présence de nombreux îlots blanchâtres allongés dans la direction radiale. Le contour interne de ce liber est assez irrégulier et ondulé. Ces écorces

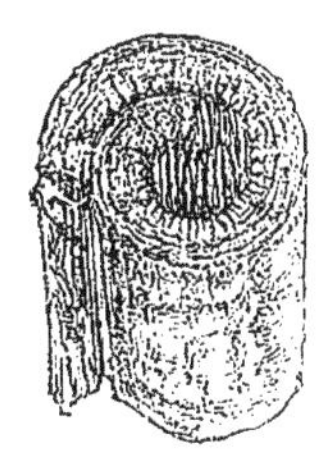

Fig. 1341.
Ecorce de Winter.

Face externe.

ont une odeur aromatique térébinthacée, et une saveur âcre et brûlante.

STRUCTURE MICROSCOPIQUE (fig. 1343). — Le suber, quand il existe, est formé de quelques rangées de cellules tabulaires, à parois peu épaisses. Le parenchyme cortical est un tissu de cellules polyédriques allongées dans la direction tangentielle ; il est caractérisé par la présence de glandes oléifères et de cellules scléreuses très grosses munies de parois épaisses et canaliculées; ces cellules sont réunies en groupes très volumineux et aussi irréguliers dans leur forme que dans leur direction. Le liber est très développé; on y observe de longues traînées de tissu grillagé, qui dans la partie interne des écorces fournit un tissu très dense; des glandes oléifères et de nombreux éléments sclérenchymateux, réunis en groupes peu larges mais fort allongés dans la direction radiale. Le liber est sillonné par des rayons médullaires étroits formés d'une seule ran-

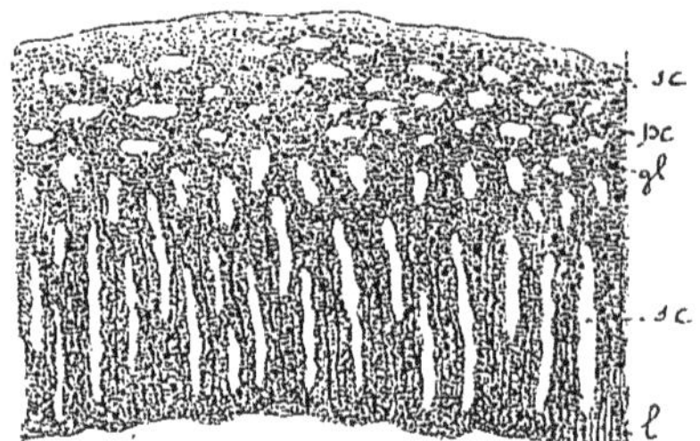

Fig. 1342. — Ecorce de Winter.
Section transversale.

gée de cellules. Ces écorces ne renferment pas de cristaux.

Composition chimique. — Elles contiennent de l'huile essentielle, du tannin et une résine.

Usages. — L'Écorce de Winter est réputée tonique, stimulante et antiscorbutique. Peu employée aujourd'hui en Europe, elle est d'un usage fréquent au Brésil et dans l'Amérique du Sud, où on l'utilise contre la diarrhée et la faiblesse de l'estomac.

Substitutions. — On a fréquemment substitué à cette écorce, qui est assez rare, celles du *Cannella alba* Murray et surtout celles du *Cinnamodendron corticosum* Miers qui appartiennent au groupe des Cannel-

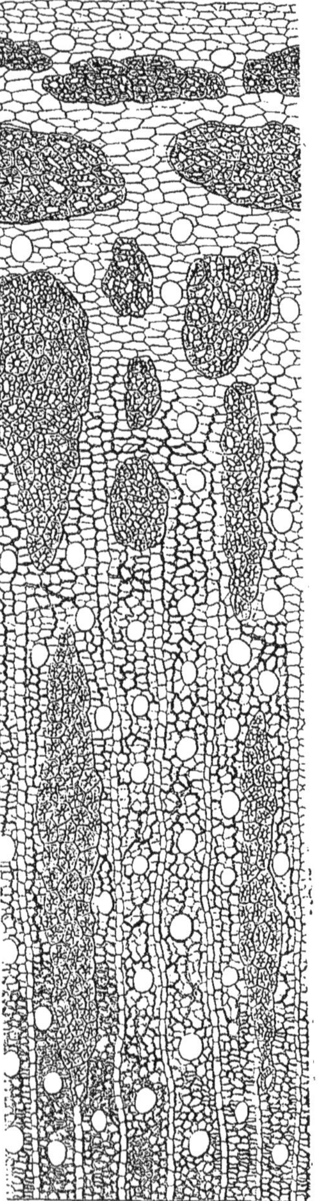

Fig. 1343. — Ecorce de Winter.
Structure anatomique.

lacées. Ces écorces présentent dans leur apparence extérieure aussi bien que dans leur structure anatomique un ensemble de caractères qui permettent de les distinguer facilement.

Le *Drimys axillaris* Forst. et le *D. lanceolata* H. Bn. (*Tasmannia aromatica* R. Br.) sont des espèces originaires de la Nouvelle-Zélande et de l'Australie, qui partagent les propriétés toniques et stimulantes de l'écorce de Winter. Les fruits de la seconde sont utilisés en Australie comme condiments pour remplacer le poivre.

ÉCORCE DE WINTER DU COMMERCE

Fausse écorce de Winter.

ORIGINE. — On emploie communément

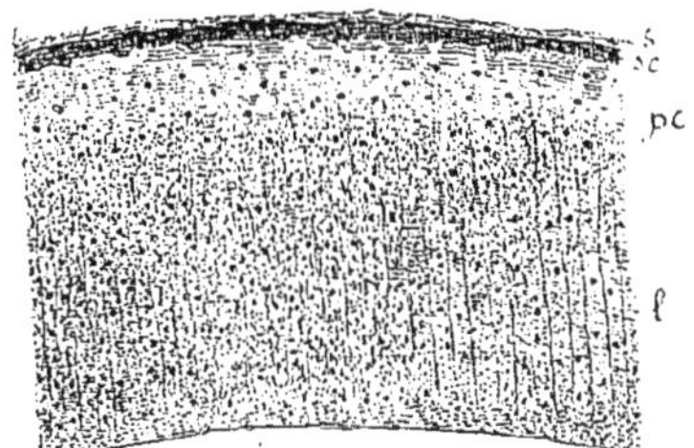

Fig. 1344. — Fausse écorce de Winter.
Section transversale.

dans le commerce, sous le nom d'**Écorce de Winter,** l'écorce d'une Cannellacée, le *Cinnamodendron corticosum* Miers.

DESCRIPTION. — Cette drogue se présente généralement en gros tuyaux plus ou moins complets, mesurant 30 à 60 centimètres de longueur, 2 à 4 centimètres de diamètre et 4 à 8 millimètres d'épaisseur, privés généralement de leur couche subéreuse. La surface extérieure, d'une teinte gris fauve, est marquée de nom-

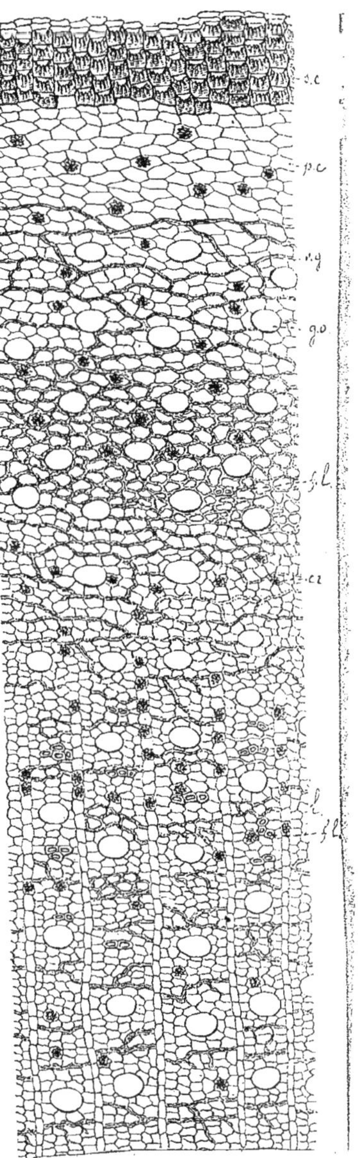

Fig. 1345.
Fausse écorce de Winter.
Structure anatomique.

breuses rides transversales, de petites éminences arrondies ; la surface
interne a une couleur rougeâtre ou gris foncé et présente des stries
longitudinales très apparentes. La cassure est nette. Sur la section
transversale, on distingue une ligne blanche continue, un parenchyme
cortical brun rougeâtre, un liber plus foncé et plus dense marqué de
fines stries radiales. Cette écorce a une odeur agréable et aromatique ;
une saveur amère, âcre et piquante.

Structure microscopique (fig. 1345). — La ligne blanche qui limite
extérieurement cette écorce est formée d'une zone scléreuse continue
(*sc*) d'épaisseur assez uniforme ; les cellules qui la constituent sont
épaissies sur leurs parois interne et radiales, munies d'un lumen très
rétréci, arqué, et disposées en files radiales. Le parenchyme cortical
(*pc*) est un tissu de cellules polygonales, allongées tangentiellement,
renfermant de l'amidon ou des cristaux étoilés d'oxalate de chaux ; il
contient de nombreuses glandes oléifères (*go*) : ce parenchyme est
sillonné par des vaisseaux grillagés (*vg*) peu nombreux, qui dans sa
partie extérieure s'entre-croisent en un réseau à mailles assez larges
et forment un tissu très dense dans la partie interne, où ils sont très
confluents. Le liber (*l*) est un tissu de petites cellules assez régulièrement superposées, dans lequel on distingue des traînées irrégulières
de tissu grillagé, des glandes oléifères et des fibres libériennes (*fl*)
réunies au nombre de 3 à 4 ; il est sillonné par des rayons médullaires
étroits et formés d'une seule rangée de cellules contenant fréquemment
des cristaux étoilés d'oxalate de chaux.

Composition chimique. — Cette écorce renferme du tannin, de
l'amidon, de l'huile essentielle et une matière résineuse.

Sa décoction noircit par les persels de fer, ce qui la distingue de la
Cannelle blanche et elle se colore en rouge intense avec l'iode, ce
qui permet de la distinguer de l'écorce de Winter.

CANNELLE BLANCHE

Origine. — **L'Écorce de Cannelle blanche** est fournie par le
Cannella alba Murray, plante qui croît dans les Antilles, les îles
Bahama, et dans le sud de la Floride.

Description. — Cette écorce se présente en tuyaux cylindriques plus
ou moins réguliers, ou en fragments cintrés, mesurant de 5 à 20 centimètres de longueur, et même plus, 3 à 5 centimètres de largeur et 2 à 3
millimètres d'épaisseur. La surface extérieure est d'une couleur chamois

ou brun orangé clair ; elle est parsemée de taches d'un jaune fauve ou d'un gris argenté, seuls vestiges de la couche subéreuse qui a été enlevée au moment de la récolte ; elle porte en outre quelques plis transversaux et des cicatrices arrondies. La face interne est blanche, ou légèrement jaunâtre, lisse ou finement striée dans le sens longitudinal. La cassure est nette. Sur la section transversale on distingue, sous le suber, qui fait très souvent défaut, une ligne blanche continue, le parenchyme cortical qui a une teinte blanchâtre, puis le liber qui a une couleur grisâtre

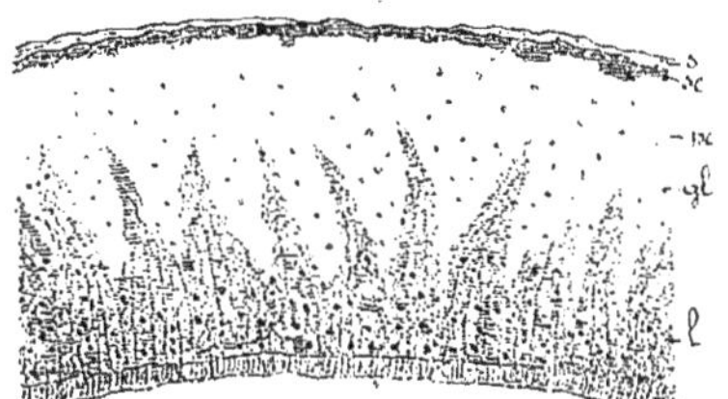

Fig. 1346. — Cannelle blanche.

Section transversale.

nuancée de rouge et forme des traînées cunéiformes plus ou moins obliques ou ondulées. Cette écorce a une odeur assez agréable, une saveur amère, piquante et âcre.

Structure microscopique. — Le suber (*s*) quand il existe, est formé de quelques rangées de cellules tabulaires, à parois minces. La ligne blanche immédiatement appliquée contre le suber est représentée par une zone scléreuse continue (*sc*), inégale dans son épaisseur et formée de plusieurs rangées de cellules, dont les parois latérales et interne considérablement renforcées et canaliculées entourent un lumen excentrique très étroit. Le

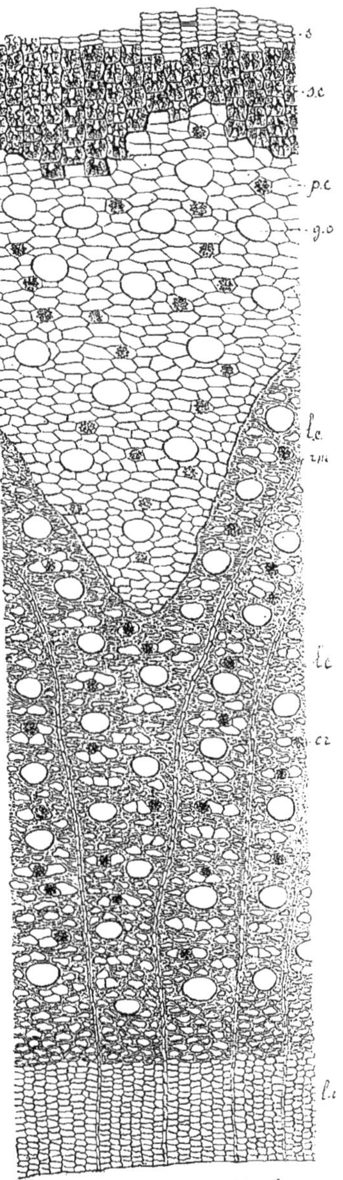

Fig. 1347. — Cannelle blanche.
Structure anatomique.

parenchyme cortical (*pc*) est formé de cellules polygonales, allongées dans la direction tangentielle, renfermant de l'amidon ou des cristaux étoilés d'oxalate de chaux. Ce parenchyme cortical est très riche en glandes oléifères (*go*), qui sont très grosses et arrondies. Le liber offre une structure toute particulière : dans sa partie interne (*li*) il est formé de petites cellules régulièrement disposées en files radiales ; dans tout le reste de son étendue (*lc*) il est constitué par des vaisseaux grillagés condensés en un tissu corné (*Hornbast* des Allemands), dans lequel on distingue des glandes oléifères plus petites que celles du parenchyme cortical et des cellules de forme très irrégulière, isolées ou groupées, contenant de l'amidon ou de l'oxalate de chaux. Ce liber projette des processus cunéiformes obliques dans le parenchyme cortical : il est sillonné par des rayons médullaires très étroits et formés d'une seule rangée de cellules.

Composition chimique. — L'Écorce de Cannelle blanche renferme de l'huile volatile, de la résine, un principe amer, de la mannite, du mucilage, de l'amidon.

L'huile volatile, qui y existe dans la proportion de 1 p. 100, a été étudiée par Meyer et Von Reiche ; elle est formée de quatre huiles différentes dont une est identique avec l'*acide eugénique ;* elle possède une odeur qui rappelle à la fois celles de la menthe et du cajeput.

Usages. — Cette écorce, qui vient surtout des îles Bahama, est employée comme tonique et stimulante. Aux Antilles, on l'utilise comme condiment.

Le *Cinnamosma fragrans* H. Bn., qui croît à Madagascar, donne une écorce piquante, excitante et aromatique, qui n'a pas encore été utilisée, et dont l'étude chimique et physiologique offrirait un certain intérêt.

Le *Kadsura Japonica* Dun. (*Schizandra Japonica* H. Bn.) qui appartient au groupe des Schizandrées est une plante d'origine japonaise, qui se distingue des autres Magnoliacées par l'absence de glandes oléifères. Celles-ci sont remplacées par des glandes mucilagineuses extrêmement nombreuses. Cette plante produit une sorte de glu, qui est employée par les Japonais pour enduire les cheveux et coller les papiers.

ÉCORCE DE COTO

Bien qu'on n'ait pas encore pu en déterminer l'origine botanique, nous croyons devoir placer ici l'**Écorce de Coto,** qui a été introduite

en thérapeutique il y a quelques années et qui, sans preuves suffisantes, a été rapportée par quelques auteurs à une plante de la famille
des Rubiacées, le *Palicurea densiflora* Mart., et par d'autres à une Lau-
rinée ; elle a été confondue parfois avec le *Drymis Winteri*.

DESCRIPTION. — L'**Ecorce de Coto**, ou **China Coto,** se présente en
fragments irréguliers aplatis ou cintrés, de longueur et de largeur
variable et d'une épaisseur de 8 à 12 millimètres. La surface extérieure est d'un gris brun, presque lisse, marquée en certains points
de plaques blanches irrégulières provenant de la couche subéreuse ;
la face interne est d'une teinte brune plus foncée, marquée de grosses
stries longitudinales ; la cassure est grenue, dans les couches extérieures, fibreuse dans les couches internes. Sur la section transversale
on observe, sous un suber peu épais et dont il ne reste que des vestiges, le parenchyme cortical d'un brun rougeâtre, maculé d'une
grande quantité de ponctuations grises très rapprochées, puis la zone
libérienne qui offre une teinte plus foncée : dans l'épaisseur de cette
dernière zone on distingue aussi des ponctuations moins nombreuses
que dans le parenchyme cortical. Cette écorce a une odeur aromatique qui rappelle celle de l'écorce de Winter ou des baies de laurier ; elle a une saveur âcre très piquante et aromatique, faiblement
amère.

STRUCTURE ANATOMIQUE. — Le suber est formé de cellules tabulaires
aplaties, munies de parois minces. Le parenchyme cortical relativement peu épais est un tissu de cellules polyédriques allongées dans la
direction tangentielle ; il renferme un nombre très considérable de cellules scléreuses, réunies en amas très volumineux et très irréguliers ;
ces cellules sont munies de parois fort épaisses et canaliculées. Le
liber qui se confond insensiblement avec le parenchyme cortical est
un tissu tout particulier de petites cellules entremêlées d'une multitude de glandes oléifères ; il est sillonné transversalement par de nombreuses bandes de parenchyme corné qui se ramifient irrégulièrement ; il est parcouru dans le sens de son épaisseur par des rayons
médullaires étroits et sinueux ; il est surtout caractérisé par la présence de grosses fibres polygonales à parois complètement lignifiées,
qui sont réunies en groupes fort volumineux. A côté de ces grosses
fibres on aperçoit des massifs moins épais de cellules scléreuses aussi
grosses, mais qui se distinguent par l'irrégularité de leurs formes et
les stries qui s'observent sur leurs parois fort épaisses.

COMPOSITION CHIMIQUE. — L'Écorce de Coto a été analysée par Jobst
et Hesse qui en ont retiré un alcaloïde, la *cotoïne*, cristallisée en

prismes d'un jaune pâle, amers, peu solubles dans l'eau, très solubles dans l'alcool, l'éther, le chloroforme et le sulfure de carbone. Cet alcaloïde fond à 110°, puis se décompose. Il prend avec l'acide nitrique une coloration rouge sang ; avec le perchlorure de fer, une coloration violet foncé. Avec la potasse en fusion il donne de l'acide benzoïque et une essence dont l'odeur rappelle celle des amandes amères. Outre la *cotoïne*, cette écorce renferme un autre principe cristallisé appelé *hydrocotoïne*.

MM. Ciamician et Silber[1] qui ont repris récemment l'étude de l'hydrocotoïne ont démontré que la substance désignée sous ce nom par Hesse est mélangée avec un autre principe immédiat qu'ils ont appelé *protocotoïne*.

L'*hydrocotoïne* cristallise en grandes aiguilles prismatiques, d'un jaune pâle, fusibles à 98°, solubles dans l'alcool, l'éther, le chloroforme et l'acide acétique, très peu solubles dans l'eau.

La *protocotoïne* se présente en prismes monocliniques, de couleur jaune clair, fusibles à 142° ; elle est insoluble dans l'eau, soluble dans l'alcool, le chloroforme, la benzine, l'acide acétique ; sa solubilité y est toutefois moins grande que celle de l'*hydrocotoïne*.

Usages. — L'Écorce de Coto a été vantée contre les diarrhées chroniques ; elle s'administre en teinture alcoolique à la dose de 15 à 30 gouttes pour les adultes. La cotoïne possède les mêmes propriétés physiologiques et se prescrit en pilules, cachets ou en solution à la dose de 15 à 20 centigrammes par jour.

[1] *Gazzetta Chimica Ital.*, XXI, p. 473, 1891.

RENONCULACÉES

Plantes herbacées, rarement ligneuses et grimpantes, à feuilles généralement alternes, rarement opposées (*Clematis*). Fleurs régulières ou irrégulières, le plus souvent à 5 sépales libres, colorés, à 5 pétales de formes très diverses, souvent nuls. Étamines nombreuses insérées sur l'ovaire. Pistil composé de nombreux carpelles et donnant un fruit le plus souvent sec, rarement charnu, formé par la réunion sur un réceptacle central de nombreux achaines, ou de follicules libres, exceptionnellement réunis par leur partie ventrale. Graines contenant un petit embryon à la base d'un albumen charnu.

Les Renonculacées forment une famille naturelle à plusieurs types, dont les tribus s'enchaînent étroitement les unes aux autres.

CARACTÈRES ANATOMIQUES. — *Feuilles.* Poils tecteurs simples, unicellulés, munis de parois tantôt minces, tantôt épaisses, lisses ou perlées. Stomates entourés par 4 ou 5 cellules, n'ayant rien de régulier dans leur forme ni dans leur direction. (fig. 1348). Cristaux nuls ou agglomérés en oursins. Système libéro-ligneux représenté par plusieurs faisceaux bien distincts, dont la portion ligneuse légèrement concave sur sa face supérieure est recouverte par un liber et un péricycle mous. Pas de laticifères ni d'autres organes glanduleux.

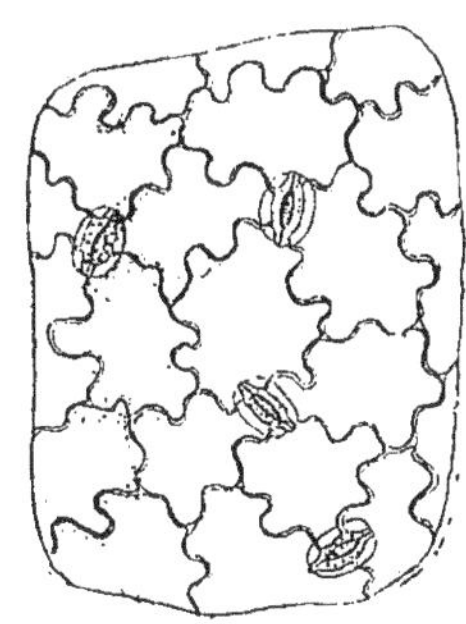

Fig. 1348.
Feuille d'Aconit.

Épiderme inférieur.

La structure anatomique des Renonculacées a été l'objet d'une étude approfondie de la part de M. Marié[1]. M. Godfrin[2] a étudié d'une façon spéciale les variations de structure que le spermoderme peut affecter dans les diverses graines de cette famille. M. Vesque[3] a retracé les principaux caractères anatomiques de leurs feuilles.

Les Renonculacées habitent de préférence les régions tempérées ou

[1] P. Marié. *Étude anat. des Renonculacées*, Thèse Fac. des Sc. Paris.
[2] J. Godfrin. *Étude histol. sur les téguments séminaux des Angiospermes.* Nancy, 1880, p. 65.
[3] *Nouvelles Archives du Muséum* (1881).

même froides; elles sont rares entre les tropiques où on ne les rencontre guère que sur les montagnes.

Ce sont des plantes suspectes, d'une grande âcreté lorsqu'elles sont à l'état frais; quelques-unes d'entre elles sont des poisons d'une très grande activité.

ACONITS

Les **Aconits** (*Aconitum*) sont des plantes herbacées qui croissent dans les régions montagneuses de l'Europe et de l'Asie. La matière médicale utilise les racines, les feuilles et les fleurs d'un certain

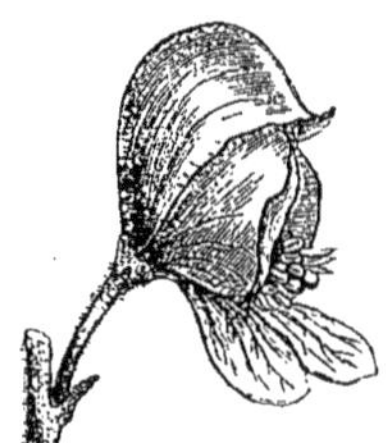

Fig. 1350.
Aconitum napellus.
Fleur.

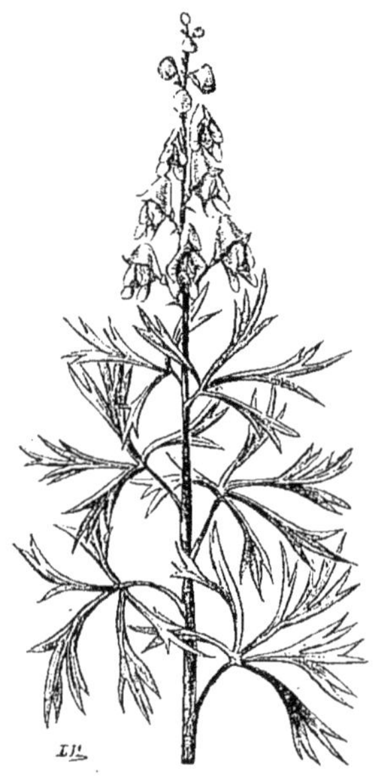

Fig. 1349. — *Aconitum napellus.*
Inflorescence.

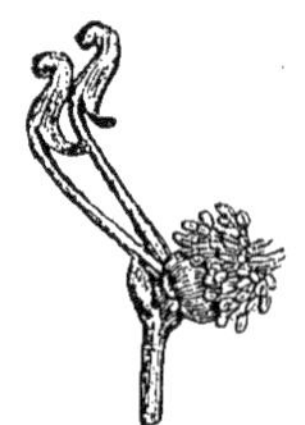

Fig. 1351. — *Aconitum napellus.*
Fleur sans le calice.

nombre d'entre elles, telles que l'*Aconitum Napellus* L., l'*A. Störkeanum* Reich., l'*A. variegatum* L.

Toutes les espèces de ce genre sont nettement caractérisées par la forme de leurs fleurs hermaphrodites, disposées en grappes terminales. Leur calice est composé de 5 sépales pétaloïdes, dissemblables, dont le supérieur a la forme d'un casque recouvrant les deux sépales latéraux, réguliers et plus larges que les deux sépales intérieurs, qui sont inégaux. Les nectaires ou staminodes qu'on a souvent confondus avec des pétales sont au nombre de huit ; les deux supérieurs plus développés que les autres et logés dans la concavité du sépale supérieur ont la forme d'un bonnet phrygien dont le bord interne s'avance en forme de lèvre et dont le bord externe est porté par un long onglet. Ces deux staminodes sont pourvus dans leur fond d'un tissu glanduleux qui sécrète un principe sucré ; les six autres se présentent sous forme de languettes courtes, inégales et peu colorées. Les étamines sont assez nombreuses ; l'ovaire a trois carpelles surmontés de trois filets. Le fruit est formé de 3 à 5 follicules glabres, oblongs, à bec aigu.

Des trois espèces que nous avons citées, l'*A. Napellus* est la plus active et la plus communément employée.

ACONIT NAPEL

DESCRIPTION. — L'**Aconit napel** (*Aconitum Napellus*, L. — *Delphinium Napellus* H. Bn.) est une plante vivace qui croît dans toute

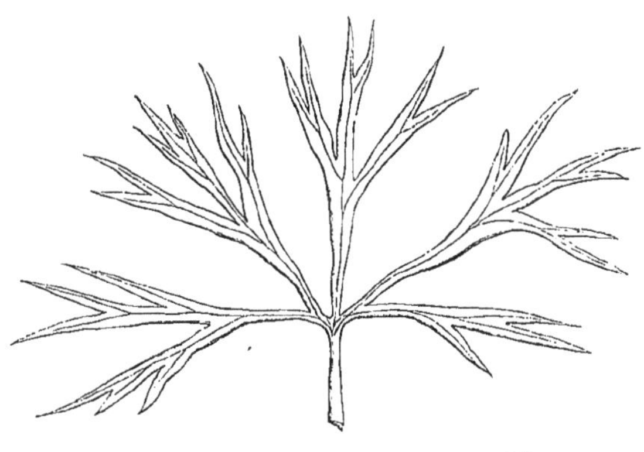

Fig. 1352. — *Aconitum napellus.*
Feuille.

l'Europe, particulièrement dans les lieux ombragés et humides des montagnes du Dauphiné, de la Provence, du Languedoc, de l'Auvergne, du Jura, des Pyrénées, des Vosges et des Alpes. On la rencontre aussi dans l'Asie tempérée et dans l'Amérique du Nord. On la cultive bien imprudemment dans nos jardins comme plante d'ornement. On utilise en pharmacie ses tiges feuillées et ses racines.

FEUILLES

La tige assez élevée, glabre, porte des feuilles alternes, pétiolées
(fig. 1349); le limbe de ces feuilles arrondi dans sa forme générale est
profondément découpé en 6 ou 7 lobes palmés, très profonds, cunéiformes, rétrécis à la base (fig. 1352). Le lobe médian, plus développé
que les autres et placé dans la direction même du pétiole, se divise

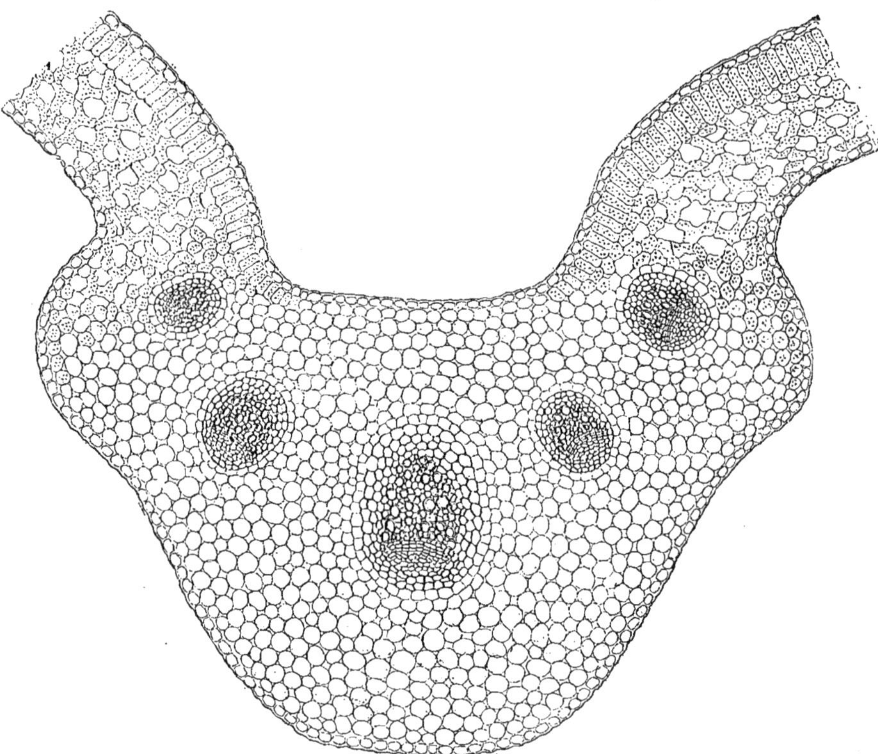

Fig. 1353. — Feuille d'Aconit napel.
Section transversale de la nervure.

lui-même en 5 ou 6 segments profonds et dentés sur les bords. Les
lobes latéraux, d'autant plus petits qu'ils sont plus rapprochés de la
base, sont généralement trifides. Les fleurs qu'on rencontre parfois
avec les tiges dans les droguiers ont une couleur bleue et sont disposées en une grappe compacte longue et raide; leur casque est semi-
circulaire, comprimé et terminé par une pointe courte (fig. 1350); les
carpelles sont divergents.

Les feuilles doivent être récoltées dans le mois de juin; elles perdent de leur vertu par la dessiccation ; toutefois desséchées avec soin et encore bien vertes, elles peuvent garder leurs propriétés âcres et narcotiques pendant assez longtemps.

Examinée au microscope la feuille d'Aconit présente les particularités suivantes (fig. 1353) : l'épiderme glabre est garni sur la face inférieure seule de stomates entourés par 3 ou 4 cellules sinueuses. Le mésophylle est hétérogène asymétrique, composé en haut d'une rangée de cellules en palissade et en bas de cellules rameuses riches en chloro phylle et vides de cristaux. La nervure médiane est concave sur sa face supérieure et fortement convexe sur la face inférieure ; son système libéro-ligneux est représenté par 3 ou 5 faisceaux arrondis, inégaux, bien nettement séparés les uns des autres dans le tissu fondamental, qui ne contient ni chlorophylle ni cristaux. Chacun de ces faisceaux est formé d'un arc ligneux, concave sur sa face supérieure, qui est recouverte par un liber et un péricycle mous.

RACINE

DESCRIPTION. — La **racine d'Aconit** est une souche indéterminée, charnue, napiforme (fig. 1354) qui, à l'état frais, se termine progressivement et quelquefois au contraire assez brusquement en pointe. Sa longueur varie entre 5 et 10 centimètres ; son épaisseur ne dépasse guère 2 centimètres. Elle porte un certain nombre de ramifications hérissées à leur extrémité d'une chevelure grêle et disposées le plus souvent en séries verticales assez régulières (fig. 1360). A cette racine napiforme s'en trouve généralement soudée, près de la base et par un pédicule grêle, une seconde (parfois même une troisième) qui s'en écarte par son extrémité libre et croît à son côté. Cette seconde racine est couronnée à sa base par un bourgeon qui produira la tige aérienne de la saison suivante ; elle se gonfle et devient succulente pendant la première année de son développement à mesure que le pivot principal ou la racine mère se creuse et se lignifie. La cassure de la racine fraîche est nette, amylacée, d'un blanc pur : exposée à l'air, elle se colore rapidement en rouge dans les pivots bien développés, mais conserve sa teinte dans les plus jeunes.

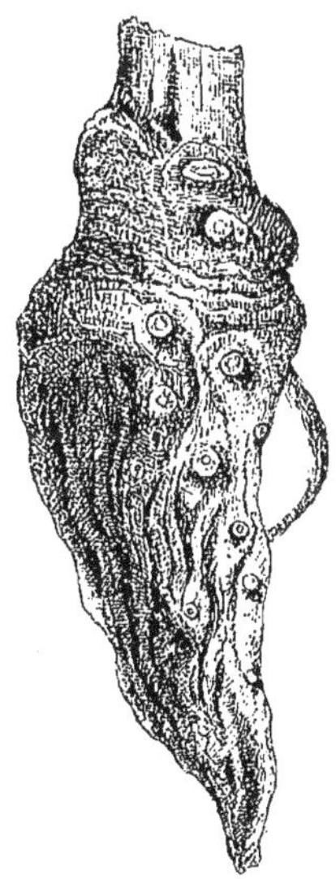

Fig. 1354.
Racine d'Aconit napel.

Les racines du commerce, qui ont été récoltées à des périodes diverses

de la végétation, n'offrent pas toutes le même aspect. La surface extérieure qui est lisse ou faiblement striée dans les racines adultes est,
dans les racines âgées ou très jeunes, profondément ridée dans le sens
longitudinal. La couleur des jeunes racines, qui est d'un jaune clair
prend chez les vieilles une teinte brun foncé, probablement due à
l'altération de la matière tannante contenue dans les cellules épidermiques. A la base de la racine on observe une cicatrice correspondant
au point d'insertion de la tige et portant sur ses bords des vestiges des
écailles foliacées qui entouraient le collet. Près de cette cicatrice s'en
trouve une seconde, qui indique le point de réunion du pivot latéral
avec le pivot principal. La surface exté-
rieure porte en outre les vestiges des
radicelles qui ont été séparées lors de la
récolte des racines et qui sont disposées
presque toujours sur 6 ou 8 séries verticales, presque rectilignes.

Sur une coupe transversale pratiquée
vers le milieu de la racine on distingue
très nettement l'écorce et la portion
ligneuse.

L'écorce, limitée extérieurement par
un épiderme brun noirâtre, est séparée
en deux couches d'épaisseur inégale par
une ligne peu apparente ; la zone interne
très large est peu colorée ; la zone externe
est beaucoup plus étroite et présente une

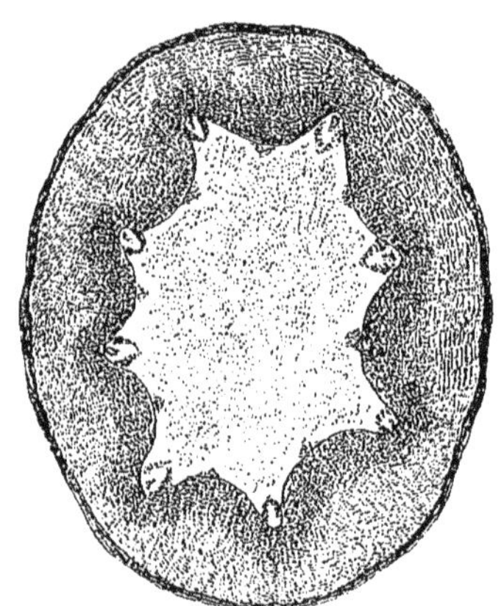

Fig. 1355. — Racine d'Aconit napel.
Section transversale.

couleur brun jaunâtre plus ou moins foncée. — La portion ligneuse
est séparée de l'écorce par une ligne brisée (fig. 1355) formant une
étoile à 7 ou 8 angles inégaux et représentant le cambium. Dans
chacun de ces angles on aperçoit figuré une sorte de coin très étroit,
plus pâle, dont la pointe est dirigée vers le centre de la racine et qui
représente un groupe de faisceaux fibro-vasculaires. La partie centrale
de la racine est représentée par une moelle abondante et d'apparence
bien homogène. Dans les sections pratiquées au sommet ou à la base
des racines d'aconit, la zone ligneuse n'affecte plus cette forme anguleuse ; elle apparaît sous la forme d'un cercle limité extérieurement
par les faisceaux fibro-vasculaires qui sont très rapprochés et confondus en une zone à peu près continue.

STRUCTURE MICROSCOPIQUE (fig. 1356). — Sous l'épiderme (c) formé
d'une rangée de cellules tabulaires, colorées en brun et recouvertes par

une cuticule épaisse, on observe le parenchyme cortical (*pc*) représenté par un tissu de larges cel-
lules polygonales, allongées dans
la direction tangentielle ; ce tissu
présente un certain nombre de
cellules sclérenchymateuses munies de parois plus ou moins
épaisses. L'endoderme (*end*) très
apparent est formé d'une rangée
de cellules rectangulaires à parois faiblement épaissies. Le liber
(*l*) est très développé et constitué
par un tissu de cellules qui deviennent de plus en plus petites à
mesure qu'elles s'éloignent de la
périphérie. La partie interne de
ce liber est caractérisée par la
disposition régulière de ses éléments qui sont rangés en longues
files radiales et par la présence
de vaisseaux grillagés (*vg*) qui
dans leur ensemble forment plusieurs séries concentriques ; la
partie extérieure du liber est
moins régulière dans sa structure
et présente à une faible distance
de l'endoderme quelques cellules
scléreuses. La zone ligneuse protégée par une couche de cambium très apparente a dans les
portions les plus renflées des racines, un contour très sinueux.
Dans toutes les parties anguleuses de cette zone on observe
des faisceaux fibro-vasculaires
(*b*) qui sont plus ou moins volumineux. Ceux qui correspondent
aux angles qui font saillie dans
le liber, sont plus développés que
les autres, généralement accouplés et disposés en forme d'un V

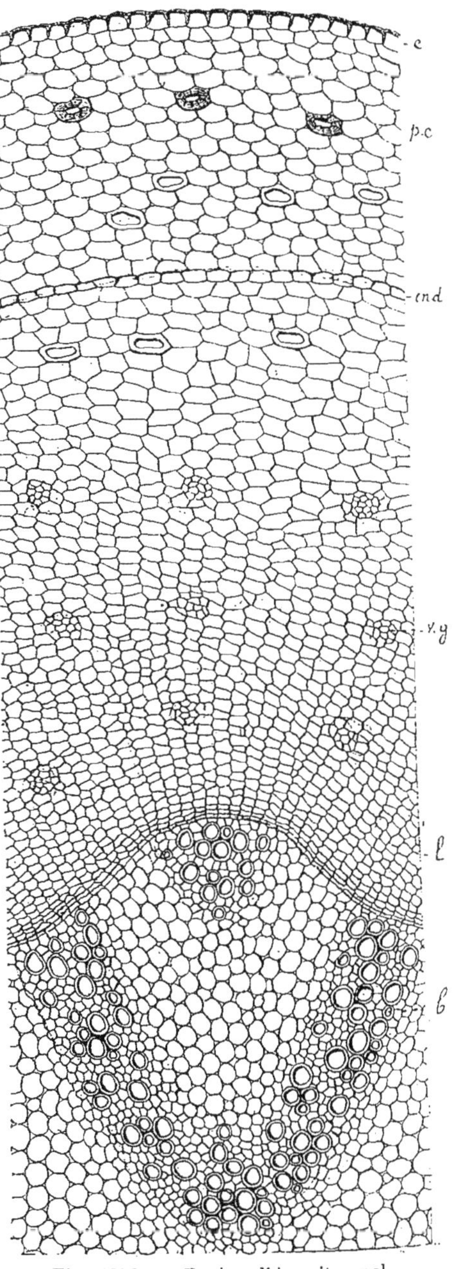

Fig. 1356. — Racine d'Aconit napel.
Structure anatomique.

entre les branches duquel on observe un faisceau unique beaucoup plus petit. Dans les parties qui font saillie dans le bois les faisceaux sont simples et bien moins volumineux que les autres. Chacun d'eux est formé de groupes vasculaires disséminés dans un tissu de fibres à parois plus épaisses.

La racine d'aconit renferme dans toute son épaisseur une quantité considérable de grains d'amidon de grandeur et de forme différentes. Leur dimension qui atteint en moyenne 15 millièmes de millimètre est près de 10 fois moindre dans les grains les plus petits. Beaucoup de ces grains sont isolés et arrondis, d'autres sont soudés sur une partie de leur surface et réunis en groupes anguleux, au nombre de 4 ou 5.

Composition chimique. — L'Aconit napel a été l'objet de longues et minutieuses recherches chimiques dont l'intérêt se trouve largement justifié par l'énergie de ses propriétés toxiques.

Il contient cinq alcaloïdes : l'*aconitine*, la *napelline*, l'*homonapelline*, l'*aconine* et l'*isoaconitine*; le premier est cristallisable, les quatre autres sont amorphes.

Signalée par Brandes, puis par Geiger et Hesse en 1883, étudiée ensuite par Planta, l'aconitine a été obtenue à l'état cristallisé par Groves, puis par Duquesnel en 1871. Wright et Luff l'ont obtenue complètement pure et lui ont donné pour formule $C^{66}H^{43}AzO^{22}$ (*Journal Chem. Soc.*, 1879).

MM. Dunstan et Umney qui ont entrepris dans ces dernières années une série de recherches sur les alcaloïdes de l'aconit, ont donné pour l'extraction de ces alcaloïdes un procédé qui exclut toute décomposition soit par l'eau, soit autrement (*Pharmaceut. Journ. and Transact.*, mars 1892). Ce procédé consiste dans la lixiviation des racines desséchées à basse température et finement pulvérisées, au moyen de l'huile de fusel rectifiée. On extrait les alcaloïdes de cette solution en l'agitant avec de l'eau acidifiée avec 1 p. 100 d'acide sulfurique : le chloroforme agité avec la solution acide enlève de la résine. La liqueur aqueuse est alors alcalinisée avec de l'ammoniaque, puis traitée par l'éther, qui dissout une proportion notable d'alcaloïdes, mais en laisse une petite proportion qu'on extrait au moyen du chloroforme.

L'*alcaloïde soluble dans l'éther* se présente sous l'aspect d'une matière gommeuse incristallisable. Par sa transformation en bromhydrate, il se sépare en deux sels, l'un cristallisable est du *bromhydrate d'aconitine*, l'autre amorphe est du *bromhydrate de napelline*, qui paraît du reste être mélangé d'un autre alcaloïde, l'*homonapelline* (*Bull. Soc. chim. de Paris*, avril 1893).

L'alcaloïde soluble dans le chloroforme est de l'aconine, base amorphe qui résulte de la décomposition de l'aconitine sous l'influence de l'eau.

L'aconitine pure cristallise en prismes tabulaires appartenant au système rhombique, peu solubles dans l'eau et le pétrole, plus solubles dans l'éther et dans l'alcool, mais surtout dans la benzine et le chloroforme; elle est incolore, inodore, amère et détermine sur la langue un picotement tout particulier. Elle fond à 188° et forme avec les acides des sels cristallisables dont le plus fréquemment employé est le nitrate. Chauffée au-dessous de son point de fusion, elle n'est pas affectée sensiblement dans sa composition chimique, mais à la température de 188° ou par une ébullition prolongée de sa solution aqueuse elle se convertit graduellement en aconine. Chauffée dans un tube scellé avec une solution saturée d'acide tartrique, l'aconitine se transforme en une nouvelle base, la *déshydraconitine* ou *apoaconitine*.

La *napelline* de MM. Dunstan et Umney est un alcaloïde d'apparence gommeuse soluble dans l'éther et dans l'alcool, très peu soluble dans l'eau. Sa solution aqueuse très amère ne donne pas comme l'aconitine la sensation si caractéristique de tintement dans les oreilles. Elle ne donne pas de sels cristallisables et ne doit pas être confondue avec la napelline de Hübschmann qui, d'après MM. Wright et Luff, est un mélange constitué surtout par l'aconine.

L'aconine est une substance gommeuse, cassante, hygroscopique, fondant à 132°; elle est très soluble dans l'eau et à l'état sec elle est insoluble dans l'éther et presque insoluble dans le chloroforme. En solution aqueuse elle est faiblement amère, produit une sensation de brûlure dans la bouche mais ne donne pas le tintement d'oreilles caractéristique de l'aconitine. Ses propriétés chimiques ont été étudiées tout récemment par MM. Dunstan et Passmore (*Pharm. Journ. and Transact.*, mars 1892).

L'isoaconitine est un alcaloïde isomère de l'aconitine; il est dépourvu de propriétés toxiques. Ses propriétés ont été étudiées par MM. Dunstan, Harrison et Carr (*Pharmac. Journ. and Transact.*, janvier 1893 et mars 1894) qui ont établi sa véritable nature et démontré son identité avec le corps retiré de l'aconit par Franco de Weymouth en 1874 et désigné par lui sous le nom de *picroaconitine*.

Outre ces alcaloïdes, la racine d'aconit napel contient de la mannite, du sucre de canne, ainsi qu'un autre sucre qui réduit l'oxyde de cuivre même à froid.

L'aconitine se retrouve également dans les tiges, les feuilles et les fleurs de l'aconit napel, mais en proportions beaucoup plus faibles; aussi pour éviter toute méprise et décliner toute responsabilité, le pharmacien devra-t-il pour la préparation des médicaments à base d'aconit, et surtout de l'alcoolature, s'en rapporter aux prescriptions de la Pharmacopée officielle.

Usages. — L'aconit napel doit ses propriétés physiologiques à la présence de l'aconitine : aussi les préparations pharmaceutiques faites avec les feuilles et la racine de cette plante sont-elles d'autant plus actives que celles-ci renferment une plus grande proportion de cet alcaloïde.

On l'emploie généralement sous forme d'alcoolature qu'on prépare avec les racines et les feuilles fraîches et qu'on administre à la dose de 5 à 40 gouttes suivant l'âge du malade.

L'alcoolature préparée avec la racine est beaucoup plus active que celle qui est obtenue avec les feuilles.

L'aconit napel est employé contre la toux, la coqueluche, l'asthme et surtout contre les névralgies et les affections rhumatismales. C'est le remède favori des chanteurs. On emploie fréquemment aussi sous forme de granules l'aconitine cristallisée, substance éminemment toxique, qui doit être administrée avec la plus grande circonspection. La pharmacopée française de 1884 avait fixé à un quart de milligramme la proportion d'alcaloïde qui devait entrer dans chacun de ces granules ; mais à la suite d'accidents provoqués par cette dose, la Société de pharmacie de Paris a proposé de réduire à 1/10e de milligramme la dose d'alcaloïde contenue dans les granules d'aconitine cristallisée.

Substitutions. — D'après M. Patrouillard [1] on substitue communément à la racine d'Aconit napel celles des *Aconitum Störkeanum* Reich., *A. variegatum* L., *A. Commarum* Jacq., *A. paniculatum* Lam. Ces racines ne présentent aucune différence remarquable avec celle de l'aconit napel ; aussi ne peut-on guère les distinguer les unes des autres ; elles paraissent toutefois moins actives que cette dernière ainsi que l'ont établi les recherches de Schroff pour les *A. variegatum* et *A. Störkeanum* et celles de Calloud pour l'*A. paniculatum*. Les opinions sont tout à fait contradictoires en ce qui concerne l'*A. Anthora* que Berg et Haller considèrent comme vénéneux à un degré moins élevé toutefois que l'*A. Napellus*, tandis que d'autres auteurs lui refusent toute propriété toxique.

La racine d'*A. lycoctonum* ou *Aconit tue-loup* n'est point napiforme, mais fibreuse et allongée, plus ou moins cylindrique, garnie de radicelles disséminées irrégulièrement sur toute sa surface ; elle est rami-

[1] Ch. Patrouillard. *Des Aconits et de l'Aconitine*, Thèse Éc. de Ph. de Paris, 1872.

fiée à sa partie supérieure. Dans cette espèce, le pivot est unique et sur un ou deux de ses côtés on observe 2 ou 3 bourgeons placés en file du haut en bas, à partir de la base du pivot. Les parties souterraines qui correspondent à chacun de ces bourgeons restent soudées ensemble et ne paraissent pas se séparer pendant le développement

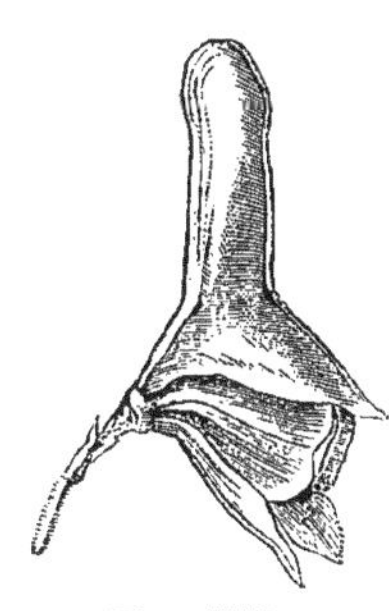

Fig. 1357.
Aconitum lycoctonum.
Fleur.

des organes aériens, mais après avoir persisté pendant un certain temps, celles de ces parties qui ont parcouru toutes les phases de leur existence disparaissent progressivement et se détruisent. La souche de l'Aconit tue-loup après quelques années de végétation paraît rongée et creuse sur un de ses côtés : sur l'autre qui est composée de parties plus jeunes et vivaces, elle forme une sorte de gouttière plus ou moins épaisse et arquée. Parfois elle est tout à fait cylindrique extérieurement et creusée dans son axe d'une cavité qui s'étend dans toute sa longueur. Sa section transversale opérée sur une racine fraîche prend rapidement au contact de l'air une teinte rouge plus vive que dans l'Aconit napel. Dans les racines intactes, la moelle est circulaire.

ACONITS DE L'INDE

Origine. — Outre l'*Aconitum Napellus* L. on rencontre communément dans les parties tempérées de l'Himalaya, dans le Kumaon, le Népaul et le Sikkim une espèce d'aconit très toxique, l'*A. ferox* Wall. Dans la plupart de ces régions croissent aussi quelques espèces également toxiques, telles que les *A. uncinatum* L., *A. luridum* Hook. f. et Th., *A. palmatum* Don. Ce sont ces quatre espèces qui, d'après Hooker et Thompson, sont récoltées indistinctement et constituent la drogue connue sous les noms de **Bish** ou **Bikh**.

Description. — La diversité d'origine du *Bish* entraîne dans ses caractères extérieurs des variations assez profondes. Cette drogue se présente tantôt en tubercules napiformes ou coniques allongés, le plus souvent isolés, rarement réunis au nombre de 2 ou 3 par leur base ; ces tubercules mesurent 8 à 10 centimètres de longueur et 1 à 4 centimètres de diamètre dans leur partie la plus épaisse : beaucoup d'entre eux ont été brisés au moment de la récolte et sont dépourvus de leur extrémité inférieure. Leur surface extérieure présente des sillons longitudinaux assez profonds, bordés de crêtes anguleuses et des cicatrices disposées irrégulièrement, correspondant à l'insertion des radicules ; elle offre une teinte noirâtre dans les parties creuses et blanchâtre sur les parties saillantes. Débarrassés de la terre qui garnit le fond des sillons, ces tubercules présentent une teinte uniforme, d'un jaune clair ; leur épiderme se détache facilement en petites écailles sèches, cassantes, qui découvrent le parenchyme cortical, de couleur blanche légèrement jaunâtre. A leur sommet et près de la cicatrice laissée par l'insertion de la tige, on observe toujours une autre cicatrice elliptique de consistance ligneuse, correspondant au point d'attache du tubercule latéral. La cassure du Bish est irrégulière, tantôt d'un blanc uniforme, très amylacée, tantôt cireuse et brun jaunâtre : sa substance, est parfois spongieuse, poreuse, d'autres fois translucide, très dure, compacte, susceptible d'être polie. Ces caractères varient avec le mode de dessiccation auquel la drogue a été soumise. Sur la section transversale, on distingue encore, au-dessous du suber blanc, un tissu jaunâtre parsemé de taches brunes et dans lequel sont dispersées, à peu près vers le tiers extérieur du rayon, quelques taches blanches isolées, représentant les faisceaux fibro-vasculaires. Ces taches ne sont pas reliées entre elles par une ligne sinueuse comme dans l'aconit Napel. Le Bish a une saveur d'abord amère puis brûlante, et une faible odeur de Jalap. Très souvent il est perforé par les insectes.

Le Bish qu'on rencontre dans les bazars indiens a un aspect un peu différent. Il se présente en fragments profondément ridés de même longueur que la drogue ordinaire, mais d'une couleur brun noirâtre et d'une odeur forte presque fétide, d'une consistance élastique ou coriace. Quand il est bien desséché, il est presque aussi dur que la pierre et se pulvérise très difficilement. A l'intérieur il est blanchâtre. Avant d'être desséchée au feu, cette drogue est plongée dans l'urine de vache pour la préserver des insectes. C'est cette pratique qui lui communique l'odeur de castoréum qu'elle exhale généralement. Plongée dans l'eau, elle la colore rapidement en brun foncé.

Si nous avons insisté sur les caractères extérieurs que peut présenter cette drogue éminemment toxique, c'est qu'elle a déjà été confondue avec l'espèce de Jalap connue sous le nom de *Jalap digité*. Il est inutile d'insister sur les conséquences d'une pareille substitution.

M. Patrouillard a parfaitement décrit les particularités qui permettent de distinguer ces deux drogues, qui offrent parfois une grande ressemblance extérieure.

Le *Jalap digité* se présente généralement en morceaux coniques ou fusiformes de 4 à 17 centimètres de longueur. Sa surface extérieure, d'un jaune plus foncé, ne porte ni cicatrice ni débris de radicules ; elle présente des sillons longitudinaux plus espacés que ceux du Bish : elle est marquée de stries fines, transversales, peu profondes, parallèles entre elles, qui forment dans leur ensemble une série d'anneaux presque complets. Les sillons longitudinaux du Jalap sont assez régulièrement disposés les uns par rapport aux autres et les crêtes arrondies qui les bordent donnent à cette racine l'apparence d'un faisceau de cordes tordu sur lui-même. La cassure est irrégulière, blanche ou grise, parsemée de petits points brillants. Sur une section transversale de *Jalap digité*, on distingue nettement une ligne brune qui sépare l'écorce du cylindre ligneux ; l'écorce relativement peu épaisse est plus claire que le bois, marquée de stries radiales fines et très rapprochées ; le bois présente une multitude de lignes noires, fines et brillantes, très sinueuses dans leur direction et formant en s'anastomosant un réseau des plus irréguliers. Cette détermination des caractères extérieurs pourra être complétée par l'examen microscopique qui révélera dans le Jalap une disposition toute particulière des faisceaux libéro-ligneux, se développant anormalement dans la zone ligneuse et l'existence de grosses glandes résineuses qu'on ne rencontre jamais dans les Renonculacées.

Structure microscopique. — Le Bish est depuis longtemps déjà employé en Angleterre pour la préparation d'un alcaloïde, dont les propriétés diffèrent un peu de l'*Aconitine* retirée de l'*Aconit Napel*. Cet alcaloïde, désigné sous les noms d'*Aconitine anglaise*, *Napelline* (Wiggers), *Népaline* (Flückiger), *Acraconitine* (Ludwig) n'est autre que la *Pseudo-aconitine* (Hubschmann, Flückiger).

La *Pseudo-aconitine* est un alcaloïde cristallisable, à saveur brûlante, peu soluble dans l'eau et moins soluble que l'aconitine dans l'alcool, l'éther, le chloroforme. Chauffée à 100° avec de la potasse alcoolique, elle donne de l'*acide vératrique* et de la *pseudo-aconine* qui est incristallisable et très amère. Dans les mêmes conditions, l'aconitine donne de l'*acide benzoïque* et de l'*aconine*.

Groves a établi que l'existence de la pseudo-aconitine est caractéristique de l'*A. ferox*, comme celle de l'*aconitine vraie* l'est de l'*A. Napellus*. Il a constaté en même temps qu'à côté de la pseudo-aconitine, l'espèce indienne renferme une minime proportion d'aconitine vraie.

L'opinion de Groves a été confirmée récemment par Mandelin [1] qui, se basant sur la nature des produits de dédoublement fournis par ces deux alcaloïdes, propose de leur donner les noms de *benzoylaconine* et

[1] *Archiv. der Pharm.*, février et mars 1885.

de *vératroylaconine*. Le même auteur a comparé la toxicité de ces deux substances et considère la seconde comme un peu moins toxique que la première ; il donne aussi quelques réactions qui permettent de les distinguer l'une de l'autre.

Tandis que l'aconitine vraie ne donne pas de réactions colorées quand elle est pure, la pseudo-aconitine prend une teinte rouge violacé quand on la chauffe doucement avec de l'acide sulfurique additionné de quelques gouttes d'acide sulfovanadique.

Usages. — Le Bish n'est utilisé en Europe que pour l'extraction de son aconitine. Dans l'Inde on s'en sert comme topique contre les névralgies ; on l'emploie aussi à l'intérieur contre les fièvres et les rhumatismes. Il est bien plus actif que l'aconit napel et son emploi exige la plus grande circonspection.

Une autre drogue qui a joui longtemps d'une grande célébrité dans la médecine indienne, c'est l'*Atis* ou *Atees*, fourni par la racine de l'*Aconitum heterophyllum* Wall., qu'on rencontre dans les régions tempérées de l'Himalaya, dans le Smila et le Kashmir.

L'Atis se présente sous la forme de racines oblongues ou fusiformes, pouvant atteindre 3 à 4 centimètres de longueur et 7 à 8 centimètres de largeur. La surface extérieure, en général très propre, est d'une teinte cendré clair ; elle présente des rides longitudinales peu profondes et quelques cicatrices laissées par les radicules. Sa cassure est nette. Sur la section transversale, qui est blanche et farineuse, on distingue nettement 5 à 7 ponctuations jaunâtres, représentant les faisceaux fibro-vasculaires et reliées entre elles par une ligne à peu près circulaire, offrant la même teinte.

Broughton a retiré de cette racine un alcaloïde incristallisable, l'*Atisine*, qui ne possède pas les propriétés toxiques de l'aconitine.

Wasowicz[1] qui a repris l'étude chimique de l'Atis, en a isolé, outre l'atisine, un corps gras de consistance molle, de l'acide aconitique, de l'acide tannique, du sucre de canne, des substances pectiques.

Cette racine, qui se distingue des autres aconits par l'absence de propriétés toxiques est employée communément dans l'Inde comme tonique et fébrifuge, à la dose de 2 à 8 grammes.

Sous le nom d'Aconits du Japon, on désigne plusieurs racines d'aconit, dont l'origine botanique est encore indéterminée. Deux de ces produits se rencontrent communément dans les bazars chinois où ils sont vendus sous les noms de *Chuen-woo* et de *Cao-wu-tu*. Ces subs-

____
[1] *Arch. der Pharm.*, XI, p. 193.

tances ont été étudiées au point de vue chimique et anatomique par M. Wasowicz. — Hanbury qui a examiné le *Cao-wu-tu*, qu'il désigne sous le nom de *Tsavu-woo*, l'a rapporté avec quelque doute à l'*A. japonicum* Thunb.

GRAINES DE STAPHISAIGRE

ORIGINE. — Ces graines sont produites par le *Delphinium Staphisagria* L., plante bisannuelle qui croît spontanément dans le midi de l'Europe et qui est cultivée dans beaucoup de jardins.

DESCRIPTION. — Les **semences de Staphisaigre** (fig. 1358) sont irrégulièrement ovoïdes, anguleuses, convexes sur une face, planes ou légèrement concaves sur les autres; elles mesurent en moyenne 3 millimètres de largeur et 2 millimètres d'épaisseur. Leur surface extérieure, d'une teinte gris noirâtre, est marquée de rides très saillantes disposées en un réseau à larges mailles. Quelquefois accolées plusieurs ensemble en une seule masse oblongue, elles sont généralement isolées. Sous les enveloppes épaisses qui les recouvrent, elles contiennent un albumen volumineux, huileux, d'une teinte blanche dans les graines récentes et brune dans les graines anciennes. A la base de cet albumen s'observe un petit embryon. Ces graines exhalent, quand on les écrase, une odeur forte et désagréable; elles ont une saveur très âcre.

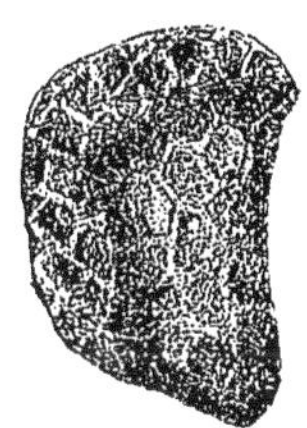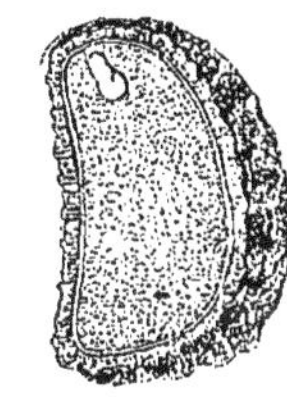

Fig. 1358, 1359.—Graine de Staphisaigre.

Entière.　　　　Coupée en long.

STRUCTURE MICROSCOPIQUE (fig. 1360). — Le spermoderme est composé de trois enveloppes bien distinctes : une enveloppe externe (*tc*) formée d'une rangée de cellules allongées radialement, très irrégulières dans leurs dimensions, qui deviennent considérables dans les points correspondant aux veines saillantes du réseau extérieur; ces cellules sont munies de parois très épaisses, colorées en brun, bosselées intérieurement et hérissées à l'extérieur de tubercules saillants; vues de face elles sont polygonales, irrégulières et à parois épaisses et canaliculées : — une enveloppe moyenne (*tm*), composée de 7 à 8 rangées de cellules aplaties, allongées dans la direction tangentielle ; — une enveloppe interne (*ti*), formée d'une seule rangée de petites cellules cubiques, régulières, à parois faiblement épaissies. Vues de face, ces cellules sont tout à fait caractéristiques; elles sont polygonales, allongées dans une direction parallèle à la surface de la graine ; leurs parois présentent des plissements très apparents, sous forme de saillies linéaires. L'albumen (*em*) est un tissu de cellules polygonales renfermant des grains d'aleurone et des globules d'huile fixe.

COMPOSITION CHIMIQUE. — Brandes, Lassaigne, Feneuille ont signalé en 1819 la présence d'une substance alcaline, la *delphinine*, dans les semences de Staphisaigre. L'étude chimique de ces graines a été reprise depuis lors par plusieurs pharmacologistes : par Couerbe en 1833, Darbel en 1864, Studer en 1872, Serk en 1874 et enfin par Dragendorff et Marquis, en 1877.

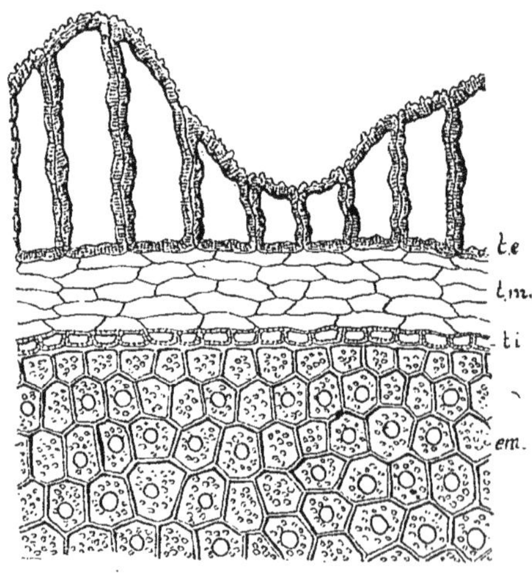

Fig. 1360. — Graine de Staphisaigre.

Avant ces deux derniers auteurs on avait constaté dans les semences de Staphisaigre l'existence de différents autres alcaloïdes, la *staphisine* et la *staphisagrine*. Dragendorff et Marquis démontrèrent qu'aucun de ces corps n'avait été obtenu à l'état de pureté et imaginèrent un mode de traitement qui leur permît de retirer de ces graines les quatre alcaloïdes suivants :

1° La *delphinine* $C^{14} H^{35} Az O^{12}$, corps cristallisable soluble dans l'alcool, l'éther et le chloroforme ;

2° La *delphisine* $C^{34} H^{46} Az^2 O^8$, corps cristallisant en aiguilles, soluble dans l'alcool, l'éther et le chloroforme ;

3° La *delphinoïdine* $C^{42} H^{34} Az O^2$, substance amorphe soluble dans l'éther, l'alcool, et le chloroforme ;

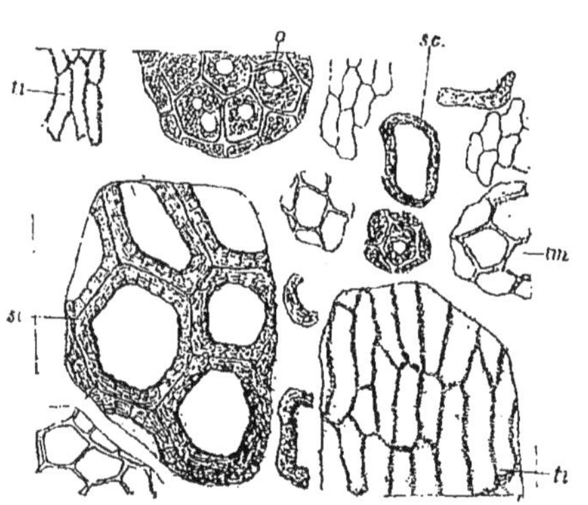

Fig. 1361. — Poudre de Staphisaigre.

sc, cellules scléreuses du tégument extérieur. — *tm*, tégument moyen. — *ti*, tégument interne. — *a*, albumen.

4° La *staphisagrine* $C^{44} H^{34} Az O^{10}$, corps amorphe peu soluble dans l'eau et dans l'éther, insoluble dans l'alcool absolu et le chloroforme.

Les recherches de Dragendorff et Marquis ont été continuées par

M. Charalampi Kara Stojanow (1891)[1], qui a encore simplifié le mode opératoire adopté par ses devanciers et décrit les principales réactions qui caractérisent ces alcaloïdes. Il pense que le produit désigné avant lui sous le nom de *staphisagrine* et qui constitue le résidu des opérations à la suite desquelles les trois autres alcaloïdes sont isolés, n'est qu'un mélange de quatre alcaloïdes amorphes.

Le delphinine, la delphisine et la delphinoïdine sont des alcaloïdes très toxiques dont le mode d'action a quelque ressemblance avec celui de l'aconitine.

Usages. — Les semences de Staphisaigre ont des propriétés très irritantes et peuvent, à dose un peu élevée, déterminer une véritable intoxication : utilisées jadis comme éméto-cathartiques, elles ne sont plus employées que dans la médecine populaire comme parasiticides, pures ou mélangées avec la poudre de Cévadille.

Parmi les autres espèces du genre *Delphinum* nous citerons :

Le *D. peregrinum* L. (*D. cardiopetalum* D. C.) qui croît dans les moissons du midi de la France et qui a été vanté jadis comme anti-ophtalmique ;

Le *D. consolida* L. ou *Consoude royale*, employée autrefois pour guérir et consolider les plaies.

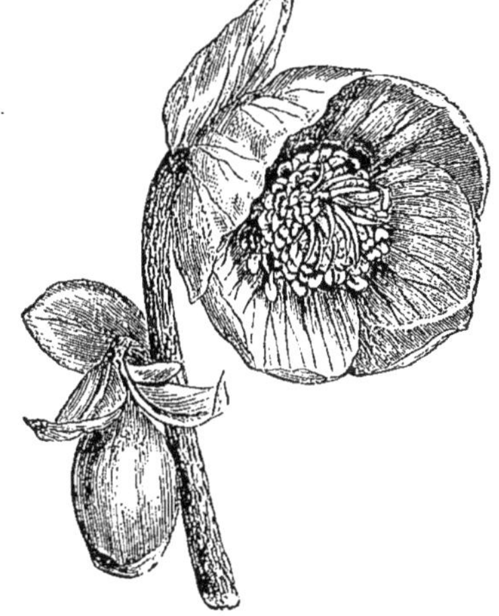

Fig. 1362. — *Helleborus niger*

RHIZOME D'HELLÉBORE NOIR

Origine. — C'est la partie souterraine de l'*Helleborus niger* L. (fig. 1362), plante vivace qui croît dans les montagnes d'Italie, de Suisse, du Dauphiné, dans les Pyrénées, l'Autriche et la Silésie. On la cultive dans les jardins pour la beauté de ses fleurs connues sous le nom de *Rose de Noël*.

Description. — Le rhizome se présente en fragments irréguliers, mesurant de 3 à 8 centimètres de longueur et de 4 à 6 millimètres d'épaisseur. Quelques-uns provenant de la partie supérieure de la souche portent des rameaux assez épais (fig. 1363) ; la plupart des autres sont simples et très noueux (fig. 1364). La surface

[1] *Pharmac. Zeitsch. für Russl.*, XXIX, p. 641, 1890.

extérieure, qui est d'un brun noirâtre est marquée de cicatrices annulaires très rapprochées et porte un très grand nombre de tubérosités représentant la base des racines adventives, qui sont très friables et se détachent facilement de la souche. Ces racines d'une teinte moins foncée n'ont guère plus de 2 millimètres d'épaisseur et 4 centimètres de longueur. Quand on le casse, le rhizome offre un aspect blanchâtre et une apparence cornée. — Sur une section transversale (fig. 1365) on découvre une écorce brune assez épaisse, qui entoure un anneau ligneux représenté par 15 à 20 faisceaux ligneux inégaux assez apparents, d'une teinte blanchâtre ; ces

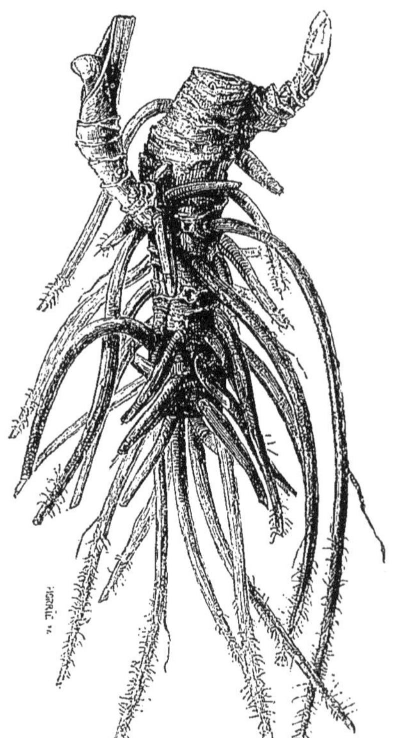

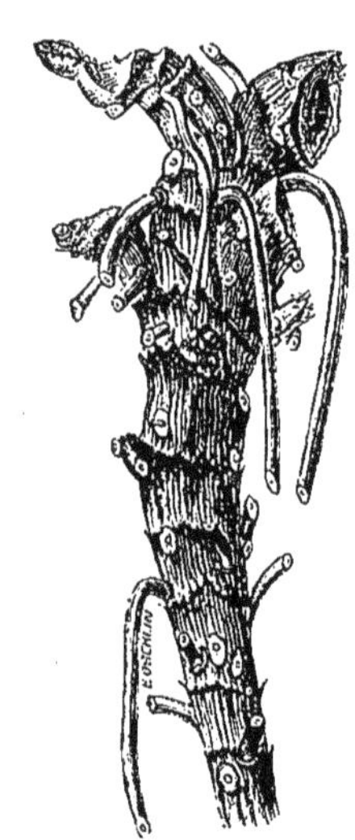

Fig. 1363, 1364. — Rhizome d'Hellébore noir.

faisceaux coupés carrément à leur base sont séparés les uns des autres par des rayons médullaires assez larges qui établissent communication entre la moelle et le parenchyme cortical. Ce rhizome a une saveur amère et âcre.

Structure microscopique (*Rhizome*) (fig. 1366). — Sous l'épiderme formé d'une rangée de cellules munies de parois colorées en brun, on distingue le parenchyme cortical, qui est composé de cellules arrondies. La portion ligneuse est représentée par un nombre assez considérable de faisceaux fibro-libériens, inégaux dans leur longueur et leur largeur. Chacun de ces faisceaux est composé d'une zone ligneuse lignifiée dans sa partie interne, parenchymateuse dans sa partie extérieure et recouverte par un liber mou très développé, au sommet duquel on distingue un petit arc fibreux représentant le péricycle. Ces faisceaux sont séparés les uns des autres par des rayons médullaires formés de cellules polygonales, disposées en files radiales. La moelle est formée de cellules arrondies renfermant, comme les rayons

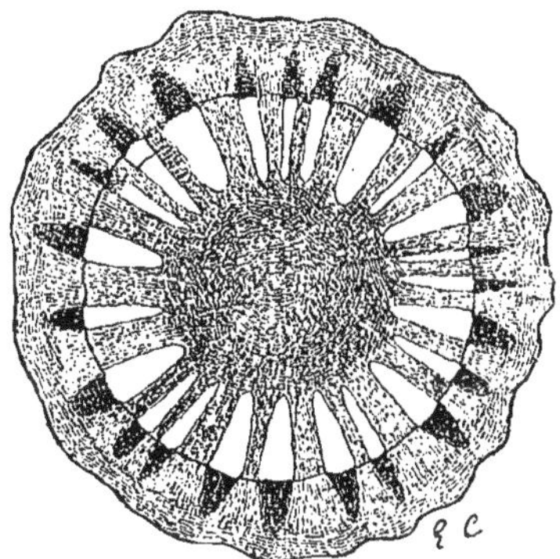

Fig. 1365. — Rhizome d'Hellébore noir.
Section transversale.

médullaires et l'écorce, de l'amidon ou une matière oléo-résineuse brune.

RACINE

La racine (fig. 1367) présente une structure toute différente. L'écorce, protégée par un épiderme de cellules brunes est très développée, formée de cellules arrondies riches en amidon, parmi lesquelles on distingue des cellules contenant de l'oléo-résine brune ; la zone ligneuse, entourée par un endoderme très apparent, est arrondie,

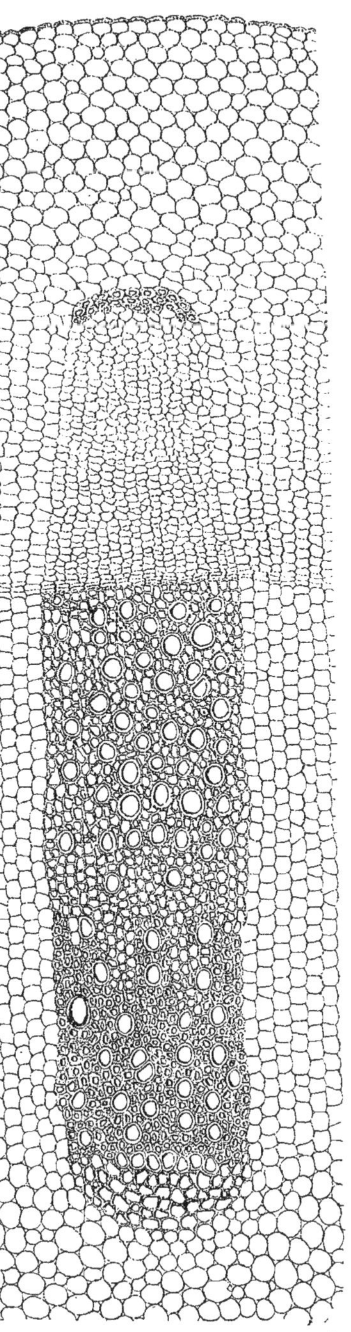

Fig. 1366. — Rhizome d'Hellébore noir.
Structure anatomique.

relativement peu épaisse, constituée dans les plus jeunes racines par
4 petits faisceaux de bois primaire alternant avec quatre petits faisceaux
libériens primaires. — Dans les racines plus âgées, les faisceaux secondaires plus volumineux, également au nombre de quatre, sont formés
d'un groupe de vaisseaux qui tendent à se rejoindre vers l'axe de la
racine et sont recouverts par un liber et un péricycle mous.

COMPOSITION CHIMIQUE. — Le rhizome d'Hellébore noir a été analysé
par Marmé et Husemann qui en ont retiré : une huile fixe, de la

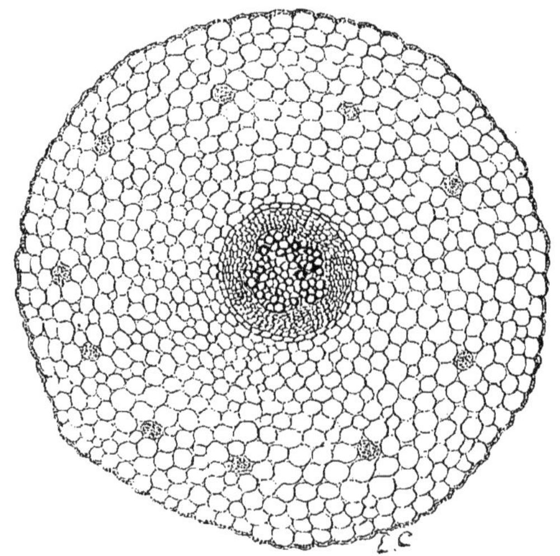

Fig. 1367. — Racine d'Hellébore noir.
Structure anatomique.

résine, du sucre, un acide qui paraît être de l'*acide aconitique*, et deux
glucosides, l'*helléborine* et l'*helléboréine*. Ces deux principes qui cristallisent en aiguilles microscopiques blanches, à saveur âcre et amère,
prennent au contact de l'acide sulfurique, une couleur rouge cramoisi
qui passe au violet.

USAGES. — L'Hellébore noir a joui autrefois d'une grande réputation comme agent curatif de la folie. L'action irritante et dérivative
qu'il exerce du côté du tube digestif et qui peut être parfois utile,
explique la préférence qui lui était accordée dans ce cas. Ses propriétés irritantes sont dues à l'action de l'helléborine, qui est un poison
cardiaque irritant, agissant comme la digitoxine. C'est un médicament
à peu près abandonné aujourd'hui.

SUBSTITUTIONS. — A plusieurs reprises, on a constaté la présence dans l'hellébore noir de diverses racines plus ou moins actives, parmi lesquelles nous citerons celles des *H. viridis* et *H. fœtidus*, du *Veratrum album*, de l'*Aconitum Napellus*, de l'*Adonis vernalis* et de l'*Arnica montana*. Ces substitutions dues plutôt à la négligence qu'à une intention frauduleuse, peuvent expliquer la diversité des opinions émises sur les effets de l'hellébore et les doses auxquelles on peut l'administrer.

L'*Helleborus viridis* L. ou *Hellébore vert* croît communément en France, dans les haies et les vergers Il se distingue de l'*H. niger* par ses fleurs petites et verdâtres, ses tiges ramifiées et ses feuilles colorées en vert clair. Son rhizome présente les mêmes caractères extérieurs ; il a une saveur plus âcre, plus amère et renferme plus d'huile fixe.

L'*H. fœtidus* L. ou *Pied de griffon*, très commun dans les endroits calcaires, a des tiges ramifiées et feuillées jusqu'à la base. Les feuilles d'un vert foncé et livide. à lobes très étroits et allongés sont supportées par un pétiole élargi. Les fleurs sont vertes, pendantes, et ont une odeur désagréable. Cette espèce a été employée comme anthelmintique et purgative.

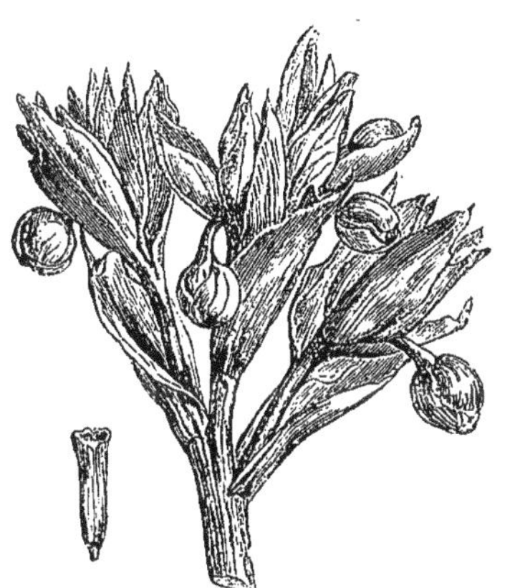

Fig. 1368. — *Helleborus fœtidus*.

Le genre *Coptis*, créé par Salisbury et considéré par Baillon comme une simple section du genre *Helleborus*, renferme deux espèces utilisées dans la matière médicale. Ce sont :

Le *Coptis Teeta* Salisb. (*Helleborus Teeta* H. Bn.), petite plante qui croît à l'est du royaume d'Assam, dans les montagnes de Mishmi. Son rhizome se présente en morceaux cylindriques ou tortueux, mesurant de 2 à 5 centimètres de longueur, et 2 à 3 millimètres d'épaisseur, ramifiés près de leur extrémité, garnis de radicules minces et filiformes qui lui donnent un aspect rude et épineux. Sa surface extérieure est d'un brun jaunâtre ; sa cassure est nette, d'un jaune brillant ; il est dépourvu d'odeur et a une saveur très amère. Dans les bazars de l'Inde il se vend en petites boîtes de 15 grammes renfermées dans des petits sacs faits avec des bandes étroites de rotin. Il doit sa couleur jaune à la présence de la berbérine. Il est communément employé par les Indiens, sous les noms de *Tita*, *Mahmira* ou *Marimam*, comme un tonique amer contre la dyspepie atonique et les fièvres intermittentes. Les Chinois l'utilisent aussi sous les noms de *Hwang-lien* et *Chuen-lien*. On lui substitue parfois le rhizome du *Thalictrum folio-sum* D. C., qui croît sur les montagnes de l'Himalaya.

Le *Coptis trifolia* Salisb. (*Helleborus trifolius* L.), petite herbe vivace, qui croît au Canada, dans le Maryland, et aussi dans la Russie d'Asie. C'est le *Golden thread* des Américains, qui l'utilisent comme un tonique amer.

GRAINES DE NIGELLE

ORIGINE. — Ce sont les semences du *Nigella sativa* L., qui croît spontanément en Orient et dans certaines parties de l'Europe méridio-nale et moyenne.

DESCRIPTION. — Les **graines de Nigelle** ne mesurent guère plus de 1,5 à 2 millimètres de longueur ; elles sont triquètres, à bords sail-lants, à faces sensiblement planes, recouvertes par un spermoderme noir, mat, marqué de rides trans-versales et finement chagriné à la base. L'amande est blanche, hui-leuse. Quand on les écrase, ces graines ont une odeur très forte, aromatique, qui rappelle un peu celle du Cajeput, ou encore celle du Citron mêlée à la Carotte ; quand on les mâche, elles laissent dans la bouche une saveur âcre.

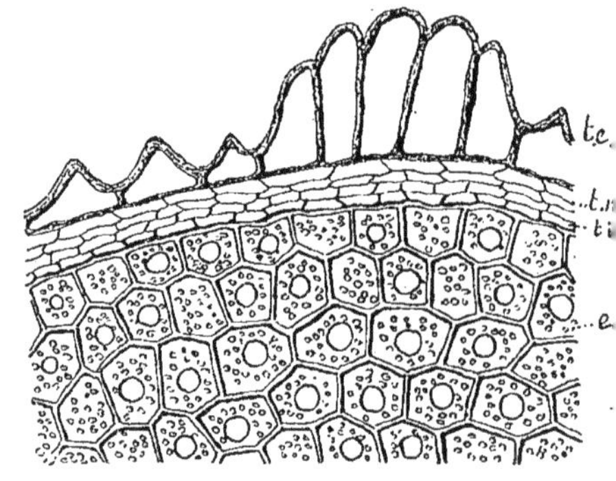

Fig. 1369. — Semence de Nigelle.
Structure anatomique.

STRUCTURE MICROSCOPIQUE (fig. 1369). — Le spermoderme est formé de trois tuniques : l'une externe (*te*) formée d'une couche de cellules coniques, papilliformes, irrégulières dans leurs dimensions, très allongées en certains points : ces cellules ont des parois brunes fort épaisses ; — une tunique moyenne (*tm*) composée de quelques rangées de cellules aplaties et allongées tangentiellement : — une enveloppe interne (*ti*) formée d'une rangée de petites cellules cubiques. — L'albumen (*em*) est un tissu de cellules polygonales renfermant de l'aleurone et des globules d'huile fixe.

COMPOSITION CHIMIQUE. — Ces graines ont été analysées par Greenish[1] qui en a retiré une huile fixe, volatile, d'un brun jaunâtre foncé : une

<hr>

[1] *Pharmac. Journ.* [3], t. X, p. 909 et 1013.

huile volatile, jaunâtre, non fluorescente et un principe particulier, la *mélanthine*. Cette substance se présente sous l'apparence d'une poudre amorphe blanchâtre, inodore, qui, par la trituration, provoque sur les narines une sensation de sécheresse et irrite le fond de la gorge ; elle a une saveur amère, piquante ; elle est insoluble dans l'eau, la benzine, l'éther, un peu soluble dans le chloroforme, plus soluble dans l'alcool et dans les solutions alcalines.

Usages. — C'est à la mélanthine qu'il faudrait rapporter les propriétés excitantes de ces graines qui sont utilisées comme emménagogues, galactogogues et diurétiques. Dans l'Inde elles sont fréquemment employées comme carminatives et anthelmintiques.

On utilise aussi, comme comme semences de nigelle, les graines du *N. arvensis* L. et celles du *N. Damascena* L. Les premières ont un spermoderme noir un peu grisâtre : elles sont finement ponctuées, sans rides ; leur odeur rappelle celle du Cumin. Les secondes sont un peu plus grosses, tout à fait noires, ridées transversalement sur leurs faces. Quand on les écrase, elles laissent dégager une odeur aromatique assez agréable, qu'on a comparée à celle de la fraise.

PULSATILLES

Sous le nom de **Pulsatilles** on désigne deux espèces voisines dont l'une (*Anemone pratensis* L.), originaire de l'Allemagne du Nord, est la véritable plante employée par Störk ; l'autre (*Anemone Pulsatilla* L.) croît dans toute l'Europe centrale et méridionale. Généralement ces espèces sont récoltées au printemps, lorsque la fleur va s'épanouir et quand les feuilles commencent à peine à se développer : quelquefois on les récolte après la floraison et par conséquent garnies de leurs feuilles.

L'*Anemone Pulsatilla* (*Pulsatilla officinalis*, Mill.) croît dans les endroits sablonneux et sur les coteaux secs de presque toute la France. De sa souche épaisse, noire et dure, partent des feuilles radicales pétiolées (fig. 1370), à limbe tripinné, dont les divisions sont découpées en fragments étroits, linéaires, aigus, couverts de longs poils. La hampe florale, également velue, porte une fleur solitaire penchée après la floraison et un involucre très découpé et placé à une certaine distance de la fleur. Celle-ci

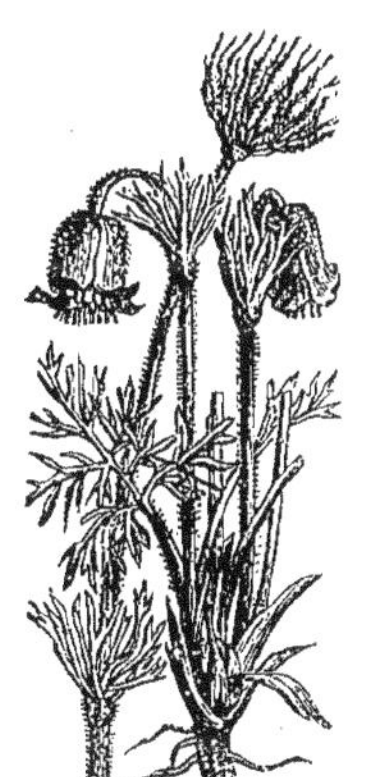

Fig. 1370.
Anémone pulsatille.

est formée d'un calice violet à 6 sépales elliptiques aigus, placés sur deux rangs, soyeux extérieurement, rapprochés en cloche et recourbés en dehors dans leur partie supérieure : les étamines sont très nombreuses, libres ; les extérieures plus courtes que les autres deviennent stériles et forment des staminodes glanduleux.

Distillée dans un courant de vapeur, l'anémone pulsatille, très divisée, donne un liquide très limpide, de saveur âcre et brûlante. En traitant ce liquide par le chloroforme, Beckurts en a retiré une substance âcre, le *Camphre d'Anémone*, cristallisé en prismes rhombiques, fondant à 300° sans se décomposer, possédant une odeur très irritante et des propriétés vésicantes. Cette substance très volatile se décompose rapidement en *anémonine* et *acide anémonique*.

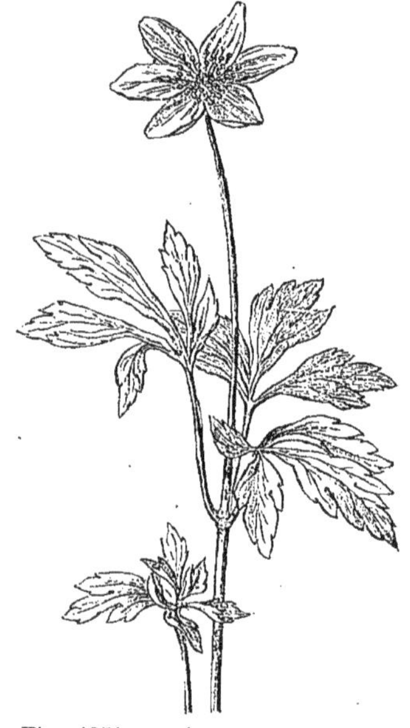

Fig. 1371. — *Anemone nemorosa*.

Purifiée par dissolution dans l'alcool et par cristallisation dans la benzine, l'*anémonine* se présente sous forme de fines aiguilles, inodores, très âcres, peu solubles dans l'eau et l'éther, solubles dans l'alcool et le chloroforme. Elle fond à 156° et se décompose à 270° ; les alcalis la transforment en *acide anémonique*.

Les feuilles et surtout le rhizome d'anémone pulsatille possèdent à l'état frais des propriétés irritantes et vésicantes qu'elles perdent par la dessiccation. On les a employées à l'extérieur contre les dartres rebelles et à l'intérieur contre la paralysie et la coqueluche. Les médecins homœopathes les emploient en olfaction contre le rhume de cerveau et la migraine.

L'anémonine est employée dans la thérapeutique, à la dose de 2 à 4 centigrammes par jour, comme anticatarrhale.

L'Anémone des prés (*Anemone pratensis* L., *Pulsatilla pratensis* Mill.) se distingue de la précédente par ses fleurs plus petites, penchées dès le commencement, à pétales plus aigus ou acuminés, connivents à la base et réfléchis au sommet.

D'autres espèces du genre *Anémone* ont été employées en médecine. Telles sont :

L'Anémone des bois ou **Sylvie** (*Anemone nemorosa* L.), qui croît sur les pelouses découvertes des bois et des coteaux calcaires, où elle fleurit dès le mois d'avril. C'est une jolie petite espèce de 20 centimètres de hauteur, grêle, glabre, à feuilles pinnatiséquées, à segments elliptiques lancéolés et profondément incisés (fig. 1371). La fleur, solitaire sur la tige, est grande, formée de 6 à 7 sépales oblongs, glabres, blancs, fréquemment teintés de violet à la base. Cette plante âcre a été jadis employée à l'extérieur comme antirhumatismale et antigoutteuse, et aussi contre la teigne.

L'Hépatique des jardins (*Anemone Hepatica* L., *Hepatica triloba* Chaix), plante légèrement velue, à feuilles profondément trilobées, à fleurs blanches, bleues ou roses, dont l'involucre simule un calice véritable (fig. 1372). Elle a été employée contre les engorgements du foie.

La **grande Anémone des bois** (*Anemone sylvestris* L.), espèce à feuilles basilaires, à divisions trifides, à fleurs grandes et blanches,

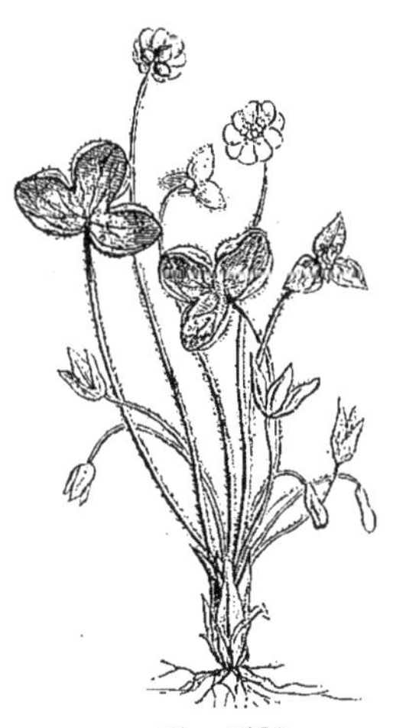

Fig. 1372.
Anemone Hepatica.

teintées de vert à leur base. C'est une plante suspecte qui, comme les précédentes doit ses propriétés physiologiques à la présence de l'*anémonine*.

ADONIS VERNALIS

L'*Adonis vernalis* L. est une plante herbacée qui se rencontre sur les plateaux dénudés de la Lozère, en Alsace, en Suisse, en Bohême, dans quelques îles de la Baltique et dans la Russie moyenne.

DESCRIPTION. — Cette plante surpasse toutes ses congénères par la grandeur et l'éclat de ses fleurs terminales, solitaires, d'un jaune brillant. La tige est droite, à peu près cylindrique, pourvue de cannelures plus ou moins saillantes et tout à fait glabre. Sa taille varie de 1 à 3 décimètres ; elle est très souvent terminée par une fleur et ses rameaux latéraux deviennent dès lors stériles : quelquefois aussi elle se divise à sa base en rameaux qui sont munis chacun d'une fleur. Les feuilles sont très nombreuses, sessiles, externes, pinnatipartites, découpées en lanières fines : elles sont reliées à la tige par une gaine assez large ; celle-ci prend un très grand développement dans les feuilles radicales où le limbe avorte souvent. Le rhizome est brun, court et rampant, garni sur sa face supérieure de courtes ramifications et sur sa face inférieure de nombreuses racines noires, sans ramifications, ni chevelure, tellement serrées les unes contre les autres qu'elles masquent les cicatrices annulaires qui existent sur le rhizome.

Ces racines sont moins grosses que celles de l'*Helleborus niger* L. ; elles s'en distinguent par l'épaisseur de leur zone corticale qui est d'un brun noirâtre, le développement et la disposition du méditullium ligneux divisé par de larges rayons médullaires en 4 faisceaux assez réguliers, qui font saillie dans l'écorce.

La structure anatomique des organes de cette plante a été étudiée par M. Mordagne [1]; elle rappelle dans son ensemble celle qui caractérise les divers organes des Renonculacées.

COMPOSITION CHIMIQUE. — Les tiges et les feuilles de l'*Adonis vernalis* renferment de l'acide aconitique et un glucoside, l'*Adonidine*, qui a été isolé par Cervello.

L'adonidine est une substance amorphe, légèrement jaunâtre, très hygrométrique, inodore et amère ; soluble dans l'eau et l'alcool,

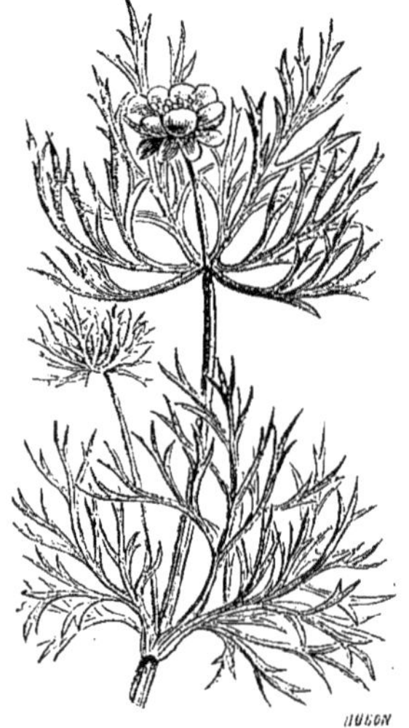

Fig. 1373.
Adonis autumnalis.

elle est insoluble dans l'éther, le chloroforme, la benzine. Merck a retiré de l'*A. vernalis* un composé cristallisé qu'il a appelé *adonite*, $C^5H^{12}O^5$. Fischer [2] a repris l'étude de ce composé et fixé sa nature d'alcool pentatomique.

USAGES. — Les tiges et les feuilles d'*Adonis vernalis* s'emploient en infusion à la dose de 4 à 5 grammes par jour, dans les affections du cœur. Leur usage ne produit pas de phénomènes d'accumulation, comme on en observe avec la digitale.

CLÉMATITES

Les **Clématites**, qui se rapprochent beaucoup des **Anémones** par la disposition de leurs fleurs, s'en distinguent par leurs tiges souvent ligneuses et sarmenteuses, chargées de feuilles opposées. Ce sont des plantes toxiques à doses élevées, qu'on pourrait utiliser dans la

[1] Mordagne. *De l'Adonis vernalis*, Th. Éc. de Ph. de Paris, 1889.
[2] *Bull. de la Soc. Ch. de Paris*, 1894, et *Arch. der Pharm.*, CCXXXI, p. 129.

médecine populaire au même titre que les Cantharides, dont elles possèdent les propriétés vésicantes, sans exercer la même action sur les organes génitaux. Les espèces les plus connues sont :

Le *Clematis Vitalba* L. (*Clématite des haies ; herbe aux gueux*) qui tire cette dernière dénomination de l'usage qu'en faisaient les mendiants pour provoquer sur leur peau des ulcérations artificielles, à l'aide desquelles ils espéraient exciter la pitié. Les feuilles contusées et macérées dans l'huile étaient employées aussi pour guérir la gale : elles agissaient en produisant une inflammation substitutive souvent dangereuse et pire que le mal qu'elles devaient guérir.

Le *C. erecta* D. C. ou *Clématite dressée*, plante non grimpante qui possède les mêmes propriétés que l'espèce précédente.

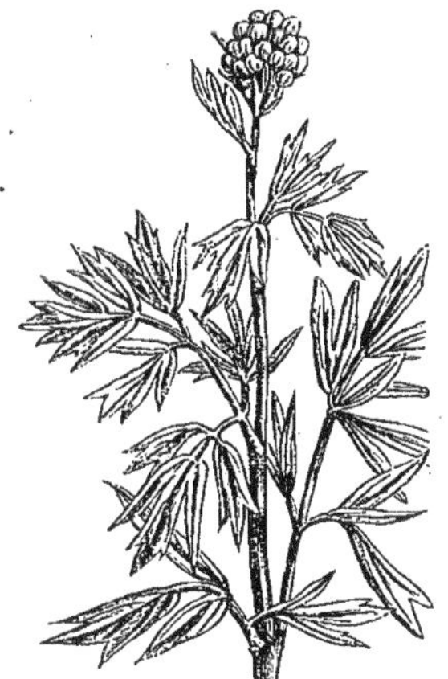

Fig. 1374.
Thalictrum flavum.

Le *C. dioica* L., espèce des Antilles, où sa racine est utilisée comme purgative.

Le *C. Mauritiana* Lam., qui croît à l'île Bourbon et à Maurice, où l'on utilise ses feuilles comme vésicantes.

A côté des Clématites on peut placer les **Pigamons** (*Thalictrum*), dont les fleurs, construites sur le même plan, ont des sépales ordinairement blancs et imbriqués, et dont les feuilles sont alternes et non opposées. Ce sont des herbes vivaces dont le rhizome est souvent coloré en jaune. Les deux espèces les plus intéressantes sont :

Le *Thalictrum flavum* L. ou *Rhubarbe des Pauvres* (fig. 1374), qui croît dans les prés humides et marécageux de nos contrées. Les rhizomes sont employés comme purgatifs à la dose de 30 à 60 grammes dans 500 grammes d'eau et provoquent des selles, sans coliques ; ils renferment une matière colorante jaune qui les fait utiliser dans la teinture. Lesson en a retiré un principe particulier, la *thalictrine*, qui a été préconisé comme fébrifuge à la dose de 50 centigrammes à 1 gramme :

Le *T. macrocarpum* L., qui croît dans les terrains calcaires des Pyrénées. Cette espèce considérée comme toxique a été analysée par Doassans et Henriot, qui en ont retiré un alcaloïde, la *thalictrine*, et une matière colorante, la *macrocarpine*. Le premier de ces principes possède des propriétés analogues à celles de l'aconitine.

RHIZOME D'HYDRASTIS CANADENSIS

L'Hydraste du Canada (*Hydrastis Canadensis* L.) est une plante qui croît au Canada ainsi qu'aux Etats-Unis sur les pentes des monts Alleghanies, dans les montagnes de la Géorgie et de la Caroline. Son rhizome, qui est la seule partie officinale, est inscrit dans la pharmacopée américaine sous le nom de *Golden seal*.

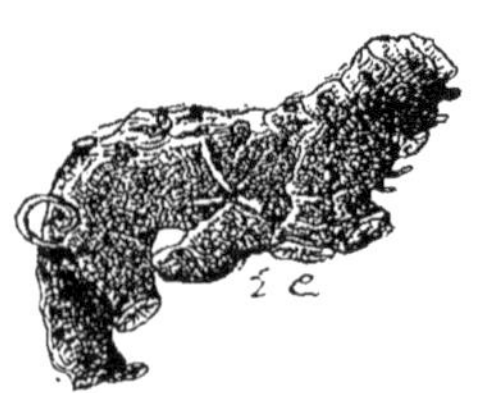

Fig. 1375. — Rhizome d'*Hydrastis Canadensis*.

DESCRIPTION. — Ce rhizome se présente en fragments très irréguliers, dont la grosseur varie depuis celle d'une plume à écrire jusqu'à celle du petit doigt. Ces fragments sont noueux, tordus ou repliés sur eux-mêmes, plus ou moins ramifiés (fig. 1375). Leur surface extérieure d'un gris foncé est ridée dans tous les sens ; elle présente des stries transversales qui embrassent tout le corps du rhizome et de larges cicatrices arrondies, déprimées à leur centre, résultant de la section des tiges secondaires, ou d'autres plus petites provenant de la section des racines ; quelques fragments sont encore munis de courtes radicelles très grêles. Sur la section transversale (fig. 1376) on distingue : l'écorce d'un brun jaunâtre, le bois représenté par quelques faisceaux jaunâtres courts, nettement séparés les uns des autres, et disposés en cercle autour

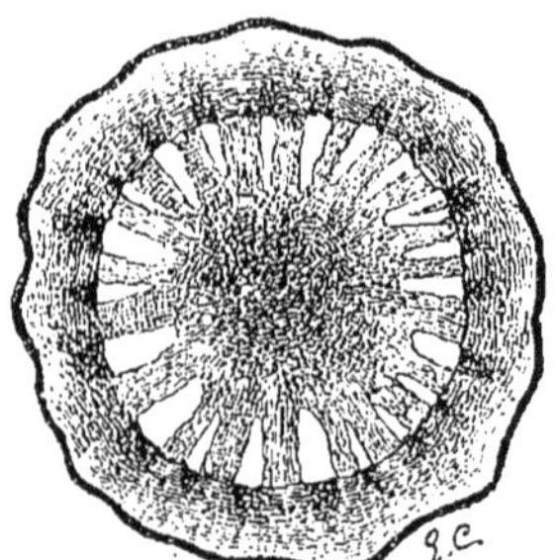

Fig. 1376. — Rhizome d'*Hydrastis Canadensis*.
Section transversale.

d'une moelle volumineuse d'une teinte analogue. La cassure de cette drogue est courte, cireuse ; son odeur est fortement aromatique et nauséeuse ; sa saveur est très amère.

STRUCTURE MICROSCOPIQUE. — Sous le suber composé de quelques rangées de cellules aplaties, on observe le parenchyme cortical, formé de cellules arrondies ou polygonales, renfermant de l'amidon. La zone ligneuse est représentée par de nombreux faisceaux fibro-libériens cunéiformes, de longueur et de largeur inégales. Chacun de ces faisceaux est formé d'un tissu de fibres à parois épaisses, dans lequel on observe de nombreux vaisseaux isolés ou groupés, plus ou moins larges. Ce bois coloré en jaune par de la berbérine est recouvert par une couche très épaisse de liber et par un péricycle mou. Les faisceaux sont séparés par de larges rayons médullaires se détachant de la moelle, qui est très développée et très riche en amidon.

COMPOSITION CHIMIQUE. — Des recherches faites par Perrins (1862), Hale (1873) et Lerchen (1886), il résulterait que ce rhizome renferme deux alcaloïdes, l'*hydrastine* et la *berbérine*, une résine amère, et une petite quantité d'huile volatile. On y avait signalé la présence de la *Xanthopicrine* et de la *Canadine*, qui n'ont pu être retrouvées par Power et Lloyd.

Les caractères de la *berbérine* ont été décrits en parlant de l'Epine-vinette. L'*hydrastine* se présente en prismes incolores, brillants, insipides, inodores, peu solubles dans l'alcool et l'éther, très solubles dans le chloroforme, insolubles dans l'eau. Elle fond à 132° et donne un liquide ambré. L'étude chimique de cet alcaloïde a été reprise par F. Wilhem et E. Schmidt [1]. Traité par le permanganate de potasse ou l'acide nitrique, il se dédouble en *acide opianique* et en *hydrastinine*.

Traitée par l'acide sulfurique et le molybdate d'ammoniaque, l'hydrastine prend une coloration vert olive : ses solutions dans l'acide sulfurique et l'acide acétique ont une fluorescence verte, qui bleuit par l'acide chlorhydrique.

Schmidt [2] a retiré de ce rhizome un alcaloïde, la *Canadine*, qui cristallise en aiguilles blanches, fondant à 132°. C'est de la *tétrahydroberbérine*, isomère de l'*hydroberbérine*, donnant de la *berbérine* quand sa solution est exposée à l'air et à la lumière.

D'après Pohl [3], on substitue souvent au rhizome d'*Hydrastis Canadensis* celui du *Jeffersonia diphylla* Pers. Ce dernier se distingue à l'absence de berbérine dans les cellules.

RHIZOME DE CIMICIFUGA

ORIGINE. — C'est le rhizome du *Cimicifuga racemosa* Elliot (*Actæa racemosa* L.) qui croît abondamment dans les forêts du Canada et des Etats-Unis jusque dans la Floride. Il est inscrit dans la pharmacopée des Etats-Unis sous le nom de *Black Snakeroot, Black Cobosh*.

DESCRIPTION. — **Le rhizome de Cimicifuga** se présente en frag-

---

[1] *Archiv. der Pharm.* (3), XXVI, et *Journal de Pharm. et de Chim.* [5], XVIII, p. 64, 1888.
[2] *Archiv. der Pharm.*, CCXXXII, p. 136.
[3] *Pharmac. Journ. and Trans.*, 14 juillet 1894.

ments d'un brun foncé tout à fait irréguliers (fig. 1377), composés d'un rhizome court, noueux, ramifié, qui a été coupé en différents sens. Ce rhizome porte sur sa face supérieure les restes de plusieurs rameaux aériens assez larges, et sur sa face inférieure des racines cassantes, tortueuses, dont il ne reste parfois que des vestiges ou des cicatrices. La cassure du rhizome est fibreuse ; sa section transversale (fig. 1378) laisse voir en dessous du suber une écorce brune relativement peu épaisse ; la zone ligneuse représentée par un nombre variable de faisceaux blancs, allongés, irréguliers dans leur forme et leurs dimensions, et séparés par des rayons médullaires bruns, plus ou moins larges ; une moelle peu développée et d'une teinte plus pâle que celle de l'écorce. Les

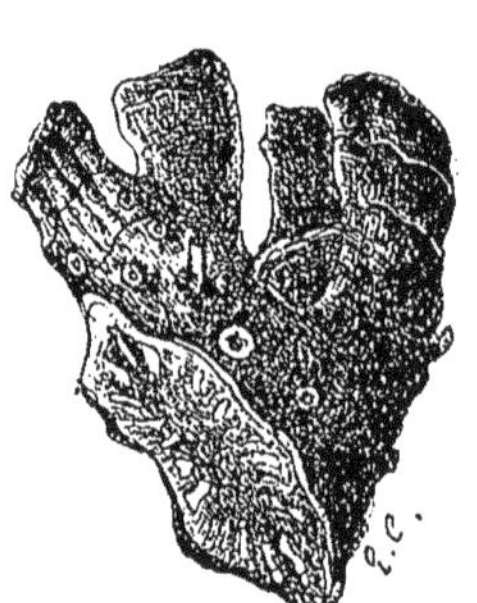

Fig. 1377. — Rhizome de *Cimicifuga*.

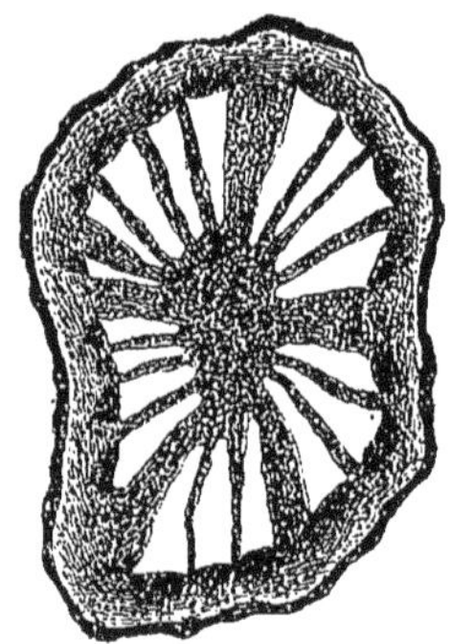

Fig. 1378. — Rhizome de *Cimicifuga*.
Section transversale.

racines très friables montrent sur leur section transversale une écorce très épaisse qui entoure un cylindre ligneux assez étroit, dans lequel on distingue à la loupe quatre faisceaux bien distincts disposés en croix. Cette drogue a une odeur narcotique et une saveur amère âcre et astringente.

STRUCTURE MICROSCOPIQUE. — *Rhizome*. L'écorce est formée d'un tissu de cellules arrondies ou polygonales renfermant de l'amidon. Les faisceaux ligneux, en général très développés, sont formés d'un tissu de fibres à parois très épaisses, dans lequel sont disséminés de nombreux vaisseaux isolés ou groupés. Ces faisceaux sont recouverts par un liber mou et un péricycle légèrement lignifié ; ils sont séparés les uns des autres par de larges rayons médullaires. La moelle offre la même structure que l'écorce.

Racines (fig. 1379). Sous l'épiderme, formé d'une rangée de cellules à parois colorées, on observe l'écorce constituée par un tissu de cellules arrondies contenant de l'amidon. Le cylindre ligneux, entouré par un endoderme très apparent, est constitué par quatre gros faisceaux ligneux, disposés en croix de Malte et recouverts par un liber et un péricycle mous. Le centre de cette croix est occupé par une moelle peu épaisse ; dans l'angle des quatre branches on distingue un petit faisceau de bois primaire recouvert par un tissu de cellules disposées en files radiales, qui s'élargissent en se rapprochant de la périphérie.

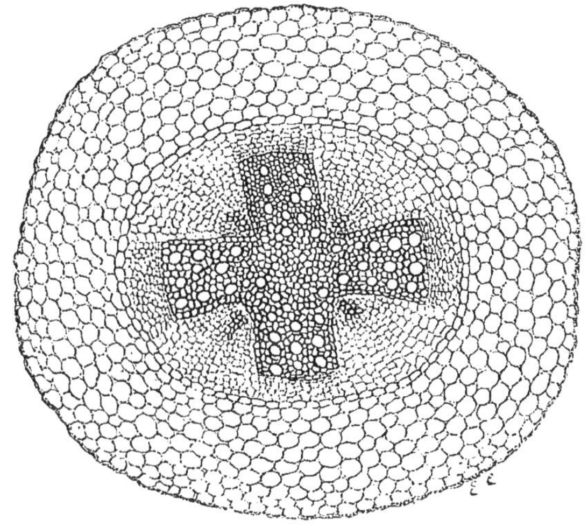

Fig. 1379. — Racine de *Cimicifuga*.
Structure anatomique.

Composition chimique. — Ce rhizome renferme une résine soluble dans l'alcool et l'éther, une résine soluble dans l'alcool et insoluble dans l'éther, du tannin, de l'albumine, de la gomme et du sucre. Conard en a retiré un principe cristallin, neutre, d'une saveur âcre, soluble dans l'alcool, le chloroforme, l'éther, insoluble dans la benzine. Ce principe a été retrouvé par Falk, qui lui attribue les caractères d'un alcaloïde.

Usages. — Le *Cimicifuga* s'emploie en Amérique sous forme de teinture contre la goutte et les rhumatismes. Il y est employé aussi pour calmer les nausées, le prurit et l'insomnie, qui sont si fréquents dans les dernières semaines de la grossesse.

PIVOINE OFFICINALE

La **Pivoine officinale** (*Pœonia officinalis* L.) est une plante vivace qui croît naturellement dans les bois montueux du Midi et du centre de la France ; on la cultive fréquemment dans nos jardins pour la beauté de ses fleurs. On en distingue deux variétés connues sous les noms de *Pivoine mâle*, dont les semences sont rouges, et de *pivoine femelle*, à graines noires ; la première est la plus estimée. La matière médicale utilise ses fleurs et ses racines.

FLEURS

Les fleurs de la Pivoine sont hermaphrodites, régulières, souvent doubles, terminales, d'un beau rouge vif, soutenues par un long pédoncule. On n'en récolte que les pétales qui sont obovales, obscurément et inégalement crénelés sur les bords, surtout dans la partie supérieure ; ils mesurent 3 à 4 centimètres de long sur 2 1/2 à 3 centimètres de large et présentent de chaque côté de la partie moyenne des stries foncées, qui se dirigent de la base au sommet en s'anastomosant entre elles. Ces pétales sont mélangés de languettes lancéolées, étroites, mesurant 3 centimètres de long sur 3 millimètres de large. A l'état frais, ces fleurs ont une odeur légèrement nauséeuse, assez forte et désagréable, qui disparaît en partie par la dessiccation ; leur saveur est acerbe, amère et astringente.

RACINE

Cette racine, qu'on recueille en automne, se présente dans les droguiers en fragments fusiformes, mesurant 6 à 7 centimètres de longueur et 5 à 15 millimètres d'épaisseur, parfois recouverts d'une écorce mince et noire, plus souvent mondés assez proprement de cette enveloppe extérieure et présentant alors une teinte blanche violacée. A l'intérieur, les racines ont la même teinte ; récemment desséchées, elles sont formées d'un tissu dense, qui devient plus léger à mesure qu'elles vieillissent par suite de la formation de lacunes étroites, étendues dans le sens radial. La section transversale permet de distinguer la portion corticale du méditullium ligneux ; celui-ci est sillonné par de nombreuses stries radiales se détachant de la partie centrale, qui est occupée par le bois primaire. A l'état frais, la racine de Pivoine a une odeur forte et désagréable, qui rappelle un peu celle du raifort et qui s'atténue par la dessiccation ; sa saveur est astringente et faiblement amère.

COMPOSITION CHIMIQUE. — La racine de Pivoine renferme de l'amidon, du sucre, du tannin.

USAGES. — Vantée comme antispasmodique et antiépileptique, cette racine est à peu près inusitée aujourd'hui.

Le *Pæonia Moutan* Sims. est une espèce très commune en Chine et au Japon, où l'on utilise l'écorce de sa racine contre les hémorragies et les désordres de la menstruation.

TABLE DES MATIÈRES

TABLE ALPHABÉTIQUE

A

H

ADDENDA ET CORRIGENDA

TOME I

Page 16, figure 9, *au lieu de :* challe,   *lisez :* thalle.
— 23, ligne 23,   —   conidies,   —   gonidies.
— 34,   —   9,   —   tête,   —   théque.
— 44, figure 45,   —   *Aquilaria,* —   *Aquilina.*
— 64,   —   63,   —   tranchéïde, —   trachéide.
— 87, figures 82 et 83, *changez* entre elles les légendes des deux figures.
— 121, ligne 27, *au lieu de :* épais,   *lisez :* épars.
— 137,   —   15,   —.   graines transparentes, —   grains transparents.
— 161,   —   20,   —   dépourvues   —   pourvues.
— 222,   —   2,   —   Celles-ci,   —   Les racines.
— 228,   —   6,   —   fibres,   —   files.
— 234,   —   8, *supprimez :* courts.
— 235,   —   10, *ajoutez :* transportée et cultivée dans les Guyanes.
— 265,   —   24, *au lieu de :* espèces,   *lisez :* variétés.
— 334, figure 276,   —   femelle,   —   mâle.
— 298, lignes 4, 9, 12, —   *Ætherosperma,*   —   *Atherosperma.*
— 492,   —   10 et suivantes transporter toute la fin de l'article à la fin de la
        page 481, à la suite de la famille des *Phytolaccées,* à laquelle
        appartiennent les *Petiveria.*
— 524, ligne 27, *au lieu de : Moldavicum,*   *lisez : Moldavica.*

TOME II

Page 15, ligne 20, après : la plante, *ajoutez :* (*Lactuca virosa* L.).
— 47,   —   4, *au lieu de :* extérieures,   *lisez :* intérieures.
— 49,   —   28,   —   et stériles,   —   ou stériles.
— 60,   —   3,   —   formé de parois, —   formé de cellules à parois.
— 74,   —   3,   —   intérieurement,   —   extérieurement.
— 84,   —   25,   —   aux îles,   —   aux autres îles.
— 90,   —   6,   —   l'amertume,   —   le principe amer.
— 95,   —   6, *ajoutez :* Ce Nard est récolté dans les-Alpes du Dauphiné.
— 110,   —   40, *au lieu de :* et,   *lisez :* ou.
— 119,   —   14,   —   couches,   —   piles.

Page 138, — 29, *au lieu de :* intérieures,   *lisez :* extérieures.
— 150, — dernière ligne, avec l'altitude — quand l'altitude augmente
— 159, — 34, — 1,60, — 1,160.
— 183, — 19, — cupules, — nucules.
— 202, figure 784, } — *mascula,* — *mas.*
— 203, ligne 10, }
— 270, — 26, — fine, — fixe.
— 303, figure 884 et ligne 23, *au lieu de :* tribolata, *lisez :* trilobata.
— 323, ligne 4, *au lieu de :* pétales, *lisez :* sépales.
— 338, — 37, — 2,058, — 1,058.
— 353, — 29, — Mélacorée, — Mellacorée.
— 359, — 3, — insoluble, — friable.
— 363, — 29 et 39, — extérieur... — intérieur...
— 378, — 17, — neurasthénique, — antineurasthénique.
— 382, — 7, *supprimez :* tantôt soudés non seulement avec le calice, mais entre eux.
— 390, — 14, après *Rhodiles,* ajoutez : Rosæ.
— 435, — 16, *au lieu de :* Fernambouc, *lisez :* Campêche.
— 450, — 29, — *Avaremonteno,* — *Avaremotemo.*
— 487, — 6, à Bois de Fernambouc, *ajoutez :* ou de Brésil.
— 560, — 10 et 11, *au lieu de :* Aracouchili, *lisez :* Aracouchini.
— 560, — 28, *au lieu de :* Linalœ, *lisez :* Linaloe.
— 578, — 32, — envenimer, — empoisonner.
— 647, — 1, — aussi, — ainsi.
— 669, — 29 et 30, — îles, — autres îles.
— 675, — 18, *lisez :* en grande quantité à Grasse et en Algérie, dans les environs de Staoueli et de Boufarik.
— 678, — 26, *au lieu de :* morsure, *lisez :* piqûre.
— 687, — 22, *ajoutez à la fin de la ligne :* par le chloroiodure de zinc.
— 687, — 34, *au lieu de :* elle *lisez :* la plante.
— 690, — 13, à deux alcaloïdes, *ajoutez :* amorphes.
— 697, — 23, *au lieu de :* Bertrand, *lisez :* Berthelot.
— 704, — 36, — *Althœa rosa,* — *Althœa rosea.*
— 712, — 30, — *Salutarius,* — *Sitularis.*
— 714, — 28, — l'axe un cordon, — l'axe d'un cordon.
— 778, — 20, — elle, — cette graisse.
— 795, — dernière ligne, après oxalate de chaux, *ajoutez :* il a en outre signalé l'inconstance que présente la structure anatomique de cette racine *et* qui résulte.
— 801, — 12, *au lieu de :* paroi interne, *lisez :* paroi externe.
— 839, — 27, — garnie, — garni.
— 852, — 9, — somnités, — sommités.
— 856, — 13, — séries, — stries.
— 863, — 23, — *physostérine,* — *phytostérine.*
— 875, — 27, — Petosine, — *Pélosine,*
— 883, — 22, — léguments, — téguments.
— 883, — 37, — pointues, — ponctuées.
— 885, — 17, — de ses couches sous-jacentes, *lisez :* de cette surface.
— 886, — 20, — intérieure, *lisez :* extérieure.